해부학과 생리학의 이해

UNDERSTANDING
ANATOMY & PHYSIOLOGY

학습 지침(YOUR GUIDE TO...)

해부학과 생리학의 이해
Understanding ANATOMY & PHYSIOLOGY
다양한 시청각적 접근

Gale Sloan Thompson

두려움을 극복하고 자신감을 형성
저자는 학습자들의 귀를 기울여 교재를 도안하였으며, 많은 양의 정보를 각 계통에서 소화할 수 있도록 구성하였다. 때로는 복잡한 개념의 내용을 이해하고 기억하기 쉽게 구성하였다.

해부학과 생리학 언어의 학습
새로운 용어는 교재 오른쪽에 위치하게 하여 해부학과 생리학 어휘를 쉽게 습득하도록 하였다.

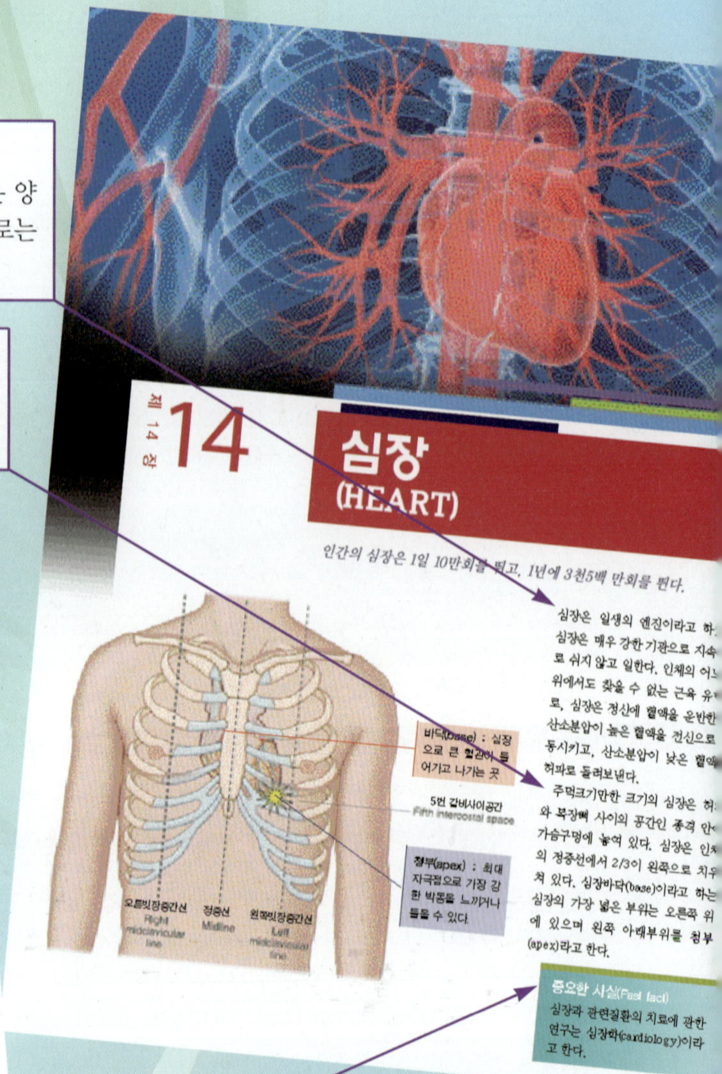
제 14 장 14
심장 (HEART)
인간의 심장은 1일 10만회를 뛰고, 1년에 3천5백 만회를 뛴다.

심장은 일생의 엔진이라고 하 심장은 매우 강한 기관으로 지속 로 쉬지 않고 일한다. 인체의 어느 위에서도 찾을 수 없는 근육 유 로, 심장은 정신에 혈액을 운반한 산소분압이 높은 혈액을 전신으로 동시키고, 산소분압이 낮은 혈액 허파로 돌려보낸다.
주먹크기만한 크기의 심장은 허 와 복장뼈 사이의 공간인 종격 안 가슴구멍에 놓여 있다. 심장은 인체 의 정중선에서 2/3이 왼쪽으로 치우 쳐 있다. 심장바닥(base)이라고 하는 심장의 가장 넓은 부위는 오른쪽 위 에 있으며 왼쪽 아래부위를 첨부 (apex)라고 한다.
중요한 사실(Fast fact)
심장과 관련질환의 치료에 관한 연구는 심장학(cardiology)이라 고 한다.

지식의 확장
"빠른 학습"은 특정 신체 계통과 관련된 중요한 정보를 가지고 있으며, 해부학과 생리학의 기초를 확립하는데 도움이 된다.

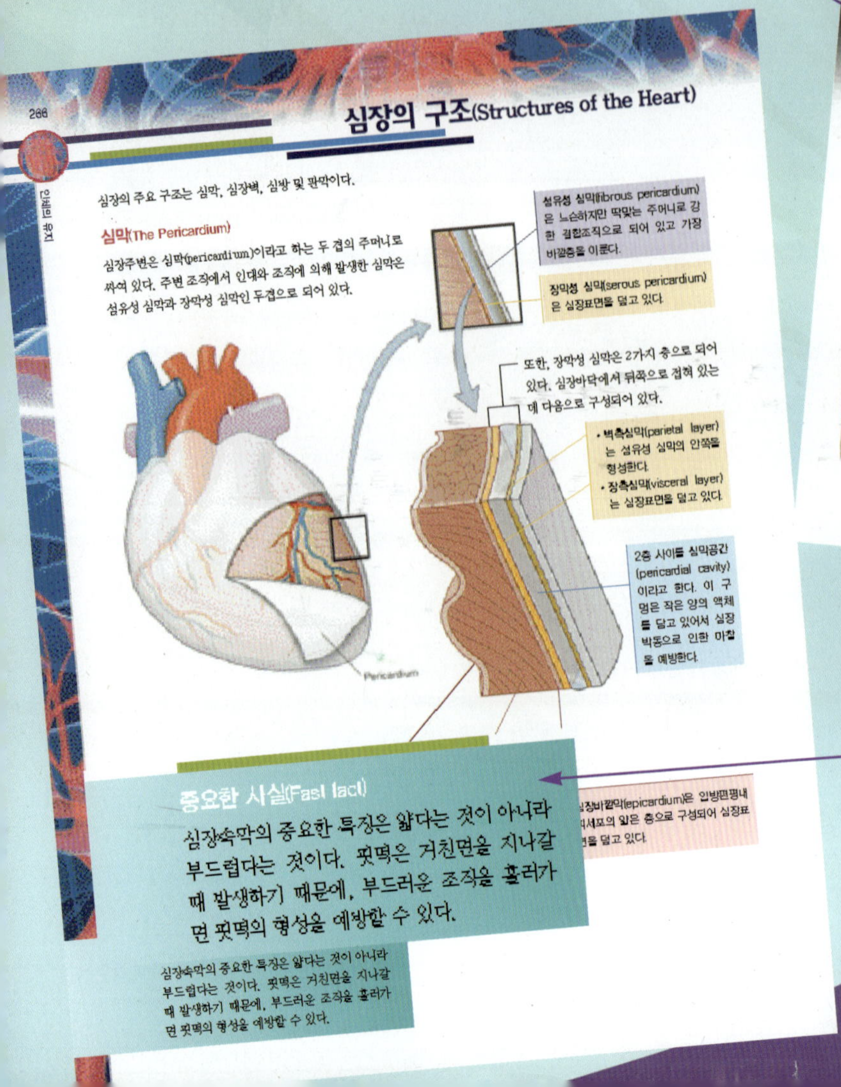
288
심장의 구조(Structures of the Heart)
심장의 주요 구조는 심막, 심장벽, 심방 및 판막이다.
심막(The Pericardium)
심장주변은 심막(pericardium)이라고 하는 두 겹의 주머니로 싸여 있다. 주변 조직에서 인대와 조직에 의해 발생한 심막은 섬유성 심막과 장막성 심막인 두겹으로 되어 있다.

중요한 사실(Fast fact)
심장속막의 중요한 특징은 얇다는 것이 아니라 부드럽다는 것이다. 핏덩은 거친면을 지나갈 때 발생하기 때문에, 부드러운 조직을 흘러가면 핏덩의 형성을 예방할 수 있다.
심장속막의 중요한 특징은 얇다는 것이 아니라 부드럽다는 것이다. 핏덩은 거친면을 지나갈 때 발생하기 때문에, 부드러운 조직을 흘러가면 핏덩의 형성을 예방할 수 있다.

학습 할 것인가를 위해 구성됨

해부학과 생리학의 도전이지만 보상이 될 것이다.

어떠한 학습스타일이던지...보고, 듣고, 행하거나 아니면 각각의 조합...이러한 것은 멀티미디어 접근방법으로 해부학과 생리학이 구성되었다.

실생활에서의 중요성
"생활 학습" 상자는 해부학과 생리학의 일상 생활에 기초하여 건강과 안녕에 어떻게 영향을 미치는지를 보여준다.

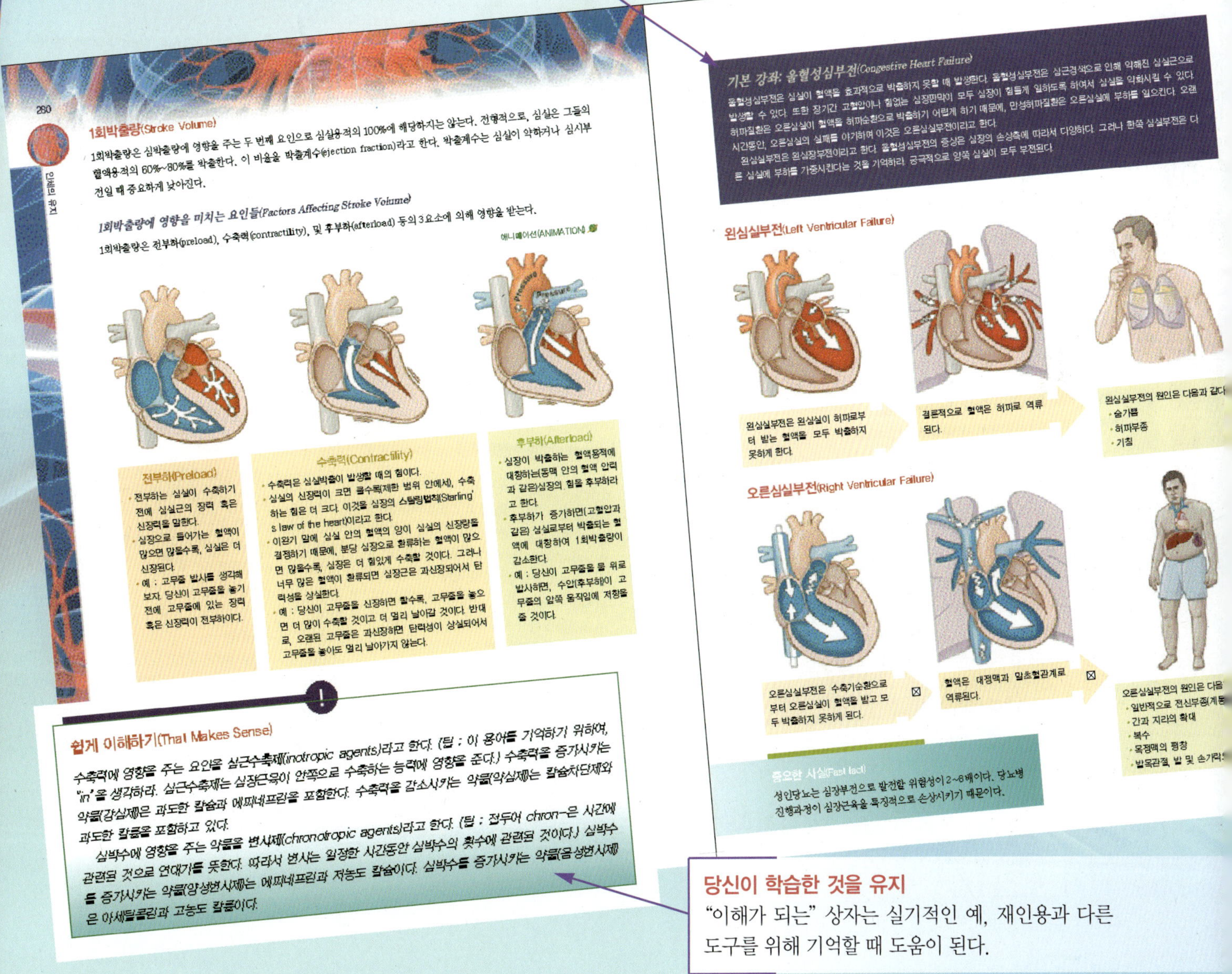

당신이 학습한 것을 유지
"이해가 되는" 상자는 실기적인 예, 재인용과 다른 도구를 위해 기억할 때 도움이 된다.

당신의 약점과 강점의 확인

각 단원 끝에 있는 "당신의 지식 검사" 질문에 대한 답은 당신이 평가와 진행동안 이해도를 확인시켜준다.

어휘의 습득

"용어의 복습"은 각 단원에서 중용한 용어에 대한 정의를 빠르게 볼 수 있게 하였다. 책 뒤에 있는 CD-ROM에 있는 학습 지침서를 통한 청각적 학습은 용어를 어떻게 발음을 할 수 있는가를 학습하게 도와준다.

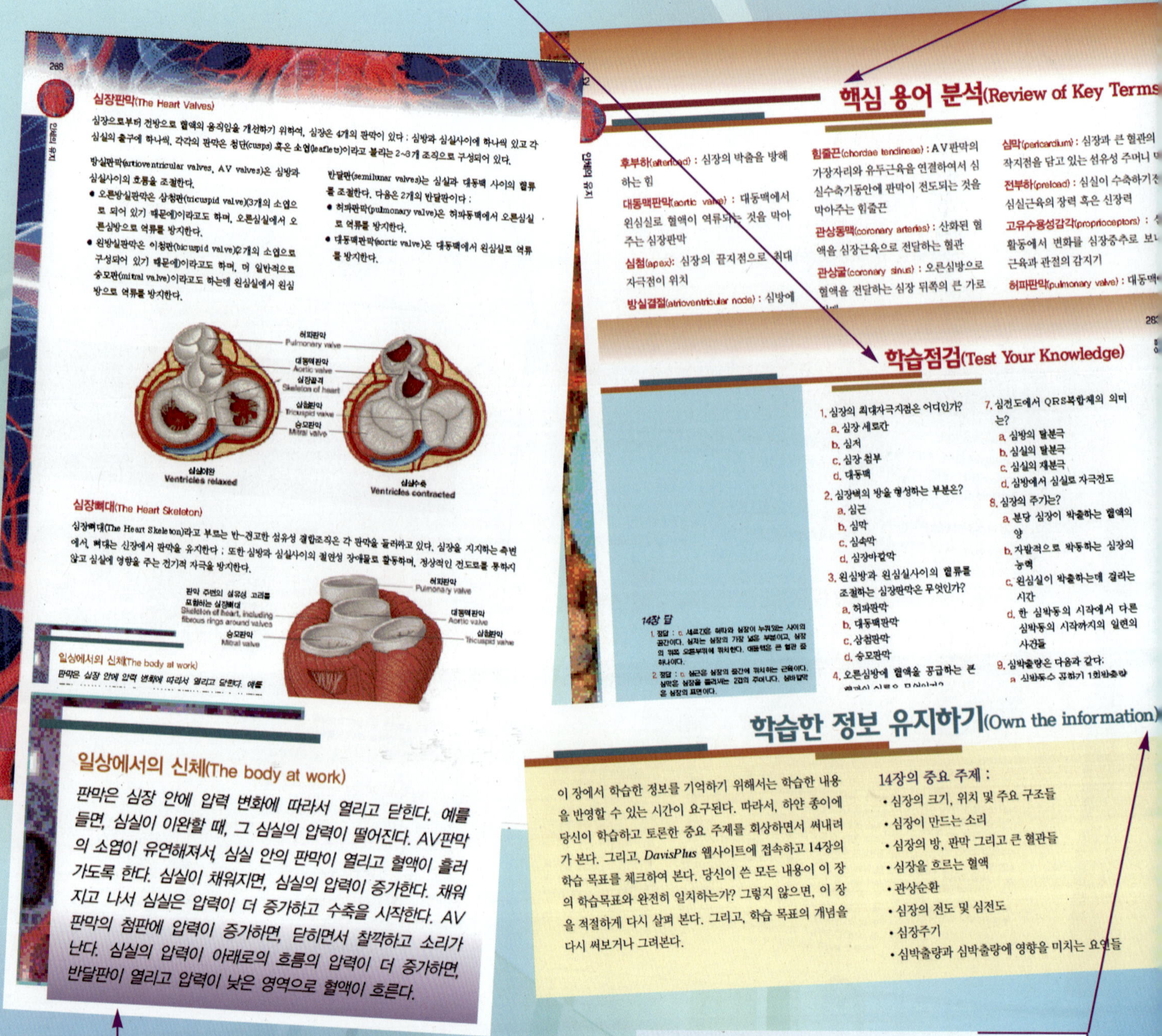

어떻게 신체 기능을 이해하는가

"실제 작용"은 일을 하는 동안의 생리학적 진행을 설명해준다.

해부학과 생리학의 완전한 이해 습득

"자신만의 정보"는 학습의 세부적인 계획을 제공함으로써 당신에게 제일 중요한 개념을 습득할 수 있도록 하였다.

보고, 듣고, 그리고 행하고...

당신을 학습하는 모든 방법을 놓치지 않는다.

CD ROM을 통한 전자식 학습 지침 (Mac/PC 가능)

- **애니메이션**
  컬러풀한 애니메이션을 볼수 있으며 생리학적 과정을 단계적 설명을 통해 제공한다.
- **청각적 용어**
  교재의 핵심 단어의 발음을 듣는다.
- **상호적인 연습**
  알고있는 것과 모르는 것을 사진에 기초하여 “신체 언어” 명칭과 매칭 연습을 완벽하게 한다.
- **오디오 트랙**
  심장을 통한 혈액의 흐름에 대한 설명을 서정적 노래를 통해 듣는 동안 학습하며, 4가지 다른 스타일의 4개의 노래를 들을 수 있다.

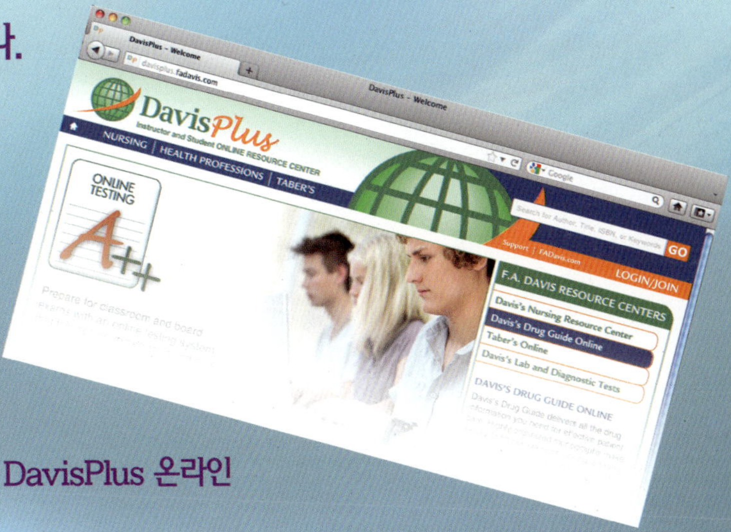

DavisPlus 온라인

- **퀴즈**
  각 단원을 읽고 난 다음 “자가 검사”는 이해를 확실하게 한다.
- **오디오 팟캐스트**
  “단원 요약”을 듣고, 학생은 “학습 집단”에서 듣고 퀴즈와 답을 한다.

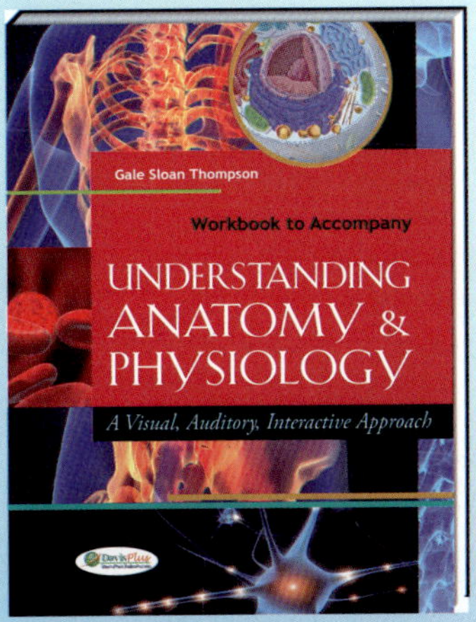

자습서(Workbook) – 분리하여 구매 가능

해부학과 생리학 접근을 위한 실현! 자습서를 사용하게 되면 당신의 강점과 약점을 빠르게 파악할 수 있으며, 학습 시간에 초점을 두고 학습할 수 있다. 각 단원은 교재의 각 단원과 일치한다.

학습 시간을 게임 시간으로....

- 컬러풀한 개념화
- 지속적인 회상
- 퍼즐
- 연결 짓기
- 학습 목록
- 결론 도출하기
- 빈칸 채우기
- 중요한 것 확인하기
- 진행과정 설명하기
- 사실적 반영

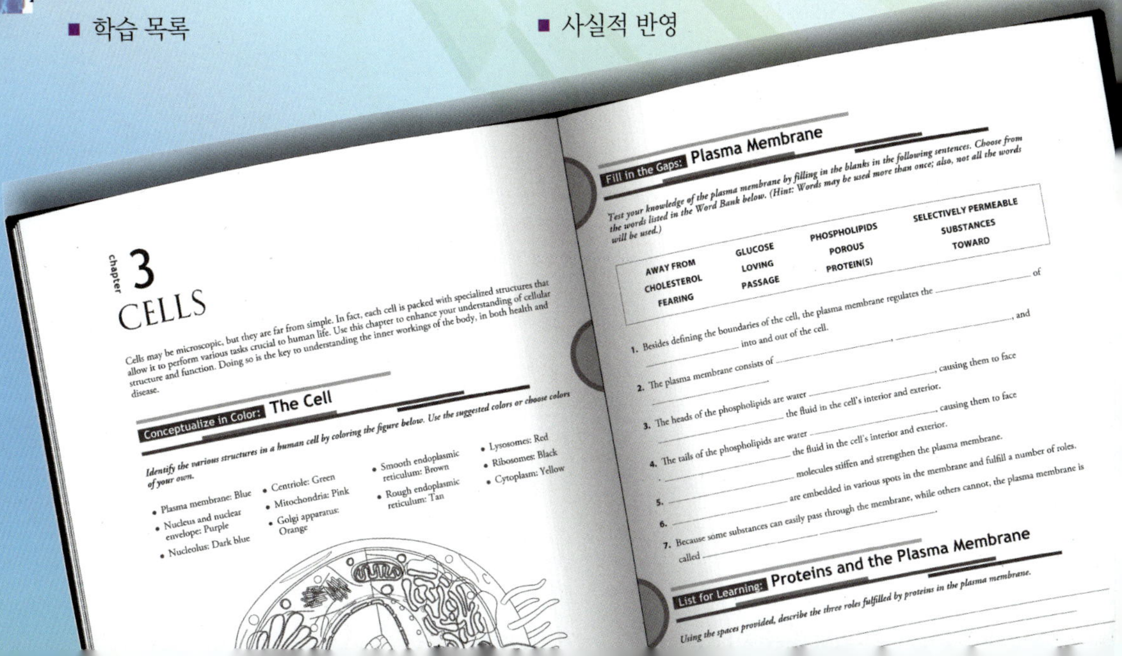

해부학과 생리학의 이해

다양한 시청각적 접근

UNDERSTANDING ANATOMY & PHYSIOLOGY

A Visual, Auditory, Interactive Approach

Gale Sloan Thompson, RN

영 문 출 판 사

■ **옮긴이** (가나다 순)

김 은 정	동신대학교 물리치료학과 교수	**우 영 근**	전주대학교 물리치료학과 교수
김 성 호	신구대학교 물리치료과 교수	**이 병 기**	대원대학교 물리치료과 교수
남 택 길	대전보건대학교 물리치료과 교수	**이 주 상**	한림성심대학교 물리치료과 교수
안 창 식	을지대학교 물리치료학과 교수	**정 형 국**	안산대학교 물리치료과 교수
엄 기 매	여주대학교 물리치료과 교수	**황 수 진**	백석대학교 물리치료학과 교수

Understanding Anatomy & Physiology : A Visual, Auditory, Interactive Approach
by Gale Sloan Thompson

새로운 과학적 정보는 기초적 연구와 임상적 연구를 통해 얻을 수 있으며, 이러한 변화에 따른 약물치료와 새로운 치료법이 추천되고 있다. 저자와 출판사는 가능한 모든 면에서 이 책을 정확하고 최신의 정보 그리고 출판시기에 맞는 최적의 기준을 따르려고 노력하였다. 저자, 편집자, 그리고 출판사는 책을 적용하는데 있어 결함이나 생략된 것이나 실수에 대한 책임은 없으며, 어떠한 보증이나 표현에 대한 내용을 포함하지 않고 있다. 이 책에 설명한 부분을 실기 적용은 각 상황에 맞게 각 전문영역에서 이루어져야 한다. 독자들은 어떠한 약을 적용하기 전에 적정량과 금기증에 대한 새로운 정보와 변화된 내용에 대한 정보를 항상 체크할 것을 권장한다. 특히, 새롭거나 불규칙적인 약을 사용할 때 주의해야 한다.

해부학과 생리학의 이해

2015년 3월 10일 초판인쇄
2015년 3월 17일 초판발행

지은이 : Gale Sloan Thompson, RN
옮긴이 : 우영근 외
발행인 : 박 병 조
발행처 : 도서출판 영문출판사
등 록 : 1987년 12월 21일 제2-419호
주 소 : 서울시 강남구 삼성동 69-1
전 화 : (02) 514-5590, 776-5590
팩 스 : (02) 756-8943
홈페이지 : www.ymsbook.net
E-mail : yeongmunsa@empal.com
정 가 : 45,000원
ISBN 978-89-7224-363-2 98510

※ 파본은 교환해 드립니다.

서문(Preface)

지금 이 문장을 읽는 동안에도 당신의 몸은 엄청난 일을 하고 있다. 당신의 뇌를 통한 전기적 신호는 시간당 200 마일을 넘게 전달한다. 수백 개의 근육은 끊임없이 긴장하고 이완하여 당신의 신체 위치를 바로 설수 있게 해주고, 이 페이지의 단어를 읽는 동안 눈은 지속적으로 움직이게 해준다. 특정한 근육–당신의 심장–은 신체 전체에 혈액을 규칙적으로 공급하기 위하여 수축과 이완을 한다. 사실 당신의 혈액은 이 서문을 끝까지 읽기 전에 완전한 두 번의 여행을 하게 된다. 더 놀랄만한 사실은 세포, 조직, 기관과 기관 계통은 당신의 신체를 단순한 두 개의 세포로 시작하여 거대하게 정렬하게 한다–정자와 난자.

또한 당신은 유전적으로 독특한 형성을 하게 하며, 지구상의 60억의 사람들 중 완전하게 똑같은 2명의 사람은 없게 한다. 이러한 이유는 경이로운 일이다.

예술가와 과학자는 오랜 시간동안 사람의 몸에 관심을 가지고 있었다. 수 세기전에 예술가들은 사람의 몸을 연구하기 시작하였으며, 특히 예술적 가치가 있는 뼈와 근육의 모양과 움직임에 초점을 두었다. 과학자들은 신체 안에서 발생되는 미스테리를 연구하는데 초점을 두었다. 3000년 전 과학자들은 사람 몸의 깊이에 대한 연구를 하였다. – 단순히 어떻게 연결되어 있는지가 아니라 어떻게 그리고 왜 기능을 하는지에 대한 연구를 하였다.

이 책을 읽기 시작하면서 많은 것을 발견하게 될 것이다. 많은 선행 과학자들이 꿈을 꾸어왔던 정보들을 포함하고 있으며, 이러한 정보는 독자들이 자신의 신체를 이해하고; 어떠한 건강 또는 스포츠와 관련된 직업에서도 많은 지식을 가지게 한다.

병에 대한 신체를 이해하기 전에 건강한 상태에서의 기능을 이해하는 것은 필수적인 사항이다. 예들 들어, 체액과 전해질 균형의 지식을 통하지 않는다면, 만성적인 구토 또는 설사가 심장의 불규칙적인 전기적 활동의 원인이 되는 것을 어떻게 이해할 것인가? 심혈관계와 호흡계통이 긴밀한 관련성의 이해 없이 만성적인 허파 질환이 심장 질환을 만드는 것을 어떻게 이해할 것인가?

따라서, 독자는 이 정보를 통해서 학습해야 한다– 암기가 아닌 실제적인 학습많은 것을 학습할 수 있다; 하지만 압박받을 필요는 없다. 해부학과 생리학의 이해는 필요한 정보를 "소화할 수 있는 크기"로 구성하였으며, 이해하고 기억하기 쉽게 구성하였다. 독자가 책을 읽게 되면 – 읽어야만 되고 – 생기가 넘치는 그림이 읽는 것을 좀 더 쉽게 이해시킬 것이다. 독자가 읽는 것과 관련하여 쉬운 구조로 구성되었으며, 책 맨 뒷장 안쪽에는 독자의 부분적인 학습 스타일을 도와줄 수 있는 것을 보조 도구를 발견할 수 있으며, 대부분 독자의 학습에 도움을 줄 것이다.

독자는 이를 통해 학습할 것이며, 이 책이 끝나게 되면, 신체의 구성과 기능을 이해하게 될 것이다. 이러한 과정은 불가능한 마라톤인 것처럼 보이지만, 마지막에는 끝 지점에 도달되어 있을 것이다. 어떠한 마라톤을 하더라고 중요한 사항은 계획(책을 읽는 것)을 따라가는것이며, 학습 과정(복습과 매일의 학습)을 쉽게 넘기지 말고 차례차례(각 장 별로 순서대로) 학습을 한다면 최종 목표점에 도달하게 될 것이다.

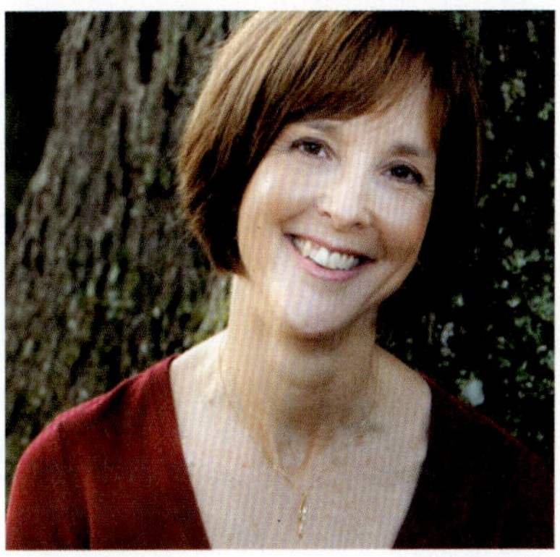

감사의 글 (Acknowledgments)

해부학과 생리학의 이해는 특별한 작업과 특별한 팀이 있었다. 발행인인 Lisa Houck는 이프로젝트의 비젼을 제시하였으며, 해부학과 생리학을 시각적인 부분 뿐만 아니라 청각적이고 감각적으로 만들어 주었다. 이 프로젝트를 수행할 수 있고 내 인생의 자신감을 실어준 Lisa에게 감사함을 전한다. 또한, 한결 같이 귀를 열어주고 한결 같이 격려로 이 프로젝트가 진행 될 수 있는 의지를 보여준 것에 대한 감사함을 전한다.

시각은 이 과정의 반만 차지한다. 이 책의 창의적인 부분은 이해하기 쉽고, 분명하고 정확하게 구성하였으며, 많은 창의성과 숙련성의 결과로 많은 수의 그림이 통합되었다.

편집을 관리해준 Christina Burns가 있어 운이 좋다고 생각한다. 이 책의 모든 면의 협조와 학습 지침, 그리고 많은 도구들의 구성을 조직화한 것은 아무도 흉내낼 수 없었던 작업이었다. 하지만 Christin는 단숨에 한 것처럼 보였지만, 이 프로젝트가 지속적으로 진행될 수 있도록 모든 면을 지켜봐주었으며, 모든 부분에서 세심하게 주의를 기울여 주고, 각 페이지 별로 내용이 분명하고 학습을 위해 최적화된 정렬을 가지고 있는가에 대한 확인 작업을 반복하였다. 또한, 해부학과 생리학의 이해가 더욱 도움이 될 수 있도록 QR 코드를 포함하였으며, 학습을 하는데 좀 더 유용하게 사용할 수 있도록 구성하였다.

개발 편집자인 Karen Gulliver에게 특별한 감사를 드린다. Karen은 아주 초기 시작에서부터 귀중한 조언을 제공해주었으며, Karen의 날카로운 조언과 뛰어남, 그리고 원고, 작업이 끝난 후의 세심한 검토에서 보여준 많은 경험은 큰 도움이 되었다. 또한 개인적인 모험과 많은 양의 괴롭힘을 유머로서 극복하고–정원에 활짝핀 꽃같은 사진처럼 – 일을 좀 더 재미있게 진행되게 하였다.

시각적 학습자를 위하여 이 책은 많은 수의 생생한 그림은 효과적이다. 많은 예술가와 구성팀은 새로운 영역의 그림 내용을 통합할 수 있게 해주었다. 예술 감독인 Carolyn O' Brien은 이 책의 시작과 동시에 비젼을 잡아주었으며, 흠 잡을 데 없이 정확하게 이끌어 주었다.

Jonathan Dimes는 많은 수의 생생한 그림을 만들어 내었으며, 때로는 연필 스케치에 불과한 것도 있었다.

애니메이션, 온라인 퀴즈, 신체 언어, 학습 그룹과 장을 포함한 보조적 도구는 다른 많은 것의 숙련성에 의존하게 한다. 이러한 특이한 것은 Tyler Baber에 의해 개발되었다.

또한, 검토 목록에 분리하여 언급하였듯이 검토를 해준 모든 분께 감사를 드린다. 이 들은 다양한 학습단원을 검토를 해주었으며, 해부학과 생리학의 전문적 지식은 이 책을 좀 더 좋은 방향으로 개선시켜주었으며, 정확한 정보가 표현될 수 있도록 도움을 주셨다. 학생들의 매일 매일 학습할 수 있도록 구성하였주었으며, 어려움이 있는 곳을 쉽게 이해할 수 있도록 해주고, 해부학과 생리학의 토픽을 좀 더 구체적이고 요약화하여 학생들에게 필요하게 구성될 수 있도록 도와주었다.

마지막, 하지만 빠질 수 없는 마케팅 책임자인 Julia Carp와 그녀의 헌신적인 마케팅 열정에 감사드린다. 헌신적인 마케팅 개발과 특별한 구성 뿐만 아니라 이러한 구성을 다양한 학교와 대학의 강사에게 홍보하였다. 추후, 해부학과 생리학의 좀 더 나은 구성을 하기 위하여 많은 강사와 학생으로부터 많은 조언을 듣기 바란다.

Bob에게: 언제나 지지하고 인내하고 격려하고 사랑해준 당신에게 감사드립니다.

당신이 곁에 있어서 내가 할 수 있는 일보다 더 많은 일을 성취할 수 있도록 도와주었습니다.

그리고

Hannah와 Eric에게: 사무실에 자주 방문하여 나에게 필요한 일을 할 수 있는

시간을 존중해주고 지속적인 이정표로 도와준 당신에게 감사드립니다.

역자 서문

해부학과 생리학은 모든 보건의료분야에서는 필수적인 학문이라 한다. 이러한 해부학과 생리학을 담고 있는 많은 서적과 내용은 방대하게 존재하고 있지만, 효과적인 학습을 위해 구성을 하고 있는 책을 찾기에는 쉽지 않다. 하지만 이 책은 학습자의 위치에서 쉽게 접근할 수 있고 쉽게 이해할 수 있는 모든 방법을 동원하였으며, 각 단원별로 복습을 할 수 있도록 많은 내용을 가지고 있다. 또한, 해부학과 생리학의 특성 상 필수적인 학습 도구인 그림과 애니메이션을, 이 책에서는 다 담고 있어 효율적인 학습을 할 수 있게 구성하였다. 따라서 이 책은 기존에 출간되어 있는 어느 해부학책보다도 효율적인 방법으로 부족함이 없어 보인다.

이 책을 번역하면서 역자들은 가능한 원저자의 뜻을 충분히 이해하려고 노력하였으나 미비하게 번역한 곳도 있으리라 생각된다. 그럼에도 불구하고 이 책은 모든 보건의료인의 효율적인 학습을 위하여 꼭 필요한 책이라고 강력하게 추천할 수 있다. 본 도서를 번역하면서 역자들은 통일된 전문용어와 신용어에 역점을 두었으며, 역자 개인의 지식이 포함되지 않도록 저자의 의도에 충실한 의미 전달에 힘쓰고자 노력하였다.

끝으로 이 책을 활용하는 독자들의 끊임없는 조언과 충고를 부탁드리며 이 책이 나오기까지 수고를 아끼지 않은 백석대학교 황수진 교수님과 동신대학교 김은정 교수님, 그리고 영문출판사 박병조 사장님을 비롯한 편집 관계자 분들에게 심심한 감사의 뜻을 전한다.

2014년
12월 역자 일동

공헌자들 (Consultants)

Naomi Adams, RN, AA, BN
Owner, Adams Medical-Legal Consulting
Woodbridge, VA

Bruce A. Fenderson, PhD
Professor of Pathology, Anatomy & Cell Biology
Thomas Jefferson University
Philadelphia, PA

검토자들 (Reviewers)

Tetteh Abbeyquaye, PhD
Assistant Professor
Quinsigamond Community College
Worcester, MA

Janice Ankenmann, RN, MSN, CCRN, FNP-C
Professor
Napa Valley College
Napa, CA

Dan Bickerton, MS
Instructor
Ogeechee Technical College
Statesboro, GA

Anne L. Brown, RN, BSN
Nursing Instructor
Broome-Tioga BOCES
Binghamton, NY

Susan E. Brown, MS, RN
Faculty
Riverside School of Health Careers
Newport News, VA

Henry Steven Carter, MS, CRC, CVE
Coordinator of Continuing and Workforce Education/Instructor
El Centro College
Dallas, TX

Thea L. Clark, RN, BS, MS
Coordinator Practical Nursing
Tulsa Technology Center
Tulsa, OK

Ginny Cohrs, RN, BSN
Nursing Faculty
Alexandria Technical College
Alexandria, MN

Tamera Crosswhite, RN, MSN
Nursing Instructor
Great Plains Technology Center
Frederick, OK

Fleurdeliza Cuyco, BS, MD
Dean of Education
Preferred College of Nursing, Los Angeles
Los Angeles, CA

Judith L. Davis, RN, MSN, FNP
Practical Nursing Instructor
Delta-Montrose Technical College
Delta, CO

Carita Dickson, RN
LVN Instructor
San Bernardino Adult School LVN Program
San Bernardino, CA

Teddy Dupre, MSN
Instructor
Capital Area Technical College
Baton Rouge, LA

Hisham S. Elbatarny, MB BCh, MSc, MD
Professor
St. Lawrence College–Queen's University
Kingston, Ontario, Canada

Alexander Evangelista
Adjunct Faculty
The Community College of Baltimore County
Baltimore, MD

John Fakunding, PhD
Adjunct Instructor
University of South Carolina, Beaufort
Beaufort, SC

Kelly Fleming, RN, BN, MSN
Practical Nurse Facilitator
Columbia College
Calgary, Alberta, Canada

Ruby Fogg, MA
Professor
Manchester Community College
Manchester, NH

Cheryl S. Fontenot, RN
Professor
Acadiana Technical College
Abbeville, LA

Shena Borders Gazaway, RN, BSN, MSN
Lead Nursing/Allied Health Instructor
Lanier Technical College
Commerce, GA

Daniel G. Graetzer, PhD
Professor
Northwest University
Kirkland, WA

Dianne Hacker, RN, MSN
Nursing Instructor
Capital Area School of Practical Nursing
Springfield, IL

Leslie K. Hughes, RN, BSN
Practical Nursing Instructor
Indian Capital Technology Center
Tahlequah, OK

Constance Lieseke, CMA (AAMA), MLT, PBT (ASCP)
Medical Assisting Faculty Program Coordinator
Olympic College
Bremerton, WA

Julie S. Little, MSN
Associate Professor
Virginia Highlands Community College
Abingdon, VA

C. Kay Lucas, MEd, BS, AS
Nurse Educator
Commonwealth of Virginia Department of Health Professions
Henrico, VA

Barbara Marchelletta, CMA (AAMA), CPC, CPT
Program Director, Allied Health
Beal College
Bangor, ME

Nikki A. Marhefka, EdM, MT (ASCP), CMA (AAMA)
Medical Assisting Program Director
Central Penn College
Summerdale, PA

Jean L. Mosley, CMA (AAMA), AAS, BS
Program Director/Instructor
Surry Community College
Dobson, NC

Elaine M. Rissel Muscarella, RN, BSN
LPN Instructor
Jamestown, NY

Brigitte Niedzwiecki, RN, MSN
Medical Assistant Program Director and Instructor
Chippewa Valley Technical College
Eau Claire, WI

Jill M. Pawluk, RN, MSN
Nursing Instructor
The School of Nursing at Cuyahoga Valley Career Center
Brecksville, OH

Kathleen Hope Rash, MSN, RN
Curriculum & Instructional Resource Coordinator
Riverside Schools of Nursing
Newport News, VA

Amy Fenech Sandy, MS, MS
Dean, School of Sciences
Columbus Technical College
Columbus, GA

Marianne Servis, RN, MSN
Nurse Educator/Clinical Coordinator
Career Training Solutions
Fredericksburg, VA

Glynda Renee Sherrill, RN, MS
Practical Nursing Instructor
Indian Capital Technology Center
Tahlequah, OK

Cathy Soto, PhD, MBA, CMA
El Paso Community College
El Paso, TX

Joanne St. John, CMA
Adjunct Instructor–Health Science
Indian River State College
Fort Pierce, FL

Diana A. Sunday, RN, BSN, MSN/ED
Nurse Educator–Practical Nursing Program
York County School of Technology
York, PA

Joyce B. Thomas, CMA (AAMA)
Instructor
Central Carolina Community College
Pittsboro, NC

Marianne Van Deursen, MS Ed, CMA (AAMA)
Medical Assisting Program Director/Instructor
Warren County Community College
Washington, NJ

Monna L. Walters, MSN, RN
Director of Vocational Nursing Program
Lassen Community College
Susanville, CA

Amy Weaver, MSN, RN, ACNS-BC
Instructor
Youngstown State University
Youngstown, OH

목차(Contents)

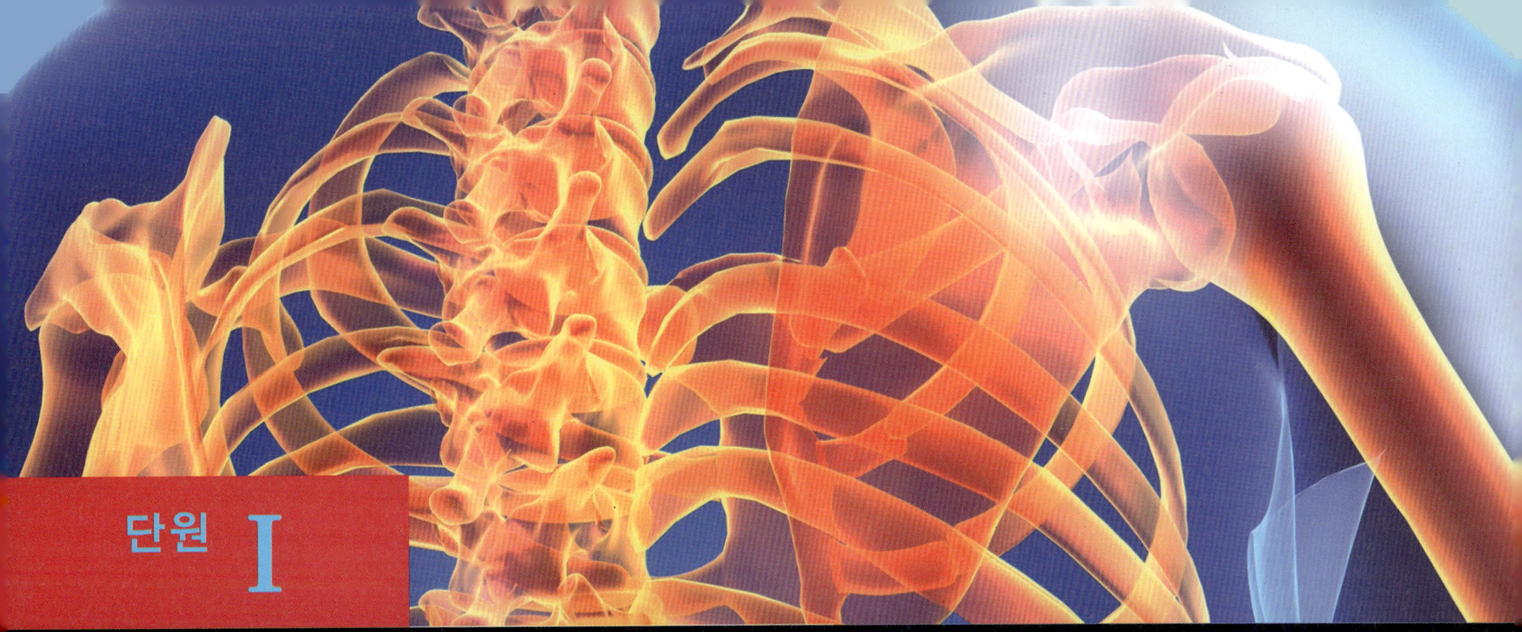

단원 I

사람 몸의 구성
(ORGANIZATION OF THE BODY)

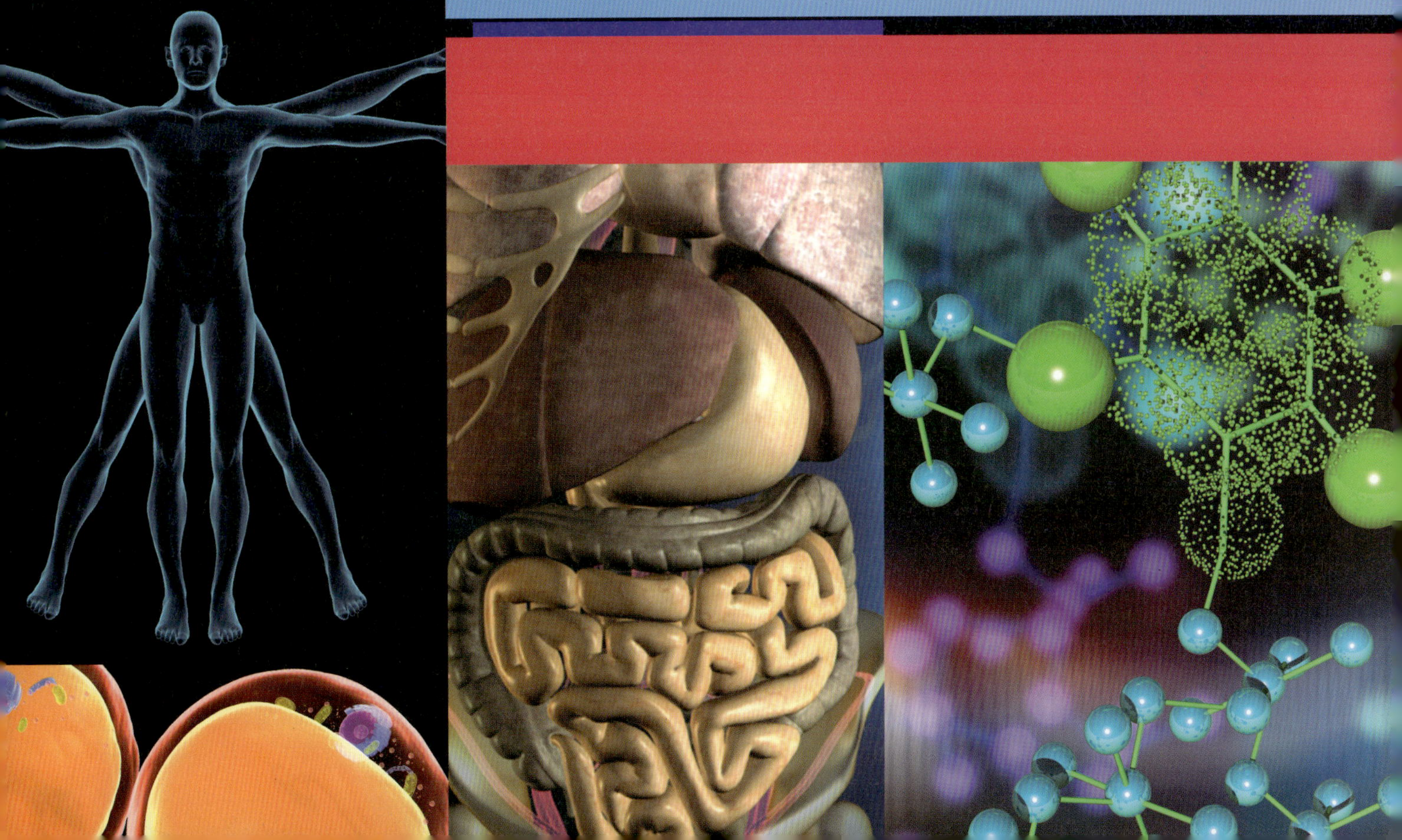

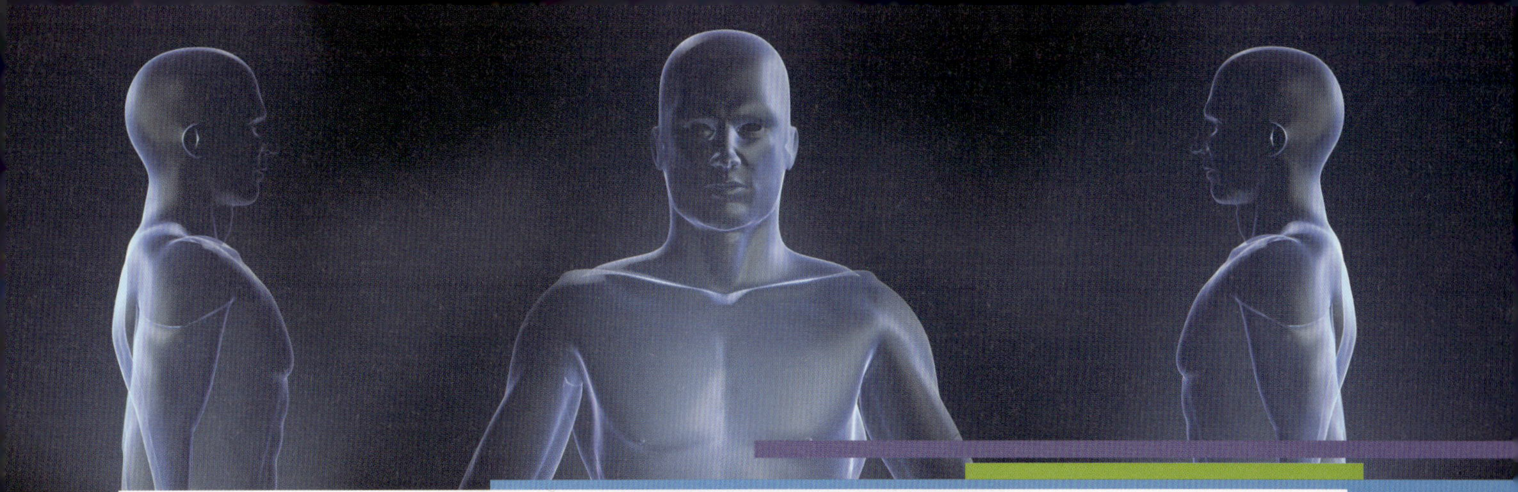

제 1 장 1

사람 신체의 개관 (Orientation to the Human Body)

지구상에는 60억이상의 사람 신체가 존재한다. 각각의 인체는 개별적으로 독특하며, 모든 인체는 기본적으로 같은 형태와 구조를 가지고 있다.

신체의 구조, **해부학**은 **생리학**과 어떻게 기능하는가, 아주 근접하게 연결되어 있다. 일단 신체의 특정 부위 구조를 배우게 되면, 자연스럽게 어떻게 작용하는지를 알아야 한다. 정상적인 해부학과 생리학을 학습하는 것은 질병 과정에서 발생하는 증상과 변화를 알 수 있도록 도움을 준다. 정상적 기능을 방해하는 과정을 학습하는 것을 병태생리학(pathophysiology)라고 한다(*Patho*는 병 또는 문제가가 되는 것을 의미하므로, *병태생리학*은 기능의 질환이 있는것과 관련이 된다).

예를 들어, 이 단원 후반부에서 다양한 기관으로 구성된 허파를 학습하게 될것이며, 이를 기관지(bronchi), 그리고 기관지의 가장 작은 끝부분의 주머니(sac)을 허파꽈리(aveoli)라고 한다. 이것은 허파의 구조 또는 해부학의 매우 기본적인 설명이다. 여기서는 허파꽈리를 통해 혈관으로 흡수되는 산소에 관하여 학습할 것이다. 이것은 허파가 어떻게 기능하는 것을 설명한다; 이것이 생리학이다. 이와 연관된 정보로서, 기관지가 좁아지게 되면 왜 호흡이 짧아지는지(급성 천식이 발생하는 경우) 또는 막히는지(종양의 경우)를 이해할 수 있다.

사람의 신체는 놀라운 기관이다. 매우 복잡하지만 모든 과정은 논리적으로 작용한다. 이러한 해부학과 생리학을 학습하는 여행에 참여하게 되면, 많은 흥미, 흥분과 투지를 느끼게 될 것이다. 기억해야 할 것은 *당신 자신*에 관하여 학습하는 것이다.

일상에서의 신체(The body at work)

우리는 겉으로 보게되면 서로 다르게 인식되지만, 안쪽은 다양하다는 것을 알고 있는가? 이 책의 그림들은 대부분 사람의 전형적인 해부학을 반영하고 있다. 하지만, 변수도 있다. 예를 들어, 일부 사람들은 한 개의 콩팥만을 가지고 태어난다; 다른 사람들은 손의 뼈가 짧아진 상태에서 태어나기도 하며, 발에 뼈가 더 발생하여 태어나기도 한다; 목 동맥은 전형적인 형태를 가지고 있지 않을 경우도 있다. 해부학적 변화의 대부분은 극단적인 변화로 자리 빠뀜(situs inversus)이라고 한다. 이러한 유전적인 상황은 10,000명중 1명이 발생되며, 기관이 반대로 위치한다. 지라(spleen), 이자(pancreas), 구불창자(sigmoid colon)와 대부분의 심장은 왼쪽에 위치하는 것 대신에 오른쪽에 있다. 이처럼 쓸개(gallbladder), 충수(appendix)와 대부분의 간은 오른쪽 대신에 왼쪽에 있다.

중요한 사실(Fast fact)

비록 그리스의 아리스토텔레스가 기원전 380년에 해부학과 관련된 내용을 기록하려고 하였지만, 해부학의 최초 서술은 서기 1543년까지 출판되지는 않았다.

신체의 구성(Oragnization of the body)

사람의 신체는 아주 작은 것(미세한 원자)에서부터 아주 복잡한(인간 자체) 것으로 수직적 구성을 하고 있다. 구체적으로:

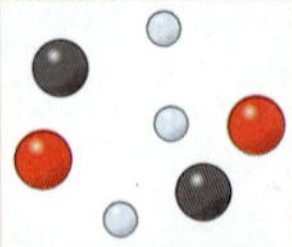

원자(atom)가 모여 형성하는 것은...

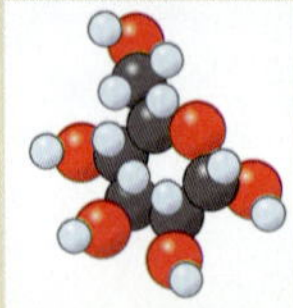

분자(molecules). 분자로 구성되는 것은...

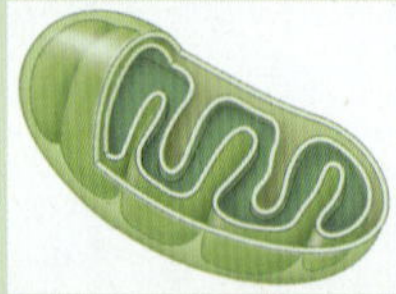

세포소기관(organelles)으로 세포의 대사작용 단위로서 특수한 기능을 수행하며, 세포의 생명에서 필요하게 된다. 예를 들어, 미토콘드리아-세포의 에너지를 제공하는 힘의 원천(power house)-와 세포 핵을 포함하고 있다. 세포소기관으로 구성하며, 세포소기관으로 구성되는 것은...

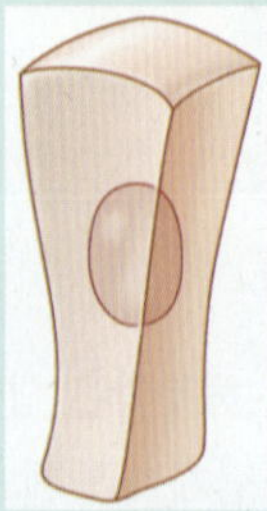

세포(cells), 신체의 구조를 만들는 살아있는 가장 작은 단위이다. 세포의 단위로 구성되는 것은...

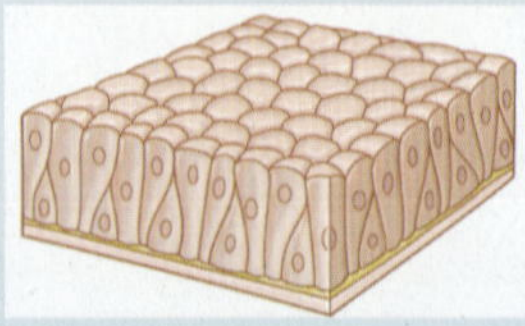

조직(tissue), 세포의 비슷한 구조와 기능으로 특성화된 단위로 구성된다. 조직으로 구성되는 것은...

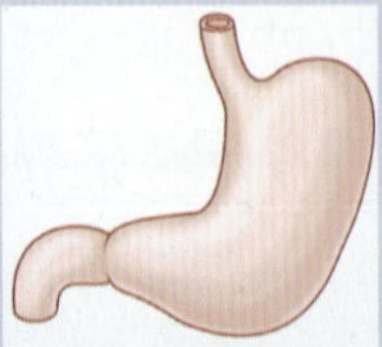

기관(organs), 특정한 기능을 수행하기 위해 같이 작용하는 2개 또는 그 이상의 조직의 구조를 가지고 있다. 예를 들어, 심장, 위와 콩팥이 포함된다. 기관으로 구성되는 것은...

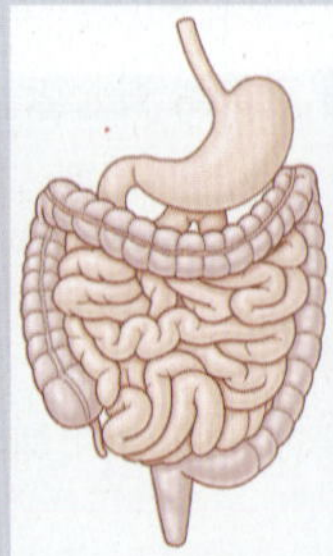

기관 계통(organ systems), 기관 단위로 구성되며, 특정한 기능을 하게 한다. 모든 기관 계통으로 구성되는 것은 ...

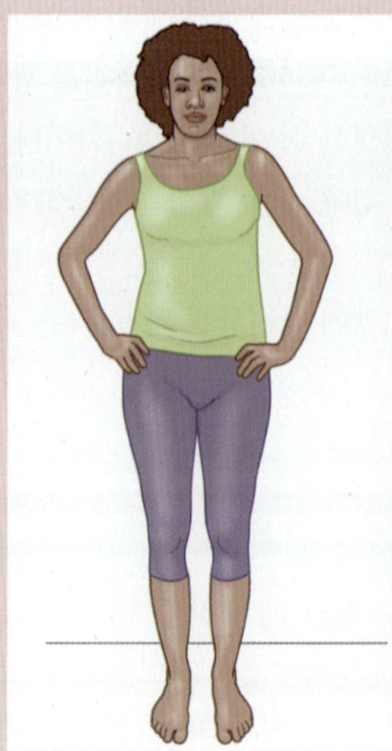

인체: 하나의 완전한 개인

일상에서의 신체(The body at work)

신체는 4가지 종류의 조직을 가지고 있다:

- ***상피 조직**(epithelial tissue)은 신체 표면을 덮거나 위치하고 있다; 예를 들어, 피부의 바깥층, 혈관의 벽, 그리고 콩팥의 관을 포함한다.*
- ***결합 조직**(connective tissue)은 신체의 부분들을 지지하고 연결한다; 일부 저장소나 연결로에도 있다; 예를 들어, 뼈, 연골, 그리고 지방조직이 포함한다.*
- ***근육 조직**(muscle)은 움직임을 생성하기 위해 수축한다; 예를 들어, 뼈대근육와 심장근육을 포함한다.*
- ***신경 조직**(nerve tissue)은 신체 기능을 조절하기 위한 신호를 전달하고 발생하게 한다; 예를 들어, 뇌와 신경을 포함한다.*

기관 계통(Organ systems)

사람의 신체는 11개의 기관 계통으로 구성되어 있다. 각 계통의 기관은 특정한 기능을 하게 한다. 하지만, 일부 기관은 1개 이상의 계통에 속하게 된다. 특히, 인두(pharynx)는 호흡 계통과 소화 계통에 모두 포함되며, 남성의 요도(urethra)는 비뇨 계통과 생식 계통에 모두 포함된다.

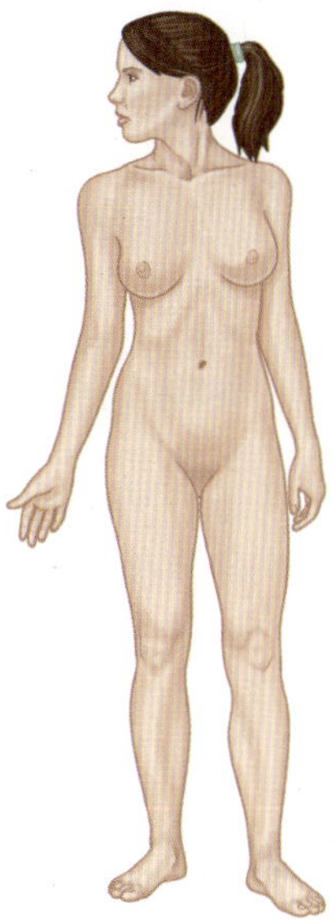

피부, 머리카락과 손발톱으로 구성

주요 기능:
- 보호
- 체온조절
- 수분 유지
- 감각

피부 계통

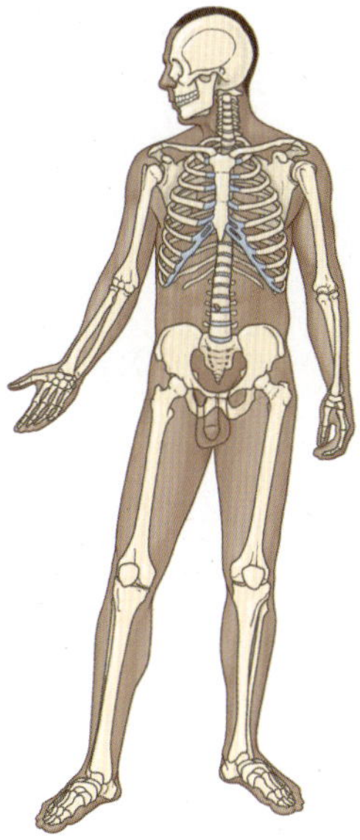

뼈, 연골과 인대로 구성

주요 기능:
- 신체 기관의 보호
- 지지
- 움직임
- 혈액 생성

뼈대 계통

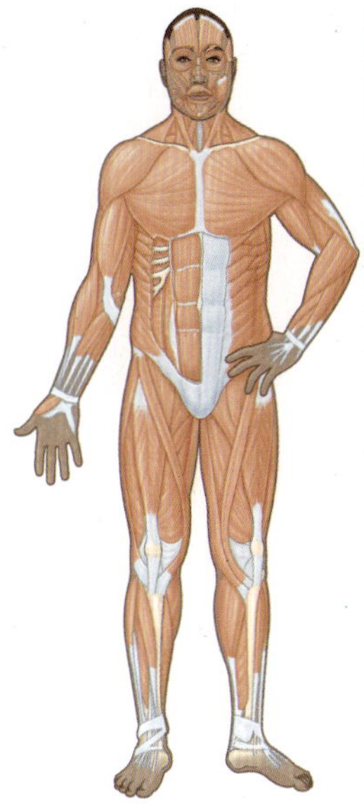

주로 뼈대 근육으로 구성

주요 기능:
- 움직임
- 자세
- 열 생산

근육 계통

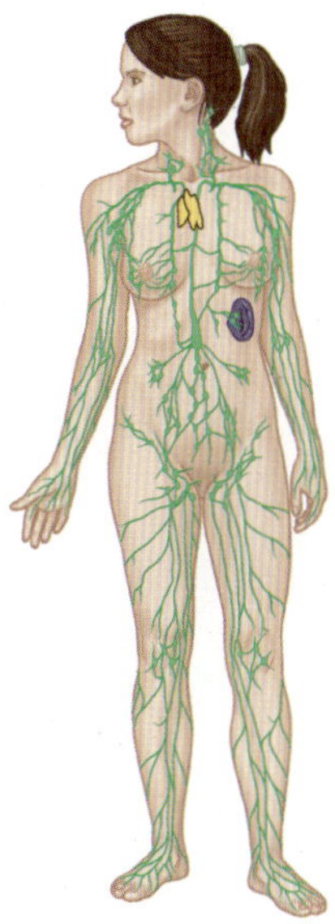

림프절, 림프관, 가슴샘, 지라와 편도로 구성

주요 기능:
- 체액 균형의 역할
- 면역 세포 생산
- 질병에 대한 방어

림프 계통

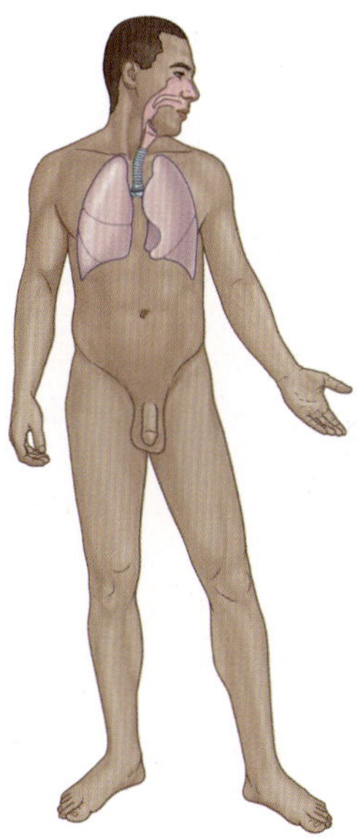

코, 인두, 후두, 기관, 기관지와 허파로 구성

주요 기능:
- 산소 흡입
- 이산화 탄소 배출
- 산-염기 균형
- 발성

호흡 계통

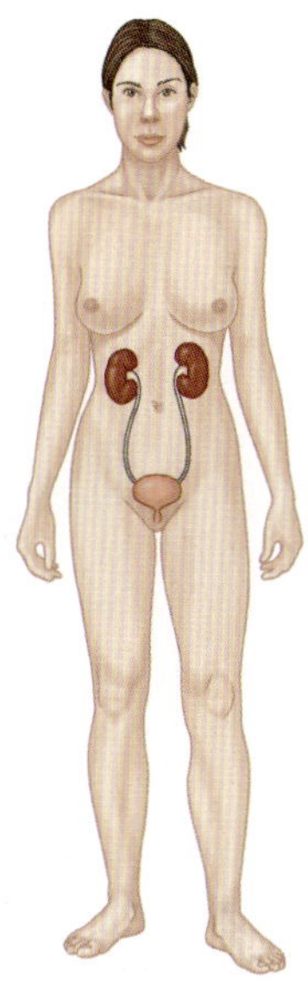

콩팥, 요관, 방광과 요도로 구성

주요 기능
- 노폐물 제거
- 혈액량과 혈압 조절
- 전해질과 산-염기 균형 조절

비뇨 계통

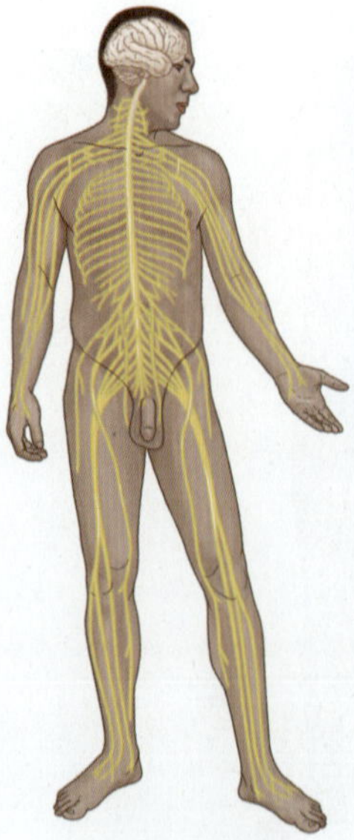

뇌, 척수, 신경과 감각 기관으로 구성

주요 기능:
- 다른 계통의 협응과 조절
- 감각
- 기억

신경 계통

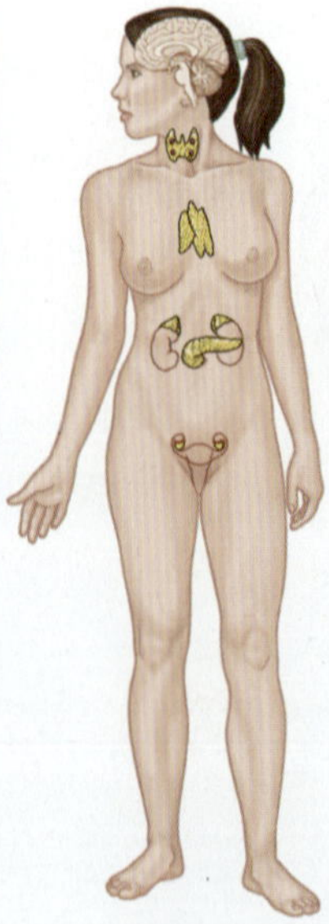

뇌하수체, 솔방울샘, 이자, 갑상샘, 부갑상샘과 다른 기관으로 구성

주요 기능:
- 호르몬 생성
- 다른 계통의 조절

내분비 계통

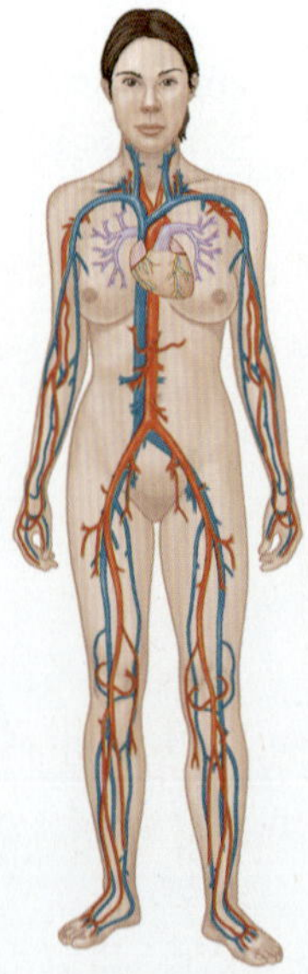

심장, 동맥, 정맥과 모세혈관으로 구성

주요 기능:
- 산소, 영양분, 노폐물, 호르몬, 전해질, 면역 세포와 항체의 운반
- 체액, 전해질과 산-염기 균형

순환 계통

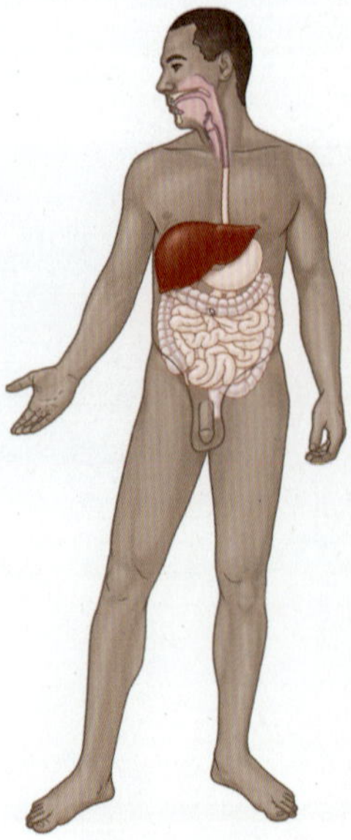

위, 작은 창자와 큰 창자, 식도, 간, 입과 이자로 구성

주요 기능:
- 영양분의 분해와 흡수
- 노폐물 제거

소화 계통

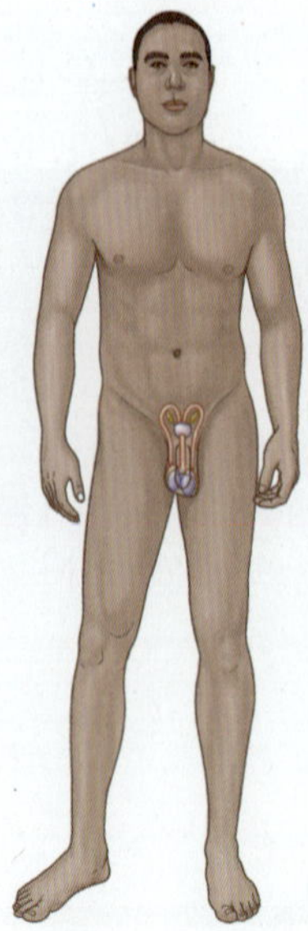

고환, 부고환, 전립샘, 정낭과 음경으로 구성

주요 기능:
- 정자의 생산과 운반성 호르몬 분비

남성 생식 계통

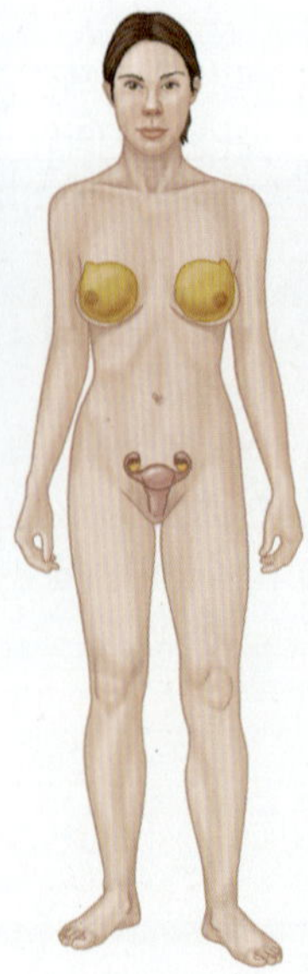

난소, 난관, 자궁, 질과 가슴으로 구성

주요 기능:
- 난자의 생성
- 수정과 태아의 발생
- 출산
- 젖분비
- 성호르몬 분비

여성 생식 계통

해부학적 용어(Anatomical Terms)

용어는 사람의 신체 주위를 관찰하는데 중요하다. 다양한 신체 위치에 대한 위치를 확인하는데 사용하며, 적절한 용어의 사용은 건강 전문가들 사이의 정확한 의사소통을 가능하게 한다.

신체는 3차원의 면으로 되어 있기 때문에 서로 다른 용어의 사용이 필요한다. 이러한 것은 신체의 면, 신체 부위와 신체 공간 뿐만 아니라, 방향의 용어를 포함한다.

방향에 관한 용어(Directional terms)

방향에 관한 용어는 일반적으로 반대 방향과 같이 묶어 표현할 수 있다.

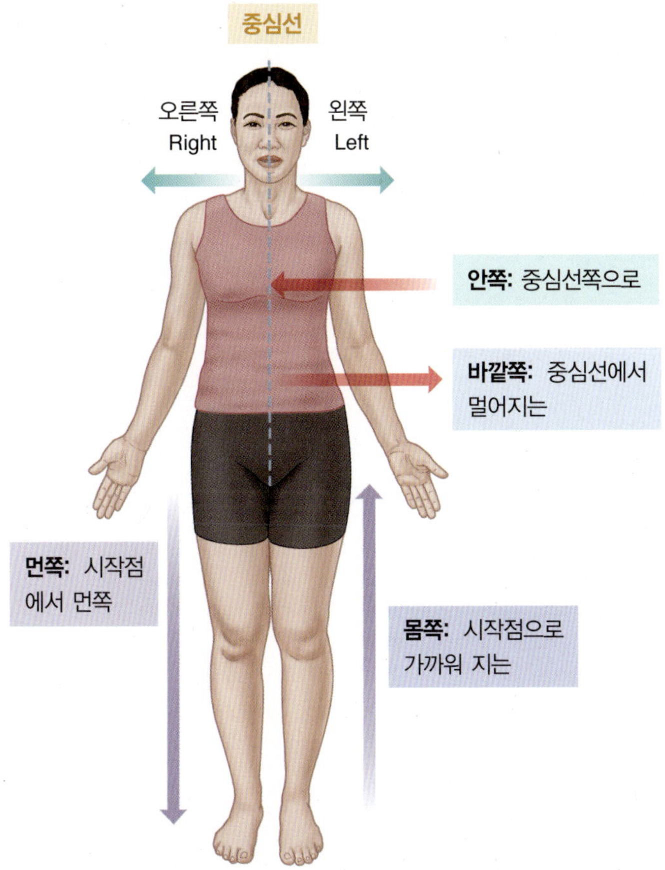

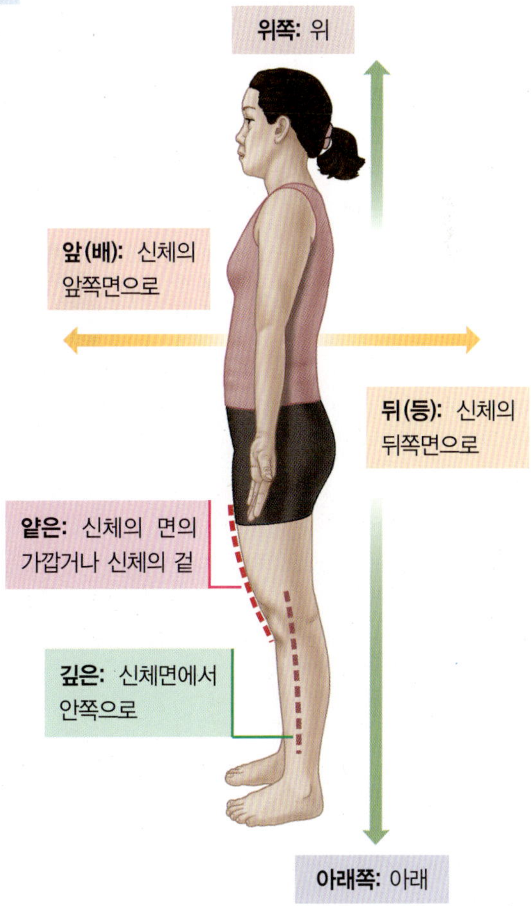

중요한 사실(Fast fact)

모든 용어는 해부학적 자세에 기초하여 표현한다 - 바로 선 자세에서 팔은 옆에 붙이며, 얼굴과 손바닥, 발은 앞쪽으로 향한다. 기억해야 할 사항은 *오른쪽*과 *왼쪽*은 항상 환자의 오른쪽과 왼쪽을 말하는 것이다.

신체의 면(Body planes)

신체의 면은 신체 또는 기관을 부위로 구분하는 것이다.

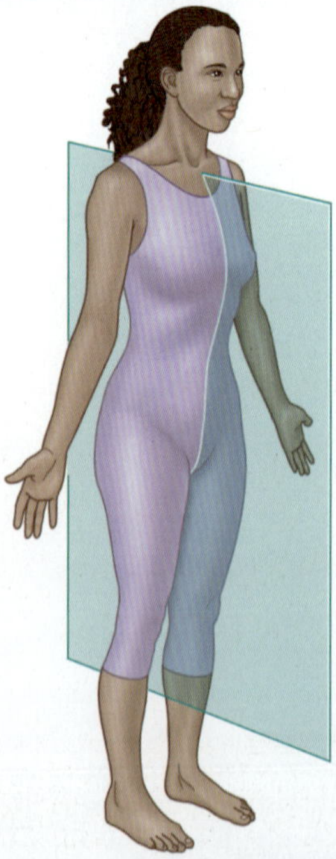

시상면

- 신체를 오른쪽과 왼쪽 면으로 세로로 구분한 것
- 정확하게 중심선에서 형성되며, 정중시상(midsagittal) 면이라고 함
- 일반적으로 머리 또는 골반 공간에 있는 기관을 설명할 때 사용함

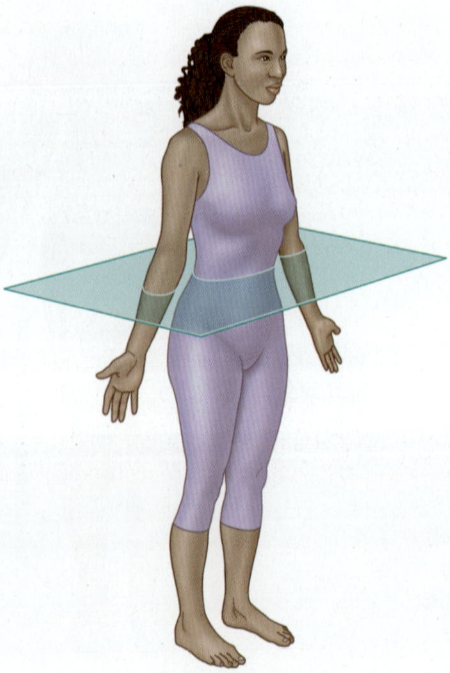

가로면

- 신체를 수평면상으로 위와 아래 부위로 구분한 것
- 수평(horizontal)면이라고도 함
- 내장 기관을 살펴보기 위하여 CT 스캔을 설명할 때 사용함

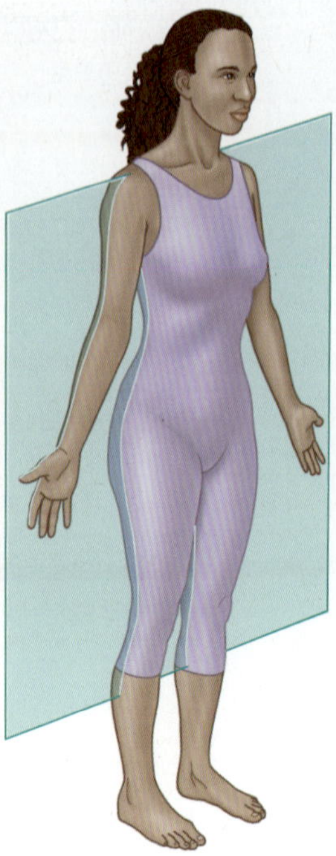

이마면

- 신체를 앞쪽과 뒤쪽 면으로 세로로 구분한 것
- 관상(coronal)면이라고도 함
- 배와 가슴의 공간의 내용을 보여주기 위하여 사용함

중요한 사실(Fast fact)

이마면은 관상면이라고도 불리우는 것은 면이 머리의 꼭대기에서부터 지나기 때문이다. 관상이라는 단어는 라틴어에서 머리 위(crown)에서 온 것이다.

신체 영역(body regions)

아래의 그림은 신체의 서로 다른 영역을 위한 용어를 보여준다. 이러한 용어는 임상 검사와 의학적 절차를 수행할 때 광범위하게 사용한다.

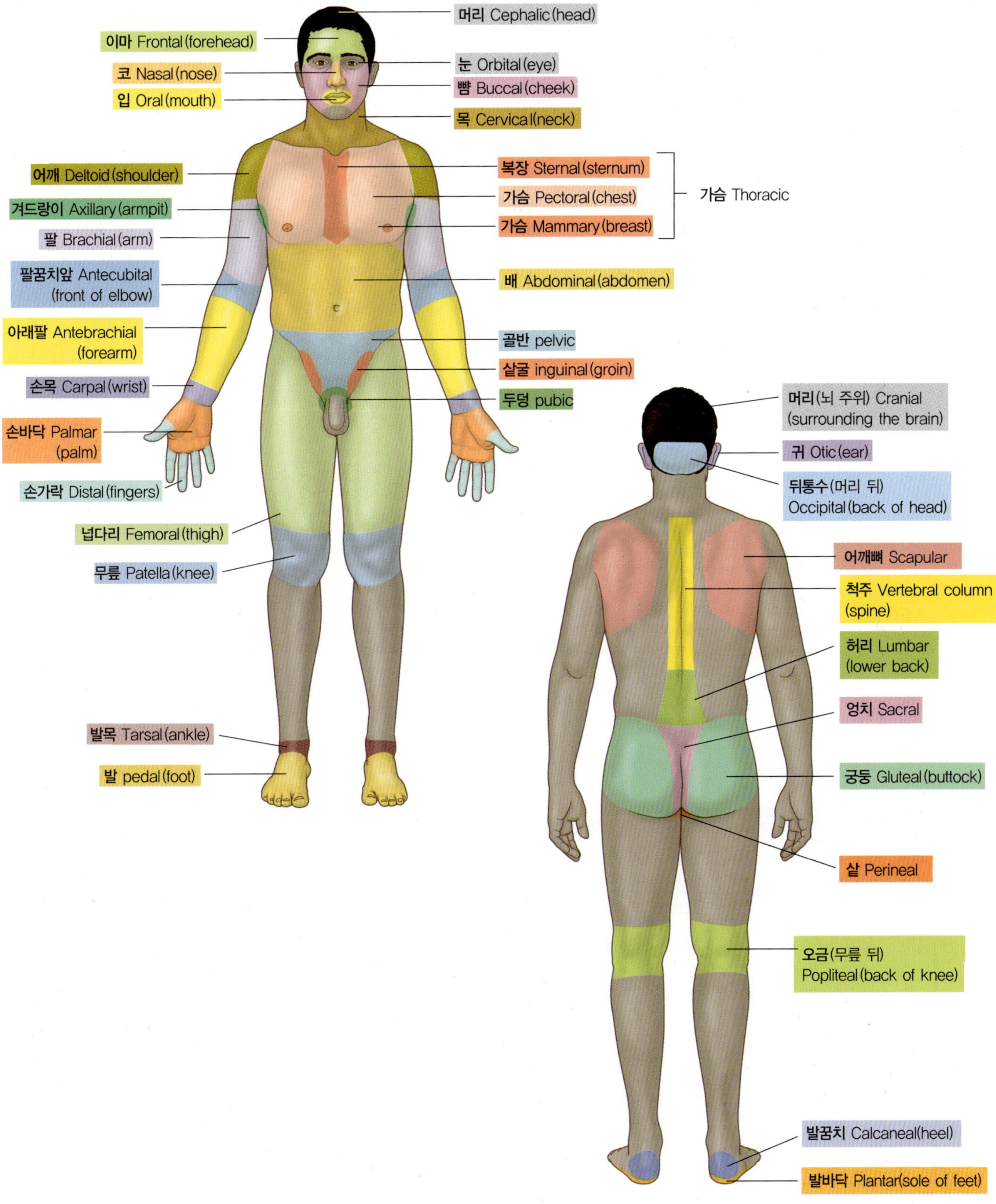

신체 공간(body cavities)

신체는 공간을 가지고 있으며-공간(cavities)이라고 함-내장기관을 감싸고 있다. 2개의 주요한 신체 공간은 **등쪽 공간**(dorsal cavity)과 **배쪽 공간**(ventral cavity)이다. 각각의 공간은 아래와 같이 좀 더 세분하게 나누어 질 수 있다.

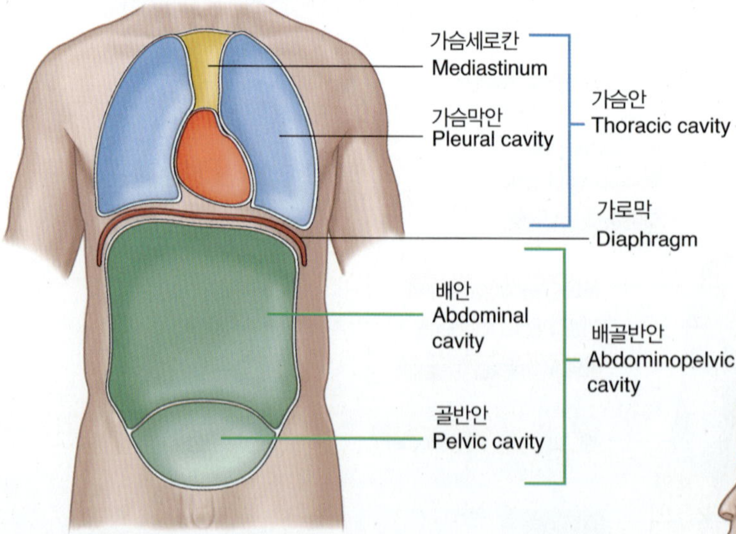

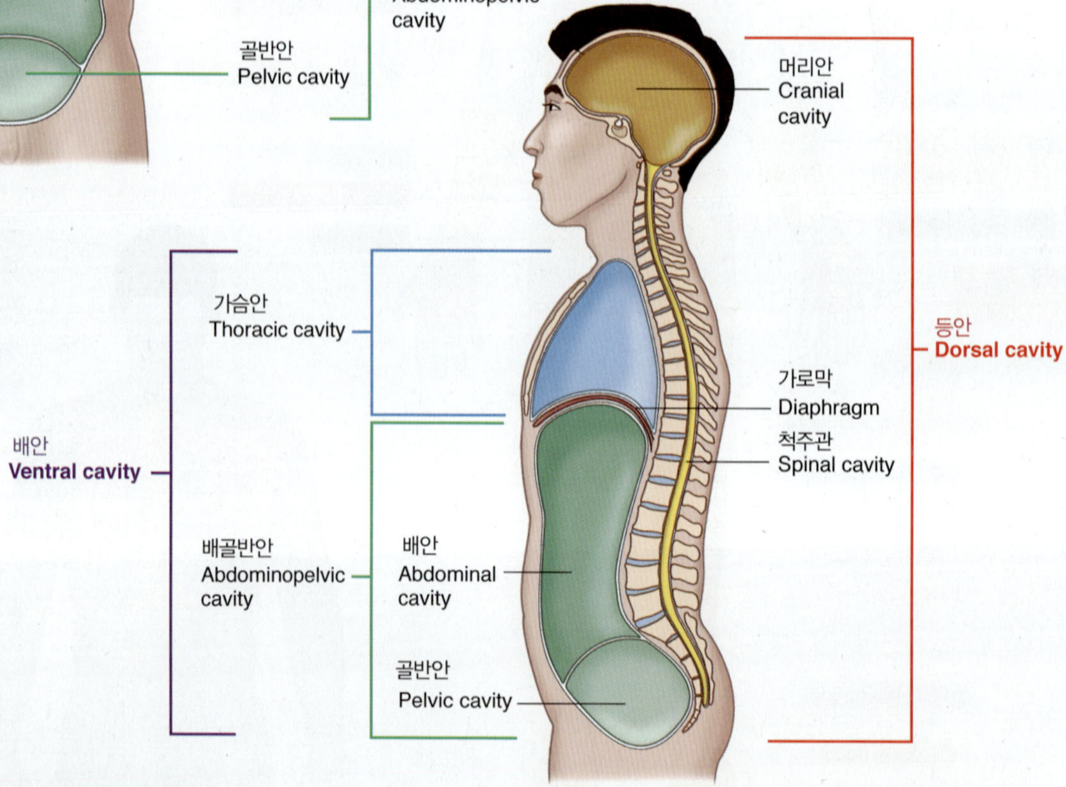

배안	등안
• 신체의 앞에 위치 • 2개의 구획으로 구성(가슴과 배골반)되며, 가로막으로 분리 됨	• 신체의 뒤에 위치 • 2개로 구분되지만 하나로 연결된 공간
가슴안	**머리안**
• 가슴근육과 갈비뼈로 둘러싸여 있음 • 두 개의 세분화된 가슴막안(각각의 허파가 있음)과 가슴세로칸으로 구성 • 가슴세로칸은 심장, 심장의 큰 혈관, 기관, 식도, 가슴샘, 림프절과 다른 혈관과 신경을 포함하고 있음	• 머리뼈에 의해 형성 • 뇌가 있음
배골반안	**척주관**
• 배안과 골반안으로 세분화 됨 • 배안은 위, 창자, 지라, 간과 다른 기관을 포함하고 있음 • 골반안은 방광과 일부 생식 기관과 곧창자를 포함하고 있음	• 척주뼈에 의해 형성 • 척수가 있음

배 영역과 사분원(Abdominal regions and Quadrants)

배골반안은 크기 때문에 많은 기관을 포함하고 있으며, 그 영역을 좀 더 사분위(배의 통증을 찾는데 사용)뿐만 아니라 세분화(해부학을 학습하는데 있어 기관의 위치에 사용)할 수 있다.

배 영역(abdominal regions)

아래에 그림은 배를 9개 영역으로 구분한 위치를 보여준다. 옆에 있는 표는 각 사분위에서 찾을 수 있는 기관(모두는 아니지만 일부)을 목록화하였다. 간과 같은 일부 기관은 다양한 사분위에 걸쳐있다.

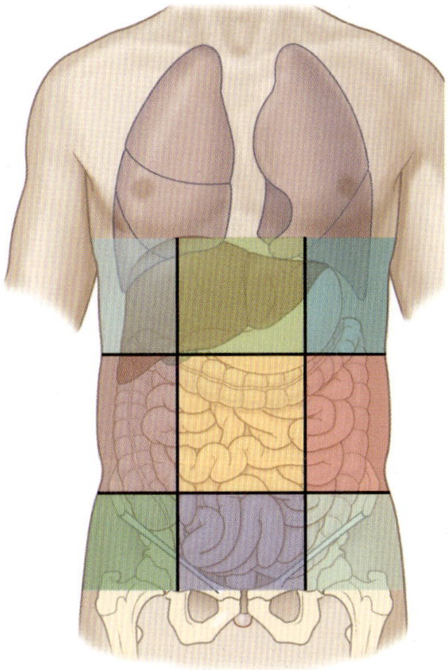

오른쪽 갈비아래 영역	명치 영역	왼쪽 갈비아래 영역
• 간 • 쓸개 • 오른쪽 콩팥	• 위 • 간 • 이자 • 오른쪽과 왼쪽 콩팥	• 위 • 간(끝) • 왼쪽 콩팥 • 지라
오른쪽 허리 영역	**배꼽 영역**	**왼쪽 허리 영역**
• 간(끝) • 작은 창자 • 오름 잘록창자 • 오른쪽 콩팥	• 위 • 이자 • 작은 창자 • 가로 잘록창자	• 작은 창자 • 내림 잘록창자 • 왼쪽 콩팥
오른쪽 엉덩 영역	**아랫배 영역**	**왼쪽 엉덩 영역**
• 작은 창자 • 막창자꼬리 • 막창자와 오름 잘록창자	• 작은 창자 • 구불 잘록창자 • 방광	• 작은 창자 • 내림 잘록창자 • 구불 잘록창자

배의 사분원(abdominal quadrants)

주로 사용하는 것은 배꼽에서 선을 기준으로 배영역을 4분원으로 나누는 것이다.

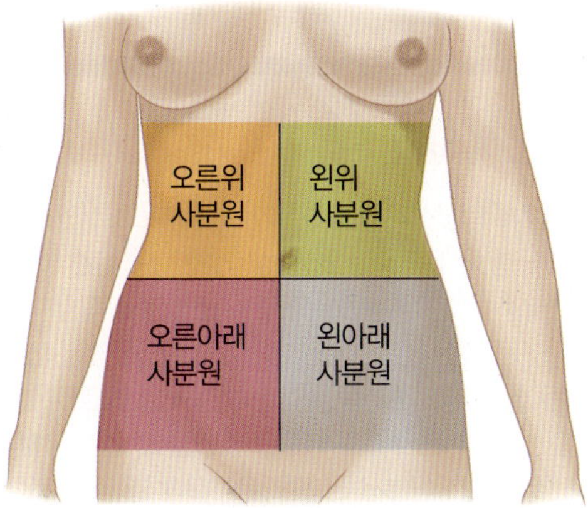

기본 강좌 : 배 통증

배 통증은 일반적인 호소이지만, 진단을 내리기 위한 원인을 찾기 어렵다. 일부 상황에서 통증의 원인은 사분위에서 찾을 수 있는데-예를 들어, 막창자꼬리염은 일반적으로 오른아래사분원에서 통증을 호소함-많은 경우 배 통증은 서로 다른 영역에서 문제로 발생할 수 있다. 예를 들어, 가슴의 통증은 폐렴과 심장 질환을 포함하고 있으며, 배 통증의 원인이 될 수 있다. 이러한 것을 연관통(referred pain)이라고 한다. 이와 마찬가지로 쓸개가 위치한 오른위사분원-그리고 이 영역에서 통증의 원인-이는 어깨에서 연관통의 원인이 될 수 있다.

항상성(homeostasis)

기능을 적절히 수행하기 위하여, 신체는 바깥 상황의 변화에도 불구하고 상대적으로 일정한 내적 환경을 유지해야 한다. 이러한 지속성 또는 균형을 **항상성**(homeostasis)이라고 한다. 신체는 균형을 유지하기 위하여 지속적인 변화를 해야 하며, 항상성은 **동적 평형**(dynamic equilibrium)을 유지하는 것과 관련하여 사용한다(동적이 의미하는 것은 "능동적인" 그리고 평형이 의미하는 것은 "균형적인"). 만약 신체가 항상성을 잃게 되면, 병이나 심지어 죽음이 발생할 수 있다.

특히, 신체는 작은 범위의 온도, 체액과 화학적 특성안에서 조절한다. 정상적인 범위는 **설정 점**(set point) 또는 **설정 범위**(set point range)라고 한다. 예를 들어, 신체의 내적 체온은 신체 외부의 온도와 상관없이 97도와 99도F(36-37.2도)에서 유지해야 한다. 이와 같이 설탕이 많이 함유된 후식을 먹는 경우에도 혈당의 수준을 65에서 99 mg/dl에서 유지해야 한다. 체조선수가 균형대에서 균형을 유지하기 위하여 지속적으로 신체 적응을 하듯이, 신체는 항상성을 유지하기 위하여 내적 적응을 지속적으로 해야 한다.

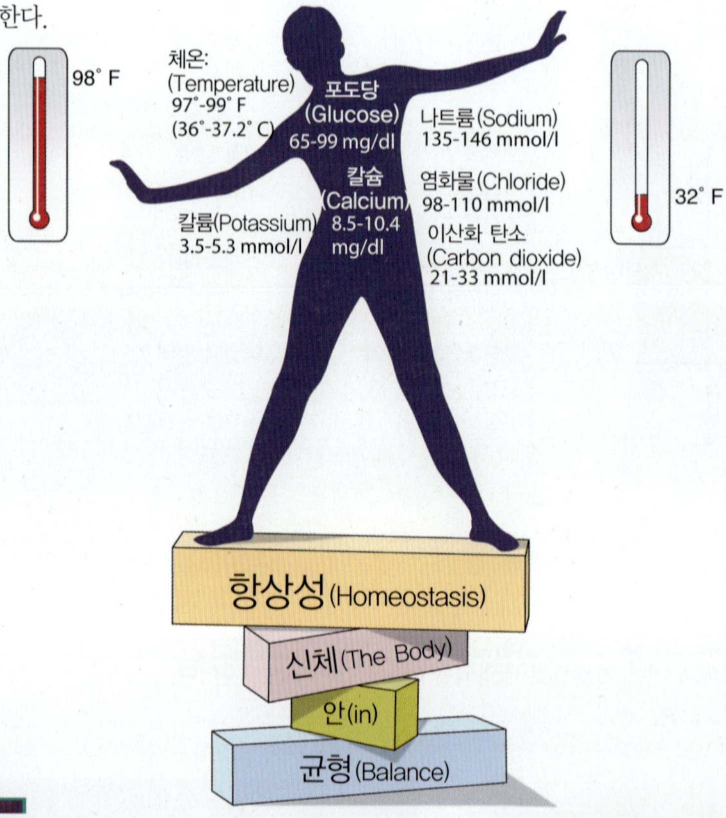

일상에서의 신체(The body at work)

모든 기관 계통은 신체 항상성을 유지하도록 돕는데 포함된다. 어떠한 기관도 단독적으로 일하지 않는다. 신체는 모든 기관 계통이 서로 상호작용하는지에 달려있다. 사실은 하나의 신체 계통의 방해를 받으면, 그 결과로 하나 또는 그 이상의 계통에서 문제가 발생된다.

다음 계통은 신체의 열을 발생하는데 도움을 주는 계통이다.:

- ***신경 계통 :** 뇌의 시상하부(hypothalamus)는 신체의 "온도조절장치(thermostat)"*
- ***심혈관 계통 :** 혈관의 수축은 열을 보호*
- ***근육 계통 :** 근육은 떨림을 만들기 위해 수축을 하여 열을 발생*
- ***피부 계통 :** 땀 생성을 멈추고 "닭살(goose bump)"을 만드는 것은 절연층을 형성함*
- ***내분비 계통 :** 갑상선 호르몬의 생성은 대사 작용을 증가시키고, 체온을 올림*
- ***소화 계통 :** 음식의 대사 작용과 지방의 저장은 열을 생성*

쉽게 이해하기(That Makes Sense)

어떻게 항상성이 작용하는가는 손가락으로 연필을 잡고 균형을 유지하는 것을 생각하면 된다. 손가락으로 연필을 잡고 유지하고 있으면, 연필은 움직임이 없고 균형된 것을 생각한다. 이러한 것은 정적(움직임 없는) 평형이다. 손가락을 천천히 움직이면 연필은 움직일 것이다. 손가락의 정교한 적응을 만들기 위해서는 연필을 움직이면서 균형을 유지해야 한다. 이러한 것은 동적 평형이며 동적 평형의 한 종류인 항상성으로 볼 수 있다. 연필이 한쪽으로 멀게 위치하면, 떨어뜨릴 것이다. 신체에서 이러한 종류의 이동으로 질병이 나타난다.

항상성 조절(Homeostatic regulation)

안정적인 환경을 유지하기 위해서는 지속적인 감시체계와 환경 변화에 따른 적응이 요구된다. 이러한 적응 과정(**항상성 조절**이라고 함)은 다음을 포함한다:

1. 수용기(환경 변화에 관한 정보를 받음)
2. 조절 센터(수용기로부터 받은 정보를 받고 처리함), 그리고
3. 효과기(조절 센터로부터 받은 신호에 반응하는 것으로 자극을 강화하거나 반대작용을 하게 함)

효과기에 의해 보내진 신호를 되먹임(feedback)이라고 한다; 되먹임은 음성(negative) 또는 양성(positive)이 될 수 있다.

- **음성 되먹임**(negative feedback): 효과기가 자극에 반대(oppose) 작용하고(체온이 떨어지는 것과 같음) 변화 방향의 반대(reverse)(체온이 오르게 하는 원인이 됨)
- **양성 되먹임**(positive feedback): 효과기가 자극을 *강화*(reinforce)할 경우(출산을 하는 동안의 자극 수축과 같이 옥시토신 호르몬의 분비로 인해 발생)와 변화의 방향을 **증폭**(amplifiy)(옥시토신의 더 많은 분비로 인하여 더 큰 수축의 원인이 됨)

대부분의 계통은 항상성을 음성 되먹임과정에 의해 지지한다. 양성 되먹임이 자극이 되게 되면, 신체의 유익한 경우는 별로 없기 때문이다(출산 동안 또는 혈액 응고 시). 또한 양성 되먹임은 해로울 수 있다(높은 열이 발생한 경우에 지속적으로 열이 올라가는 경우).

음성되먹임을 통한 항상성 조절(homeostatic regulation through negative feedback)

애니메이션(ANIMATION)

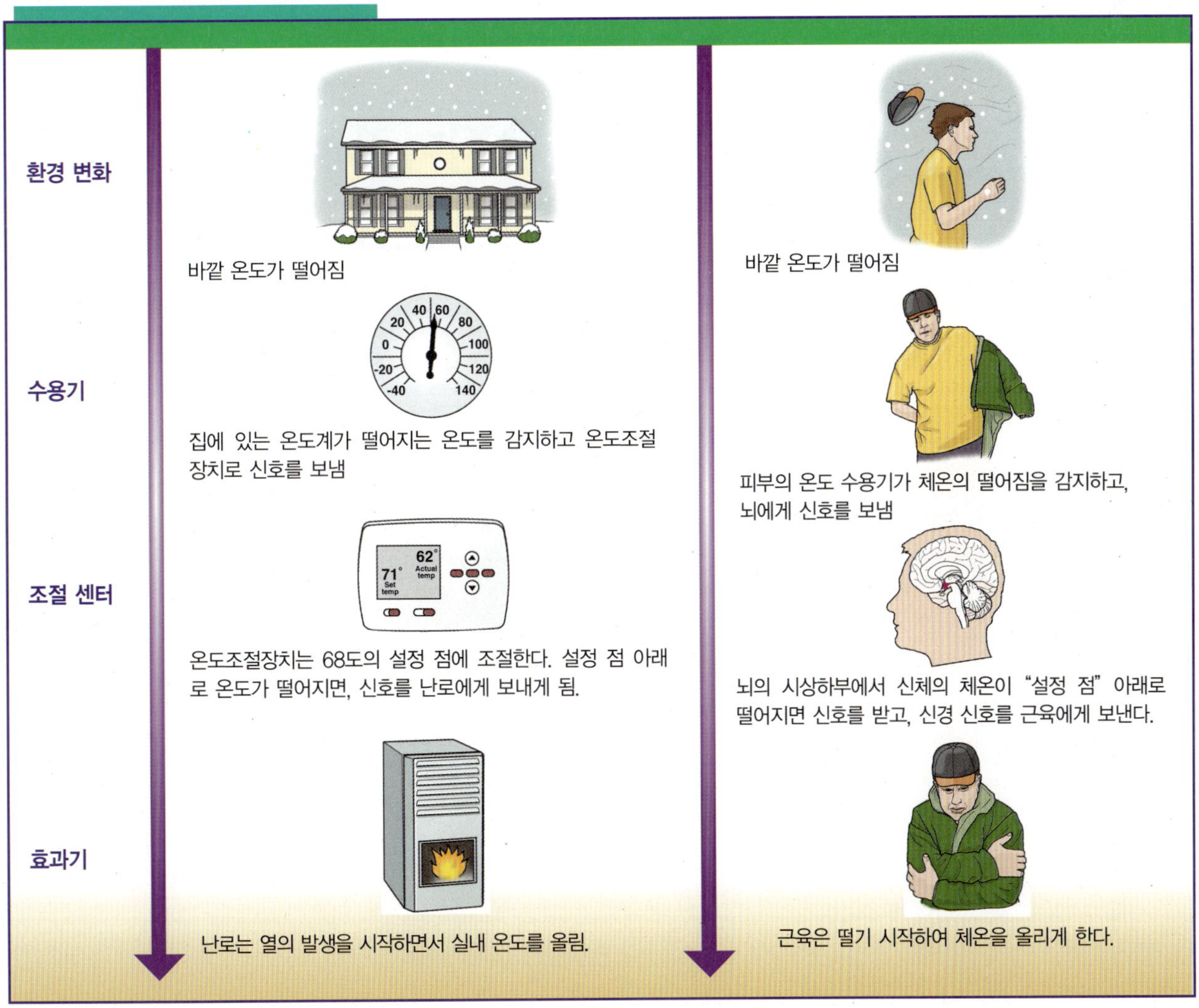

핵심 용어 분석(Review of Key Terms)

해부학(Anatomy) : 신체의 구조를 연구함

앞(Anterior) : 신체의 앞쪽을 말함

먼쪽(Distal) : 시작점에서 먼쪽

등안(Dorsal cavity) : 머리안과 척주관을 포함하고 신체의 뒤쪽에 위치함

이마면(Frontal plane) : 신체를 앞쪽과 뒤쪽으로 세로면으로 구분함

항상성(Homeostasis) : 신체의 내적 환경이 동적 평형 상태

아래쪽(Inferior) : 아래

바깥쪽(Lateral) : 신체의 중심에서 멀어짐

안쪽(Medial) : 신체의 중심선으로 가까워짐

음성 되먹임(Negative feedback) : 효과기가 자극에 반대하여 변화의 방향이 반대일 때

기관(Organ) : 2개 또는 그 이상의 조직이 특정 기능을 수행하기 위해 모여진 구조

소기관(Organellen) : 세포에 있는 대사성 단위(또는 "아주 작은 기관")로서 세포의 생명을 위해 필요한 특정 기능을 수행함

병태생리학(Pathophysiology) : 기능의 장애를 연구함

생리학(Physiology) : 신체 기능이 어떻게 작용하는가를 연구함

양성 되먹임(Positive feedback) : 효과기가 자극을 강화하고 변화의 방향을 증폭함

뒤(Posterior) : 신체의 뒤쪽면

몸쪽(Proximal) : 시작점으로 가까워짐

시상면(Sagittal plane) : 신체를 오른쪽면과 왼쪽면으로 구분함

얕은(Superficial) : 신체 면에 가까운 곳

뒤(Superior) : 어떤 것 보다 위의 위치

조직(Tissue) : 비슷한 구조와 기능을 가진 세포의 특성화된 단위

가로면(Transverse plane) : 신체를 위쪽과 아래쪽으로 구분함

배안(Ventral cavity) : 가슴안과 배골반안으로 구성되면 신체의 앞쪽에 위치

학습한 정보 유지하기(Own the information)

이 장에서 학습한 정보를 기억하기 위해서는 학습한 내용을 반영할 수 있는 시간이 요구된다. 따라서, 하얀 종이에 학습하고 토론한 중요 주제를 회상하면서 써내려가 본다. 그리고, *DavisPlus* 웹사이트에 접속하고 1장의 학습 목표를 체크하여 본다. 쓴 모든 내용이 이 장의 학습목표와 완전히 일치하는가? 그렇지 않으면, 이 장을 적절하게 다시 살펴 본다. 그리고, 학습 목표의 개념을 다시 써보거나 그려본다.

1장의 주요 주제 :

- 신체의 구성
- 기관 계통
- 방향에 관한 용어
- 신체의 면
- 신체의 영역
- 신체의 공간
- 배 영역과 사분원
- 항상성과 항상성 조절

학습점검(Test Your Knowledge)

1. 신체의 구조를 연구하는 것은:
   a. 생리학
   b. 해부학
   c. 병태생리학
   d. 항상성
2. 비슷한 구조와 기능을 가진 세포의 특성화 된 단위는:
   a. 조직
   b. 기관
   c. 세포소기관
   d. 미토콘드리아
3. 신체의 중심선으로 가까워지는 것을 설명할 때 사용하는 용어는:
   a. 바깥쪽
   b. 얕은
   c. 안쪽
   d. 몸쪽
4. 신체의 오른쪽과 왼쪽면으로 구분하는 면은:
   a. 가로면
   b. 시상면
   c. 바깥면
   d. 이마면
5. 신체에 들어온 병원체를 파괴하는 기능을 가진 기관 계통은:
   a. 순환 계통
   b. 신경 계통
   c. 면역 계통
   d. 호흡 계통
6. 무릎뼈(patellar)가 사용되는 신체 영역은:
   a. 발
   b. 손바닥
   c. 무릎
   d. 겨드랑이
7. 신체의 앞면을 둘러싸는 주요한 신체 공간의 이름은:
   a. 골반
   b. 배
   c. 등
   d. 가슴
8. 가슴뼈 바로 아래 배 영역을 설명하는 용어는:
   a. 아랫배 영역
   b. 가슴아래 영역
   c. 명치 영역
   d. 엉덩 영역
9. 신체의 표면을 덮거나 위치하는 조직의 종류는:
   a. 근육
   b. 결합
   c. 뼈대
   d. 상피
10. 대부분의 항상성 조절 과정은 주로 계통의 어떤 과정을 통해 이루어지는가:
    a. 양성 되먹임
    b. 음성 되먹임
    c. 자리 바뀜(situs inversus)
    d. 호흡

1장 답

1. *정답 :* b. 생리학은 신체의 기능이 어떻게 작용하는가를 연구하는 것이다. 병태생리학은 정상 기능이 방해받는 과정을 연구하는 것이다. 항상성은 신체의 내적 환경의 동적 평형상태이다.
2. *정답 :* a. 기관은 특정 기능을 수행하기 위해 2개 또는 그 이상의 조직이 모여진 구조이다. 세포소기관은 세포 안에 있는 대사 단위이다. 미토콘드리아는 세포소기관의 하나의 형태를 말한다.
3. *정답 :* c. 바깥쪽은 신체의 중심에서 멀어지는 것을 말한다. 얕은의 뜻은 신체의 표면을 말한다. 몸쪽은 시작점에 가까운 것을 의미한다.
4. *정답 :* b. 가로면은 신체를 위쪽과 아래쪽으로 구분한다. 이마변은 신체를 앞쪽과 뒤쪽으로 구분한다. 바깥면이라는 것은 없다.
5. *정답 :* c. 순환 계통은 산소와 영양분을 신체에 공급하는 것이다. 신경 계통은 다른 신체 계통을 조절한다. 호흡 계통은 산소를 흡수하고 이산화 탄소를 배출하게 한다.
6. *정답 :* c. 발을 위한 용어는 발(pedal)이다. 손바닥을 위한 용어는 바닥(volar)이다. 겨드랑이를 위한 용어는 액와(axillary)이다.
7. *정답 :* b. 골반과 가슴안은 앞쪽에 포함된 공간이다. 등안은 신체의 뒤쪽을 감싸고 있는 공간이다.
8. *정답 :* c. 아랫배 영역은 배꼽아래에 위치한다. 가슴아래 영역은 명치 영역의 왼쪽과 오른쪽에 놓여있다. 엉덩 영역은 배아래쪽의 영역으로 아랫배 영역의 왼쪽과 오른쪽에 위치한다.
9. *정답 :* d. 근육 조직은 움직임을 만들어 낸다. 결합조직은 신체의 각 부위를 지지하고 결합한다. 뼈대는 근육 조직의 한 형태이다.
10. *정답 :* b. 양성 되먹임은 신체에서 유익한 경우가 별로 없기 때문에 항상성을 일반적으로 촉진하지는 않는다. 자리 바뀜(situs inversus)은 기관의 반대로 위치하는 경우로 드물게 나타난다. 호흡은 다른 계통과 같이 작용하며 항상성에 영향을 주지만, 항상성을 유지하는 의미를 가지지는 않는다.

모바일로 이 코드를 스캔하면 Davis*Plus*의 Podcast도서관이 접속됩니다. 또한 **http://davisplus.fadavis.com**에 접속하면 이 단원에 유용한 자료를 이용할 수 있습니다.

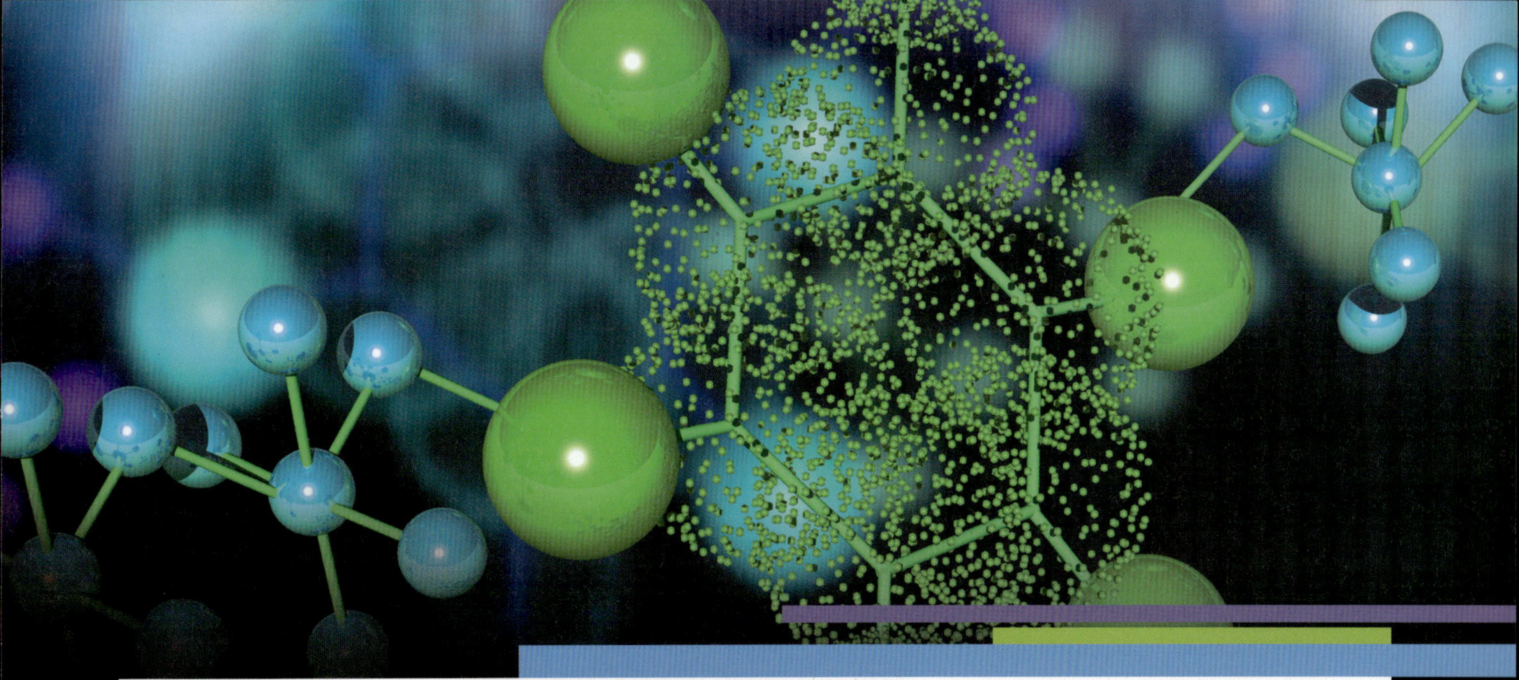

제 2 장

생명의 화학 (Chemistry of Life)

거의 60개 화학 원소는 인체에서 발견되지만, 이러한 원소 각각에 대한 목적은 아직 알려져 있지 않다.

우리는 생명의 화학에 관해 많이 알고 있으나, 다는 아니다. 예를 들어, 신체의 96%가 단지 산소, 탄소, 수소, 질소의 4개 원소로 구성되어 있다는 것을 알고 있다. 이 대부분은 물의 형태이다. 나머지 4%는 주기율표의 다양한 원소의 표본으로 구성되어 있다.

생명은 이 모든 화학물질 사이의 정확한 균형에 따라 달라진다. 과학자들은 아마도 인체 내 모든 원소의 정확한 목적에 대해 알지 못할 것이지만, 그들은 이것들이 모두 필수적인 것은 알고 있다. 인체를 이해하기 위한 첫 번째 단계는 이들 화학물질의 상호 작용 방법을 파악하는 것이다. 이러한 지식 없이, 칼륨 결핍 시 비정상적 심장박동을 일으키는 이유에 대해 어떻게 설명할 수 있을까? 또는 너무나 많은 양의 나트륨을 섭취 시 고혈압이 유도되는 이유는? 더 많은 것들과, 어떻게 약물(화학물)이 효과적으로 질병을 치료하는 방법을 이해할 수 있습니까?

물질

물질은 질량을 가지고 공간을 차지하는 것이다.
즉, 물질의 구성하는 원소나
화합물을 물질이라 한다.

원소

원소는 순수한 물질이다: 그것들은 나뉘거나 둘 또는 그 이상의 물질로 분해 될 수 없다.
한 예는 산소이다; 산소는 어떤 것으로 나뉘거나 분해될 수 없다.

화합물

화합물은 둘 또는 그 이상 원소들의 화학적 결합이다.
(예를들어, 물 화합물은 수소와 산소가 결합된 결과이다. 수소와 산소 원소는 각각 이들의 고유한 특성을 가지고 있다; 즉, 물의 특성은 수소 또는 산소와는 완전히 다르다.)

생명의 기본 구조(Basic Structures of Life)

원소(Elements)

92개의 원소는 자연에 존재하는 것으로 알려져 있으며, 24개는 인체에서 발견된다.

주요 원소

이름	기호	체중의 함량(%)
산소(Oxygen)	O	65.0
탄소(Carbon)	C	18.0
수소(Hydrogen)	H	10.0
질소(Nitroge)	N	3.0
칼슘(Calcium)	Ca	1.5
인(Phosphorus)	P	1.0

이러한 6개 원소는 체중의 98.5%를 차지한다.

소량 원소

이름	기호	체중의 함량(%)
황(Sulfur)	S	0.25
칼륨(Potassium)	K	0.20
나트륨(Sodium)	Na	0.15
염소(Chlorine)	Cl	0.15
마그네슘(Magnesium)	Mg	0.05
철(Iron)	Fe	0.006

이러한 6개 원소는 체중의 0.8%를 차지한다.

미량 원소

이름	기호	이름	기호
크롬(Chromium)	Cr	몰리브덴(Molybdenum)	Mo
코발트(Cobalt)	Co	셀레늄(Selenium)	Se
구리(Copper)	Cu	규소(Silicon)	Si
불소(Fluorine)	F	주석(Tin)	Sn
요오드(Iodine)	I	바나듐(Vanadium)	V
망간(Manganese)	Mn	아연(Zinc)	Zn

이러한 12개 원소는 **미량원소**(trace elements)로 알려져 있으며, 단지 체중의 0.7%만을 차지한다. 비록 양은 적지만 각각은 인체의 적절한 기능을 수행하기 위해 필수적이다.

중요한 사실(Fast fact)

인체 내에서 의미있게 사용되지 않는 원소인 납이나 수은에 오염이 되었다면, 심각한 질병이나 또는 질병이 발생하게 될 것이다. 예를 들어, 납이나 수은에 노출 시 중금속 중독으로 이어진다.

쉽게 이해하기(That Makes Sense)

각 원소는 그 이름에서 유래된 하나 또는 두 개의 문자로 구성된 기호로 표시한다. 예를 들어, H는 수소, C는 탄소 He는 헬륨을 나타낸다. 모두는 아니지만, 대부분 기호는 이들 영어 이름에서 기원한다. 몇 가지는 다른 언어에서 유래되었는데, 주로 라틴어이다. 예를 들어, 철의 기호는 Fe며, 이는 라틴어 ferrum에서 유래하였으며, 칼륨의 기호인 K는 라틴어 kalium에서 유래되었다.

원자(Atoms)

원소는 **원자**라 불리는 입자로 구성되어 있다. 그 다음, 원자는 양성자, 중성자, 전자라 불리는 더 작은 입자로 구성되어 있다.

애니메이션(ANIMATION)

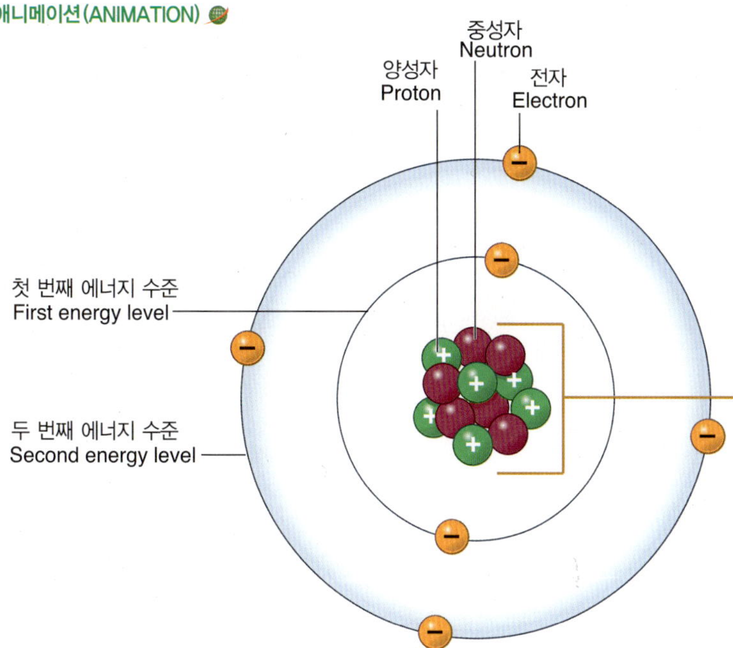

양성자(proton)와 **중성자**(neutron)는 원자의 중심에 서로 뭉쳐 있으며, 이를 **핵**(neucleus)이라 한다. 양성자는 양성 전자를 운반하며, 중성자는 전기적으로 중성이다.

- 각 원소는 고유숫자의 양성자를 포함하고 있다. 다른 말로 92개 원소의 원자는 1과 92 양성자 사이에 포함되어 있으며, 동일한 수의 양성자는 두 개 원소를 가지고 있지 않는다.
- 핵내 양성자 수는 원소의 **원자수**(atomic number)를 결정한다.(예를 들어, 수소는 하나의 양성자를 가지고 있으며, 원자수는 1이다. 산소는 8개의 양성자를 가지고 있으며, 원자 수가 8이다.)
- 양성자의 수와 중성자 수를 서로 합하면, 이는 **원자량**(atomic weight)으로 알려져 있다.(예를 들어, 탄소 원자는 6개의 양성자와 6개의 중성자를 가지고 있다; 원자수가 6이고, 원자량은 12이다. 나트륨은 11개의 양성자와 12개 중성자를 가지고 있다. 원자수는 11이고, 원자량은 23이다.)

원자핵 주위를 돌고 있는 하나 또는 그 이상의 동심원 구름은 전자로 **음전하**(electrons)를 가진 작은 입자이다.

- 양성자 수는 전자와 같다.
- 전자의 음전하는 양성자의 양전하를 상쇄하여, 원자를 전기적으로 중성을 만든다.
- 핵 주위의 껍질이나 각각의 고리는 하나의 에너지를 나타낸다. 껍질의 수는 원자 사이에 다양하다. 예를 들어, 수소는 단지 하나의 껍질을 가지고 있으며, 칼륨은 4개를 갖는다.
- 각 고리는 전자의 최대 수를 포함하여, 보유할 수 있다: 핵에 가장 가까운 껍질은 두 개의 전자를 잡는다; 바깥껍질은 8개의 전자를 보유할 수 있다.

중요한 사실(Fast fact)

각 원소는 유일하며, 이들에게 형태를 제공하는, 양성자, 중성자, 전자가 고유하지는 않다. 납의 양성자는 수소의 양성자와 같다. 각 원자의 고유성은 양성자, 중성자, 전자의 다양한 조합의 결과이다. 예를 들어, 수소는 하나의 양성자와 하나의 전자를 가지고 있으나 중성자는 없다. 하나의 양성자, 하나의 전자, 2개의 중성자가 추가 시 헬륨을 생성한다.

동위원소(Isotopes)

동일한 원소의 원자는 같은 수의 양성자를 포함한다. 이들 대부분 또한 같은 수의 중성자를 포함한다. 때로는 그러나 원소의 원자는 다른 수의 중성자를 포함하게 될 것이다. 이를 **동위원소**(isotope)라 한다.

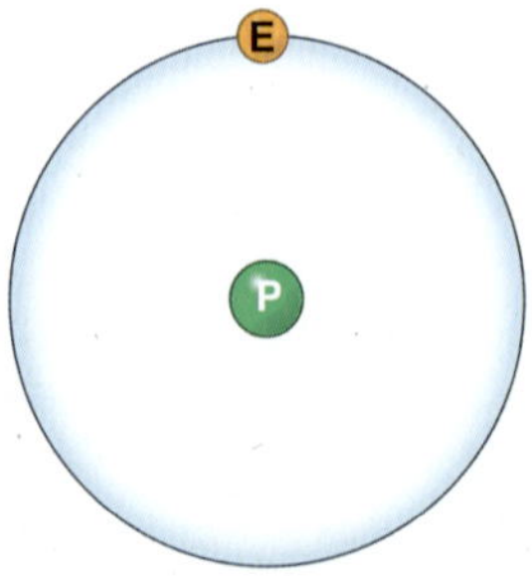

프로튬
Protium

수소의 가장 흔한 형태로 프로튬(protium)이라 하며, 이는 하나의 양성자와 중성자는 없다. 이 원자 수는 1이며, 원자량은 1 이다.

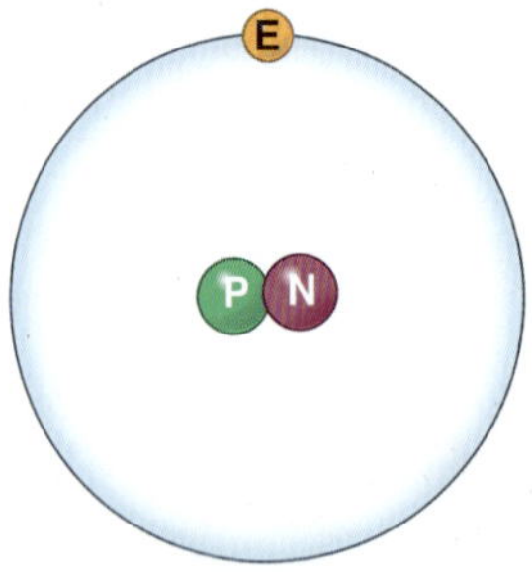

이중수소
Deuterium

수소의 덜 일반적인 또 다른 형태는, 하나의 양성자와 하나의 중성자를 갖는다. 이를 이중수소(deuterium)라 하며, 이는 원자 수는 1이나, 여분의 중성자 때문에 원자량은 2이다.

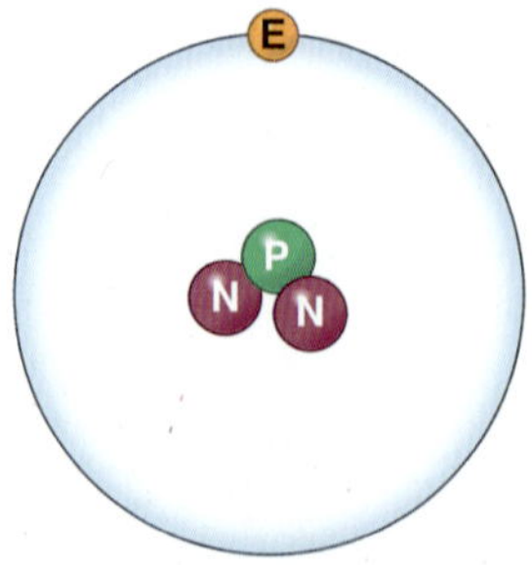

삼중수소
Tritium

또 다른 형태로 하나의 양성자와 두 개의 중성자를 가지고 있다. 이러한 형태를 삼중수소(tritium)이라 하며, 원자수는 1이며, 원자량은 3이다. 원소의 동위원소 모두 동일한 화학적 성질을 가지고 있으나 일부 동위원소(예: 삼중수조)는 불안정하다. 이러한 동위원소의 핵은 분해되거나, 붕괴되고 또한 방사선을 방출한다. 이러한 동위원소를 방사성**동위원소**(radioisotopes)라고 하며, 파괴되는 과정은 **방사능**(radioactivity)이라고 한다.

중요한 사실(Fast fact)

우리는 빛과 라디오파를 포함한 환경에서 지속적으로 낮은 수준의 방사선에 노출된다. 이러한 방사선 노출의 수준은 무해하다. 높은 수준의 방사선은 세포와 조직을 손상시킨다. 방사선 치료의 이유는 암세포를 죽이기 위해 사용된다. 방사선의 과도한 노출은 조건이 약하거나 치명적인 노출 수준에 따라 방사선병을 야기 할 수 있다.

생명 수업 : 방사선 치료

방사선 동위원소는 이들이 깨지며 입자를 방출한다. 이러한 입자들이 살아있는 세포에서 원자를 공격하였을 때, 이들이 손상되거나 세포가 죽는다. 이를 아는 의사들은 암환자를 치료하기 위해 방사선을 사용한다. 사실상 모든 암환자의 약 절반은 암 치료의 일부분으로써 일부 형태의 방사선 치료를 받는다. 치료의 목적은 근처의 건강한 조직 손상은 제한하면서, 가능한 많은 암세포를 손상시키는 것이다.

방사선 치료의 형태는 치료의 목표뿐 아니라 암의 위치와 형태에 따라 달라진다. 때때로 목표는 완전히 종양을 파괴 하는 것이다. 경우에 따라 목표는 단순히 종양을 축소하여 증상완화에 도움을 주는 것이다.

대부분의 경우 기계는 신체의 외부에 방사선을 전달하는 데만 사용한다. 때로는 방사선은 관, 와이어, 캡슐, 종자의 형태로 종양 안에 직접 이식할 수 있을 것이다. 방사성 물질은 또한 경구나 정맥 내 카테터를 통해 투여 될 수 있다. 방사선 치료의 새로운 방법은 방사능 물질에 부착된 종양-특정 항체의 주입을 포함한다. 일단 인체 내 항체는 암세포를 찾아다니며, 방사선에 의해 이들을 파괴한다.

화학적 결합(Chemical Bonds)

원자의 완전 바깥 껍질은 안정적이다. 대부분 원자는 안정되어있지 않으며 이것들은 다른 원자에 떨어져있으며, 이것들은 이들 바깥 껍질(**원자가전자** valence electrons)의 전자를 공유, 획득, 소실을 시도함으로써 안정적으로 된다. 예를 들어, 바깥 껍질에 7개 전자와 원자는 바깥 껍질 내 하나의 전자와 원자가 부착될 것이다. 함께 결합함으로써, 이것들은 결국 바깥 껍질에 8개 전자가 된다. **분자**(molecule) 내 이러한 상호 작용의 결과: 하나의 입자는 화학적 **결합**(chemical bond)에 의해 2개 또는 그 이상의 원자로 구성된다. 화학적 결합의 3가지 형태는 이온 결합, 공유 결합, 수소 결합이다.

이온 결합(Ionic Bonds)

이온결합(Ionic bonds)은 다른 원자의 바깥 껍질에서부터 전자가 하나의 원자에 전달될 때 형성된다. 전자가 음전하이기 때문에 원자 획득 또는 전자의 소실이 있을 때, 전반적인 전하가 중성에 양성 또는 음성으로 변한다. 이러한 전기적인 원자의 변화를 **이온**(ions)이라 한다. 양전하를 갖는 원자는 **양전자**(anion); 음전하를 갖는 것은 **음전자**(catoins)이다.

다음은 일반적인 이온 결합의 예이다.

애니메이션(ANIMATION)

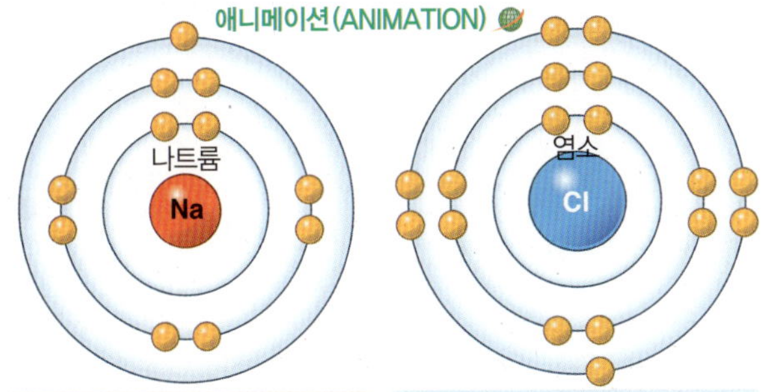

나트륨은 3개의 전자 껍질에 11개의 전자를 가지고 있다: 첫 번째 껍질에 2개, 두 번째 껍질에 8개, 세 번째 껍질은 1개이다. 만약 나트륨이 바깥 껍질에서 하나의 전자를 잃었다면, 8개 전자를 가진 두 번째 껍질이 가장 바깥 껍질이 되고, 원자는 안정적으로 된다.

염소는 17개 전자를 가지고 있다. 첫 번째 껍질에 2개, 두 번째 껍질에 8개, 세 번째 껍질은 7개이다. 만약 전자 하나를 더 얻는다면, 세 번째 껍질은 완전하게 되고 이 역시 안정적으로 된다.

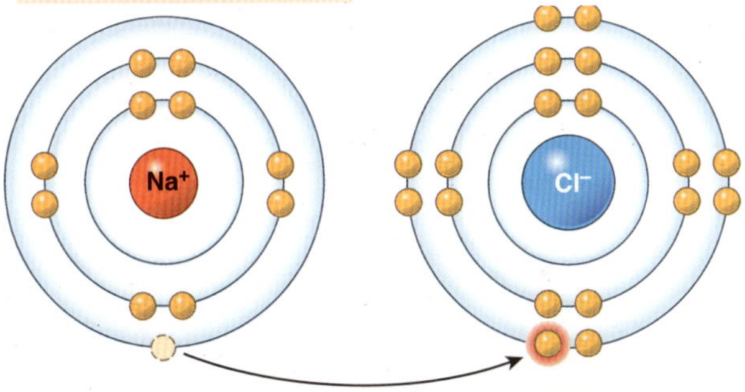

나트륨은 염소에 하나의 원자가 전자를 전달한다.

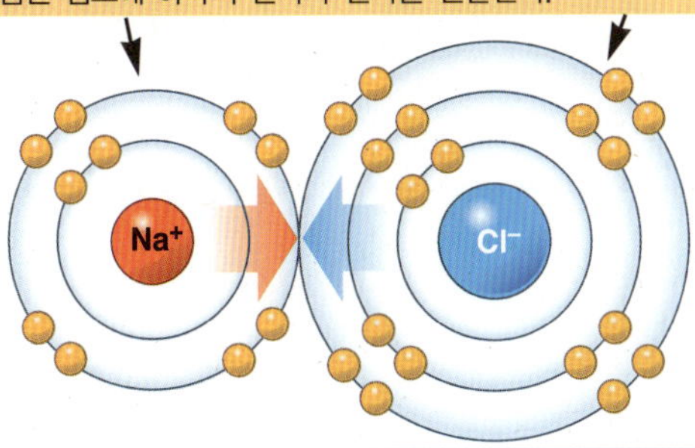

나트륨은 핵 내에 11개의 양성자를 가지고 있으며, 10개 전자를 가지고 있다. 그 결과 이는 이온이 양전하가 되며, 기호는 Na^+이다.

염소는 17개의 양성자와 18개 전자를 가지고 있으며, 음전하가 된다. 염소라 하며, 이 이온은 기호로 Cl^-이다.

양전하인 나트륨 이온(Na^+)은 음전하인 염소 이온(Cl^-)에 부착되어 있다. 정전기력은 두 원자를 서로 끌어당기며 이온 결합을 형성하게 하며, 이 결과 염화나트륨(NaCl)이 된다: 일반적인 테이블 소금이다.

중요한 사실(Fast fact)

이온은 항상 단순 원자가 아니다, 일부 중탄산(HCO_3^-)의 경우, 원자 그룹이 전하를 띄고 있다.

이온화(Ionization)

물에 용해되어있을 때 이온 결합은 깨지거나 **용해**(dissociate)되는 경향이 있어, 이 용액은 양전하와 음전하를 만들어 전기 전도를 가능하게 한다. 이를 **이온화**(ionization)라 하며, 이 과정은 물 안의 소금으로 설명할 수 있다.

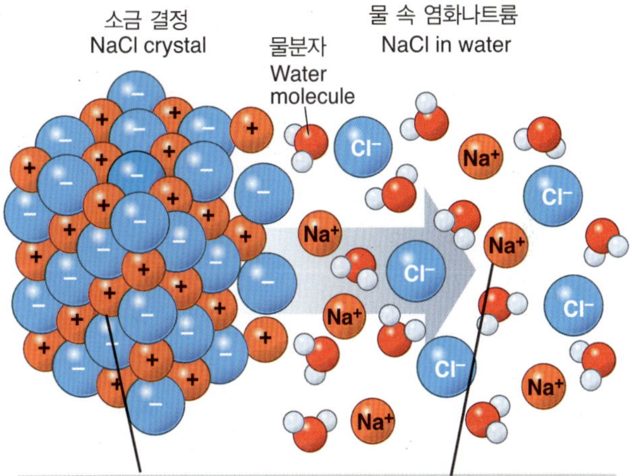

소금의 용해로 염화나트륨의 이온 결합이 용해되어, 나트륨과 염소로 입자가 분리된다.

화합물은 물에서 이온화 되며, 전기를 전도할 수 있는 용액으로 만들어지는데 이를 **전해질**(electrolytes)이라 한다. 전해질은 심장, 신경, 근육 기능에 중요하며, 인체 내 물에 분포하고; 화학반응을 발생시킨다. 인체의 주요 전해질의 일부는 염화칼슘($CaCl_2$), 염화마그네슘($MgCl_2$), 염화칼륨(KCl), 중탄산나트륨($NaHCO_3$)을 포함한다.

공유 결합(Covalent Bonds)

공유 결합은 하나 또는 그 이상의 전자쌍이 바깥 껍질에 채우기를 시도함으로써 두 원자가 공유할 때 형성된다. 인체의 주요 원소(탄소, 산소, 수소, 질소)는 거의 항상 공유결합을 형성하기 위해 전자를 공유한다. 예를 들어,

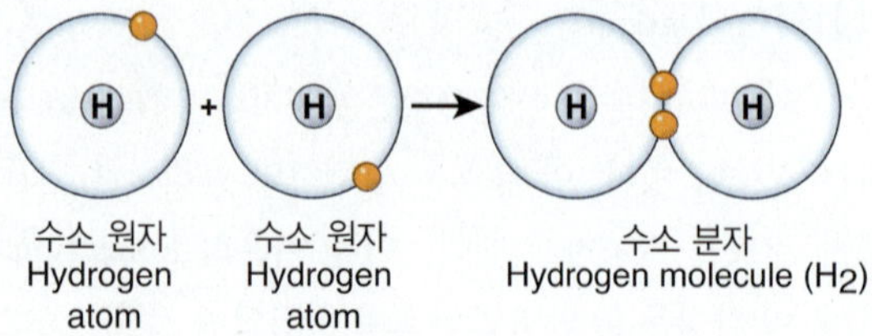

- 수소는 하나 껍질에 하나의 전자를 가지고 있다. 두 전자를 가지고 있다면, 안쪽 껍질은 차 있어, 원자는 안정하다.
- 두 개의 수소 원자라 이들 하자의 전자를 공유하고 있다면, 단일 공유결합이 존재하며, 수소가스(H_2)를 형성한다.

이중 공유결합은 원자에서 발생하며, 두 전자의 공유를 통해 함께 결합한다. 이산화탄소는 이중 공유결합의 한 예이다.

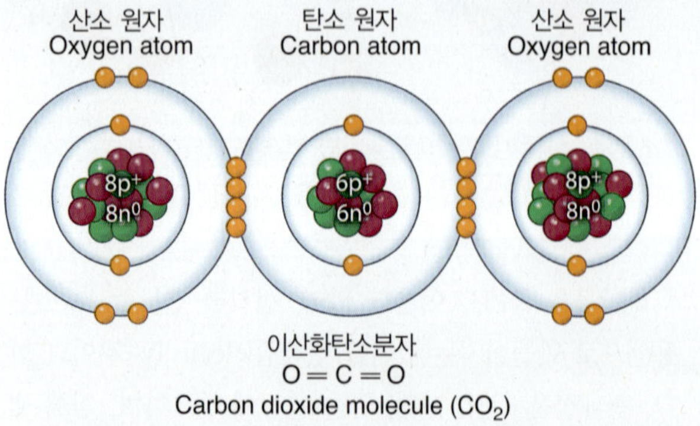

- 산소는 바깥 껍질에 완전하기 위해 두 개의 전자가 필요하다. 탄소는 완전하기 위해 바깥 껍질에 4개 전자가 필요하다.
- 하나의 탄소 원자가 두 산소 원자와 함께 전자 한 쌍을 공유할 때 모두 3원자가 바깥 껍질에 완전하게 되며, 이산화탄소 분자를 형성한다.

일상에서의 신체(The body at work)

공유결합은 이온결합보다 강하며, 이것은 인체 내 많은 화학구조를 형성하는데 사용된다. 예로, 단백질과 탄수화물은 공유결합의 연결을 통해 형성된다. 사실상 공유결합은 인체 체액 환경에 분자로 존재하기 위해 물에 용해되지 않는다.

수소 결합(Hydrogen Bonds)

공유결합은 새로운 분자를 형성하나 **수소결합**은 그렇지 않다. 오히려 수소 결합은 약한 양성 수소원자와 약한 음전위 산소 또는 다른 질소 원자 사이에 약한 끌림을 갖는다.

- 물은 수소 결합 기능을 하는 방법의 대표적인 예이다.
- 결합과정에서 산소는 바깥 껍질에 수소와 함께 전자 두 개를 공유한다. 결합 후 이는 바깥 껍질에 4개의 전자를 갖는다. 비공유 전자는 물에서 산소 원자 근처의 부분 *음전위*(⊖)를 준다.
- 동시에, 두 수소 원자는 분자의 다른 쪽에 약한 *양전위*(⊕)를 만든다.

애니메이션(ANIMATION)

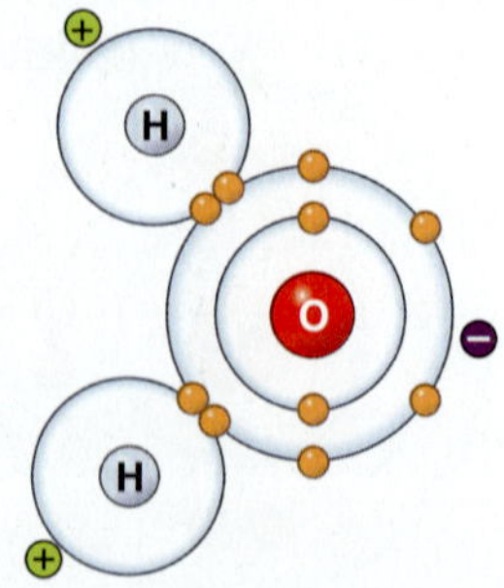

- 그러므로 물은 전기적으로 중성이며, 이는 전자의 불규칙적 분포를 갖는다. 이는 **극성** 분자를 만든다.
- 하나의 물 분자의 한쪽 면은 부분 양전위로 다른 분자의 부분 음전위 수소와 결합되어 있다. 이러한 결합은 물분자사이의 약력(수소 결합)의 결과이다.

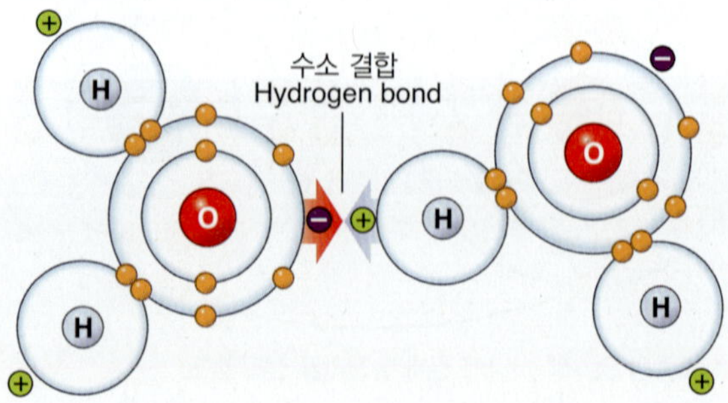

- 수소결합 형성을 위한 물 분자와의 능력은 인간의 삶에 고유한 질적 중요성을 준다.(물의 특징은 이 장의 뒤에서 더 세부적으로 설명할 것이다.)

생명의 기본 과정(Basic Processes of Life)

원자의 미세한 세계와 화학 결합은 생명의 기반을 형성한다. 이러한 물질은 생존을 위한 내부 환경을 만들기 위해 끊임없이 작동하며, 세포와 조직에 기능에 이들 기능에 필요한 에너지를 제공한다.

에너지(Energy)

에너지(Energy)는 물질을 넣어 움직임으로 활동하기 위한 능력이다. 인체 내 이것은 근육을 움직이거나 혈구 세포를 이동하는 것을 의미할 수 있다. 인체 혈액을 펌핑하고, 새로운 세포를 만들며, 노폐물을 여과하고, 호르몬을 생성하는 등 지속적으로 활동하고, 그러므로 지속적인 에너지 공급이 필요하다.

인체 내 에너지는 분자의 결합에 의해 저장된다. 이는 이것이 활동하기 위한 잠재력을 가지고 있기 때문에, **잠재적 에너지**(potential energy)라 부르며, 이는 단지 순간의 작업을 하기 위한 것은 아니다. 화학반응은 에너지를 유리하고 이는 인체에서 사용하게 만든다. 움직임의 에너지를 **운동에너지**(kinetic energy)라 부른다.

일부 복사에너지(분자의 움직임 결과 열)와 전기에너지를 포함하는 에너지의 다른 형태이다. 전기에너지는 잠재에너지(세포막의 한쪽 면에 누적되어 전하를 띠는 입자가 있을 때) 또는 운동(세포막을 통한 이온 이동이 있을 때)이 될 수 있다.

!

쉽게 이해하기(That Makes Sense)

잠재적 에너지는 활과 화살이 당겨져 있을 때를 생각한다. 에너지 생성을 위한 잠재성은 있으나 이는 순산에 작동하지 않는다. 운동에너지는 과녁을 뚫기 위해 가는 길에 앞으로 나아가는 같은 화살을 생각한다.

대사(Metabolism)

인체 내 모든 화학반응의 합을 **대사**라 한다.(대사는 21장, *영양과 대사*에서 더 자세히 설명될 것이다.)
거기에는 대사 활동에 두 가지 형태가 있다:

1. 이화작용

- 이것은 복잡한 화합물(예: 큰 음식 분자)을 단순한 것으로 분해하는 것을 포함한다.
- 화학결합을 깨기 위해 에너지를 유리한다.
- 유리된 에너지의 일부는 열을 형성하고, 체온을 유지하는 것을 돕는다.
- 이 대부분 아데노신삼인산(adenosine triphosphate, ATP)이라 불리는 분자를 전달하며, 세포에 에너지를 전달한다. (ATP는 이 장의 뒤에서 더 자세히 설명된다.)

2. 동화작용

- 이것은 작은 단위에서 크고 더 복잡한 화학적 분자를 만드는 것을 포함한다.(예: 탄수화물, 지질, 단백질, 핵산)
- 이화 반응은 에너지의 입력을 요구한다.
- 이화 반응을 위해 필요한 에너지는 ATP 분자로부터 얻는다.

화학적 반응(Chemical Reactions)

화학적 반응은 화학결합의 형성이나 분해를 포함한다. 화학반응의 과정은 화학 반응식으로 쓰여 있으며, 왼쪽에는 *반응*하는 것과 함께 화살표가 가리키는 오른쪽은 반응의 *생성물*을 나타낸다. 화학반응의 세 가지 형태는 합성반응, 분해반응과 교환반응이다.

화학반응의 형태

반응	설명	공식	예
합성	• 두 개이상의 물질이 다른 것을 형성하기 위해 결합하여 더 복잡한 물질이 된다. • 새로운 결합이 형성되어 있기 때문에 에너지를 요구한다.	A + B →AB	상처 치유 시 콜라겐이 풍부한 반흔 조직의 형성
분해	• 복잡한 물질이 두 개 이상으로 분해되면서 단순한 물질로 된다. • 결합이 깨지기 때문에 이너지가 방출; 이 에너지는 앞으로 사용되기 위해 저장하거나 열의 형태로 방출될 수 있다.	AB →A + B	다른 세포들의 기능을 위한 에너지 공급을 위해 세포 내 복잡한 영양소로 분해
교환	• 두 분자들의 원자 그룹이나 원자의 교환으로 새로운 두 개의 화합물을 형성한다.	AB + CD →AC + BD	염산(HCl)과 중탄산나트륨($NaHCO_3$)이 작은창자에서 만나 나트륨과 염소 원자를 교환하여 소금과 중탄산을 생성 $NaHCO_3 + HCl \rightarrow NaCl + H_2CO_3$

가역반응(Reversible reactions)이 서로 다른 상황에서는 각자의 방향으로 갈수 있다. 많은 합성, 분해, 교환 반응은 가역적이다. 이러한 반응은 양쪽 방향으로 화살표가 가르키는 것으로 기호화 할 수 있다.

$$A + B \leftrightarrow AB$$

중요한 사실(Fast fact)

가역적 반응은 항상 반응물의 양이 적은데서 양이 많은 데로 처리된다.

일상에서의 신체(The body at work)

인체 내 분자들을 포함한 분자는 지속적으로 움직인다. 상호반응 분자들이 서로 충돌할 때, 오른쪽 힘이 크면, 오른쪽 방향으로 반응이 발생한다. 반응속도에 영향을 미치는 인자들은 다음과 같다:

- ***온도(Temperature):*** *열은 분자들의 움직임을 빠르게 하여, 분자들 사이의 충돌 빈도와 세기를 증가시킨다.*
- ***농도(Concentration):*** *농축된 용액에서 분자들은 더욱 밀도가 높아지며, 충돌률이 증가한다.*
- ***촉매(Catalysts):*** *이러한 반응 속도율을 증가시키는 화학 물질이다. 단백질 촉매제를 효소라고 한다. 대부분 세포 내 대사 반응은 효소에 의해 조절된다.*

생명의 화합물(Compounds of Life)

인체의 대부분의 분자들은 유기적 복합체를 형성하며, 이러한 화합물은 탄소를 포함하고 있다. 그러나 무기복합체는 탄소가 없는 단순한 분자이며, 생명의 유지에 중요도가 덜하지 않는다.

무기 분자(Inorganic Molecules)

인체 생명에 필수적인 무기 분자는 산과 염기 뿐만 아니라, 물, 산소, 이산화탄소를 포함한다.

물(Water)

성인 체중의 50% 이상이 물로 되어 있으며, 이는 세포 주변과 세포 내에 존재하며, 혈액에 필수적인 구성요소이다. 다른 액체와 달리 물은 생명에 필수적으로 만드는 특징적인 수를 가지고 있다.

물의 특징

특징	인체 내 작용 방법
물은 용매 – 물은 어떤 다른 액체보다 더 많은 물질을 용해한다.	물의 극성 때문에 물은 큰 화학적 화합물들을 인체의 세포에게 그것의 기능에 필요하게 이온화 할수 있으며, 분해하거나하여 전달한다.
물은 윤활제 – 물은 인체의 조직에 붙어 윤활제 막을 형성한다.	물은 허파막과 심장막 사이에 허파와 심장이 팽창과 수축할 때 마찰을 감소한다. 또한 관절 강 내의 액체는 뼈를 움직일때 마찰을 방지한다.
물은 온도 변화를 느리게 – 물은 온도 변화 없이 많은 양의 열을 흡수하고 방출할 수 있다.	이러한 특징은 체온을 안정적으로 유지 하게 한다. 이는 또한 과도하게 열이 오를 때 "냉각"하게 한다. 구체적으로 땀이 액체에서 증기로 변할 때 많은 양의 열을 운반 할 수 있다.

중요한 사실(Fast fact)

물의 지급은 신체의 거의 모든 대사 반응에 따라 달라진다.

체액(Body Fluids)

그러므로, 체액을 학습하는 첫 번째 단계는 혼합물과 화합물의 차이를 이해하는 것이다.

- **화합물(Compound)**: 두 개 이상의 원소들이 *결합*하여 새로운 물질을 만들 때 이것은 고유한 화학적 특징을 갖게 된다.
  - *예:* Na와 Cl 원소는 이들 자체로 독성이 있으나, 이것이 결합하면 새로운 화합물인 소금을 만들며 이것은 생명에 필수적이다.
  - *예:* 물 역시 수소와 산소의 화학적 결합의 결과 분자들의 화합물이다.

- **혼합물(Mixture)**: 화학적 결합보다 서로 두 개 이상의 물질이 *섞여* 있는 결과이다. 각 물질이 화학적 결합이 아니기 때문에, 고유한 화학적 특징을 유지하고 있다.
  - *예:* 스크램블 에그에 소금을 가할 때, 당신은 혼합물을 만드는 것이다. 계란은 여전히 계란 맛을 유지하며, 계란의 모든 특징을 유지한다; 이것은 단지 부가적으로 소금의 맛을 가지고 있다.

혼합물의 형태 (Types of Mixtures)

물속에서 물질에서 혼합은 용액, 콜로이드, 현탁 할 수 있다.

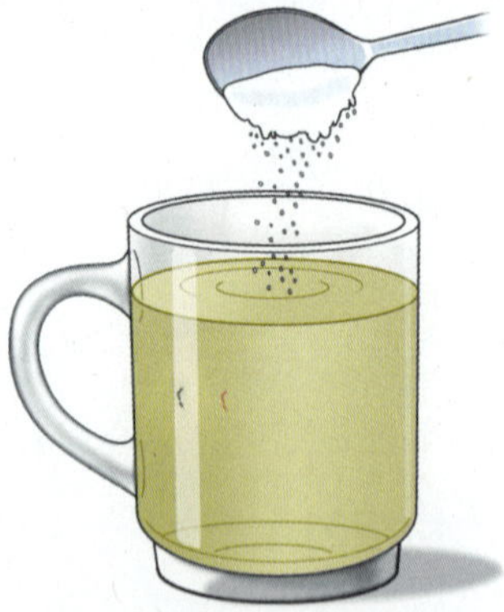

용액 (Solution)

- 용액은 물질 입자로 구성되어 있으며, **용질**(solute)이라 하며, 더 풍부한 물질 속에 용해되어 있으며, 일반적인 물을 **용매**(solvent)라 한다.
- 용액은 가스, 고체, 또는 액체가 될 수 있다.
- 용매는 깨끗해야 하며, 눈에 보이는 입자가 없어야 하고, 용액을 방치할 때 용매에서 입자를 분리할 수 없다.
- *예:* 물속의 설탕; 혈액속의 포도당

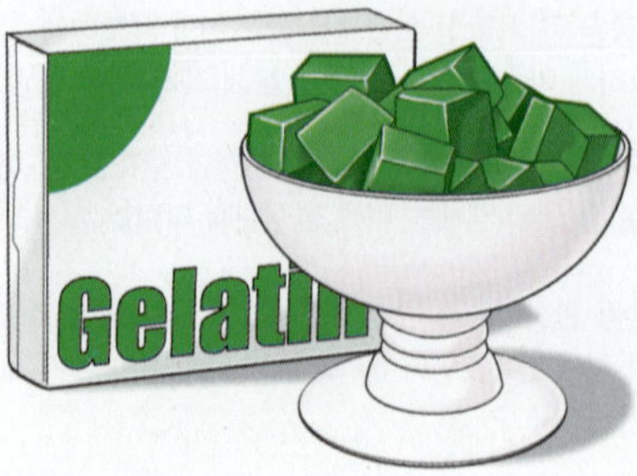

콜로이드 (Colloid)

- 인체 내 물과 단백질이 혼합되어 있다.
- 콜로이드는 액체에서 겔로 변화할 수 있다.
- 입자는 영구적으로 혼합되어 유지하기 충분히 작지만, 충분히 크지 않으며, 즉 혼합물은 뿌옇다.
- *예:* 젤라틴; 갑상샘호르몬(갑상샘에 저장되어 있다)

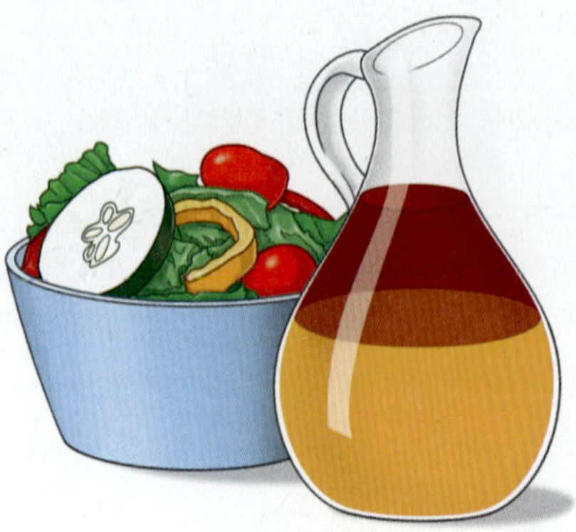

현탁 (Suspension)

- 현탁은 큰 입자를 포함하며 흐리거나 불투명하게 만든다.
- 만약 방치하면 입자는 용기의 바닥에 가라앉고, 분리될 것이다.
- *예:* 샐러드 드레싱; 혈장속 혈액 세포

산소와 이산화탄소 (Oxygen and Carbon Dioxide)

산소와 이산화탄소는 두 무기 물질로 세포 내 에너지를 생성하는 **세포성 호흡** 과정을 포함한다. 세포는 영양분(포도당 같은)을 분해하기 위해 산소가 필요하며, 에너지를 방출한다. 결과적으로 처리 시 노폐물로서 이산화탄소를 유리한다. 이 생성된 노폐물인 이산화탄소는 산-연기 균형 유지에 중요한 역할을 한다.

산, 염기, 그리고 pH (Acids, Bases, and pH)

산과 염기는 인체 내 가장 중요한 화학 물질 중 하나이다. 인체에서 적절한 기능을 위해 이 두 화학물질 사이에 매우 정교한 균형이 유지되어야 한다.(산-염기 균형에 대한 더 자세한 정보는 19장, *체액, 전해질 & 산-염기 균형을 참조한다.*)

과학자들은 산과 염기가 화학적으로 서로 반대인지 오래전부터 알고 있다. 산의 맛은 시고, 염기 맛은 쓰다; 산은 리트머스 종이를 빨갛게, 염기는 파랗게 바꾼다. 산과 염기 모두 용액에 용해되나, 이들은 서로 다른 형태의 이온을 유리한다.

산(Acids)

산(acid)은 물에 용해될 때 수소 이온(H^+)을 방출하는 물질이다. 이것은 H^+ 이온을 해리하기 때문에 산은 때로 *양전자 기능자*(proton donors)라 불린다.

> **중요한 사실**(Fast fact)
> 산이 더 강할수록 수소이온(H^+)을 더 많이 생성한다.

애니메이션(ANIMATION)

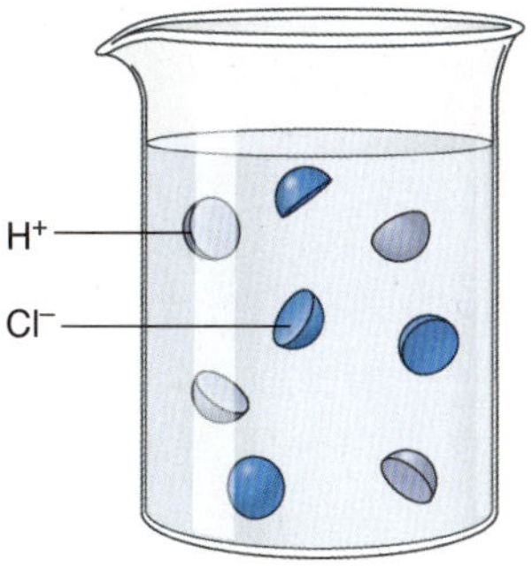

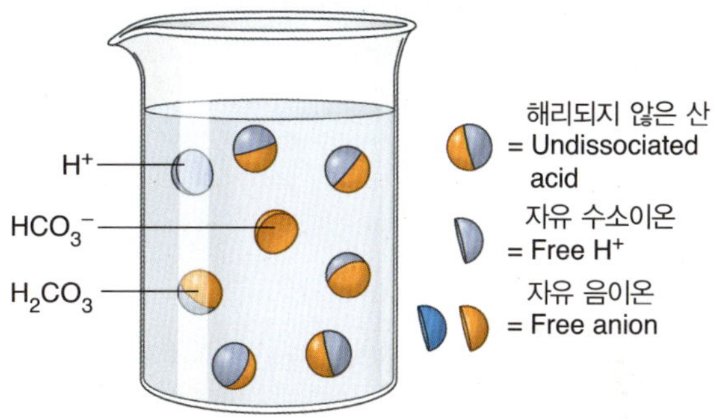

강산(Strong acid)

염산이 물에 용해되었을 때 이는 H+와 Cl− 이온으로 해리된다. 강산(예: HCl)은 완전히 H와 Cl로 해리된다.

약산(Weak acid)

반대로 탄산(H_2CO_3)은 매우 조금 해리되며, 용액 내에서 약간의 여분의 H+ 이온을 생성한다. 이러한 사실은 이는 일부 H+ 이온이 생성되어 약산으로 만든다.

염기(Bases)

염기(base) 또는 알칼리 화합물은 *양전자 수용자*(proton acceptors)라 한다. 일반적으로 염기 균형은 과도한 수소 이온을 "수용"함으로써 산에 의해 균형이 깨진다.

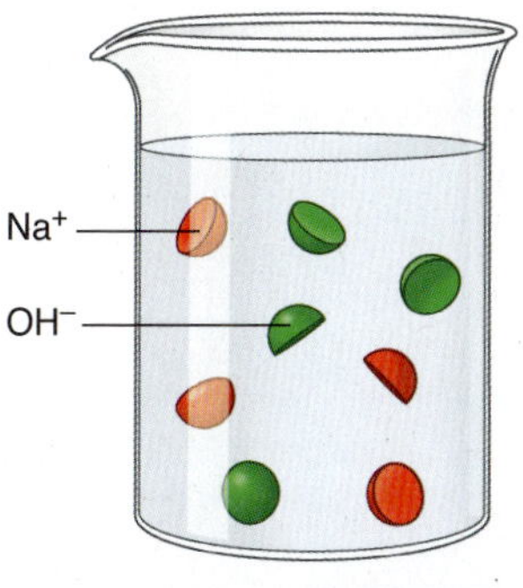

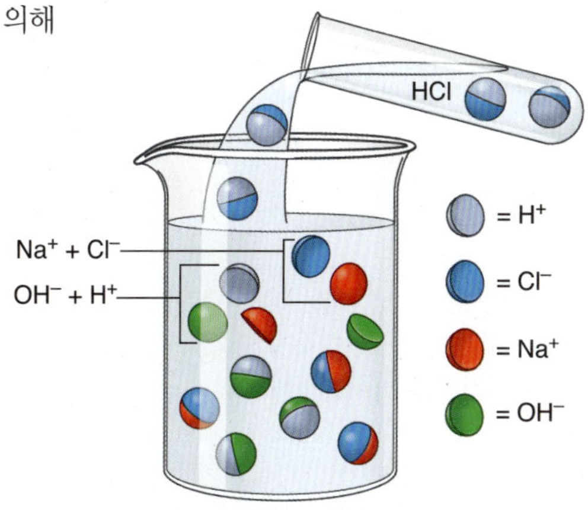

염기(Base)

일반적인 염기는 수산화나트륨(NaOH)이라 하며, 물에 용해 시 Na+와 OH−로 해리된다.

산 + 염기(Acid + Base)

만약 HCl과 같은 산이 용액 내에 유입되면, HCl은 해리된다. 용액은 H+ 이온, Cl− 이온, Na+ 이온, OH− 이온을 가지고 있다. OH 이온은 H 이온을 받아들여 H_2O를 형성하며 용액의 산도를 감소시킨다. Na+와 Cl− 이온은 또한 결합하여, NaCl(소금)을 형성한다.

> **중요한 사실**(Fast fact)
> OH^- 이온의 농도가 클수록 더 강한 염기이다.

수소이온농도지수 척도(pH Scale)

물질의 산 또는 알칼리를 나타내는 용어는 **pH**이다. pH 척도 범위는 0-14이다.

일상에서의 신체(The body at work)

인체 혈액의 정상적인 pH 범위는 매우 좁고 범위는 7.35-7.45이다. pH의 약간의 편차는 정상 인체 기능을 심각하게 방해할 수 있다. 정상 pH 범위를 유지하기 위해 필수적인 H 이온의 제거 또는 공여에 의해 이러한 목표를 이룰 수 있도록 돕는 물질을 ***완충제*** *(buffers)라 한다.(완충제와 pH 균형에 대한 더 자세한 정보는 19장, 체액, 전해질 & 산-염기 균형을 참조한다.)*

중요한 사실(Fast fact)

pH는 "수소의 힘" 이라는 문구의 약어이다.

pH가 7 이하인 용액을 **산성**(acidic)이라 한다. pH 값이 낮고, H^+이온을 더 많이 가지고 있을수록 이는 더 산성이 된다.

pH 7인 용액을 중성이라 하며, 이는 포함된 H^+와 OH^- 이온수가 같다.

pH가 7 이상인 용액을 **염기성**(alkaline, basic)이라 한다. pH 값이 높고, OH^-이온을 더 많이 가지고 있을수록 이는 더 알칼리성이 된다.

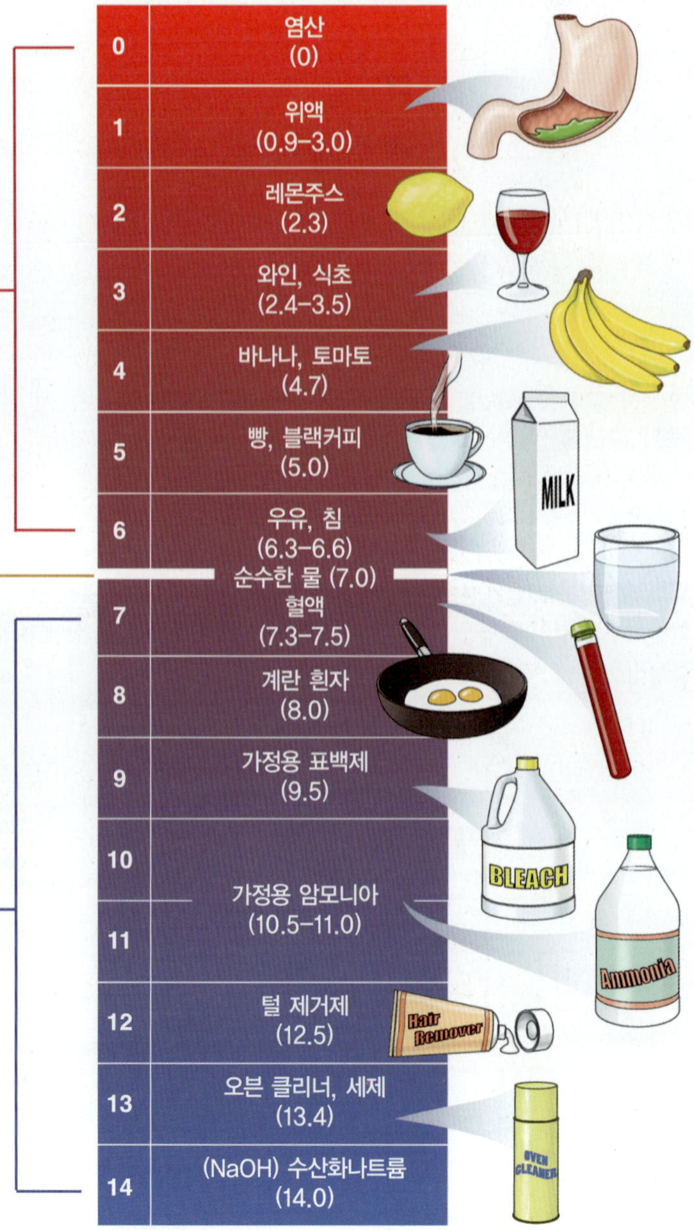
0
염산
(0)
1
위액
(0.9-3.0)
2
레몬주스
(2.3)
3
와인, 식초
(2.4-3.5)
4
바나나, 토마토
(4.7)
5
빵, 블랙커피
(5.0)
MILK
6
우유, 침
(6.3-6.6)
순수한 물 (7.0)
7
혈액
(7.3-7.5)
8
계란 흰자
(8.0)
9
가정용 표백제
(9.5)
BLEACH
10
가정용 암모니아
(10.5-11.0)
11
Ammonia
12
털 제거제
(12.5)
Hair Remover
13
오븐 클리너, 세제
(13.4)
OVEN CLEANER
14
(NaOH) 수산화나트륨
(14.0)

중요한 사실(Fast fact)

pH 척도의 각 수는 H^+ 농도의 <u>10배</u> 변화를 의미한다. 즉, pH 3인 용액은 pH 4인 용액보다 10배 더 산성이며, pH 5인 것보다 100배 더 산성이다. 그러므로, pH 숫자의 약간의 변화는 H^+ 농도의 유의한 변화를 나타낸다.

유기 화합물(Organic Compounds)

유기 용어는 탄소를 함유하는 광대한 배열을 하는 화합물을 설명하는데 사용된다. 탄소는 다양한 크기와 모양의 수천가지 분자들을 위한 기초적 역할을 한다. 인체 내 유기 물질의 주요 4가지 그룹은 탄수화물, 지질, 단백질과 핵산이다.

탄수화물(*Carbohydrates*)

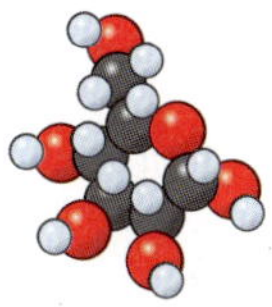

탄수화물 분자
Carbohydrate molecule

탄수화물(carbohydrates)은 인체의 주요 에너지원으로 일반적으로 당과 녹말이라 부른다. 인체는 탄수화물이 포함된 음식물(예: 감자, 야채, 쌀 등)을 섭취함에 의해 탄수화물을 얻는다. 그런 다음 대사를 통해 인체에서 탄수화물을 분해하여 저장된 에너지를 방출한다.

모든 탄수화물은 탄소, 수소, 산소로 구성되어 있다; 탄소 원자는 다른 탄소 원자와 서로 연결되어 사슬을 형성하며 길이가 다르다. 당의 단위를 구성하는 사슬은 당류 단위라 한다. 탄수화물은 당 단위의 길이에 따라 단당류, 이당류, 다당류로 분류한다.

단당류(Monosaccharides)

하나의 당 단위를 포함한다.

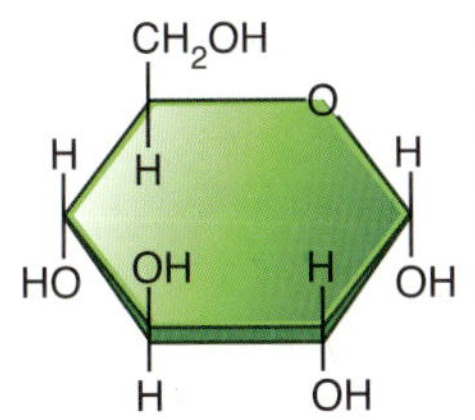

포도당
Glucose

거기에는 3개 주요 단당류가 있다:

- **포도당(Glucose):** 대부분 인체 세포들이 사용하는 주요 에너지원
- **과당(fructose):** 과일에서 발견된다; 이는 인체에서 포도당으로 전환한다.
- **갈락토스(galactose):** 유제품에서 발견된다; 이는 인체에서 포도당으로 전환한다.

이당류(Disaccharides)

두개의 당 단위를 포함한다.

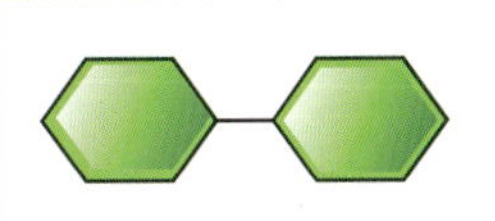

세 개의 중요한 이당류:

- **설탕(sucrose):** 포도당 + 자당
- **젖당(Lactose):** 포도당 + 갈락토오스
- **맥아당(maltose)** 발아된 밀에서 발견): 포도당 + 포도당

다당류(Polysaccharides)

여러개의 당 단위로 구성되어 있으며, 서로 결합되어 곧은 사슬이나 복합체를 형성한다.

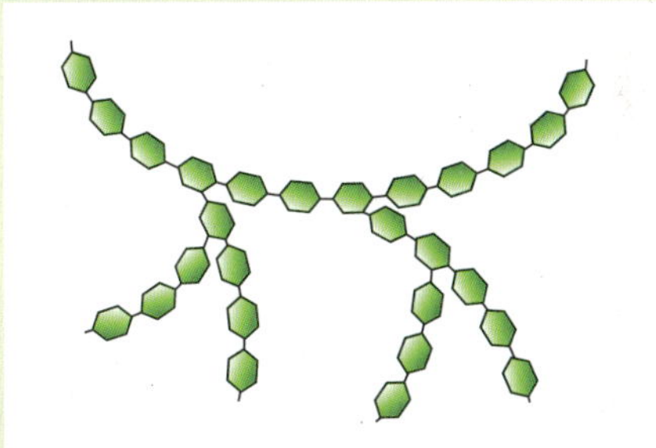

일반적으로 복합 탄수화물을 다당류라 부르며 다음을 포함한다:

- **글리코겐(Glycogen):** 포도당의 저장 형태
  - 포도당 수치가 높을 때(예: 식후) 간은 과도한 포도당을 글리코겐으로 변환하여 이를 저장한다.
  - 혈당이 떨어졌을 때(예: 식사 사이) 간은 글리코겐을 다시 포도당으로 변환하여 이를 혈액으로 유리시켜 정상 범위 내 포도당 농도를 유지하고, 세포에게 제공하여, 일정한 에너지를 공급한다.
  - 근육은 또한 에너지 수요를 충족하기 위한 글리코겐을 저장한다.
- **녹말(Starch):** 식물에 저장된 다당류의 형태
  - 쌀, 감자, 옥수수는 녹말이 높은 식품의 예이다.
  - 섭취할 때 소화효소는 녹말 분자를 나누어 포도당으로 유리시킨다.
- **셀룰로스(Cellulose):** 세포 벽의 일부분으로써 식물세포에 의해 생성된다.
  - 인간은 셀룰로스를 소화시킬 수 없으므로 이로부터 영양분이나 에너지를 얻을 수 없다.
  - 그럼에도 불구하고 셀룰로스는 식사 시 식이섬유를 제공하고, 이것은 창자에서 물질 이동 시 도움을 준다.

중요한 사실(Fast fact)

포도당, 과당, 갈락토스는 6탄당이다: 이들은 6개의 탄소 원자, 12개 수소 원자, 6개 산소 원자를 포함하고 있으며, 공식은 $C_6H_{12}O_6$이다. 두 개의 중요한 단당류는 리보스와 데옥시리보스로 5개 탄소 원자를 가지고 있다. 이 당은 RNA와 DNA의 구성 요소이다.

지질 (Lipids)

지질(lipid)은 탄소, 수소, 산소로 대부분 이루어져 있으며, 크고, 다양한 그룹이다. 이러한 유기 분자의 특징 중 하나는 일반적으로 물에 불용성(insoluble)이다.

지질은 에너지의 예비 공급, 세포막의 구조를 제공, 신경의 절연기능, 비타민 역할, 기관의 보호를 위한 쿠션 작용을 포함한 여러 주요 역할을 제공한다. 지질의 유형은 중성지방, 스테로이드, 인지질을 포함한다.

중성지방 (Triglycerides)

중성지방(triglycerides)은 가장 풍부한 지질로 인체의 에너지 비축원으로써 기능을 한다. 또한 지방이라고 하며 트리글리세라이드는 하나의 글리세롤과 3개의 지방산이 결합된 결과이다(따라서 이름이 중성지방 *tri*glyceride이다). 지방의 분자 구성에 따라 *포화지방*이나 *불포화 지방*으로 분류할 수 있다.

포화지방산(Saturated fatty acids)

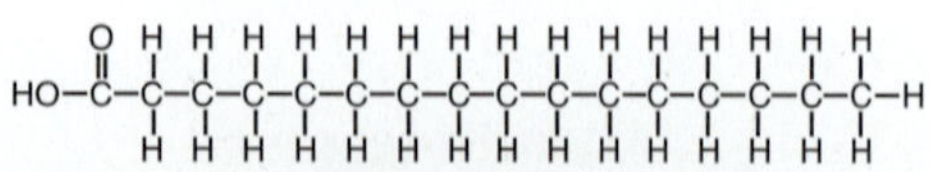

팔미트산(포화)
Palmitic acid (saturated)

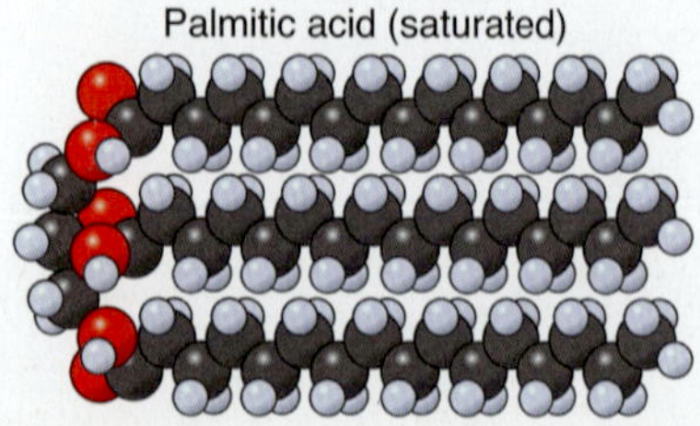

- 탄소 원자로 구성되며, 수소 원자가 포화되어 있다. 탄화수소 사슬의 각 탄소 원자는 단일 공유결합에 의해 수소 원자의 최대 수와 결합되어 있다.
- 상온에서 고체 덩어리를 형성(서로 밀접하게 결합되어 선형의 사슬 구조를 갖고 있기 때문)
- 일반적으로 동물성 지방에서 파생된다.

불포화지방산(Unsaturated fatty acids)

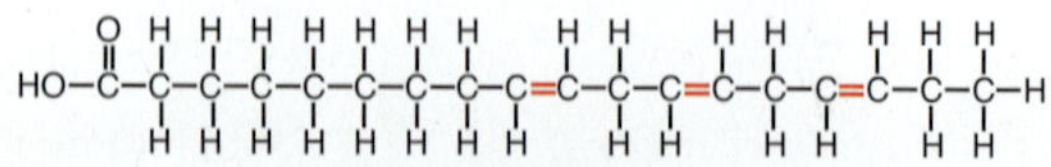

리놀렌산(불포화)
Linolenic acid (unsaturated)

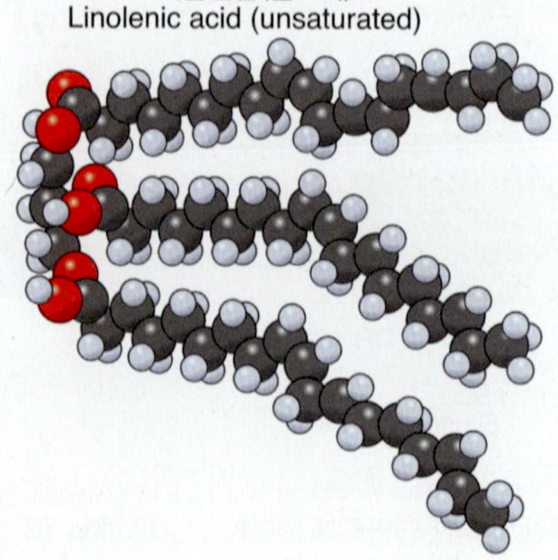

- 탄소 원자로 구성되며, 수소 원자가 포화되어 있지 않다: 탄화수소 사슬은 한 개 이상의 이중 결합을 포함한다.
- 상온에서 액체 덩어리를 형성(이중결합에 의해 사슬의 꼬임이 서로 견고하게 결합되는 것을 방지하기 때문)
- 오일이라 부른다.
- 일반적으로 식물성 지방에서 파생된다.

스테로이드 (Steroids)

스테로이드(steroids)는 지질의 다른 그룹으로 많은 다양한 역할을 수행하고 있다. 가장 중요한 스테로이드는 모든 다른 스테로이드로부터 하나를 만드는데 이는 **콜레스테롤**(cholesterol)이다. 높은 콜레스테롤 수치는 심장병과 관련되어 있으며, 이는 인체의 중요한 구성요소로 유지된다.

예를들어, 콜레스테롤은:

- 성호르몬(에스트로겐, 프로게스테론, 테스토스테론), 담즙산(지방 소화와 영양분 흡수를 위한 목적), 코티솔을 포함한 다른 스테로이드 전구체이다.
- 비타민 D 형성에 기여한다.
- 각 세포의 3차원적 구조를 제공한다.
- 신경 기능을 위해 적절히 요구된다.

콜레스테롤의 약 85%는 간에서 합성된다; 약 15%는 식이를 통해 섭취된다.

인지질 (Phospholipids)

이 지방 화합물은 중성지방과 유사하며, **인지질**(phospholipids)은 한 개 지방산 자리에 인산기를 갖고 있다. 인지질은 세포막의 구조를 형성하는데 도움을 준다.

단백질(Proteins)

단백질(proteins)은 인체의 유기 화합물로 가장 풍부하고 가장 중요하다. 모든 세포의 구조는 단백질에 따라 달라지는 대부분 이들 대사 기능에 대해 언급하지 않는다. 여기에 기여하는 인체 단백질이 몇 가지 있다.

- 케라틴은 손톱, 머리카락, 피부 표면에 강도를 준다.
- 콜라겐은 뼈, 연골, 치아 구조를 돕는다.
- 항체는 세균에 대해 신체를 방어한다.
- 효소는 중요한 화학반응에 대해 촉매 역할을 한다.
- 수축 단백질은 근육 수축을 촉진한다.
- 헤모글로빈은 혈액 내 산소를 운반한다.
- 인슐린과 같은 호르몬은 인체 전체의 세포에 화학적 메신저 역할을 한다.

단백질은 **아미노산**(amino acids)이라 불리는 작은 화학적 소단위로 구성된 매우 큰 분자이다. 모든 아미노산은 탄소, 산소, 수소, 질소를 함유한다; 일부는 황, 철, 인의 추가에 의해 수정된다. 거기에 20개의 다른 아미노산이 있다; 12개는 인체에서 만들 수 있으며, 8개는 음식에서 얻는다. 모든 아미노산은 아미노 그룹(NH_3)과 카르복실 그룹(COOH)이 결합하도록 중앙에 탄소 원자를 가지고 있다.

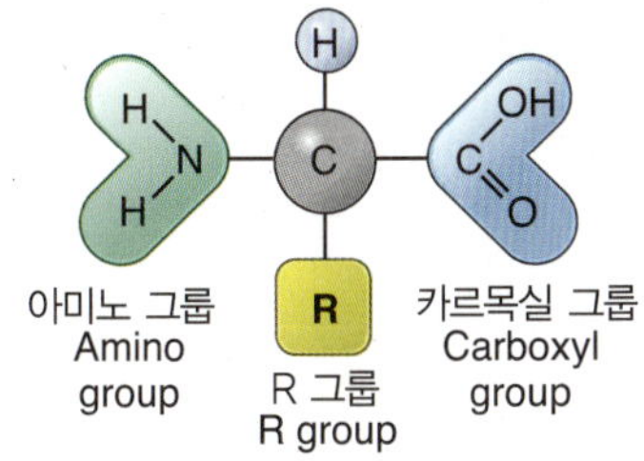

각기 다른 아미노산을 구별하는 것은 R 그룹이다. R 그룹은 하나의 수소원자(글라이신 아미노산 같은)에서 수소와 탄소의 복잡한 구성에 까지 무엇이든 될 수 있다.

일상에서의 신체(The body at work)

정상적인 인체 기능은 단백질에 따라 달라진다. 근육의 수축, 세포 내에서 발생하는 대사 반응, 외부 침입자를 물리치는 인체의 능력은 단백질에 따라 몇 가지 처리 과정이 있다. 각 단백질은 다른 아미노산의 다양한 결합에 의해 구성된다. 이러한 아미노산 모두 인체에 필수적이며, 12개 아미노산은 몸에서 제조할 수 있기 때문에 왼쪽 아래, ***비필수 아미노산****으로 불린다. 오른쪽은* ***필수 아미노산****으로 이는 음식을 통해 얻을 수 있다.*

12개 비필수 아미노산	8개 필수 아미노산
인체에서 제조된다	**음식을 통해 얻는다**
알라닌 (Alanine)	이소류신 (Isoleucine)
아르기닌 (Arginine)	류신 (Leucine)
아스파라긴 (Asparagine)	라이신 (Lysine)
아스파르트 산 (Aspartic acid)	메티오닌 (Methionine)
시스테인 (Cysteine)	페닐알라닌 (Phenylalanine)
글루탐산 (Glutamic acid)	트레오닌 (Threonine)
글루타민 (Glutamine)	트립토판 (Tryptophan)
글리신 (Glycine)	발린 (Valine)
히스티딘 (Histidine)	
프롤린 (Proline)	
세린 (Serine)	
티로신 (Tyrosine)	

단백질 구조(Protein Structure)

아미노산은 **펩티드 결합**(peptide bonds)을 통해 서로 연결되어 있다.

하나의 아미노산이 서로 연결될 때 펩티드 결합이 형성.

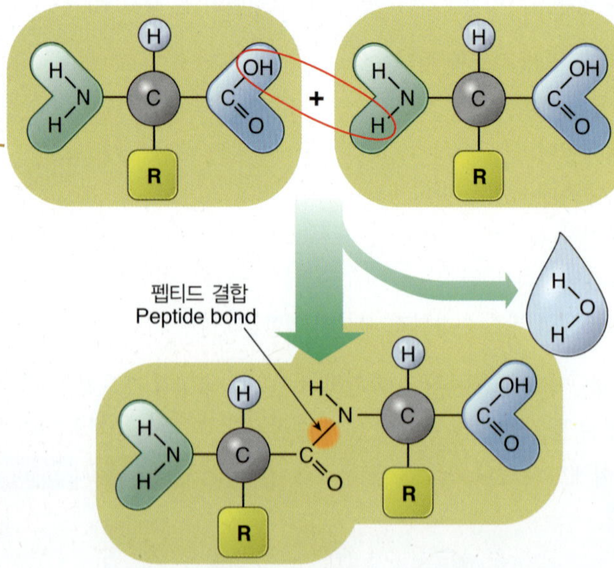

다른 아미노산의 아미노 그룹의 과정에서 물 분자가 방출된다.

펩티드 결합에 의해 연결된 아미노산의 짧은 사슬을 폴리펩티드(polypeptide)라 한다. 단백질은 50에서 수천 개의 아미노산을 어디서든 포함할 수 있다.

각 단백질은 독특한 3차원 구조를 가지고 있으며 이러한 구조는 단백질의 기능을 결정하는 형태이다. 단백질은 간단함에서 매우 복잡한 범위의 다양한 역할을 수행하기 때문에, 이는 간단한(1차 구조)에서 매우 복잡한(4차 구조)에 이르기 까지 단백질 구조를 이해할 수 있다.

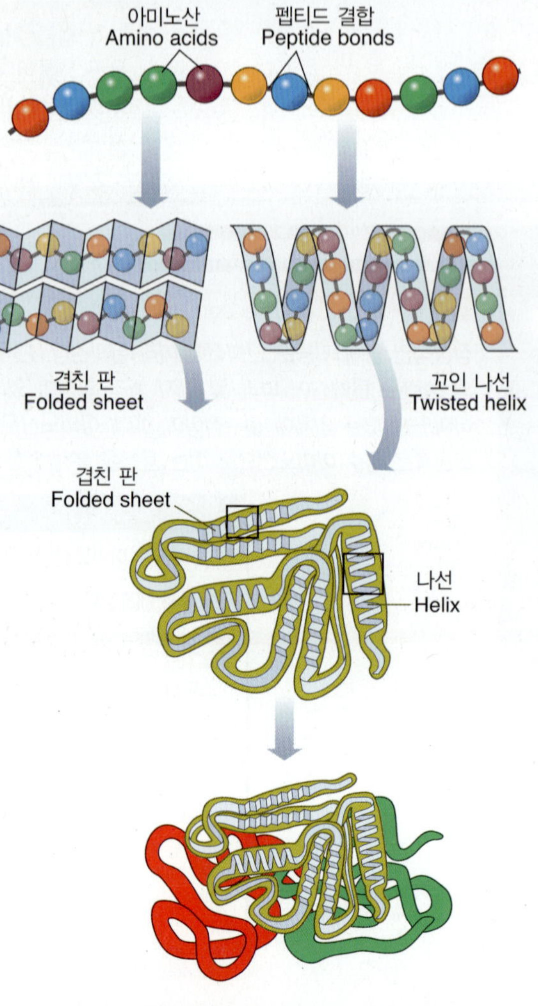

1차 구조(primary structure)는 사슬의 아미노산 서열로 구성되어 있다.

2차 구조(secondary structure)는 아미노산 사슬이 겹치거나 꼬여있는 결과이다.

3차 구조(tertiary structure)는 2차 구조가 2번 꼬이거나 겹쳐서 더 큰 3차 구조를 형성한다.

4차 구조(quaternary structure)는 두 개 이상의 분리된 겹친 사슬들이 서로 합류된 결과이다.

핵산 *(Nucleic Acids)*

몇몇 종의 지속은 **핵산**(nucleic acids)의 두 형태에 따라 달라진다: **디옥시리보핵산**(deoxyribonucleic acid, DNA)과 리보 **핵산**(ribonucleic acid, RNA). 이러한 핵산은 수천 개의 작은 분자인 **뉴클레오티드**(neucleotids) 수천 개로 구성되어 있다. 뉴클레오티드는 5개 탄소 당(오탄당), 인산 그룹과 여러 질소 염기 중 하나로 구성되어 있다. DNA 뉴클레오티드는 당은 데옥시리보스이며, RNA 뉴클레오티드는 당이 리보스이다.

DNA는 인체에서 가장 큰 분자로 눈 색깔에서 코 모양에 이르기 까지 모든 유전적인 특징에 대한 유전 정보를 운반한다. RNA는 단일 뉴클레오타이드로 되어 있으며, 직접적인 단백질 합성을 위해 DNA의 유전정보를 복제한다.(RNA와 DNA에 대한 더 자세한 정보는 3장 세포를 참고한다.)

ATP

음식은 에너지로 인체에 제공된다. 그러나 음식이 분해되는 경우에도 세포가 직접 사용할 수 없다. 대신에 세포는 **아데노신 삼인산**(adenosine triphosphate, ATP)이라 불리는 뉴클레오티드 내 에너지로 저장되어 있다. ATP는 영양분의 분해에서 유리되는 에너지를 저장하고, 세포 반응을 연료로 제공한다. 여기 그 작동 방법이 있다.

애니메이션(ANIMATION)

ATP 는 염기, 당, 3개의 인산 그룹으로 구성되어 있다.

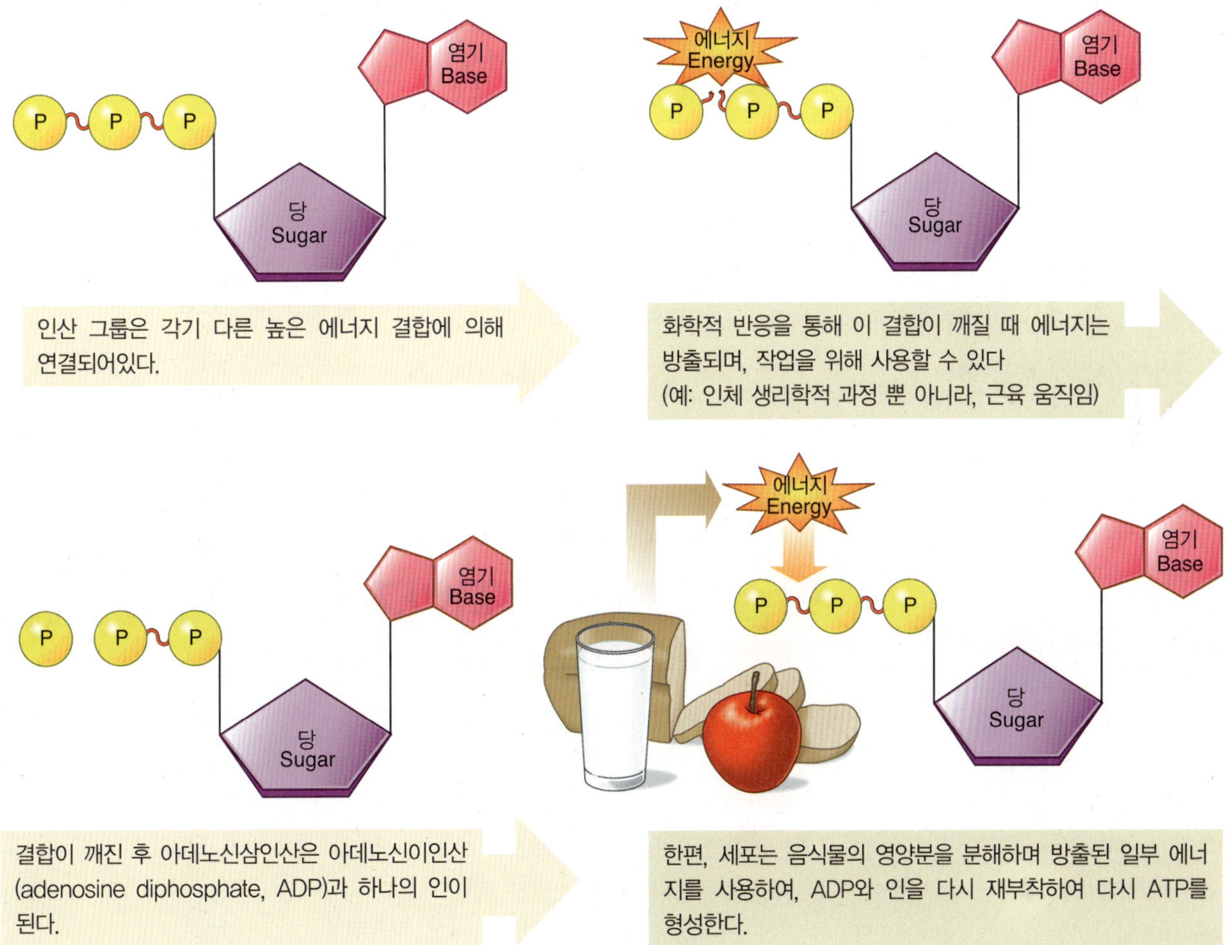

중요한 사실(Fast fact)

대부분의 ATP가 형성되고 60초 내에 소모된다. 만약 ATP 합성이 갑자기 중지한다면(시안화 중독이 발생시), 1분 내에 사망하게 된다.

핵심 용어 분석(Review of Key Terms)

산(Acid) : 용액에서 수소이온을 유리하는 어떤 물질

아미노산(Amino acids) : 단백질을 만드는 아미노(NH_2)와 카르복시기(COOH)를 함유한 유기 복합체

동화작용(Anabolism) : 세포 성장과 복구를 위해 영양분과 에너지를 사용하는 건설적인 단계

음이온(Anion) : 음전하를 갖는 이온

원자(Atom) : 전자에 의해 둘러싸여 양성자와 중성자를 포함하는 핵으로 구성된 원소의 작은 부분 원자 수

원자수(Atomic number) : 원소의 핵에 있는 양성자의 수

원자량(Atomic weight) : 양성자와 중성자의 개수를 합산

염기(Base) : 수소이온과 결합하는 어떤 물질

탄수화물(Carbohydrates) : 인체 에너지의 주요 원으로 녹말이나 당으로 알려진 유기 화합물의 그룹

이화작용(Catabolism) : 복잡한 물질이 화학에너지 유리 결과 단순한 것으로 변환하는 대사 과정

양이온(Cations) : 양전하를 갖는 이온

복합체(Compound) : 2개 또는 그 이상의 원소가 화학적 결합

공유결합(Covalent bond) : 원자가 하나 또는 그 이상의 전자쌍을 공유할 때 두 원자 사이에 형성되는 결합

전해질(Electrolyte) : 물에서 해리되어 전기를 전도할 수 있는 용액으로 만들 수 있는 화합물

전자(Electron) : 원자의 핵 주위를 회전하며 음전하를 가진 미세한 입자

원소(Element) : 자체로부터 다른 물질로 분리할 수 없는 물질

효소(Enzymes) : 자신을 변화하지 않고 화학반응 속도를 변화하는 물질

포도당(Glucose) : 대부분 인체 세포의 주된 에너지원인 단당류

수소결합(Hydrogen bond) : 약한 양성의 수소 원자 한 분자와 약한 음성의 산소나 질소 원자 사이의 약한 끌림

이온(Ion) : 전기적으로 하전된 원자

이온결합(Ionic bond) : 하나의 원자는 다른 원자의 바깥 껍질로 전자를 운반할 때 결합을 형성한다.

동위원소(Isotope) : 화학적 성질이 거의 동일하지만, 원자량과 전하가 다르며, 많은 방사성을 지닌 화학원소 종류 중 하나

지질(Lipid) : 물에 용해되지 않는 특징이 있는 지방기

물질(Matter) : 질량을 가지며 공간을 가지는 어떤 것

대사(Metabolism) : 인체 내 모든 화학반응의 합

분자(Molecule) : 화학결합에 의해 2개 또는 그 이상의 원자 결합

중성자(Neutron) : 전하가 없는 입자로 원자의 핵에 포함되어 있음(양성자를 따라)

지수(pH) : 용액의 수소이온 농도의 측정

단백질(Proteins) : 아미노산이라고 불리는 작은 화학적 소단위로 구성된 매우 거대 분자

양성자(Proton) : 원자의 핵에 포함된 양전하를 가진 입자(중성자를 따라)

중성지방(Triglyceride) : 인체의 에너지원으로 기능하며, 가장 풍부한 지질

학습한 정보 유지하기(Own the information)

이 장에서 학습한 정보를 기억하기 위해서는 학습한 내용을 반영할 수 있는 시간이 요구된다. 따라서, 하얀 종이에 학습하고 토론한 중요 주제를 회상하면서 써내려가 본다. 그리고, *DavisPlus* 웹사이트에 접속하고 2장의 학습 목표를 체크하여 본다. 쓴 모든 내용이 이 장의 학습목표와 완전히 일치하는가? 그렇지 않으면, 이 장을 적절하게 다시 살펴 본다. 그리고, 학습 목표의 개념을 다시 써보거나 그려본다.

2장의 주요 주제 :

- 물질, 원소, 화합물 사이의 차이
- 인체의 주요 원소
- 원자의 구조
- 화학 결합
- 에너지, 대사, 화학반응
- 물의 특징과 인체 내 물의 역할
- 화합물과 혼합물의 차이
- 산, 염기, pH
- 탄수화물의 형태와 인체 내 역할
- 지질의 형태와 인체 내 역할
- 단백질 구조
- 핵산과 ATP

학습점검(Test Your Knowledge)

1. 화학적 혼합물은 최소 두 개가 포함되어 있다:
   - a. 양성자
   - b. 이온결합
   - c. 분자
   - d. 원소
2. 원소의 원자 수는 무엇에 의해 결정되는가?
   - a. 이것이 포함하는 전자 수
   - b. 핵 내 중성자 수
   - c. 그것의 원자량
   - d. 핵의 양성자 수
3. 이온 결합은 언제 형성된다:
   - a. 한 원자는 다른 원자의 바깥 껍질에서 전자를 전달한다.
   - b. 두 개의 원자가 전자 한쌍 이상을 공유한다.
   - c. 두 음이온을 만난다.
   - d. 두 원소는 물에 해리된다.
4. 전해질은 :
   - a. 여분의 중성자를 포함하는 원소이다.
   - b. 물에 해리된 화합물이다.
   - c. 단백질을 형성한다.
   - d. 원자가 공유결합에 의해 결합되어 있다.
5. 복잡한 화합물을 단순한 것으로 분해할 때 에너지를 방출하는데 사용하기 위한 과정을 무엇이라 하는가?
   - a. 이화작용
   - b. 동화작용
   - c. 대사
   - d. 이온화
6. 인체에서 가장 풍부한 무기 화합물은?
   - a. 탄수화물
   - b. 단백질
   - c. 물
   - d. 지질
7. 물에 용해될 때 수소 이온이 유리되는 물질의 형태는 무엇인가 ?
   - a. 염기
   - b. 소금
   - c. 전해질
   - d. 산
8. 인체 주요 에너지원은 무엇인가?
   - a. 단백질
   - b. 탄수화물
   - c. 지질
   - d. 물
9. 인체 저장되는 포도당의 형태는:
   - a. 녹말
   - b. 갈락토스
   - c. 셀룰로스
   - d. 글리코겐
10. 세포는 필요한 에너지를 어떻게 얻는가?
    - a. 음식에서 영양분의 이화작용을 통해 직접적으로 에너지를 받는다.
    - b. ATP를 식사 시 섭취할 때 에너지를 받는다.
    - c. ATP의 인산 결합을 분해할 때 에너지를 받는다.
    - d. 세포는 에너지의 외부 공급을 필요하지 않는다.

2장 답

1. 정답 : d. 양성자는 원자 내의 입자이다. 이온 결합은 결합의 한 형태이거나 부착 힘으로 분자의 원자를 서로 결합한다. 한 분자는 두 개 이상의 원자 결합으로 서로 화학결합에 의해 결합되어있다.
2. 정답 : d. 원자량은 양성자와 중성자의 수를 더하여 결정한다. 전자 수는 원소의 원자 수와 아무 상관이 없다.
3. 정답 : a. 두 개 원자가 하나 이상의 전자를 공유할 때 공유 결합이 형성된다. 두 개의 음이온이 결합을 형성하지 않으며, 원소가 물에 해리될 때 발생하지 않는다.
4. 정답 : b. 여분의 중성자를 함유하는 화합물을 동위원소라고 한다. 단백질을 만드는 것은 아미노산이다. 단지 이온 결합은 물에서 해리된다.
5. 정답 : a. 동화작용은 작은 소단위로부터 더 크고, 더 복잡한 화학적 분자들을 만드는 것을 포함한다(예: 탄수화물, 지질, 단백질, 핵산). 대사(metabolism)의 용어는 인체 내 모든 화학적 반응을 설명할 때 사용한다. 이온화는 이온결합이 깨지거나 물에 해리될 때이다.
6. 정답 : c. 탄수화물, 단백질, 지질은 모두 유기 화합물이다.
7. 정답 : d. 염기는 과도한 수소 이온을 받아들인다. 소금은 산과 염기의 상호결합에 의한 결과로 화학적 혼합물이다. 전해질은 물에 해리되는 화합물이다.
8. 정답 : b. 단백질과 지질은 에너지를 위해 사용되지만, 이들이 인체의 주요 에너지 원은 아니다. 물은 생명에 필수적이지만, 에너지원은 아니다.
9. 정답 : d. 녹말의 다른 명칭은 복합 탄수화물 또는 다당류이다. 갈락토스와 포도당의 결합은 젖당을 형성한다. 셀룰로스는 식물세포에서 생성되는 다당류이며, 식사 시 섬유소원이다.
10. 정답 : c. 세포는 식품 내 영양분을 분해할 때 유리되는 에너지 일부를 사용하여, 이들이 분해된 후에 ADP와 인을 재결합 한다. ATP는 식사에서 발견되지 않는다. 세포는 에너지의 일정한 공급을 필요로 한다.

모바일로 이 코드를 스캔하면 Davis*Plus*의 Podcast도서관이 접속됩니다. 또한 **http://davisplus.fadavis.com**에 접속하면 이 단원에 유용한 자료를 이용할 수 있습니다.

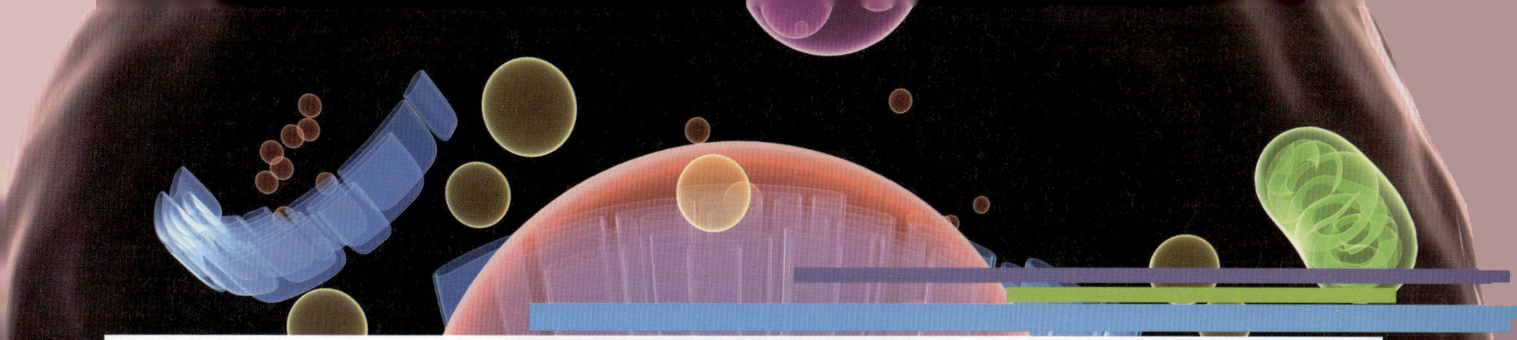

제 3 장

세포(Cells)

성인은 100조개 이상의 세포로 구성되어 있다. 1분당 약 30억 개의 세포들이 죽고, 다시 교체된다.

세포는 모든 생명체의 기본 단위이다. 일부(미세한 아메바와 박테리아와 같은) 유기체들은 독립적으로 존재한다. 기타(인체의 세포 같은) 단지 큰 유기체일 경우에 일부 기능한다. 생명의 이러한 작은 힘은 인체 구조가 제공하는 것 이상의 일을 한다. 이들은 또한 모든 처리 과정을 조율하며 생명을 가능하게 만든다: 호흡, 움직임, 생식, 소화, 배설.

인체는 이러한 다양한 작업을 수행하기 위한 세포 형태의 광범위한 배열을 하고 있다. 사실상 인체는 약 200종의 다른 세포로 구성되어 있다. 이러한 세포는 크기와 모양이 매우 다르며, 이는 모두 세포의 기능에 의해 결정되어 진다.

세포 변화(Cell Variations)

모든 인체 세포의 크기와 모양은 현미상에서 다양하다. 대부분의 크기는 10-15um 범위이다.(um는 1/1000mm) 혈액 세포의 직경은 7.5um이며, 사람의 난자는 약 100um이거나 이 문장 끝에 있는 마침표 크기이다. 대조적으로 신경세포는 길이가 1미터까지 뻗어 있다. 이러한 모든 경우에 세포의 기능은 그 형태가 결정한다.

세포의 형태

세포 형태	특별한 기능
신경세포(Nerve cells) 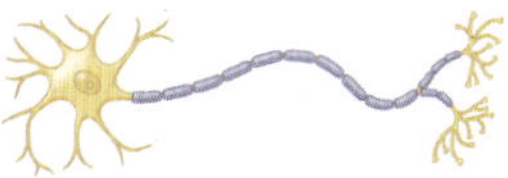	이 세포는 길게 뻗어 있으며, 한 부분에서 다른 부분으로 전기적 신호를 빠르게 전달한다.
근육세포(Muscle cells) 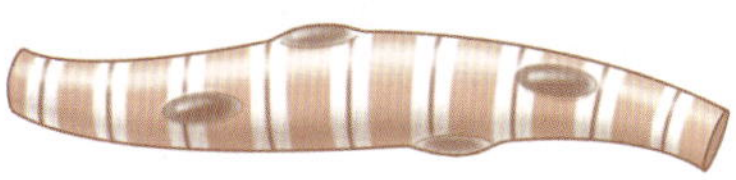	길쭉하며, 실과 같은 섬유로 수축 시에 인체 부위를 움직일 수 있다.
적혈구(Red blood cells) 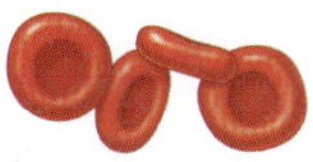	이들 세포는 오목한 모양으로 구부러져 있으며, 작은 혈관을 통과한다.
샘세포(Gland cells) 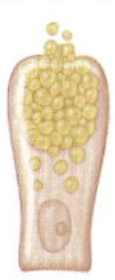	세포내 주머니로 호르몬, 효소, 점액, 땀과 같은 물질을 저장하고 유리한다.
면역세포(Immune cells) 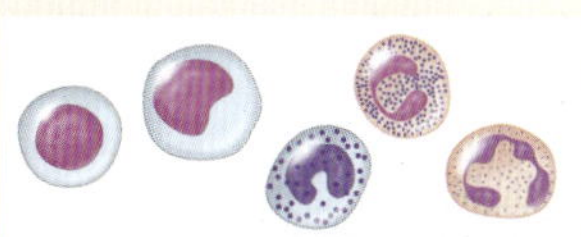	이러한 세포는 외부 침입자(바이러스, 곰팡이, 박테리아 등)를 인식하고 파괴할 수 있다. 일부 직접적으로 이물질 세포를 포식하거나 파괴한다; 항체를 생성한다.

세포 구조(Cell Structure)

투과전자현미경의 발명은 과학자들에게 세포에 대한 관점을 변화시키고 있다. 수년동안 과학자들은 화학물질의 단순한 혼합물이 세포막과 핵 사이 공간을 채우고 있다고 생각하였다. 그러나 그들은 지금 세포 내부 활동이 훨씬 더 복잡하고, 세포가 매우 분화된 구조들을 많이 가지고 있다.

다음 그림은 세포의 많은 다른 형태의 가장 중요한 구조를 보여준다. 이는 실제 세포보다 대표적인 것을 염두한다. 하나의 세포는 인체의 많은 다른 세포들에서 발견되는 특별화된 구성 요인들 모두 포함하지는 않는다.

세포의 기본 구조는 다음과 같다:

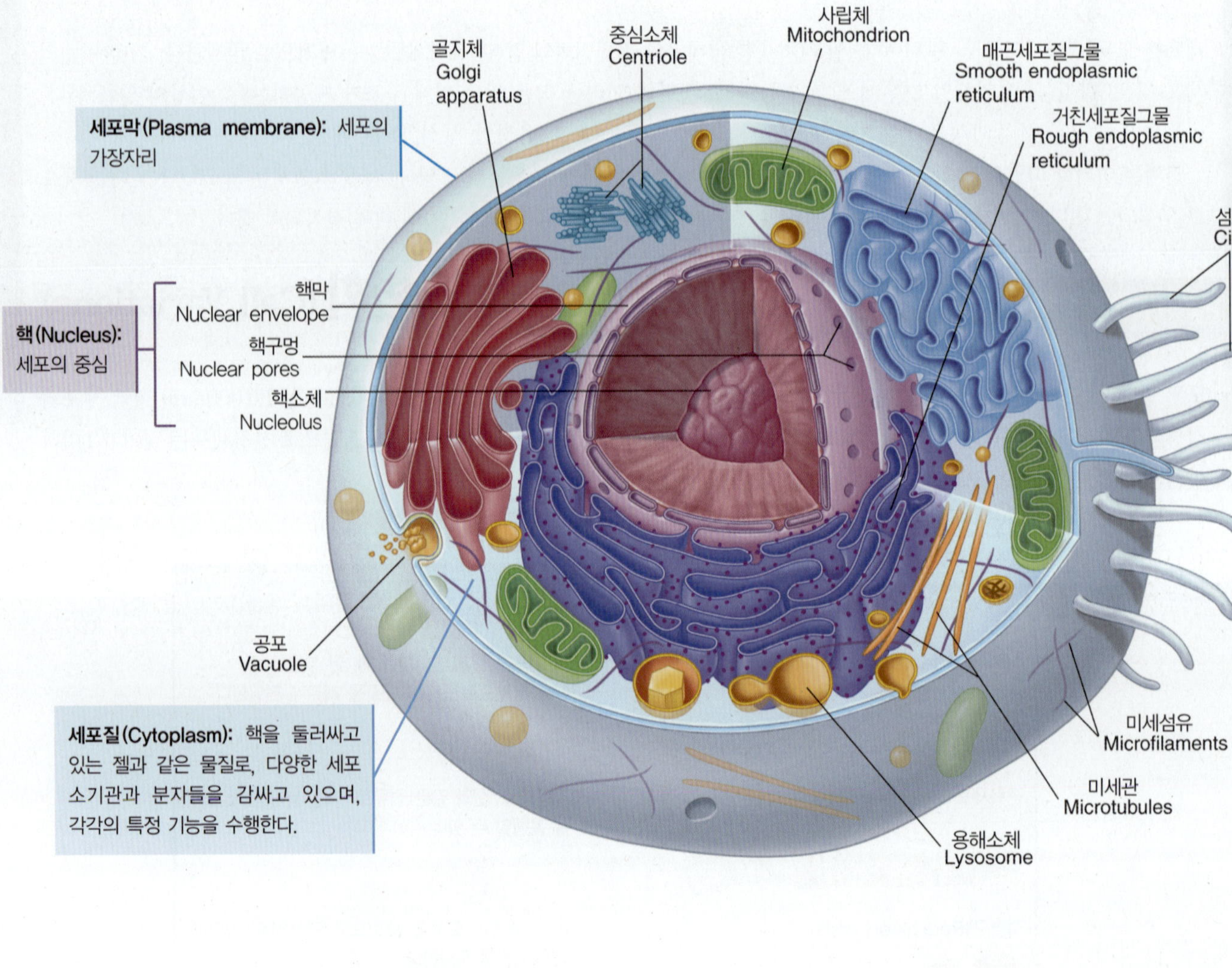

세포막(Plasma Membrane)

세포 가장자리를 **세포막**(plasma membrane)이라 한다. 세포의 가장자리를 정하는 것 외에도, 세포막은 세포의 안과 밖으로 물질의 이동을 조절한다. 세포막은 인지질, 콜레스테롤, 단백질로 구성되어 있다.

인지질(Phospholipids)은 하나의 머리와 한쌍의 꼬리를 가지며, 세포막의 대부분을 형성한다. 머리는 "물을 좋아함"(친수성 hydrophilic)이며, 꼬리는 "물을 싫어함"(소수성 hydrophobic)이다. 머리는 물을 마주하며, 꼬리는 물에서 떨어지려고 노력하여, 인지질은 이중층(bilayer)을 형성한다: 인지질의 일부 머리가 액체가 차있는 안쪽으로 향하며, 다른 곳은 세포의 바깥의 액체 주위를 향해있다. 그 결과로 꼬리는 각기 다른 부분을 향하며, "소수성" 중심을 형성한다.

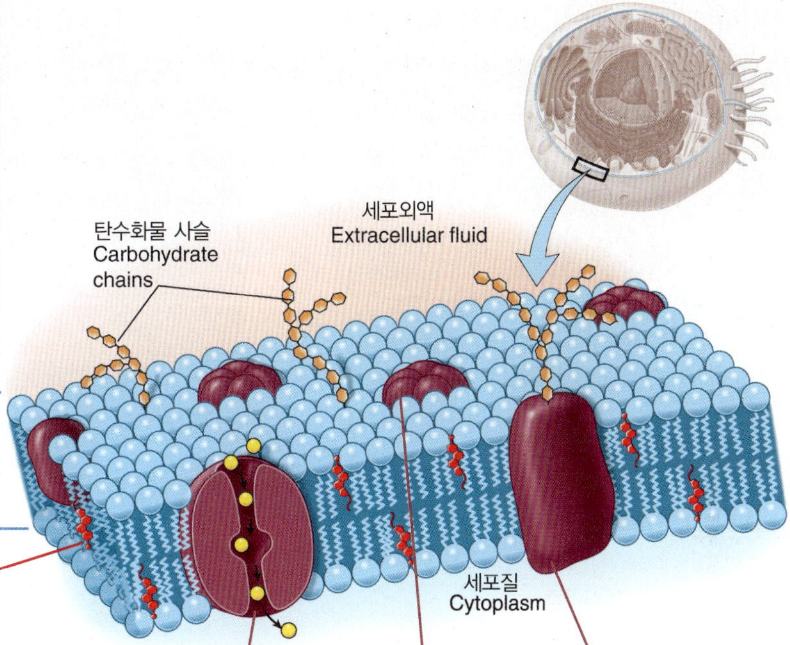

인지질 내에 흩어져 있는 것은 콜레스테롤 분자이다. 콜레스테롤은 경직과 세포막이 경화 되는 것을 돕는다.

단백질은 막 내 다양한 지점에 박혀 있으며, 많은 역할을 수행한다.

대부분 단백질은 막을 통해 지나며, 채널과 같은 작용을 하고, 세포의 안과 밖으로 물질을 전달한다.

일부 단백질들은 막의 표면에 부착되어 있으며, 특별한 화학물질이나 호르몬의 수용체로서 작용한다.

많은 단백질들은 이들 바깥면에 탄수화물이 부착되어 있다(당단백질을 형성). 당단백질은 각기 세포와 다른 침입자를 구별하기 위한 표식자로 작용한다. 세포막은 타한

일상에서의 신체(The body at work)

세포막을 형성하는 인지질과 단백질은 고정되어 있지 않다; 이들은 천천히 움직이며, 막의 유동성을 유지한다. 세포막은 또한 벽과 반대로 울타리와 같다. 이러한 세포막은 ***선택적 투과성*** *(selective permeability)의 특징을 가지며, 이는 지질용해물질과 같은 일부 물질은 쉽게 통과시키나 다른 것은 그렇지 않다. 인체의 다양한 기전은 세포의 안과 밖으로 물질 수송을 사용하며 이 다음장에서 설명할 것이다.*

핵(Nucleus)

세포의 중심이며, 가장 중요한 부분은 핵이다. 핵은 세포의 조절 중추이다; 이러한 미세구조는 모든 세포의 유전정보를 함유하고 있다. 대부분의 세포는 단지 하나의 핵을 가지고 있으며, 일부세포(일부 간세포와 뼈대근육세포 등)가 여러 핵을 가지고 있다. 성숙한 적혈구 세포는 유일하게 핵을 가지고 있지 않는 세포이다.

이중층으로 된 막으로 핵 주위에 **핵막**(nuclear envelope)이라 불린다.

핵막을 관통하는 것은 핵 구멍이다. 이 구멍은 핵 바깥(세포질에서 작용을 하기 위해 핵을 떠나는 RNA)뿐 아니라, 핵 안(DNA와 RNA 생성에 필요한 것)으로 물질 통과를 조절한다.

핵질을 통해 뻗어있는(핵을 채우고 있는 물질)로 실과 같은 구조로 DNA와 단백질로 구성되어 있으며, **염색질**(chromatin)이라 한다. 세포가 분열하기 시작할 때 염색질의 나선이 짧고 단단하게 감겨, 막대와 같은 구조를 **염색체**(chromosome)이라 한다.

핵의 중심이 **핵소체**(nucleolus)이다. 핵소체는 **리보솜**(ribosome)의 구성요소를 만들며, 세포의 단백질을 생성하는 구조이다.

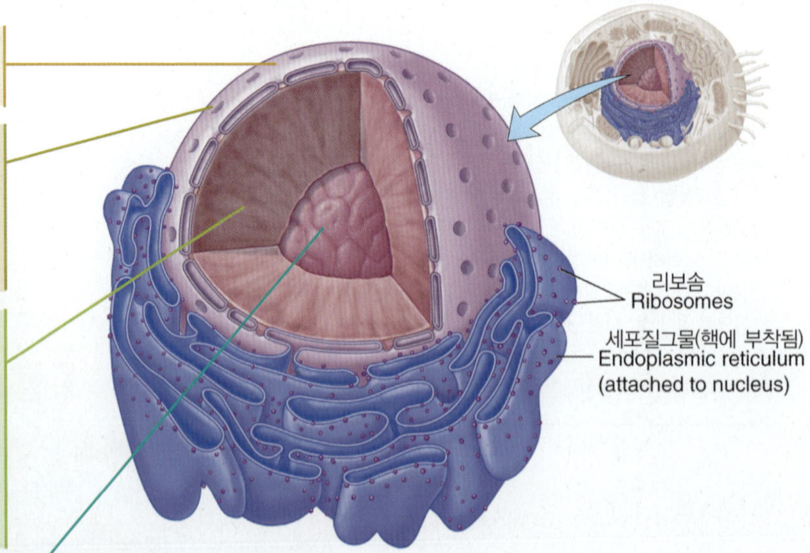

중요한 사실(Fast fact)

모든 인체 세포의 핵 안에 감겨져 있는 DNA는 7 피트 이상이다. 즉, 이 큰 고분자는 46개의 분자로 나뉘며, 이를 **염색체**(chromosomes)라 한다.

세포질과 소기관(Cytoplasm and Organelles)

세포질은 겔과 같은 물질로 세포막과 핵 사이에 공간에 차있다. 세포질은 수백 또는 수천 개의 "작은 기관" 또는 **세포소기관**(organelles)으로 포장되어 있다.

세포질그물(Endoplasmic Reticulum)

핵에서 세포막으로 세포질을 따라 뻗어 있으며, 막성 관의 그물이며, 구부러진 주머니로 **세포질그물**(endoplasmic reticulum; ER)이라 한다. 세포소기관은 일부 ER 표면에 리보솜이 점처럼 있어 ER이 "거칠(rough)"게 나타나, 이름을 거친세포질그물(rough ER)이라 붙였다. 리보솜은 단백질을 합성하며, 골치체를 향해 관의 그물을 통해 이동시킨다.

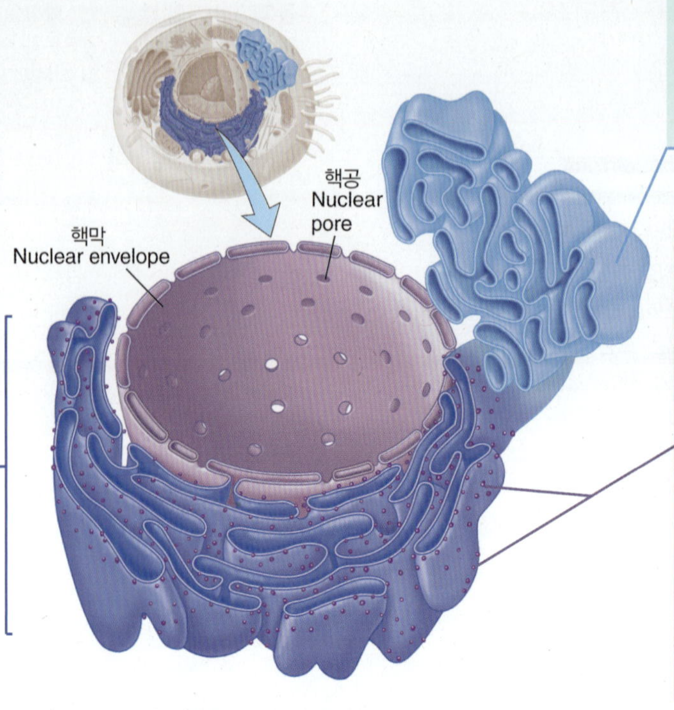

매끈세포질그물은 리보솜이 없다. 매끈세포질그물은 효소를 함유하며, 특정 지질과 탄수화물을 합성한다.

리보솜(Ribosomes)

모든 세포는 수 천개의 단백질과 RNA 과립을 포함하며 이를 **리보솜**(ribosomes)이라 한다. 일부 리보솜은 세포질그물에 부착되어 있거나 어떤 것은 혼자 존재하며, 세포질을 통해 흩어져 있다. 리보솜은 단백질 합성을 위한 곳이다. 일부 생산된 단백질은 숙주 세포에 의해 사용되어 진다; 다른 단백질은 인체의 다른 부분에 사용되기 위해 방출된다.

골지체(Golgi Apparatus)

편평한 막 주머니로 구성되어 있으며, 다른 한쪽으로 높게 쌓아 올려져 있으며, **골지체**는 ER로부터 단백질을 받고, 인체 다른 부분에 방출하기 위해 이들을 포장하고, 준비하는 것을 이 그림에서 보여준다. 골지체는 수백 개 다른 단백질을 동시에 처리하는 것을 상기한다.

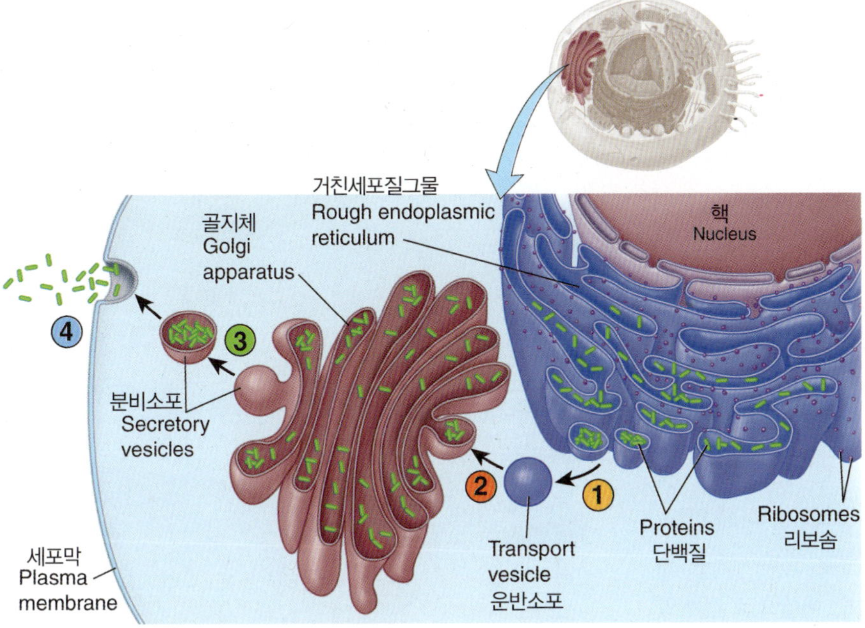

1. ER은 골지체에 단백질 분자를 전달한다.
2. 단백질은 골지체의 각 주머니를 통해 지나며, 길을 따라 변화를 진행한다.
3. 처리가 끝날 때 골지체는 단백질을 포장하고, 단백질을 함유하는 골지체의 일부분을 떼어내어 소포를 만든다.
4. 세포의 표면으로 소포가 이동하며 세포막과 융합되고, 소포가 터지며, 안쪽의 단백질을 유리한다. 다른 것은 용해소체가 되며; 아직 일부 분비소포로 남아 있으며, 모유나 소화효소 같은 물질은 나중에 분비하기 위해 저장한다.

중심체(Centrioles)

두 개의 **중심체**(centrioles)는 핵의 바로 바깥에 수직으로 놓여 있다. 이러한 미세관 다발은 세포분열에 역할을 한다.

용해소체(Lysosomes)

용해소체(Lysosomes)는 막성 소포로 골지체에서 떨어져 나온 조각으로 형성된다. 대신에 이것들은 많은 효소들을 함유하며, 세포의 불필요한 단백질 분해를 돕는다. 그리고 세포를 청소하며 이것은 세포의 아미노산의 "재사용"을 하게 한다. 용해소체 효소는 또한 박테리아를 파괴하는데 사용한다. 이러한 기능은 용해소체의 별명을 "세포의 찌꺼기 처리기"라 한다.

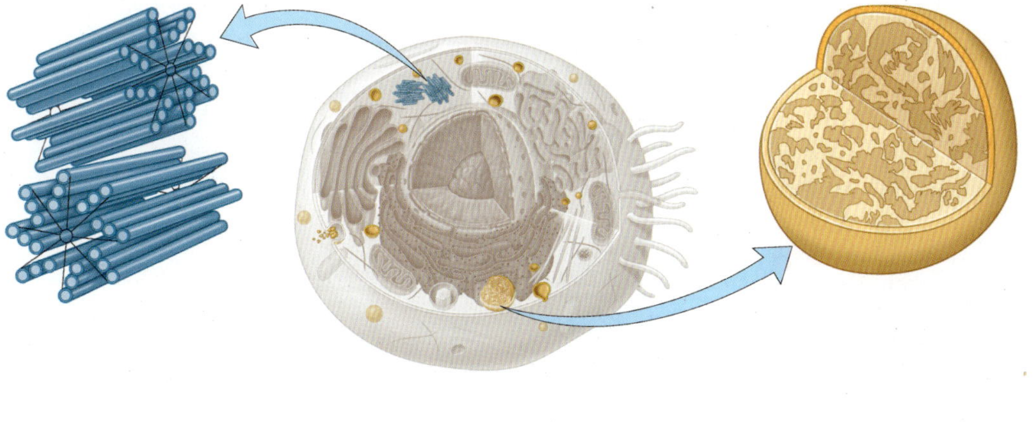

사립체(Mitochondria)

사립체(Mitochondria)는 소시지 모양의 소기관으로 세포의 "발전소"로서 기능을 한다. 사립체는 속막과 바깥막의 두 개 막을 가지고 있다. 속막은 사립체의 안쪽을 따라 앞과 뒤로 주름져 있으며, 이러한 주름을 **능선**(cristae)이라 한다. 능선 사이의 공간은 효소를 함유하고 있으며, 이러한 세포 소기관은 세포가 에너지 사용을 위해 유기 화합물을 ATP로 변환하는데 사용한다. 이는 일을 많이 하는 세포(근육 세포 같은)는 일을 적게하는(피부세포 같은) 세포 보다 더 많은 사립체를 함유한다.

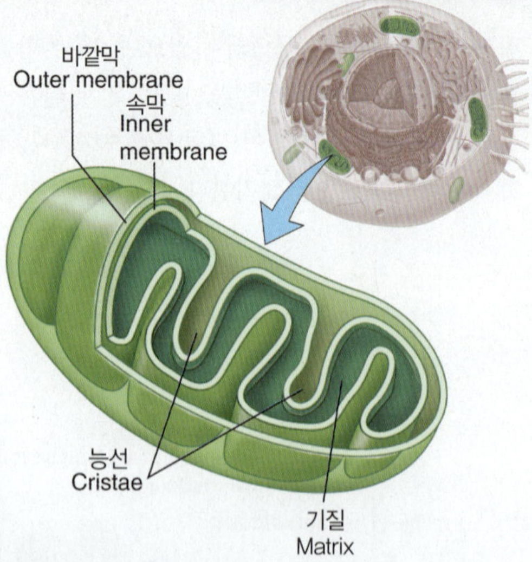

세포뼈대(Cytoskeleton)

세포뼈대(cytoskeleton)는 세포를 지지하는 구조물이다. 단백질 섬유로 구성되며, 막대와 같은 구조로 세포 뼈대는 세포의 모양을 결정하며, 강도와 세포의 움직임을 하게 한다. 이는 또한 세포의 내용물의 구성을 돕는다. 일부 세포는 세포뼈대가 손가락 같은 뼈대를 형성하며, 바깥으로 뻗어있다. 이러한 돌기는 미세융모, 섬모, 편모를 포함한다.

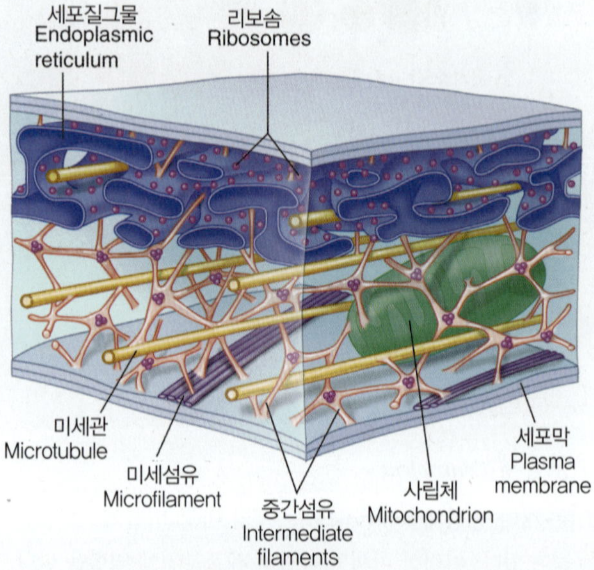

미세융모(Microvilli)

미세융모(Microvilli)는 세포막에 주름지어 있으며, 세포의 표면적을 매우 증가시킨다. 일반적으로 창자 세포와 같이 영양분을 흡수하기 위한 세포에서 주로 발견되며, 미세융모는 40배 더 많이 세포의 흡수를 증가시킬 수 있다.

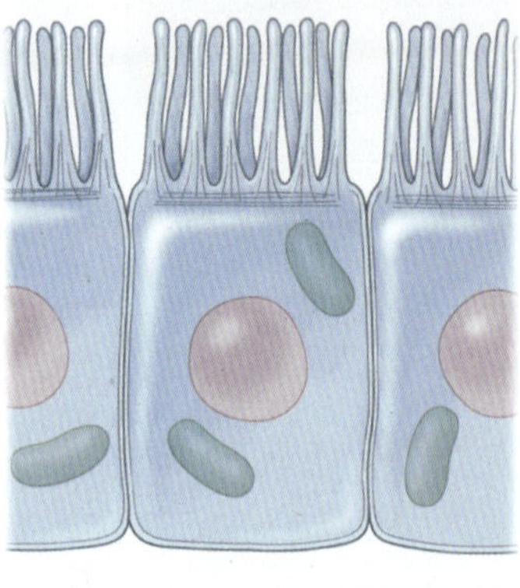

섬모(Cilia)

섬모(Cilia)는 털과 같은 돌기로 세포 표면을 따라 있다. 미세융모, 섬모와 달리 움직인다. 그것들은 항상 같은 방향으로 파도치듯 움직인다. 이것들은 호흡경로에 주로 발견되며, 이러한 파도 같은 움직임은 허파 밖으로 이물질과 점액을 이동시키는 것을 돕고, 자궁관에서는 난자 또는 배아를 자궁 쪽을 향해 추진해 가게 한다.

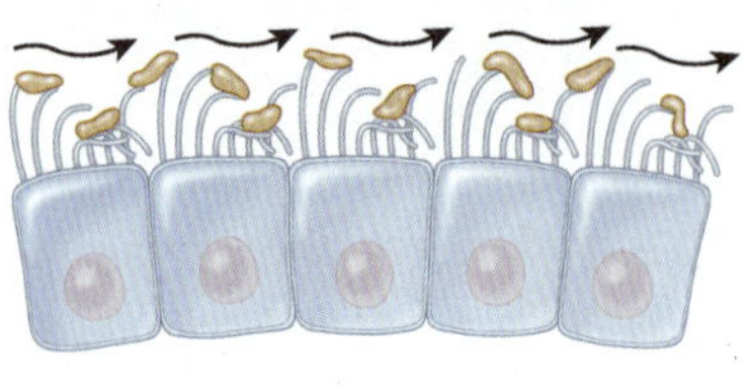

편모(Flagella)

편모(Flagella)는 섬모와 유사하며, 이들 또한 털과 같은 돌기로 움직인다. 그러나 편모는 훨씬 두껍고, 길며, 수가 적다. 편모는 채찍과 같은 움직임으로 세포의 이동을 돕는다. 사람에서 편모는 단지 정자 꼬리뿐이다.

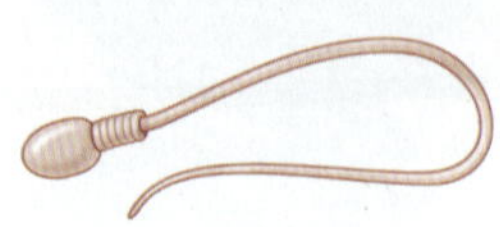

세포막을 통한 이동(Movement Through Cell Membranes)

세포 생존은 그들이 필요로 하는 영양분과 같은 물질과 노폐물을 이동시키는 능력에 달려 있다. 이를 위해, 세포는 이들 세포막을 따라 앞뒤로 물질을 이동시키기 위한 많은 수송 기전을 사용한다. 이러한 기전은 수동수송 또는 능동 수송의 두 범주에 따른다.

수동수송(Passive Transport)

수동수송(passive transport) 기전은 확산, 삼투, 여과, 촉진적 확산을 포함하며, 세포에 에너지 소비를 요구하지 않는다.

확산(*Diffusion*)

확산(diffusion)은 고농도에서 저농도로 용질이 이동하는 것이다. 확산은 공기 또는 물에서 발생한다. 이는 물속에 염색된 알약을 두었을 때 가장 잘 설명할 수 있다.

애니메이션(ANIMATION)

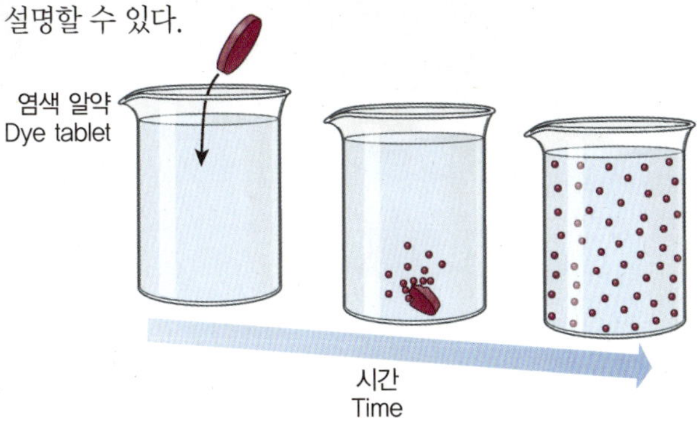

- 알약이 용해됨에 따라 알약(고농도)에서 나온 용질이 용기의 가장자리(저농도)로 간다.
- 확산은 용질이 균등하게 퍼질 때 까지 계속된다. 더 이상 확산이 발생하지 않는 점을 **평형**(equilibrium)이라 한다.

한 지점에서 다른 지점으로 물질의 농도 차이를 **농도경사**(concentration gradient)라 한다. 고농도에서 저농도로 용질이 이동하며, 확산이 발생함에 따라 용질은 농도경사가 아래로 이동 이라한다. 확산에서 막이 세워있더라도, 용질은 여전히 그 입자가 막에 투과하는 것만큼 농도 경사가 아래로 확산될 것이다.

삼투(*Osmosis*)

확산의 형태로 **삼투**(osmosis)는 선택적 투과성 막을 따라 농도경사가 아래로 물의 확산을 말한다. 인체에서 막을 따라 용질이 통과할 수 없을 때 이것은 자주 발생한다. 이러한 상황에서 용질이 아닌 물이 농도가 같아질 때 까지 이동한다.

애니메이션(ANIMATION)

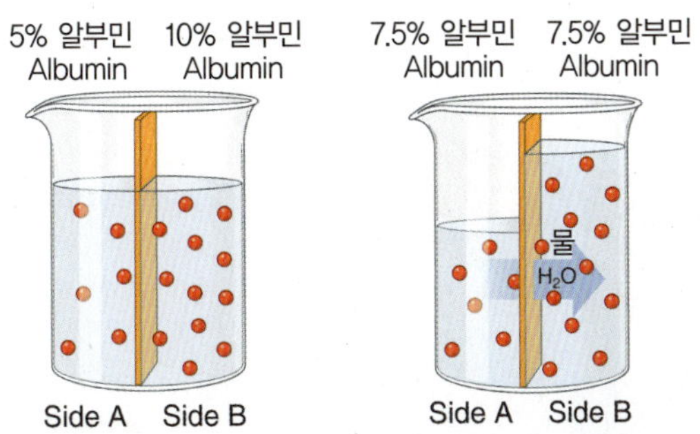

- 용기 내 막에 분리되어 5% 알부민(A쪽) 과 10% 알부민(B쪽) 용액이 분리되어 있다. 세포막은 물은 투과시키지만, 알부민은 투과하지 못한다.
- A쪽 용기는 알부빈 분자보다 상대적으로 물분자를 더 많이 포함한다. 그러므로 물의 농도가 B쪽 보다 A쪽이 더 높다. 그러므로, 물의 농도는 B쪽과 비교하여 A가 더 높다.

- 물분자가 물의 농도가 더 높은 쪽(알부빈의 농도가 낮은)인 A쪽에서 물의 농도가 더 낮은 쪽(알부민의 농도가 더 높은)인 B쪽로 이동한다.
- 두 용액의 농도는 실제 같다. 그러나 그 과정에서 B쪽 면이 물의 부피가 더 크다.

일상에서의 신체(The body at work)

*용액에서 삼투에 의한 물의 확산에 따라 그 용액의 부피는 증가한다. B쪽의 물의 부피 증가는 막에 대항하는 압력(**정수압** hydrostatic pressure)을 더 증가시킨다. 물의 부피가 커지면 정수압도 커진다.(물풍선을 생각: 풍선에 더 많은 물이 풍선에 대항하는 더 많은 압력을 형성.) 수압은 삼투 결과 용액에서 발달하며, 이를 **삼투압**(osmotic pressure)이라 한다. 용액 내에 더 많은 용질이 있으면 삼투압은 더 커진다.*

삼투질농도와 긴장성(Osmolarity and Tonicity)

세포는 본래 닫혀진 용기이다. 액체를 포함하는 것 외에도 또한, 소금, 설탕, 산, 염기와 같은 다양한 용질을 함유하고 있다. 액체 내에 이러한 용질의 농도는 세포의 안팎으로 액체의 이동을 얼마나 많이 할지를 결정한다. 용질이 세포막을 통해 이동할 수 없고, 세포막의 한쪽 면에 농도가 다른쪽 보다 더 높다면, 삼투가 발생할 것이다. 삼투를 통한 세포 내 액체 부피와 압력에 영향을 주는 용액의 능력을 **긴장성**(tonicity)이라 한다. 이 용액을 설명하기 위해 등장성, 저장성, 고장성의 세 단어를 사용한다.

중요한 사실(Fast fact)

긴장성의 이해는 정맥 내 수액을 투여할 때 특히 중요하다. 대부분 환자들은 등장성 액체(예: 생리식염수, 링거액 또는 5% 포도당 수액)를 받는다. 등장성 액은 급격한 액체 이동없이 수화시킨다.

애니메이션(ANIMATION)

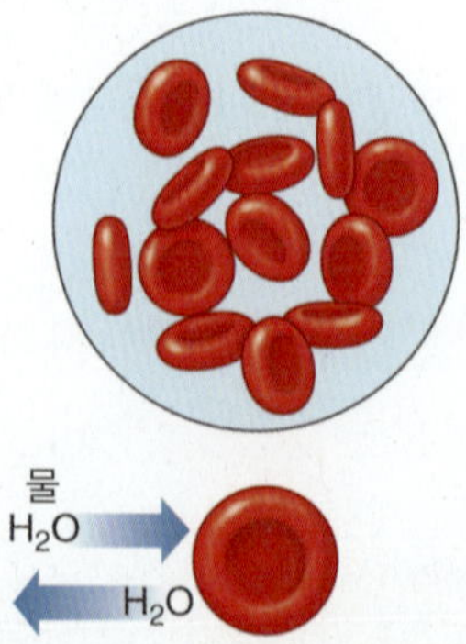

등장성(Isotonic)

등장성(isotonic) 용액은 용질의 농도가 세포에서 같은 것이다. 적혈구가 등장성 용액에 놓여 있을 때 세포 안팎으로 같은 비율로 물이 움직인다. 그 결과 세포는 정상적인 크기와 물 함량을 유지한다.

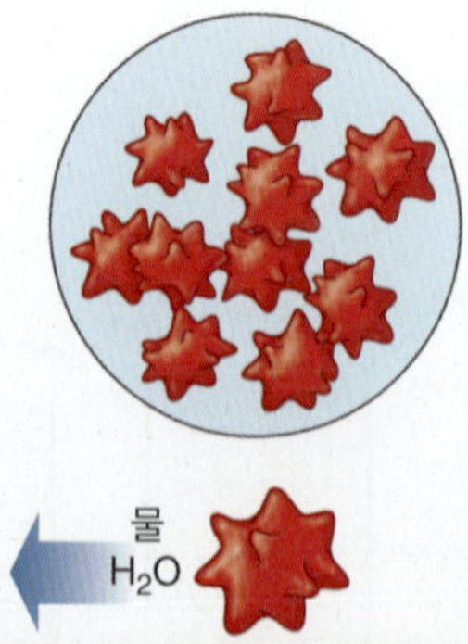

고장성(Hypertonic)

고장성(hypertonic) 용액은 세포 내 액체와 비교하여 용질의 농도가 높은 용액을 포함한다. 적혈구 세포가 소금이 녹아있는 용액처럼 고장성 용액에 침전되어 있다면, 세포 밖으로 물이 확산되어나가며 이것은 쭈그러들게 되며 아마도 죽게 될 것이다.

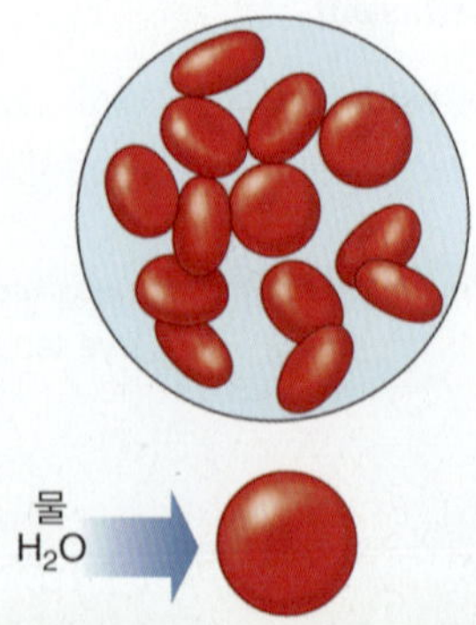

저장성(Hypotonic)

저장성(hypotonic) 용액은 세포 내 액체와 비교하여 용질의 농도가 낮은 용액을 포함한다. 만약 적혈구가 저장성 용액(예: 증류수)에 놓여 있다면 세포에 삼투에 의해 물이 이동하게 될 것이다. 이러한 물의 유입은 세포의 종창을 일으키고 실제 세포가 팽창될 것이다(용해 lysis 라고 함)

여과(Filtration)

반투과성 막에서 압력의 차이가 발생하기 때문에 여과가 발생한다. 여과는 물과 용해된 입자가 정수압이 높은데서 낮은데로 막을 따라 힘이 발생한다. 인체에서 **여과**의 가장 분명한 예는 모세혈관에서 발생한다.

애니메이션(ANIMATION)

모세혈관 안쪽의 혈액의 정수압은 물과 용해된 물질(예: 영양분)이 주변 조직의 액체로의 압력이다.

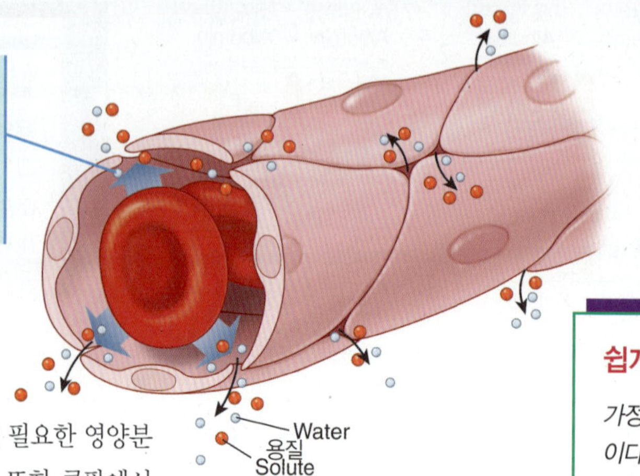

이것은 신체의 세포에서 생존에 필요한 영양분을 받기 위한 방법이다. 여과는 또한 콩팥에서 혈액으로부터 노폐물을 제거하는데 사용되는 방법이다.

쉽게 이해하기(That Makes Sense)

가정용 커피 주전자가 완벽한 여과의 예이다. 큰 입자를 남기고 물의 힘, 물의 무게와 용해된 용질(커피)는 여과지(막)을 따라 여과된다.

촉진적 확산(Facilitated Diffusion)

일부 분자는 세포막을 따라 그들이 움직임을 돕거나 촉진하기 위해 다른 분자들이 필요하다. 이를 **촉진적 확산**(facilitated diffusion)이라 한다. 일반 확산과 같이 분자가 농도 경사에 의해 고농도에서 저농도로 이동한다.

애니메이션(ANIMATION)

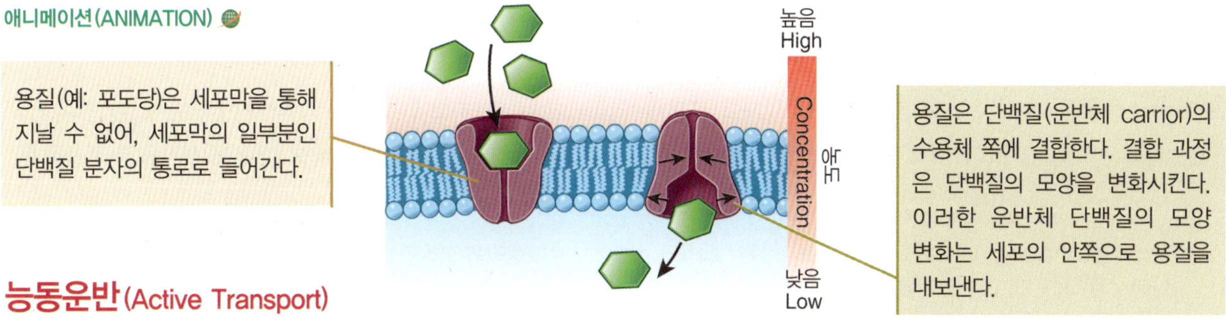

능동운반(Active Transport)

능동운반(active transport)은 용질이 저농도에서 고농도로 농도 경사에 따라 위로 움직인다. 수영 시 물 흐름을 거슬러 가는 것처럼 움직임이 농도 경사에 반대로 이동하므로 ATP 형태로 제공되어지는 에너지를 요구한다. 능동운반 기전은 소포에 의한 운반과 펌프에 의한 운반을 포함한다.

펌프에 의한 운반(Transport by Pumps)

인 수송에 의해 세포는 특정 지역으로 다른 입자나 이온을 이동시킬 수 있다. 예를 들어, 제대로 작동하는 근육세포는 이들이 휴식상태에 있을 때 유지를 위해 저농도의 칼슘이 필요하다. 세포외액의 칼슘 농도는 세포의 안쪽보다 더 높고, 세포막 내 특정 펌프는 다른 구획으로 거의 모든 세포내 칼슘을 이동시킨다.

인체 내 능동운반의 가장 중요한 예는 **나트륨-칼륨 펌프**(sodium-potassium pump)이다. 이 중요한 펌프는 세포 내 액체 양을 조절하며, 신경계통의 활성화를 위한 필수적인 전기적 전위를 제공하며 열 생산을 돕는다.

> **중요한 사실**(Fast fact)
> 당신은 매일 칼로리의 약 절반을 나트륨-칼륨 펌프에 의해 소비한다.

정상적으로 세포 내 함유된 액체는 세포외액보다 나트륨 농도가 낮고, 칼륨 농도가 높다. 심지어, 나트륨-칼륨 펌프는 세포 안(나트륨 농도가 낮다)에서 세포 밖(나트륨 농도가 높다)으로 나트륨을 운반하며, 세포외액(칼륨 농도가 낮다)으로부터 세포 안(칼륨 농도가 높다)으로 칼륨을 운반한다. 특별히, 여기 작동하는 방법:

애니메이션(ANIMATION)

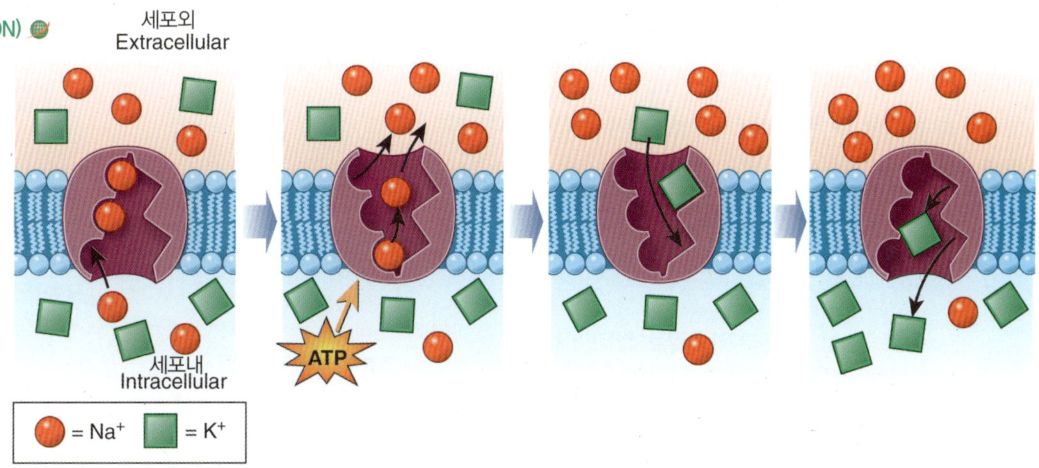

1 이러한 나트륨(Na^+) 이온을 세포 안에서 통로 단백질의 수용기 쪽에 보낸다.

2 ATP를 사용하여, 통로 단백질은 세포외액으로 나트륨 이온을 내보내며, 이들이 저농도에서 고농도 지역으로 이동하는 원인이다.

3 한편, 2개 칼륨(K^+) 이온이 세포 바깥에서 같은 통로 단백질을 통해 들어온다.

4 칼륨 이온은 세포 안쪽으로 유리된다. 이는 세포내 칼륨의 농도를 더 높게 유지하고, 나트륨 농도는 더 낮게 유지한다.

소포에 의한 운반(Transport by Vesicles)

세포는 또한 세포막을 통해 많은 수의 분자나 큰 분자를 이동시킬수 있는 능력을 가지고 있다. 이러한 과정에서 또한 에너지를 요구하며 세포막은 세포의 안이나 바깥으로 물질을 운반하기 위한 소포를 만든다.

세포내이입(Endocytosis)

세포내로 물질을 가져오는 소포로 운반하는 형태를 **세포내이입**(*Endo*는 "가지고 들어가다"의 의미)이라 한다. 간단히, 세포막은 세포 안으로 가지고 들어오기 너무 큰 물질을 끌어당긴다. 세포내이입에는 두 가지 형태가 있다: 포식작용과 포음작용.

포식작용(phagocytosis)(또는 "세포 삼킴 cell eating")은 세포가 고체 입자를 삼켜 세포 안으로 가지고 들어올 때 발생한다. 예로, 백혈구가 박테리아를 삼킬 때 이다.

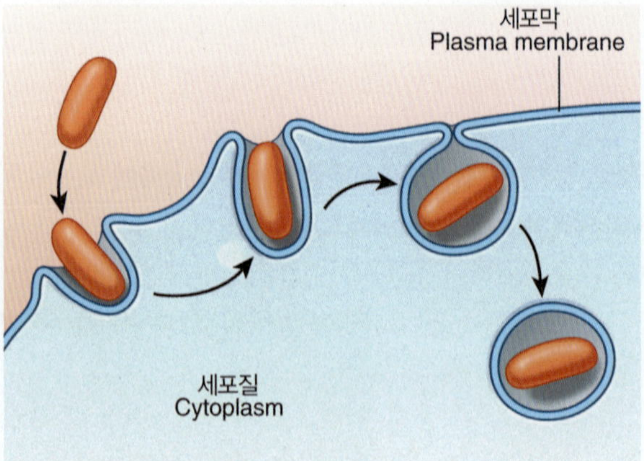

포음작용(Pinocytosis)(또는 "세포 마심 cell drinking")은 세포외액에 용해된 물질이 함유된 작은 액포 형태의 방울을 세포내로 가지고 들어올 때 발생한다. 세포는 액체나 영양분을 삼킬 때 사용한다.

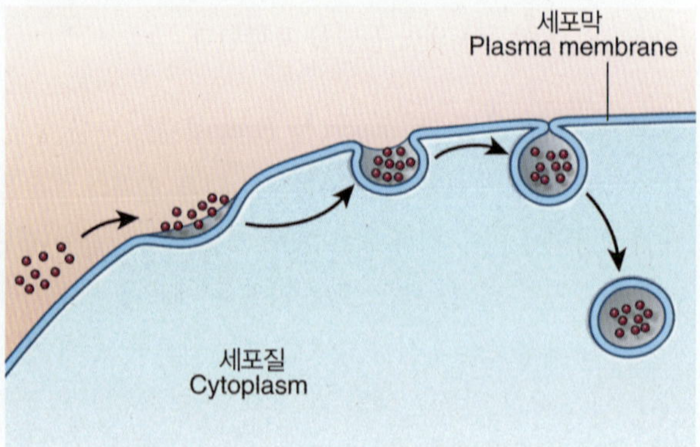

세포외이입(Exocytosis)

세포로 물질을 가지고 들어오는 세포내이입과 반대로, **세포외이입**(exocytosis)은 세포 *바깥으로* 물질을 내보내기 위해 소포를 사용한다. 샘에서 호르몬을 유리하기 위한 방법으로 이를 사용한다. 예를 들어, 세포외이입은 내분비 세포에서 인슐린을 분비할 때 뿐 아니라 젖샘에서 유즙을 분비할 때 발생한다.

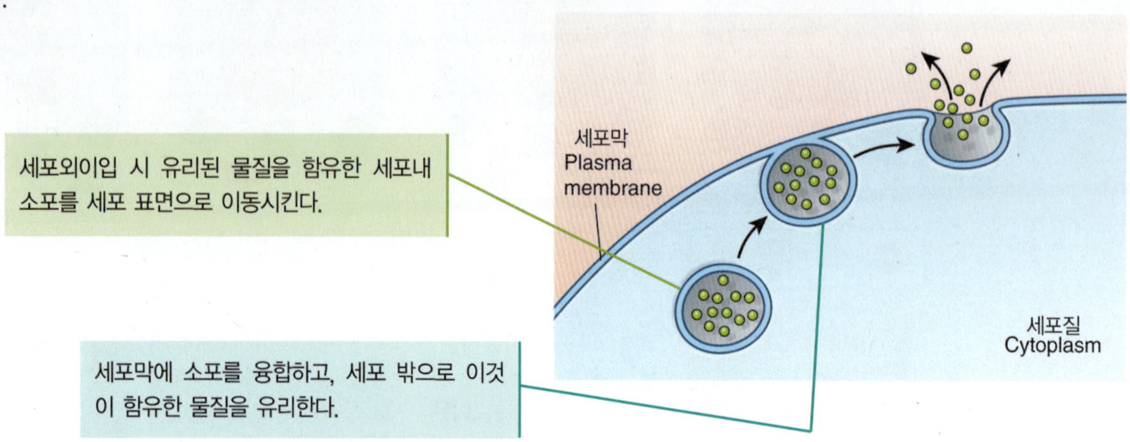

주요 운반 과정

수동 기전

확산(Diffusion)

입자가 농도가 높은 데서 낮은 데로 반투과성 막을 따라 이동한다.

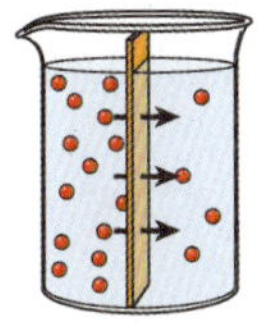

삼투(Osmosis)

용질의 농도가 높은(물의 농도가 낮음)데서 용질의 농도가 낮은(물의 농도가 높음)데로 반투과성 막을 따라 물이 확산한다.

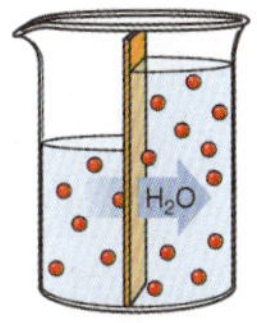

여과(Filtration)

물과 용질은 정수압의 결과로 반투과성 막을 통해 이동한다.

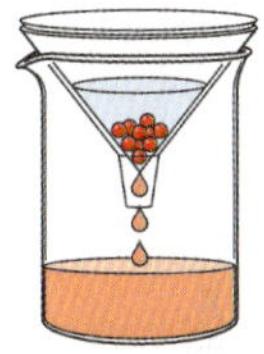

촉진적 확산(Facilitated diffusion)

입자는 세포막의 일부 통로 단백질의 도움으로 고농도에서 저농도로 이동한다.

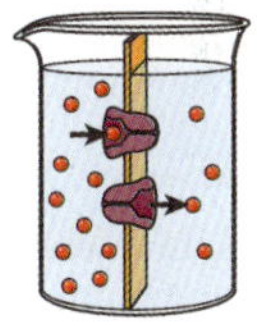

능동 기전

능동 운반 펌프 (Active transport pump)

입자는 저농도에서 고농도로 세포막 내에서 에너지를 소비하는 구조에 의해 수송된다.

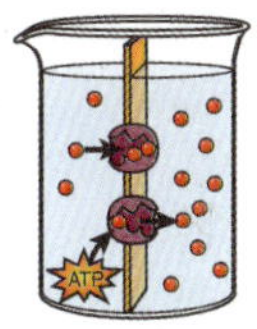

포식작용(Phagocytosis)

세포내이입의 형태로 큰 입자를 세포막의 일부분으로 감싸서 세포안으로 가지고 들어온다.

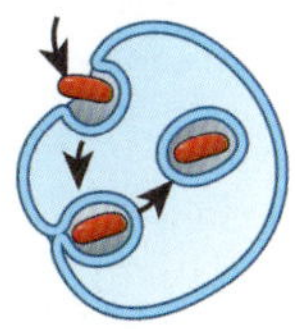

포음작용(Pinocytosis)

세포내이입의 형태로 액체나 용해된 입자를 세포막의 일부분으로 감싸서 세포 안으로 가지고 들어온다.

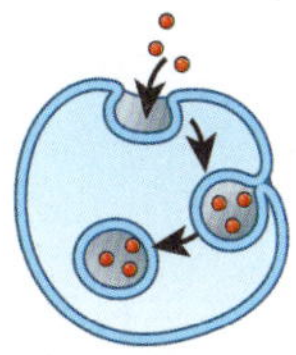

세포외유출(Exocytosis)

단백질이나 다른 세포 생성물을 분비성 소포에 이들을 함유하여 세포막에 융합시켜, 세포 밖으로 이동시킨다.

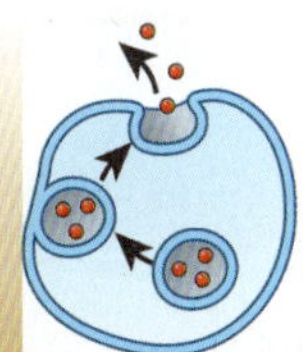

세포의 성장과 생식(Cellular Growth and Reproduction)

세포의 핵에 수많은 실과 같은 구조는 DNA와 단백질(염색질이라 함)로 구성된다. **DNA(디옥시리보핵산** deoxyribonucleic acid) 분자는 모든 분자 중 가장 복잡하고 큰 분자중 하나이다. 결정적으로 이는 세포가 발달, 기능, 유지를 위해 필요한 모든 유전정보를 DNA 분자에 저장하기 때문에 이는 중요하다. 기본적으로 DNA는 생명을 위한 세포의 청사진의 역할을 한다.

DNA 구조(DNA Structure)

중합체(polymer)로 이는 세포의 유전정보를 부호화 하는 하나의 서열로 많은 작은 분자들이 결합하여 구성된 거대한 분자이다. DNA의 "빌딩블록"은 수백만 쌍의 **뉴클레오티드**이다. 각 뉴클레오티드는 한 개의 당, 한 개 인산기, 질소 염기의 4가지 중 하나로 구성되어 있다. 염기의 4가지 형태는 **아데닌**(adenine, A), **티민**(thymine, T), **구아닌**(guanine, G), **시토신**(cytosine, C)이다.

DNA의 구조는 꼬인 사다리와 유사하여 *이중나선*(double helix)이라 한다.

일상에서의 신체(The body at work)

DNA 한 가닥이 만약 감겨 있지 않고 펴있을 때 약 2인치(5cm) 이다. 46개 가닥은 세포의 미세한 핵 안에 고정되어 있어야 하는 것을 고려하며, 이러한 감겨진 구조를 이해하게 된다. 세포가 분열되지 않았을 때 DNA는 단지 느슨하게 감겨 있다. 그러나 세포가 분열을 준비할 때 DNA는 치밀한 코일을 형성하며, 이는 일반적으로 "X" 모양의 쌍을 이룬 염색체로 바뀐다.

애니메이션(ANIMATION)

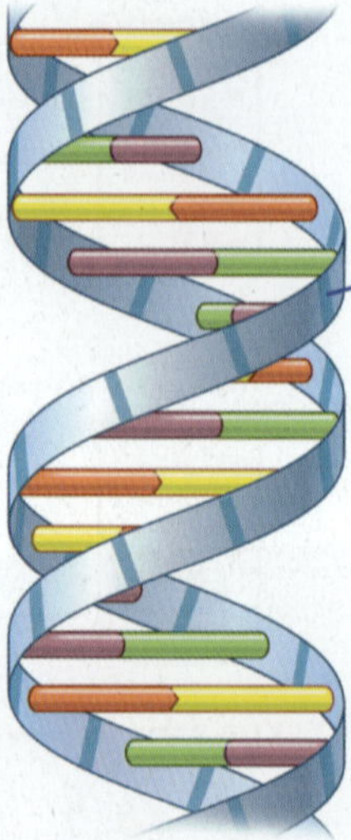

인산기는 사다리의 두 면(또는 기본구조)을 형성하기 위해 당 **디옥시리보스**(deoxyribose)와 함께 교대로 되어 있다.

두 개의 다른 염기는 사다리의 가로대를 형성하기 위해 서로 결합하고 있다. 염기는 특별한 유형으로 결합한다.

아데닌(Adenine) 은 단지 티민(Thymine)과 결합할 수 있다.
구아닌(Guanine) 은 단지 시토신(Cytosine) 과 결합할 수 있다.

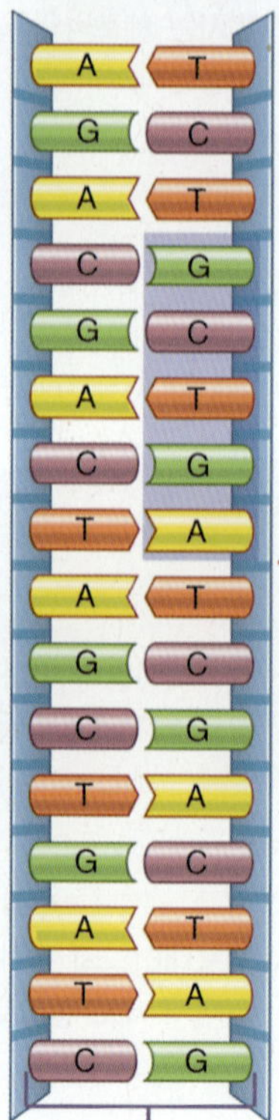

염기 쌍의 결합은 비록 고정되어 있으나 이들 서열은 위아래로 DNA 사다리는 아니다. 예를 들어, DNA 사다리의 한쪽 면을 따라 가면 염기 서열은 아마도 A, G, T, C, G, 등이다. 이러한 염기 서열은 유전암호이다. 이 암호는 모든 유기체의 생성과 유지를 위해 필요한 모든 필수적인 정보를 제공한다.

중요한 사실(Fast fact)

DNA의 가닥의 유전암호를 결정하는 염기의 서열을 염색체라 한다. 염기 짝(티민과 함께 쌍을 이루는 아데닌처럼)이 미리 결정되어 있어 DNA가 풀려도 그 스스로 정확하게 복제할 수 있다.

DNA의 주요 기능 중 하나는 단백질 생성을 위한 정보를 제공하는 것이다. 단백질은 인체의 주요 구조적 분자이다; 그것들은 또한 거의 대부분의 세포 기능에 기여한다.

그러나 DNA는 핵을 나가기에는 너무 커서, 단백질의 합성은 세포질에서 제공한다. 그러므로 DNA는 다른 **핵산인 리보핵산**(ribonucleic acid; RNA)으로부터 도움이 필요하다.

RNA 구조(RNA Structure)

RNA는 DNA 구조와 유사하며, 당, 인산기, 질소 염기로 구성된 뉴클레오타이드 긴 사슬로 되어 있다. 그러나 RNA의 구조는 DNA와 다르며, 3개 주요 특징이 있다.

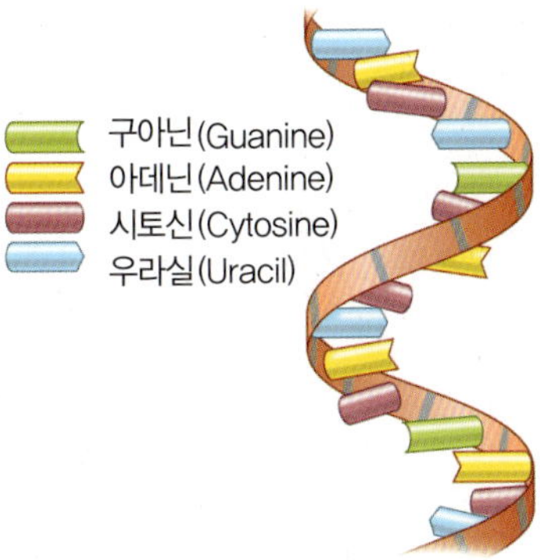

1. RNA는 단일 가닥이다.
2. RNA는 디옥시리보스 대신에 리보스 당으로 구성된다.
3. RNA는 티민(thymine, T) 대신에 우라실(uracil, U) 염기로 구성된다.[RNA와 DNA는 시토신(cytosine, C), 구아닌(guanine, G). 아데닌(adenine, A)를 포함한다.]

RNA는 *messenger RNA*(mRNA), *transfer RNA*(tRNA)와 *ribosomal RNA*(rRNA)의 3개 형태로 구성된다: 모두 단백질 합성에 중요하다.

일상에서의 신체 (The body at work)

아데닌(adenine, A), 구아닌(guanine, G) 염기는 퓨린(purine)으로 알려져 있으며, 시토신, 티민, 우라실은 피리미딘(pyrimidines)으로 알려져 있다. 일부 약은 암과 싸우기 위해 퓨린과 피리미딘 유사물을 사용한다. 이는 암세포 합성 단백질의 복제로서 이들이 실제 염기 대신에 약물로 이해할수 있을 것이다. 이는 단백질 합성을 방해하고, 세포를 죽인다. 물론 건강한 세포는 약물에 의해 면역 되지 않으며, 많은 암세포가 죽는다.

단백질 합성(Protein Synthesis)

애니메이션(ANIMATION)

단백질의 제조는 전사와 번역 두 주요 단계에 의해 발생한다.

전사(Transcription)

1 핵이 새로운 단백질을 만들기 위해 화학적 메시지를 핵에서 받을 때, 연관된 유전자의 DNA의 분절을 푼다.

2 RNA 효소는 노출된 염기에 상보적인 RNA 뉴클레오티드를 조립한다. 뉴클레오티드는 messenger RNA(mRNA)의 가지 형성을 위해 각기 다른 염기와 결합하고, 노출된 DNA에 부착한다. 이 가닥은 DNA 분자의 반대쪽을 정확히 복사 한다.

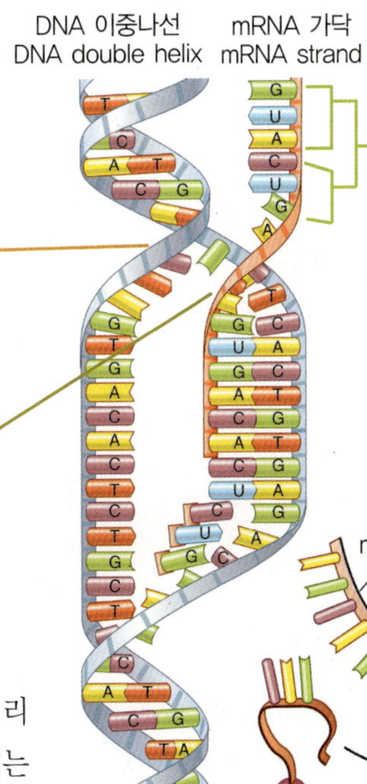

3 mRNA의 길이는 정확히 3개의 염기(triplets)로 구성되어 있다. 각각의 3개의 염기를 코돈(codon)이라 하며, 코드는 하나의 아미노산이다.

일단 형성된 mRNA는 DNA 분자로부터 분리되어, 핵공을 통해 이동하고, 세포질내로 가서, 번역 과정이 시작된다.

번역(Translation)

일단 세포질에서 mRNA는 리보솜에 부착하며, 리보솜은 rRNA와 효소로 구성되어있다. 거기에는 단백질로 되기 위해 "번역" 과정을 시작한다. 리보솜은 코돈을 읽는 mRNA 가닥을 따라 이동한다.

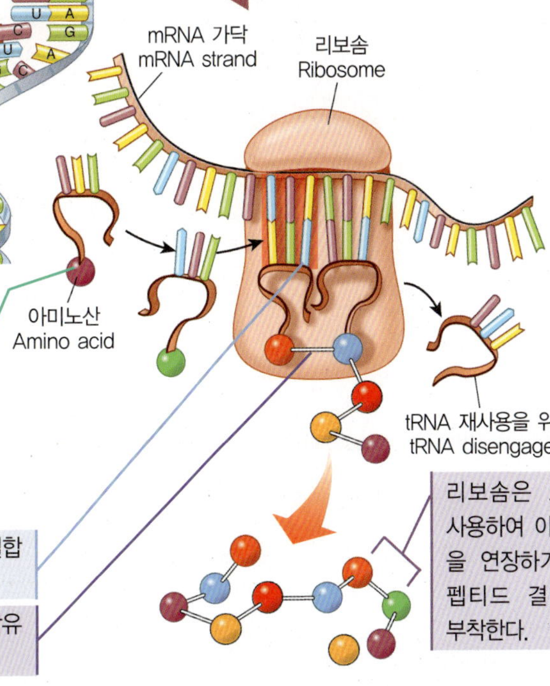

세포질에서 기다가는 tRNA 분자이다. 각 tRNA는 3개의 염기(**안티코돈 anticodon**)로 구성되어 있으며, mRNA의 특정부위(**코돈 codon**)에 완전히 대체될 것이다. tRNA는 이 부위의 유전적인 "청사진"을 따라 아미노산을 부착한다.

각 삼중체(triplet)는 정확한 아미노산으로 채워지며, 펩티드 결합을 형성하며 단백질이 완전해 진다.

매끈세포질그물은 리보솜이 없다. 매끈세포질그물은 효소를 함유하며, 특정 지질과 탄수화물을 합성한다.

리보솜은 효소를 사용하여 아미노산을 연장하기 위해 펩티드 결합으로 부착한다.

세포 성장과 재생(Cell Growth and Reproduction)

모든 살아있는 유기체의 생존은 세포의 성장과 생식 능력에 따라 달라진다. 이러한 두 과정은 *세포 주기*(cell life cycle)라고 알려져 있다. 낡은 세포를 대체하는 것 외에 인체는 새로운 세포의 필요에 반응해야 한다. 예를 들어, 인체는 운동이나 손상에 따라 새로운 세포가 성장한다. 또한, 당신이 높은 고도로 올라갈 때, 당신의 몸은 저농도 산소에 반응하기 위해 더 많은 적혈구를 생산한다. 이러한 과정의 다른 절반은 세포 재생으로 이는 유전정보를 보장할 뿐만 아니라, 인간의 한 세대에서 다음 세대 뿐 아니라, 하나의 세포에서 다음 세포로 전달된다.

세포주기가 매우 잘 실행되는 동안 오작동이 발생할 수 있다. 주된 질병인 암은 인체에서 필요하지 않는 경우에도 증식한 결과이다. (이 장 뒷부분의 "생명수업: 암"을 참조)

세포 주기(The Cell Cycle)

대부분 모든 세포들은 주기적으로 두 개의 동일한 딸세포로 나뉜다; 이는 생명의 유지에 중요하다. 세포 주기의 일련의 과정은 아래 그림에 나타나 있다. 분열 시작부터 다음 분열의 시작 때 까지이다. 이러한 패턴은 새로운 세포와 함께 자체적으로 반복된다.

1 1차사이기(First gap phase, G_1)
- 세포는 생성된 이들 작업을 수행한다(예: 산소 운반, 소화효소 분비 등).
- 이는 DNA 복제에 필요한 재료들을 축적할 것이다.

2 합성기(Synthesis phase, S)
세포는 추가 DNA 세트를 합성하거나 만든다.

3 2차사이기(Second gap phase, G_2)
세포는 합성에 필요한 효소를 포함하여, 세포분열을 위한 최종준비를 한다.

4 유사분열기(Mitotic phase, M)
세포 분열이 발생한다(자세하게 논의된 "유사분열" 부분 참조).

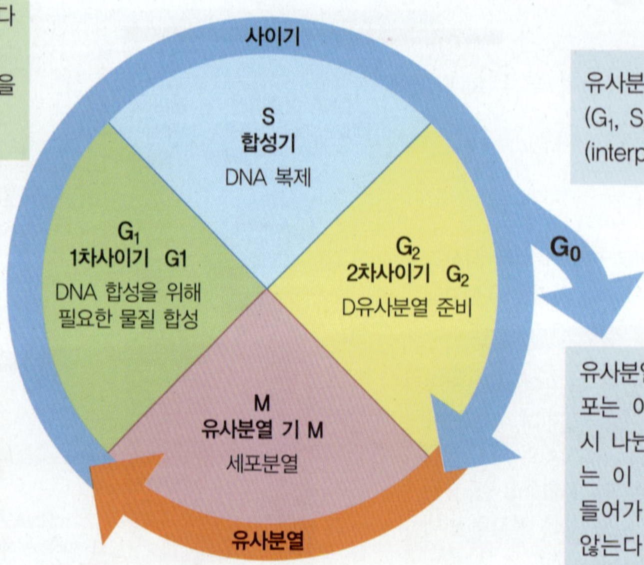

유사분열기 사이의 이 기간(G_1, S, G_2기 포함)을 사이기(interphase)라 한다.

유사분열에 따라 대부분의 세포는 이 주기를 반복하고 다시 나뉜다. 그러나 일부 세포는 이 주기를 떠나 휴지기로 들어가며, 이것은 분열하지 않는다. 이 기간을 G_0(G-zero)라고 하며, 수일, 수년, 수 십년이 지속될 수 있다.

기본 강좌 : 노화

과학자들은 아직 세포의 노화에 대해 많은 연구를 하고 있으나, 그들은 세포분열을 할 수 있는 수를 제한하는 요인을 발견하였다. 특히, DNA 복제때마다 염색체 끝을 끝분절(telomeres)라고 하며, 짧아진다. 이 때문에 끝분절은 중요한 정보를 포함하지 않으며, 사실상 이들 끝분절이 "싹뚝 잘라짐"으로 매우 짧아질 때까지 대수롭지 않게 생각하였다. 이 점에서 복제 동안 DNA의 필수 부분이 손상될 수 있으며, 세포 분열을 멈춘다.
또한 시간이 지남에 따라 세포를 구성하는 단백질, 지방, 핵산이 나빠지기 시작한다. 단지 어떤 다른"기계" 세포가 닳기 시작한다. 이는 세포의 기능 감소를 유도하며, 조직과 기관을 악화시킨다. 피부 주름, 근육 약화, 기관 계통의 효율성이 떨어진다.

쉽게 이해하기(That Makes Sense)

G_1과 G_2기는 세포가 활발하게 활동을 하지만, 세포 복제까지 핵 내에서 발생이 적기 때문에 "간격 gap"이라 한다.

유사분열(Mitosis)

세포주기의 중요한 점은 세포가 두 개의 동일한 딸세포로 분열되는 **유사분열**(mitosis)이다. 아이가 발달하는 동안 조직과 기관의 성장, 손상에 따른 손상된 조직의 복구, 일상생활 과정을 통해 죽는 세포의 교체는 모두 유사분열을 포함한다. 유사분열을 통해 분열하지 않는 유일한 세포는 생식세포(난자와 정자)이다. 대신에 이들은 **감수분열**(meiosis)이라 불리는 과정을 하용하며, 22장의 *생식계통*에서 설명될 것이다.

감수분열은 4개 단계로 구성되어 있다:

애니메이션(ANIMATION)

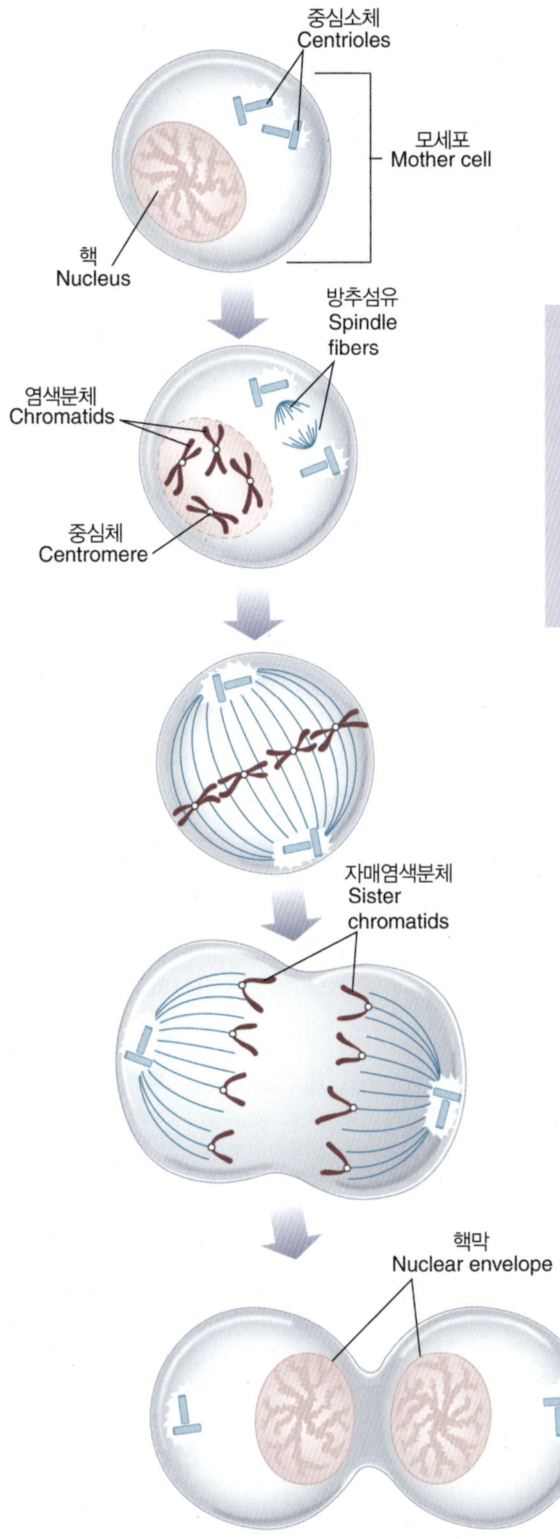

1 전기(Prophase)

- 염색질 꼬이기 시작하며, 염색체 형성을 위해 응집한다.
- 각 복제된 염색체는 두 가닥으로 구성된다(염색분체 chromatids). 각 가닥은 DNA 단일 분자를 포함하고 있다.
- 두개의 염색분체는 동원체(centromere)라 불리는 중간의 한 지점에서 서로 결합한다.
- 중심소체는 세포의 반대 극으로 이동하고 방추섬유가 나타난다.
- 핵막이 용해되며 세포질에서 방추섬유가 형성된다.

2 중기(Metaphase)

- 방추섬유의 일부는 동원체의 염색체 한쪽에 부착한다.
- 염색체는 세포의 중앙을 따라 줄을 선다.

3 후기(Anaphase)

- 부착된 염색분체 한쌍 대신 두 개의 염색체 형성을 위해 동원체를 나눈다.
- 방추섬유는 세포의 반대 극에서 새로운 염색체 형성을 위해 당긴다.

4 종말기 (Telophase)

- 딸염색체의 각 세트 주위에 새로운 핵막이 발달한다.
- 방추섬유가 사라지고, 세포질이 두 개의 동일한 딸세포를 생산하기 위해 나뉜다.

기본 강좌 : 암

열과 세포죽음의 규칙적인 계통 내에서 정상적으로 기능한다. 세포가 죽는것보다 더 빠르게 증식할 때, 비정상적 성장(종양 tumor)이 된다. 종양은 양성 또는 악성으로 분류된다. 양성종양은 느리게 성장하며, 섬유성 피막 내에 함유되어 있어 인체의 다른부분으로 확산이 유지된다. 악성종양은 암(cancer)이다.

암성 종양은 일반적으로 빠르게 성장한다. 또한 세포가 "미끄러운" 경향이 있고, 가끔 주요 종양에서 떨어져 나와 다른 조직과 기관으로 이주한다. 암성 세포의 확산을 전이(metastasis)라고 하며, 암으로 사망하는 주된 원인이다. 대부분 암은 환경독소(예: 담배 연기와 화학물질), 방사선노출, 바이러스(예: 단순포진은 일부 자궁암의 원인, C형 간염은 간암을 유발할 수 있다)의 결과이다. 화학요법은 종종 세포분열을 방해하는데 사용된다. 환자들은 특정 약물(약은 세포주기 내 한 개 또는 그 이상의 단계를 차단한다)로 세포 주기를 치료한다.

예를 들어, 일부 약물은 합성기(S)의 세포에, 다른 표적세포는 유사분열기(M)에 작용한다. 이러한 약물의 형태는 휴지기(G_0) 세포에는 영향주지 않는다.

핵심 용어 분석(Review of Key Terms)

능동 운반(Active transport) : 용질의 농도가 낮은데서 높은데로 이동하는 운반 과정: ATP 형태의 에너지를 요구

섬모(Cilia) : 세포 표면에 머리카락과 같은 돌기로 표면을 따라 물질을 추진

세포질(Cytoplasm) : 세포에 가득차 있으며, 핵 주위에 겔과 같은 물질

데옥시리보핵산[Deoxyribonucleic acid(DNA)] : 세포의 유전정보를 전달하는 핵산의 큰 고분자

확산(Diffusion) : 고농도에서 저농도 구역으로 입자 이동을 포함하는 수동적인 운반 기전

세포내이입(Endocytosis) : 세포 내로 물질을 가져오는 소포성 운반 형태

세포외유출(Exocytosis) : 세포 바깥으로 물질을 내보내는 소포성 운반 형태

촉진적 확산(Facilitated diffusion) : 채널 단백질을 통한 물질의 확산을 포함하는 운반 과정

여과(Filtration) : 물과 용해된 입자가 정수압이 높은 데서 낮은 데로 막을 따라 힘이 발생하는 운반 과정

골지체(Golgi apparatus) : 인체의 다른 부분에 방출하기 위해 포장하고, 단백질을 준비함

정수압(Hydrostatic pressure) : 물에 의한 형성되는 압력

고장성(Hypertonic) : 세포 내 액체와 비교하여 용질의 농도가 높은 용액이 액체에 함유됨.

저장성(Hypotonic) : 세포 내 액체와 비교하여 용질의 농도가 낮은 용액이 액체에 함유됨.

등장성(Isotonic) : 용액 내 용질의 농도가 세포내 용질의 농도와 같은 용액이 함유됨

미세융모(Microvilli) : 촉진적 흡수를 위해 세포 표면적을 매우 크게 증가시키는 세포막의 주름

사립체(Mitochondria) : 유기화합물을 ATP로 변환하는 소기관

유사분열(Mitosis) : "엄마" 세포를 두 개의 동일한 딸세포로 분리하는 세포 분열의 유형

핵(Nucleus) : 세포의 조절중추로 46개 염색체의 완전한 세트를 함유한다.

소기관(Organelles) : 세포의 대사 내 특별한 과제 수행을 위한 세포내 구조

삼투(Osmosis) : 물의 농도가 큰 구역(용질의 농도가 낮은)으로부터 물의 농도가 낮은 구역(용질의 농도가 높은)으로 물의 확산을 포함하는 수동적인 운반 기전

삼투압(Osmotic pressure) : 삼투결과 용질 내에서 발생하는 물의 압력

포식작용(Phagocytosis) : 큰 입자를 세포막으로 잡아서 세포내로 가지고 오는 과정

포음작용(Pinocytosis) : 용해된 입자와 액체를 세포막으로 잡아서 세포내로 가지고 오는 과정

세포막(Plasma membrane) : 세포의 바깥 경계면

중합체(Polymer) : 많은 작은 분자들이 부호화 내에서 결합한 거대한 분자

리보핵산[Ribonucleic acid (RNA)] : 단백질 합성을 보조하는 뉴클레오티드리보솜 리보솜

리보솜(Ribosomes) : 세포질을 통해 흩어져있는 RNA와 단백질 과립; 일부는 세포질그물에 부착되어 있다.

학습한 정보 유지하기(Own the information)

이 장에서 학습한 정보를 기억하기 위해서는 학습한 내용을 반영할 수 있는 시간이 요구된다. 따라서, 하얀 종이에 학습하고 토론한 중요 주제를 회상하면서 써내려가 본다. 그리고, *DavisPlus* 웹사이트에 접속하고 3장의 학습 목표를 체크하여 본다. 쓴 모든 내용이 이 장의 학습목표와 완전히 일치하는가? 그렇지 않으면, 이 장을 적절하게 다시 살펴 본다. 그리고, 학습 목표의 개념을 다시 써보거나 그려본다.

3장의 중요 주제 :

- 세포 변화
- 세포의 기본 구조와 각각의 기능
- 세포막을 따라 물질 이동을 위한 운반 기전
- 삼투압과 긴장성
- DNA의 구조와 기능
- RNA의 구조와 기능
- 단백질 합성 과정
- 세포 주기
- 유사분열 단계

학습점검(Test Your Knowledge)

1. 세포의 핵을 조절중추라고 부르는 이유는:
   a. 세포 내 모든 소기관의 기능을 조절
   b. 세포의 모든 유전물질을 함유
   c. 세포 안팎으로 물질의 흐름을 조절
   d. 세포의 중앙에 위치
2. 세포막은 이것으로 구성되어 있다:
   a. 단단한 단백질 층
   b. 단백질과 콜레스테롤의 이중층
   c. 다양한 점의 형태로 콜레스테롤과 단백질이 끼워져 있는 인지질 이중층
   d. 탄수화물과 단백질의 단단한 층
3. 골지체의 주된 목적은?
   a. 인체의 다른 부분으로 배출하기 위한 소포 내 단백질을 포장하고 준비
   b. 단백질 합성
   c. 세포에 필요없는 단백질을 분해
   d. 세포 분열에 참여
4. 사립체의 기능은 무엇인가?
   a. 박테리아 파괴
   b. 에너지를 위해 ATP를 소모
   c. ATP를 저장
   d. 유기복합체를 ATP로 변환
5. 머리털과 같은 세포 표면의 돌기로 표면을 따라 물질을 앞으로 나아하게 하는 것을 돕기 위해 파동을 치듯 움직이는 이것을 무엇이라 하는가?
   a. 미세융모
   b. 편모
   c. 섬모
   d. 중심체
6. 다음 중 확산을 옳게 설명한 것은?
   a. 물이 고농도에서 저농도로 이동하는 수동 운반의 형태
   b. 입자가 고농도에서 저농도로 이동하는 능동 운반의 형태
   c. 입자가 고농도에서 저농도로 이동하는 수동 운반의 형태
   d. 입자가 고농도에서 저농도의 구역으로 세포막의 채널을 통해 입자가 이동하는 수동 운반의 형태

7. 삼투압은 :
   a. 삼투를 유도하는 힘
   b. 모세혈관 벽을 통해 용질을 이동하는 힘
   c. 압력은 정맥환류를 돕는다.
   d. 수압은 삼투 결과 발달한다.
8. 만약 적혈구 세포가 고장성용액에 침전되어 있다면 세포는 어떻게 될것인가:
   a. 정상적인 크기를 유지하고 물에 함유된다.
   b. 액체 소실과 쭈그러든다.
   c. 팽창하고 터지게 된다.
   d. 모세혈관 벽을 통해 확산
9. 나트륨-칼륨 펌프에 대해 옳게 설명한 것은?
   a. 에너지는 세포내로 칼륨과 세포 밖으로 나트륨을 능동수송 함으로써 생성된다.
   b. 펌프는 이러한 두 이온의 농도를 같게 하기 위해 나트륨을 세포 안으로 칼륨을 세포 밖으로 펌프하여 ATP 형태의 에너지를 사용한다.
   c. 펌프는 나트륨을 세포 안(나트륨 저농도)에서 밖(나트륨 고농도)으로 운반하고, 칼륨을 밖(칼륨 저농도)에서 안(칼륨 고농도)으로 운반하기 위해 ATP 형태의 에너지를 사용한다.
   d. 펌프는 나트륨을 세포 안(나트륨 고농도)에서 밖(나트륨 저농도)으로 운반하고, 칼륨을 밖(칼륨 고농도)에서 안(칼륨 저농도)으로 운반하기 위해 ATP 형태의 에너지를 사용한다.
10. 세포막을 통해 너무 큰 물질을 내보내는 과정을 무엇이라 하는가?
   a. 세포외유출
   b. 세포내이입
   c. 포식작용
   d. 포음작용
11. RNA가 DNA와 다른 것이 아닌 것은?
   a. RNA는 단일 가닥을 가지고 있다.
   b. RNA는 리보스 당을 가지고 있다.
   c. RNA는 티민 대신에 우라실 염기를 가지고 있다.
   d. RNA는 단지 하나의 형태로 존재한다.
12. DNA 가닥에 유전적 코드를 결정하는 것은 무엇인가?
   a. 염기 서열
   b. 염기가 쌍을 이루는 방법
   c. 가닥의 수
   d. 염기의 수
13. 세포는 어떤 단계에서 DNA의 추가적인 세트를 만드는가?
   a. 1차 gap phase
   b. 합성기
   c. 2차 gap phase
   d. 유사분열

3장 답

1. 정답 : b. 핵은 다양한 소기관의 기능을 조절하지 않는다; 이는 또한 세포의 안팎으로 물질 흐름을 조절하지 않는다. 이는 일반적으로 세포의 중앙에 위치하고 있으나 이것이 조절 중추의 이유는 아니다.
2. 정답 : c. 세포막은 단백질의 단단한 층으로 구성되지 않는다. 이는 콜레스테롤과 단백질을 함유하고 있으나, 콜레스테롤과 단백질이 세포막을 따라 흩어져 있으며, 이들이 층을 형성하지는 않는다. 이는 또한 탄수화물을 함유하지 않는다.
3. 정답 : a. 리보솜은 단백질을 합성. 용해소체는 세포에 불필요한 단백질을 분해. 중심체는 세포분열에 역할을 한다.
4. 정답 : d. 사립체는 박테리아 파괴 역할을 하지 않는다. 사립체는 ATP를 소모하거나 저장하지 않는다.
5. 정답 : c. 미세융모는 세포막의 주름으로 세포의 표면적을 크게 증가한다. 편모는 머리털과 같은 돌기로 세포를 앞으로 향해 추진하게 한다. 중심체는 세포분열에 중요한 역할을 하는 소기관이다.
6. 정답 : c. 고농도에서 저농도로 물의 이동은 삼투이다. 확산은 수동적 과정으로 입자가 이동하는데 채널을 요구하지 않는다.
7. 정답 : d. 삼투는 반투과성 막에 용질의 농도에 의한 이동. 정수압은 모세혈관 벽을 따라 용질을 이동시키는 압력이다. 삼투압은 정맥환류에 역할하지 않는다.
8. 정답 : b. 적혈구 세포는 등장성 용액에 침전되어 있을 때 정상적인 크기를 유지하며 물에 함유되어 있을 것이다. 저장성 용액은 세포내로 물이 들어가 세포를 팽창시키고 터지게 할 것이다. 적혈구 세포는 모세혈관 벽을 통해 확산하기에 너무 크다.
9. 정답 : c. 나트륨-칼륨 펌프는 능동운반 기전으로 에너지 생성보다는 소비한다. 이러한 과정은 나트륨과 칼륨이 농도 경사에 대항하여 저농도에서 고농도로 펌프되는 과정이다.
10. 정답 : a. 세포내이입은 세포내로 물질을 가지고 오는 소포성 운반이다. 포식작용은 세포내로 큰 고체입자를 가지고 들어오는 것이다. 포음작용은 세포내로 용해된 물질이 함유된 세포외액의 액포 방울을 가지고 올 때 발생한다.
11. 정답 : d. RNA는 messenger RNA(mRNA), transfer RNA(tRNA), ribosomal RNA (rRNA)로 모두 단백질 합성에 중요하다.
12. 정답 : a. DNA 염기는 변하지 않는 고정된 쌍을 가지고 있다. DNA는 항상 2가닥으로 구성된다. 이러한 염기 서열은 수가 아니라, 유전 코드에 의해 결정된다.
13. 정답 : b. 1차 gap phase 동안 세포는 DNA 복제에 필요한 물질을 축적시킬 것이다; 2차 gap phase 동안에는 필수적인 효소를 만든다. 유사분열 단계에는 세포가 실제 분열한다.

모바일로 이 코드를 스캔하면 Davis*Plus*의 Podcast도서관이 접속됩니다. 또한 **http://davisplus.fadavis.com**에 접속하면 이 단원에 유용한 자료를 이용할 수 있습니다.

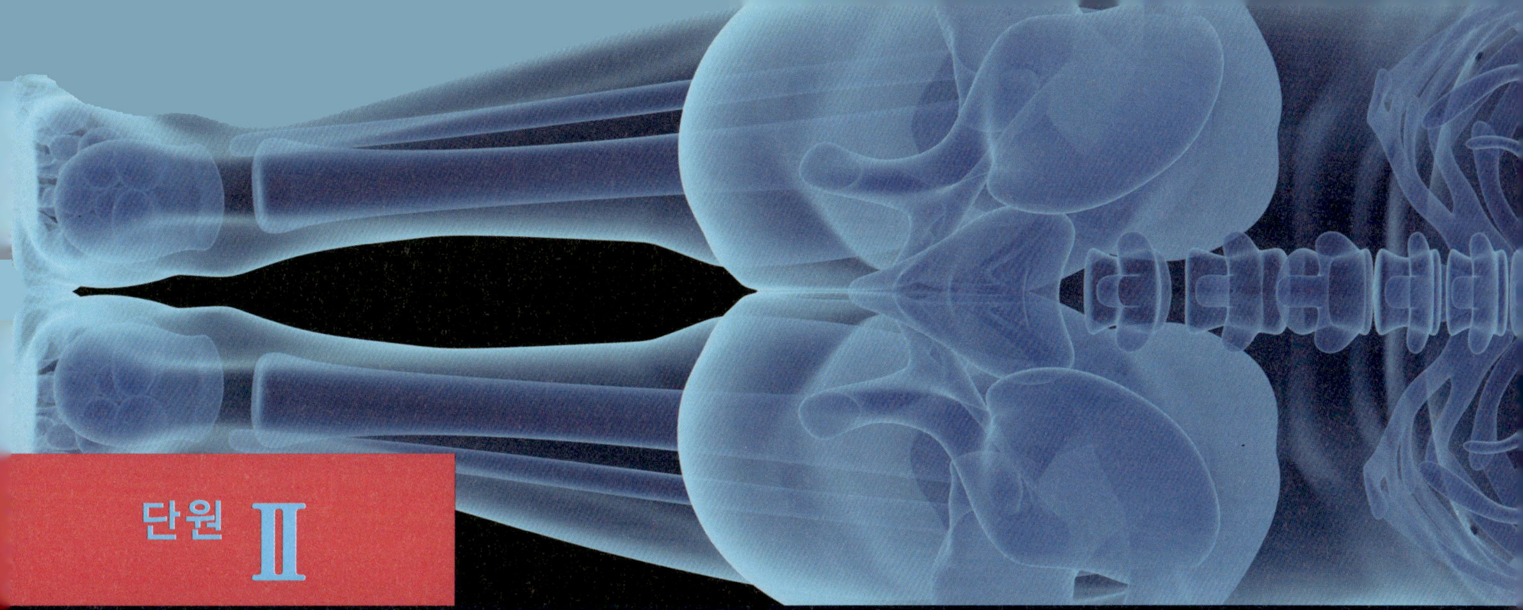

단원 Ⅱ

외피, 지지와 신체의 운동
(COVERING, SUPPORT AND MOVEMENT OF THE BODY)

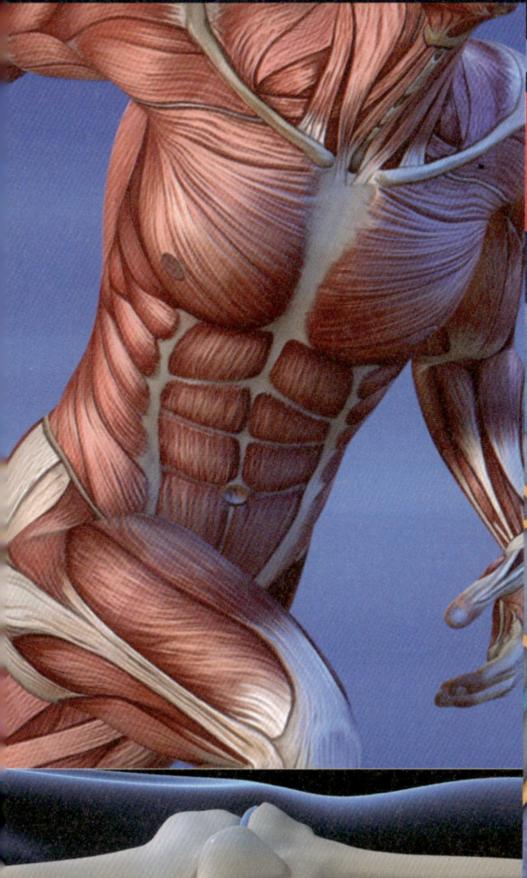

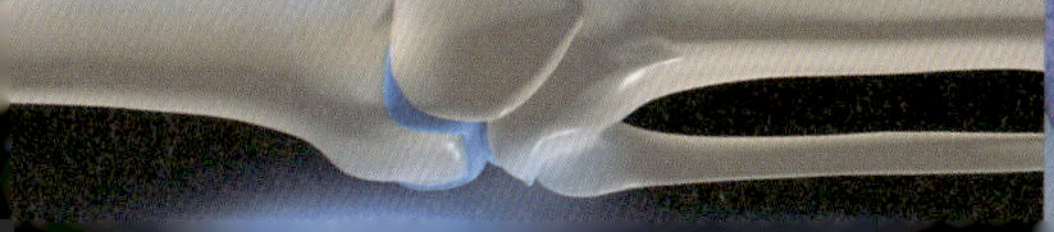

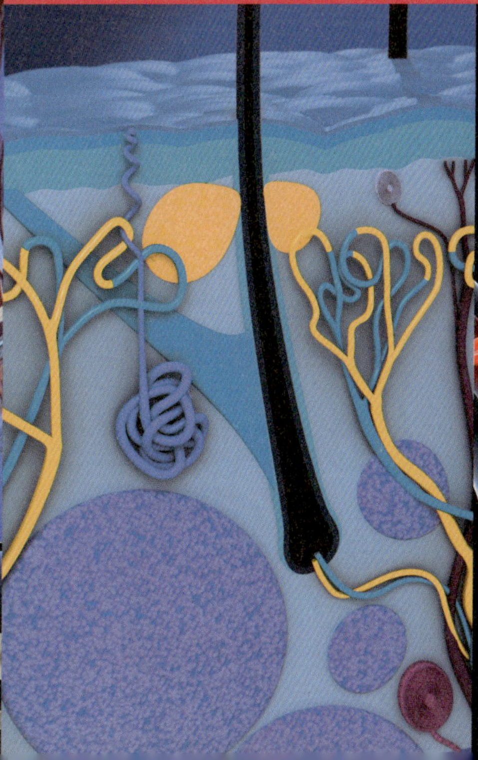

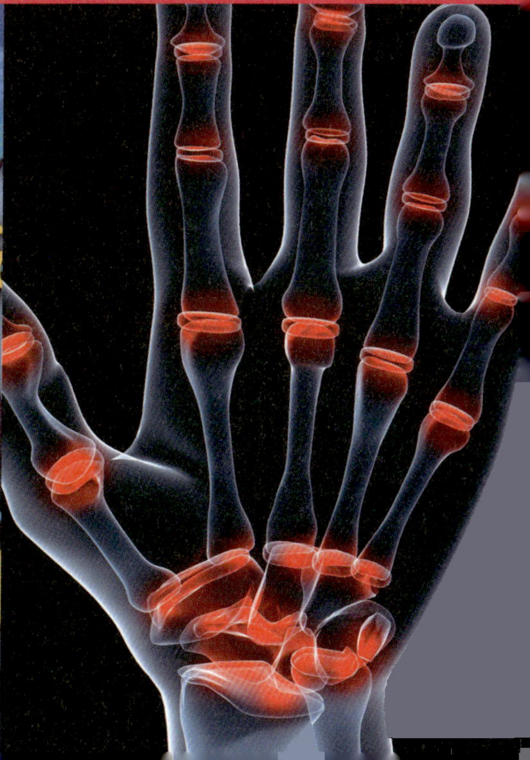

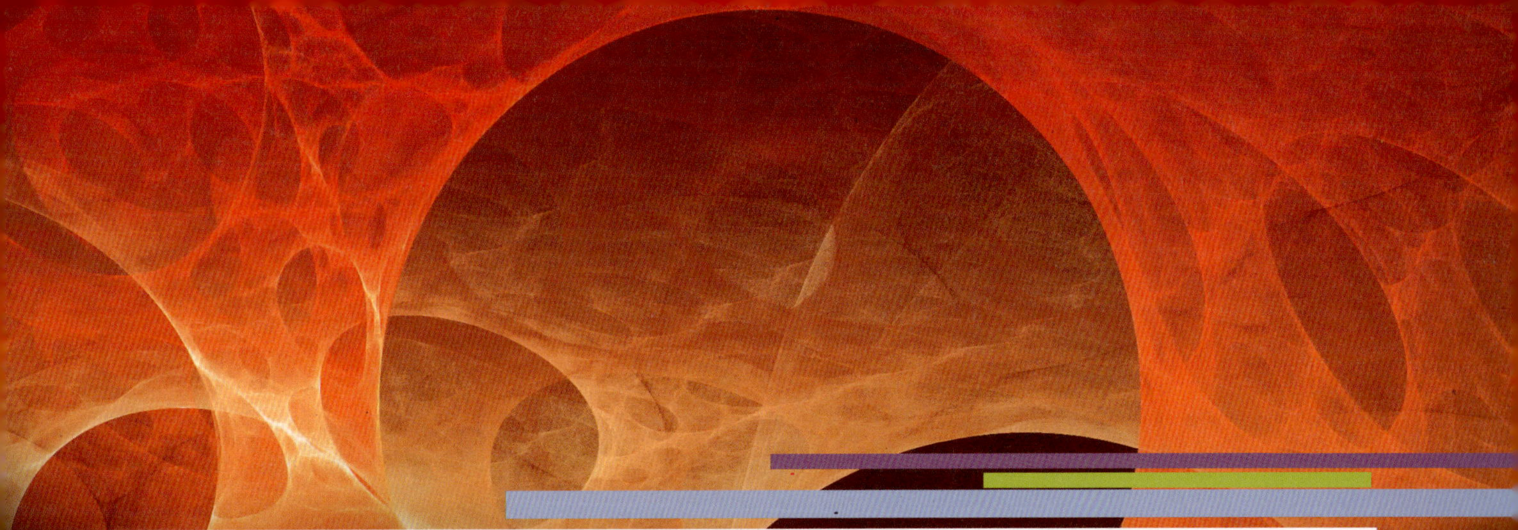

제 4 장 4

조직(Tissues)

혈액과 뼈를 포함한 신체는 조직으로 이루어져 있다.

인간의 몸은 몇 조의 세포를 갖고 있음에도 모든 세포들은 4개의 분명한 **조직**(tissues)의 그룹 중 하나에 속하게 되어 분류된다. 조직들은 그야말로 보통의 기능을 수행하는 유사세포들의 그룹이다. 조직의 4개의 범주는 상피, 결합, 신경, 근육이다.

이 네 가지 유형의 조직은 구조물의 놀라운 집합체를 생성하기 위해 결합하거나 홀로 존재한다. 예를 들어, 장기들은 둘, 셋 또는 심지어 네 개의 조직의 유형으로 구성되어 있어 유일무이한 조직의 목적을 실행하기 위해 모두 함께 일한다. 또한 조직은 신체의 구조물을 붙잡고 있는 결합조직으로 그 형태를 제공하고 또한 이동 능력을 준다.

조직의 발달(Tissue Development)

난자와 정자가 단세포를 형성하기 위해 결합한 후 즉시 세포들은 급속히 분열하기 시작한다. 처음엔 모든 세포들은 동일하다. 곧 세포들은 세 개의 층에서 조직화 된다: **외배엽**(바깥층), **중배엽**(가운데층) 그리고 **내배엽**(안쪽층). 각 층의 세포들은 계속 분열하고 다른 층의 세포들과 점점 더 구별되어 진다. 결국 각 층은 조직의 다른 유형과 **분화**(differentiation)라 불리는 과정을 일으킨다.

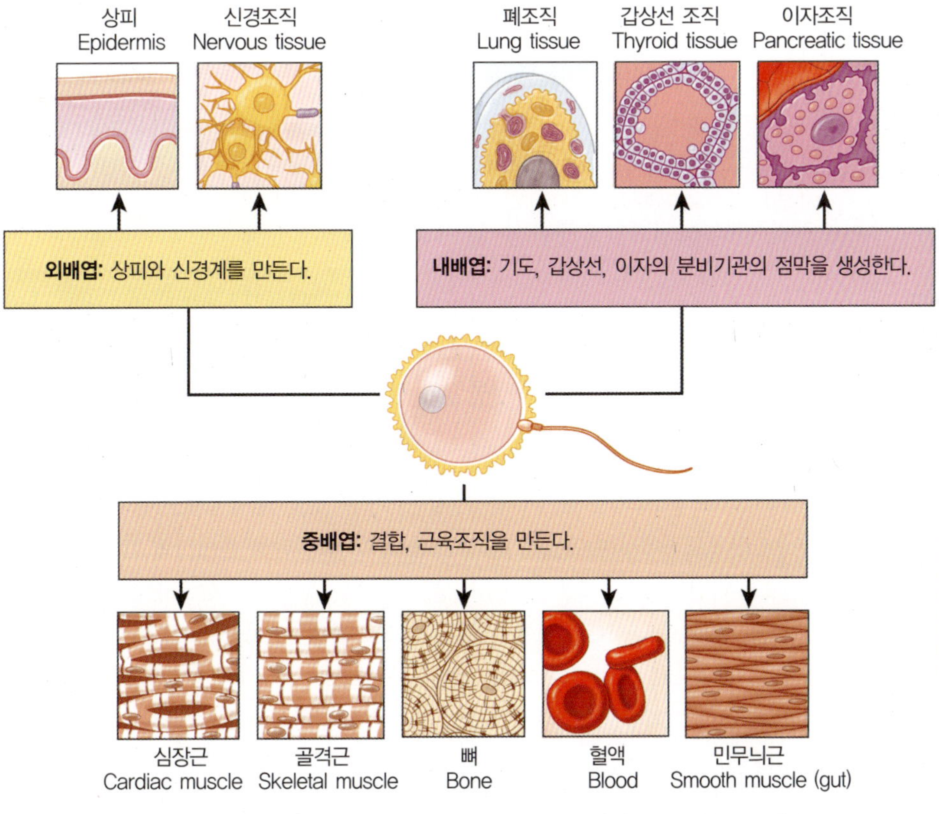

일상에서의 신체
(The body at work)

***줄기세포**라 불리는 체세포들은 간세포, 피부세포 또는 혈액세포 같은 많은 다른 유형의 세포에서 분화할 수 있다. 배아줄기세포는 초기 배아에서 발생한다. 그것들은 200가지 이상의 체세포로 분화할 수 있다. 성체줄기세포는 특정 장기와 조직에서 발생한다. 세포가 분열될 때 하나의 딸세포는 체세포에서 분화되는 동안 줄기세포에 남겨져서 오래된 세포를 대체하고 손상된 조직을 복구하거나 아동 발달 시 장기 성장을 돕는 일을 할 수 있다.*

상피조직(Epithelial Tissue)

상피라 불리는 **상피조직**(epithelial tissue)은 충전세포로 밀착되어 있는 연속적인 층이다. 이것은 신체의 표면과 신체강의 선과 많은 장기를 덮고 특정 선을 형성한다. 이 조직의 주요 기능은 보호, 흡수, 여과, 분비와 관련이 있다.

한편으로는 상피는 표면조직이다. 피부나 입의 안쪽이나 신체 내부의 강처럼 위 층은 항상 환경에 노출되어 있다. 상피의 바닥면은 **기저막**(basement membrane)이라는 의미처럼 결합조직의 아래에 부착되어 있다. 상피조직은 혈관을 함유하기에는 너무 가늘다. 그러므로 상피조직은 필요한 만큼 산소와 영양분을 공급받기 위해 결합조직 바로 밑에 의존하고 있다.

상피조직의 분류(Classification of Epithelial Tissue)

상피조직은 세포의 모양 뿐 아니라, 층의 수로 분류된다.

세포모양(Cell Shape)

상피세포는 세 개의 기본 형태 중 하나의 모양을 띠고 있다: **편평형**(squamous), **입방형**(cuboidal), **원주형**(columnar)

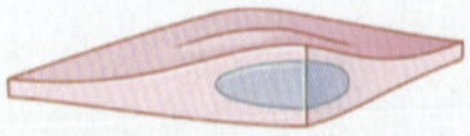

편평형(Squamous)

이 세포들은 편평하고 판과 같다. 편평형이란 단어는 비늘을 뜻하는 라틴어에서 왔다.

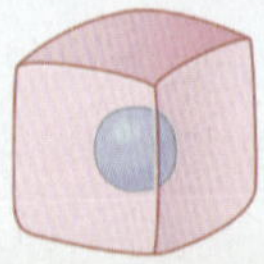

입방형(Cuboidal)

이 세포들은 정육면체 모양이고 편평형세포보다 더 많은 세포질을 함유하고 있다.

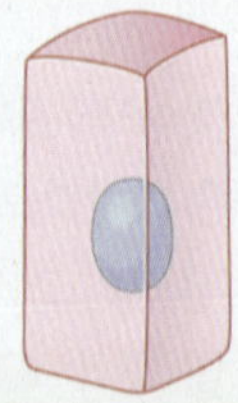

원주형(Columnar)

원주형세포는 폭에 비해 높고 키가 크며 원통형이다.

세포층(Cell Layers)

상피는 단층이나 다층으로 나타난다.

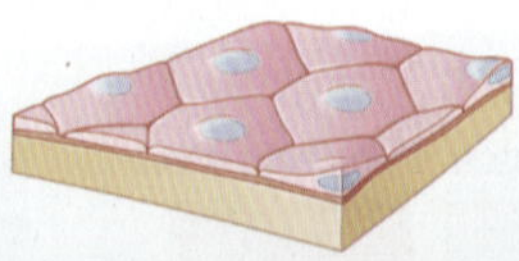

단층 상피에서 모든 세포는 기저막과 닿아 있다.

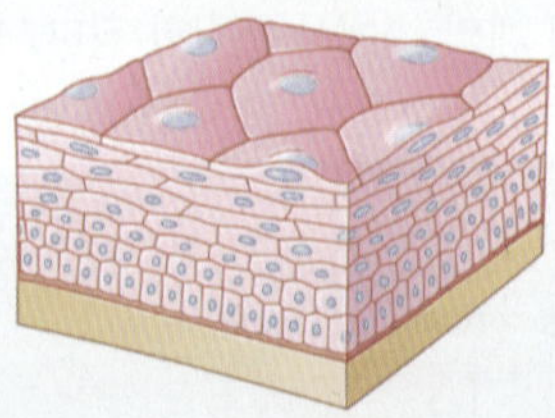

겹층 상피에서는 몇몇 세포는 다른 세포의 꼭대기와 포개져 있고 세포의 위층은 기저막과 닿지 않는다.

세포의 모양과 층의 수를 고려하여 다음 페이지에서는 다양한 종류의 상피조직을 강조한다.

샘상피(Glandular Epithelium)

다음 페이지에서 서술하는 상피는 막상피로 알려져 있다. 상피에는 또 다른 종류가 하나 있는데 그것이 **샘상피**(glandular epithelium)이다. 샘은 특정물질의 분비를 담당하는 상피세포들의 집합이다.

중요한 사실(Fast fact)

배상세포(goblet cells)는 분비소포를 가지고 있는 수정된 세포로 많은 양의 점액을 생산한다.

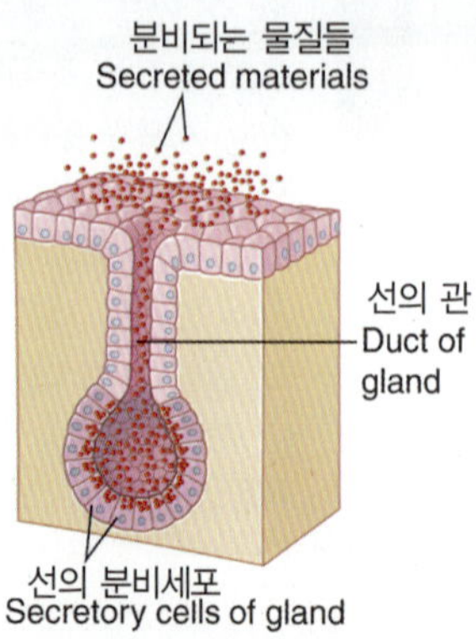

- **외분비선**(exocrine glands)은 관에서 눈물, 땀이나 위액 같은 물질을 분비한다. 그 후 관은 신체강이나 신체표면에서 비어있게 된다. 예를 들어 땀샘 땀을 분비하여 관을 통해 흘러 피부표면으로 나간다,
- **내분비선**(endocrine glands)은 보통 관없는 선으로 불린다. 이 선은 호르몬이라 불리는 물질을 즉시 혈액으로 분비한다. 예를 들어, 아드레날선은 부신호르몬(에피네프린)과 부신수질호르몬을 혈류안으로 분비한다. 외분비선의 또 다른 예로는 뇌하수체, 갑상선과 난소가 있다.

상피세포의 종류

조직	기능	위치
단층		
단층편평상피 · 편평하고 비늘모양의 단층세포 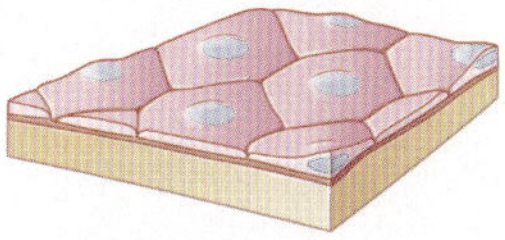	· 얇기 때문에 준비가 된 확산이나 여과를 허용한다	· 허파꽈리 (폐포) · 림프관과 혈액내벽 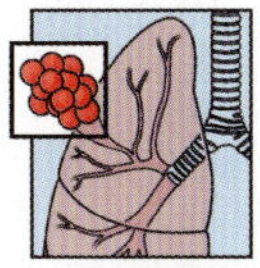
단층입방상피 · 정육면체모양의 단층세포 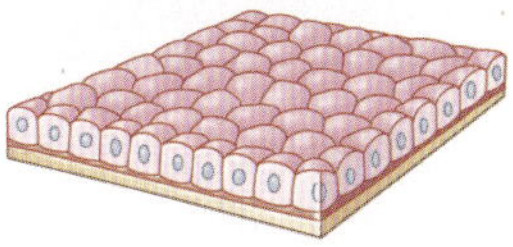	· 분비와 흡수	· 신장을 포함한 많은 장기의 관과 세관 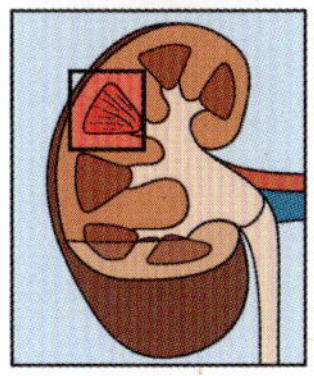
단층원주상피 · 원주형세포 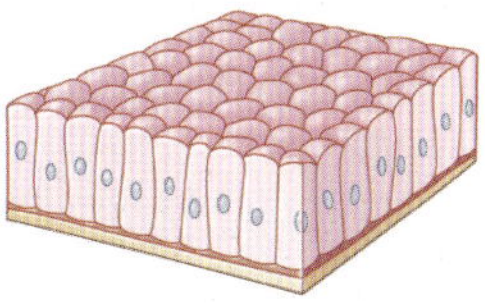	· 흡수에 관여 · **배상세포**에 의해 점액분비(수정된 원주형 세포: 앞 쪽의 "빠른사실"을 보시오)	· 창자내벽 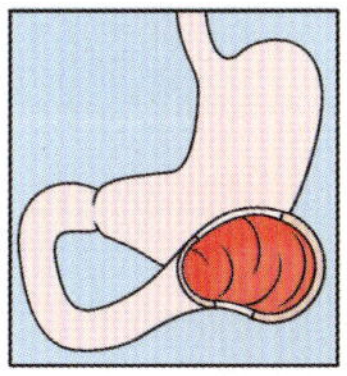
중층원주상피 · 불규칙적인 모양의 단층원주세포 · 핵을 가진 다른 높이의 세포들이층을 이루고 있다. 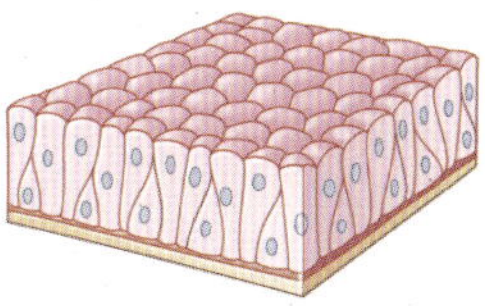	· 보호물제공 · 점액분비	· 기관, 기관지, 비점막의 내벽 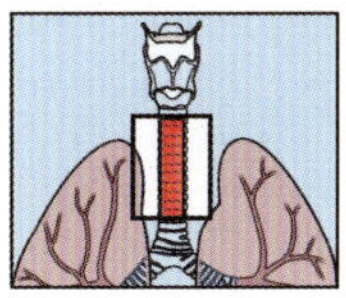
다층		
중층원주상피 · 다양한 세포층 (단층상피보다 더 강하게 만든다) · 신체에서 가장 넓게 퍼진 상피 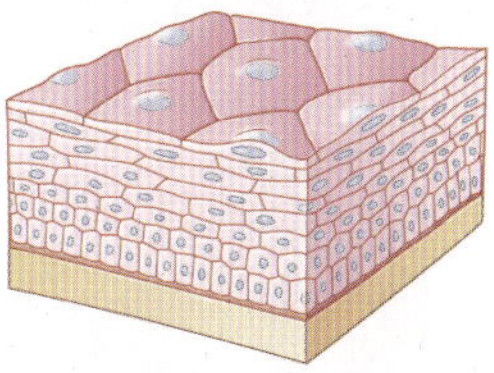	· 병원체에 의한 침투와 마모에 저항. · 표피처럼 케라틴을 함유하는 것도 있고 점막처럼 케라틴이 없는 것도 있다.	· 피부의 표피 · 식도 · 질 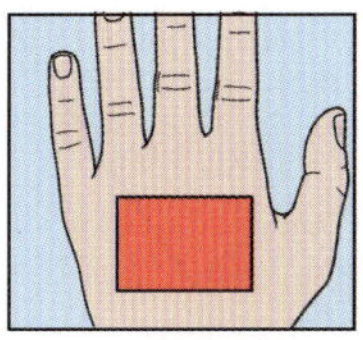
이행상피 · 다양한 세포층 · 수축되었을 때 세포층은 줄어들고 세포모양은 입방형에서 편평형으로 변한다. 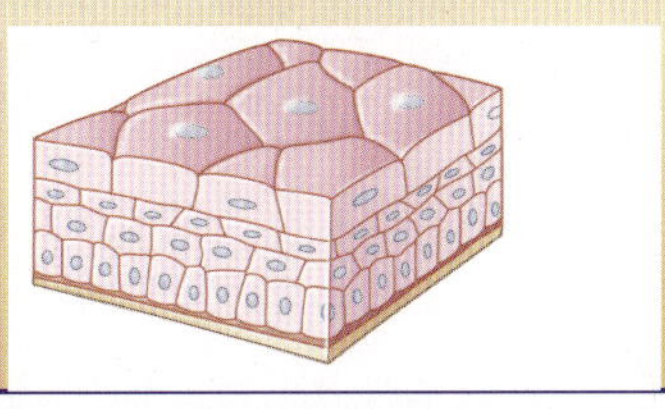	· 요도관이 채워지면 수축한다.	· 요로 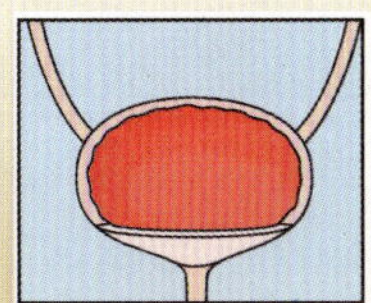

결합조직(Connective Tissue)

모든 조직 중에서 가장 넓게 퍼져 있고 가장 다양한 조직이 **결합조직**(connective tissue)이다. 형태는 단단한 선에서 탄성판까지 다양하게 존재하고 다양한 역할을 수행한다. 이 겉보기에 다양한 조직의 최고 목적은 신체를 함께 연결하고 지지하고 결속시키거나 장기를 보호하는 것이다. 이 장은 결합조직의 다양한 형태의 예를 보여준다.

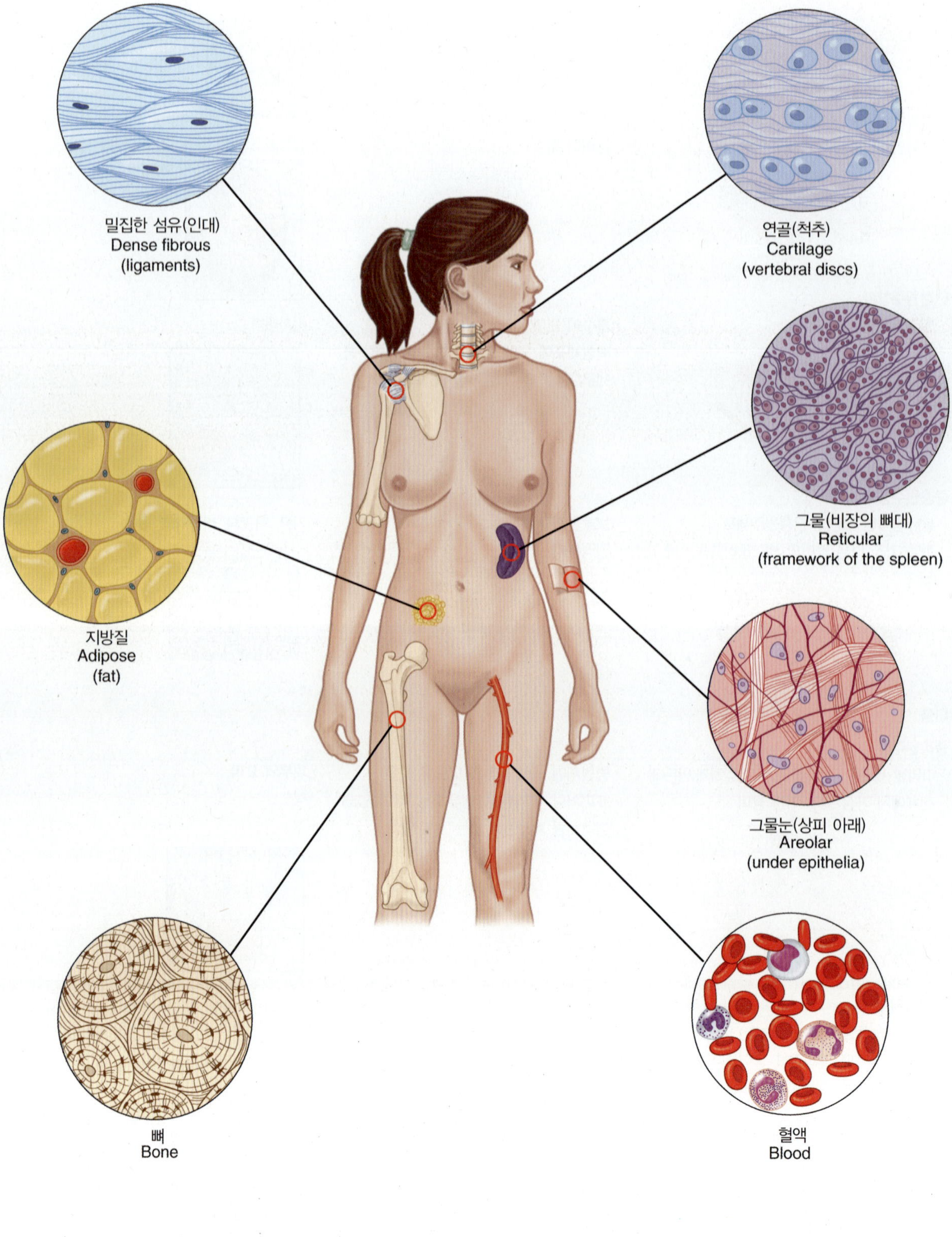

결합조직의 구성물(Components of Connective Tissue)

세포의 기질(extracellular matrix)로 불리는 결합조직의 중요 구성요소는 무엇이 결합조직을 다양하게 만드는 가이다. 세포외기질은 조직의 세포들이 박혀있는 뼈대이다. 기질은 다양한 종류와 양의 단백질섬유와 유동체로 구성되어 있다. 구성안에서의 변화는 조직의 특성을 부여한다. 예를 들어, 혈액의 기질은 유동체이다. 혈액은 섬유는 없고 많은 세포들을 함유하고 있다. 반대로 뼈의 기질은 세포는 거의 없고 많은 섬유를 가지고 있어서 단단하고 부러질 수 있게 만든다. 또한 기질은 젤 같고 유연하고 튼튼하며 심지어는 부서지기 쉽게 만들기도 한다.

결합조직 안에 있는 섬유들은 세 가지 종류중 하나이다.

- **콜라겐섬유**(collagenous fibers): 이 섬유는 강하고 유연하지만 스트레칭에는 저항한다. 가장 많이 있는 섬유이다.
- **세망섬유**(reticular fibers): 모세혈관과 신경섬유처럼 작은 구조물을 지지하며 망 안에서 발생한다.
- **탄력섬유**(elastic fibers): *엘라스틴*이라는 단백질로 되어 있고 스트레칭 할 수 있으며 고무밴드처럼 튕겨진다.

일상에서의 신체(The body at work)

콜라겐은 신체의 대부분에 있는 단백질이다. 건과 인대, 뼈와 연골의 기질의 형성을 도와주는 것 외에도 피부의 심부층을 형성한다. 과학자들은 신체와 피부의 많은 변화가 콜라겐의 분자구조의 변화로 인한 결과로 나이와 관련 있다고 추측하고 있다. 어떤 사람들은 이런 변화에 역행하여 피부의 부드러움과 통통함, 주름을 위해 콜라겐주사를 선택하기도 한다.

결합조직의 종류(Types of Connective Tissue)

결합조직은 구조적 특성에 따라 분류한다. 기본분류는 섬유결합조직, 연골, 뼈와 혈액이다. 섬유결합조직은 치밀하거나 느슨하다. 느슨한 결합조직은 더 나아가 성긴조직, 지방조직이나 세망조직으로 나누어진다.

섬유결합조직(Fibrous Connective Tissue)

풍부한 섬유가 특징으로 섬유들은 성긴결합조직처럼 느슨하게 배열되어 있거나 치밀결합조직처럼 꽉 묶여있다.

성긴결합조직(Loose Connective Tissue)

모든 조직에 가장 넓게 퍼져있고 좋은 신축성을 가지고 있다. 성긴결합조직의 명확한 종류는 **그물눈**(areolar), **지방**(adipose), **세망**(reticular)이 있다.

그물눈조직
- 부드럽고 젤같은 형태로 콜라겐과 탄력섬유로 구성.
- 신체내에서 많은 인접한 구조물들과 연결
- 거의 모든 상피조직 아래에 위치.
- 혈관, 신경, 식도, 기관을 둘러싼다.

지방조직
- 지방세포에 의해 지배
- 콩팥과 다양한 다른 구조물 주위를 보호하고 지지하는 형식
- 여분의 음식물을 저장하는 보관창고 역할
- 신체열의 보호하기 위해 신체단열을 도와준다.

세망조직
- 세망섬유와 세포의 성긴망으로 구성.
- 지라(비장), 림프절, 골수의 뼈대를 형성한다.

치밀결합조직(Dense Connective Tissue)

치밀결합조직은 치밀하게 묶인 콜라겐섬유로 구성되어 있다. 이 치밀조직은 건과 인대, 뼈에 **뼈**(인대)나 뼈에 **근육**(건)이 붙는 역할을 하는 구조물같은 코드를 형성한다. 풍부한 혈액공급을 가지고 있는 다른 결합조직과는 달리 치밀결합조직에는 혈관이 거의 없다. 결론적으로 건과 인대의 손상은 천천히 낫는다. 치밀결합조직은 시트나 밴드의 형태로(**막**으로 불리는) 장기와 근육을 함께 묶는다. 또한 콩팥, 지라와 신경주위를 캡슐이나 막으로 보호한다.

연골 (Cartilage)

연골세포(chondrocytes)로 불리는 세포로 구성되어 있고 고무같은 유연한 기질을 갖고 있다. 혈관은 없다. 즉, 결합조직 주위에서 발산형태로 영양소와 산소를 받는다 – 느리고 비효율적인 과정. 결론적으로 연골이 손상(무릎관절손상)받으면 회복이 매우 느리고 완전히 회복되지 않을지도 모른다.

여기 연골의 세 종류가 있다: 유리질, 탄력, 섬유연골

유리연골

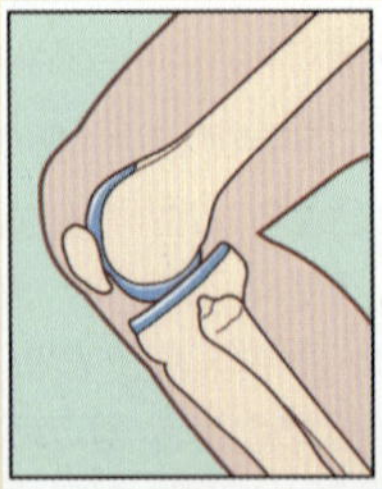

- 움직이는 관절의 끝, 갈비뼈가 가슴뼈에 부착하는 지점, 후두 그리고 기관주위의 지지고리에서 발견된다.
- 태아의 골격에 많이 있다(후에 뼈로 발달)

탄력연골

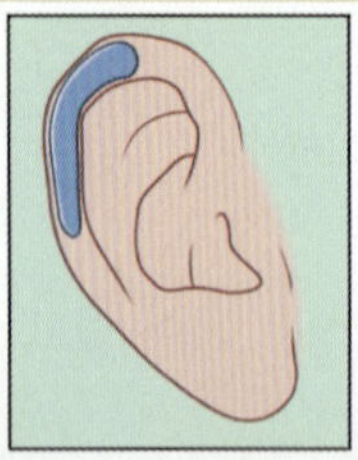

바깥귀와 후두개를 유연하게 지지한다.

섬유연골

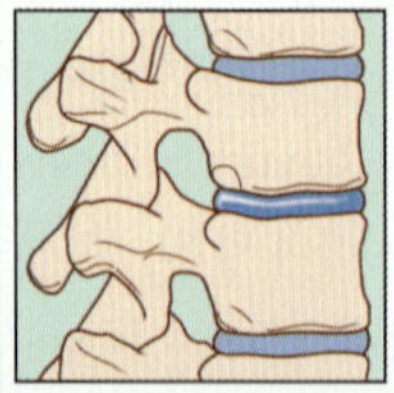

이 연골은 충격을 흡수하고 압박에 저항하기 때문에 무릎관절과 척추사이의 디스크를 형성한다.

뼈 (Bone)

뼈조직(osseous tissue)이라 불리며 콜라겐 섬유와 미네랄염 결정을 함유한 기질에 박혀있는 뼈세포로 구성되어 있다. 이 미네랄 결정은 뼈의 딱딱함을 책임지고 있다.

뼈는 신체의 골격을 형성한다. 뼈는 신체구조를 만들고 지지하며 뇌처럼 내부 장기를 보호한다. 또한 움직임을 가능케 하는 근육에 부착점을 제공한다. 뼈의 기질은 칼슘의 저장지점을 제공하고 어떤 뼈들은 새로운 혈액세포를 생산하는 적혈구를 갖고 있다. 뼈는 풍부한 혈액공급이 있어 골절 후 뼈가 빨리 회복되게 한다(더 많은 자료는 6장, *뼈와 뼈조직*을 보시오).

혈액 (Blood)

혈액은 결합조직 사이에서 독특하게 유동체로 존재한다. 혈액세포의 다양한 종류의 구성은 유동체기질(**혈장**으로 불린다)에 의해 둘러싸여 있고 혈액은 세포와 용해된 물질을 신체의 한 부위에서 다른 부위로 운반한다. 다른 결합조직과는 달리 혈액에는 어떠한 섬유도 없다(더 많은 자료는 13장, *혈액*을 보시오)

일상에서의 신체 (The body at work)

결합조직은 많은 역할을 하고 있다. 예를 들어, 뼈는 신체를 지지하고 장기를 보호하고 움직이게 만든다. 지방은 에너지로 저장하고 신생아와 아이들의 체온을 유지한다. 건과 인대는 그 자리에서 장기와 근육을 붙잡고 있다. 혈액은 가스, 영양소, 호르몬, 찌꺼기를 운반한다. 그 중 최고는 결합조직이 면역단백질을 제공한다는 것이다. 결합조직 세포는 외부 침입자를 공격하는 반면, 결합조직섬유는 염증 발생 시 그 위치에 제공된다.

중요한 사실 (Fast fact)

손상이나 뼈관절염 형태의 연골장애는 가장 흔한 무릎통증의 원인이다. 연구자들은 이런 문제들을 완화하는데 도움이 될 만한 시도로 현재 연골재생을 자극하는 다양한 방법을 탐구하고 있다.

결합조직의 종류

조직	위치	기능
성긴결합조직		
• 그물눈	상피아래; 근육들사이; 혈관과 신경주위	장기와 조직을 함께 연결(근육에 피부처럼)
• 지방	표면아래; 피부, 유방, 심장 콩팥과 눈주위	보호쿠션, 단열제공: 에너지저장
• 세망	지라; 림프절;골수	지지하는 뼈대
치밀결합조직	건;인대; 막;피부의 진피	내구성있는 지지
연골		
· 유리	관절의 뼈 끝; 갈비뼈와 복장뼈 사이의 연결지점; 기관과 식도의 고리; 후두; 태아의 골격	쉬운 관절 움직임; 단단하지만 유연한 지지.
• 탄력	바깥쪽 귀	유연한 지지 제공
• 섬유연골	척추사이원반; 무릎관절; 골반	압박에 저항, 충격흡수
뼈	뼈대	칼슘저장제공; 지지, 보호 제공
혈액	신체 곳곳에서 혈관안쪽	신체의 한 부위에서 다른 부위로 산소, 영양, 호르몬, 찌꺼기 제공.

기본 강좌 : 신체 지방

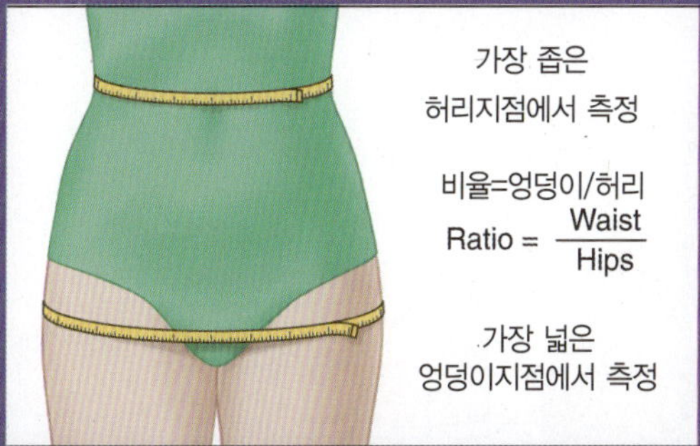

신체에서 칼로리를 태우는 것 보다 더 많은 칼로리가 소모될 때 과도한 칼로리는 지방조직에서 지방으로 저장된다. 남자와 여자는 다른 부위에 여분의 지방을 저장한다. 남성호르몬인 테스토스테론은 복부에 지방을 축적하게 하고 반면 여성호르몬인 에스트로겐은 둔부, 대퇴, 가슴 부위에 지방이 축적되게 한다(폐경기 후 에스트로겐이 감소할 때 지방은 엉덩이, 둔부, 대퇴에서 허리로 이동한다).

일반적으로 지방의 증가는 많은 건강상의 위험을 가져오지만 지방의 위치는 더 나아가 위험을 증가시킬지 모른다. 분명히 연구자들은 복부지방이 증가된 사람들의 건강위험이 명확히 증가한다는 것을 발견하였다. 복부지방의 증가는 장기 주위의 지방축적과 관련이 있고 그것은 장기기능을 방해할 수 있다. 더 많은 복부지방의 증가는 심혈관계질환, 고혈압, 당뇨의 위험성을 증가시키는 것과 관련이 있다.

허리와 엉덩이둘레 비율로 불리는 측정법은 복부비만을 정의하는데 사용하곤 한다. 이 측정법에서 허리둘레를 엉덩이둘레로 나누는데 남자는 0.9, 여자는 0.8 이상일 때 복부비만을 암시한다.

신경조직(Nervous Tissue)

신경조직은 다른 조직보다 더 높은 민감성과 전도성을 가지고 있다. 신경조직은 신체의 다른 부위에 신속하게 정보전달을 하는 특성이 있다(더 많은 자료는 10장, *신경계*를 보시오).

신경조직은 뇌, 척수, 신경에 있고 두가지 종류의 세포로 구성되어 있다.

- **뉴런**(Neurons), 신경자극활동의 단위.
- **신경교세포**(Neuroglia), 신경세포의 보호와 보조.

중요한 사실(Fast fact)

몇몇 축색은 꽤 길다; 사실 몇몇 축색은 뇌줄기로부터 발까지 뻗어있다.

각각의 뉴런은 **체세포**로 불리는 큰 세포체를 가지고 있다. 어떤 것들은 세포소기관 뿐 아니라 신경세포의 핵을 갖고 있다.

체세포에서 뻗어나온 다양하고 짧은 과정을 **수상돌기**라 한다. 가지돌기는 다른 세포로부터 자극을 받고 체세포에 전달한다.

뉴런은 **축색**으로 불리는 단일의 긴 신경섬유를 갖고 있다. 축색의 다른 세포에 신호를 전달한다.

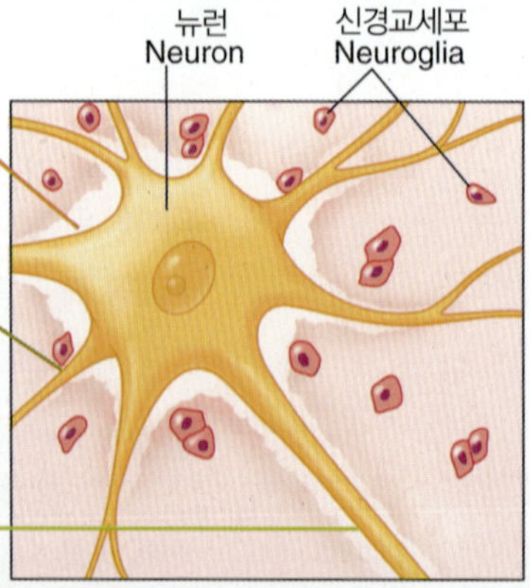

근육조직(Muscle Tissue)

근육조직은 자극에 대하여 수축하는 긴 세포로 구성되어 있다. 신체는 3가지의 근육조직을 갖고 있다:골격근, 심근, 평활근.

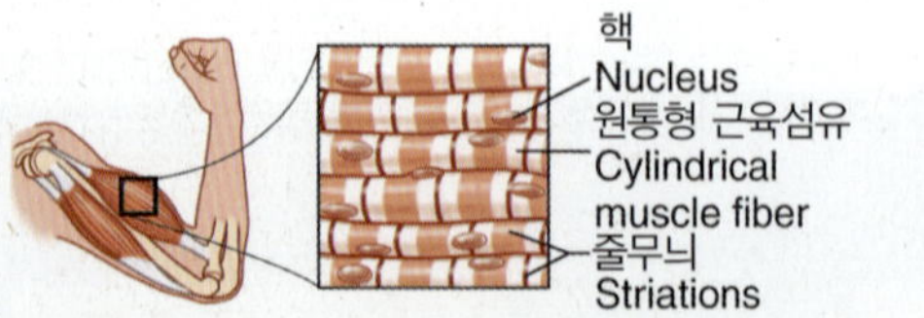

뼈대근(Skeletal Muscle)

뼈대근은 **근육섬유**(muscle fibers)라 불리는 길고 가는 세포로 구성되어 있다. 뼈대근은 줄무늬근(밝고 어두운 띠가 *줄무늬*나 선모양으로 나타나기 때문에)이나 맘대로근(*자발적*으로 움직일수 있기 때문에)으로 불린다.

대부분의 뼈대근은 뼈에 부착되어 있다. 이것은 움직임을 가능하게 한다. 또한 호흡, 언어능력, 배뇨조절, 얼굴표정을 책임지고 있다.

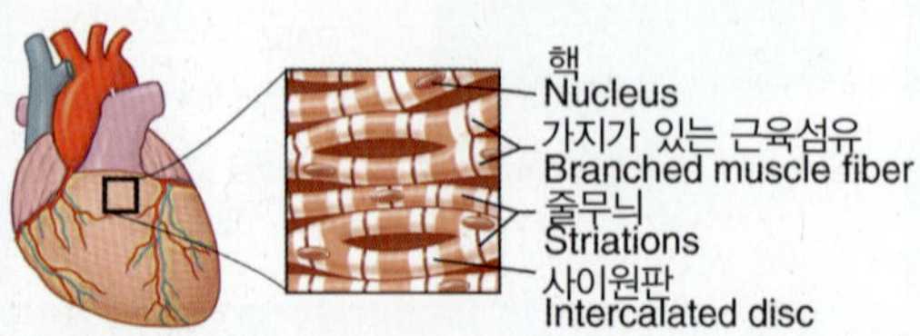

심근(Cardiac Muscle)

심근은 오직 심장에만 있다. 심근 또한 줄무늬가 나타나지만 뼈대근과는 눈에 띄는 차이가 있다. 심근세포는 뼈대근보다 더 짧다. 또 세포는 **사이원판**(intercalated discs)으로 불리는 접합부위와 연결되어 있다. 이 접합부는 신속하게 세포에서 세포로 전기자극을 퍼뜨린다. 이런 신속한 전달은 거의 동시에 자극과 수축을 허용한다. 마지막으로 심근은 제대로근으로 자발적 조절 아래서 수축되지 않는다.

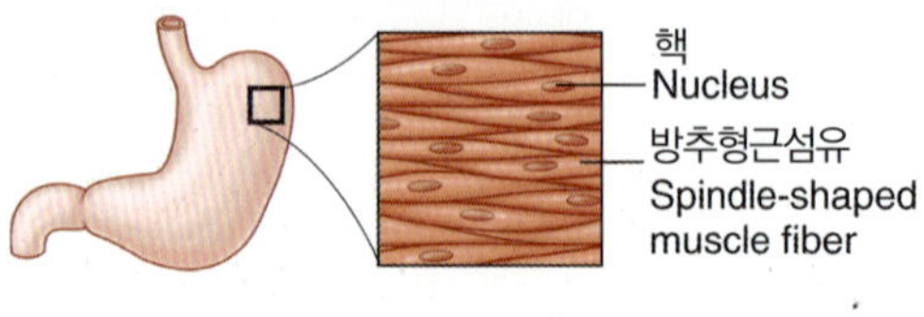

평활근(Smooth Muscle)

평활근은 길고 방추형 모양의 세포로 구성되어 있고 가로무늬근의 줄무늬 패턴이 부족하다. 자율신경계에 의해 자극을 받고 자발적으로 조절되지 않는다. 이 근육은 소화기, 호흡기, 비뇨기관을 포함하는 다양한 장기의 벽과 연결되어 있다. 평활근은 혈관의 지름을 조절하여 혈압과 혈류를 조절하는 중요한 일을 한다.

조직 치유(Tissue Repair)

조직 치유손상을 입으면 조직은 두가지 방법 중 한가지로 스스로 복구할 수 있다.

- **재생**(regeneration)은 손상된 조직이 같은 종류의 세포로 대체될 때 발생하여 기능적인 새로운 조직을 만든다. 절개되거나 긁힌 피부의 손상은 재생에 의해 치유된다.
- **섬유화**(fibrosis)는 손상된 조직이 반흔조직으로 대체될 때 발생하며 주로 콜라겐으로 구성되어 있다. 반흔 조직이 상처의 가장자리와 연결되어도 정상기능으로 회복되지는 않는다. 심각한 절개나 화상은 섬유화를 통해 치유된다. 또한 근육과 신경조직은 재생능력에 제한이 있어 섬유화에 의해 치유된 조직의 손상은 적어도 부분적인 기능의 손실이 있다.

조직치유의 단계(Steps in Tissue Repair)

피부가 절개될 때 상피조직은 기초조직이 섬유화로 치유되는 동안 재생된다.

애니메이션(ANIMATION)

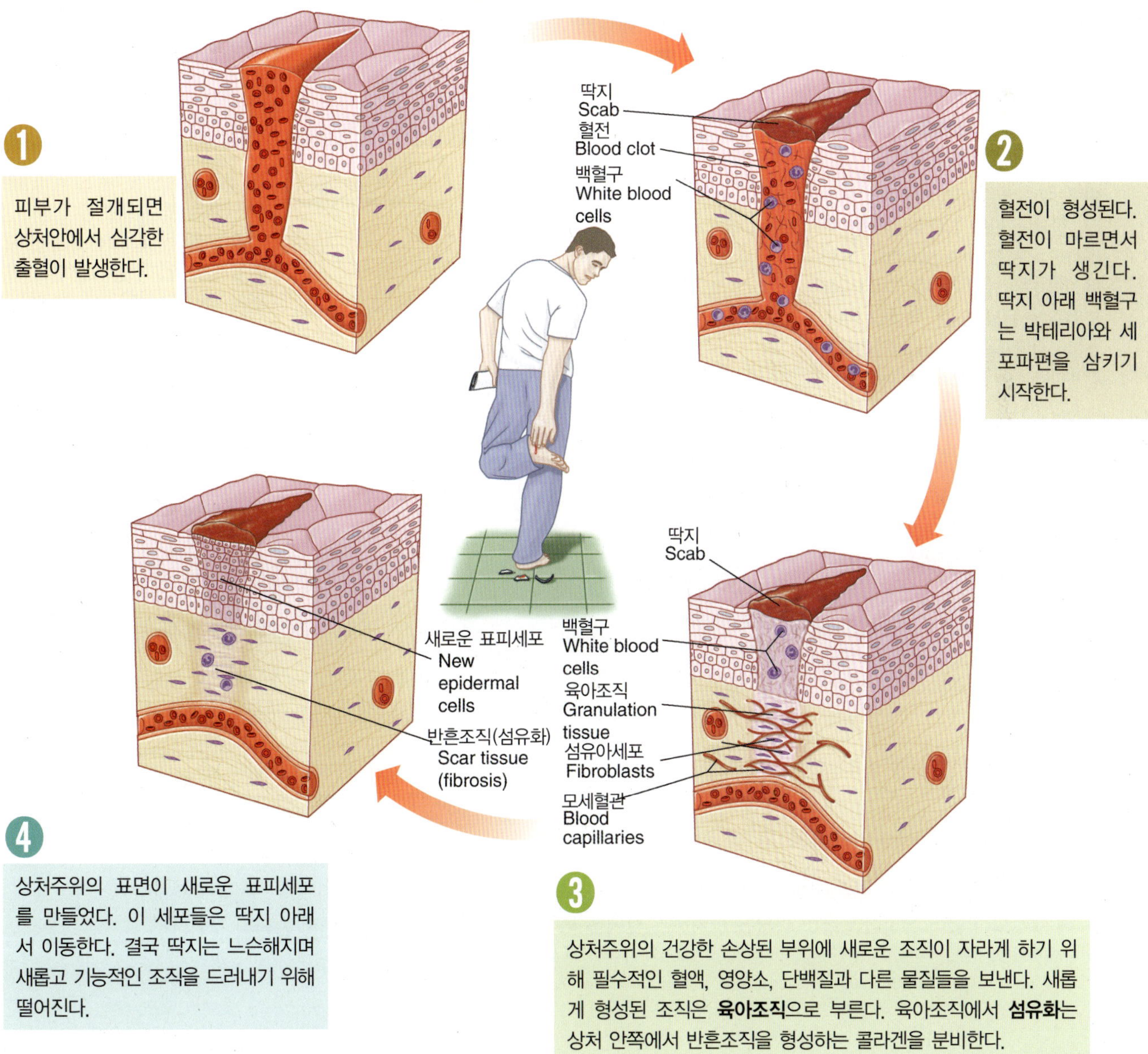

1. 피부가 절개되면 상처안에서 심각한 출혈이 발생한다.

2. 혈전이 형성된다. 혈전이 마르면서 딱지가 생긴다. 딱지 아래 백혈구는 박테리아와 세포파편을 삼키기 시작한다.

3. 상처주위의 건강한 손상된 부위에 새로운 조직이 자라게 하기 위해 필수적인 혈액, 영양소, 단백질과 다른 물질들을 보낸다. 새롭게 형성된 조직은 **육아조직**으로 부른다. 육아조직에서 **섬유화**는 상처 안쪽에서 반흔조직을 형성하는 콜라겐을 분비한다.

4. 상처주위의 표면이 새로운 표피세포를 만들었다. 이 세포들은 딱지 아래서 이동한다. 결국 딱지는 느슨해지며 새롭고 기능적인 조직을 드러내기 위해 떨어진다.

세포막(Membranes)

막(membranes)으로 불리우는 조직의 얇은 장으로 신체에서 많은 중대한 기능을 수행한다. 일반적으로 막은 신체강과 연결되어 있고, 신체표면을 덮으며 다른 것들로부터 장기(또는 장기의 부분)를 나눈다. 어떤 막은 심장이 뛰거나 관절을 구부릴 때처럼 움직이는 동안 마찰을 줄이기 위해 윤활액을 분비한다.

세포막의 두가지 범주는 **표피막**(epithelial membranes)과 **결합조직막**(connective tissue membranes)이다.

상피막(Epithelial Membranes)

상피막에는 세가지 종류가 있다: 점막, 피부막, 장막.

1 점막

점막은 신체표면과 연결되어 있어 호흡기, 소화기, 비뇨기와 생식기관처럼 신체의 외부를 직접 연다.

각 점막안에서의 상피 종류는 위치와 기능에 따라 다양하다. 예를 들어, 식도는 겹층의 상피를 갖고 있어 질기고 찰과상에 강하다.

반면 위는 원주상피와 연결되어 있다. 점막은 이름 그대로 **점액**을 분비하여 세포를 덮고 보호한다. 또한 음식물이 소화 기관을 거치도록 도와주어 윤활유같은 역할을 한다. 호흡기관에서는 먼지와 박테리아를 잡는다.

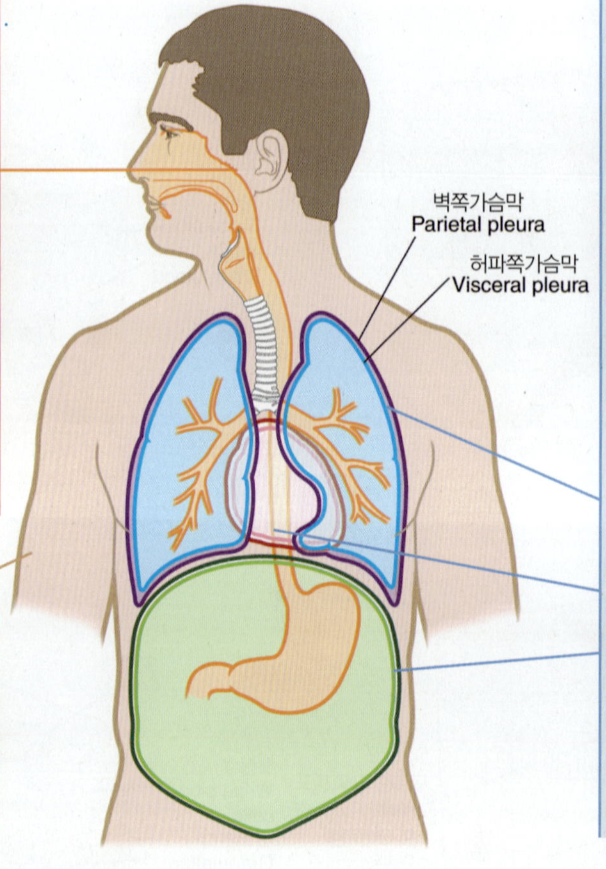

2 피부막

피부로 알려진 이것은 신체의 가장 큰 막이다. 결합조직의 층위에 휴면하고 있는 상피의 층으로 구성되어 있다(더 많은 자료는 *5장, 피부기관*을 참조).

3 장막

그물눈결합조직의 얇은 층위에 휴면상태로 있는 단층편평상피로 구성되어 있고 장막은 몇몇 폐쇄된 신체강과 연결되어 있다. 그리고 또한 이런 강들 안의 많은 장기들을 덮고 있다.

신체강과 연결된 장막은 실제로는 하나로 이어진 판이다. 막의 부분(벽막으로 불린다)은 강의 벽과 연결되어 있다. 그리고선 뒤를 감싸고 강을 덮고 있다. 장기를 덮고 있는 막의 부위를 내장막이라 부른다.

세가지의 장막이 있다.

- 가슴막 으로 각 허파를 감싸고 가슴안과 연결되어 있다.
- 심막 으로 심장주위를 감싼다.
- 배막 으로 배안과 연결되어 있고 배쪽 장기를 덮고있다.

장막은 장액을 분비하여 허파의 팽창과 심박동같은 마찰방지를 도와준다.

결합조직막(Connective Tissue Membranes)

몇몇 관절은 막에 의해 연결되어 있고 결합조직에 의해 만들어진다. 예를 들어, **활액막**(synovial membranes)은 뼈사이의 공간에 연결되어 있어 움직이는 동안 마찰을 방지하는 활액을 분비한다(이 막에 8장, *관절*에서 논의될 것이다).

핵심 용어 분석(Review of Key Terms)

지방조직(Adipose tissue) : 지방세포에 의해 지배되는 성긴결합조직의 종류

그물코조직(Areolar tissue) : 거의 모든 상피 밑에 있는 성긴결합조직의 종류

연골세포(Chondrocytes) : 연골을 형성하는 세포

원주상피(Columnar epithelium) : 키가 크고 원주형모양의 세포로 구성된 상피조직

결합조직(Connective tissue) : 모든 조직 중 가장 넓게 분포되어 있고 가장 다양하다. 신체에 연결되어 장기를 지지, 보호하거나 묶는다

입방상피(Cuboidal epithelium) : 정육면체모양의 세포로 구성된 상피조직

내분비샘(Endocrine gland) : 직접적으로 혈류안에서 호르몬을 생산, 분비하는 샘

상피(Epithelium) : 점막과 장막의 표면층과 피부의 표피를 형성하는 세포층

외분비샘(Exocrine gland) : 신체안이나 표면의 빈 곳인 관안에서 생산, 분비하는 샘

섬유아세포(Fibroblasts) : 콜라겐을 분비하는 세포로 상처 안쪽에서 반흔조직을 형성한다

석회화(Fibrosis) : 결합조직과 함께 주로 콜라겐으로 손상된 조직의 복구와 대체를 한다

샘상피(Glandular epithelium) : 특정 물질을 분비하는 샘으로 구성된 상피의 종류

술잔세포(Goblet cell) : 분비소수포를 갖고 있는 수정된 원주세포로 점액의 큰 양을 생산한다

육아조직(Granulation tissue) : 상처 안쪽에서 새롭게 형성된 조직

점막(Mucous membrane) : 신체 바깥쪽을 즉시 열어 신체표면과 연결된 상피막

근육조직(Muscle tissue) : 수축성 세포나 섬유로 구성되어 있는 조직으로 신체부분이나 장기의 움직임에 영향을 준다

신경조직(Nervous tissue) : 높은 민감성과 전도성을 가진 조직으로 신경계를 만든다

뼈조직(Nervous tissue) : 뼈의 조직

뼈세포(Osteocytes): 뼈를 형성하는 세포

세망조직(Reticular tissue) : 세망섬유와 세포의 성긴망을 구성하는 조직으로 지라, 림프절, 골수의 뼈대를 형성한다

장막(Serous membrane) : 그물눈결합조직의 얇은 막 위에 휴면하는 단층편평상피로 구성된 막으로 폐쇄된 신체 안과 연결되어 있고 또한 안의 장기를 덮고 있다

편평상피(Squamous epithelium) : 얇고 편평한 세포로 구성된 상피조직

줄기세포(Stem cell) : 많은 다른 세포와 구별되는 특화된 세포

조직(Tissue) : 유사세포의 그룹으로 보통의 기능을 수행한다

학습한 정보 유지하기(Own the information)

이 장에서 학습한 정보를 기억하기 위해서는 학습한 내용을 반영할 수 있는 시간이 요구된다. 따라서, 하얀 종이에 학습하고 토론한 중요 주제를 회상하면서 써내려가 본다. 그리고, *DavisPlus* 웹사이트에 접속하고 4장의 학습 목표를 체크하여 본다. 쓴 모든 내용이 이 장의 학습목표와 완전히 일치하는가? 그렇지 않으면, 이 장을 적절하게 다시 살펴 본다. 그리고, 학습 목표의 개념을 다시 써보거나 그려본다.

4장의 중요 주제:

- 조직이 어떻게 발달하나
- 상피조직의 분류
- 결합조직의 특성, 종류, 구성요소
- 신경조직의 특성
- 근육조직의 종류, 위치, 특성
- 조직치유
- 세포막

학습점검(Test Your Knowledge)

1. 꽉 묶인 세포의 연이어진 판으로 신체표면을 덮고 신체안과 장기와 연결되어 있으며 몇몇 샘을 형성하는 조직은 무엇인가?
   a. 결합조직
   b. 근육조직
   c. 상피조직
   d. 편평조직

2. 다음 설명 중 상피조직에 대해 진실인 것은 무엇인가?
   a. 상피조직은 풍부한 혈액공급을 가지고 있어 표면의 상처를 빨리 치유한다.
   b. 상피조직은 빈약한 혈액공급을 가지고 있어 절개나 긁힘 같은 손상을 입었을 때 과도한 출혈의 조절을 도와준다.
   c. 상피조직은 충분한 혈액공급을 가지고 있어 조직을 치유하는 동안 많은 산소와 영양소가 요구될 때 결합조직 아래에서 추가 혈액을 제공할 수 있다.
   d. 상피조직은 혈액공급이 없고 산소와 영양소 공급을 결합조직 아래에서 완전히 의존한다.

3. 상피의 어떤 종류가 세포막의 기저에 닿지 않고 다른 세포의 꼭대기에 무리로 있는가?
   a. 겹층
   b. 단층
   c. 입방형
   d. 편평형

4. 신체표면의 빈 관에서 분비되는 샘은 무엇인가?
   a. 내분비
   b. 술잔
   c. 외분비
   d. 기질

5. 모든 조직 중 가장 넓게 분포되고 다양한 조직은 무엇인가?
   a. 신경
   b. 근육
   c. 상피
   d. 결합

6. 신체열을 보호하기 위해 신체단열을 도와주는 조직은?
   a. 지방
   b. 세망
   c. 그물눈
   d. 얼굴

7. 뉴런의 어떤 부분이 다른 세포에 자극을 전달하는가?
   a. 신경아교
   b. 축색
   c. 가지돌기
   d. 체세포

8. 조직이 손상되었을 때 치유하고 새로운 것으로 대체하는 기능적 조직의 종류는?
   a. 석회화
   b. 과립화
   c. 뼈되기
   d. 재생

9. 신체의 외부를 즉시 열어 신체표면에 연결되는 막은?
   a. 피부
   b. 점액
   c. 장액
   d. 외분비

10. 척추의 디스크를 만드는 연골의 종류는?
    a. 유리질
    b. 탄력
    c. 세포막
    d. 섬유연골

4장 답

1. 정답 : c. 결합조직은 장기를 지지, 보호하고 신체와 연결되게 한다. 근육조직은 긴세포로 구성되어 있고 자극에 반응하여 수축한다. 편평조직은 조직형태가 아니라 세포형태이다.
2. 정답 : d. 다른 답은 모두 틀렸다.
3. 정답 : a. 단층상피에서 모든 세포들은 세포막의 바닥과 닿아 있다. 입방형은 정육면체모양의 세포이다. 편평형은 판모양으로 편평하다.
4. 정답 : c. 내분비샘은 혈류안에서 직접 물질을 분비한다. 술잔세포는 분비소포를 함유하고 있고 점액을 생산한다. 기질세포는 결합조직의 주요 구성원이다.
5. 정답 : d. 결합조직은 신체에서 가장 넓게 퍼져 있고 다양한 형태로 존재한다.
6. 정답 : a. 세망조직은 비장, 림프절, 골수의 뼈대를 형성한다. 그물눈조직은 상피 아래에 있고 근접한 구조물들과 많이 연결되어 있다. 얼굴은 치밀결합조직으로 장기와 근육을 함께 연결한다.
7. 정답 : b. 신경아교는 뉴런을 보호하고 보조하는 신경섬유의 일종이다. 가지돌기는 다른 세포로부터 자극을 받고 체세포에 전달한다. 체세포는 뉴런세포체이다.
8. 정답 : d. 석회화는 조직이 손상되었을 때 반흔조직으로 대체된다. 과립화는 손상부위를 채우는 조직에 관여한다. 뼈되기는 뼈를 형성하는 과정이다.
9. 정답 : b. 피부막은 피부이다. 점액막은 폐쇄된 신체안과 연결되어 있고 많은 장기를 덮고 있다. 외분비샘은 샘의 종류이다.
10. 정답 : d. 유리연골은 관절의 뼈 끝, 기관과 기관지의 고리, 태아의 뼈대에 존재한다. 탄력연골은 바깥귀를 형성한다. 막연골 같은 것은 아니다.

모바일로 이 코드를 스캔하면 Davis*Plus*의 Podcast도서관이 접속됩니다. 또한 **http://davisplus.fadavis.com**에 접속하면 이 단원에 유용한 자료를 이용할 수 있습니다.

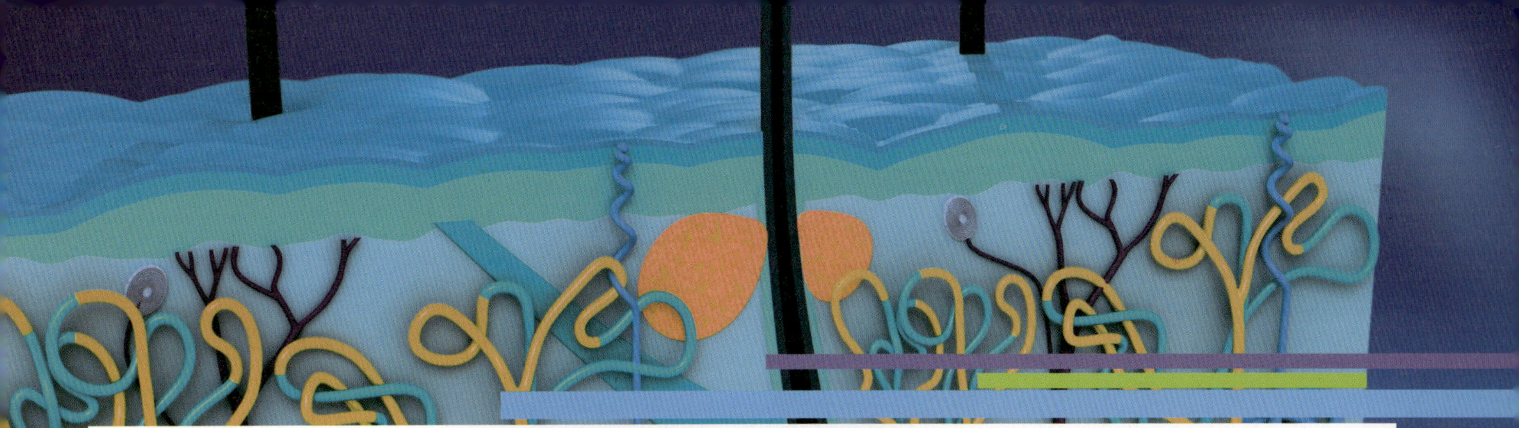

제 5 장

5 피부기관 (Integumentary System)

피부는 신체에서 가장 넓다 – 넓이는 성인이 1.5–2㎡ 이다.
또한 극도로 얇아서 가장 얇은 부위는 1–2 mm로 측정된다.

신체를 덮고 있는 것보다 더 많이 피부는 인류생존에 중요한 역할을 한다. 피부는 신체의 구조를 규정하는데 가장 확실한 기관일 것이다: 신체의 뼈대를 만들기 위해 근육계, 뼈대계와 행동을 같이 한다. 하지만 그것은 피부의 역할 중 하나의 작은 부분일 뿐이다. 이 얇고 자가재생이 되는 조직은 또한 외부 환경으로부터 내부를 분리시키고 해로운 물질의 침입으로부터 신체를 보호하고 항상성 유지를 도와준다. 덧붙여 피부의 감각신경수용체는 바깥세계에 대한 정보를 모으는 반면 유연성과 신장 능력은 움직임을 자유롭게 한다. 아주 중요한 것은 피부의 변화가 다른 신체기관계의 장애나 질병을 암시한다는 것이다. 이런 이유로 피부와 그 부속물(털, 손발톱, 피부샘)은 – 총괄하여 **피부기관**(integumentary system)으로 알려져 있다 – 세심한 주의를 받아야 한다.

피부의 구조 (Structure of the Skin)

피부는 또한 **피부막**(cutaneous membrane)으로 불리며 두 개의 층으로 구성되어 있다.

표피는 가장 바깥층으로 겹층편평상피로 구성되어 있다. 혈관은 없다. 대신 아래의 진피층으로부터 확산에 의해 산소와 영양소를 얻는다.

진피는 안쪽, 깊숙한 층으로 결합조직으로 구성되어 있다. 주로 콜라겐섬유(조직을 강화시킨다)를 갖고 있다. 하지만 탄력섬유(탄력성제공)와 세망섬유(콜라겐과 탄력섬유를 함께 연결)도 갖고 있다. 진피에는 혈관이 풍부하고 땀샘, 피지샘, 신경종말이 있다. 모공 또한 진피에 있다. 손가락모양의 돌출부는 **돌기**로 불리는데 진피로부터 위쪽으로 연장되어 있다. 이런 돌출부는 표피의 바닥에서 파도모양으로 아래쪽으로 맞물려져 두 구조물을 효과적으로 연결하고 있다.

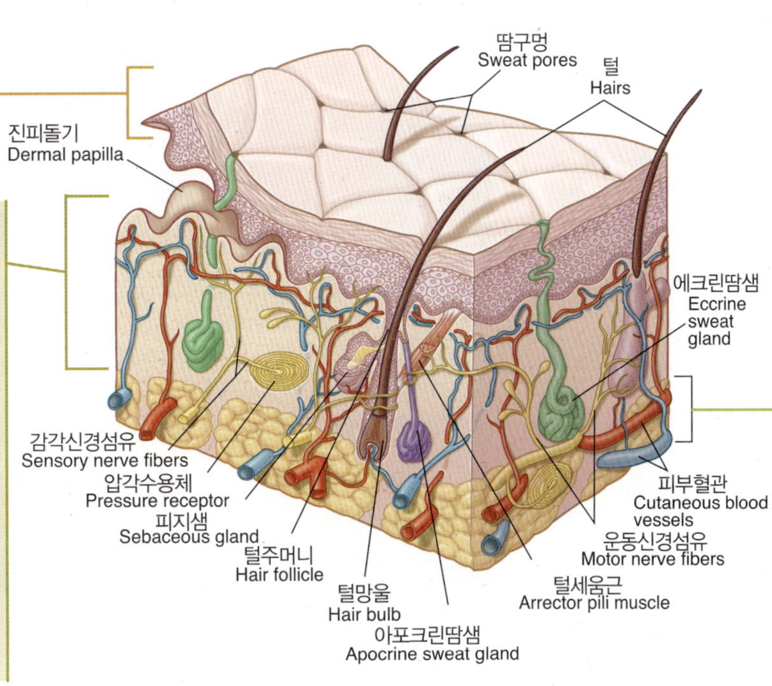

피부아래에는 **피하조직**으로 불리는 피부 밑 조직의 층이있다. 성긴결합조직과 지방조직으로 만들어졌고 피하조직은 조직 아래에서 피부와 연결되어 있다. 피하조직을 대부분 구성하는 지방조직을 피부 지방이라 부른다. 이 지방층은 바깥온도 변화로부터 신체단열에 도움을 준다. 또한 에너지저장소로도 활동한다.

표피의 층(Layers of the Epidermis)

표피는 발의 발바닥같이 많은 손상을 받는 부위에 현재 존재하는 추가층과 함께 4–5개의 층으로 구성되어 있다. 일생동안 표피의 바깥층 세포는 계속 버려진다. 이것은 피부는 세포를 버리고 새로운 세포로 대체됨으로써 계속적으로 스스로 다시 새로워진다는 뜻이다.

이런 새로운 세포들은 표피의 가장 낮은 단계에서 생성된다. 한번 형성되면 피부의 표면에 도달할 때 까지 위층을 통해 이동하여 그 길을 따라 변화를 겪는다. 어떤 일이 발생하는지 여기를 보시오.

중요한 사실(Fast fact)

보통 사람은 매년 0.5kg 보다 더 많은 피부가 없어진다. 사실 표피의 바깥층은 매달 완전히 대체된다.

애니메이션(ANIMATION)

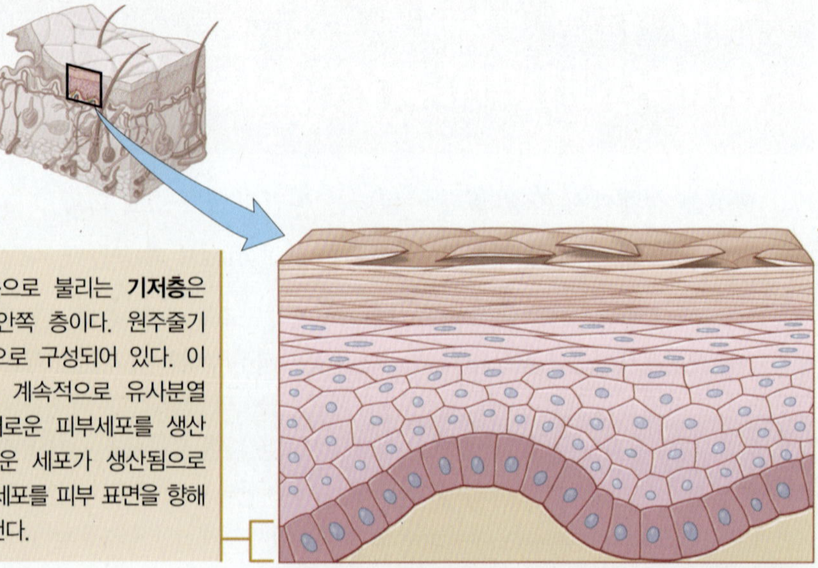

1 **배아층**으로 불리는 **기저층**은 가장 안쪽 층이다. 원주줄기세포의 층으로 구성되어 있다. 이 줄기세포는 계속적으로 유사분열을 하고 새로운 피부세포를 생산한다. 새로운 세포가 생산됨으로써 오래된 세포를 피부 표면을 향해 위로 밀어낸다.

2 세포가 위로 밀어짐에 따라 분할을 멈추고 그 대신 질긴 섬유성단백질인 **케라틴**을 생산한다. 케라틴은 각 세포에서 세포질과 핵을 대체한다. 세포는 납작해지면서 혈액공급으로부터 먼 곳으로 이동해 죽는다.

3 시간이 지나 세포가 가장 바깥쪽에 도달하면 **각질층**으로 부른다. 죽은 세포들이 남겨 놓은 것은 케라틴이다. 새롭게 도착하는 편평한 세포를 각질세포라 부르고 옷에 떨어지는 죽은 세포를 대체한다. 각질층은 실제로 편평한 **케라틴**으로 코팅된 죽은 세포가 30개층 이상으로 구성되어 있다. 이것은 피부의 표면을 내구성있고 찰과상에 저항하게 만든다. 또한 이것은 효과적인 장벽으로 바깥으로부터 신체에 들어오는 수분을 방지하는 반면, 증발은 계속 허용한다.

일상에서의 신체(The body at work)

피부두께의 범위: 등은 5mm가 넘고 눈꺼풀은 0.5mm이다. 대부분의 부위는 1–2mm 두께로 측정된다.

피부는 표피만의 두께로 기준으로 얇고 두꺼움을 분류한다. 신체의 대부분은 표피측정시 0.1mm 두께인 얇은 피부로 덮여있다. 여기에는 털주머니와 피지샘과 땀샘이 있다. 두꺼운 피부에는 털주머니가 없다. 그래서 털이 없다. 두꺼운 피부는 손바닥, 발바닥같이 마찰이 많은 부위를 덮고 있다.

기본 강좌 : 피하주사와 피내주사

피하조직에는 풍부한 혈액공급이 있어 약물흡수에 이상적이다. 인슐린은 피하주사로 맞는 일반적인 약물이다. 약물은 반드시 짧은 바늘로 주사기를 45° 각도로 잡고 피하조직에 침전시켜야 한다. 몇몇 약들은 피부안으로 들어가는데 이것을 피내주사라 한다.

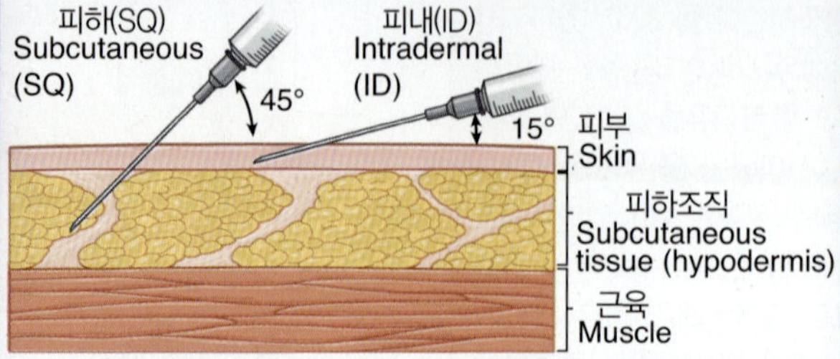

피부색(Skin Color)

표피의 기저층을 통하여 흩어진 세포를 **멜라닌세포**(melanocytes)라 부른다. 이 특별한 세포는 **멜라닌**(melanin)이라는 물질을 생산하고 표피의 세포안에서 축적된다. 멜라닌은 두가지 종류가 있다. 붉은 *페오멜라닌*과 흑갈색 *유멜라닌*이다.

사람의 피부색은 멜라닌세포의 숫자가 아니라 멜라닌의 종류와 양에 의해 결정된다(사실 모든 인종은 대략 같은 수의 멜라닌세포를 갖고 있다. 어두운 피부의 사람들의 세포는 더 많은 멜라닌을 생산하고 멜라닌은 더 천천히 망가진다).

- 멜라닌세포는 세포사이에 길게 분출하여 도달해 멜라닌을 풀어놓는다.
- 각질세포가 멜라닌을 가져간다.
- 멜라닌은 태양의 해로운 자외선의 노출로부터 보호하기 위해 세포핵의 꼭대기 너머로 싸개를 형성한다.
- 태양빛의 계속적인 노출은 세포를 자극 하여 더 많은 멜라닌을 분비하게 한다. 이것은 세포의 핵과 피부가 어두워지는 것을 보호한다.

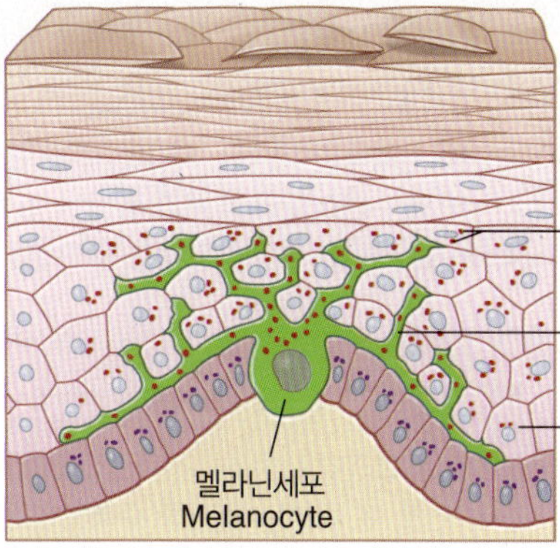

중요한 사실(Fast fact)

자외선방사가 세포의 핵에 도달하면 세포의 DNA는 손상을 받고 피부암을 일으킬 수 있다.

일상에서의 신체(The body at work)

피부톤의 다양함은 정상적으로 발생한다. 멜라닌은 신체 곳곳에 고르게 분포되어 있지 않다. 손바닥과 발바닥은 손등과 발등보다 멜라닌이 적다. 멜라닌은 주근깨와 점처럼 어떤 부위에 집중되어 있을 수 있다. 카로틴이라 불리는 황색색소 또한 피부조직에 저장되어 있다. 카로틴이 함유된 많은 양의 음식을 섭취하면(당근같은) 피부에 황색색조가 생길 수 있다.

피부색의 비정상적 변화

상태	피부톤	원인
청색증	푸른톤	혈액순환 시 산소부족
황달	눈의 흰자부위의 황색변색	간기능약화(간염이나 간질환이 원인)로 담즙이 축적되고 피부가 얼룩지게 된다.
갈색화	금갈색 피부색	부신으로부터 호르몬결핍, 에디슨병 발생
백색증	극도로 창백한 피부, 흰 머리카락, 핑크색 눈	멜라닌의 유전자 부족
홍반	비정상적 발적	피부표면에 가까운 확장된 혈관에서 혈류량 증가, 열, 운동, 자외선화상이나 곤란하거나 화난 상태의 가정으로도 올 수 있다.
창백함	창백한 피부	혈류량 감소, 추운 온도, 공포나 감정적 스트레스, 저혈압으로 발생
멍(혈종)	프르스름하거나 검거나 노르스름한 피부 흔적	피부아래 엉긴 피의 고임.

피부의 기능(Functions of the Skin)

피부는 다양한 기능을 수행하고 그 기능은 인류생존에 중요하다.

피부기능	활동
보호	• 미생물뿐 아니라 많은 해로운 화학물의 신체 침범으로부터 방지한다. • 표면막에 잔여물을 분비하여 독소를 막고 박테리아와 곰팡이성장의 억제를 도와준다. • 손상받는 힘을 흡수하고 구조물 아래의 연약함을 보호한다.
장벽	• 수영이나 목욕할 때처럼 지나친 물의 흡수로부터 신체를 유지한다. • 신체에서 수분상실의 용량과 함량을 조절하여 탈수를 방지한다. • 자외선을 차단하여 심부조직층에 도달하는 것을 막는다.
비타민D 생산	• 자외선에 노출되었을 때 비타민 D의 생산을 시작한다.
감각인식	• 백만개의 감각신경섬유를 함유하여 온각, 통각, 압각, 통증, 진동을 인식한다.
체온조절	• 열손실을 조절하기 위해 피부안의 혈관을 확장하거나 수축시키는 신경이 있다. • 한기가 들 때 피부는 혈관을 수축하여 열을 유지한다. 이것은 피부를 통해 혈류를 줄이고 열을 보존한다. • 과열시에는 혈관은 확장되는데 이것은 혈류를 증가시키고 열손실을 늘린다. • 신체가 여전히 과열되었다면 뇌는 땀을 자극한다. 땀이 증발되면 냉각이 발생한다(더 많은 자료는 21장, 영양소와 대사를 참조)

중요한 사실(Fast fact)

과학자들은 비타민 D가 칼슘흡수를 돕고 강한 뼈의 유지와 형성에 중요하다고 오랫동안 알아왔다. 최근에는 연구자들이 비타민 D가 면역계에서 기능의 역할을 한다고 제시했다. 특히 비타민 D는 암, 자가면역질환, 고혈압을 예방하는데 도움이 된다고 한다.

일상에서의 신체(The body at work)

피부가 장벽으로 활동하는 반면에 약물투여가 가능하게 되면서 많은 화학물을 흡수할 수도 있게 됐다. 젤이나 패치를 피부에 부착하여 천천히 흡수되는 위치의 형태를 경피성투여라 부른다. 몇몇 경피성 약물투여에는 니트로글리세린(가슴통증치료), 하이드로코티손(염증치료), 니코틴(담배중독치료)이 있다.

피부에서의 약물흡수 능력은 독성화학물도 가능하다는 의미이다. 몇몇 독성들은 금속(비소, 수은, 납), 손톱매니큐어지우개(아세톤), 농약, 세척세제를 피부를 통해 흡수할 수도 있다. 이런 화학물은 암이나 뇌, 콩팥, 간 손상을 일으키고 화학물을 다룰 때 마다 장갑을 끼는 중요성을 만든다.

피부의 부속물(Appendages of the Skin)

피부의 부속물은 털, 손발톱, 샘이다.

털(Hair)

털은 몇몇 곳(손바닥, 발바닥, 입술, 젖꼭지와 생식기의 몇 부위)을 제외하고는 신체의 모든 곳에서 나온다. 어떤 곳에서는 털이 보호역할을 한다: 속눈썹과 눈썹은 눈의 외부에서 발한을 유지한다. 콧구멍의 털은 먼지를 걸러낸다. 머리털은 열과 냉기에 대한 단열을 공급한다. 나머지 신체 털은 우리가 아는 기능을 갖고 있지 않다.

털줄기는 피부표면에서 확장된 평털의 부분이다.

각털은 **털주머니**라 불리는 표피의 보호싸개 안에 있다. 털주머니는 풍부한 신경과 혈액공급이 있다.

털망울이나 **털뿌리**는 진피안에 묻혀있고 털의 가장 아래쪽에 있으며 성장이 발생하는 장소다.

털의 바닥은 **유두**라 불리는 결합조직과 혈관무리에 있고 각 털에 영양분을 공급한다.

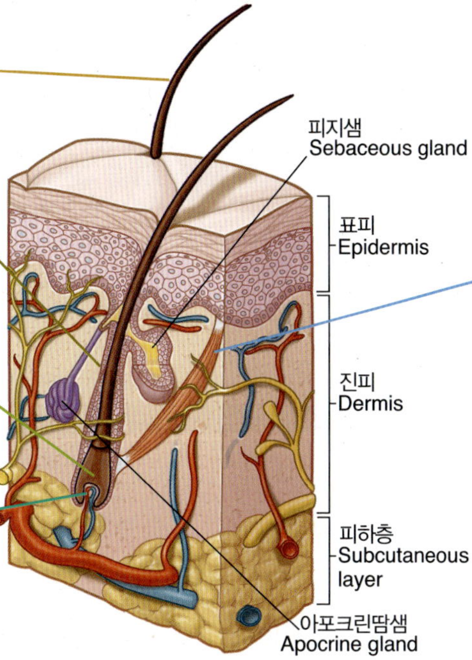

각 머리털에 부착하는 평근의 작은 묶음을 **털세움근**이라 부른다. 공포같은 느낌의 낮은 온도나 감정은 근육을 수축시킨다. 그럴 때 털은 꼿꼿하게 되는데 때때로 "머리카락이 쭈뼛서다"라고부른다.

털의 색과 질감(Hair Color and Texture)

털은 멜라닌으로부터 색을 얻는다. 멜라닌의 두가지 종류(유멜라닌과 페오멜라닌)는 털에 다양한 색조가 생기게 한다. 어두운 모발에는 유멜라닌이 더 집중되어 있다. 금발모발은 대부분 페오멜라닌을 갖고 있는 반면, 적색모발은 두가지가 혼합되어 있다. 회색과 흰모발은 멜라닌의 부족으로 나타난다.

털줄기의 모양은 곱슬일지 직모일지를 결정한다. 둥근 털줄기는 직모를 만들고 반면, 타원형 털줄기는 곱슬머리를 만든다.

털의 성장과 손실(Hair Growth and Loss)

털은 제일 아래에서 자란다. 털을 성장시키는 새로운 세포는 유두 위 부위에서 나타난다. 한번 형성되면 이 새로운 세포들은 케라틴을 생산하고 죽는다. 그러므로 더 많은 세포들이 그 밑에서 형성됨에 따라 늙은 세포들은 피부표면을 향해 밀려 올라간다. 이런 현상이 털을 길어지게 한다. 유두 위 세포를 제외한 털의 모든 세포는 죽고 납작해진 세포는 케라틴으로 채워진다.

털의 수명은 제한적이다. 보통 머리털은 2–6년 산다. 그 후 털이 떨어져 나가고 휴식기간을 거쳐 새로운 털로 대체된다. 과도한 머리털 손실을 탈모라 부른다.

탈모(alopecia)는 질병, 저영양소, 항암화학요법이나 심지어 감각적 스트레스로 인해 나타난다. 보통 탈모의 원인은 나이이다. 어떤 사람들은 **남성형 대머리**(male pattern baldness)를 나타낸다. 머리털의 손실종류는 분명한 유전을 물려받은 사람과 높은 테스토스테론을 가진 사람 등 개인적인 이유로 발생하는데 이것이 남자들에게서 나타나는 보통의 이유이기도 하다.

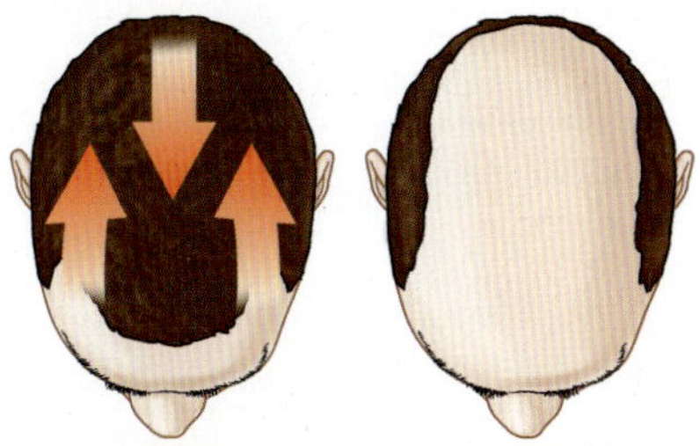

M자 모양을 나타내는 남성대머리의 형태이다. 결국에는 왕관모양의 머리가 벗겨진 부분이 M자의 두지점에서 만나 말굽모양을 만든다.

손톱 및 발톱(Nails)

손발톱은 심하게 케라틴화된 상피세포들이 치밀하게 묶여 구성되어 있다.

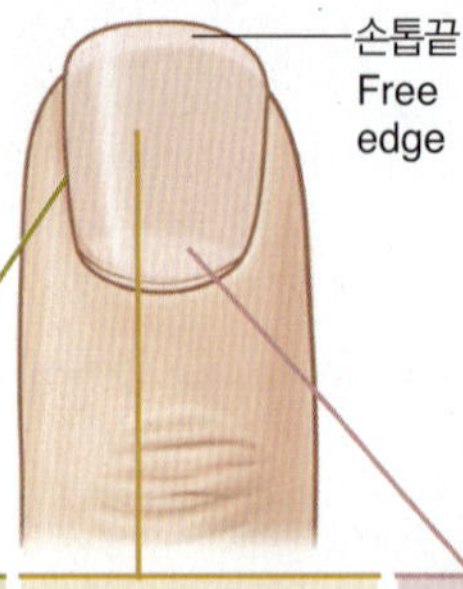

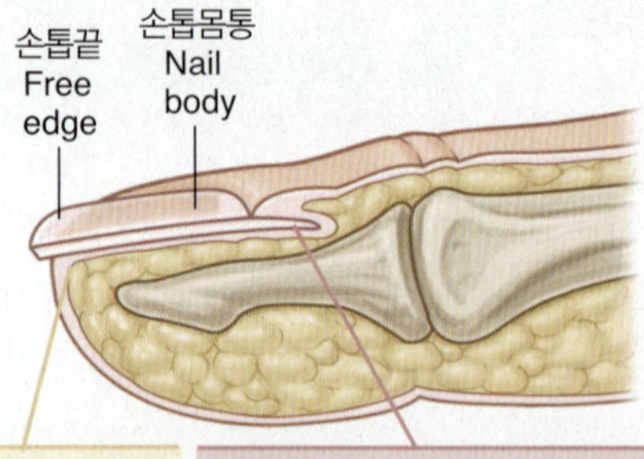

큐티클이라 불리는 피부가 손톱몸통 주위를 감싸고 있다.

손톱이 보이는 부분을 **손톱몸통**이라 한다.

반달은 손톱밑쪽의 하얀부 위로 초승달 모양이다.

손톱바닥은 손톱 아래 상피조직의 층이다. 그 부위의 풍부한 혈액 공급 때문에 보통은 분홍색으로 나타난다.

손톱뿌리는 손톱의 안쪽 끝에 있다. 이것은 가로놓인 조직 밑에 숨겨져 있다. 새롭게 케라틴화된 세포로 자란 손톱은 손톱기질로부터 손톱뿌리까지 성장한다. 새로운 세포가 덧붙여짐에 따라 손톱은 앞을 향해 밀려간다. 대부분의 손톱은 매주 1mm씩 자라고 발톱은 더 느리게 자란다)

손톱의 모양과 색은 잠재적인 장애를 암시한다.

비정상적인 손발톱변화

곤봉지	오랜기간 산소결핍은 보통 폐질환을 일으킨다(이것은 손가락의 말단부가 확장되어 위에서 보면 드럼스틱 같은 모양을 만든다. 손톱바닥이 부드러워지는 동시에 손발톱의 각도가 아래쪽으로 향하여 옆에서 보면 부리모양이 된다.
청색증	산소결핍의 흔한 첫 번째 징후
납작해지거나 오목한 손발톱바닥	철결핍을 압시한다.
손발톱아래의 어두운선	이 선이 어두운 피부를 가진 사람에게는 정상일지 모르나, 밝은 피부색을 가진 사람에게는 흑색종을 암시한다.
백색조	간염같은 간질환을 일으킨다.
누르스름하고 두껍고 천천히 자라는 손톱	폐기종같은 폐질환을 가진 사람에게 나타난다.
창백한 손발톱 바닥	빈혈의 증후이다.

기본 강좌 : 나이에 따른 변화

피부기관은 나이의 징후를 반영하여 볼 수 있는 첫 번째 신체기관 중 하나이다. 여기 보통의 나이에 따른 결과가 있다.

- 피하조직의 지방이 감소하고 진피는 얇아지며 콜라겐과 탄력은 줄어들고 피부세포는 느리게 대체되고 눈, 코, 입가에 주름이 생긴다.
- 피부세포가 느리게 대체됨에 따라 상처치유는 연기되고 감염의 위험이 증가한다.
- 땀샘의 숫자와 생산량이 감소해서 나이가 들수록 신체체온을 유지하기 어렵다.
- 전체적으로 멜라닌세포의 생산이 느려지고 태양에 대한 민감성이 증가되는 반면 국소부위에서 멜라닌세포의 급증으로 피부 발달 시 갈색점을 일으킨다.
- 털 색깔은 감소하고 얇고 회색털로 변한다.

샘(Glands)

피부와 관련된 샘에는 땀샘, 피지샘, 귀지샘이 있다.

땀샘(Sweat Glands)

피부샘 중 가장 많다.

중요한 사실(Fast fact)

성인피부에는 300-400만개의 땀샘이 있다.

일상에서의 신체(The body at work)

*매일 신체는 약 500ml의 **불감발한**을 한다. 땀분비는 피부느낌을 축축하게 만들지 않는다. 땀분비는 열이 나거나 운동시 극적으로 증가한다. 사실 신체는 강렬한 운동이나 극심한 열로 인해 1시간에 1L만큼의 땀분비를 할 수 있다. 수분이 보충되지 않으면 탈수나 심지어 혈액순환의 쇼크를 일으킬수 있다.*

땀샘에는 두가지 종류가 있다: **에크린샘**(eccrine glands)과 **아포크린샘**(apocrine glands)

에크린샘

- 진피와 표피, 피부표면을 통하는 분비부 (진피에서 꼬여진 코일로 구성된)로부터 연결된 관이 있다.
- 신체 곳곳에 퍼져 있지만 특히 손바닥, 발바닥, 이마, 상반신에 풍부하다.
- 땀으로 불리는 투명한 액체를 생산하는데 포타시움, 암모니아젖산, 요산과 찌꺼기를 갖고 있다.
- 땀은 변함없는 심부체온을 유지하는데 신체에 도움이 되는 주된 역할을 하고 신체의 찌꺼기를 제거한다.

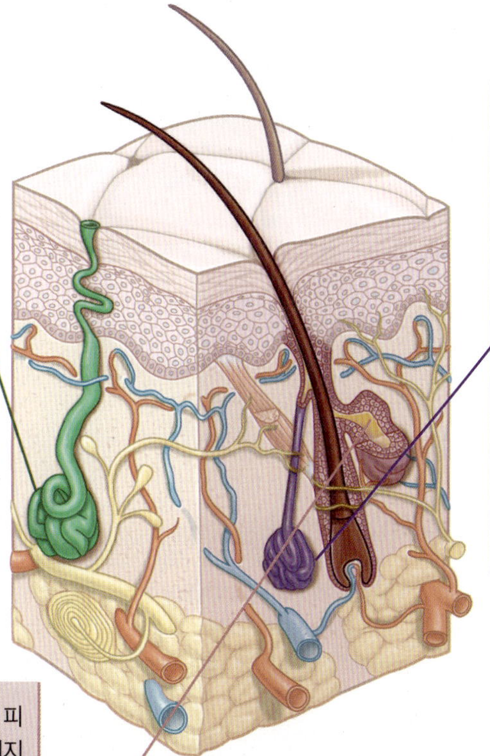

아포크린샘

- 모공(피부 표면에서 열리는 것과 반대로)과 연결된 관을 갖고 있다.
- 주로 겨드랑이와 생식기 부위에 있다.
- 성적자극과 스트레스에 반응하는 향샘이다.
- 사춘기에 기능 시작한다.
- 이것이 피부에 축적되지 않는 한 땀에서는 강한 냄새가 나지 않는다. 만약 피부에 축적되면 박테리아가 땀에서 물질을 분해하기 시작해 신체냄새가 난다.

피지샘(Sebaceous Glands)

피지샘은 털주머니안에서 열려 있으며 피지라 불리는 기름 물질을 분비한다. 피지는 건조와 탄성저하로부터 피부와 털의 유지를 도와준다. 피지는 가벼운 항균성과 항진균성 효과가 있다. 성호르몬 영향아래서 피지생산은 청소년기에 증가한다. 과도한 피지가 샘관에서 축적될 때 여드름과 블랙헤드가 형성된다(축적된 피지가 공기중에 노출되면 어두워지고 블랙헤드를 형성한다. 그 부위가 박테리아에 의해 감염되면 농포가 발생한다).

귀지샘(Ceruminous Glands)

귀지샘(Ceruminous glands)은 바깥귀관에 있으며 귀지라 불리는 왁스물질을 분비한다. **귀지**는 건조함으로부터 귀관을 유지하는데 도움을 준다. 과도한 귀지는 귀관에 축적되어 딱딱해져 듣기를 약화시킨다.

기본 강좌 : 화상

화상은 불, 뜨거운 물, 증기, 전기, 화학물질, 태양빛에 의해 일어난다. 피부의 중요한 역할이 감염으로부터 보호, 수분손실조절, 체온조절 임을 고려한다면 극심하거나 광범위한 화상의 심각성을 이해하기 쉽다. 사실 심각한 화상을 입은 다음에 환자는 초기 몇시간안에 순환수분량의 75%이상이 소실되어 심장발작과 순환붕괴의 위험성에 놓이게 된다. 또 다른 화상의 합병증은 흑색가피(화상으로 인해 죽은 조직)의 발달이다. 이외에도 독성분비와 증식된 박테리아 성장으로 흑색가피는 순환을 방해한다. 화상은 깊이에 따라 분류한다. 즉, 조직층의 수가 화상에 영향을 미친다.

화상분류

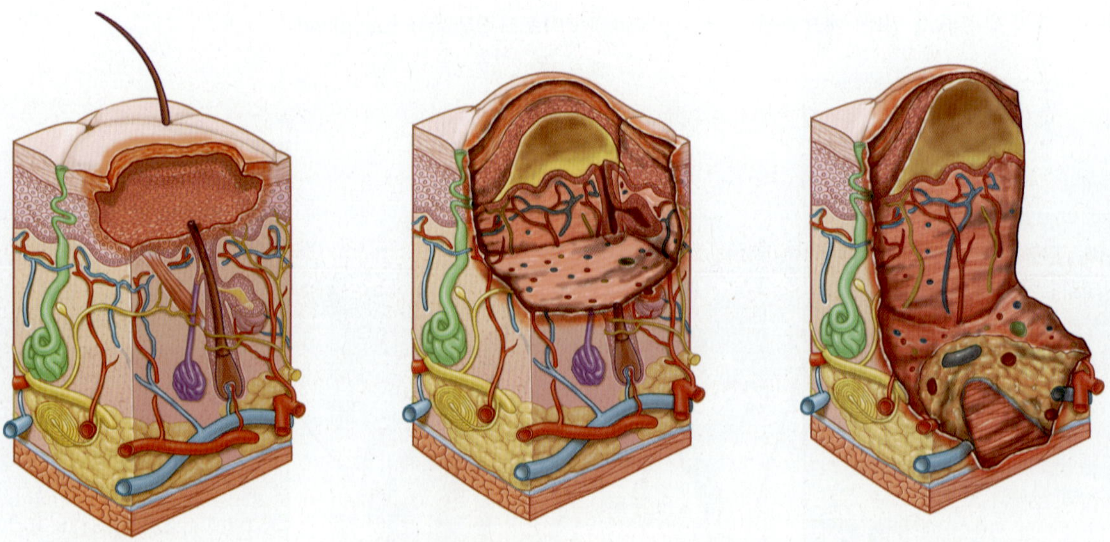

1도 화상	2도 화상	3도 화상
부분-두께 화상:표면	**부분-두께 화상: 심부**	**완전-두께 화상**
• 오직 표피만 포함. • 발적, 가벼운 부종, 통증이 발생. • 주로 햇빛 때문에 나타난다.	• 표피뿐 아니라 진피도 포함. • 물집, 심한 통증과 부종이 발생 • 흉터가 남을지 모른다. • 피부가 빨갛거나 하얗거나 갈색으로 나타날지 모른다.	• 표피, 진피 전체와 피하층. • 신경종말의 파괴로 처음에는 통증이 없을지 모른다. • 희거나 검고 가죽같이 질기게 될지 모른다. • 종종 피부이식이 요구된다

9의 법칙

화상치료의 또 다른 측면은 신체표면부위(BSA)의 비율을 측정하는 것과 관련이 있다. 보통 사용하는 방법인 9의 법칙으로 신체를 9%의 11부위로 나눈다. 각 신체의 화상부위의 비율에 따라 합하여 가능한 빠르고 정확하게 화상정도를 측정한다.

9의 법칙은 어린이에게는 정확하지 않는데 아이들의 BSA가 다르기 때문이다. 예를 들어, 머리의 반이 화상을 입는다면 신생아의 BSA는 $9\frac{1}{2}$%, 1-4세 아이들은 $6\frac{1}{2}$%, 성인은 $3\frac{1}{2}$%이다. 나이에 따라 특정 신체부위의 표면을 조정하는 Lund-Browder chart가 신생아의 화상크기를 결정하는데 사용된다.

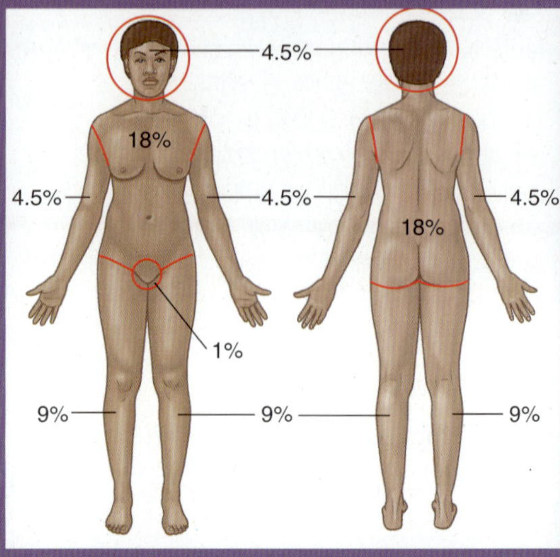

기본 강좌 : 피부암

피부암은 가장 흔한 형태의 암으로 미국에서서는 매년 80만건이 넘는 케이스가 보고되고 있다. 피부암은 표피세포의 변화로 나타난다. 피부암에는 세 가지 종류가 있다.

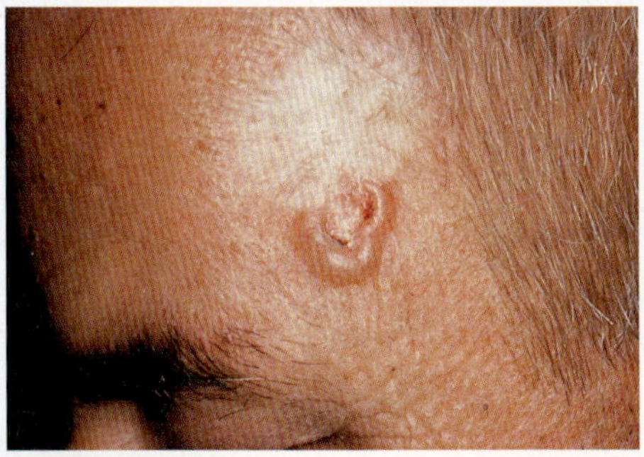

- 기저세포암
  - 가장 흔한 종류
  - 좀처럼 전이하지 않아 위험하지 않다.
  - 보통 코나 얼굴의 기저층의 세포에서 발생한다.
  - 처음에는 반짝이는 혹모양으로 작게 나타나지만 확대되면서 중앙은 함몰되고 진주구슬같은 모양으로 발달한다

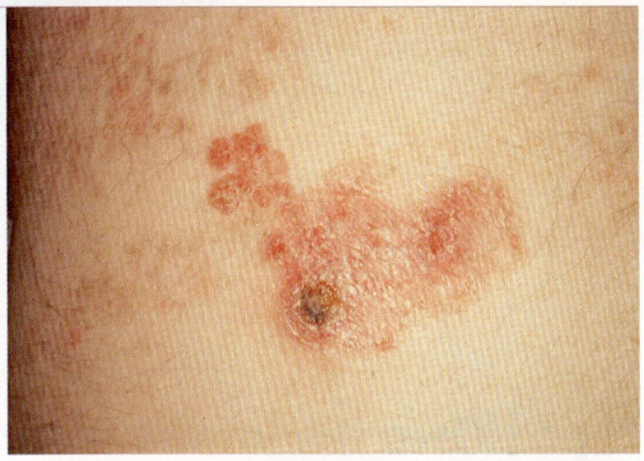

- 편평세포암
  - 상피에서 발생하며 천천히 자란다.
  - 두피,이마,손등,귀꼭대기 부위에서 자주 발생한다.
  - 붉게 튀어나온 비늘 모양이다.
  - 어떤 형태는 전이되지 않는다.

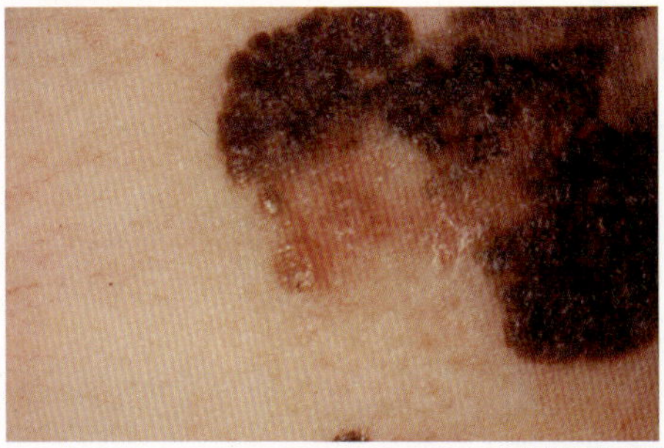

- 악성흑색종
  - 모든 피부암 중 가장 치명적이다.
  - 가끔 기존의 점에서 멜라닌세포로 발달한다.
  - 빨리 전이되고 초기에 치료받지 않으면 치명적이다.
  - 유아기때 심각한 일광화상을 입은 사람이 가장 위험하다.

피부기관의 장애

여드름	특히 사춘기에 피지샘의 염증으로 털주머니가 각질세포와 피지로 막힌다. 화이트헤드를 만드는 반면 계속적인 염증은 여드름을 일으키는 고름을 생산한다. 피지의 산화는 화이트헤드를 블랙헤드로 바꾼다.
피부염	가려움과 발적으로 특징되는 피부염증으로 화학물질이나 독성(옻나무)의 노출되어 종종 나타난다.
습진	알러지에 의한 가렵고 붉은 발진: 처음에는 진물이 나고 피지가 줄줄 흐르다가 딱딱한 껍질로 두꺼워지거나 비늘로 뒤덮인 모양이 된다.
농가진	피부의 전염성 박테리아감염(보통 연쇄상구균이나 포도상구균에 의해 발생)이 코, 입이나 뺨이나 팔다리주위를 농포성병변이나 딱딱한 껍질모양, 붉으면서 노란 진물이 나오게 한다.
건선	경계선이 선명한 비늘모양으로 은색판과 붉은 구진으로 특징되는 재발성 피부장애.
백선	피부의 어떤 균류에 의한 감염으로 보통 사타구니, 겨드랑이, 발 같이 축축한 부위에 발생한다.
두드러기	알러지 반응이 다양한 붉은 부분(부스럼)을 일으켜 심하게 가렵다.

핵심 용어 분석(Review of Key Terms)

아포크린샘(Apocrine glands) : 주로 겨드랑이와 생식기부위에 위치한 샘으로 성적자극과 스트레스에 반응하여 땀을 분비한다

귀지샘(Ceruminous gland) : 바깥귀관에 있으며 귀지를 분비한다

세포막(Cutaneous membrane) : 피부

진피(Dermis) : 상피 바로아래 있는 피부층

에크린샘(Eccrine glands) : 신체 곳곳에 있는 샘으로 피부표면에서 바로 땀으로 분비하고 신체온도조절을 도와준다

상피(Epidermis) : 피부의 가장 바깥층

털주머니(Hair follicle) : 각각의 털을 둘러싸는 상피의 보호싸개

피하(Hypodermis) : 진피아래에 있으며 대부분 지방으로 구성된 피하조직

케라틴(Keratin) : 피부, 머리카락, 손톱에 구조적인 강도를 제공하는 섬유단백질로 질기다

멜라닌(Melanin) : 머리카락과 피부색깔을 만드는 멜라닌세포에 의해 생산되는 색소

피지샘(Sebaceous gland) : 각 모낭에서 피지라 불리는 기름물질을 분비하는 샘

기저층(Stratum basale) : 상피의 가장 안쪽 층으로 새로운 세포가 시작되는 곳이다

각질층(Stratum corneum) : 상피의 가장 바깥층으로 죽은 세포와 케라틴세포로 불리는 납작해진 세포로 구성되어 있다

피하의(Subcutaneous) : 피부 바로 아래

학습한 정보 유지하기(Own the information)

이 장에서 학습한 정보를 기억하기 위해서는 학습한 내용을 반영할 수 있는 시간이 요구된다. 따라서, 하얀 종이에 학습하고 토론한 중요 주제를 회상하면서 써내려가 본다. 그리고, *DavisPlus* 웹사이트에 접속하고 5장의 학습 목표를 체크하여 본다. 쓴 모든 내용이 이 장의 학습목표와 완전히 일치하는가? 그렇지 않으면, 이 장을 적절하게 다시 살펴 본다. 그리고, 학습 목표의 개념을 다시 써보거나 그려본다.

5장의 중요 주제:

- 피부의 구조
- 상피조직의 층
- 피부색, 정상과 비정상
- 피부의 기능
- 털의 구조와 기능
- 손발톱의 구조
- 땀샘, 피지샘, 귀지샘
- 화상
- 피부암

학습점검(Test Your Knowledge)

1. 피부의 가장 바깥층은?
   a. 진피
   b. 상피
   c. 피하
   d. 유두돌기
2. 새로운 피부가 만들어지는 피부층은?
   a. 피하
   b. 각질층
   c. 기저층
   d. 진피
3. 새로운 피부를 생산하는 질긴 섬유단백질은?
   a. 콜라겐
   b. 탄력
   c. 멜라닌
   d. 케라틴
4. 피부에서 멜라닌의 주 목적은 무엇인가?
   a. uv광선에 대항해 피부의 핵을 보호한다.
   b. 피부의 구조적인 보전을 강화한다.
   c. 과도한 수분 손실을 예방한다.
   d. 체온조절을 지원한다.
5. 피부는 어떤 비타민의 생산을 시작하는가?
   a. 비타민 C
   b. 비타민 K
   c. 비타민 D
   d. 비타민 A
6. 상피는 산소와 영양소를 어떻게 받는가?
   a. 풍부한 혈관 공급으로 필요할 때 산소와 영양소를 제공한다.
   b. 진피로부터 확산되어 산소와 영양소를 받는다.
   c. 주변 환경으로부터 확산되어 산소와 영양소를 받는다.
   d. 죽은 세포와 케라틴세포로 구성되어 있어서 산소와 영양분이 필요없다.
7. 각질층의 기능은 다음 중 무엇인가?
   a. 멜라닌분비
   b. 새로운 피부세포 시작
   c. 장벽으로 활동
   d. 단열제공
8. 에크린샘의 기능은 무엇인가?
   a. 땀을 분비하고 신체가 항상 심부체온을 유지하는 것을 도와주는 역할.
   b. 향샘으로 스트레스나 성적 자극에 반응하여 땀을 생산.
   c. 피지를 분비해 피부와 털이 건조해지지 않도록 한다.
   d. 오일을 분비해 바깥귀관이 건조해지지 않게 한다.
9. 피부는 신체가 무엇에 의해 열을 보전하게 도와주는가?
   a. 확장된 혈관
   b. 땀 생산
   c. 피지 생산
   d. 수축된 혈관
10. 털은 어디에서 자라는가?
    a. 털주머니
    b. 털망울
    c. 털줄기
    d. 유두돌기

5장 답

1. 정답 : b. 진피는 피부안쪽, 심부층이다. 피하조직은 진피 바로아래에 있는 층이다. 유두돌기는 진피의 꼭대기에서 손가락모양으로 상피와 맞물려 있다.
2. 정답 : c. 피하조직과 진피는 상피 아래에 있으며 새로운 피부세포를 만들지 않는다. 각질층은 피부표면에 있으며 새로운 세포가 이동하는 곳이다.
3. 정답 : d. 콜라겐과 탄력섬유는 결합조직단백질로 진피형성을 도와준다. 멜라닌은 피부색소이다.
4. 정답 : a. 멜라닌은 체온조절이나 수분손실방지, 피부의 구조적 보전을 강화하는 역할을 하지 않는다.
5. 정답 : c. 피부는 비타민 C, K, A의 합성을 하지 않는다.
6. 정답 : b. 상피에는 혈관이 없다. 주변 환경의 확산으로 산소와 영양소를 받지는 않는다. 상피는 살아있는 조직이므로 산소와 영양소의 적절한 공급에 의존한다.
7. 정답 : c. 멜라닌세포는 멜라닌을 분비한다. 기저층은 새로운 세포를 형성하는 곳이다. 피하조직은 단열을 제공한다.
8. 정답 : a. 아포크린샘은 향샘으로 스트레스나 성적자극에 반응하여 땀을 생산한다. 피지샘은 피지를 분비하고 기름물질로 피부와 털이 건조해지지 않게 한다. 귀지샘은 왁스물질을 분비하여 바깥귀관이 건조해지지 않게 한다.
9. 정답 : d. 땀을 생산하고 확장된 혈관은 열손실을 증가시키거나 신체를 차갑게 하는 두 개의 작용원리가 있다. 피지는 신체온도에 영향이 없다.
10. 정답 : b. 털주머니는 각 털을 감싸는 상피의 싸개이다. 털줄기는 피부표면 위에서 길게 늘어져있는 털의 부분으로 털의 성장역할도 하지 않는다. 유두돌기는 결합조직과 혈관의 무리로 각 털에 영양소를 공급하지만 실제 털의 성장은 털뿌리나 털줄기에서 발생한다.

모바일로 이 코드를 스캔하면 Davis*Plus*의 Podcast도서관이 접속됩니다. 또한 **http://davisplus.fadavis.com**에 접속하면 이 단원에 유용한 자료를 이용할 수 있습니다.

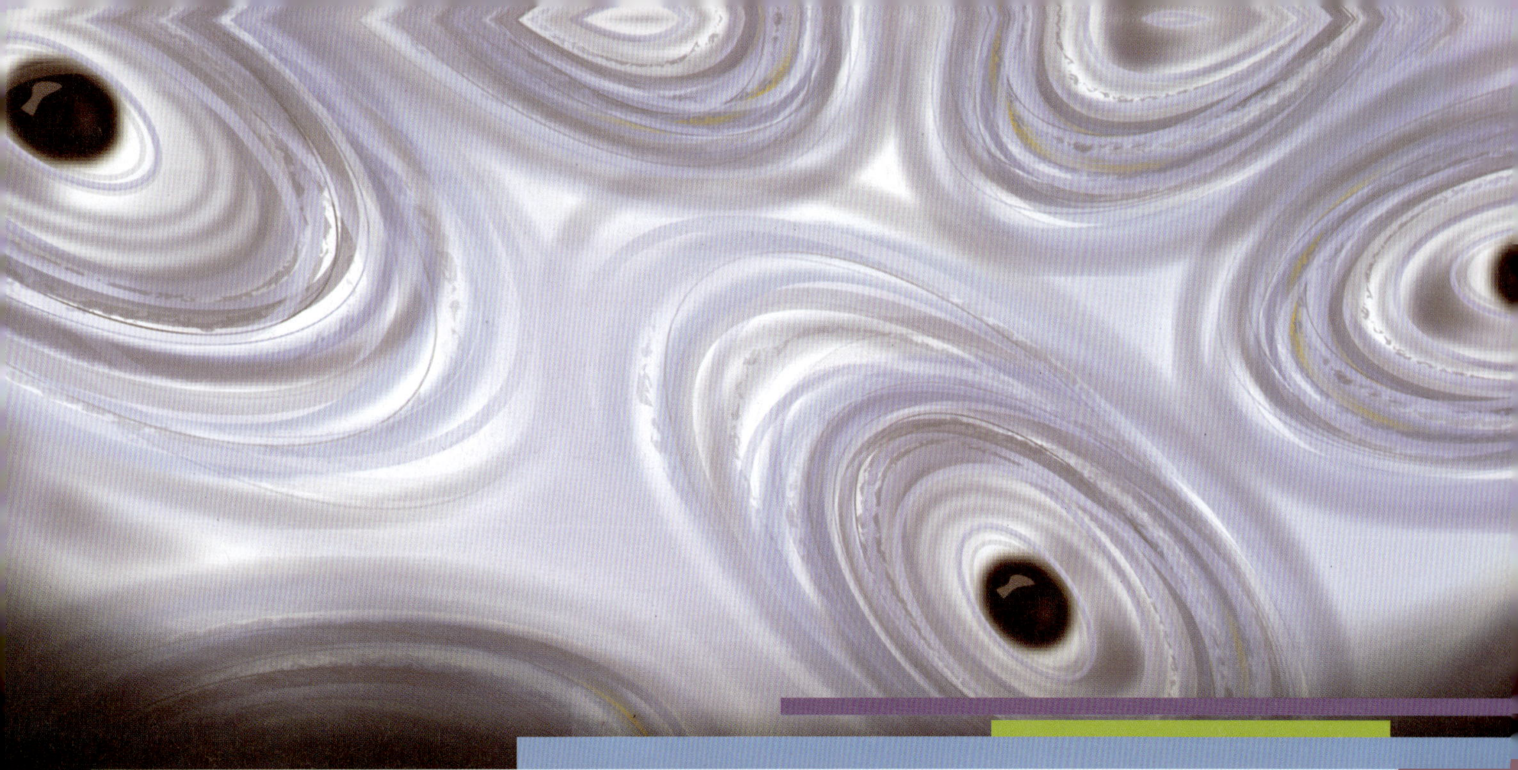

제 6 장 6

뼈와 뼈조직 (Bones & Bone Tissue)

뼈의 강도는 철근콘크리트와 유사하다.
그런데도 뼈는 단지 성인 몸무게의 14%일만큼 가볍다.

뼈대는 건조하고 무생물인 신체의 틀보다 더 아무것도 아닐지 모른다. 하지만 오히려 그 반대다. 성인의 206개의 뼈는 실제로 역동적인 살아있는 조직이다. 뼈는 아동기의 성장단계 동안이 아닌 일생을 통해 스스로 재건한다. 뼈는 혈관, 신경, 살아있는 세포로 가득 차 있다. 덧붙여 다른 신체시스템과의 상호작용은 움직임 뿐 아니라, 삶 그 자체를 위해 필요하다.

뼈의 기능 (Bone Functions)

뼈는 다음의 다양한 역할을 수행한다.

- **모양:** 뼈는 구조를 신체에 준다.
- **지지:** 다리, 골반, 척추의 뼈는 신체를 지지하고 꼿꼿이 서게 한다.
- **보호:** 뼈는 심장, 폐, 뇌, 척수와 같은 연약한 장기를 보호한다.
- **움직임:** 팔과 다리의 움직임 뿐 아니라, 호흡능력도 근육과 뼈 사이의 상호적용으로 나타난다.
- **전해질균형:** 뼈는 신체 곳곳에 다양한 화학적 반응을 위해 필수적인 요소인 칼슘과 인 같은 미네랄을 저장하고 방출한다.
- **산염기균형:** 뼈는 안정적인 ph유지를 돕기 위해 알칼리성염을 흡수하고 방출한다.

중요한 사실(Fast fact)
뼈는 알루미늄처럼 가볍고 철처럼 강하다.

뼈의 분류(Classification of Bones)

뼈는 체중지지로부터(다리와 골반뼈) 연약한 움직임(손가락)수행까지 다양한 기능을 수행한다. 이런 기능은 뼈의 모양을 좌우한다. 이 다양한 뼈의 모양은 그 자체로 분류시스템을 제공한다.

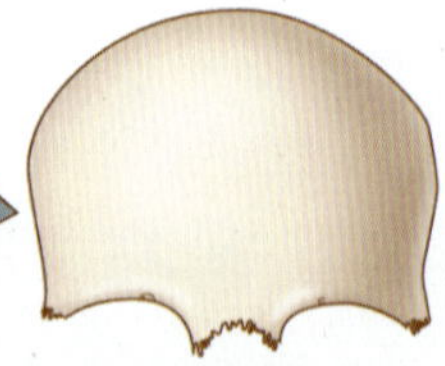

이마뼈
Frontal bone

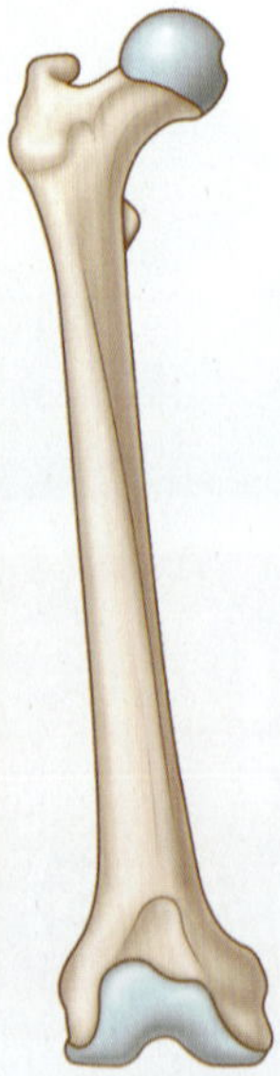

넓다리뼈
Femur

긴뼈

이름이 말해주듯이 이 뼈는 매우 긴축을 갖고 있고 폭도 더 넓다. 넓적다리의 넓다리뼈와 팔의 위팔뼈가 그 예이다. 긴뼈는 팔다리를 움직이게 하는 지렛대 일을 한다.

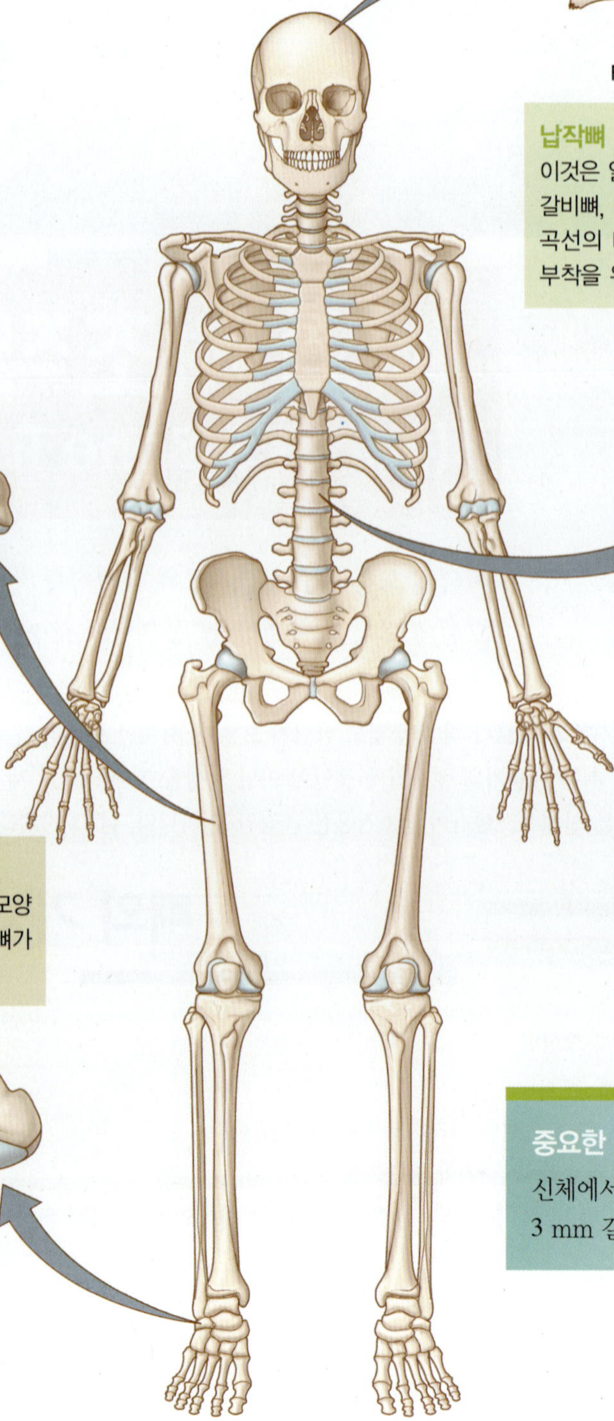

납작뼈

이것은 얇고 납작하며 종종 가슴뼈와 갈비뼈, 머리뼈처럼 장기를 보호하는 곡선의 뼈이다. 어깨뼈처럼 근육의 부착을 위해 큰 면을 제공한다.

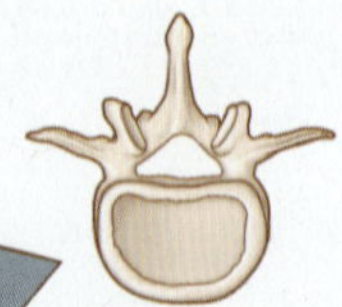

척추뼈
Vertebra

불규칙뼈

그룹으로 무리지어 있고 다양한 크기와 모양을 갖고 있다. 예로, 척수와 얼굴뼈이다. 종자뼈는 건에 박혀 있는 작은 뼈이다.
무릎뼈가 종자뼈의 예이다.

짧은뼈

이 뼈는 길이만큼 넓고 정육면체 모양이다. 손목의 손뼈와 발목의 발목뼈가 그 예이다.

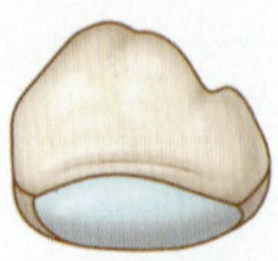

발목뼈
Tarsal

중요한 사실(Fast fact)

신체에서 가장 작은 뼈는 귀에 있는 3 mm 길이뼈이다.

긴뼈의 부분(Parts of a Long Bone)

긴뼈는 몇몇 중요 구조로 구성되어 있다.

긴뼈의 각 끝의 머리는 **뼈끝**이다. 뼈끝의 둥글 납작한 구조는 관절보다 튼튼하다. 또한 넓은 부위로 건과 인대를 부착한다.

뼈끝의 표면은 **관절연골**로 불리는 유리연골의 얇은 층으로 덮여있다. 연골은 뼈 사이에서 분비된 윤활액과 함께해서 관절내 뼈의 움직임이 쉽다.

중앙의 빈 부분을 **골수강**이라 한다.

- 골수강 안쪽은 **뼈내막**이라 불리는 얇은 상피막과 연결되어 있다.
- 아동기의 골수강은 **적색골수**를 생산하는 혈액세포로 가득 차 있다. 성인의 경우 대부분의 골수가 **황색골수**로 바뀌고 지방이 풍부해진다.

뼈의 중앙에 축이 되는 부분을 **뼈몸통**이라 부른다. 속이 비어있는 원통형의 두껍고 치밀한 뼈는 어느 정도의 무게를 지지하기 위해 필요한 강도를 제공한다.

뼈막이라 불리는 치밀섬유막이 뼈몸통을 덮고 있다. 뼈막의 몇몇 섬유는 뼈를 관통하여 막이 확실히 뿌리박히게 한다. 뼈막의 다른 섬유들은 건의 섬유와 엮여 있다(건은 뼈와 근육에 부착되어 있다)이런 배열은 뼈와 근육사이를 강하게 연결한다. 뼈막은 혈관뿐 아니라 뼈형성 세포도 갖고 있어 뼈생존에 중요한 존재이다.

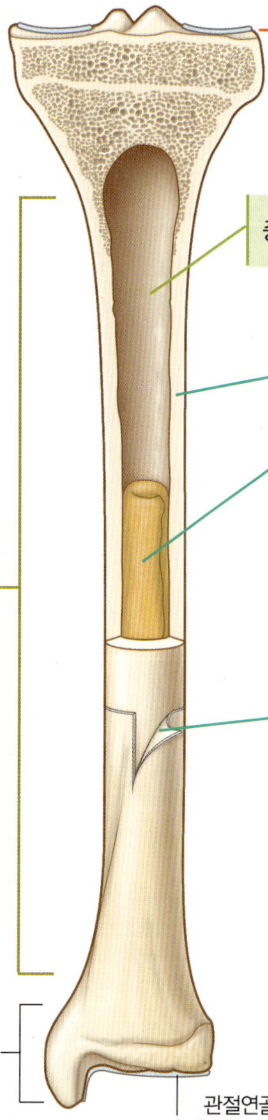

일상에서의 신체(The body at work)

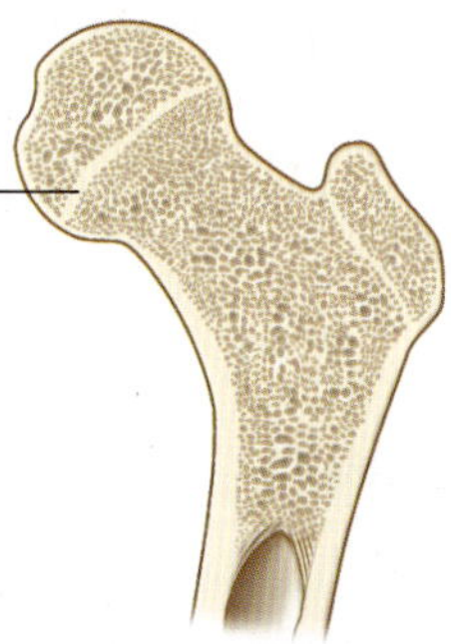

*아이들이 성장하는 시기에 **뼈끝판**이나 **성장판**으로 불리는 연골층이 긴뼈의 끝부분의 뼈몸통에서 뼈끝을 나눈다. 성장이 멈추게 되면 판은 뼈끝선으로 대체된다(뼈성장과 성장판은 이 장 다음 부분에서 더 깊이 논의된다)*

중요한 사실(Fast fact)

골수염은 뼈와 골수의 염증으로 보통 박테리아감염으로 나타난다. 뼈감염은 종종 치료가 어렵고 일반적으로 계속적인 정맥 내 항생물질이 요구된다.

뼈조직(Bone Tissue)

뼈나 **뼈조직**(osseous tissue)은 결합조직의 종류로 세포, 섬유, 세포의 기질로 구성되어 있다. 뼈세포에는 뼈모세포, 뼈파괴세포와 뼈세포를 포함한다.

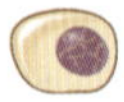

- **뼈모세포**(osteoblasts)는 물질을 분비해 뼈의 형성을 돕고 뼈의 기질로 구성되어 있다.

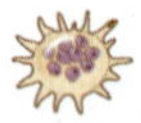

- **뼈파괴세포**(osteoclasts)는 원치 않거나 건강하지 않은 세포를 없앤다.

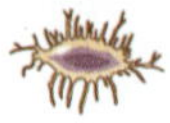

- **뼈세포**(osteocytes)는 성숙한 뼈모세포로 단단해진 뼈의 기질안에 갇혀있게 된다. 뼈세포는 이중적인 역할이 있다. 어떤 것들은 뼈를 없애는 반면 새로운 뼈를 저장하기도 한다. 그렇게 함으로써 칼슘과 인산염의 혈액수치의 조절을 보조하는 동안 뼈의 밀도를 유지하는데 기여한다.

중요한 사실(Fast fact)

뼈에 대한 연구를 **골학**(osteology)이라고 부른다.

뼈는 기질때문에 다른 결합조직과는 차이가 있다. 콜라겐섬유와 결정염으로(주로 칼슘과 인산염)으로 구성되어 있고 뼈의 기질은 단단하고 석회화되어 있다. 또한 뼈는 믿을 수 없을 만큼 강하다. 뼈는 강화된 콘크리트와 철에 필적할 만큼의 내구성이 있다. 뼈는 중요한 인장력과 압축강도를 갖고 있다. 하지만 비틀림 강도는 부족하다.

인장강도

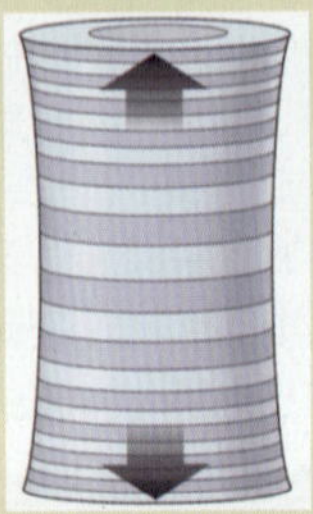

기질안의 콜라겐섬유는 뼈를 신장하는 힘(**인장강도**라 부른다)에 대한 저항을 높게 한다.

압축강도

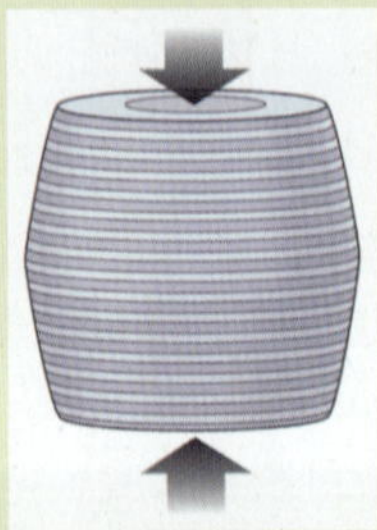

칼슘염은 압박하는 힘(**압축강도**라 부른다)에 대한 강한 저항을 하게 한다.

비틀림강도

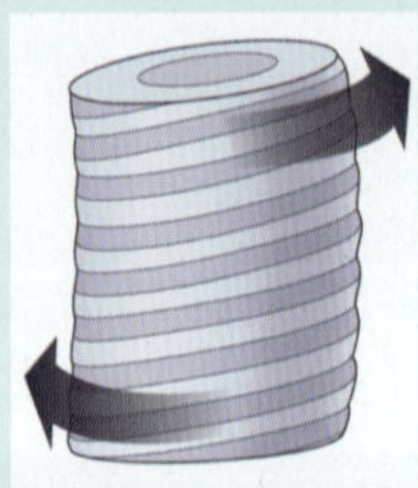

뼈는 지속적인 비틀림에 대한 능력(**비틀림강도**라 부른다)이 부족하다. 사실 대부분의 뼈골절은 비틀리는 힘이 팔이나 다리에 가해졌을 때 나타난다.

일상에서의 신체(The body at work)

뼈는 무게가 증가할 때 마다 뼈세포는 새로운 뼈의 생성을 자극한다. 예를 들어, 개인이 체중지지운동을 했을 때 뼈세포는 새로운 뼈의 성장을 촉발시킨다. 이것은 몇몇 체중지지운동에서도 만들어지고, 특히 역도가 그렇고 골밀도의 손실이 특징인 질병인 골다공증의 위험을 갖고 있는 사람들에게 이상적이다.

뼈조직의 종류(Types of Bone Tissue)

뼈조직은 **골조직**(osseous tissue)이라 부른다. 뼈조직이 다 같은 특징을 갖고 있지는 않다.

- 몇몇 뼈세포는 밝고 구멍이 많다; 이것은 스폰지나 해면모양의 뼈이다. **해면뼈**(Spongy bone)는 긴뼈의 끝과 다른 대부분의 뼈의 중간에서 발견된다: 이것은 더 이중적인 치밀뼈에 항상 둘러싸여 있다.
- 다른 뼈세포는 **치밀뼈**(compact bone)로 불리고 빽빽하고 단단하다. 이 치밀함은 강도를 제공하고 긴뼈의 축과 다른 뼈의 바깥쪽 표면을 형성하는 이유다.

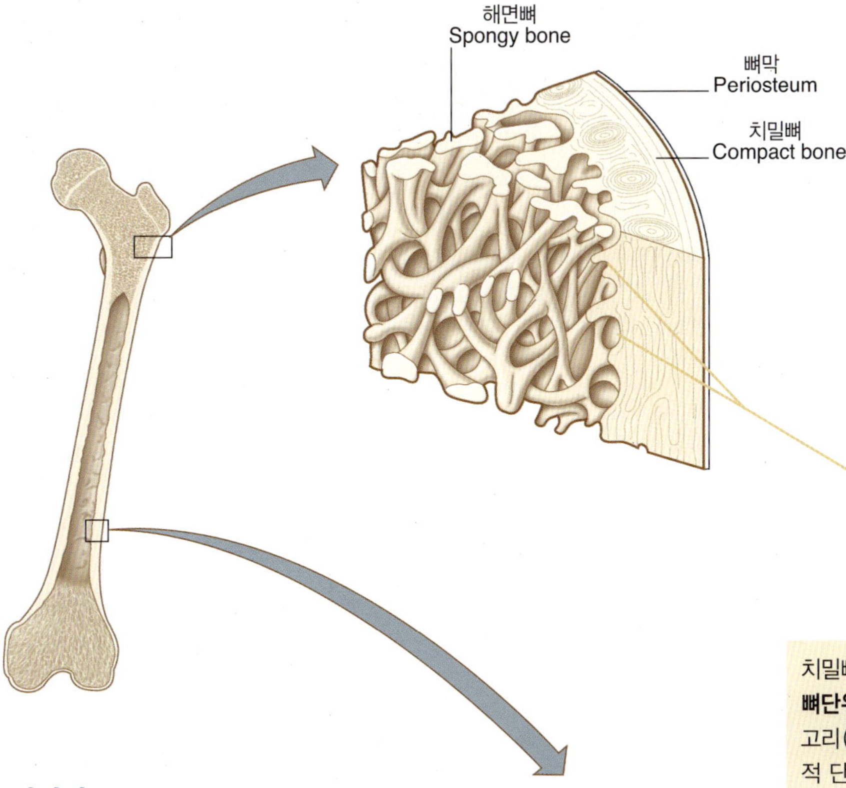

해면뼈(Spongy Bone)

스폰지(Spongy)나 해면모양의 뼈로 **뼈기둥**(trabeculae)으로 불리는 뼈의 격자모양으로 구성되어 있다. 이 모양은 추가 체중없이 강도를 더 한다. 뼈기둥사이의 강은 적골수로 가득차 있다. 적색골수는 해면뼈에 혈액을 공급하고 혈액 세포를 생산한다.

뼈기둥은 가장 큰 압박을 받는 선을 따라 배열되고 최대한의 강도를 제공한다. 압박을 받는 뼈가 변화하면 뼈기둥은 스스로 보상하기 위해 재편성된다.

치밀뼈(Compact Bone)

치밀뼈는 신경과 혈관이 있는 통로와 관의 정교한 망으로 구성되어 있다. 사실 뼈세포는 뼈의 기질의 단단함에도 불구하고, 빨리 뼈의 손상을 치유하기 위해 산소와 영양소를 매우 잘 공급한다.

치밀뼈에서 기질의 층은 중앙관(**하버시안**이나 **뼈단위관**)주위의 동심원의 양파 치밀뼈 모양 고리(**층판**으로 부른다)이다. 이 기본적인 구조적 단위를 **뼈단위**라고 부른다.

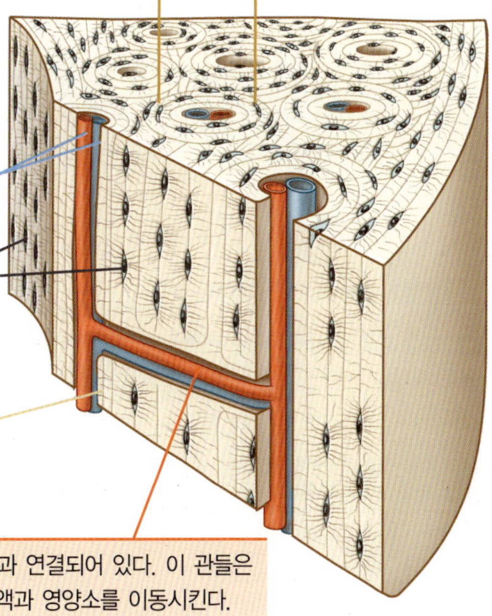

혈관과 신경이 관의 중앙을 통해 뼈의 길이대로 연결되어 있다.

층판의 고리사이의 작은 틈으로 **뼈소강**이라 불리고 뼈세포를 갖고 있다.

뼈세관이라 불리는 미세한 통로로 각각의 층판과 연결되어 있다.

볼크만관으로 불리는 가로통로는 하버스관과 연결되어 있다. 이 관들은 뼈의 외부로부터 갇힌 안쪽의 뼈세포에 혈액과 영양소를 이동시킨다.

골수 (Bone Marrow)

골수는 긴뼈의 골수강 뿐 아니라, 해면뼈의 공간을 채우는 연조직의 종류이다. 골수에는 두 가지 종류가 있다.

1. 적색골수(Red bone marrow): 이것은 적혈구를 생산하는 골수이다. 거의 모든 아동기의 뼈에는 적골수가 있다.
2. 황색골수(Yellow bone marrow): 시간이 지남에 따라 적색골수는 점차적으로 황색골수로 대체된다. 황색골수세포는 지방으로 포화상태가 되기 때문에 황색골수는 더 이상 혈액세포를 생산하지 않는다. 만성적 혈액손실이나 빈혈같은 심각한 경우에는 황색골수가 적색골수로 변한다.

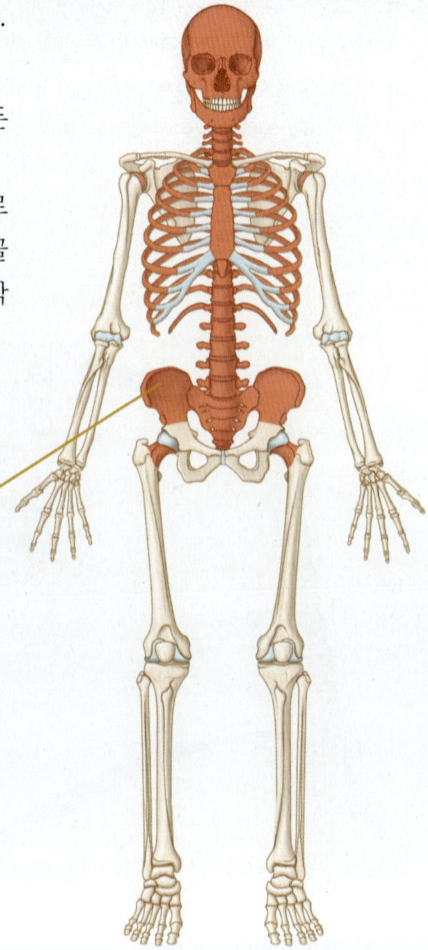

성인에게서 적색골수는 갈비뼈, 복장뼈, 척추, 머리뼈, 골반과 양쪽 위팔뼈와 넙다리뼈 위부분에서 찾을 수 있다. 다른 뼈에는 황색골수가 있다.

뼈발달 (Bone Development)

태아 발달 시 첫 번째 뼈대는 연골과 섬유결합성조직으로 구성되어 있다. **뼈발생**(ossification)이라 불리는 이 과정을 통해 초기 뼈대는 뼈에서 발달한다. 뼈발생 과정에는 두 가지 종류가 있다. 하나는 섬유결합조직이고 다른 하나는 연골이다.

막내 뼈형성(Intramembranous Ossification)

머리뼈와 얼굴뼈를 포함하는 뼈들은 섬유결합성조직으로 시작한다. 막내 **뼈발생**(intramembranous ossification)이라 불리는 이 과정은 조직의 줄기세포 그룹이 골아세포로 구별될 때 시작된다. *뼈발생 중심*이라 불리는 뼈모세포 무리는 기질물질과 콜라겐을 침착시킨다. 심지어 칼슘염이 침착되어 뼈는 석회화가 된다.

일상에서의 신체(The body at work)

출생 시 머리뼈 부분은 여전히 섬유결합조직으로 이루어져 있다. 이 부위를 ***천문*** *(숫구멍)이나 "부드러운 지점"으로 부르며 태아가 산도를 지나가는 동안 태아 머리를 압박으로부터 안전하게 한다. 또한 출생 후 뇌가 자랄 수 있게 확장할 준비를 한다. 2살 때 머리뼈는 완전히 뼈가 된다.*

연골속 뼈되기(Endochondral Ossification)

대부분의 뼈는 연골에서 발달한다. 임신 후 약 3달 뒤, 태아는 대부분 연골로 구성된 뼈대를 갖게 된다. 그 때쯤 연골은 뼈로 변하기 시작한다. 이 과정은 긴뼈에서 시작하고 이것을 **연골속 뼈되기**(Endochondral Ossification)라 부른다. 그 과정이 어떻게 발생하는지 설명아래 그림에 있다.

애니메이션(ANIMATION)

1 태아초기, 연골로 구성된 긴뼈는 식별된다. 이 연골로 된 뼈는 뼈발달의 모델 역할을 한다.

2 뼈모세포는 연골세포로 대체된다. 뼈모세포는 뼈의 얇은 층 안의 뼈몸통을 코팅하고 뼈의 고리를 생산한 후 뼈몸통을 둘러 싼다. 곧 연골은 석회화하기 시작한다.

3 그리고나서 혈관은 연골을 관통하고 뼈몸통의 중간에서 일차뼈발생중심이 발달한다.

4 골수강은 혈액과 줄기세포로 차있다. 뼈형성은 각 뼈끝을 향해 뼈몸통으로부터 계속된다. 뼈는 길이가 자란다. 심지어 이차뼈발생중심 이 뼈끝에서 나타난다.

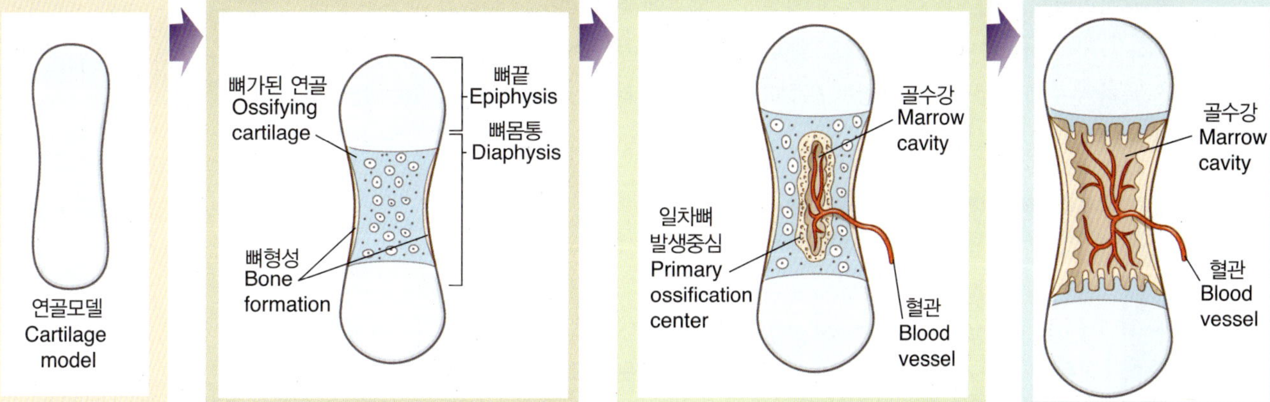

뼈성장(Bone Growth)

뼈 성장은 명확히 출생 시 멈추지 않는다. 뼈는 정해진 기간에 길이가 자라거나 길어진다. 또한 일생동안 넓어지고 두꺼워진다.

뼈길어짐(Bone Lengthening)

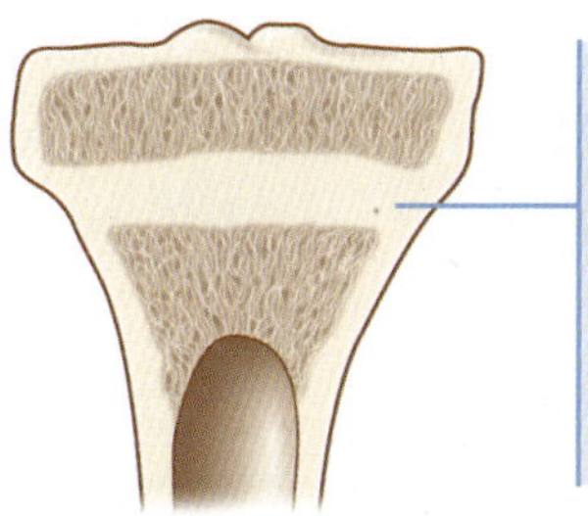

뼈 길어짐은 **성장판**에서 발생한다: 각 뼈의 끝 유리연골 층이다. 연골판의 뼈끝면에서 연골세포는 계속 증가한다. 이 세포들이 뼈몸통을 향해 이동함으로 미네랄은 침착되고 연골은 석회화된다. 연골세포가 성장판에서 생산되는 한 뼈는 계속 늘어난다.

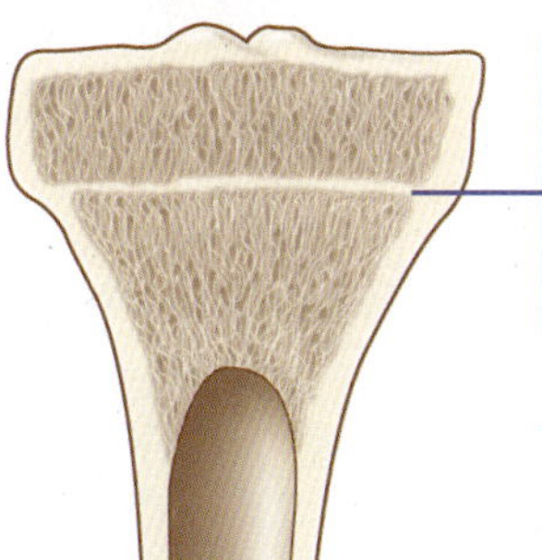

16-25세 사이쯤 성장판의 모든 연골은 해면뼈로 대체된다. 그 때 뼈길이는 멈추고 우리는 뼈끝이 "닫혔다"고 말한다. 남아있는 해면뼈의 선을 **뼈끝선**이라 부른다.

일상에서의 신체(The body at work)

에스트로겐과 테스토스테론 같은 성호르몬과 성장호르몬은 뼈성장에 영향을 준다. 성장호르몬은 급증하기 위해 성장판의 연골세포를 자극하여 뼈가 더 길게 자라게 한다. 성호르몬은 사춘기동안 성장분출을 자극한다. 또한 성장판의 결합과도 관련이 있다(성장중지)

중요한 사실(Fast fact)

스트레스가 지나치면 성장판은 뼈끝과 뼈몸통으로 나뉘어져 **뼈끝골절**을 일으킨다. 골절 발생시 골절된 뼈성장은 영향을 받는다.

뼈 넓이와 두께(Bone Widening and Thickening)

뼈가 길어지는 것과 달리 뼈가 멈추는 어떤 지점에서 뼈넓이와 두께는 일생동안 계속된다. 뼈가 넓어짐은 뼈막안의 뼈모세포가 뼈의 바깥쪽 주위의 새로운 층을 축적할 때이다. 이럴 경우 안쪽 뼈 조직의 뼈파괴세포는 뼈조직을 분해해서 없애고 골수강은 넓어진다.

뼈 재구성(Bone Remodeling)

뼈세포는 일생동안 오래된 뼈는 파괴하고(**흡수**) 새로운 뼈는 축적(**뼈발생**)하는 일을 항상 한다. 뼈파괴세포가 기질을 제거하고 덜 사용한 뼈의 무리를 줄이는 과정을 **재구성**(remodeling)이라 부른다. 심하게 사용된 뼈는 뼈모세포가 두꺼워진 뼈의 표면에 새로운 뼈 조직을 침착한다. 재구성은 작은 외상을 치유하고 혈액안에 칼슘을 방출하여 항상성 유지에 기여한다. 이 같은 과정은 또한 어린이가 자라고 걷기 시작하는 것처럼 뼈가 힘있는 근육의 당김에 자극을 받아 돌기와 뼈표면을 만드는 발달을 이끈다.

뼈밀도의 유지는 뼈파괴세포(흡수를 일으킴)와 뼈모세포(뼈발생을 일으킴)의 작용 사이의 균형에 의존한다. 성년의 초기와 중기동안 뼈발생과 흡수는 뼈가 파괴되는 정도와 같은 뼈가 형성되는 정도로 균형을 이룬다. 아동기와 청소년기의 성장기간동안 뼈의 생성은 흡수보다 더 빠르게 나타난다. 40세 이후로 뼈 손실은 증가하는 반면, 뼈형성은 느려져 뼈가 약해진다.

뼈는 물리적 스트레스를 이겨내는데 적응하기 때문에 뼈의 밀도는 물리적 운동을 통해 증가하는 것이 가능하다. 이와 반대로 물리적 운동의 부족은 뼈의 손실을 증가시킨다. 이것은 특히 우주에서 무중력을 경험한 우주비행사 뿐 아니라, 자리보전을 하고 있는 환자들에게서 알 수 있는 사실이다.

중요한 사실(Fast fact)

매년 뼈대의 10%가 뼈 재구성시 대체된다.

일상에서의 신체(The body at work)

몇가지 요인이 뼈성장과 유지에 영향을 미친다.

- ***유전:*** *모든 사람들은 유전자를 물려받으며 유전자는 최고치의 잠재력을 결정한다.*
- ***영양소:*** *영양실조에 걸린 아이들은 매우 느리게 자라고 유전적인 잠재력과 상관없이 완전히 크지 않는다. 적당한 뼈 성장에 필요한 영양소는 칼슘, 인, 비타민 A, C, D이다.*
- ***호르몬:*** *성장호르몬, 티록신, 부갑상선호르몬, 인슐린, 성호르몬인 에스트로겐과 테스토스테론 등이 적당한 뼈 성장에 기여한다.*
- ***운동:*** *전에 언급했듯이 체중지지형태(걷기)의 물리적 운동을 하지 않으면 뼈파괴가 뼈생성보다 앞설 것이다.*

기본 강좌 : 골다공증

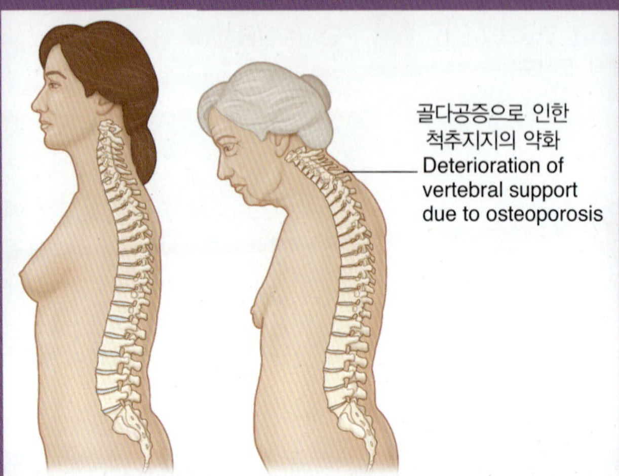

"구멍이 많은 뼈"라는 뜻의 골다공증은 뼈의 손실이 매우 큰 상태로 잘 부러진다. 심지어 허리를 구부리거나 기침을 하는 것 같은 작은 스트레스에도 골절이 올수 있다. 골절은 엉덩이, 손목, 척추에서 자주 발생한다.

골다공증은 가장 흔한 뼈 질환으로 미국에서는 약 1000만명의 환자가 있다. 또 1800만명이 낮은 골밀도를 갖고 있다고 추정하고 있다. 여자들은 남자보다 골질량이 적고 어린 나이에서부터 손실이 되기 때문에 골다공증으로 발달될 위험이 높다. 특히 폐경 후 백인이 가장 위험성이 크다(폐경과 동반하는 에스트로겐수치가 떨어져 뼈손실을 가속화시킨다. 또한 흑인은 백인보다 더 치밀한 뼈밀도를 갖고 있는 경향이 있다). 골다공증의 다른 위험요인은 흡연, 당뇨병, 그리고 다이어트로 인한 칼슘, 단백질, 비타민 C와 D의 저하가 있다.

뼈 골절(Bone Fractures)

뼈의 부서짐을 **골절**(fracture)이라고 한다. 아래에서 보여주듯이 골절에는 많은 다른 종류가 있다. 일반적으로 부러진 뼈는 수술없이 원래 자리로 넣을수 있다. 이것을 **폐쇄성정복**(closed reduction)이라 한다. 드물게 수술이 뼈의 재배치를 위해 필요할 때가 있다. 나사, 핀이 뼈를 고정시키기 위해 사용된다. 이것을 **개방성정복**(open reduction)이라 부른다.

중요한 사실(Fast fact)

병적(pathologic)골절은 보통 건강한 뼈는 골절되지 않는다는 결과로 병들거나 약한뼈에서 나타난다.

단순골절은 뼈가 일직선으로 있고 주변조직이 온전한 상태이다.

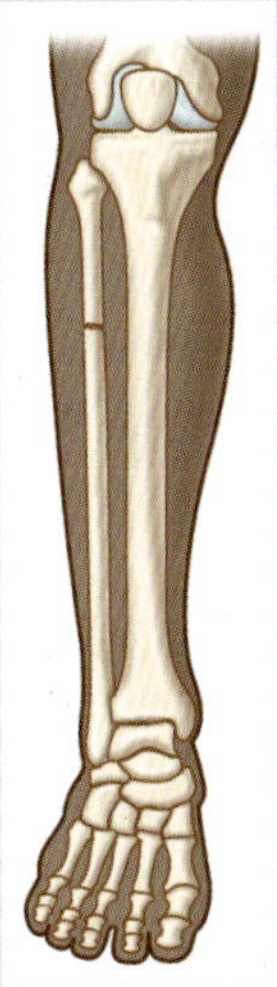

복합골절은 뼈가 피부를 뚫고 나온 상태이다. 주변조직, 신경, 혈관의 손상이 크다. 또한 피부를 뚫고 나왔기 때문에 감염의 위험도 크다.

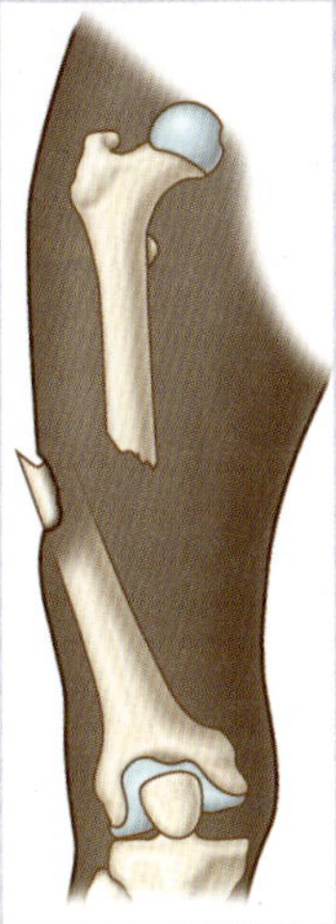

녹색줄기골절은 불완전한골절이고 녹색줄기를 부러뜨렸을 때와 비슷한 모양이다. 보통 이 골절은 어린이에게 발생하는데 어린이의 뼈가 성인보다 더 많은 콜라겐을 갖고 있어서 완전히 부러지는 것이 아니라, 뼈가 쪼개지듯이 나타난다.

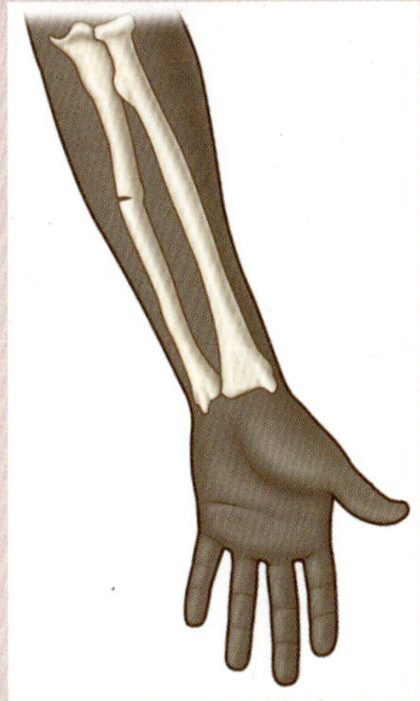

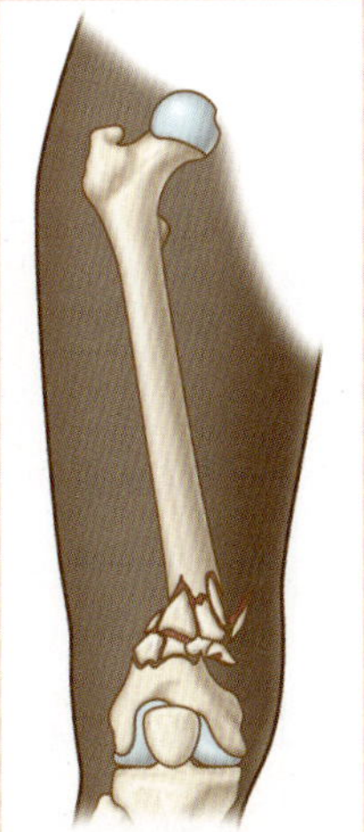

분쇄골절에서 뼈는 조각으로 부서진다. 이 골절은 주로 교통사고에서 발생한다.

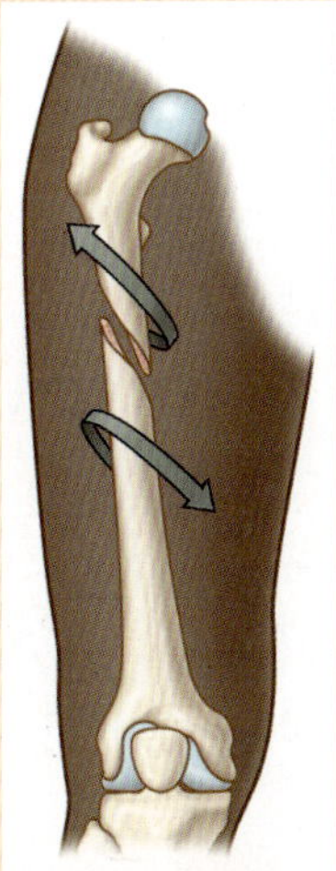

나선골절에서 골절선이 뼈주위를 나선형으로 나타나며 뒤틀린 힘에 의한 결과이다. 뼈끝이 들쭉날쭉해서 재배치하기에 어려운 종류이다.

중요한 사실(Fast fact)

골절위치는 나이에 따라 다양하다. 아동기에는 팔꿈치골절이 발생한다. 젊은이들은 스포츠 활동 시 다리뼈의 골절이 쉽게 나타난다. 나이든 사람들은 엉덩이골절에 민감하다.

골절치유(Fracture Repair)

불완전한 골절은 8-12주가 걸려 치유된다. 복합골절과 뼈안에서 발생한 골절은 낮은 혈액공급량(목뼈, 넙다리뼈처럼)을 갖고 있어 오래 걸린다. 나이든 사람들에게 더 오래 걸리고 영양상태가 낮아 고생하는 사람들도 그렇다.

일반적으로 다음의 치유 단계를 따른다:

애니메이션(ANIMATION)

1 골절이 발생했을 때 뼈안의 혈관과 뼈막은 찢어지고 출혈이 되면서 혈종을 형성한다. 곧 혈종은 염증세포와 뼈 형성세포가 함유되어 있는 육아조직의 부드러운 덩어리로 형태를 바꿔 치유과정을 지원한다.

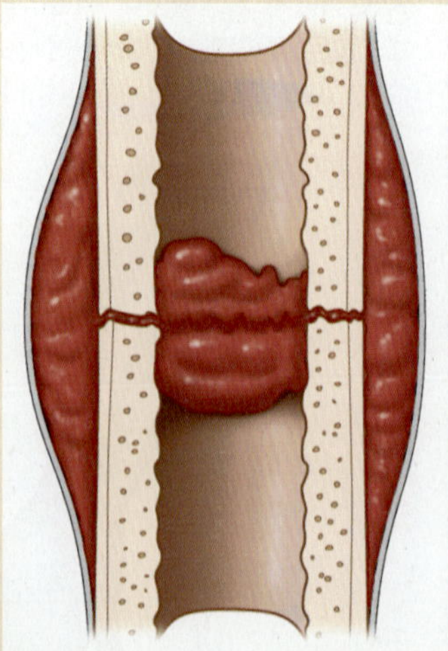

2 콜라겐과 섬유연골은 육아조직에서 침착되어 부드러운 에벌뼈를 만든다.

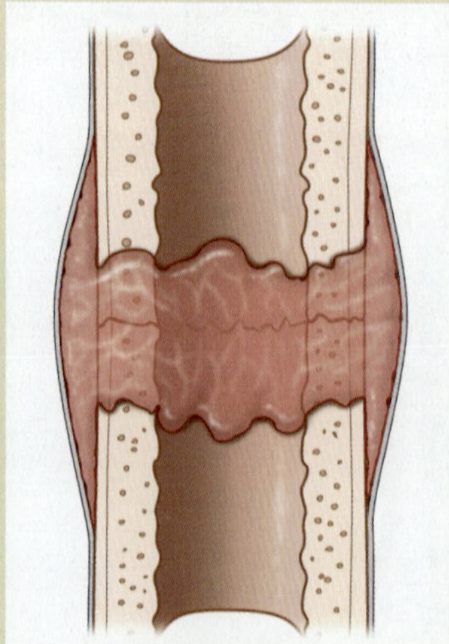

3 다음, 뼈형성세포가 골절 주위의 에벌뼈를 단단하거나 뼈같이 만든다. 계속적인 치유로 양쪽 두 개의 뼈끝이 마주친다.

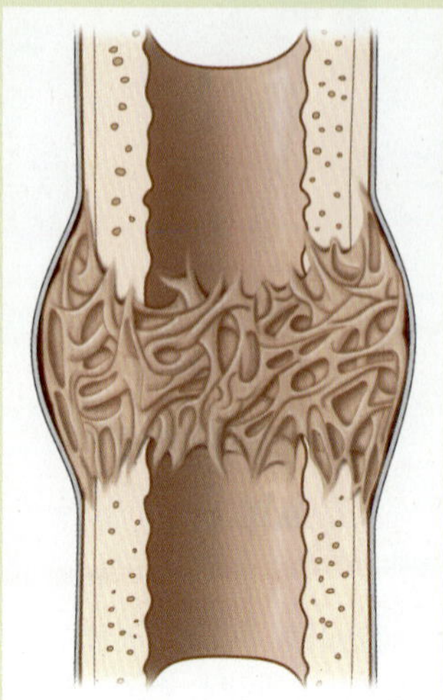

4 마지막으로 재구성은 에벌뼈가 뼈로 대체되는 것이다.

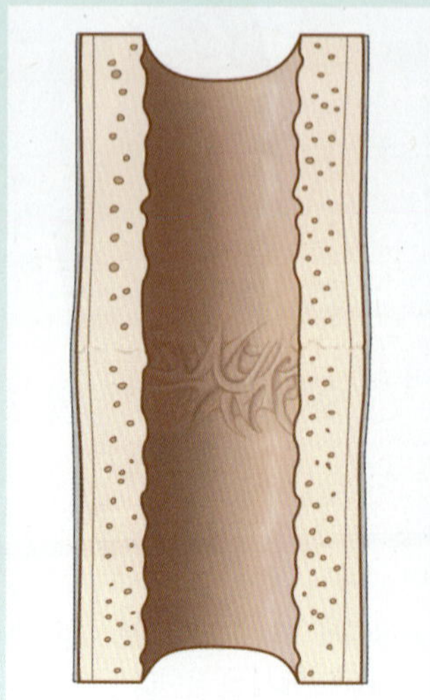

중요한 사실(Fast fact)

정형외과는 의학의 분과로 뼈, 관절, 근육의 손상과 장애의 예방과 교정을 다룬다.

핵심 용어 분석(Review of Key Terms)

관절연골(Articular cartilage) : 상피표면을 덮고 있는 유리연골의 얇은 층

뼈세관(Canaliculi) : 극히 작은 통로로 각각의 판과 연결되어 있다

갯솜뼈(Cancellous bone) : 긴뼈의 끝과 대부분 다른 뼈의 중간부위에 있는 해면뼈

치밀뼈(Compact bone) : 치밀하고 단단한 뼈로 긴뼈의 축과 대부분 다른 뼈의 중간부위를 형성한다

뼈몸체(Diaphysis) : 긴뼈의 중심축 같은 부분

연골속뼈되기(Endochondral ossification) : 연골로 된 뼈대가 뼈안으로 형성되어서 일어나는 태아의 발달과정

뼈내막(Endosteum) : 얇은 상피막이 골수강의 안쪽과 연결되어 있다

성장판(Epiphyseal plate) : 긴뼈의 각 끝에서 뼈몸체로부터 뼈끝을 나누는 연골의 층으로 뼈성장이 일어나는 지점

뼈끝(Epiphysis) : 긴뼈의 각 끝의 머리

하버시안과(Haversian canal) : 혈관과 신경이 있는 치밀뼈의 중심관으로 판을 둘러싼다

막내뼈발생(Intramembranous ossification) : 뼈안에서 섬유결합조직이 발달함으로 일어나는 태아의 과정

내강(Lacunae) : 치밀뼈에서 판의 고리 사이의 작은 틈

판(Lamellae) : 치밀뼈에서 하버시안관을 둘러싸는 기질의 동심원고리

골소강(Medullary cavity) : 긴뼈 중심의 비어있는 부분으로 골수를 갖고 있다

뼈조직(Osseous tissue) : 뼈의 조직

뼈발생(Ossification) : 새로운 뼈의 생성

뼈모세포(Osteoblast) : 뼈를 형성하는 세포

뼈파괴세포(Osteoclasts) : 오래되거나 건강하지 않은 세포를 없애는 뼈세포

뼈세포(Osteocyte) : 성숙한 뼈모세포

뼈단위(Osteon) : 하버시안관과 둘러싸인 판으로 구성된 치밀뼈의 기본 구성단위

뼈막(Periosteum) : 뼈몸체를 덮고 있는 치밀한 섬유성 막

재구성(Remodeling) : 뼈의 복원이나 교정

흡수(Resorption) : 뼈의 재구성 시 과정의 부분으로 오래된 뼈의 해체

해면뼈(Spongy bone) : 갯솜뼈로도 불리며 긴뼈의 끝과 대부분의 다른 뼈의 중간 부위에 있다

뼈기둥(Trabeculae) : 격자무늬의 뼈조직으로 갯솜뼈나 해면뼈의 구조를 만든다

학습한 정보 유지하기(Own the information)

이 장에서 학습한 정보를 기억하기 위해서는 학습한 내용을 반영할 수 있는 시간이 요구된다. 따라서, 하얀 종이에 학습하고 토론한 중요 주제를 회상하면서 써내려가 본다. 그리고, *DavisPlus* 웹사이트에 접속하고 6장의 학습 목표를 체크하여 본다. 쓴 모든 내용이 이 장의 학습목표와 완전히 일치하는가? 그렇지 않으면, 이 장을 적절하게 다시 살펴 본다. 그리고, 학습 목표의 개념을 다시 써보거나 그려본다.

6장의 중요 주제:

- 신체에서 뼈의 역할
- 모양에 의한 뼈의 분류
- 긴뼈의 부분
- 뼈조직의 구성과 질
- 뼈조직의 종류
- 골수의 종류와 위치
- 뼈발달의 두가지 종류
- 뼈성장과 재구성
- 뼈골절과 치유

학습점검(Test Your Knowledge)

1. 뼈의 기능 중 아닌 것은?
   a. 전해질균형
   b. 혈액생산
   c. 산염기 균형
   d. 혈당의 조절
2. 긴뼈의 머리는 무엇이라 부르는가?
   a. 뼈끝
   b. 뼈내막
   c. 뼈몸체
   d. 뼈막
3. 뼈막이 뼈생존에 중요한 이유는?
   a. 골절예방을 도와준다.
   b. 골수를 생산한다.
   c. 혈관과 뼈형성세포를 함유하고 있다.
   d. 감염에 대항해 뼈를 보호하기 위해 면역글로블린을 분비한다.
4. 혈액세포를 생산하는 뼈의 부위는?
   a. 황골수
   b. 적골수
   c. 적골수와 황골수
   d. 골소강
5. 뼈끝과 대부분의 다른 뼈의 중앙에서 찾을 수 있는 뼈의 종류는?
   a. 치밀뼈
   b. 갯솜뼈
   c. 막뼈
   d. 연골내뼈
6. 물리적스트레스가 뼈에 주는 영향을 무엇인가?
   a. 부러진 뼈에서 뼈발생세포를 자극한다.
   b. 적혈구의 생산을 증가시키기 위해 골수를 자극한다.
   c. 세로길이의 성장을 약화시킨다.
   d. 새로운 뼈의 생성을 위해 뼈세포를 자극한다.
7. 태아의 뼈대는 주로 무엇으로 구성되는가?
   a. 상피조직
   b. 뼈조직
   c. 연골
   d. 섬유성결합조직
8. 뼈의 기본적인 구조적 단위의 명칭은?
   a. 뼈단위
   b. 뼈소강
   c. 뼈세관
   d. 뼈세포
9. 다음 중 뼈의 성장과 유지에 영향을 미치지 않는 것은?
   a. 운동
   b. 성호르몬
   c. 영양소
   d. 에피네프린
10. 뼈가 피부를 뚫고 나오는 골절의 명칭은?
   a. 녹색줄기골절
   b. 복합골절
   c. 분쇄골절
   d. 나선골절

6장 답

1. 정답 : d. 뼈는 혈당수치조절의 역할을 하지 않는다. 뼈는 전해질균형, 혈액생산, 산염기균형의 역할을 한다.
2. 정답 : a. 뼈내막은 골소강 안쪽에서 막과 연결되어 있다. 뼈몸체는 긴뼈의 축같은 부분이다. 뼈막은 뼈몸체를 덮고 있는 섬유성막이다.
3. 정답 : c. 뼈막은 골절예방에 도움을 주지 않는다. 또 골수를 생산하지 않는다. 면역글로블린을 분비하지도 않는다.
4. 정답 : b. 황골수는 대부분 지방이고 혈액세포를 생산하지 않는다. 골소강은 골수를 함유하고 있지만 혈액세포를 생산하지는 않는다.
5. 정답 : b. 치밀뼈는 긴뼈의 축과 모든 다른 세포의 주변에서 찾을 수 있다. 연골내뼈나 막뼈에는 존재하지 않는다.
6. 정답 : d. 물리적 스트레스는 뼈를 파괴하는 것이 아니라 새로운 뼈의 생성을 자극한다. 물리적 스트레스는 적혈구의 생산이나 세로길이의 성장에 영향을 미치지 않는다.
7. 정답 : c. 상피조직은 뼈의 형성에 관련이 없다. 뼈조직은 뼈의 조직이다. 머리뼈의 부위는 섬유결합조직으로 시작한다. 대부분의 뼈는 연골에서 발달한다.
8. 정답 : a. 뼈소강은 얇은 판의 고리사이의 작은 틈으로 뼈세포를 함유하고 있다. 뼈세관은 각각의 판과 염결되어 있는 아주 작은 통로이다. 뼈세포는 뼈의 세포이다(구조적 단위가 아닌).
9. 정답 : d. 뼈성장과 유지는 유전, 영양소, 성호르몬(에스트로겐과 테스토스테론)과 운동 등의 몇 개의 요인에 의해 영향을 받는다. 에피네프린은 뼈의 성장과 유지에 영향을 미치지 않는다.
10. 정답 : b. 녹색줄기골절은 불완전한 골절이다. 분쇄골절은 뼈가 조각으로 부서진 것이다. 나선골절은 뼈주위의 골절선이 나선형 모양이다.

모바일로 이 코드를 스캔하면 Davis*Plus*의 Podcast도서관이 접속됩니다. 또한 **http://davisplus.fadavis.com**에 접속하면 이 단원에 유용한 자료를 이용할 수 있습니다.

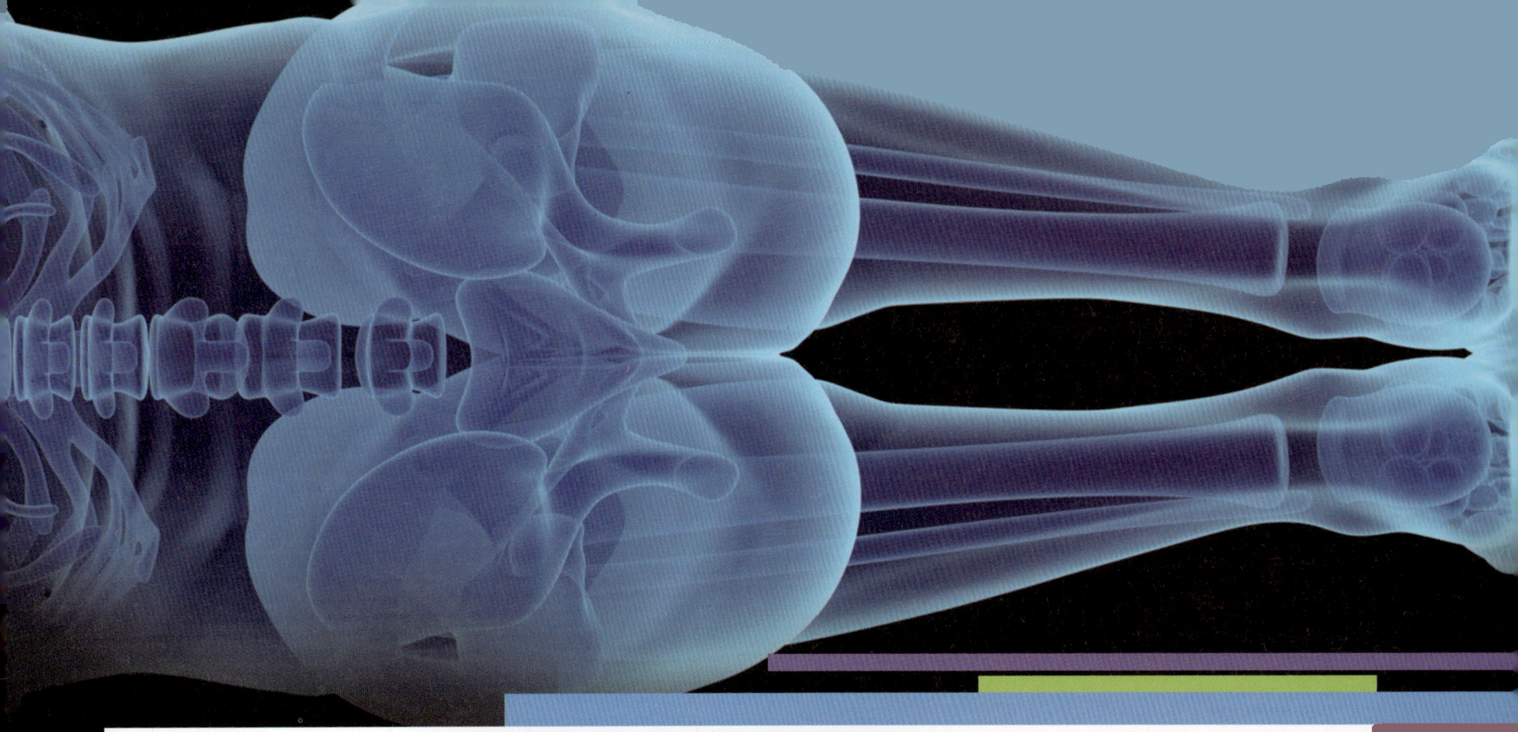

제 7 장

골격계통(Skeletal System)

새로 태어난 아기들은 300개 또는 그 이상의 뼈들을 가지고 있다. 어른이 되면 최후에는 206개의 뼈만 남게된다.

골격계통은 몸의 기초 뼈대를 제공한다. 무엇보다도 뼈와 근육의 상호작용을 통해 다양한 움직임을 조절한다. 또한, 많은 근육, 동맥, 정맥 그리고 신경들은 가까운 뼈로부터 명칭이 정해진다. 끝으로, 뼈들은 인체를 임상적으로 안내하기 위한 표시점을 제공한다. 이 모든 것은, 인체의 중요한 뼈들의 이름을 학습하는 것은 인체 해부학과 생리학을 이해하는데 있어서 중요한 부분이 된다.

골격계통 개요(Overview of the Skeletal System)

성인은 약간의 다양성은 있겠지만, 대부분 206개의 뼈를 가지고 있다. 일부의 갈비뼈 또는 뇌머리뼈에서 여분의 뼈를 가지고 있을 수 있다. 때때로 몇몇 뼈들이 성장하는 동안 융합되는데 실패하여 총 개수가 증가하였을 것이다. 이 뼈들 중 척주와 뇌머리뼈, 가슴우리가 포함된 80개는 몸의 축으로써 중심을 지지하고 바로 세운다. 이것들이 **몸통뼈대**(axial skeleton)이다.
다른 126개의 뼈들은 사지와 골반 그리고 어깨의 뼈들로 구성되어져 있다. 이것들은 **팔다리뼈대**(appendicular skeleton)이다.

중요한 사실(Fast fact)
골격계는 건강한 성인 몸무게의 약 $^{1}/_{5}$을 차지한다.

뼈의 표면 표시(Bone Surface Makings)

뼈의 표면은 완벽하게 부드럽지 않다. 오히려 뼈는 관절형태(articulation이라 불린다)에 따라 평편하거나 둥근 것과 같이 특징있는 수많은 표면을 가지고 있다. 돌기(projections)들은 근육의 부착을 허락하고 함몰부(depression)나 관(passage)은 혈관과 신경을 위한 길을 제공한다.

뼈 표면의 특징

관절	묘사
관절융기(condyle)	혹을 둘러쌓고있다; 대개 다른 뼈와 관절을 이루는 오목안에 있다.
관절면(Facet)	평편한 표면
머리(Head)	융기뼈의 넓게 펴진 끝,
돌기	
능선(Crest)	적당하게 올라간 능선
위관절융기(epicondyle)	관절융기의 위쪽 돌출부
돌기(process)	돌기(projection) 또는 올라간 곳
가시(spine)	뾰족한곳, 돌기의 예리한곳
돌기(trochanter)	큰 돌기(process); 오직 넙다리뼈(femur)에서 볼수 있다.
결절(tubercle)	작은, 돌기(process)를 둘러쌓고 있다.
거친면(tuberosity)	거친, 울퉁불퉁하게 올라온 곳, 대개 근육의 부착부위이다.
함몰	
오목(Fossa)	고랑이진 또는 함몰된 곳
오목(fovea)	작은구멍
고랑(sulcus)	고랑 또는 길게 함몰된 곳
이음	
관(canal)	뼈를 통하는 터널
틈새(fissure)	혈관과 신경을 위한 긴 틈새
구멍(foramen)	열린구멍을 둘러싼, 대게 혈관과 신경을 위한 길이다.
길(meatus)	관처럼 열려있는
굴(sinus)	뼈안쪽에 빈공간

!

쉽게 이해하기(That Makes Sense)

몸통뼈대와 팔다리뼈대를 구별하자면, 몸통뼈대는 몸의 축과 관련이 있다는 것을 기억해야한다, 이 축은 몸을 지나는 수직의 선이다. 이 축은 지구 또는 사람 몸에서의 자전축과 같다. 팔다리뼈대는 몸의 부속기관과 관련 있으며, 팔 또는 다리와 같다.

중요한 사실(Fast fact)

각 발은 26개의 뼈로 구성되어있다. 이것은 인체에 있는 뼈 중 $^1/_4$이 발에 있다는 것을 의미한다.

어른의 골격계통(The Adult Skeleton)

팔다리뼈대는 청록색이고, 그 외 다른 뼈들은 몸통뼈대 이다.

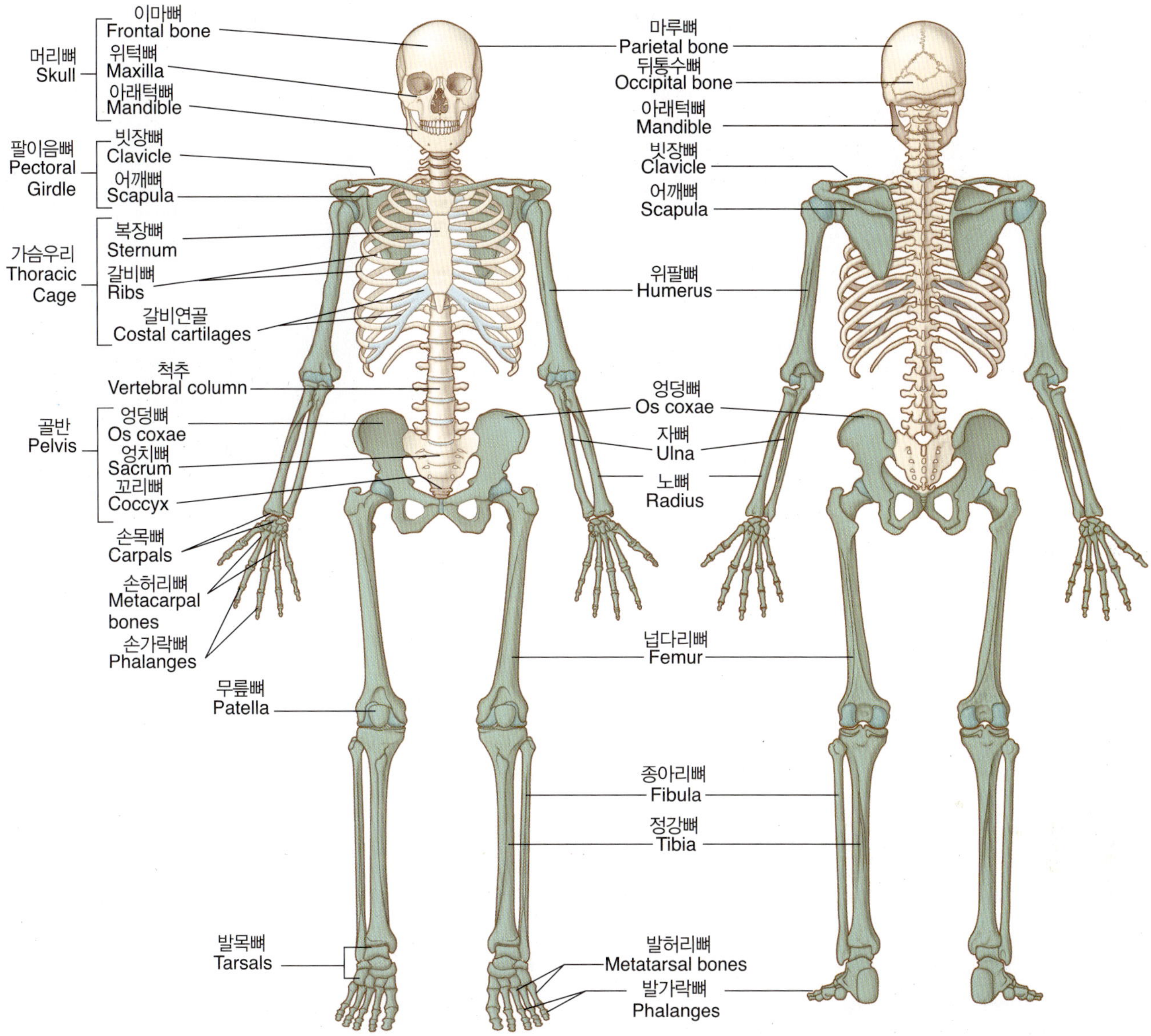

앞면
Anterior view

뒷면
Posterior view

골격계통의 뼈들(Bones of the skeletal system)

몸통뼈대는 80개의 뼈로 이루어져있고, 팔다리 뼈대는 126개의 뼈로 구성되어져 있다.

인체부위	뼈
머리뼈(Skull, 22개)	이마뼈 (frontal, 1개)
• 뇌머리뼈(cranium, 8개)	마루뼈 (parietal, 2개)
	관자뼈 (temporal, 2개)
	뒤통수뼈 (occipital, 1개)
	나비뼈 (sphenoid, 1개)
	벌집뼈 (ethmoid, 1개)
	코뼈 (nasal, 2개)
• 얼굴뼈(face, 14개)	위턱뼈 (Maxillary, 2개)
	광대뼈 (zygomatic, 2개)
	아래턱뼈 (mandible, 1개)
	눈물뼈 (Lacrimal, 2개)
	입천장뼈 (Palatine, 2개)
	아래코선반뼈 (inferior nasal conchae, 2개)
	보습뼈 (vomer, 1개)
귀(Ear, 6개)	
	망치뼈 (Malleus, 2개)
	모루뼈 (Incus, 2개)
	등자뼈 (Stapes, 2개)
목뿔뼈(Hyoid bone, 1개)	
척주(Vertebral column, 26개)	
	목뼈 (Cervical vertebrae, 7개)
	등뼈 (Thoracic vertebrae, 12개)
	허리뼈 (Lumbar vertebrae, 5개)
	엉치뼈 (Sacrum, 1개)
	꼬리뼈 (Coccyx, 1개)
가슴우리(Thoracic cage, 25개)	복장뼈 (Sternum, 1개)
	갈비뼈 (Ribs, 24개)
팔이음뼈(Pectoral girdle, 4개)	
	어깨뼈 (Scapula, 2개)
	빗장뼈 (Clavicle, 2개)
팔(Upper limbs, 60개)	
	위팔뼈 (Humerus, 2개)
	노뼈 (Radius, 2개)
	자뼈 (Ulna, 2개)
	손목뼈 (Carpals, 16개)
	손허리뼈 (Metacarpals, 10개)
	손가락뼈 (Phalanges, 28개)
다리이음뼈(Pelvic girdle, 2개)	
	엉덩뼈 (Coxal, 2개)
다리(Lower limbs, 60개)	
	넙다리뼈 (Femur, 2개)
	무릎뼈 (Patella, 2개)
	정강뼈 (Tibia, 2개)
	종아리뼈 (Fibula, 2개)
	발목뼈 (Tarsals, 14개)
	발허리뼈 (Metatarsals, 10개)
	발가락뼈 (Phalanges, 28개)

기본 강좌 : 해골유물 검사

수사관들은 죽은 사람의 뼈를 검사하면 많은 정보를 얻을 수 있다는 것을 알고 있다.
특히, 해골유물을 검사하는 과학자들을 법의학자라고 불리어진다. 그들은 사람의 특정한 정보를 얻을 수 있다.

- 나이(뼈의 길이에 의해 결정된다, 치아의 상태 와, 뼈의강도)
- 성별(골반의 모양으로 남자와 여자를 구분할수 있다, 또한 머리뼈의 크기 또한 남자의 것이 더 크다)
- 신장(넙다리뼈의 크기를 통해서 알수 있다)

더 나아가서 검사를 통해 개인의 영양상태와 질병 또는 질환의 상태와 인종까지 알수있다. 마지막으로 골수에서 DNA를 분리해 찾아내어 신원을 확인할 수 있다.

머리뼈 (The skull)

복잡한 구조로 머리뼈는 22개의 불규칙한 뼈들로 구성되어 있다. 8개의 뇌머리뼈와 14개의 얼굴뼈를 포함한다.

뇌머리뼈 (Cranium)

뇌머리뼈는 뇌를 수용하는 뼈 구조물 이다. 8개의 뼈로 구성되어져 있다.

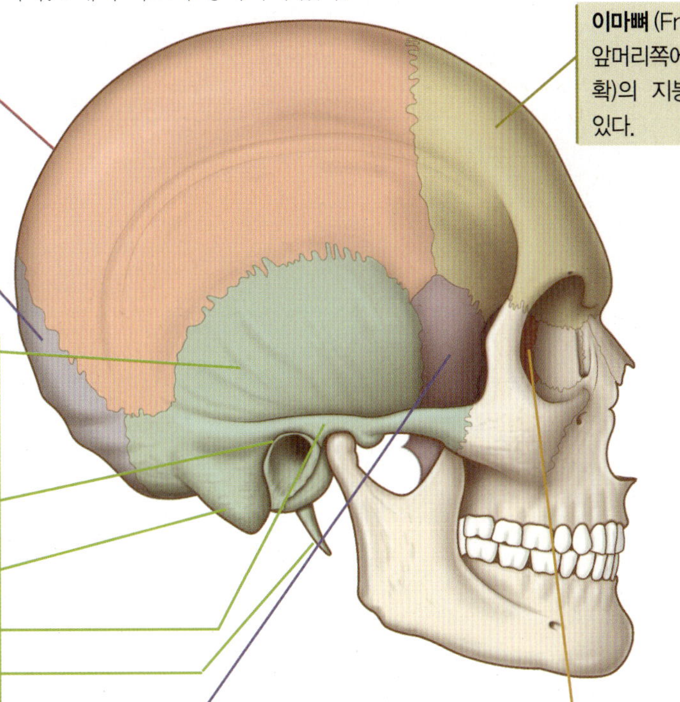

마루뼈 (Parietal bone, 2개): 머리뼈공간의 가장 위쪽 가쪽에 있는 형태이다.

이마뼈 (Frontal bone, 1개): 앞머리쪽에 있고 눈구멍(눈확)의 지붕 형태를 취하고 있다.

뒤통수뼈 (Occipital bone, 1개): 머리뼈의 뒤쪽에 있다.

관자뼈 (Temporal bone, 2개): 뇌머리뼈의 측면에 위치해 있는 형태이며 속귀와 가운데귀 구조물이 포함되어져 있다.

- **바깥귀길** (external auditory meatus): 귀 안쪽으로 열린다
- **꼭지돌기** (mastoid process): 귀 뒤에 있는 돌출부
- **광대활** (zygomatic arch): 광대뼈
- **붓돌기** (styloid process): 수많은 목 근육들의 부착부위

나비뼈 (Sphenoid bone): 눈확(orbits)의 바깥벽과 뇌머리뼈의 층을 구분하는 중요한 부분이다.

벌집뼈 (Ethmoid bone): 눈확의 벽을 형성하고, 코안(nasal cavity)과 코사이막(nasal septum)의 벽과 지붕을 이룬다.

일상에서의 신체 (The body at work)

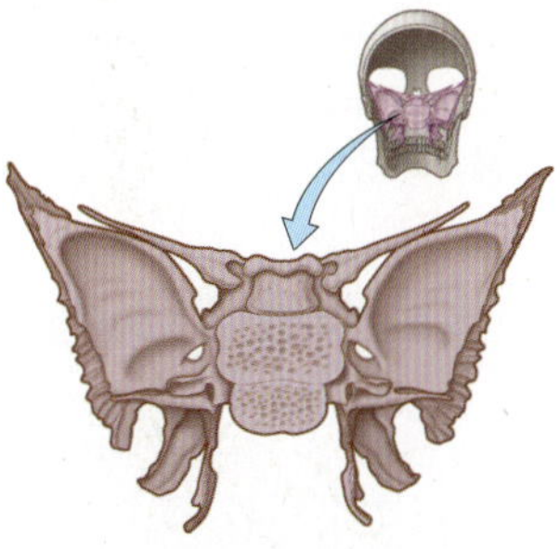

뒷면
Posterior view

*뒷면을 보면 나비뼈는 큰나방 처럼 생겼다 이것은 코와 목 약간 위 또는 뒤쪽에 놓여져 있다. 나비뼈 위쪽에 있는 톱니모양으로 된 구역을 **말안장**(sella turcica)이라고 부른다. 이것은 뇌하수체의 집이된다.*

일상에서의 신체 (The body at work)

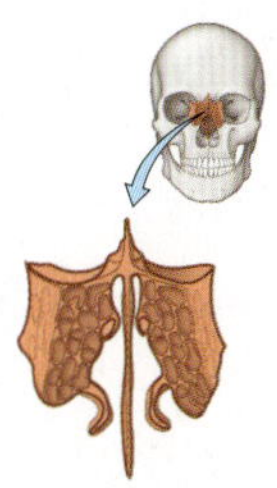

***벌집뼈**는 나비뼈 앞에 있다. 이 섬세한 뼈의 윗부분을 **벌집체판**(cribriform plate)라 한다. 코안의 지붕 일부분의 형태를 취하고 있다. 벌집체판에 작은 천공은 후각신경의 가지를 뇌까지 도달케 한다. 벌집체판위의 돌기들은 뇌를 둘러싸고있는 얇은막인 뇌척수막이 붙을 수 있게 부착부를 제공한다,*

뾰족한 뼈조각이 위로 움직여져 벌집체판을 통해 뇌안으로 가게 되는 일이 발생한다면 뇌척수액이 코 밖으로 새는 일이 발생한다. 이것이 뇌가 감염되는 경로이다.
또한 외상성 손상후 이 뼈들이 후각신경을 벨수도 있는데, 결과적으로 후각을 잃게 된다.

봉합길(Suture lines)

머리의 뼈들이 함께 확고하게 결합되어 있는 관절을 **봉합**(suture)이라 한다.

관상봉합(coronal suture)은 마루뼈와 이마뼈 사이에 있는 관절이다.

시옷봉합(lambdoidal suture)은 마루뼈와 뒤통수뼈사이에 관절선이다.

인상봉합(squamous suture)은 관자뼈의 위테두리를 따라 이어져 있다.

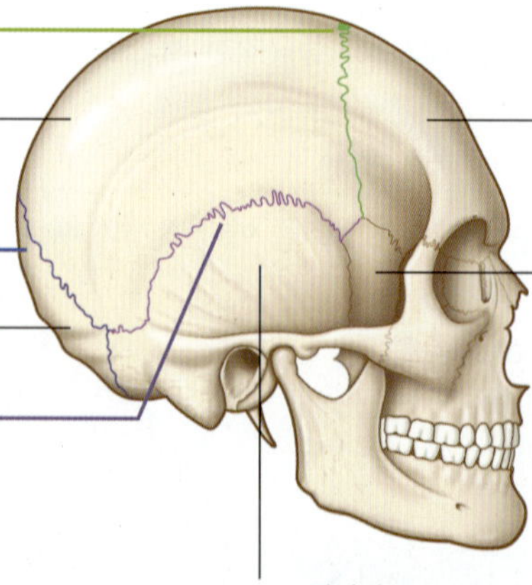

시상봉합(sagittal suture)은 오른쪽 왼쪽의 마루뼈 사이에 있는 관절이다.

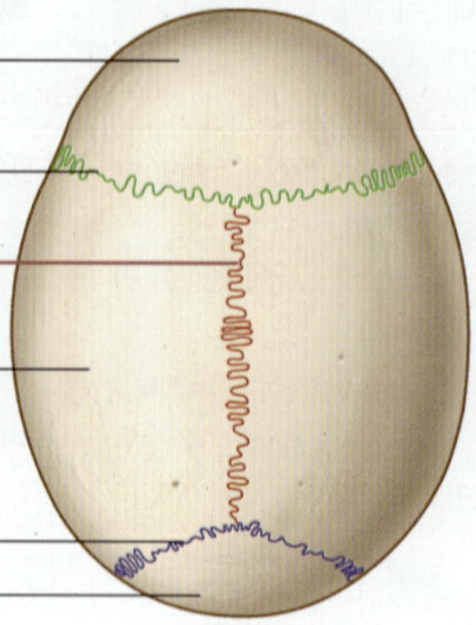

큰구멍(foramen magnum)

머리뼈에는 수많은 구멍이 있다. 이것을 구멍(foramina)라 한다. 이것은 신경과 혈관이 지나갈 수 있게 한다.

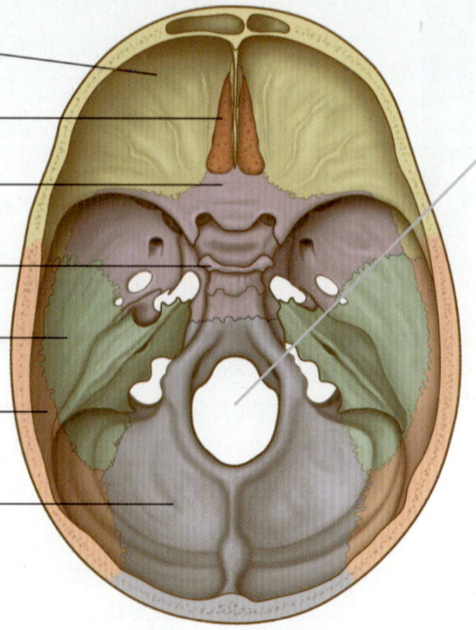

위에서 본 머리뼈 바닥
Cranial floor as viewed from above

머리뼈의 바닥면 안에 크게 열려져 있는 곳을 **큰구멍**(foramen magnum)이라 한다. 이곳을 통해 척수는 뇌줄기와 연결되어 있다.

기본 강좌 : 뇌부종

다른 조직처럼, 뇌에서 손상을 받는 다면 부종이 발생한다. 그러나 머리뼈 때문에 뇌 부종이 팽창하지 못하도록 조절된다. 뇌머리뼈안의 압력이 오르면, 뇌를 머리뼈의 측면을 향하여 밀게된다. 만약 부종이 심해져 압력이 증가하게 되면 이 힘으로 뇌줄기가 큰구멍을 통하여 아래로 내려가게 된다. 큰구멍의 한정된 열린 공간은 뇌줄기를 수축시키게 된다. 결과적으로 호흡정지가 일어나고 대부분은 사망하게 된다.

얼굴뼈(Facial Bones)

얼굴의 14개 뼈는 기능적으로 여러 가지를 수행한다. 그들은 치아를 지지하고 근육의 부착부위가 되며 씹거나 표정을 지을 때 사용되어진다. 코와 눈구멍의 부분은 각각 얼굴에서 특별한 특징을 가지고 있다.

위턱뼈(Maxillae, 2개)
이 뼈들은 위턱과 마주치는 형태를 취하고 있다. 위턱뼈의 윤곽은 얼굴의 기본이 된다. 모든 다른 얼굴뼈(아래턱뼈를 제외하고)들은 위턱뼈와 관절한다. 위턱뼈는 눈구멍의 바닥 부분, 입의 천장부분, 코의 바닥과 벽부분을 담당하고 있다.

광대뼈
(zygomatic bones, 2개)
눈구멍의 바깥 테두리와 볼의 윤곽을 담당한다.

아래턱뼈(Mandible, 1개)
얼굴에서 가장 강하고 크다. 이 뼈는 관자뼈와 **턱관절**(temporomandibular joint, TMJ)을 이룬다. 얼굴뼈를 움직이게 만들 수 있다.

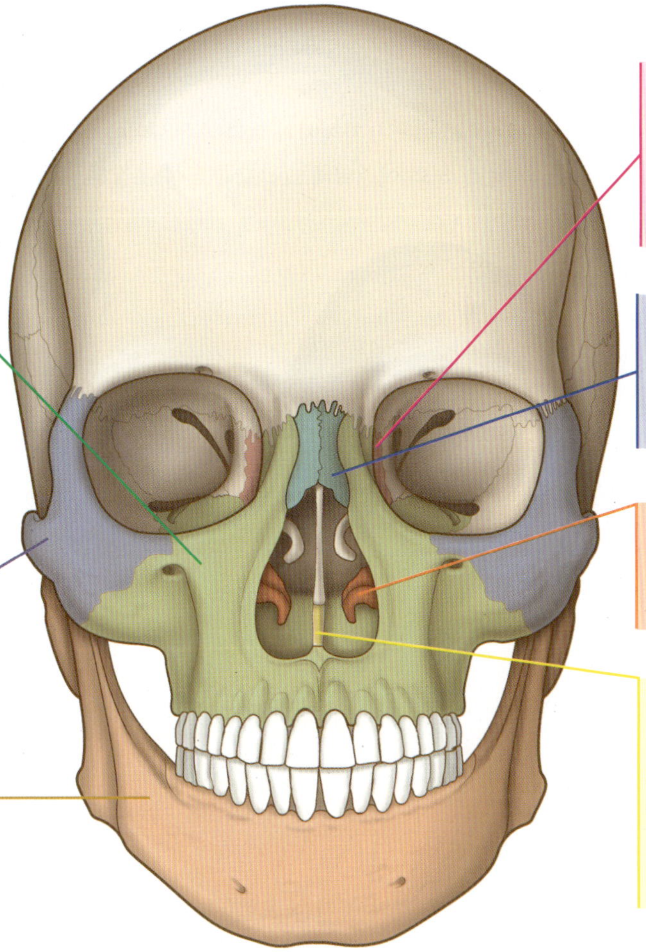

눈물뼈
(Lacrimal bones, 2개)
종이 같이 얇은 뼈로 눈확의 가쪽 벽 부분의 윤곽을 형성하고 있다.

코뼈(Nasal bones, 2개)
코를 연결하는 모양의 직사각형 뼈로 코의 나머지 부분은 연골 형태로 되어있다.

아래코선반뼈
(Inferior nasal conchae, 2개)
이 뼈는 코안을 형성한다.

보습뼈(Vomer, 1개)
이 작은 뼈는 코사이막(nasal septum)의 절반 아래에 윤곽을 형성한다.(절반 위는 벌집뼈의 수직판(perpendicular plate)이 윤곽을 취하고 있다)

입천장뼈
(Palatine bones, 2개)
이 뼈는 단단입천장(hard palate)의 뒷부분으로 코안의 벽의 일부와 눈구멍의 바닥 일부에 윤곽을 형성한다.

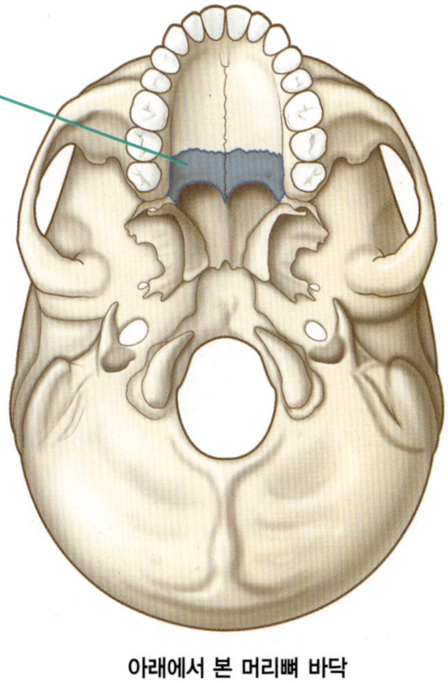

아래에서 본 머리뼈 바닥
Base of skull as viewed from below

머리뼈(Skull)와 관련된 뼈들

몇 개의 다른 뼈들은 머리뼈와 연합된다. 그러나 머리뼈 부분은 고려되지 않는다.
이것들은 중간귀의 세 개의 뼈를 포함한다. **귀속뼈**이라 불리는 이 뼈들은 **망치뼈**(malleus), **모루뼈**(incus), **등자뼈**(stapes)라 이름지어졌다.(귀속뼈는 11장, 감각에서 논의될 것이다.)

목뿔뼈 *(Hyoid bone)*

머리뼈와 연합하는 다른뼈는 **목뿔뼈**(Hyoid bone)이다. U자형뼈가 턱과 후두사이에 있다.
목뿔뼈는 다른 뼈와 관절하지 않는 유일한 뼈로, 혀와 아래턱뼈 그리고 후두를 조절하는 근육이 부착하는 역할을 한다.

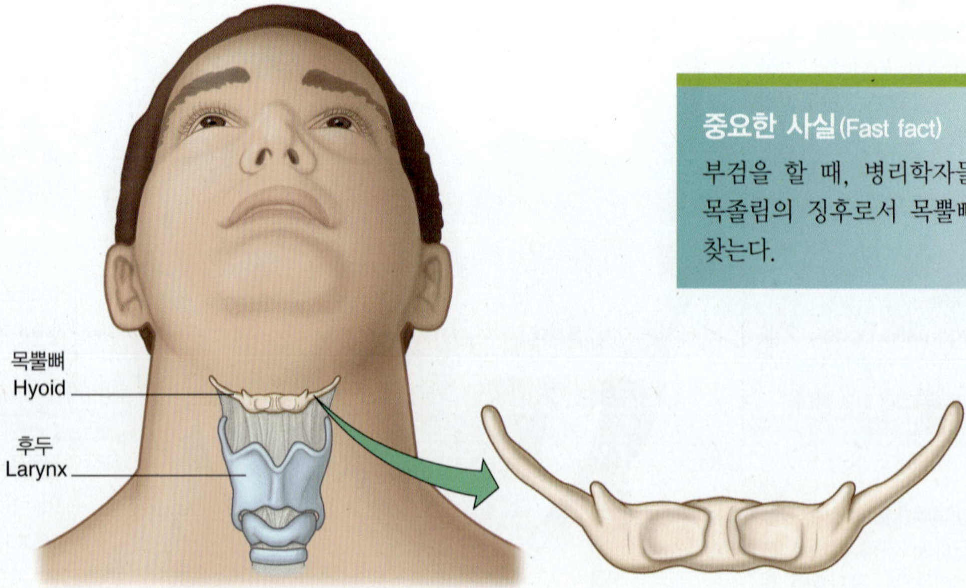

중요한 사실(Fast fact)
부검을 할 때, 병리학자들은 목졸림의 징후로서 목뿔뼈를 찾는다.

굴(Sinus)

머리뼈는 **코곁굴**(paranasal sinuses)을 포함한 몇 개의 공간을 포함한다. 4쌍의 굴은 그것들이 놓여 있는 뼈의 이름이 붙여지며 코 안쪽으로 열린다. 공기로 가득 차있고, 머리뼈를 가볍게 해 주며 소리 생산을 위한 울림통의 역할을 한다.

이마, 위턱, 그리고 벌집굴(Ethmoid sinus)은 명확한 모양을 가지고 있다. 나비굴(Sphenoid sinus)은 오히려 벌집모양을 가진 굴세포(sinus cell)에 가깝다,

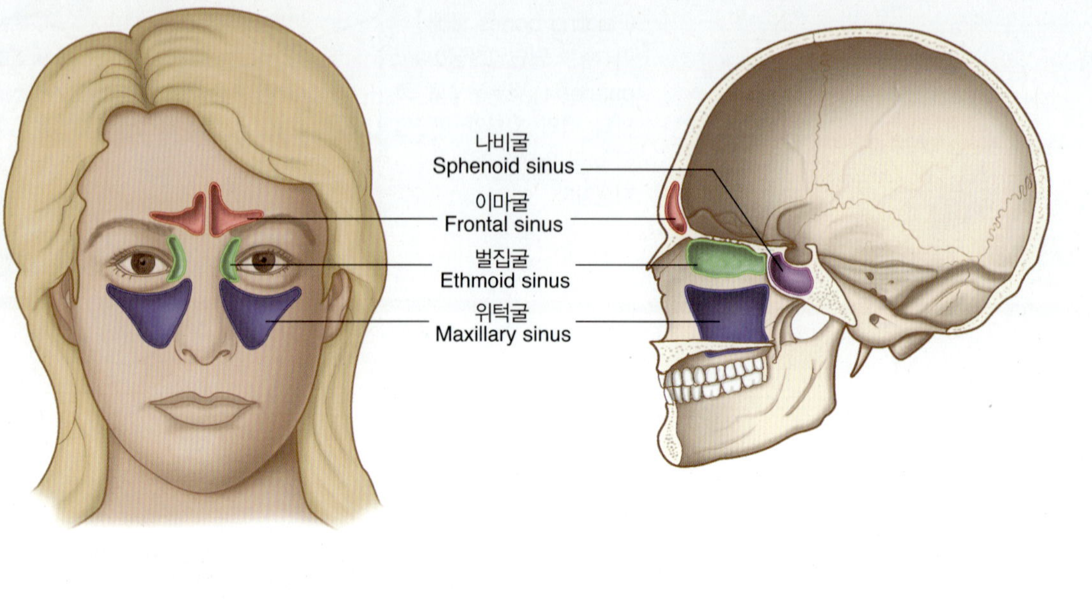

유아의 머리뼈(The Infant Skull)

유아의 머리뼈는 2가지가 어른의 머리뼈와 다르다.

1. **머리뼈에 있는 봉합선이 아직 융합되지 않았다.** 봉합선이 융합되지 않았기 때문에, 산도를 빠져나오면서, 유아의 머리는 성형되어지고, 머리뼈는 변하고 겹쳐질 수 있다(그 결과, 출생직후 갓난아이의 머리뼈는 아마 변형되어 나타날 것이다. 하지만 곧 정상 모양을 취한다). 유아기 동안 발생하는 빠른 뇌 성장은 융합되지 않은 봉합선을 만든다.
2. **유아의 머리뼈는 숫구멍을 포함한다.** 섬유막에 의해 덮혀있는 융합되지 않은 뼈들 사이 구역을 숫구멍(fontanels)이라 부른다. 이것은 부드러워서 이 부분에서 맥박을 촉진할수 있다. 시간이 지나면, 숫구멍은 서서히 줄어들고, 대개 2살이면 완전히 닫힌다.

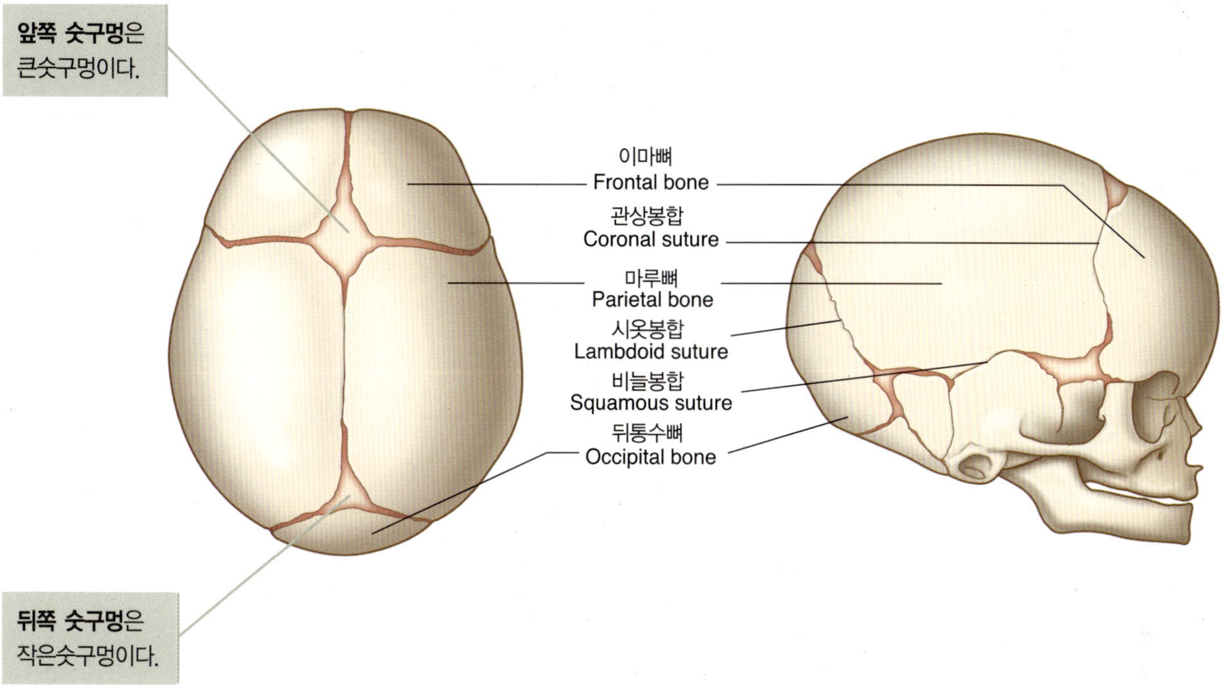

일상에서의 신체(The body at work)

신생아머리의 평가는 소중한 정보를 제공한다. 예로, 비정상적이게 넓은 봉합선은 두개골 확대의 원인으로 뇌에서 뇌척수액 축적의 양을 초과하는 질환인 뇌수종을 야기한다. 앞으로 숫구멍이 밀려나온 것은 머리 손상이나 감염의 발생으로 머리뼈속 압력의 증가신호이다. 움푹 들어간 숫구멍은 탈수증을 의미한다.

중요한 사실(Fast fact)

9개월된 유아의 머리뼈는 어른 머리뼈 크기의 반으로 이루어진다; 8, 9살 때 최종 크기로 도달한다. 그 결과, 유아나 어린이의 머리는 어른의 머리보다 그의 몸의 나머지에서 비율이 크다.

척주(the vertebral column)

척주는 33개의 유연한 척추뼈들로 구성되며, 머리와 몸통을 똑바로 유지하고, 다리를 위한 부착점을 제공하고 척수를 감싸고 있다. 이 독특한 구조는 몸이 앞, 뒤, 옆방향으로 구부러지게 한다. 대략 세 살 이후, 척주는 약간의 S자 형태로 나타난다.

이 모양은 신체위에서 머리를 중심으로 모으고 보행을 가능하게 한다(대조적으로, 신생아는 C자모양의 척추, 비틀어진 태아 자세 처럼 보인다. 정상적 굽이는 유아기에 머리 들기와 후에 보행을 시작하면서 발달된다).

척주의 다섯마디 (Five Sections of the Vertebral Column)

척추의 정상굽힘 (Normal Curvatures of the Spine)

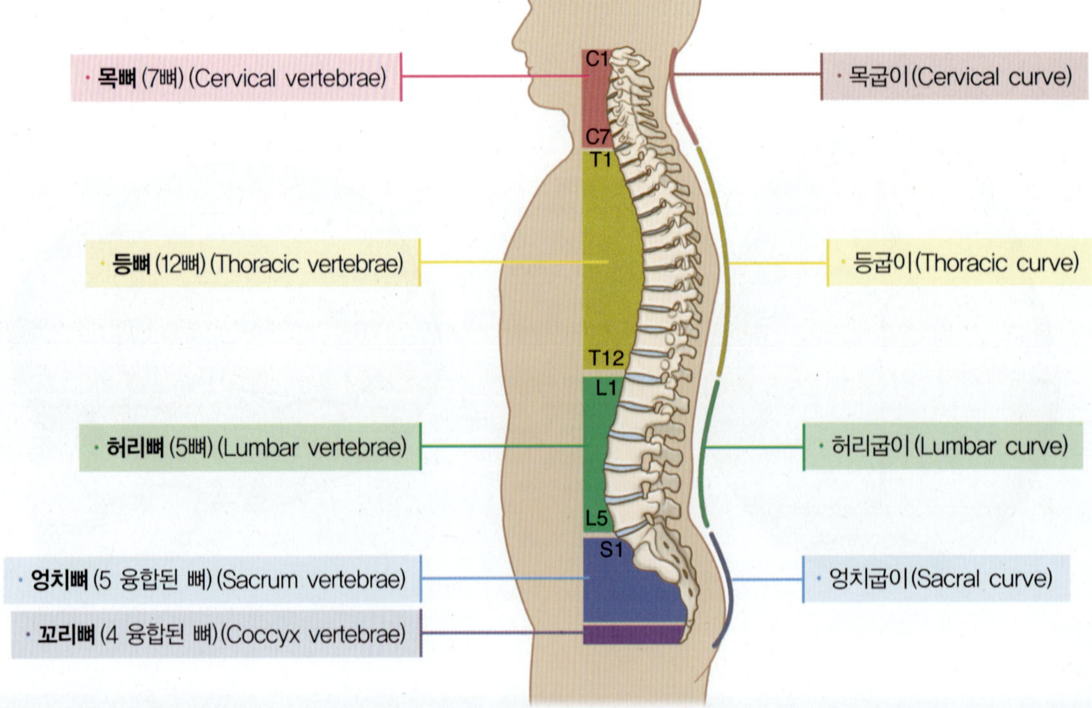

기본 강좌 : 비정상 척추굽힘

퇴행성 뼈 질환, 구부정한 자세 그리고 임신의 경우 척추의 비정상 굽이의 원인이 된다.

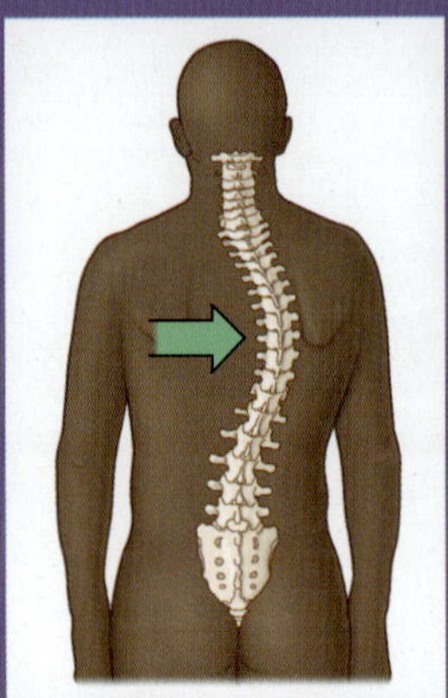

척추옆굽음증(Scoliosis)은 척추의 가쪽 굽힘이다, 대부분 등뼈 부분에서 발생한다. 이것은 대개 청소년기 여자에게 일어나고, 때때로 한 방향으로만 발달하는 척추 결함의 결과이다

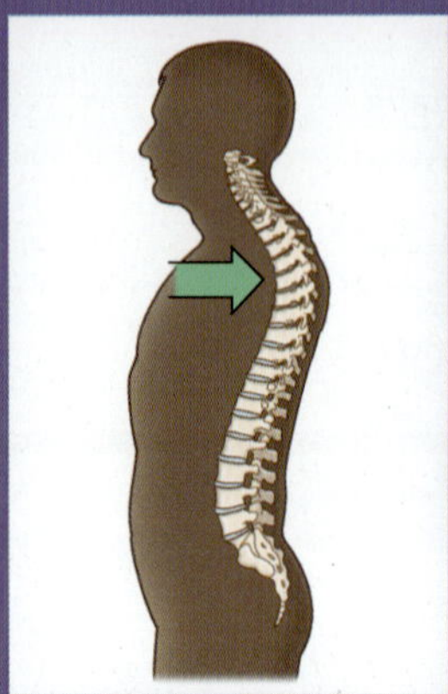

척추뒤굽음증(Kyphosis) 또는 "꼽추"는 구부정한 자세를 하는 동안 과도한 등굽이로부터의 결과이다. 이것은 또한 보통 뼈엉성증(osteoporosis)이 있는 사람에서 발견된다.

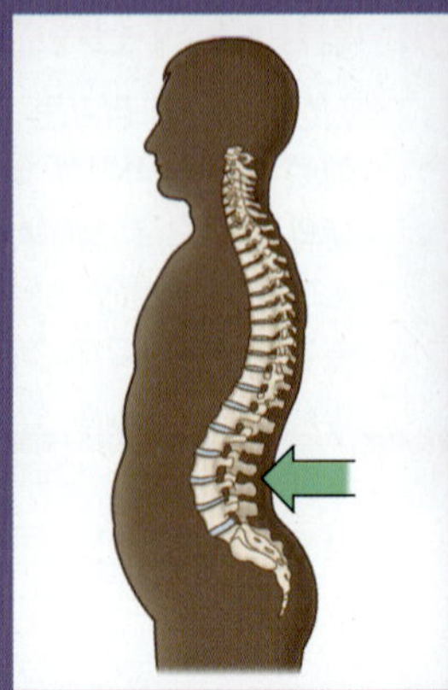

척추앞굽음증(Lordosis) 또는 "스웨이 백"은 뼈 엉성증, 구부정한 자세 또는 복부의 체중증가로부터 오는 과도한 허리 굽음의 결과이다.

척주뼈(Vertebrae) 특성

척주에 위치하는 뼈들은 서로 약간 다른 뼈의 구조적 특성을 갖는다. 그러나 모든 뼈들은 여기 그림처럼 다수의 공통된 특성을 갖는다.

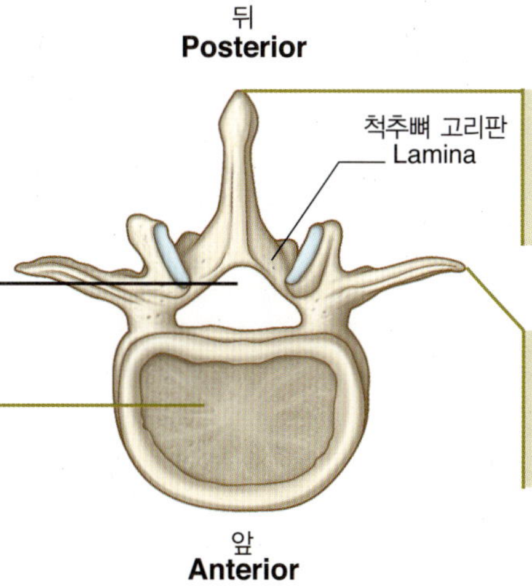

척추구멍이라고 불리며 척수가 지나가는 구멍.

척추뼈**몸통**은 뼈의 체중을 지지한다.

가시돌기는 척추에서 뒷면으로 돌출됐다. 가시돌기는 척추를 따라 손가락으로 빗어 올리면 표면이 고르지 못함을 알 수 있다.

가로돌기는 뼈의 각 측면으로부터 연장된다. 가로돌기와 가시돌기 둘다 근육과 인대의 부착점으로 제공된다.

척추원반(Intervertebral Disc)

각 뼈 사이에는 **척추원반**디스크가 있다. 체중을 지지하고 충격을 흡수하게 되어있고, 척추원반은 두부분으로 되어있다:

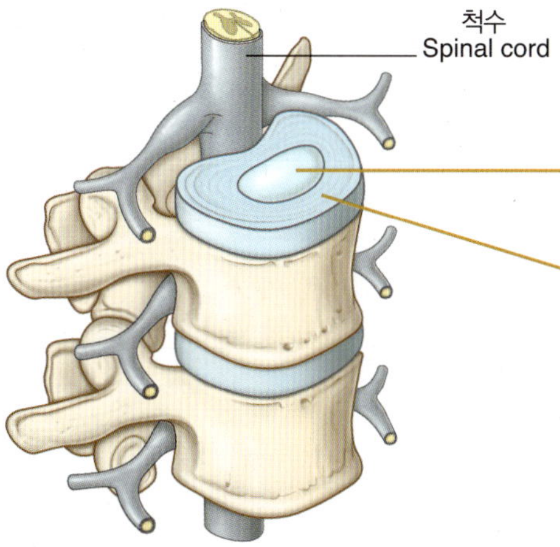

- 심부의 젤과 같고, **수핵**(nucleus pulposus)이라고 불린다.
- **섬유테**(annulus fibrosus)라고 불리며, 섬유연골의 강한 고리이다.

기본 강좌 : 척추원반탈출

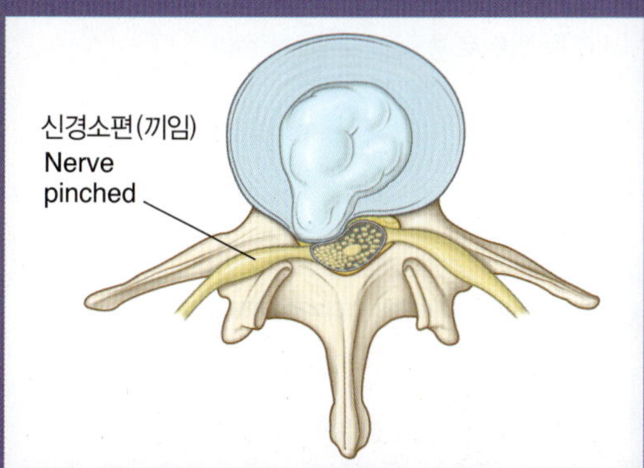

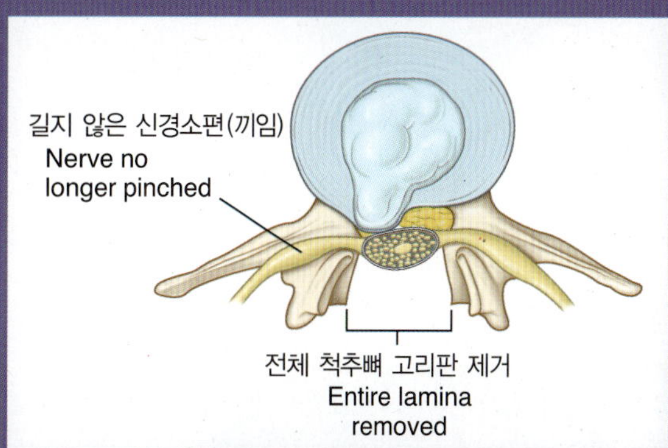

다리보다 등을 사용해서 무거운 물건을 들어 올림으로 척추원반에 갑작스러운, 격렬한 압박으로 일어날지도 모르며 척추원반 고리에 금이 가는 원인이 될 수 있다. 수핵은 척수 또는 척수신경의 압력은 척추원반의 가운데에서 밖으로 스며나올 수 있고, 통증의 원인이 된다. 이것은 척수원반탈출이라 불린다.(이 용어는 보통 미끄러진 척추원반과 파열된 척추원반 상태를 포함한다.)

이 상태를 회복하기 위해, 고리판절제술(laminectomy)이라 불리는 절차를 행해야 할 것이다. 이 절차에서, 척추뼈 고리판과 가시돌기 둘다 제거되고 척수 신경의 압박을 경감한다.

특이한 척추(Specialty Vertebrae)

목뼈, 등뼈, 허리뼈 각각 모두 조금씩 다르다. 그러나, 척추 중 가장 특이한 뼈는 **고리뼈**와 **중쇠뼈**로 알려진 C1, C2이다.

고리뼈(Atlas)

어깨로 지구를 짊어지던 그리스 신 Atlas에 의해 이름 붙여졌다, C1은 머리뼈를 지지하는 역할을 한다.

고리뼈는 몸통이 없다. 오히려 연약한 고리와 큰 척추구멍으로 구성된다.

척추의 각각의 옆면에 움푹한 곳은 뒤통수뼈로부터 뼈 돌출부와 관절한다. 머리가 앞뒤로 움직일때(마치 고개를 "응" 끄덕일때) 그 영상은 움푹한 곳에서 앞뒤로 움직인다.

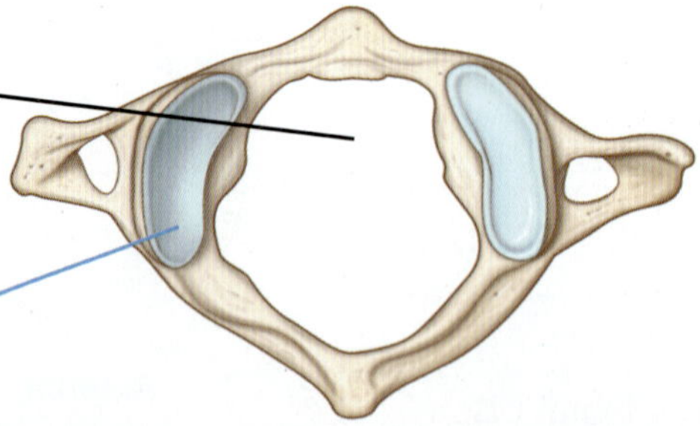

중쇠뼈(Axis)

중쇠뼈라불리는 C2는 **치아돌기**(dens)라 불리는 **돌출부**가 있다. 치아돌기는 고리뼈 사이로 들어가고 머리를 좌우로 회전시킨다(마치 "아니"라고 할때).

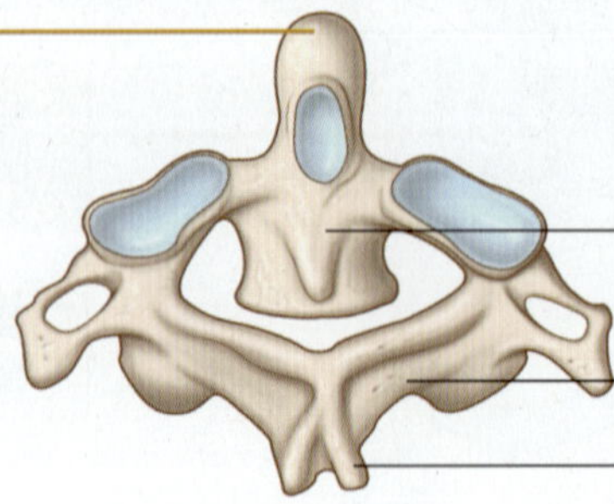

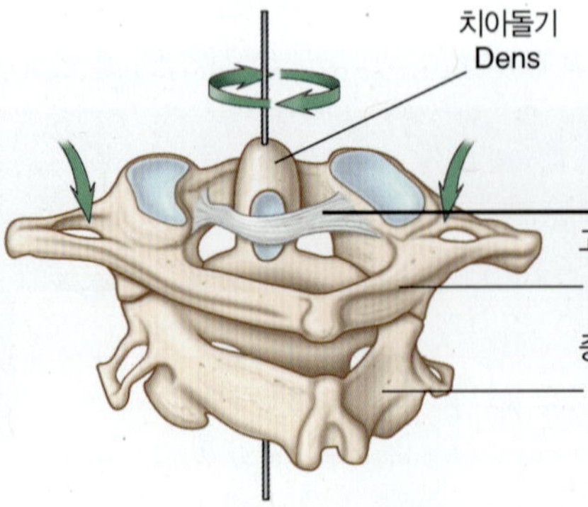

가로인대는 치아돌기를 안전하게 제자리에 잡아준다. 머리는 옆으로 회전할 수 있다. 게다가, 고리뼈의 움푹패인곳과 뒤통수뼈로부터의 뼈돌출부의 앞뒤로 움직임은, 머리를 앞뒤로 움직일 수 있게 한다.

중요한 사실(Fast fact)

급사의 결과로, 머리 꼭대기에 과도한 타격은 뇌줄기와 큰구멍 사이로 치아돌기가 움직일 수 있다.

일상에서의 신체(The body at work)

척추관절은 넓은 범위의 운동을 제공하지 않는 반면에, 중요한 유연성과 비틈을 허락한다. 척추의 구조는 뒤쪽보다 앞쪽에 더 많은 구부림을 유발한다. 많은 다른 근육과 강한 인대들은 유연성과 움직임을 제공하면서 척추에 안정성을 제공한다.

가슴우리 (The Thoracic Cage)

가슴우리는 등뼈, 복장뼈, 갈비뼈로 구성된다. 이 뼈는 심장, 허파를 둘러싸고 보호하고 팔이음뼈와 위팔뼈가 닿는점을 제공하는 원뿔모양의 우리로 형성된다. 가슴우리의 확장과 축소는 호흡을 발생시키는 허파의 압력변화 원인이 된다.

복장뼈 (Sternum)

복장뼈는 3개의 영역이 있다.

- **자루**(manubrium): 이것은 넓은 부분이다; **위복장패임**(두 빗장뼈 사이에 있는 자루의 꼭대기)은 쉽게 촉진된다.
- **몸통**(body): 이것은 긴 부분이다. 이것은 복장 각의 자루와 관절한다(또한 Louis의 각이라 부른다). 또한 2번째 갈비뼈에 위치한다.
- **칼돌기**(xiphoid process): 심폐소생술(CPR)의 중요한 랜드마크이다. 또한 배근육의 닿는점을 제공한다.

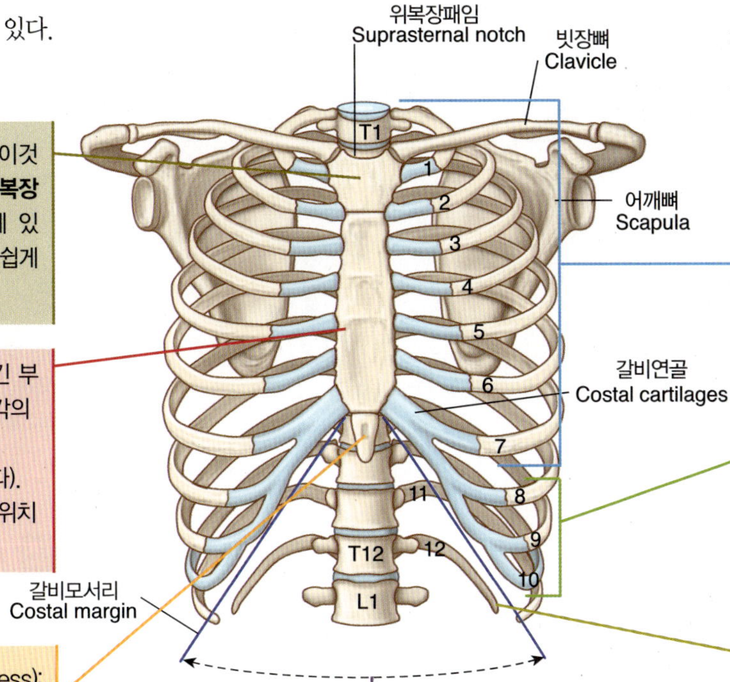

가슴우리의 낮은 모서리는 **갈비 모서리**라 불린다. 두 개의 갈비 모서리는 칼돌기에서 만나고, **갈비 각**을 형성한다. 그 각은 90° 보다 작아야 한다. 기종과 같은 허파 질병 뿐만아니라, 임신도 각 증가의 원인이 된다.

갈비뼈 (Ribs)

갈비뼈의 12쌍은 척추기둥에 붙어있다.

참 갈비뼈라 불리는 1~7번 갈비뼈는 **갈비연골**이라 불리는 유리연골에 붙어있다.

8, 9, 10번 갈비뼈는 7번 갈비뼈 연골에 붙어있다. 8, 9, 10, 11, 12번 갈비뼈를 **거짓 갈비뼈**라고 부른다.

11, 12번 갈비뼈는 **뜬 갈비뼈**라 불리며 앞쪽 가슴우리의 어떤 부분에도 붙어있지 않는다.

중요한 사실 (Fast fact)

가슴기관 보호 뿐만 아니라, 갈비뼈는 지라, 간, 신장의 부분을 보호한다.

팔이음뼈(Pectoral Girdle)

또한 **어깨이음뼈**(shoulder girdle)라 불리는 **팔이음뼈**는 팔을 지지한다. 몸의 각 면에 하나씩 있는 두 개의 **팔이음뼈**는 **빗장뼈**(clavicle)와 **어깨뼈**(scapula)로 구성된다.

약간 S모양의 뼈인 **빗장뼈**는 복장뼈 그리고 어깨뼈와 관절하고 어깨를 지지하는데 도움을 준다.

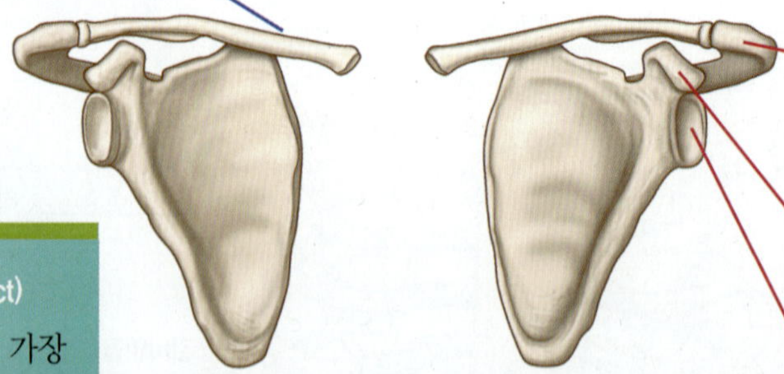

가슴 뒤쪽에 위치한 **어깨뼈**는 2~4번 갈비뼈에 놓여있다. 이 삼각형모양의 뼈의 가쪽부분은 세 개의 주요 특징을 가진다.

- **봉우리돌기**(acromion process): 어깨뼈의 확장으로 빗장뼈와 관절한다. 팔과 어깨뼈가 뼈대의 나머지에 연결되는 유일한 지점이다.
- **부리돌기**(coracoid process): 이 손가락같은 돌기는 팔의 몇몇 근육에 닿는 점을 제공한다.
- **관절오목**(glenoid cavity): 위팔뼈의 머리에 있는 얕은 소켓 관절

중요한 사실(Fast fact)

빗장뼈는 우리 몸에서 가장 흔히 부러지는 뼈이다.

위팔(Upper Limb)

위팔 또는 팔은 위팔뼈, 노뼈(radius)와 자뼈(ulna)(아래팔의 뼈), 그리고 손목뼈(손의 뼈들)로 구성된다.

위팔뼈는 긴 뼈이다. 위팔뼈는 다음의 특징이 있다:

- **머리**: 이 긴 뼈의 끝을 확대해보면 관절연골로 덮여 있다; 이것은 어깨뼈의 관절오목과 함께 관절한다.
- **팔꿈치오목**: 이것은 위팔뼈 뒤쪽면의 움푹 패인 곳이다.
- **팔꿈치돌기**: 이것은 팔꿈치의 뼈 지점이다; 이것은 팔을 펼때 팔꿈치 돌기에서 미끄러진다.(팔꿈치 뒷면의 이미지를 볼것)

아래팔의 두뼈 중 하나인 **노뼈**는 엄지와 같은쪽에 위치한다.

- 노뼈의 **몸쪽머리**는 손바닥이 앞 · 뒤로 돌때 위팔뼈가 도는 구분적인 원반이다.
- **노뼈거친면**은 위팔두갈래근(biceps muscle)이 뼈에 닿는곳이다.

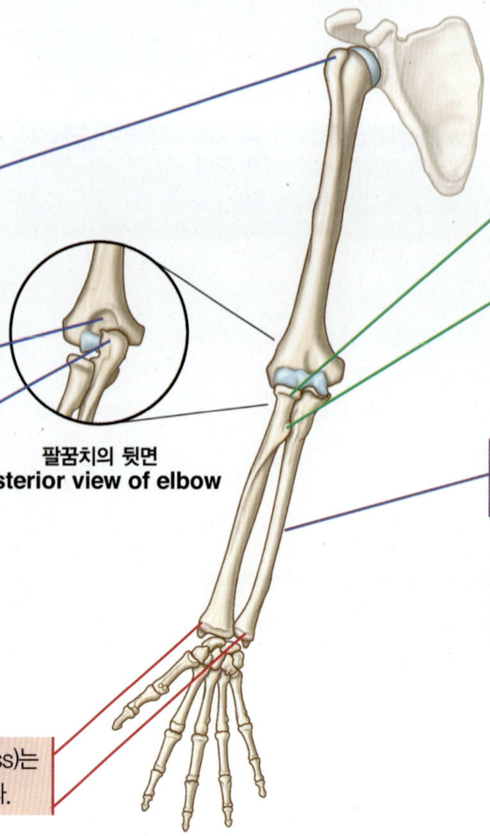

팔꿈치의 뒷면
Posterior view of elbow

오른쪽 팔의 앞면
Anterior view of right arm

자뼈는 아래팔의 다른 뼈이다. 이것은 노뼈보다 길다.

노뼈와 자뼈의 붓돌기(styloid process)는 손목에서 느낄 수 있는 드러나는 뼈이다.

중요한 사실(Fast fact)

손바닥이 위쪽으로 올라왔을때(뒤침), 노뼈와 자뼈는 각각 평행하게 놓여진다.

손(Hand)

손은 손목, 손바닥, 그리고 손가락을 포함한다.

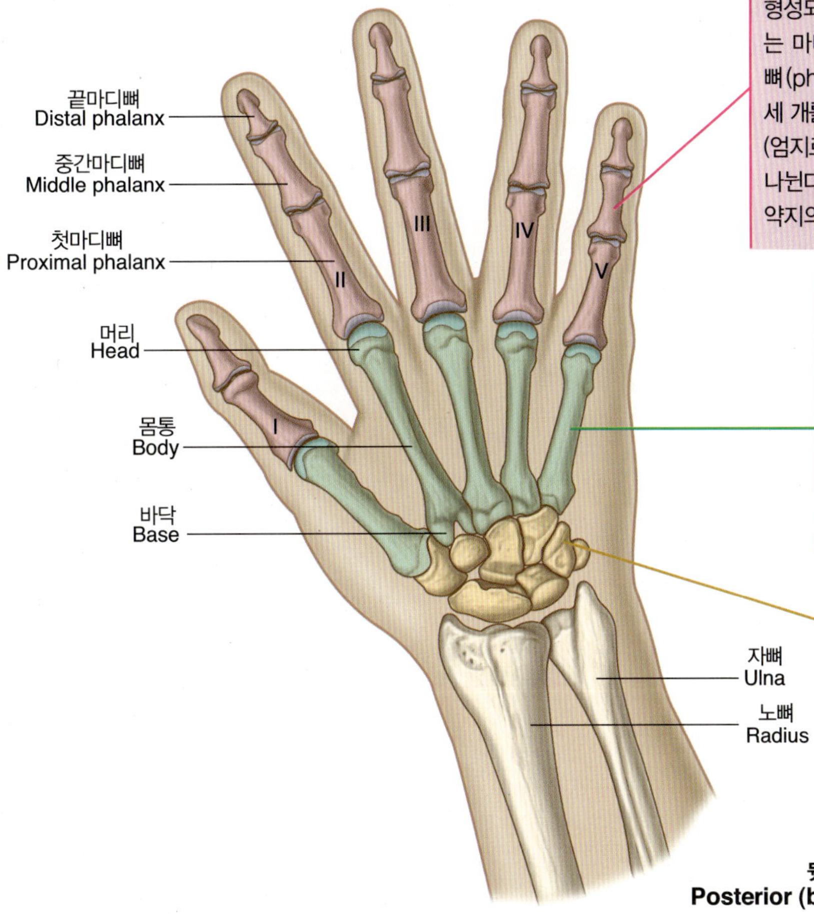

손가락은 **손가락뼈**(phalanges)라 불리는 뼈들로 형성되어있다. *손가락뼈*(phalanges)의 단수 형태는 마디뼈(phalanx)이다. 엄지는 두 개의 손가락뼈(phalanges)를 포함 한다; 나머지 손가락은 세 개를 포함한다. 손가락뼈들은 로마 숫자인 I ~V (엄지로 시작해서)로 표현되며 처음, 중간, 끝으로 나뉜다. 예로, Ⅳ 끝 마디뼈(Ⅳ distal phalanx)는 약지의 끝이다.

다섯 개의 **손허리뼈**(metacarpal bones)는 손바닥을 형성한다. 몸쪽(proximal end)은 바닥(base)라 부르고, 몸통(shaft)는 몸통(body)이라 부르며, 먼쪽(distal end)는 머리(head)라 부른다. 주먹을 꽉 쥐었을 때 나타나는 주먹 결절들은 손허리뼈의 머리이다.

여덟 개의 **손목뼈**(carpal bones)–네 개 뼈씩 두 줄로 배열 되어있는 손목을 형성한다. 뼈들은 손목이 좌우로 움직이는 것과 마찬가지로 앞뒤로 움직이게 해준다. 각각의 뼈들은 이름이 있다.

뒷면(손등)
Posterior (back of hand) view

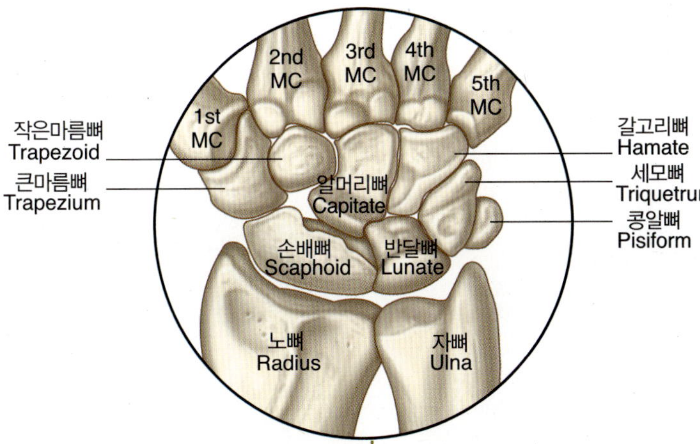

손목의 손목뼈(carpal bones)들은 다섯 개의 손허리뼈(metacarpal(MC) bones)와 연계되어있다. 두 개의 줄에서 왼쪽에서 오른쪽 순으로 손배뼈(scapoid), 반달뼈(lunate), 세모뼈(triquetrum), 콩알뼈 (pisiform), 큰마름뼈(trapezium), 작은 마름뼈(trapezoid), 알머리뼈(capitate), 갈고리뼈(hamate)라 한다.

앞면(손바닥)
Anterior (palmar) view

기본 강좌 : 반복 긴장성 손상

컴퓨터와 핸드폰의 끊임없는 사용은 수만 명의 사람들의 손과 손목에 부담감을 준다. 결과적으로 얻는 병은 반복 긴장성 손상이다. 어떤 사람이 쉬지 않고 같은 동작을 반복해서–심지어 키보드를 치는 것도– 실행한다면, 손목에 있는 근육들이 피로해지고 결과적으로 관절들에 염증이 생긴다. 그 고통으로 인해 심신이 쇠약해질 수 있다.

의사들은 손목의 힘들 염증을 "기타 히어로 신드롬(Guitar Hero Syndrome)"이란 별명을 붙였다. 왜냐면 이 손상은 비디오 게임을 하는데 몇 시간을 보낸 사람들에게 나타났기 때문이다. 또 다른 손상은 자주 문자를 쳐서 엄지에 고통스러운 염증이 생기는"Black berry thumb"이다.

다리 이음뼈(Pelvic Girdle)

볼기뼈(os coax)나 **무명골**(innominate bone)이라 불리우는 엉덩이의 두 큰 뼈는 다리 이음뼈(pelvic girdle)라 알려진 뼈를 형성한다. 다리 이음뼈는 골반의 기초이다. 볼기뼈(os coax)나, 요골(coxal bone)은 단일 뼈가 아니라; 밑에 보이는 것과 같이 세 개의 뼈로 융합되어있다.

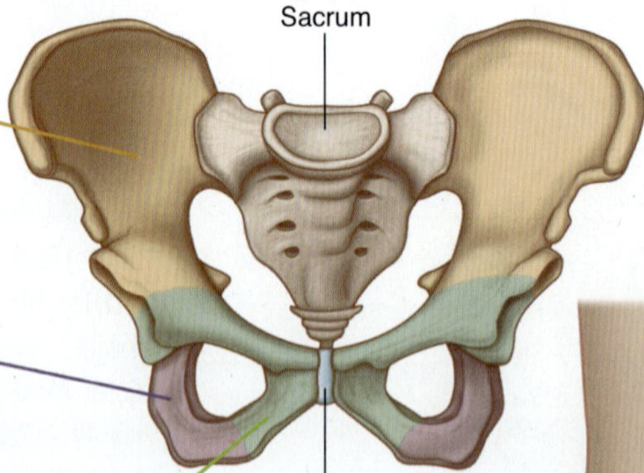

엉덩뼈(ilium): 피부 밑으로 느껴지는 크고, 치솟은 구간

궁둥뼈(ischium): 아래 뒷 부분

두덩뼈(pubis): 두덩결합(symphysis pubis)에서 다른 두덩뼈와 만나는 가장 앞부분, 두덩결합; 두 개의 두덩뼈를 분리시키는 연골 디스크이다.

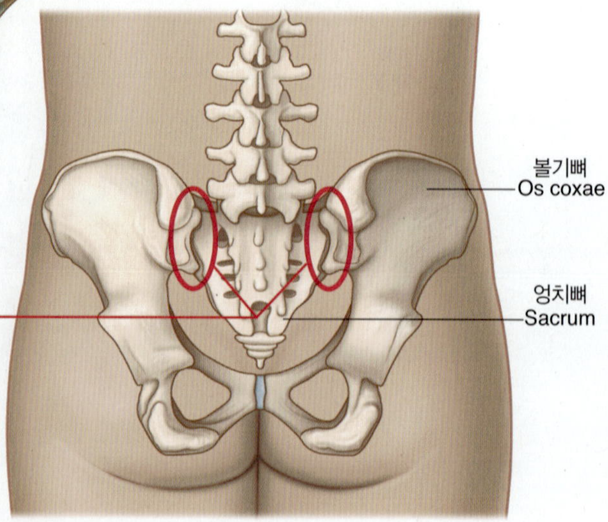

뒤쪽으로 각 볼기뼈(os coax)는 **엉치엉덩 관절**(sacroiliac joint) 엉치뼈(sacrum)와 이어진다.

볼기뼈는(os coax) 지표 역할을 하는 몇 개의 특성이 있다. 어떤 것들은 아래 그림과 같이 옆면에서 잘 보여진다.

엉덩뼈 능선: 엉덩뼈의 위쪽, 바깥 모서리

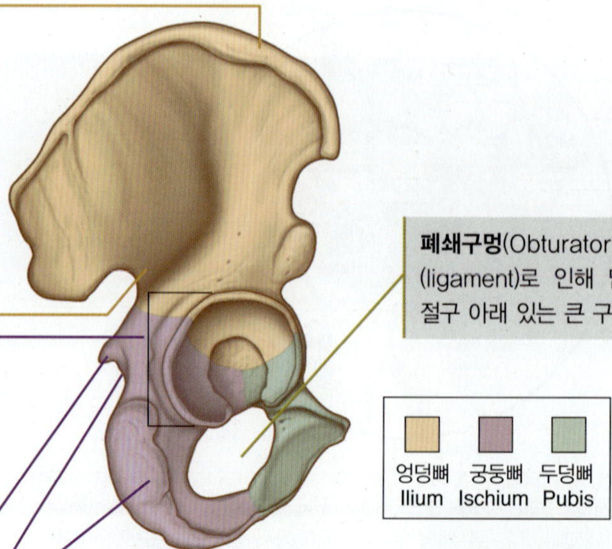

오른쪽 볼기뼈의 가쪽면
Lateral view of right os coxae

큰 궁둥뼈 패임(Greater sciatic notch): 뒤쪽 넓적다리로 궁둥 신경(sciatic nerve)이 가는 길에 지나는 구간.

볼기뼈 절구(Acetabulum): "관골(hip socket)"을 형성하기 위해 넙다리(femur)의 머리를 감싸는 오목.

궁둥뼈 가시(Ischial spine): 골반안(pelvic cavity)에 투영.

작은궁둥뼈 패임(Lesser sciatic notch)

궁둥뼈거친면(Ischial tuberosity): 앉을 때 몸을 지지한다.

폐쇄구멍(Obturator foramen): 인대(ligament)로 인해 닫혀져있는 볼기뼈 절구 아래 있는 큰 구멍

중요한 사실(Fast fact)

엉덩뼈(ilium)에 함유되있는 골수(marrow)가 적혈구를 포함하고 있기 때문에 골수 조직 검사하기에 일반적인 부분이다.

골반(Pelvis)

볼기뼈(os coax)와 엉치뼈(sacrum)의 결합은 **골반**(Pelvis)으로 알려져 있다. 골반은 몸통(trunk)을 지지해주고, 다리의 부착 부위를 제공하며, 또한 골반 안 장기들(아래 잘록 창자(lower colon), 생식 기관, 그리고 방광을 포함)을 보호해준다. 골반은 **참(작은)골반**(true(lesser)pelvic)과 **거짓(큰)골반**(false(greater)pelvic)으로 나뉜다.

참골반은 골반 가장자리(pelvic brim)이라 알려진 사이의 크기이다.

골반 출구(plevic outlet)은 **참골반**의 끝이다. 골반 출구의 지름은 두 개의 궁둥뼈(ischial bone) 사이의 거리로 측정한다. 골반 출구는 태아가 세상에 나오는 출구이다. 그러므로 골반출구는 태아의 머리보다 커야한다.

거짓 골반은 엉덩뼈(iliac bone)의 바깥 치솟은 끝 부분 사이의 크기이다.

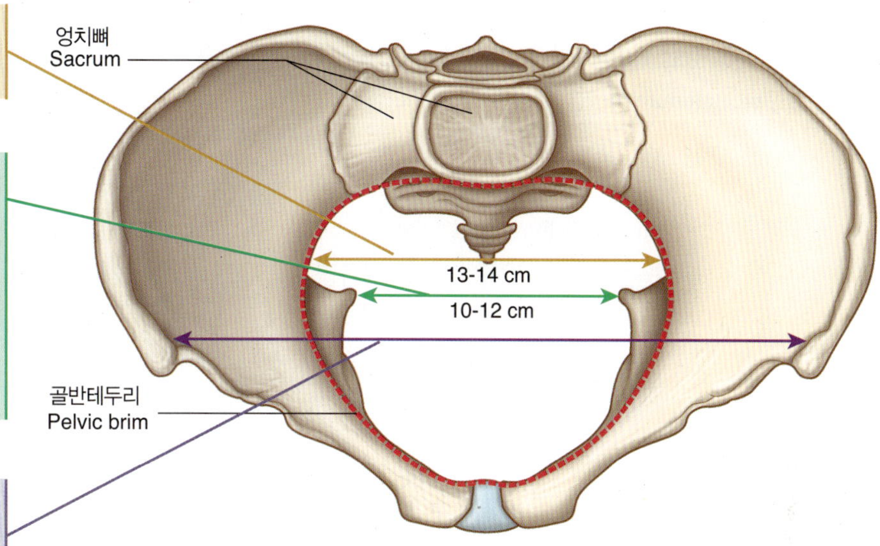

골반 위에서 본 사진
Pelvis as viewed from above

일상에서의 신체(The body at work)

남성과 여성의 골반은 대표적으로 여성은 임신과 출산과 연관되어 있기 때문에 몇 가지 다른 점이 있다.

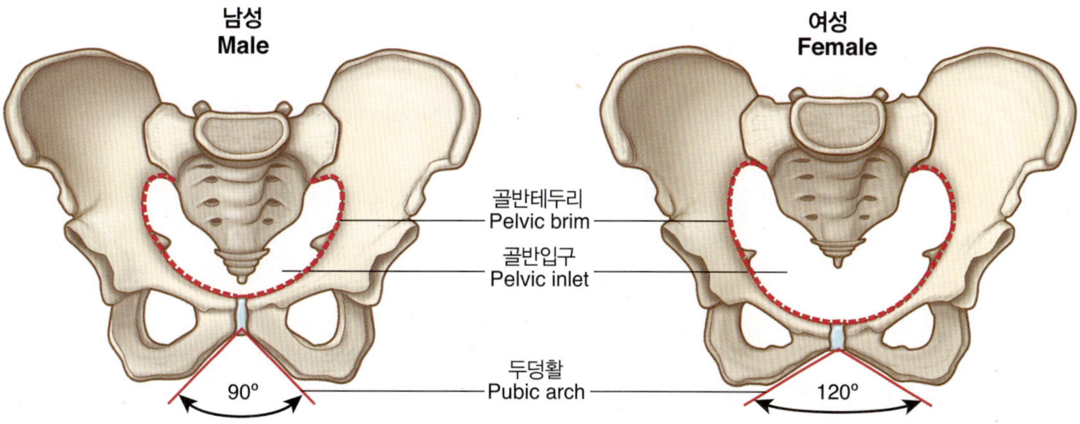

보통 여성의 참 골반이 넓고 얕으며 남성은 좁고 깊다. 또한 여성은 남성보다 더 큰 골반 출구와 넓은 두덩 활(pubic arch)을 가지고 있다. 여성의 두덩 결합(symphysis pubis)은 아기가 출산 구멍을 통과할 때 넓어지기 위해 출산 전에 더 부드럽다.

다리 (Lower limb)

다리의 뼈-넙다리뼈(femur, thigh bone), 무릎뼈(patella, kneecap), 정강뼈(tibia)와 종아리뼈(fibula) (아래 다리뼈), 그리고 발-은 골반과 몸에 안정적인 면을 주기 위해 만난다. 더 중요한 것은, 다리의 뼈들은 몸이 움직이도록 연계된다.

넙다리뼈 (Femur)

몸에서 가장 길고 강한 뼈이다. 넙다리뼈는 절구관절을 형성하기 위해 골반의 볼기뼈 절구(acetabulum)와 연계된다.

넙다리뼈의 **머리**(head of femur)는 볼기뼈 절구의 둥근 윤곽 안에 맞는다.

넙다리뼈의 **목**(neck of femur)은 나이 많은 사람들에게 자주 골절되는 부위이다.

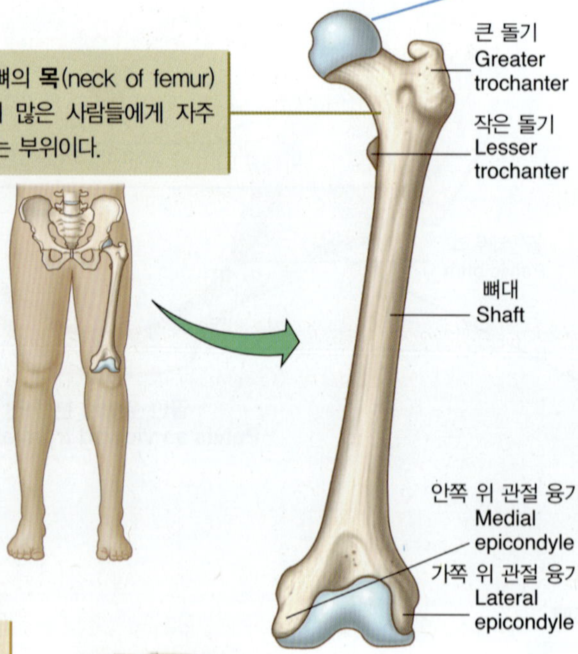

두 개의 돌출 부위는 근육 부착점으로 제공된다.

가쪽, 안쪽 위 관절 융기(lateral and medial epicondyle)는 넙다리뼈에서 가장 넓은 부분이다.

무릎뼈 (Patella)

흔히 무릎뼈(kneecap)로 알려진 **무릎뼈**(patella)는 무릎 힘줄에 박혀있는 삼각 종자뼈(sesamoid bone)이다. 태어났을 때 무릎뼈는 연골로 구성되어있다. 이것은 3-6세 사이에 골화된다.

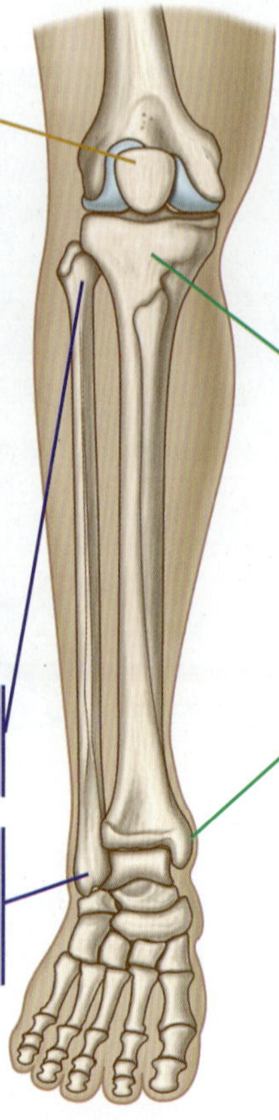

정강뼈 (Tibia)

아래 두 다리뼈 중 무게를 견디는 것은 **정강뼈**(tibia)이다. 보통 정강뼈(shin bone)라 불리고, 종아리뼈와 연계된다.

정강뼈 거친면(tibial tuberosity)은 (무릎뼈 바로 아래 만져진다.) 넙다리 근육이 부착되는 부분을 제공한다.

안쪽 발목에서 만져지는 뼈 또는 **안쪽 복사**(medial malleolus)이다.

종아리뼈 (Fibula)

길고 가느다란 **종아리뼈**(fibular)는 정강뼈(tibia) 옆에 나란히 있고 발목을 안정시키게 돕는다.

- 종아리뼈 머리(head of fibula)는 정강뼈와 연계된다.
- 종아리뼈의 먼쪽 끝은 발목의 **가쪽 복사**(lateral malleolus)를 형성한다.

발과 발목(Foot & Ankle)

발과 발목의 뼈들은 손의 뼈들과 비슷하게 배열되어 있다. 하지만, 발과 발목이 몸의 무게를 견디기 때문에, 뼈의 크기나 뼈들의 배열이 다르다.

발가락뼈(phalanges)는 발가락을 형성한다. **엄지발가락**(hallux)라 불리는 엄지발가락(great toe)는 오직 2개 뼈만 포함한다: 첫마디뼈와 끝마디뼈. 다른 발가락은 첫마디뼈, 중간마디뼈, 끝마디뼈를 포함한다.

발허리뼈(metatarsals)는–안쪽에서 시작해서 I ~V로 구분된다–발의 중간 부분을 형성한다.

발목뼈(tarsal bone)는 발목을 구성한다.

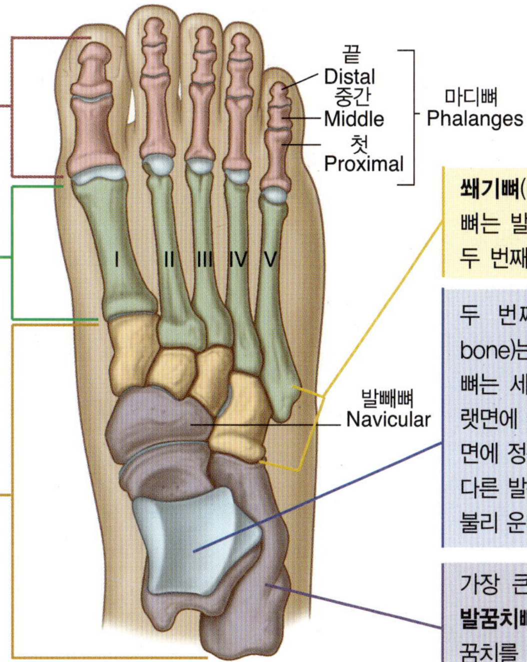

쐐기뼈(cuneiforms)로 알려진 뼈는 발목뼈(tarsal bone)의 두 번째 줄을 이룬다.

두 번째로 큰 발목뼈(tarsal bone)는 **목말뼈**(talus)이다. 목말뼈는 세 개의 뼈와 연계된다: 아랫면에 발꿈치뼈(calcaneus), 윗면에 정강뼈(tibia), 그리고 앞면에 다른 발목뼈(**발배뼈** (navicular)라 불리 운다.)가 있다.

가장 큰 발목뼈(tarsal bone)는 **발꿈치뼈**(calcaneus)이다. 발뒤꿈치를 형성하는 이 뼈는 상당한 몸의 무게를 견뎌낸다.

발의 활(Arch of the foot)

강한 인대가 발의 활(foot arch)을 형성하는 곳의 뼈들을 함께 잡아준다. 아치가 빌딩을 강하게 지지해주는 것처럼, 발의 활 또한 몸의 무게를 지지하는데 발에 많은 힘을 준다.

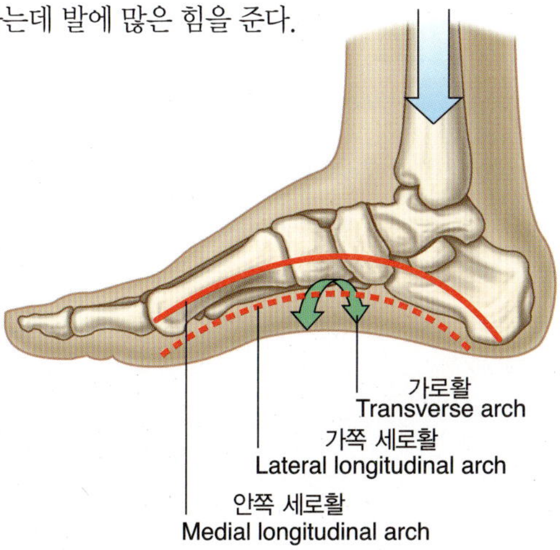

발의 활은 가쪽 세로활(lateral longitudinal arch), 안쪽 세로활(medial longitudinal arch), 그리고 가로활(transverse arch)를 포함한다.

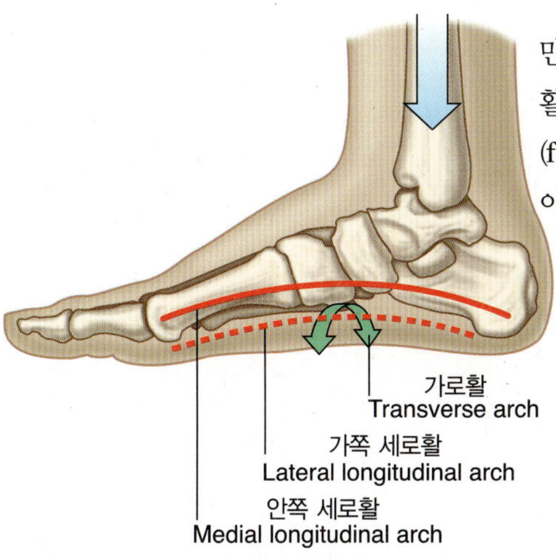

만약 인대 약화가 오면, 활이 납작해지고 평발(fallen arch or flat foot)이라 불리는 상태가 된다.

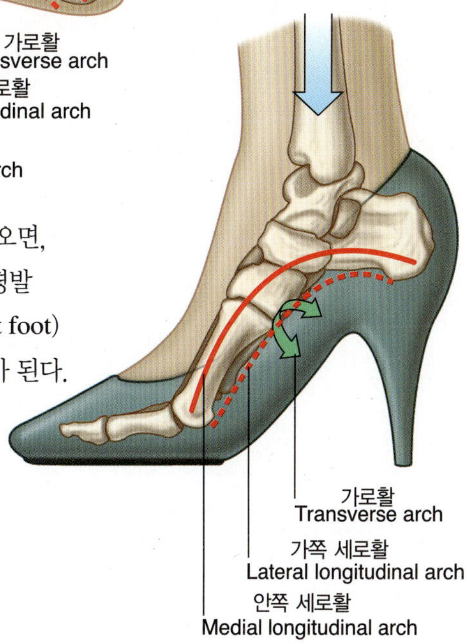

하이힐을 신으면 발허리뼈(metatarsal)의 머리로 몸의 무게가 쏠린다. 시간이 지나면 이것은 통증과 부상으로 이어질 수 있다.

핵심 용어 분석(Review of Key Terms)

팔다리뼈대(Appendicular skeleton) : 팔다리, 골반, 그리고 어깨 부분을 만드는 뼈

관절(Articulation) : 두 개나 더 많은 뼈들의 가까운 근사치 위치

몸통뼈대(Axial skeleton) : 몸의 중심 지지 축을 형성하는 뼈대

손목뼈(Carpal bone) : 손목의 작은 뼈들

관절융기(Condyle) : 둥근 혹. 보통 관절(joint)를 이루기 위해 다른 뼈의 구멍(fossa)에 맞아 들어간다

능선(Crest) : 적당히 솟은 부분

위관절융기(Epicondyle) : 관절구 위로 올림

관절면(Facet) : 납작한 면

거짓 골반(False pelvis) : 엉덩뼈 끝 사이의 크기 부분

숫구멍(Fontanel) : 태아의 머리뼈에 막히지 않은 부분

오목(Fossa) : 고랑이나 함몰

구멍(Foramen) : 뼈의 둥근 구멍 보통 혈관이나 신경이 지나간다

머리(Head) : 돌출되고 넓은 뼈의 끝

척추뒤굽음증(Kyphosis) : 과장된 가슴(thoracic) 굽음

길(Meatus) : 튜브 같이 생긴 구멍

돌기(Process) : 돌출되거나 솟은 부분

척추옆굽음증(Scoliosis) : 척추의 가쪽 굽음

굴(Sinus) : 공기로 차있는 머리뼈의 구멍

고랑(Sulcus) : 홈이나 가늘고 긴 함몰

봉합(Sutures) : 머리뼈의 움직이지 않는 관절

돌기(Trochanter) : 큰 돌기; 넙다리뼈에서만 보인다

참 골반(True pelvis) : 골반의 가장자리 사이의 크기 부분

결절(Tubercle) : 작고 둥근 결절

거친면(Tuberosity) : 거칠고 솟아올림, 대체로 근육 부착점이다

학습한 정보 유지하기(Own the information)

이 장에서 학습한 정보를 기억하기 위해서는 학습한 내용을 반영할 수 있는 시간이 요구된다. 따라서, 하얀 종이에 학습하고 토론한 중요 주제를 회상하면서 써내려가 본다. 그리고, *DavisPlus* 웹사이트에 접속하고 7장의 학습 목표를 체크하여 본다. 쓴 모든 내용이 이 장의 학습목표와 완전히 일치하는가? 그렇지 않으면, 이 장을 적절하게 다시 살펴 본다. 그리고, 학습 목표의 개념을 다시 써보거나 그려본다.

7장의 중요 주제:

- 뼈 표면 마킹
- 뼈의 중심축, 팔다리 뼈대
- 머리뼈와 얼굴의 뼈
- 굴
- 척추뼈(vertebrae)의 특성
- 가슴우리(thoracic cage)
- 상지와 손 뼈
- 다리 이음뼈의 뼈
- 하지와 발의 뼈

학습점검(Test Your Knowledge)

1. 얼굴뼈인 것은?
   a. 나비뼈
   b. 벌집뼈
   c. 꼭지 돌기
   d. 보습뼈
2. 코곁굴(paranasal sinus)이 아닌 것은?
   a. 이마뼈
   b. 위턱뼈
   c. 뒤통수뼈
   d. 나비뼈
3. 등에서 척추를 손으로 만졌을 때 느껴지는 솟은 부분은:
   a. 가로돌기
   b. 가시돌기
   c. 추간판
   d. 척추뼈 구멍
4. 8에서 12번째 갈비뼈들을 왜 거짓 갈비뼈라 부르는가?
   a. 이 갈비뼈들는 뼈 대신 연골로 만들어졌다.
   b. 이 갈비뼈들은 등뼈와 연계되지 않는다.
   c. 이 갈비뼈들은 앞 가슴우리와 연결되지 않는다.
   d. 이 갈비들은 복장뼈자루(manubrium)와 연결된다.
5. 손목에서 느껴지는 뼈 돌기는?
   a. 노뼈와 자뼈의 붓돌기
   b. 노뼈 결절
   c. 손목뼈
   d. 봉우리돌기
6. 다음 중 볼기뼈(os coax) 부분이 아닌 것은?
   a. 골반
   b. 엉덩뼈
   c. 궁둥뼈
   d. 두덩뼈
7. 몸의 무게를 견디지 않은 뼈는?
   a. 정강뼈
   b. 종아리뼈
   c. 안쪽 복사
   d. 가쪽 복사
8. 발꿈치를 형성하는 뼈는:
   a. 목말뼈
   b. 발꿈치뼈
   c. 발허리뼈
   d. 발배뼈
9. 엉덩 관절을 형성하기 위해 넙다리뼈 머리가 들어가는 곳:
   a. 엉덩뼈
   b. 궁둥뼈
   c. 폐쇄구멍
   d. 절구
10. 뇌하수체는 들쑥날쑥한 어떤 머리뼈에 있는가?
    a. 이마뼈
    b. 나비뼈
    c. 벌집뼈
    d. 관자뼈

7장 답

1. 정답 : d. 다른 뼈들은 머리뼈이다.
2. 정답 : c. 뒤통수뼈는 머리뼈의 뒤를 형성한다. 코곁굴이 아니다. 네 개의 코곁굴은 이마뼈, 위턱뼈, 벌집뼈 그리고 나비뼈이다.
3. 정답 : b. 가로돌기는 척추뼈의 양옆에 있다. 추간판은 두 척추뼈 사이에 있다. 척추뼈 구멍은 척수가 지나가는 구멍이다. 이들 중 어떤것도 만지지 못한다.
4. 정답 : c. 모든 갈비뼈들은 척주 기둥에 맞닿는다. 1-7 갈비뼈(참갈비뼈, true ribs)는 복장뼈와 연결된다. 거짓 갈비뼈라 불리우는 8에서 12번째 갈비뼈 중 8, 9, 그리고 10번째 갈비뼈는 7번째 갈비뼈의 연골과 연결되고, 11, 12번째 갈비뼈(뜬 갈비뼈, floating rib)는 어떤 곳에도 안 붙는다.
5. 정답 : a. 노뼈 결절은 위팔두갈래근이 붙는 곳이다. 손목뼈는 손목에 있는 작은 뼈들이다. 봉우리돌기는 빗장뼈와 연계되는 어깨뼈의 확장이다.
6. 정답 : a. 골반은 볼기뼈와 엉치뼈의 결합으로 이루어진다. 엉덩뼈, 궁둥뼈, 그리고 두덩뼈가 합쳐져 볼기뼈를 이룬다.
7. 정답 : b. 종아리뼈는 정강뼈와 연계되어있지만 무게는 전혀 견디지 않는다. 정강이뼈가 하지에서 무게를 견디는 유일한 뼈이다. 가쪽, 안쪽 복사는 각각 발목의 혹을 형성하고 종아리뼈와 정강이 뼈에서의 돌출이다
8. 정답 : b. 목말뼈와 발배뼈 둘다 발목뼈(tarsal bone)이다. 하지만 발꿈치뼈가 발목뼈 중 가장 크고 굽을 형성한다. 발허리뼈는 발의 중간부분을 형성하는 뼈이다.
9. 정답 : d. 엉덩뼈는 볼기뼈에서 크고 넓은 부분이다. 궁둥뼈는 볼기뼈의 아래 뒤 부분을 형성한다. 폐쇄 구멍은 절구 아래 있는 구멍이다.
10. 정답 : b. 이마뼈는 이마와 눈구멍을 형성한다. 벌집뼈는 나비뼈 앞에 있고, 코안 위의 일부분을 형성한다. 관자뼈는 머리뼈의 양 옆과 머리 바닥의 일부분을 형성한다.

모바일로 이 코드를 스캔하면 Davis*Plus*의 Podcast도서관이 접속됩니다. 또한 **http://davisplus.fadavis.com**에 접속하면 이 단원에 유용한 자료를 이용할 수 있습니다.

제 8 장

관절(Joints)

신체는 300개가 넘는 관절을 포함한다. 사실, 관절이 아닌 뼈는 오직 목에 있는 목뿔뼈 뿐이다.

관절(articulation)은 이라고 불리기도 하는 데 이것은 두 뼈가 만나는 지점이다. 몇몇 관절은 완전히 움직일 수 없는데 반하여 몇몇 관절은 오직 제한된 움직임만을 허용한다. 그러나 대부분의 관절은 상당한 움직임을 허용한다. 많은 부분의 상호연결을 통한 이 믿을 수 없는 생물학적인 구조물들은 신체가 걷고, 뛰고, 춤추고, 공을 던지고, 컴퓨터를 할 수 있게 한다.

관절의 종류(Classifications of Joints)

관절은 그것이 어떻게 움직이느냐에 따라 분류되기도 한다: 고정됨, 약간 움직임, 자유롭게 움직임. 관절은 또한 그것과 함께 결속된 물질에 따라 분류되기도 한다. 예를 들어, 고정된 관절은 섬유에 의해 고정되기도 하는데 그것을 섬유관절이라 부르고, 약간 움직이는 관절은 연골에 의해 관절되고 이것을 연골관절이라 하며, 자유롭게 움직이는 관절은 액체로 채워진 관절주머니를 포함 하는데 이것을 윤활관절이라 한다.

중요한 사실(Fast fact)

관절의 구조, 기능, 기능장애에 대해 공부하는 과학의 분류를 **관절학**(arthrology)이라 부른다.

섬유관절(Fibrous Joints)

섬유관절(Fibrous Joints)은 또한 **못움직관절**(synarthroses)이라고 불리기도 하는데 한 뼈에서 콜라겐 섬유가 인접한 뼈를 통과할 때 뼈의 고정이 발생한다.

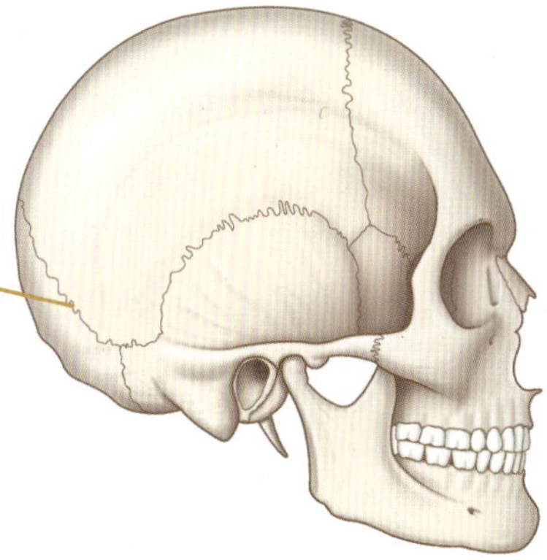

어른 머리뼈의 관절유합은 섬유관절이다. 한번 성장한 머리뼈는 완전히 서로 단단하게 결합되어 있고 뇌를 보호하는 역할을 한다.

연골관절(Cartilaginous Joints)

연골관절(Cartilaginous Joints)에서 두 뼈는 연골에 의해 관절된다. 이 관절은 **복합관절**(amphiarthrosis)이라고 불리기도 하며 약간 움직인다.

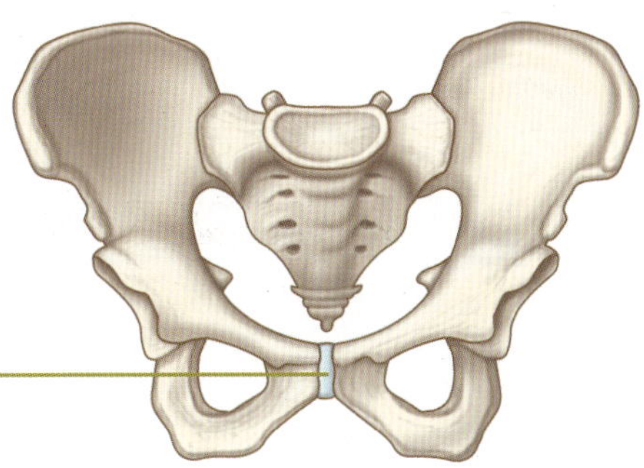

두 개의 두덩뼈는 섬유연골에 의해 연결되는데 이것을 두덩결합이라 한다.

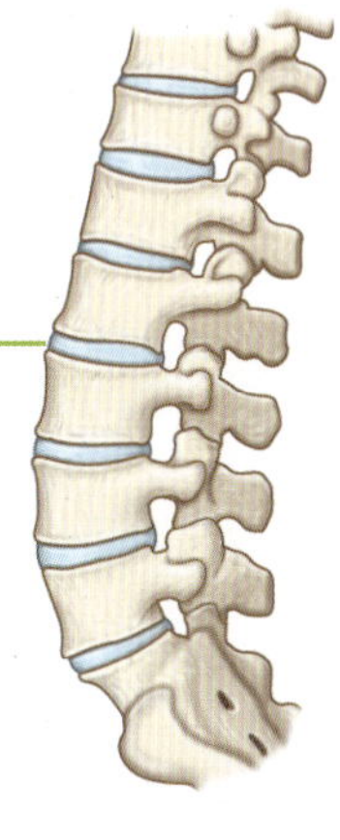

섬유연골패드(척추사이원판)는 척추연골성관절의 척추를 만들면서 각 척추뼈 사이에 있다. 이 연골성 패드는 충격을 흡수하고 제한된 움직임을 허용한다.

윤활관절(Synovial Joints)

윤활관절(Synovial Joints)은 **움직관절**(diarthroses)라고도 불리며 자유롭게 움직이는 관절이다. 모든 윤활관절은 다음의 구조물들을 포함한다.

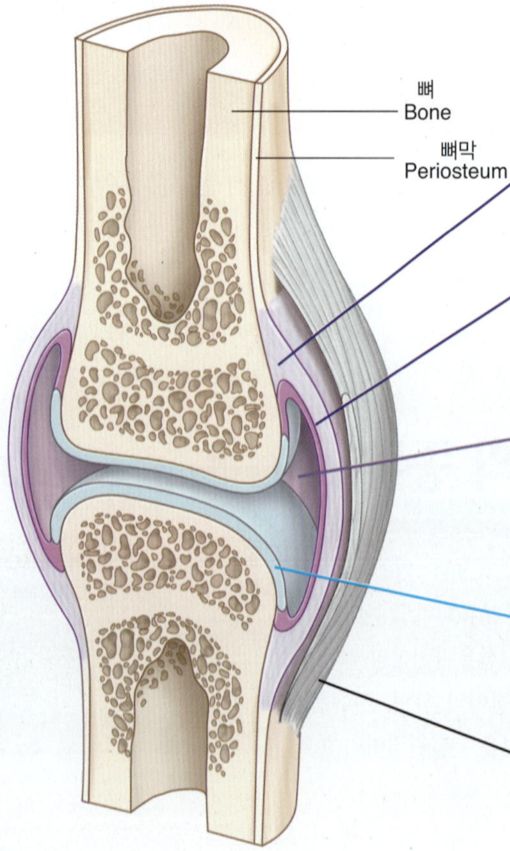

관절 주머니(joint capsule): 관절된 뼈 각각의 뼈 막으로부터 뻗어 나와 관절공간을 에워싸는 연결된 조직의 막이다.

윤활막(synovial membrane): 관절주머니 안에 있는 축축하고 미끄러운 막이다. 이곳에서 윤활액을 분비한다.

관절공간(joint cavity): 뼈 사이의 작은 공간은 움직임의 자유도를 허용한다. 이것은 또한 미끄럽고 흰자 위로 구성된 끈적이는 액체인 윤활액을 포함한다. **윤활액**은 관절을 미끄럽게 해주고, 연골에 영양공급을 하며 파편을 제거하는 포식세포를 포함한다.

관절연골(articular cartilage): 유리연골의 얇은 막은 뼈의 표면을 덮는다. 윤활액과 결합되어진 관절연골은 마찰과 자유로운 움직임을 허용한다.

인대(ligament): 연결된 조직의 끈을 통해 뼈를 서로 더 단단히 결합시키도록 돕는다.

윤활관절에서의 윤활주머니 (Bursae in synovial Joints)

무릎, 어깨, 팔꿈치 같은 어떤 관절들은 **윤활주머니**(bursa)라고 불리는 윤활액으로 채워진 작은 주머니를 포함한다. 근육과 힘줄이 있는 영역에서 존재하는 이것은 뼈 융기를 통과한다. 윤활주머니는 움직임을 촉진하고 또한 마찰을 일으킨다.

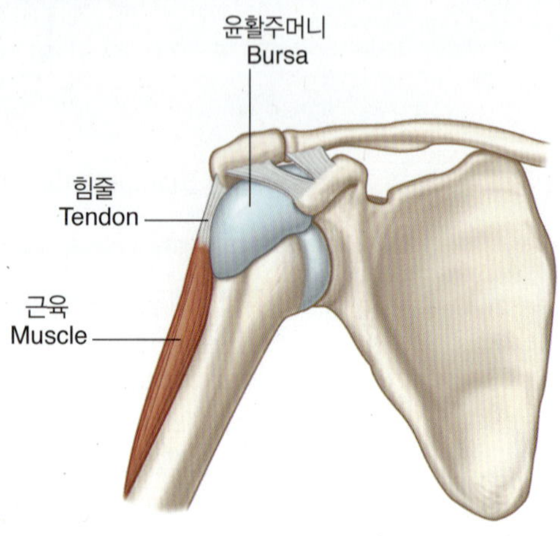

일상에서의 신체(The body at work)

*관절은 전형적으로 포함된 뼈에 의해 이름 지어진다. 예를 들어, **위팔어깨 관절**은 위팔뼈와 어깨뼈 사이의 관절이다. **관자아래턱관절**은 아래턱뼈와 머리뼈에 있는 관자뼈 사이의 관절이다. **엉치엉덩관절**은 엉치뼈와 엉덩뼈가 만나는 지점이다.*

윤활관절의 유형(Typesof synovial joints)

윤활관절은 모두 똑같이 형성되지 않는다. 신체는 각 관절 유형별로 특별한 움직임을 제공하는 6가지 유형의 윤활관절을 포함한다.

중쇠관절(pivot joint)

이 관절에서 한 뼈는 다른 뼈의 고리모양 소켓으로부터 빠져 나와 뼈의 회전 또는 축회전을 허용한다. 예를 들어, 두번째 목척추뼈의 치아돌기는 첫 번째 척추뼈의 링 모양의 부분 안에서 회전하고 머리의 회전을 허용한다. 다른 예로, 노자관절로, 자뼈의 홈에서 노뼈의 머리가 회전한다.

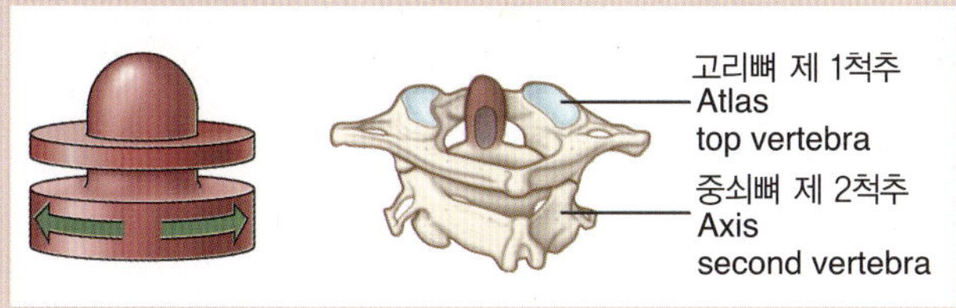

절구 관절(ball-and-socket joint)

모든 관절의 움직임의 범위를 더 넓게 하기 위하여 한뼈의 공모양의 머리는 다른 뼈의 컵 모양 같은 소켓 안에 일치된다.

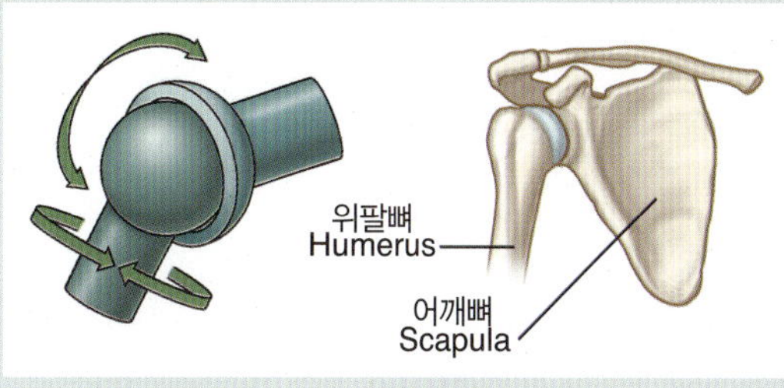

경첩관절(hinge joint)

문에서 경첩과 같은 이 관절은 오직 뒤로 앞으로의 움직임만을 허용한다.(굽힘, 폄). 경첩관절을 형성하기 위해 한 뼈 표면의 볼록(위팔뼈와 같은)은 다른 뼈의 오목(자뼈같은) 안에 일치시킨다. 팔꿈치 외에 경첩관절의 다른 예로, 무릎, 손가락과 발가락 사이관절이 있다.

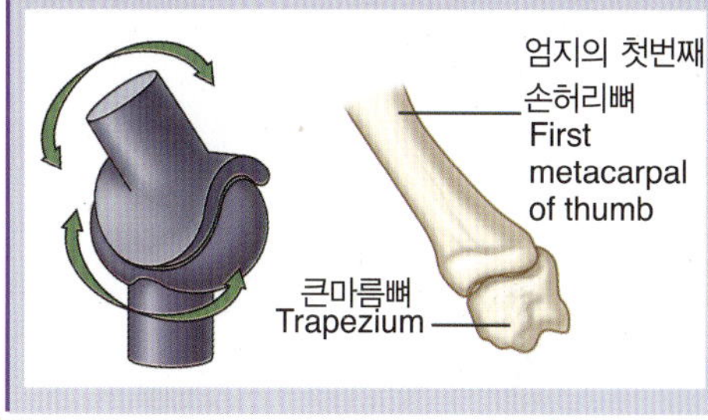

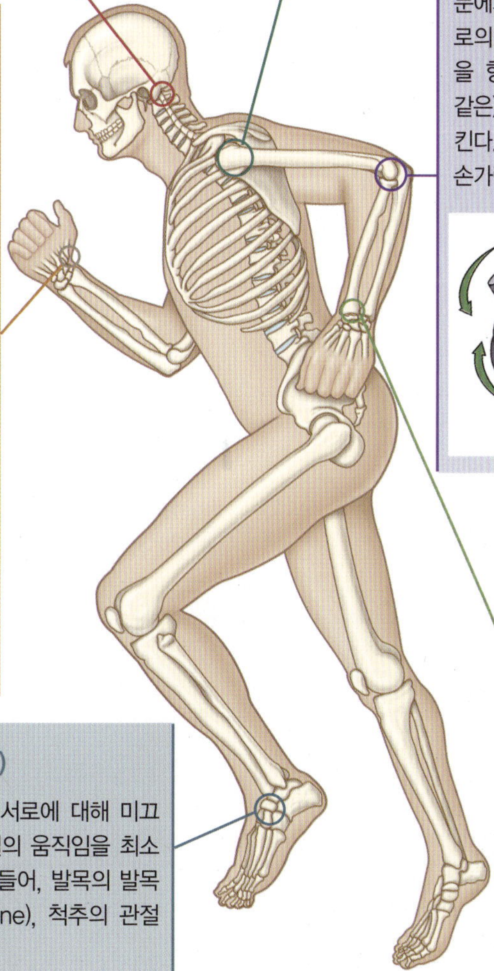

안장관절(saddle joint)

두뼈의 표면이 말안장과 같은 모양이다; 한 방향에서 오목(말안장의 앞뒤 만곡 같은) 다른 방향에서 볼록(말안장의 좌우 만곡 같은) 서로의 끝에 위치하는 경우, 좌우의 움직임은 제한되나 뼈들은 좌우로부터 앞뒤로 움직이게 한다.

엄지에서 발견되는, 이 관절의 독특한 모양은 엄지가 다른 손가락 끝에 닿게 하는데, 작은 물체를 잡을 수 있게 해준다.

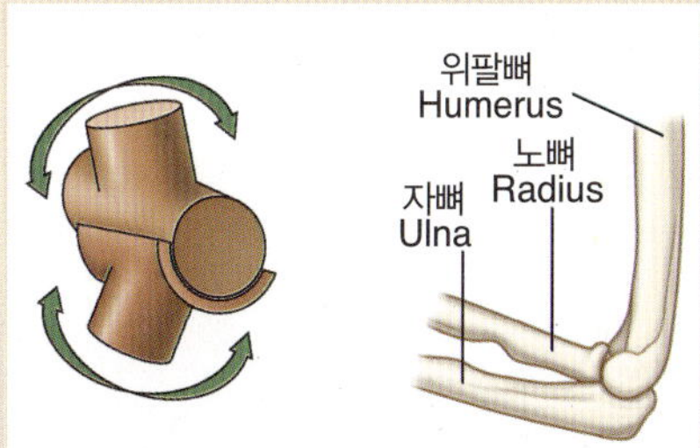

융기관절(condyloid joint)

한 뼈의 계란형의 볼록한 표면은 함몰된 모양과 비슷한 다른 뼈 안에 일치된다. 예를 들어, 손목의 손목뼈는 노뼈의 먼쪽 끝 뿐만 아니라 손가락의 기저부에 관절한다. 융기 관절은 굽힘, 폄 뿐 만 아니라 좌우로 움직임을 허용한다.

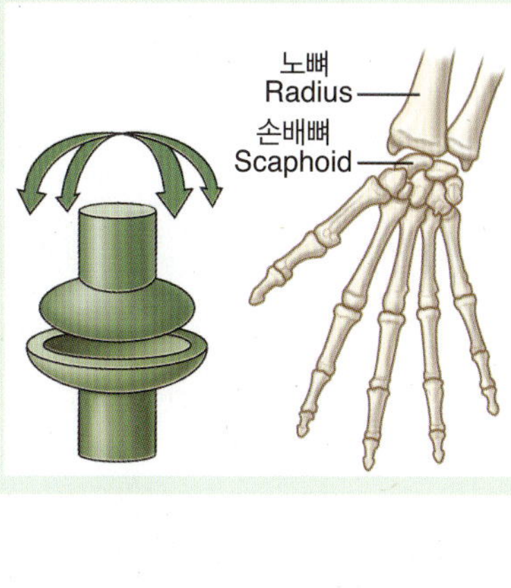

미끄럼관절(gliding joint)

이 관절에서 비교적 평평한 두 뼈의 표면은 서로에 대해 미끄러진다. 둘러싸고 있는 인대는 모든 윤활관절의 움직임을 최소로 만들면서 움직임의 양을 제한 한다. 예를 들어, 발목의 발목뼈(tarsal bone), 손목의 손목뼈(carpal bone), 척추의 관절돌기(articular process)를 포함한다.

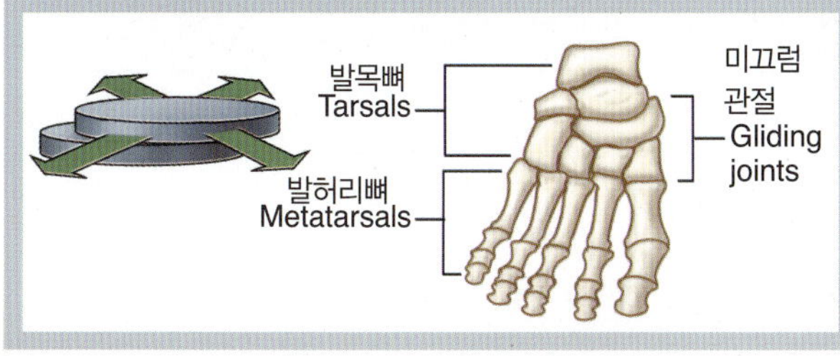

윤활관절의 움직임(Movement of synovial joints)

관절에서 움직임은 관절의 모양 뿐만 아니라 근처의 근육, 힘줄, 인대에 의존하여 만들어 질 수 있다. 이 용어들은 보여지는 다음과 같은 것을 묘사하는데 사용된다.

굽힘(Flexion)과 폄(extension)

애니메이션(ANIMATION)

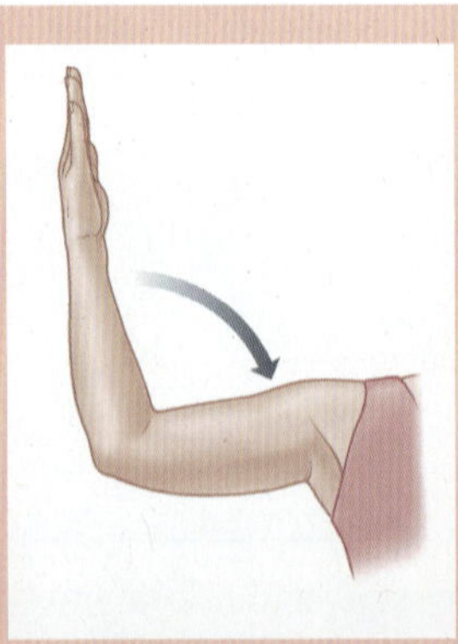

굽힘은 관절의 각이 좁아지도록 굽혀지는 것을 말한다.

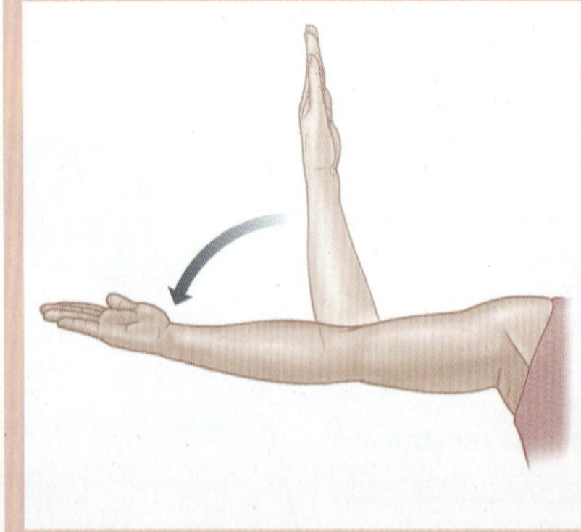

폄은 뼈 사이의 각이 증가 하도록 관절이 펴지는 것을 말한다.

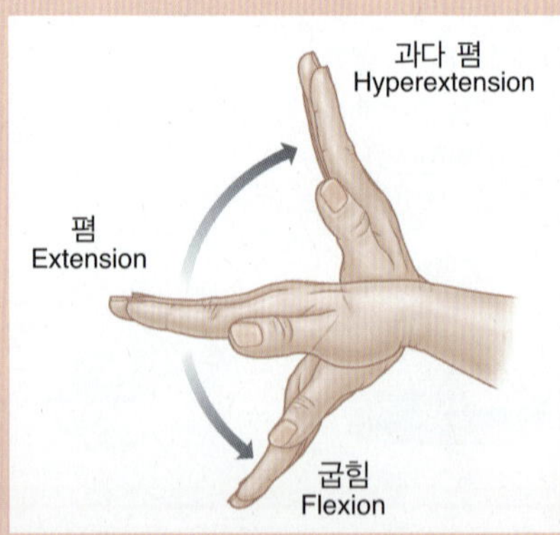

과다 폄(hyperextension)은 관절이 정상적으로 펴지는 각도를 넘어선 과도한 폄이다.

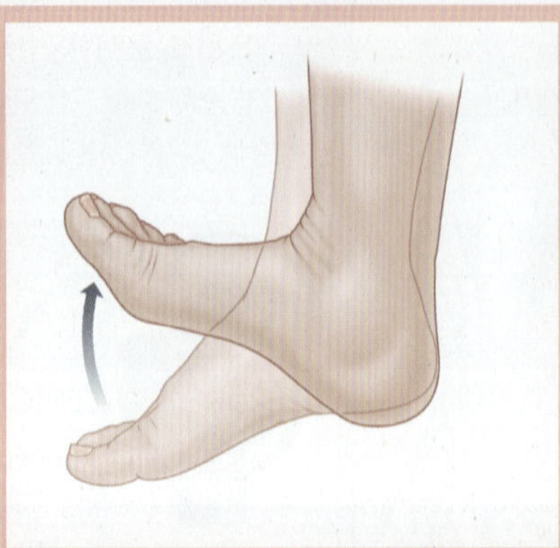

발등굽힘(dorsiflexion)은 발가락들이 위를 향하여 움직이는 것을 말한다.

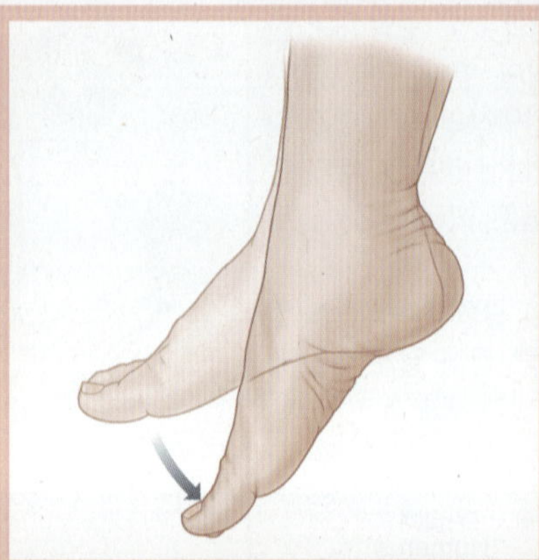

발바닥굽힘(plantar flexion)은 발가락들이 아래로 향하여 움직이는 것을 말한다.(발바닥 표면을 향하여)

벌림(abduction)과 모음(adduction)

애니메이션(ANIMATION)

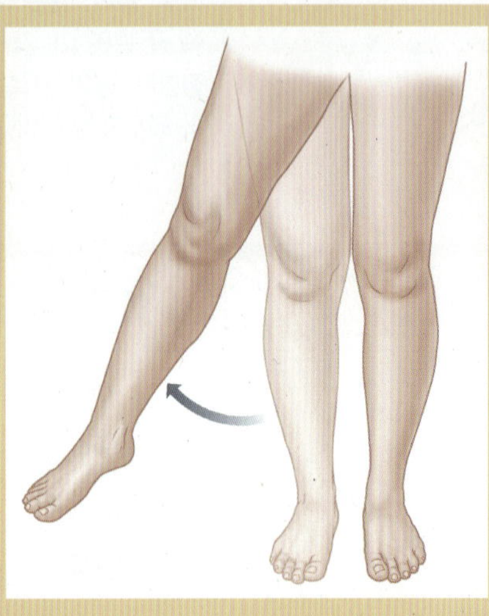

벌림은 신체의 중심에서 멀어지는 신체부분의 움직임이다.

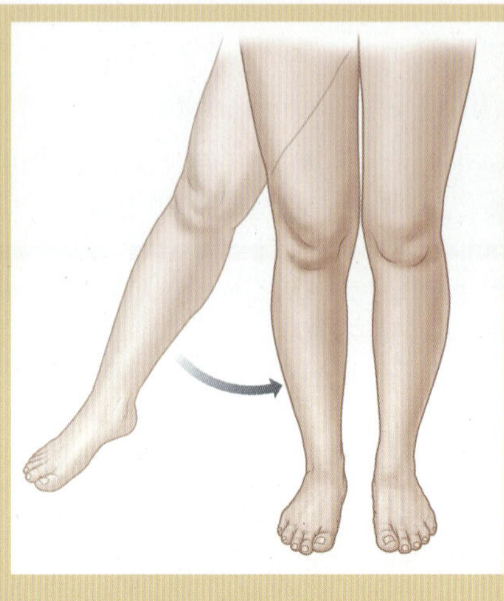

모음은 신체의 중심을 향한 신체부분의 움직임이다.

휘돌림(Circumduction)

애니메이션(ANIMATION)

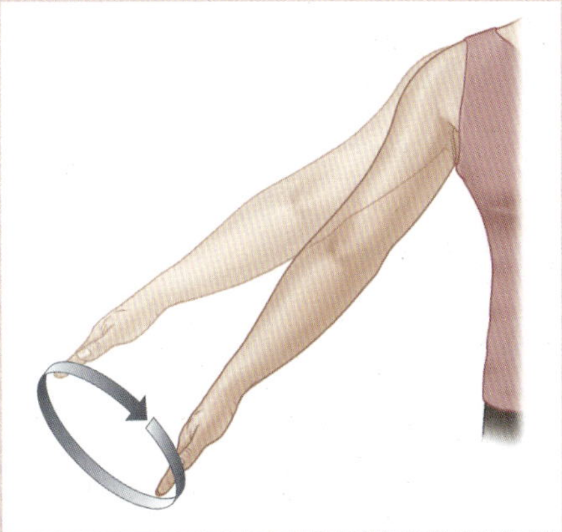

휘돌림에서 팔이나 다리 같은 부속기관의 먼 쪽 끝은 원모양으로 움직인다.

돌림(Rotation)

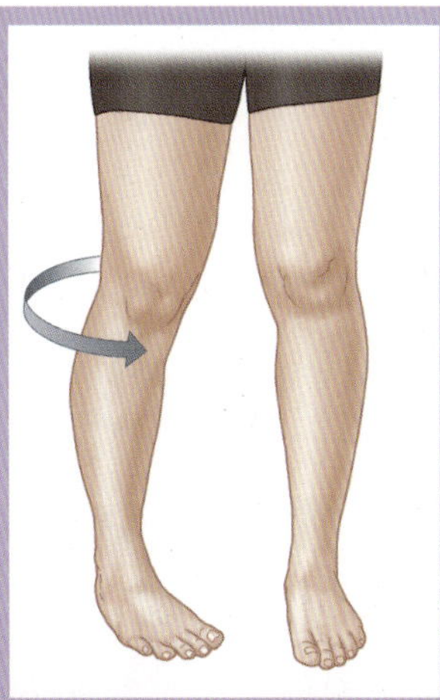

안쪽 돌림은 뼈가 신체의 중심을 향하여 회전할 때 일어난다.(예를 들어 넙다리뼈는 당신의 발이 신체 중심을 향하여 회전할 때 안쪽 돌림을 수행한다.)

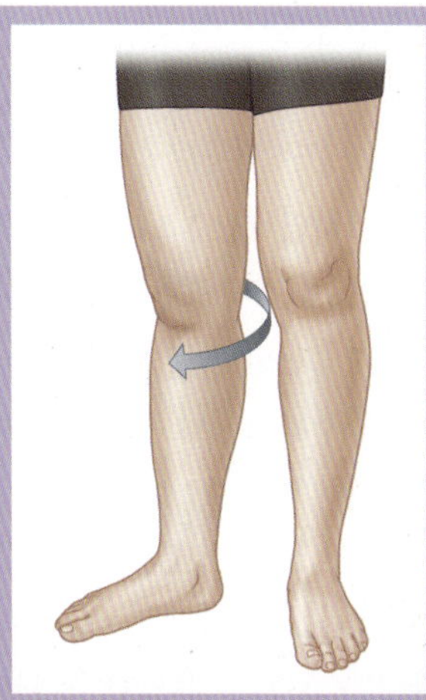

가쪽 돌림은 뼈가 신체 중심으로부터 멀어지는 방향으로 회전할 때 일어난다. (예를 들어, 넙다리뼈는 당신의 발이 신체 중심으로부터 멀어지는 방향으로 회전할 때 가쪽 돌림을 수행한다.)

뒤침(supination)과 엎침(pronation)

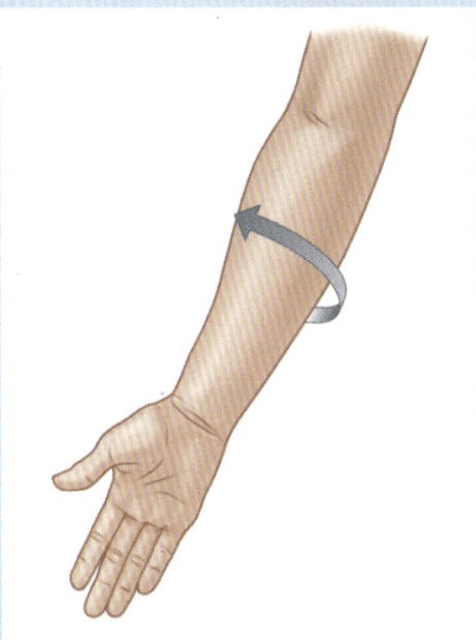

뒤침은 손바닥이 위를 향하여 회전하는 움직임이다.

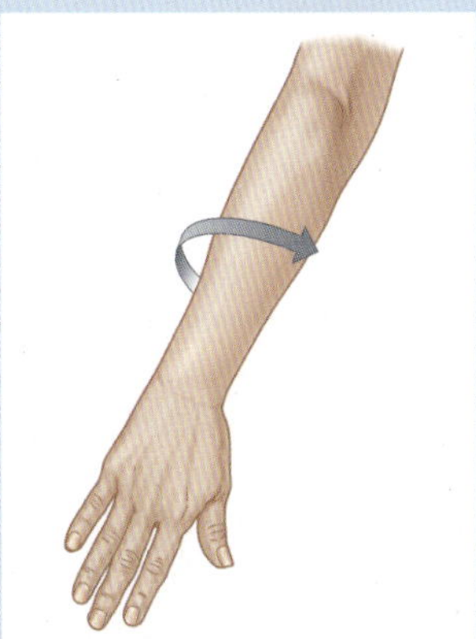

엎침은 손바닥이 아래를 향하여 회전하는 움직임이다.

안쪽번짐(inversion)과 가쪽번짐(eversion)

애니메이션(ANIMATION)

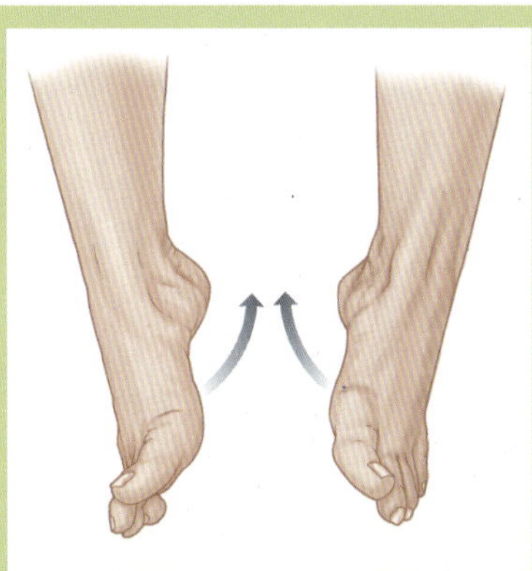

안쪽 번짐은 다른 발을 향하여 발바닥이 안쪽으로 회전하는 발의 움직임이다.

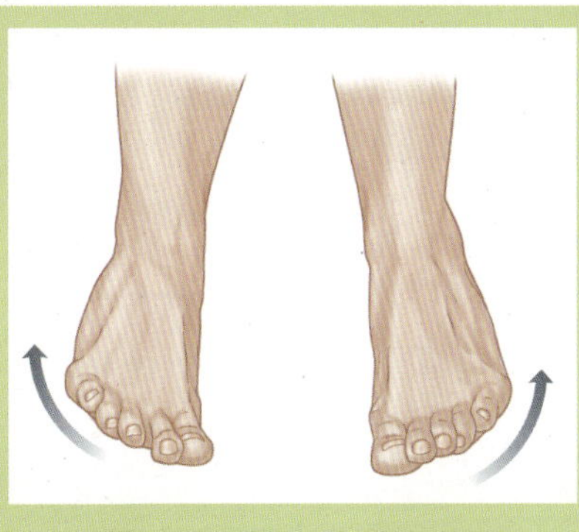

가쪽 번짐은 다른 발로부터 멀어지도록 발바닥이 바깥쪽으로 회전하는 발의 움직임이다.

돌출(protrusion)과 뒤당김(retraction)

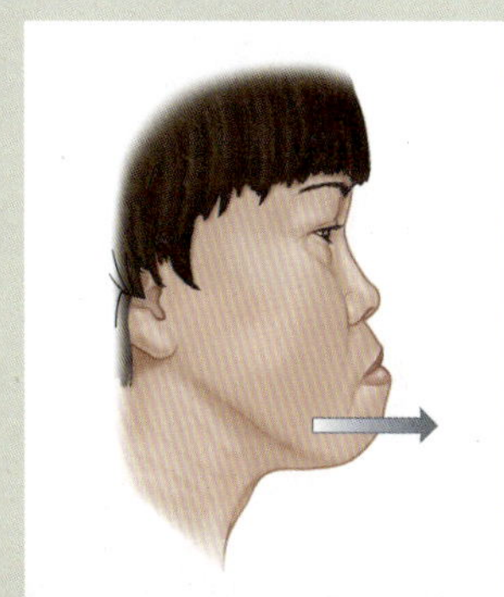

돌출은 한 부분이 앞을 향하여 움직인다.

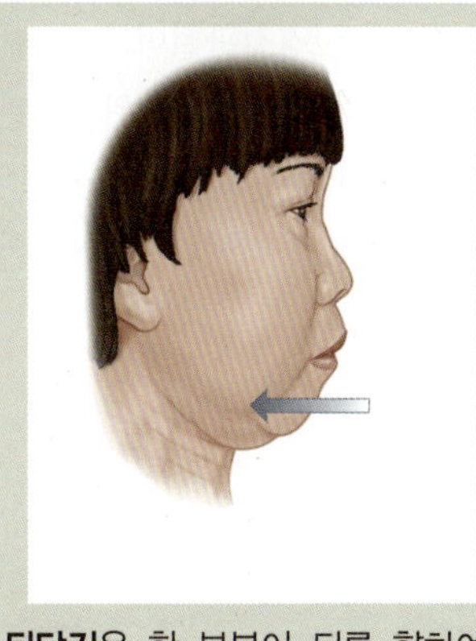

뒤당김은 한 부분이 뒤를 향하여 움직인다.

주요한 윤활관절들(Key Synovial Joints)

어깨, 팔꿉, 무릎, 엉덩이를 포함한 이 관절들은 종종 임상적으로 중요하게 요구된다.

어깨관절(Shoulder)

어깨는 **위팔어깨관절**(위팔뼈와 어깨뼈 사이의 관절을 표시) 또는 **오목위팔관절**(어깨뼈의 관절오목과 위팔뼈 머리의 관절을 표시)라고 부른다. 어깨의 절구공이관절은 몸의 어느 관절보다 가장 큰 관절가동범위를 가진다.

왜냐하면 어깨는 안정성보다 가동성이 더 크고, 근육, 힘줄 ,인대 ,점액낭에 의해서 많은 도움을 받는다. 특별하게, 이 관절은 5개의 주요한 인대와 4개의 주머니에 의해서 도움을 받는다. 게다가, 근육둘레띠 근육 주변 몇몇의 힘줄은 얇은 관절오목안의 위팔뼈머리를 고정시키는데 도움을 준다.

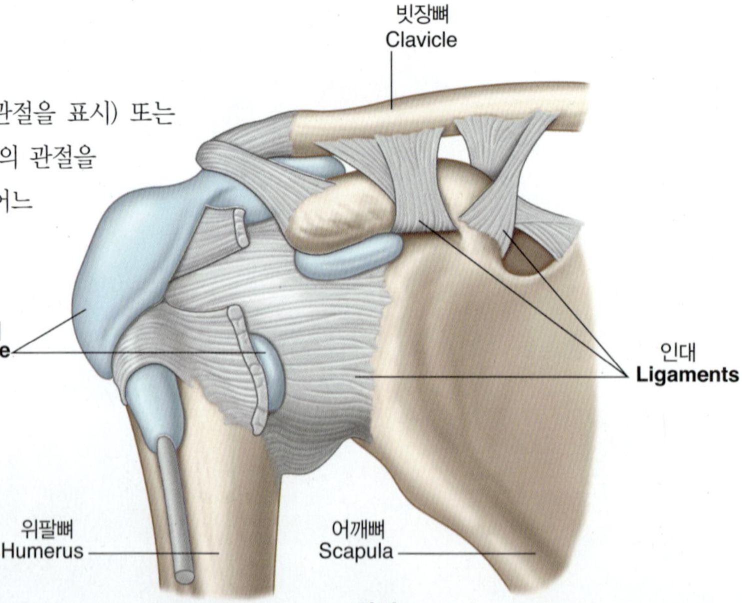

앞면
Anterior view

기본 강좌 : 어깨 탈구

신체안의 모든 관절 중에 어깨는 가장 있을 법한 경험중의 하나가 탈구이다. 그곳에 탈구가 되었을 때, 그것은 대부분 아래쪽으로 탈구되고, 그것은 아래쪽으로 내려가는 힘에 의해 발생한다. 그것은 근육둘레띠 아래방향을 제외하고 관절의 모든 부분을 보호하기 때문이다.

관절의 위쪽 부분에 항상 빗장뼈와 부리돌기, 어깨봉우리가 추가적으로 보호를 한다. 대부분의 탈구는 위에서부터 아래로 팔을 쭉 뻗을 때 발생한다.

아이들은 유난히 어깨 탈구가 되기 쉬운데 왜냐하면, 그들의 어깨는 완벽하게 골화가 되지않았다. 그들의 손상들은 대부분 한 팔을 강하게 잡아당기는 움직임이나 땅에서 확 움직이는 움직임의 결과이다.

팔꿉관절(Elbow)

팔꿉관절은 경첩관절이고, 두 개의 관절이 존재한다. : 하나는 위팔뼈와 자뼈사이(**위팔자관절**)이고, 두 번째는 위팔뼈와 노뼈머리사이(**위팔노관절**)이다. 하나의 관절주머니는 2개의 관절을 감싼다. 인대들은 관절의 양쪽면의 안정성에 도움을 준다.

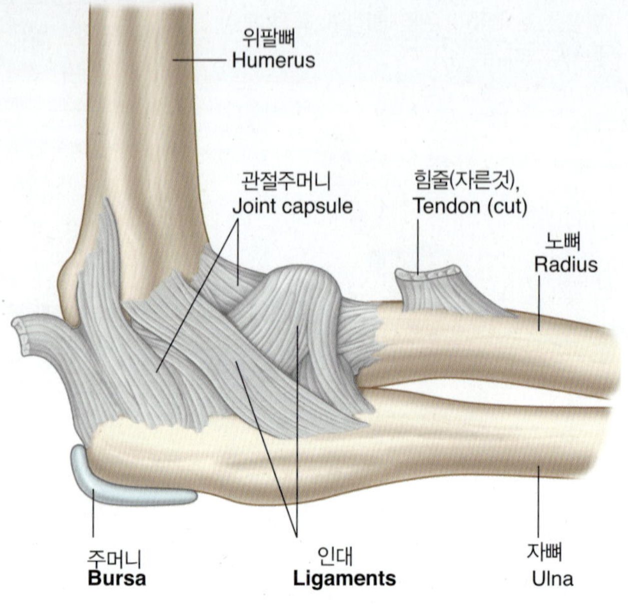

무릎관절(Knee)

무릎 또는 **정강넙다리관절**(tibiofemoral joint)은 인체에서 가장 큰 관절이다. : 또한 그것은 가장 복잡하다. 그 구조 옆에는 항상 무릎관절 주위의 패드 역할을 하는 13개의 점액낭이 들어있는 것이 나타난다.

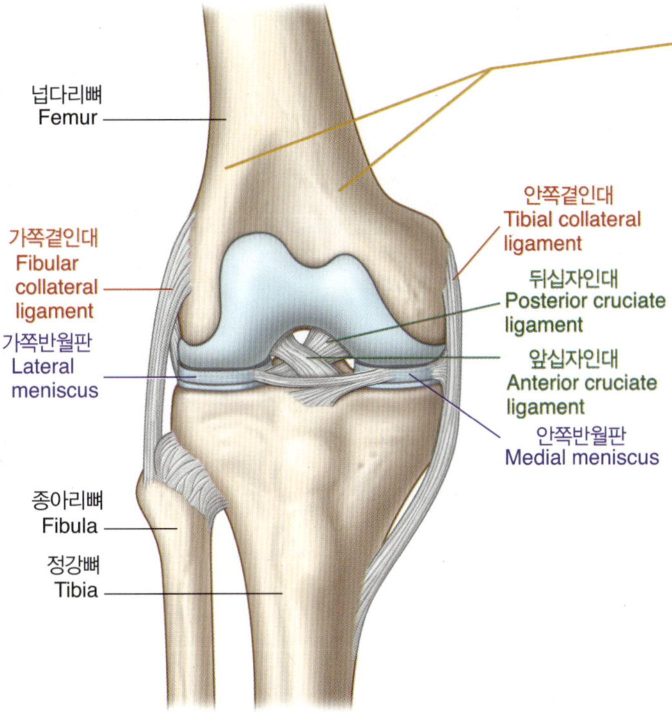

앞면
Anterior view

넙다리뼈의 관절융기는 정강뼈의 평평한 위쪽표면위에 걸쳐있다.

두 개의 곁인대(**안쪽곁인대**와 **가쪽곁인대**)는 관절이 펴질 때 돌려짐으로써 무릎을 유지한다.

뒤십자인대와 **앞십자인대**는 서로 십자가형으로 무릎의 안정성이 더 커진다. 후방십자인대가 측면 움직임을 제한하는 동안에 앞십자인대는 과도한 폄으로부터 무릎을 유지한다.

연골의 약간 오목한 부분 두 개 –**가쪽반월판**과 **안쪽반월판** – 관절융기의 받침대와 충격흡수.

기본 강좌 : 무릎 손상

무릎 주위에는 근육이 많지 않기 때문에 엉덩관절 보다 종종 더 많이 손상이 간다. 그것은 특별히 충격 또는 급정거 또는 도는 것에 민감하고, 이것은 대부분의 육상 손상 중에 하나가 무릎손상을 만든다. 특히, 반월판이나 앞십자인대는 대부분 빈번하게 손상된다.

왜냐하면, 연골은 혈액공급을 받지 않고, 인대는 적게 혈액공급을 받으므로 손상 치유가 느리거나 결코 치료가 되지 않는다. 따라서 보통의 관절경검사 같은 수술적 교정을 종종 필요로 한다. 이 과정은 관절경이라는 관이나 연필처럼 가는 기구를 이용하여 보거나 치료를 한다.

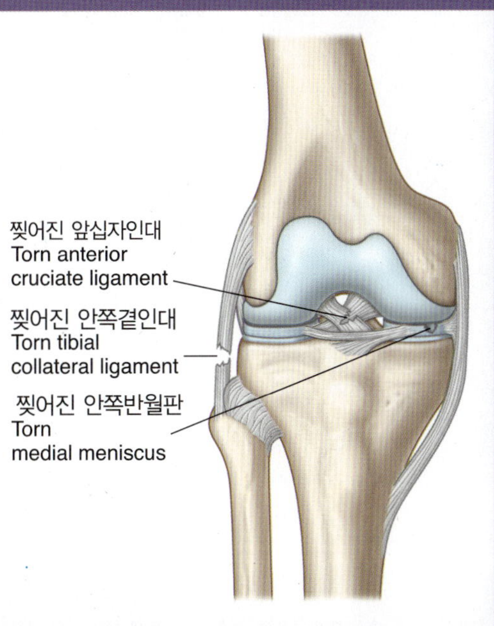

기본 강좌 : 관절치환술

관절성형술은 병변이 있는 관절을 인공장치 또는 인공기구로 대신하는 외과적인 절차이다. 관절치환술은 대부분 흔히 엉덩관절과 무릎관절에서 수행한다. 그러나 그것들은 또한 손가락관절, 팔꿉관절, 어깨관절에서도 할 수 있다. 사실은 매년 미국에서 관절치환술이 300,000번 이상 더 많이 수행된다. 이 과정은 대부분 흔히 골관절염으로부터 손상 받은 관절을 대신한다.(다음 장에서 '생활병변: 관절염' 보여줌) 관절 치환술은 고밀도의 폴리에틸렌으로 만들어진 관절절구와 긴뼈머리에 금속합금으로 만들어진 인공장치로 교체되어진다. 과거에는 시멘트로 접착한 인공장치였다. 그러나 새로운 인공장치는 인공의 재료 안에 뼈가 자라는 것을 허용하여 안정성이 증가된다.

엉덩관절(Hip)

엉덩관절은 어깨관절과 같은 절구관절이다. 그러나 엉덩관절은 어깨관절보다 안정적이고, 주로 엉덩관절의 푹 들어간 곳 때문이다. – 이 함몰부안에 넙다리뼈 머리가 맞음 – 어깨관절의 푹 들어간 곳 보다 매우 깊다.

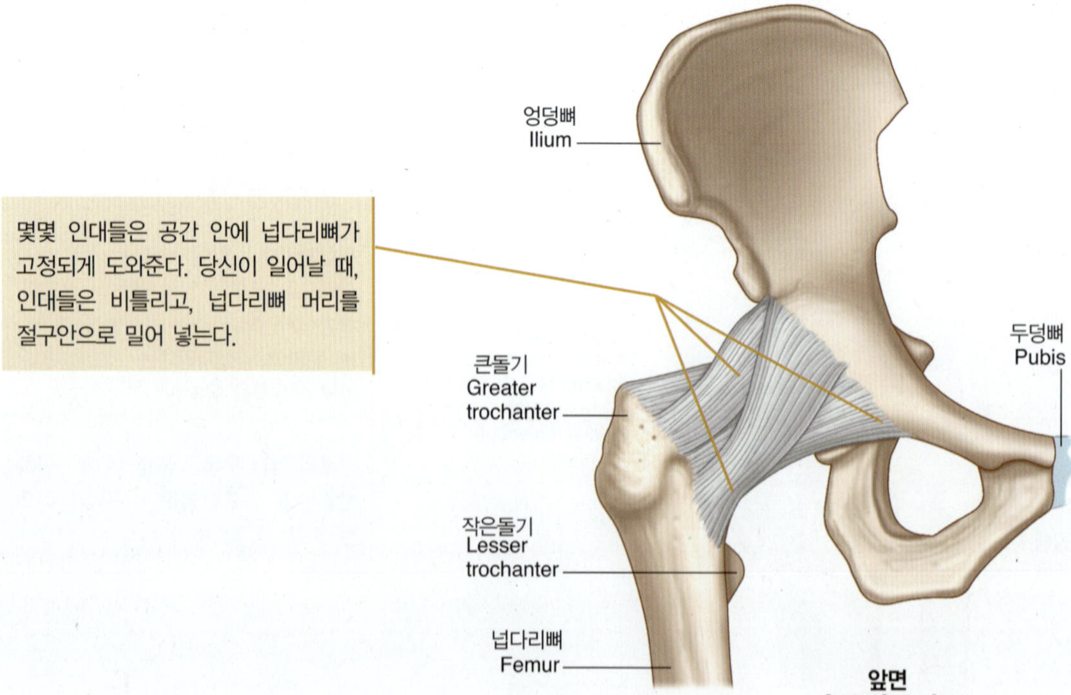

앞면
Anterior view

기본 강좌: 관절염

관절염은 관절의 염증을 의미한다. 관절염과 관련된 상태가 100종류 이상이 있지만, 가장 일반적인 형태는 골관절염이다. "마모 및 찢어짐"의 관절염이라 불리며, 이 장애는 노화의 일반적인 결과이다. 실제로 관절염은 나이 70세 이상의 사람 중 85%에 영향을 미친다.
나이를 먹으면서 관절연골은 서서히 변질되어 가며, 때때로 그 부위와 노출된 뼈는 통증을 가져오기도 한다. 골관절염은 대부분 엉덩이, 무릎, 척추관절, 손가락에 영향을 미친다.

반면, 류마티스 관절염은 신체가 윤활막에 항체공격을 하는 자가면역질환으로 관절 연골의 퇴행과 윤활막의 두꺼워짐으로 이어진다. 시간이 지나면서 질병은 활액막을 파괴하고 관절을 굳게 만든다. 관절염이 심한 경우에는 피로, 발열, 그리고 빈혈 등의 전신 증상과 함께 통증과 관절 기형을 초래 한다. 치료법은 없지만, 약물 및 물리치료는 증상을 억제하는 데에 도움을 줄 수 있다.

일상에서의 신체(The body at work)

규칙적인 운동은 "마모 및 찢어짐"에 대하여 관절연골을 보호하는데 도움이 될 수 있다. 연골은 산소와 영양소에 대한 윤활액에 의존한다. 운동을 하는 동안에, 관절압박은 활액을 짜내고 신진대사 찌꺼기를 배출한다. 그리고 그 무게가 제거될 때, 연골은 윤활액을 스펀지처럼 빨아올린다. 압박과 이완이 동반되는 운동을 하는 기간에는 윤활액을 따라 산소, 영양소 그리고 포식세포가 함께 윤활액에 공급되고 연골을 통하여 순환을 한다. 운동을 하지 않으면 관절연골의 영양부족, 산소 및 폐기물제거 때문에 더 빠른 속도로 악화된다.

활발한 운동을 하기 전에 준비를 하면 관절연골을 보호 하는데 도움이 된다. 일단 따뜻해지면 윤활액은 더 쉽게 연골이 적셔 지도록 점성이 없어진다. 이는 압박에 대한 보다 효과적인 쿠션으로 만들어 연골이 팽창하게 되는 원인이다.

핵심 용어 분석(Review of Key Terms)

벌림(Abduction) : 몸으로부터 멀어지는 움직임

모음(Adduction) : 몸을 향한 움직임

관절학(Arthrology) : 관절의 구조, 기능, 장애를 연구하는 과학의 분야

관절(Articulation) : 관절에서부터 뼈끼리 만나는 지점

절구관절(Ball and socket joint) : 하나의 뼈의 볼모양 머리가 컵처럼 생긴 다른 뼈의 소켓에 끼워 맞춰지는 관절

윤활주머니(Bursae) : 뼈의 돌출부위로 지나가는 근육과 힘줄 부분에 있는 윤활액이 차있는 작은 주머니

연골관절(cartilaginous joints) : 연골로 이어 붙여진 움직임관절

융기관절(condyloid joint) : 하나의 뼈 위에 타원형의 볼록한 면과 다른 뼈의 푹 꺼진 모양과 유사하게 생긴 면과 꼭 끼워 맞는 관절(손가락의 맨 아래 부분에서 발생하는 관절)

가쪽번짐(eversion) : 발바닥이 가쪽 방향으로 돌아가는 발의 움직임, 다른 발로부터 멀어지는 움직임.

섬유관절(Fibrous joint) : 콜라겐 섬유로 묶인 고정된 관절

미끄럼 관절(Gliding joint) : 두 개의 뼈 사이 각각의 표면위로 활주하는 관절(발목의 발목뼈에서 발생하는 관절)

경첩관절(Hinge joint) : 오로지 왔다 갔다하는 움직임만을 허용한 관절

안쪽번짐(Inversion) : 발바닥이 안쪽 방향으로 돌아가는 발의 움직임

중쇠관절(pivot joint) : 고리모양 같은 하나의 뼈의 구멍에 중쇠 모양의 또 다른 뼈가 투사되어진 관절(첫 번째 목뼈와 두 번째 목뼈사이에서 발생하는 관절)

엎침(pronation) : 손바닥을 바닥 쪽으로 돌리는 움직임

안장관절(Saddle joint) :한 방향으로 오목한 표면을 가진 뼈와 볼록한 표면을 가진 뼈의 움직임, 두 뼈의 움직임은 양옆으로 또는 왔다갔다하는 움직임(엄지손가락에 발생하는 관절)

뒤침(Supination) : 손바닥을 위쪽으로 돌리는 움직임

윤활관절(Synovial joint) : 윤활액으로 채워진 관절주머니로 구성된 움직임이 자유로운 관절

학습한 정보 유지하기(Own the information)

이 장에서 학습한 정보를 기억하기 위해서는 학습한 내용을 반영할 수 있는 시간이 요구된다. 따라서, 하얀 종이에 학습하고 토론한 중요 주제를 회상하면서 써내려가 본다. 그리고, *DavisPlus* 웹사이트에 접속하고 8장의 학습 목표를 체크하여 본다. 쓴 모든 내용이 이 장의 학습목표와 완전히 일치하는가? 그렇지 않으면, 이 장을 적절하게 다시 살펴 본다. 그리고, 학습 목표의 개념을 다시 써보거나 그려본다.

8장의 중요 주제:

- 관절의 분류
- 섬유관절의 특징
- 연골의 특징
- 윤활 관절의 특징
- 윤활 관절의 종류
- 윤활 관절의 움직임
- 어깨, 팔꿉, 무릎, 엉덩이관절의 특징

학습점검(Test Your Knowledge)

1. 가장 움직임이 적은 관절은?
   a. 섬유관절
   b. 연골관절
   c. 중쇠관절
   d. 윤활관절
2. 신체에 가장 많은 관절은?
   a. 섬유관절
   b. 윤활관절
   c. 연골관절
   d. 못움직관절
3. 윤활관절에서 마찰 없이 움직임을 갖게 해주는 구조물은?
   a. 관절주머니
   b. 인대
   c. 윤활막
   d. 관절연골
4. 머리를 돌리는데 시용하는 관절의 종류는? ('아니' 라고 고개를 흔드는 것 같은)
   a. 활주관절
   b. 중쇠관절
   c. 안장관절
   d. 경첩관절
5. 가장 넓은 관절가동범위를 갖는 관절은?
   a. 경첩관절
   b. 활주관절
   c. 타원관절
   d. 절구관절
6. 관절이 쭉 뻗은 자세를 뛰어넘어 극도의 폄을 일컫는 말은?
   a. 모음
   b. 엎침
   c. 안쪽번짐
   d. 젖힘
7. 어떤 관절이 탈구가 가장 잘 일어나는가?
   a. 어깨
   b. 엉덩이
   c. 무릎
   d. 팔꿉
8. 어떤 관절에 안쪽과 바깥쪽 반월판이 있는가?
   a. 엉덩이
   b. 팔꿉
   c. 무릎
   d. 어깨
9. 골관절염에 대한 설명 중 틀린 것은?
   a. 골관절염은 "마모와 찢어짐" 관절염으로 알려져있다.
   b. 골관절염은 70세 이상인 사람 85%에게 영향을 미친다.
   c. 골관절염은 자가면역질환이다.
   d. 골관절염은 종종 무릎, 엉덩이, 척추사이관절, 손가락관절에서 나타난다.
10. 근육둘레띠 근육이 있는 관절은 무엇인가?
    a. 무릎
    b. 어깨
    c. 엉덩이
    d. 팔꿉

8장 답

1. 정답 : a. 연골관절은 윤활관절이 자유롭게 움직이는 동안에 가벼운 움직임을 가진다. 중쇠관절은 돌림을 허용하는 관절의 종류이다.
2. 정답 : b. 윤활관절은 섬유관절이나 연골관절의 수를 능가한다. 못움직관절은 섬유관절의 또 다른 이름이다.
3. 정답 : d. 관절주머니는 관절강, 윤활액을 포함한 윤활막같은 결합조직에 둘러 쌓여있다.이것들은 관절 기능에 기여를 한다. 그러나 마찰의 움직임을 허용하는 주요 구조물이 아니다. 인대는 관절의 안정성에 도움을 주고, 마찰의 움직임 구조가 될 수 없다.
4. 정답 : b. 활주관절은 손목과 발목의 뼈에서 제한된 활주움직임을 허용한다. 안장관절은 엄지손가락과 손바닥뼈사이에 기초하여 왔다갔다 움직임과 양옆움직임이 나타난다. 중쇠관절은 왔다갔다하는 움직임만을 허용한다.
5. 정답 : d. 중쇠관절은 오직 왔다갔다하는 움직임을 허용한다. 활주관절은 제한되는 활주움직임을 허용한다. 그리고 타원관절은 굽힘과 폄 같은 양옆으로 움직이는 움직임을 허용한다. 대조적으로 절구공이 관절은 모든 관절가동범위를 제공한다.
6. 정답 : d. 벌림은 신체의 중립 선으로부터 멀어지는 움직임이다. 엎침은 손바닥이 아랫방향으로 돌아가는 움직임이다. 안쪽번짐은 발바닥이 또 다른 발을 향해 안쪽방향으로 돌아가는 발의 움직임이다.
7. 정답 : a. 엉덩관절은 어깨관절보다 더 안정성이 높다. 왜냐하면, 엉덩관절은 깊은 소켓을 가지기 때문이다. 팔꿉이나 무릎은 둘 다 탈구가 쉽게 되지 않는다.
8. 정답 : c. 안쪽과 바깥쪽 반월판은 오직 무릎을 유지한다.
9. 정답: c. 류마티스 관절염은 자가면역질환이다.
10. 정답 : b. 근육둘레띠 근육을 가지는 것은 어깨밖에 없다.

모바일로 이 코드를 스캔하면 Davis*Plus*의 Podcast도서관이 접속됩니다. 또한 **http://davisplus.fadavis.com**에 접속하면 이 단원에 유용한 자료를 이용할 수 있습니다.

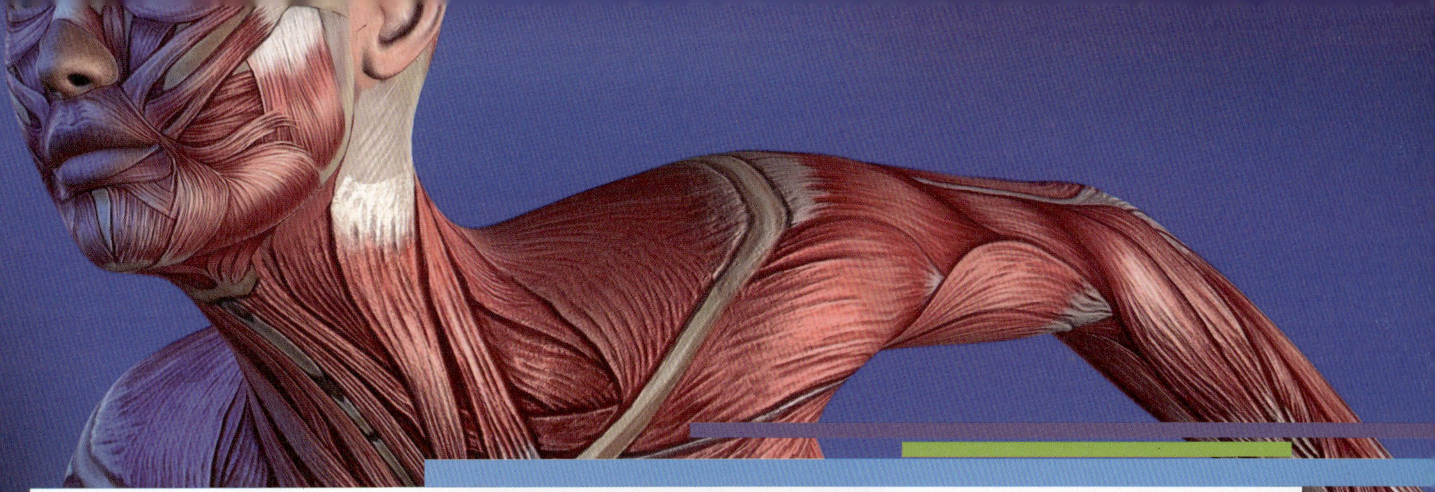

제 9 장

9 근육계통 (Muscular System)

몸은 성인 체중의 약 40%를 차지하며 600개의 근육으로 이루어져 있다.

근육은 움직임으로 에너지를 변환하는 조직의 고유한 형태이다. 당신이 상상하는 모든 것은 수행할 근육에 전송된다. 오직 근육의 움직임 때문에 당신이 단어를 말하고, 얼굴표정을 짓고, 손가락으로 쓰거나 악기를 연주하는 것이 가능하다. 게다가, 근육이 보이지 않게 혈관을 통해 혈액을 밀어내고, 폐의 밖으로 공기의 흐름을 유도하고, 음식을 소화하고, 체온을 발산하는데 작용한다. 실제로, 이 복잡한 조직은 생명을 유지하는데 도움이 된다.

근육의 종류 (Types of Muscle)

몸을 구성하는 근육의 3가지 종류: 심장근육, 민무늬근육, 그리고 뼈대근육

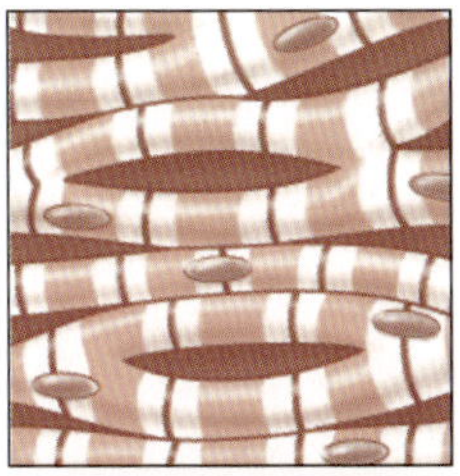

심장근육(Cardiac Muscle)

- 심장에서만 발견
- 사이원반(개재판, intercalated discs)에 딱 맞는 짧은 가지 섬유로 구성되어 있다.
- 현미경으로 볼 때 **줄무늬**(striated), 또는 가로 무늬가 나타난다.
- 자동으로 수축하기 때문에 **불수의근**(involuntary) 종류이다.

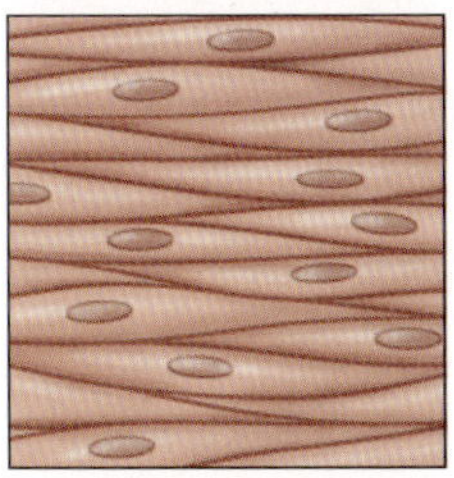

민무늬 근육(Smooth Muscle)

- 소화기관, 혈관, 방광, 기도, 그리고 자궁에 있다.
- 현미경으로 볼 때 줄무늬가 나타나지 않아서, **민무늬**(nonstriated)라고 한다.
- 자동으로 수축하기 때문에, **불수의근**(involuntary)이라 알려져 있다.(예를 들어, 소화기관에서 음식물을 처리할 때와 같이)

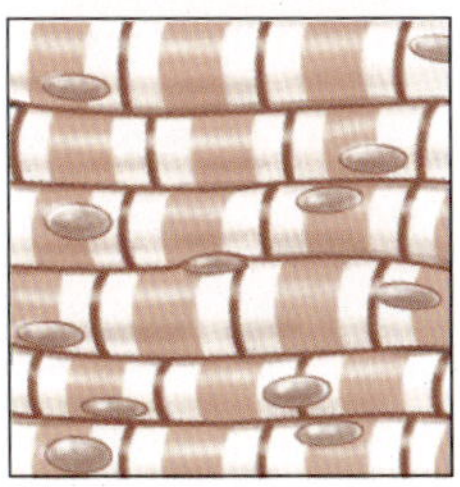

뼈대 근육(Skeletal Muscle)

- 뼈에 연결된 몸의 움직임 발생
- 의지대로 수축 할 수 있기 때문에 **수의근**(voluntary) 이라 알려져 있다.
- 현미경으로 검사 했을 때 뚜렷한 **줄무늬**(striated)가 나타난다.

이 장의 나머지 부분은 뼈대근육에 초점을 맞출 것이다.

뼈대근육의 구조(Skeletal Muscle Structure)

뼈대근육은 근육과 평행하게 주행하는 작은 섬유의 묶음으로 구성되어 있다. 대부분의 섬유는 길이 1 1/5인치(3cm), 그리고 너비 1/500인치(0.05mm) 이다.

뼈대근 세포는 **근육섬유**라 불려진다.

각 근육 섬유를 싸고 있는 섬세한 결합조직을 **근육섬유막**이라한다.

여러 개의 근육섬유가 묶음을 이룬 것을 **근육다발**이라 한다.

근육다발들을 감싸고 있는 결합조직 막을 **근육다발막**이라고 한다.

다음 층의 결합 조직을 **근육바깥막**이라하고, 모든 근육섬유를 결속시킨다.

근육바깥막 겉에 근육을 둘러싸고 있는 결합조직을 **근막**이라 한다. **깊은 근막**은 근육사이에 자리 잡고 있고, **얕은 근막**(진피)은 피부아래에 위치한다.

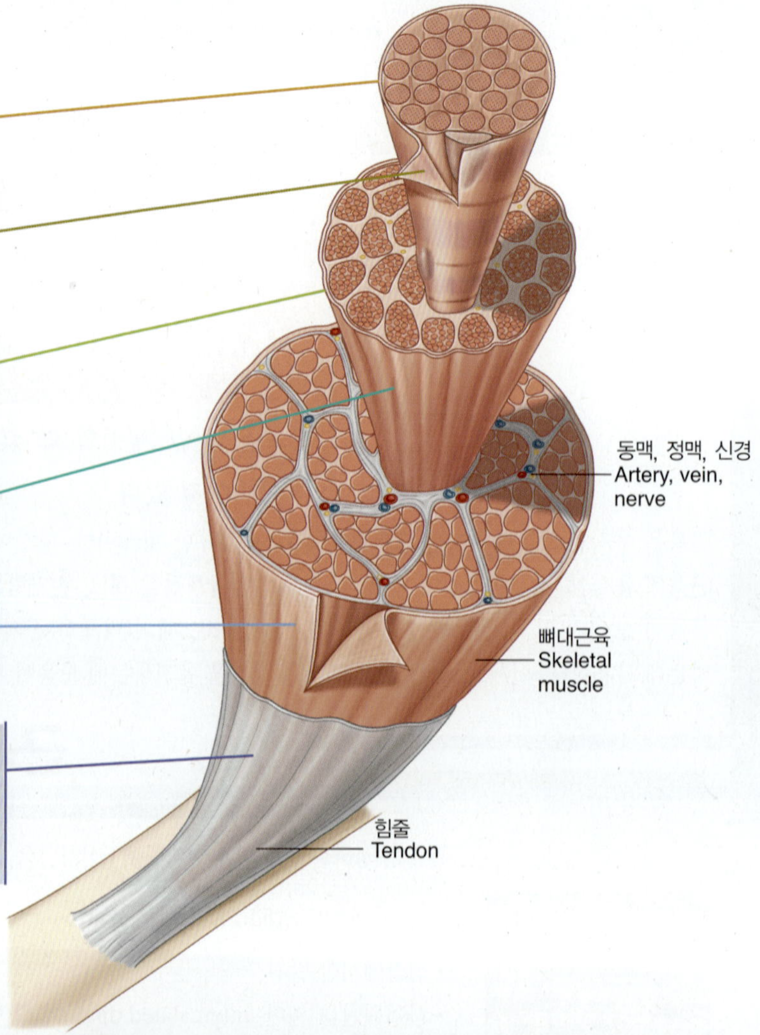

중요한 사실(Fast fact)

힘줄과 널힘줄은 강해서 심지어 뼈가 부러지거나 근육이 찢어지는 강력한 힘에 의해서도 좀처럼 찢어지지 않는다. 그러나 뼈에서부터 떨어질 수는 있다.

일상에서의 신체(The body at work)

뼈대근육은 두가지중 하나의 방법으로 뼈에 부착한다: 직접 부착 또는 간접 부착.

- ***직접 부착**은, 근육 섬유들이 뼈의 뼈막에 강한 부착점을 형성하고 있다.*
- ***간접 부착**에서, 근육 바깥막은 근육을 지나 힘줄로 연장되어 뼈에 부착한다.(강한, 섬유 코드).*

*가끔 뼈 대신 다른 근육에 근육이 부착하게 되는데 이러한 경우 근육바깥막은 근육을 지나 넓게 확장되어 **널힘줄**을 형성한다. 이런 널힘줄은 다른 근육막과 결합하며 때로는 뼈에 부착한다.*

근육 섬유의 구조(Structure of muscle fibers)

근육세포는 실 같은 모양 때문에, 근육 섬유라 불린다. 다른 세포들과 달리, 근육 섬유는 원형질막의 측면에 가까이 여러 핵을 갖추고 있다. 또한, 근육섬유는 매우 가늘지만 다른 세포들처럼 복잡한 내부로 구성되어 있다.

세포의 세포질을 **근세포질**이라고 하는 반면, 각 섬유를 둘러싸고 있는 원형질막을 **횡문근형질막**라한다.

근형질을 채우는 긴 단백질 묶음을 **근원섬유**라 한다. 근원섬유는 글리코겐(에너지에 사용되는) 뿐만 아니라 산소도 저장한다.

근세포질그물-근섬유의 무과립세포질그물-근원섬유 주변에 분포하며 칼슘과 이온을 저장한다.

미세한 섬유로 구성된 근원섬유를, **근육잔섬유**라 부른다. 근육잔섬유의 두 가지 유형: 두꺼운 유형과 얇은 유형. 두꺼운 근육잔섬유는 **마이오신**이라는 단백질로 이루어져 있는 반면에 얇은 근육잔섬유는 액틴이라는 단백질로 구성되어 있다. **액틴**과 마이오신의 배열은 뼈대근육의 줄무늬 모양과 같은 방향이다.

세관 계통은, **가로(T)세관**이라 하고, 근세포질을 가로질러 확장한다. 횡문근형질막의 안쪽에서 투영되어, 전기자극이 깊은 곳에 있는 세포까지 갈 수 있도록 T세관이 형성 됨.

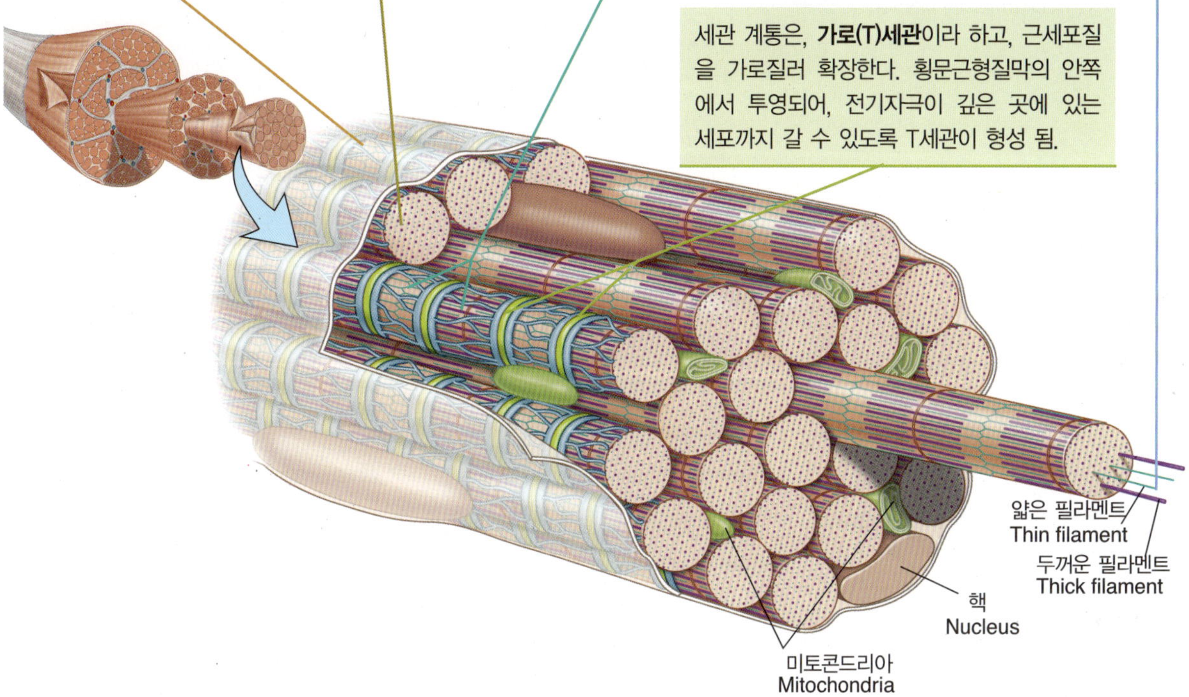

두꺼운 근육잔섬유(Thick Filaments)

각 두꺼운 근육잔섬유는 차곡차곡 쌓인 수백개의 마이오신 분자로 구성되어 있고, 마이오신 머리는 바깥으로 향해있다.

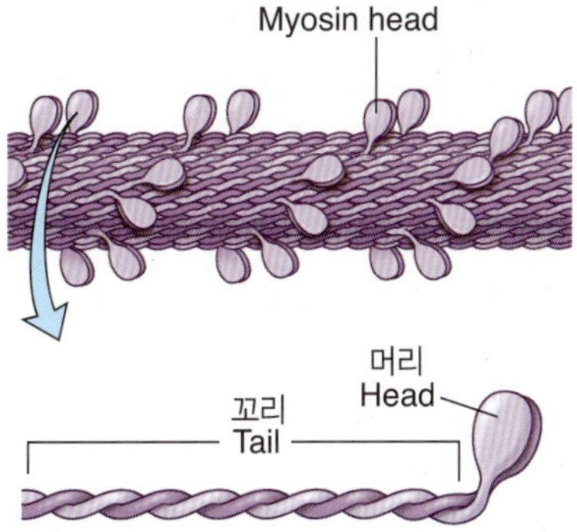

두꺼운 근육잔섬유를 구성하는 마이오신 분자는 골프채 처럼 동그란 머리와 꼬리 같은 모양으로 구성되어 있다.

가는 근육잔섬유(Thin Filaments)

수축성 단백질인 **액틴**(actin)이 두 줄로 배열되어 있고, 가는 근육잔섬유는 구슬이 나열된 것처럼 보인다. 두 종류의 단백질은 액틴과 얽힌다: **트로포마이오신**(tropomyosin)과 **트로포닌**(troponin)

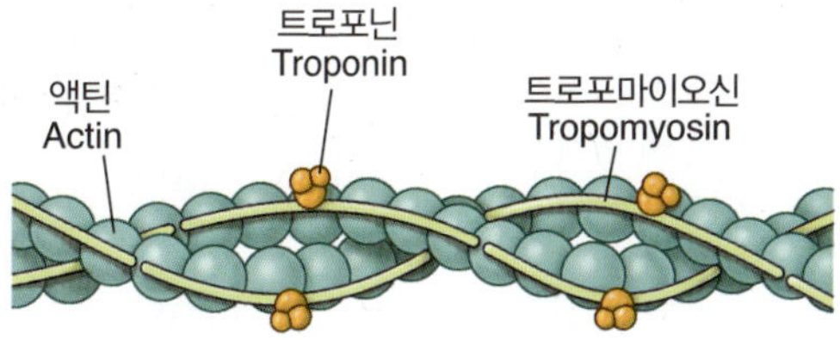

근(육)원섬유의 구조(Structure of Myofibril)

가늘고 굵은 근육잔섬유가 많이 모여서, 근(육)원섬유 형태로 전환된다. 그것들은 완전히 겹쳐지지 않는다. 대신에, 격자모양 종류의 단위 형태를 배열한 것을 **근육원섬유마디**라 한다.

애니메이션(ANIMATION)

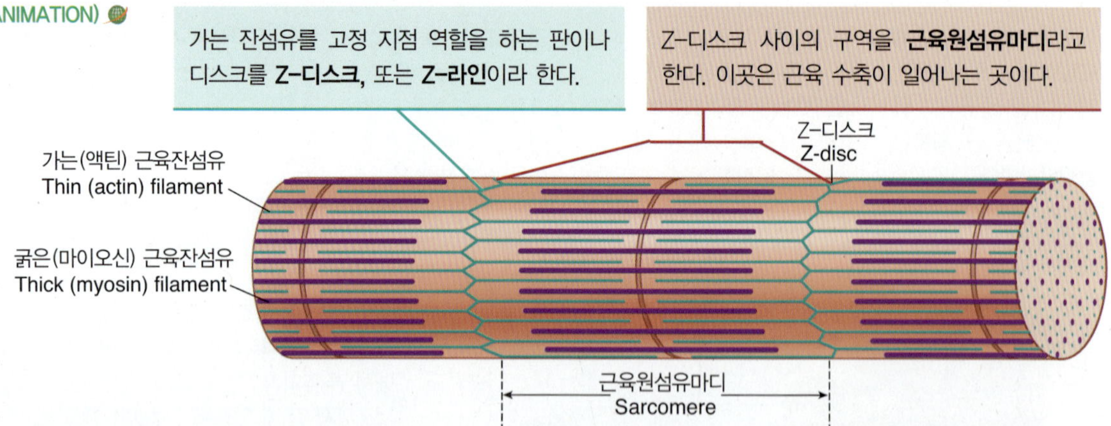

이완된 근육에서, 액틴과 마이오신은 나란히 놓여있고, 부분적으로 겹쳐진다. 액틴과 마이오신은 서로 완전히 분리되어 있다.

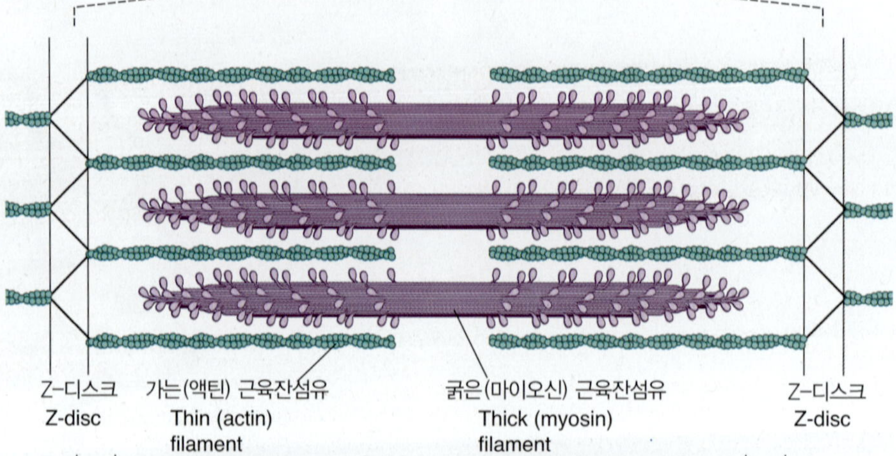

액틴 근육잔섬유에 마이오신 머리가 붙었을 때 수축이 일어난다. 액틴과 마이오신 사이에서 **교차다리**가 형성되어 마이오신 머리가 반복적으로 액틴에 붙었다가 놓여진다. 연속적으로 "강한 수축"을 만들기 위해 근육원섬유마디의 중심방향으로 액틴 근육잔섬유를 활주시킨다. 액틴 근육잔섬유가 Z-디스크에 연결되어 있기 때문에, 그들은 서로 Z-디스크를 가까워지게 당겨서, 근육원섬유마디를 단축시킨다. 근육원섬유마디의 단축으로 인해, 근육원섬유 및 전체 근육 역시 단축된다. 이것은 수축의 **활주 필라멘트 모델**로 알려져 있다.

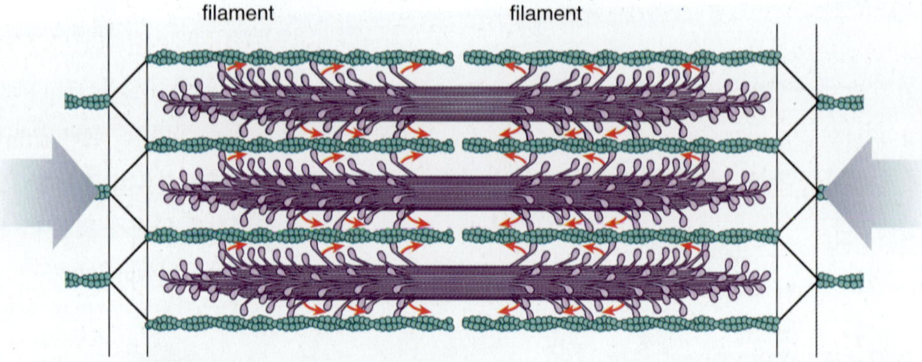

중요한 사실(Fast fact)

근육잔섬유가 단축하지 않는 점에 유의: 그것들은 동일한 길이를 유지한다. 서로의 상단으로 잔섬유를 밀어내기 때문에 근육원섬유마디가 단축된다.

일상에서의 신체(The body at work)

근육 수축 시 아데노신삼인산(ATP) 형태의 에너지를 필요로 한다. 사실, ATP는 마이오신 헤드를 액틴 근육잔섬유에서 떼어 놓을 수 있다. 그때는 마이오신이 새로운 교차결합을 형성하기 위해 연료를 공급하여, ATP를 나눈다. "강한 수축"의 연속적인 쥐었다 놓는 순환주기 때문에, 액틴이 원활하게 앞으로 이동한다. ATP 외에도, 수축을 위해 칼슘이 필요하다.

때문에, 칼슘이 부족하면, 트로포마이오신과 트로포닌이-두줄로 배열된 단백질 분자인 액틴 근육잔섬유와 얽히는 역할-마이오신 머리가 부착될 곳을 차단한다. 차단된 위치에서 교차결합은 형성할 수 없으며, 수축이 일어날 수도 없다. 칼슘은 수축이 발생 할 수 있도록 마이오신 부착점을 노출시켜 트로포닌과 결합시킨다.

근육 수축과 이완(Muscle Contraction and Relaxation)

수축이 일어나기 위해서는, 뼈대근육의 신경, 특히, **운동신경**(motor neuron)을 자극해야 한다. 운동신경의 세포체는 뇌줄기와 척수에 있다. 세포체로부터 뻗어 나온, 축삭돌기는 뼈대근육에 자극을 전달한다. 각 축삭은, 다른 근육섬유의 각 가지를 자극 하는데 많은 시간이 걸린다.

운동신경세포와 근육섬유 사이의 연결부위를 **신경근육접합부**(neurmuscular junction)라고 한다. 운동신경의 끝과 근육섬유 사이의 좁은 공간을 **연접틈새**(synaptic cleft)라 한다.

어떻게 근육섬유이 수축 하는가(How Muscle Fibers Contract)

1. 자극이 운동신경 세포의 끝에 도달 할 때, 작은 소포에 있는 **아세틸콜린**(ACh)이라 부르는 **신경전달물질**(화학 전령자)이 연접틈새 안으로 유리된다.
2. 이 횡문근형질막(근육섬유를 둘러싸고 있는 막)에서 자극 수용체가 있는, 연접틈새를 가로질러 ACh가 빠르게 확산된다.
3. 결과적으로, 횡문근형질막 위쪽과 T세관 안쪽을 따라 전기자극을 보낸다. T세관의 자극은 근육세포질그물에 있는 주머니에서 칼슘을 유리할 때 발생한다.
4. 칼슘은 액틴 근육잔섬유의 부착점을 노출하기 이해 트로포닌과 함께 결합한다. 이에 대응하여, 굵은 근육잔섬유의 마이오신 머리가 가는 근육잔섬유와 결합하고, 근육수축이 발생한다.

애니메이션(ANIMATION)

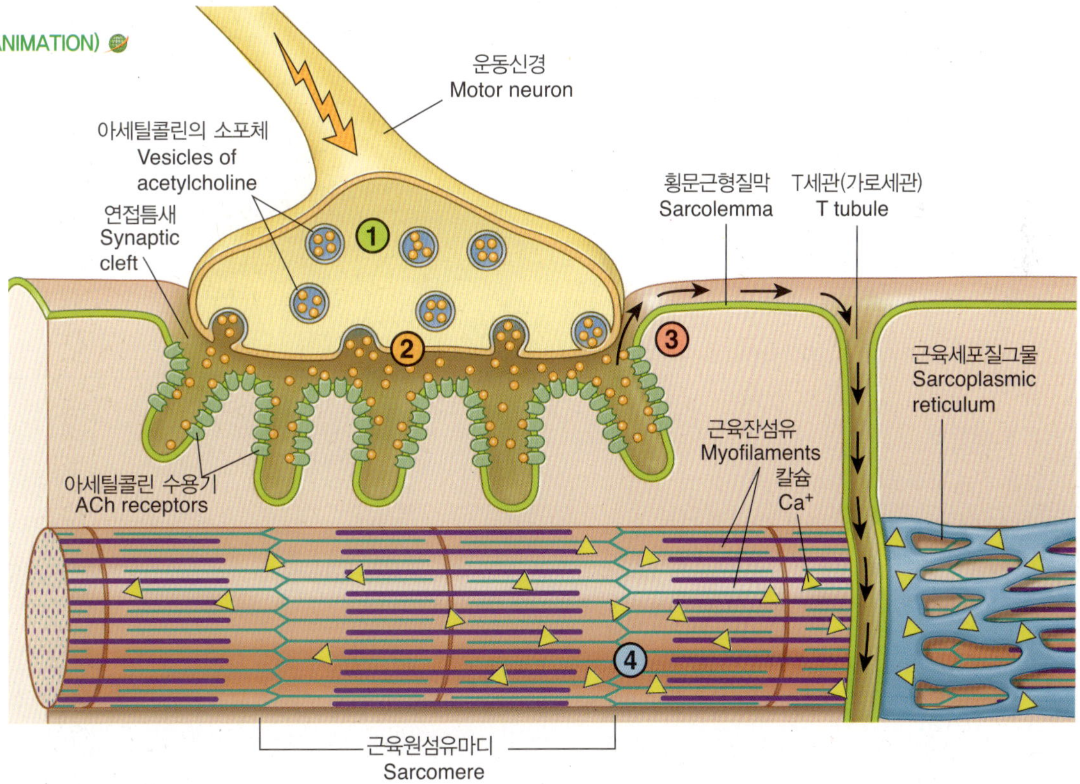

어떻게 근육이 이완하는가(How Muscle Fibers Relax)

신경자극이 신경근육 접합부에 도착하여 멈출 때, 아세틸콜린은 더 이상 유리되지 않는다. 칼슘이온이 근육세포질그물에 다시 유입되는 동안 **아세틸콜린가수분해효소**는 남아있는 ACh현황을 파악할 수 있다. 칼슘 제거와 함께, 트로포닌과 트로포마이오신이 가는 근육잔섬유를 마이오신 머리가 다시 잡는 것을 방지하고, 근육섬유는 이완된다.

기본 강좌 : 신경근접합부 질환

여러 단계적 간섭으로 인해 근위축이나 마비가 나타날 수 있다. 많은 독소나 질병은 신경근접합부를 손상당하게 한다. 일반적인 예:

- *보툴리늄:* 이것은 보통 식중독형태로 나타나며 대개 적절하지 않은 통조림음식을 먹을 경우 발생된다. 크로스트리듐 보툴리늄 박테리아는 아세틸콜린의 방출을 막고, 신경전도를 억제하여 근수축을 못하게 한다. 결국 호흡근 마비로 인해 사망하게 된다.
- *중증근무력증:* 이 질병은 아세틸콜린의 수용기에 대항하는 항체를 생산한다. 그 결과, 모든 아세틸콜린이 수용기를 찾지 못한다. 신경전도는 나빠지고, 심한 근약화가 발생한다.
- *파상풍(개구장애):* 이 질병은 파상풍균으로부터 발생한다. 또한 운동신경의 과도한흥분의 원인이 되기도 한다. 이것은 근육을 과흥분시키며 근경련과 지속된 수축이 나타나게 한다. 보통 턱근육에서 가장 먼저 발생하고, 이런 이유로 개구장애라 불린다.
- *쿠라레:* 독화살로 사용되었었던 쿠라레는 골격근 이완제로 사용되어진다. 쿠라레는 아세틸콜린 수용기 부위에 붙어 신경전도를 막고 마비시키기도 한다. 가로막이 마비될 경우 환자는 인공호흡기를 사용해야 한다.

근긴장(Muscle Tone)

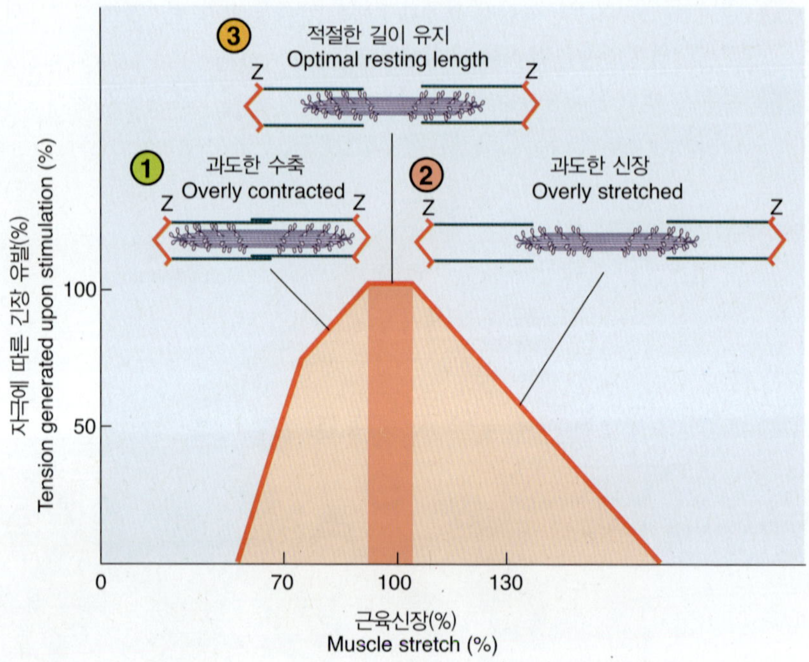

1. 섬유가 과도하게 수축하면 근육원섬유마디는 짧아질 것이다. 결과적으로 자극이 주어진 후에 근섬유는 Z-디스크 안에 두꺼운 필라멘트에 부딪치기 전까지 수축할 수 없을 것이다. 그러므로 수축은 약해진다.
2. 섬유가 과도하게 늘어난다면, 두꺼운 근육잔섬유와 얇은 근육잔섬유는 부분적으로 겹쳐질 것이다. 얇은 근육잔섬유의 작은 부분은 자극이 위에 발생했을 때 마이오신 머리를 잡기위해 접근할 것이다. 그러므로, 수축은 약해진다.
3. 얇은 근육잔섬유와 두꺼운 근육잔섬유가 부분적으로 겹쳐졌을 때 강한 수축이 발생한다. Z-디스크는 수축하는 동안 움직이기 위해 충분히 떨어져 있다. 가늘고, 두꺼운 근육잔섬유는 마이오신 머리가 가는 액틴, 근육잔섬유를 단단히 잡기위해 충분히 겹쳐진다.

수축의 강도는 수축이 시작되기 전에 근 섬유의 길이에 따라 달라진다. 이것은 길이 장력관계라고 불려진다. 신경시스템은 *근섬유의 최적길이를* 달성하기 위해 뼈대근육과 근육섬유의 자극을 지속적으로 모니터링 한다. 부분적인 수축이 지속되는 것을 **근긴장**(muscle tone)이라고 한다. 근긴장은 서있거나 머리를 들고 유지하고 있을 때, 자세를 유지할 수 있게 하다. 근육이 적당한 수축을 하고 있다면 위험한 상황에서 신속하게 반응할 수 있는데, 즉, 미끄러지거나 점프 중일 때 길에서 차가 다가올 때 중심을 올바르게 잡을 수 있을 것이다.

전체 근육의 수축(Contraction of an Entire Muscle)

이제 우리는 어떻게 개별 근육섬유들이 수축하는지 논의 할 것이고, 우리는 전체 근육에 대한 지식을 알아야 할 필요가 있다. 우선, 한 개의 운동신경세포는 근섬유 그룹을 자극시킨다. 운동신경과 이를 통해 자극 받는 모든 섬유를 **운동단위**(motor unit)라 한다. 하나의 운동단위는 몇 개에서 많게는 수백개의 섬유로 구성되어 있다. 이 섬유들은 다발로 모여있기 보다 넓은 지역에 걸쳐 수축할 수 있도록 흩어져 있다. 근섬유는 수축을 하기 위해 전기 자극을 받아야 한다.

이 자극은 확실한 힘 또는 전압을 필요로 한다. 자극이 너무 약하다면 근육은 반응하지 않을 것이다.

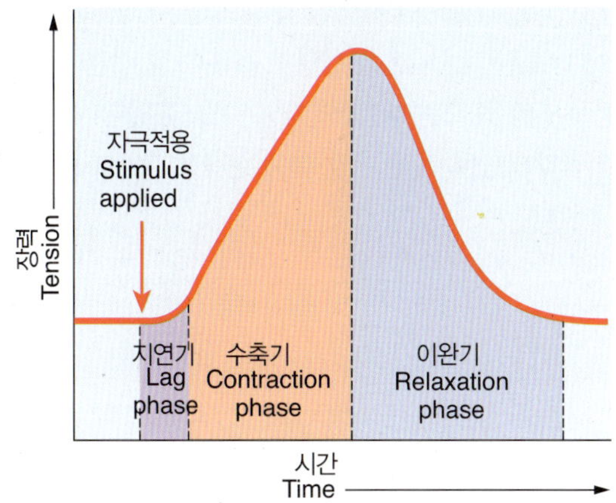

단일수축
Single twitch

한 개의 근섬유를 수축하기 위한 최소한의 전압을 **역치**(Threshold, 문턱값, 한계점)라고 한다. 섬유가 역치나 그 이상의 자극을 받을 때는 빠른 수축이 일어나고 편안한 상태에서는 약간 지연 후 반응할 것이다. 이 한번의 짧은 수축을 **단일수축**(twictch, 움찔수축, 연축)이라 한다.

분명, 한번의 단일수축은 직무를 수행하는 근육에 도움을 주지 못할 것이다. 근육이 다양한 종류의 일을 수행하기 위해서는, 많은 근육섬유가 동시에 수축을 해야 한다.

게다가, 근육은 짧은 순간 보다 더 오래 수축을 유지해야한다. 또한, 근육은 종종 다양한 강도의 수축이 요구되어진다. 예를 들어, 연필을 들었을 때, 말을 할 때, 소파를 들 때에 따라 전체적으로 다양한 수축의 강도가 요구되어 진다. 수축의 힘은 근육의 크기, 스트레칭의 정도, 수축하려는 근육 섬유의 수를 포함하여 여러 가지 요인에 영향을 받는다.

일상에서의 신체(The body at work)

일반적으로 작은 운동단위는 안구 또는 손가락의 근육과 같은 정확한 움직임을 수행하는 근육에서 볼수 있다. 반면에 큰 운동단위는 등근육과 같은 정확한 움직임을 수행을 필요가 없는 근육에서 볼 수 있다.

중요한 사실(Fast fact)

근육은 일반적으로 사람이 죽으면 뻣뻣해 진다(사후강직: 시체굳음 이라 함). 왜냐하면 죽으면 ATP 생산이 중단되기 때문이다. ATP가 없으면 마이오신 머리는 액틴필라멘트 위에 붙어있게 된다. 미끄러짐이 발생하지 않는다면 근육은 뻣뻣해지게 된다. 사후 경직은 죽은 후 12시간이 지나면 일어나고, 48시간이 지나고 나서야 서서히 사라진다.

기본 강좌 : 스포츠와 근섬유

모든 근육 섬유는 비슷하지 않고, 같은 작업을 하기에도 적합하지 않다. 느린 근 섬유 또는 Type I섬유는 자극에 대해 느리게 반응한다. 이 섬유들은 많은 미토콘드리아와 풍부한 혈액이 공급되어 에너지생성에 산소를 사용하며 ATP를 효과적으로 만든다. 이 섬유들은 자극에 대해 느리게 반응하지만, 피로해 지기 전에 오랫동안 일을 할 수 있다. 마라톤 선수와 같은 지구력 운동 선수는 느린 섬유가 많은 경향이 있다.

빠른 근 섬유 또는 type II 섬유는 속도 또는 힘이 단시간에 폭발적으로 생성된다. 이 섬유는 미토콘드리아를 많이 포함하지 않고 혈액의 공급이 낮지만 칼슘을 빠르게 분해하여 흡수할 수 있다. 느린 섬유보다 빠른섬유가 더 빨리 피로를 느끼지만 빠르게 강한 힘을 낼 수 있다. 단거리 주자와 같은 운동선수는 빠른 섬유를 많이 가지고 있는 경향이 있다.

수축의 강도 조절(Controlling the Strength of a Contraction)

신경계는 두 가지 핵심 방법으로 다양한 요구에 반응 한다: 자극의 *빈도*와 *강도*를 변경하는 것이다.

자극 주파수(Stimulus Frequency)

자극의 빈도는 – 비록 자극의 강도가 여전히 같더라도 – 수축강도를 바꿀 수 있다.

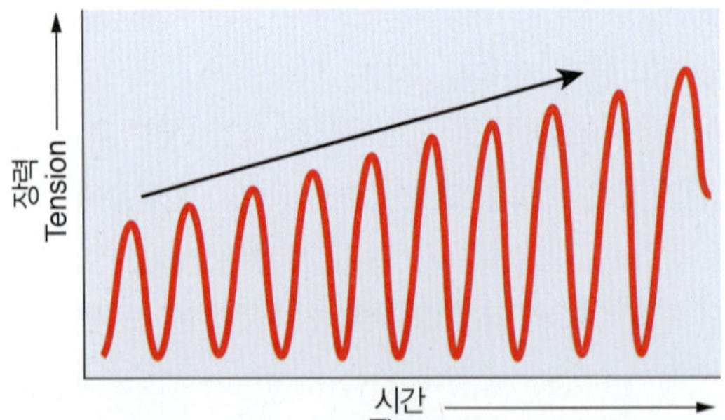

계단현상
Treppe

근육이 계속해서 여러 번 수축하면 첫 번째 수축보다 마지막 수축이 강할 것이다. 왜냐하면 자극이 빨리 왔을 때, 근육세포질 그물은 이전에 방출된 칼슘이온을 완전히 재흡수 할 시간이 없기 때문에 칼슘 농도의 증가는 더 강력한 수축을 유발한다. 이전 보다 더 강한 각각의 연속적인 단일 수축 현상을, Treppe, 또는 **계단현상**이라 한다.

자극이 이전보다 빠르게 근 섬유에 도달하면, 그 섬유는 다음 자극이 도달하기 전에 완전하게 이완할 기회가 없을 것이다. 결과적으로 이어서 일어나는 수축의 힘은 수축 이전의 힘을 기반으로 한다. 단지 약간의 부분적 이완과 함께 빠른 수축의 상태는 **불완전 강축**(incomplete tetanus)이라 한다.

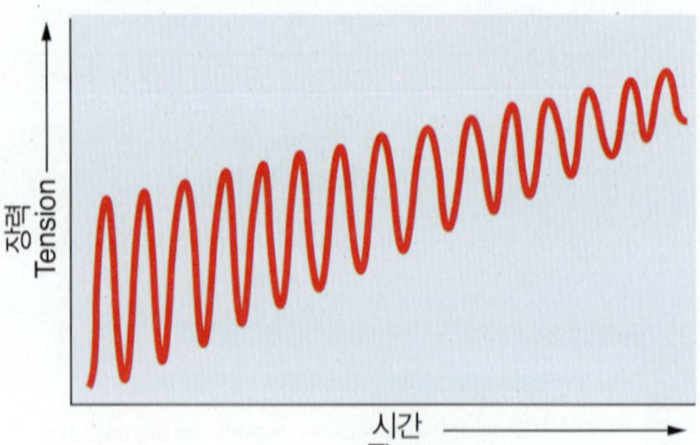

불완전강축
Incomplete tetanus

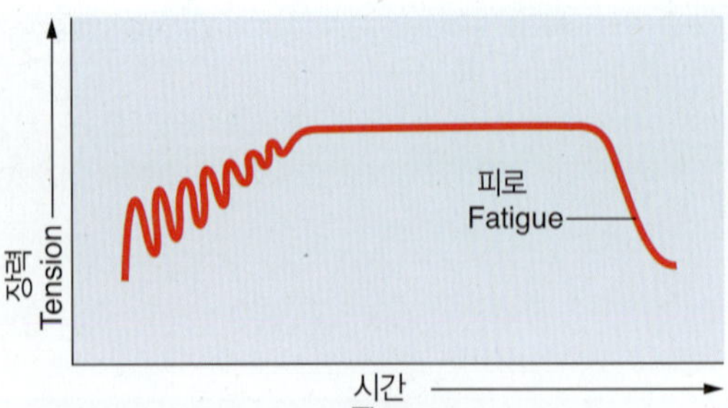

완전강축
Complete tetanus

만약 자극이 근육 자극중간에 휴식을 취할 수 없도록 더 빨리 도착한다면, 연축이 오래 지속된 수축과 합쳐져 **완전강축**(complete tetanus)을 불러온다.(*질병*의 강직과 흔히 사용하는 강직의 용어를 혼동하지 말것, 130페이지에 생활 강좌에 논의 되었다) 완전 강축의 상태는 몸에서 드물게 일어난다.

일상에서의 신체(The body at work)

신경섬유의 연이은 자극 때문에 대부분의 뼈대근육들은 일반적으로 불완전한 강직성 강직 상태에 있다. 어떤 시점에서 섬유들은 피로하게 되고 이완된다. 근육이 축처지지 않는 상태를 유지하기 위해, 근육의 운동단위들은 동시에 작동하지 않는다. 그래서 어떤 섬유그룹은 다른 그룹이 이완하는 동안 수축하는 패턴이 중복된다.

자극강도(stimulus intensity)

일반적으로, 강한 자극은 강한수축을 이끌어낸다. 구체적으로, 많은 운동단위를 자극하는 것보다 강한 자극을 주는 것이 하나의 운동신경을 더 많이 흥분시킨다.

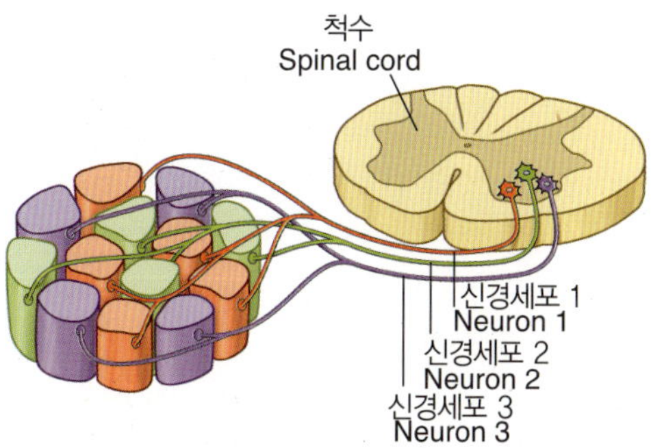

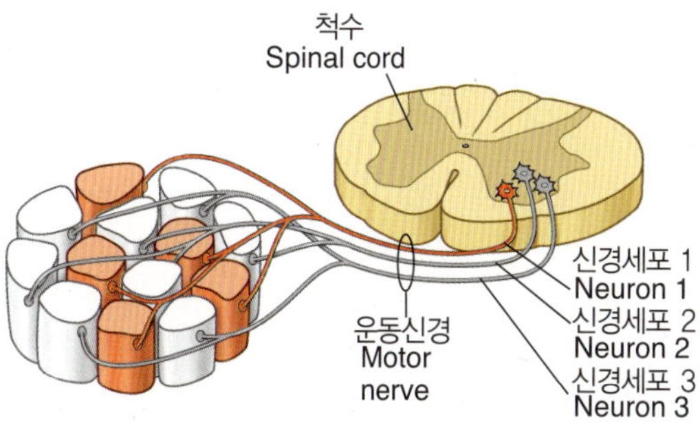

강한 자극

강한 자극은 운동 신경의 모든 섬유를 자극 할 수 있다. 차례로, 신경섬유들은 수축을 위해 모든 근육들의 참여를 요구한다. 많은 섬유들은 큰 수축을 할 때 즉시 수축할 것이다.

약한 자극

반면에, 약한 자극은 적은 신경섬유들을 자극한다. 여기서 보여준 대로, 약한 자극은 하나의 신경 섬유와 거기에 연결되어진 근섬유들을 자극할 수 있다. 적은 섬유들은 약한 반응에 한번 수축된다.

등장성과 등척성(Isotonic and Isometric Contraction)

근수축은 종종 근육이 짧아지는 동안 일어나고 때로는 같은 길이를 유지하는 동안 긴장을 증가시켜 수축한다. 이것들을 등척성이라고 한다.

등척성 수축(Isometric Contractions)

등척성 수축은 근육이 같은 길이를 유지하는 동안 근긴장이 증가한다. 예를 들어, 고정된 케이블을 잡아당기는 경우, 팔의 근육은 수축하지만 근길이는 동이하게 유지된다.

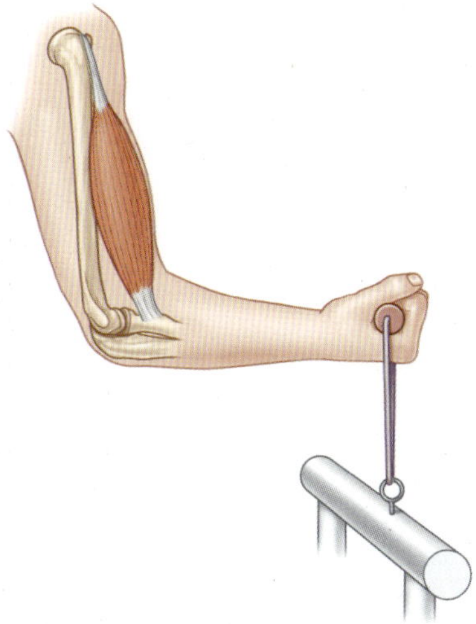

등장성 수축(Isotonic Contractions)

등장성 수축은 근육내의 긴장은 동일하게 유지하면서 근길이와 움직임이 변화하는 것이다. 예를 들어, 바벨을 올렸을 때 팔의 근육이 짧아지고 무게를 낮추면 근육이 길어질 것이다.

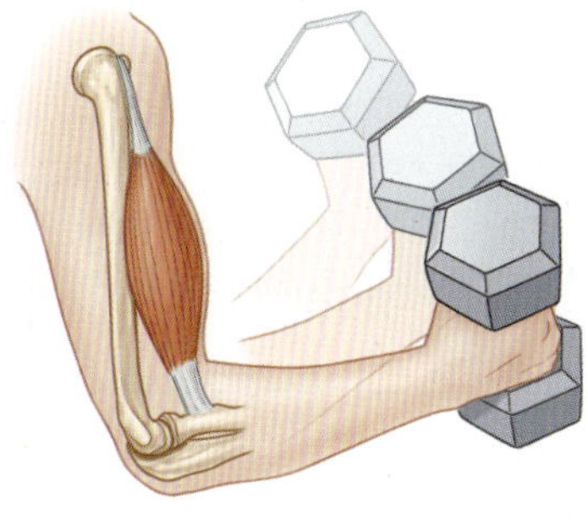

!

쉽게 이해하기(That Makes Sense)

접두사 "iso" 의미는 균등한 것이고, 접미사 "itonic" 의미는 긴장이다. 그러므로, 등장성의 의미는 균등한 긴장이다. 접미사 "metric"의 의미는 "isometric"의 의미는 동일한 측정이다.

수축을 위한 에너지원(Energy Source for Contraction)

모든 근육이 수축하기 위해선 ATP 형태의 에너지를 필요로 한다. 그러나 근육들은 매우 적은 ATP를 저장한다. 사실상, 활동의 몇 초 동안 근섬유 안에 저장된 ATP는 완전히 소모될 것이다. 따라서 ATP의 지속적인 합성이 필요하다. 활동 수준에 따라 근육을 포함한 에너지를 공급하는 수많은 방법들이 요구되어진다.

중요한 사실(Fast fact)

궁극적으로 몸은 음식으로부터 크레아틴인산(CP)와 ATP의 합성에 의해 에너지를 얻는다. 왜 운동의 초점이 다이어트에 있는 것은 트레이닝프로그램에 중요한 부분이기 때문이다.

휴식 할 때, 근육은 지방산의 대사작용을 통하여 에너지의 대부분을 얻는다. 왜냐하면 산소는 풍부하기에 **유산소 호흡**을 통한 에너지생성에서 지방산이 소모되기 때문이다.

운동을 시작했을 때 갑자기 산소에 대한 수요가 증가될 수 있다. 심장과 폐는 산소공급의 수용을 충족시키기 위해 짧은 시간 동안 열심히 일한다. 이러한 현상이 생기면, 근육은 빠르게 근육에 저장되어 있는 **크레아틴인산**이라 불리우는 화합물을 파괴함으로써 자신의 ATP를 잃고 다시 새로 채워놓는다. 이 고-에너지 합성물은 근육이 높은 에너지활동 시 20초 동안 또는 일반적인 활동하는 1분 정도 에너지를 제공해준다.

만약 운동을 지속할 경우, 산소의 공급이 받아들일 수 있는 수준에 도달하기 전에 cp의 공급이 고갈된다. 이 시점에서 근육은 포도당을 사용하여 **무산소 호흡**으로 전환한다. 근육은 혈류를 통해 포도당의 대부분을 받을 수 있다. 그러나, 일부는 글리코겐 형태로 근육에 저장되어 있다. 무산소 호흡은 신속하게 에너지를 생성할 수 있다. 따라서, 이 활동은 강력한 힘에 유용하다. 그러나, 이 활동은 근육의 피로로 연결되고 **젖산**이라는 부산물을 근육 내 축적한다.

적당한 활동 후 10분 이후부터는 심장과 폐에서 근육에 산소공급을 할 수 있다. 이 근육은 다시 유산소 호흡으로 전환될 수 있다. 유산소 호흡은 무산소호흡에 비해 ATP는 많이 생성하지 못하지만, 젖산과 같은 유독성부산물이 생기지 않고 이산화탄소와 물만 생긴다.

활동	에너지원
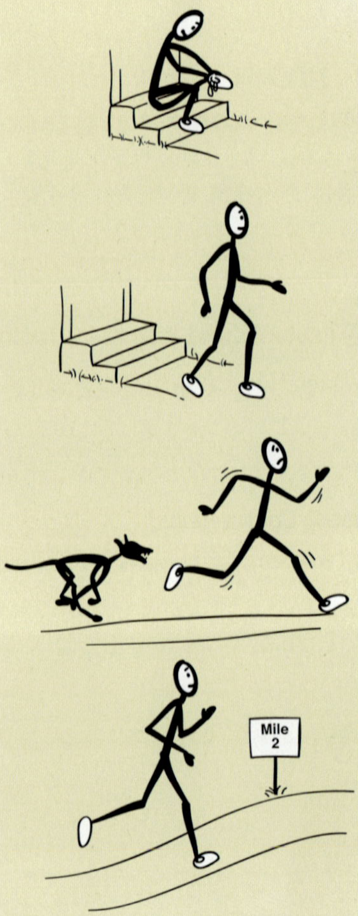	지방산 유산소 호흡
	크레아틴 인산(cp)
	포도당의 무산소 호흡
	포도당의 유산소 호흡

중요한 사실(Fast fact)

격렬한 운동으로 "연소시키기 위해 시도" 할 때 연소되는 것은 무산소 호흡으로부터 젖산 축적의 증상이다.

일상에서의 신체(The body at work)

격렬한 운동 후 무산소 호흡을 하는 동안 간에서 젖산을 포도당으로 변화시킨다. 따라서, 많은 양의 산소 소비 전환 과정은 힘든 일을 한 후 몇분 동안 지속적으로 큰 호흡을 하는 이유이다. 젖산을 처리할 여분의 산소는 산소 부채라고 불리어진다.

근육의 기능(Muscle Function)

근육의 역할은 신체의 일부를 움직이는 것이다. 대부분의 뼈대근의 끝은 다른 뼈에 붙어있다. 근육의 수축은 하나의 뼈는 유지하고 다른 하나의 뼈의 움직임을 야기한다.

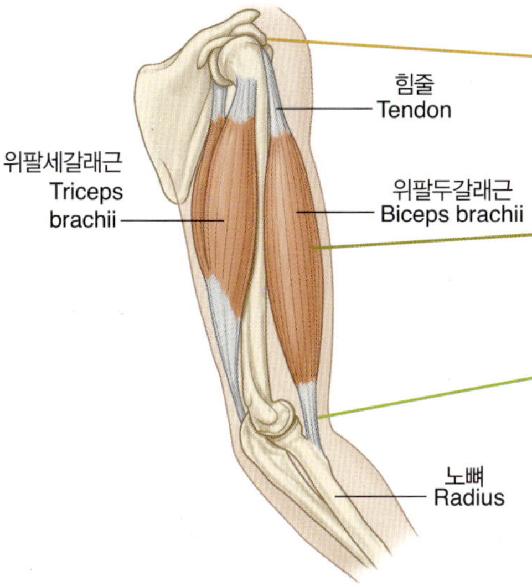

이는점은 더 정적인 뼈에 붙어있는 근육의 끝이다. 예를 들어, 위팔두갈래근의 이는 점은 상대적으로 움직임이 없는 어깨뼈이다.

힘살은 근육의 두꺼운 중간 부분이다.

닿는점은 더 움직임이 큰 뼈에 붙어있는 근육의 끝이다. 위팔두갈래근의 닿는점은 노뼈이다. 근육이 수축할 때 이것은 노뼈를 어깨뼈 쪽으로 당긴다.

뼈대근은 전형적으로 움직임을 만드는 집단의 역할을 한다. 움직임을 유발하는 주된 근육은 **주동근**(prime mover)이라고 불린다. 돕는 근육은 **협동근**(synergists)라고 불린다. 이러한 움직임의 균형을 잡는 근육은 **길항근**(antagonists)이라고 불린다. 길항근은 주동근의 활동을 **억제**(oppose)한다. 주동근이 수축할 때 길항근은 이완하고 주동근을 조절한다. 전형적으로 길항근은 관절의 부상을 예방하는데 도움을 주는 적당한 속도나 움직임의 범위를 갖게 한다. 하나의 움직임을 위한 주동근의 움직임을 억제하는 것이 길항근이다.

위팔두갈래근과 위팔근은 팔꿈치를 굽히는데 함께 작용한다. 위팔근은 주동근이고 위팔두갈래근은 협력근이다. 위팔세갈래근은 길항근이다.

팔을 펼 때 위팔세갈래근은 주동근이고 위팔근은 길항근이다.

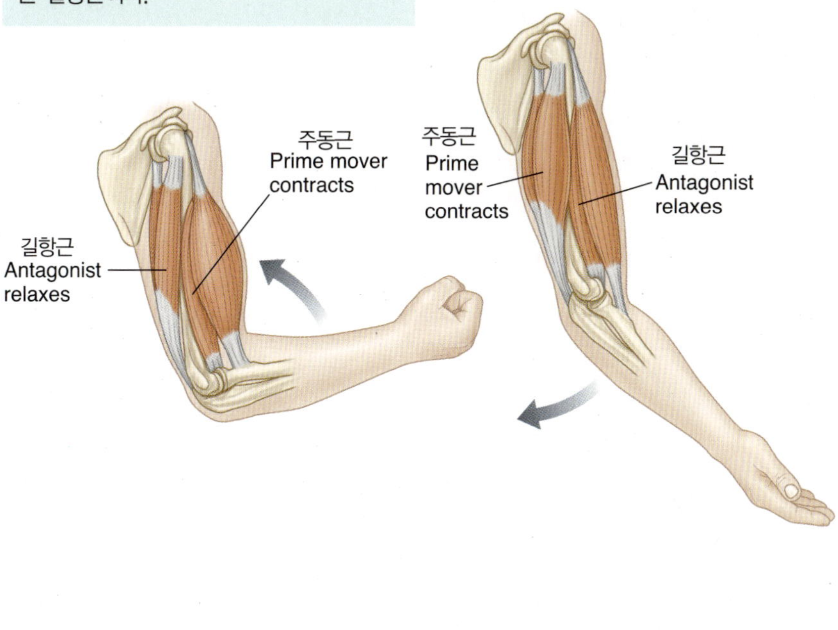

일상에서의 신체 (The body at work)

운동이나 운동부족은 뼈대근의 물리적 변화를 야기한다. 무게를 들어 올리는 것 같은 근력 운동은 근육이 커지게 한다. 이것은 ***비대****라 불린다.*

구체적으로 저항훈련 같은 강도운동은 근섬유를 약간 손상한다. 몸에서 이 손상을 회복하면서 섬유는 커진다. 그 결과 근육도 커진다. 이와 대조적으로 사용의 결핍은 근섬유와 근육이 줄어들거나 ***위축****을 야기한다.*

유산소 운동은 근육에 있는 혈관을 확장시킨다. 이것은 ATP 생산을 위한 2가지의 필수요소인 산소와 글루코스의 공급을 증가시킨다.

얕은 근육(Superficial Muscles)

두 그림은 신체의 주요 근육을 보여 준다. 신체의 600개가 넘는 근육을 모두 보여줄 수는 없다는 것을 명심해라. 이 그림은 주요 얕은 근육을 보여주며, 촉진할 수 있는 부분이다. 이 근육들 밑에 더 많은 근육이 존재한다.

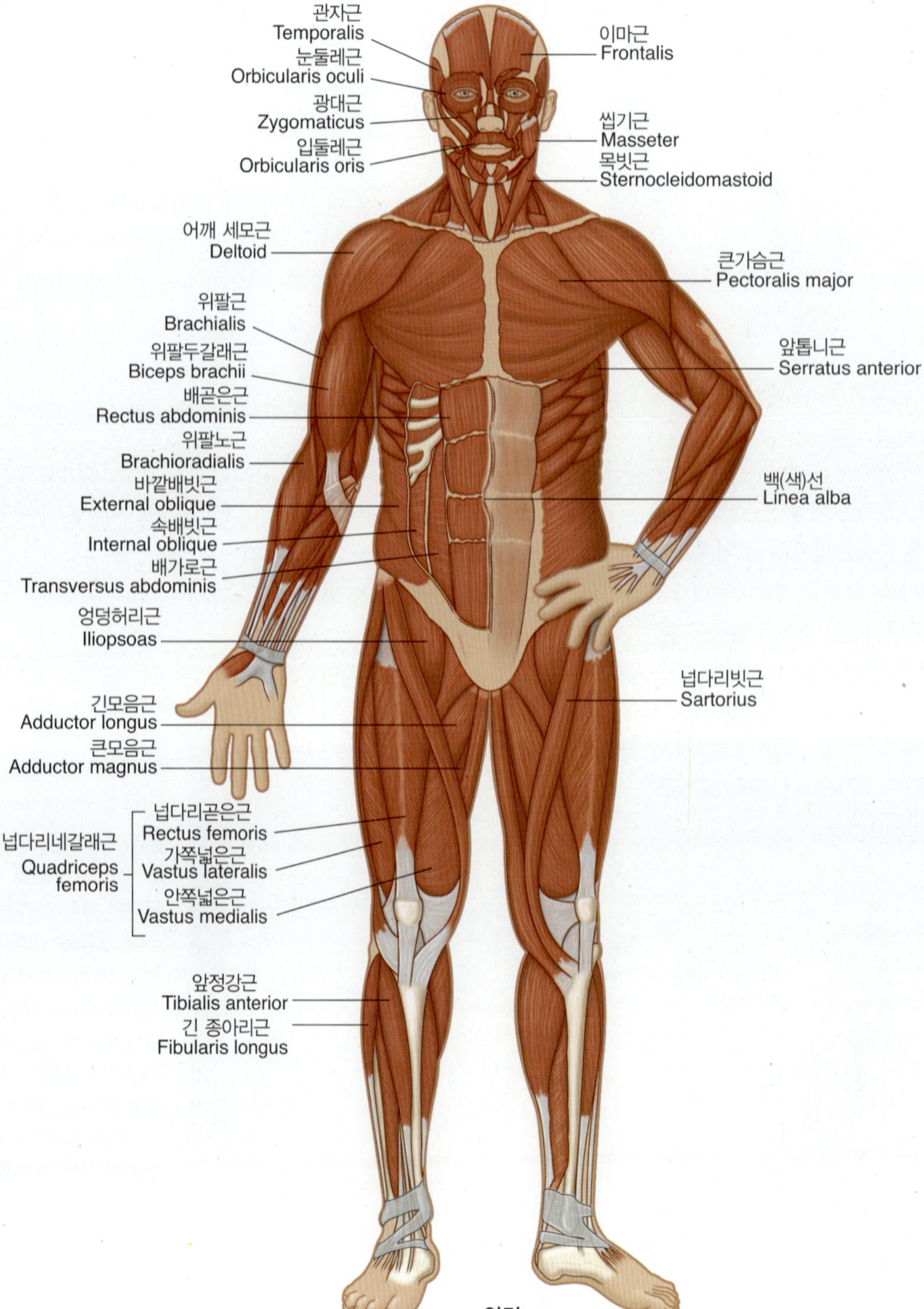

앞면
Anterior

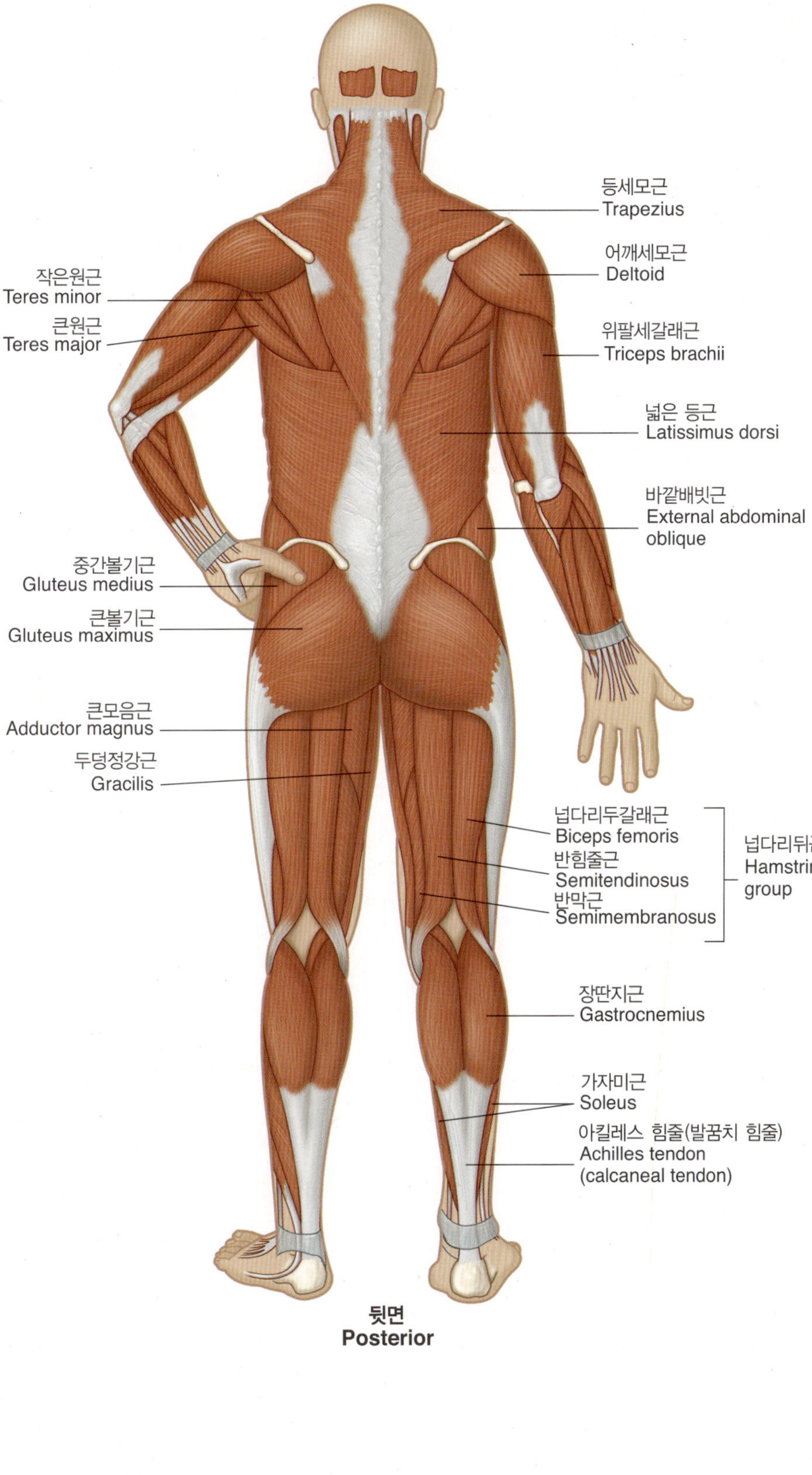

뒷면
Posterior

근육의 이름을 짓는 방법 (How Muscles Are Named)

근육은 크기, 모양, 위치, 이는 곳 개수, 근육섬유의 방향, 또는 움직임에 따라 이름이 지어진다. 예를 들어, 아래 표에 나와 있는 것과 같은 주요 용어를 학습하면 많은 근육의 위치와 기능을 알아내는데 도움이 된다. 이러한 용어를 공부할 때, 대부분 단어의 뿌리는 라틴어를 기반으로 형성된 것을 명심해야한다.

특징	용어	의미	예
크기	최대의	가장 큰	큰 볼기근
	최소의	가장 작은	작은 볼기근
	큰 쪽의	큰	큰 가슴근
	작은 쪽의	작은	작은 가슴근
	긴	가장 긴	긴 종아리근
	짧은	가장 짧은	짧은 종아리근
모양	삼각형의	삼각형의	어깨 세모근
	마름모꼴	다이아몬드-모양	큰 마름근
	톱니모양	톱니모양의(톱날 칼같은)	앞 톱니근
	등세모근	사다리꼴	등 세모근
위치	가슴근	가슴	큰가슴근
	팔	위팔	위팔노근
	노쪽	노뼈	위팔노근
	엉덩근	궁둥이	큰 볼기근
	넙다리뼈	넙다리뼈	넙다리 네갈래근
	복장	복장뼈	목빗근
	빗장	빗장뼈	목빗근
	꼭지	꼭지돌기	목빗근
	손가락	손가락 또는 발가락	새끼 손가락 폄근
	엄지	엄지손가락	엄지 맞섬근
이는곳 개수	두갈래	두 개의 이는 곳	넙다리 두갈래근
	세갈래	세 개의 이는 곳	위팔 세갈래근
	네갈래	네 개의 이는 곳	넙다리 네갈래근
방향	곧은근	똑바로	배 곧은근
	가로지르는	가로질러	배 가로근
	비스듬하다	대각선의	바깥 빗근
작용	모음	모으다	큰 모음근
	벌림	벌리다	엄지 벌림근
	굽힌	굽히다	노쪽 손목 굽힘근
	폄	펴다	손가락 폄근
	올림	올리다	어깨 올림근

머리와 목의 근육(Muscles of the Head and Neck)

이 부분에 있는 근육들은 전형적으로 그것의 기능에 따른 집단으로 분류한다; 얼굴 표정 근육, 씹는 근육, 삼키는 근육 머리를 움직이는 근육. 얼굴에 있는 모든 근육 중에, 입 주위에 있는 근육은 가장 복잡한 형태이다. 이것은 입이 얼굴부위에서 가장 감정을 잘 표현하는 것과 의미가 통한다; 입술의 움직임은 또한 단어를 형성하는데 중심이 된다.

얼굴표정의 근육(Muscles of Facial Expression)

이마근 : 흘깃 위쪽을 볼 때나 놀랐을 때 눈썹을 올릴 때 사용한다.

눈둘레근 : 눈을 가늘게 뜰 때나 눈의 깜박임을 조절하는 근육이다.

광대근 : 웃을 때 입을 위로 올릴 때 사용한다.

입둘레근 : 입을 닫고 키스할 때처럼 입술을 내밀 때 사용한다.

볼근 : 웃는 것을 돕고 트럼팻이나 휘파람을 불때 처럼 불때, 씹을 때 사용한다.

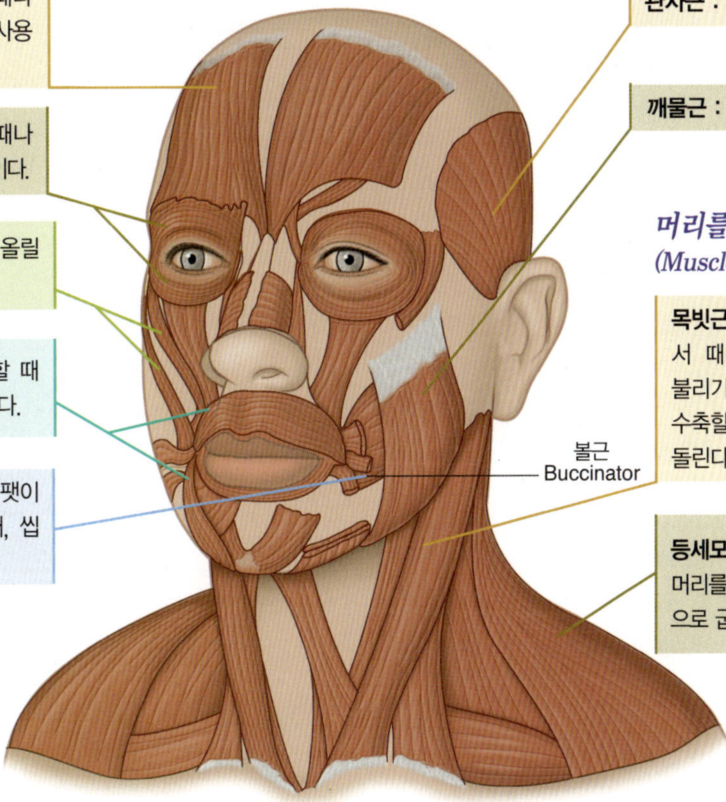

씹는 근육(Muscles of Chewing)

관자근 : 턱을 닫을 때 돕는다.

깨물근 : 턱을 닫을 때 사용한다.

머리를 움직이는 근육 (Muscles That Move the Head)

목빗근 : 머리를 굽힌다. 그래서 때때로 '기도근육'이라고 불리기도 한다. 하나의 근육이 수축할 때 머리를 반대쪽으로 돌린다.

등세모근 : 앞을 볼 때 처럼 머리를 뻗고 머리를 한쪽 측면으로 굽힌다. 또 어깨를 올린다.

중요한 사실(Fast fact)

얼굴의 근육은 30개가 넘고 이것은 다양한 감정을 표현하게 해준다.

중요한 사실(Fast fact)

사람의 얼굴은 다른 동물의 얼굴보다 더많은 표현을 한다. 이것은 얼굴근육의 매우 다양하기 때문이다.

일상에서의 신체(The body at work)

얼굴의 근육들은 얼굴 표정에 도움을 주는 것 외에도 말하고, 씹고, 언어적 기능을 수행할 수 있게 해준다. 대부분 얼굴의 근육들은 얼굴 신경(뇌신경 7번)에 의해 조절된다. 결과적으로 얼굴신경의 부상이나 질병은 얼굴 한쪽 측면의 마비를 야기할 수 있다.

예를 들어, Bell's palsy라 불리는 얼굴 신경의 바이러스성 감염은 영향 받은 쪽의 근육의 마비를 가져온다. 얼굴이 아래로 쳐지는 측면의 근육들은 먹고, 마시고, 깜박이고, 웃고, 찡그리고, 눈썹을 올리는 것 같은 얼굴 표정을 짓는 데 문제가 생긴다.

몸통의 근육들(Muscles of the Trunk)

몸통의 몇가지 근육들은 호흡에 참여하거나 배벽을 형성한다. 덧붙여 근육들은 지지하고, 척주에서 움직임을 만든다. 반면에 여러 다른 근육들은 골반바닥근을 형성하기 위해 각각의 위치에 놓여있다.

호흡에 관여하는 근육들(Muscles Involved in Breathing)

근육은 호흡을 위한 능력의 원동력입니다. (호흡의 근육에 관한 더 많은 정보는 chapter 17 *호흡 시스템*을 참조.)

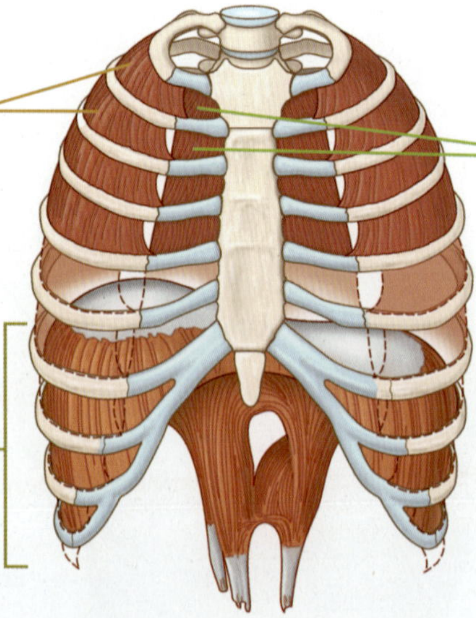

배벽을 형성하는 근육들(Muscles Forming the Abdominal Wall)

몸통은 뼈대로부터 지지를 받는 반면에, 배벽은 근육층의 상호작용에 의해서 힘을 얻는다. 배벽을 형성하는 세 개의 각각의 층의 근섬유들은 다른 방향으로 향해있다; 아래쪽과 앞쪽(가장 얕은 층의 배바깥빗근), 위쪽과 앞쪽(다음 층의 배속빗근), 수평(가장 깊은 층의 배가로근)

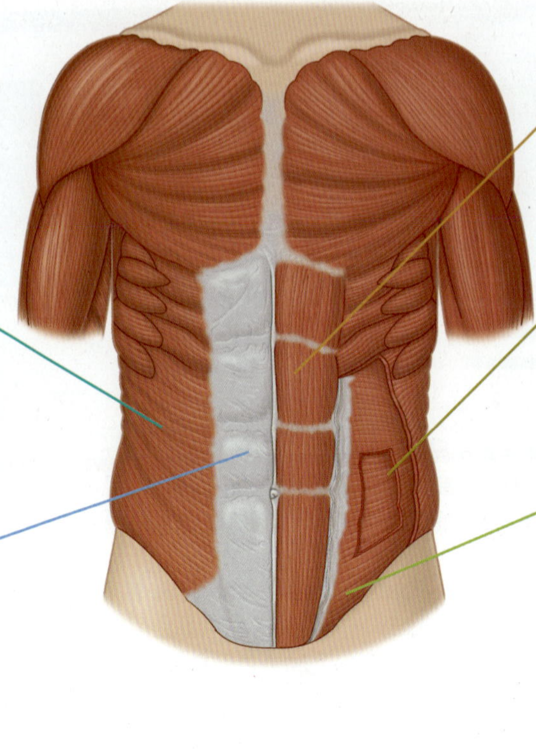

어깨와 위팔의 근육들(Muscles of the Shoulder and Upper Arm)

어깨와 위팔은 넓고 다양한 움직임을 수행한다. 공을 던지거나, 수영을 하는 것 같은 몇가지 움직임들은 힘과 전체 범위의 움직임을 요구한다. 글 쓰는 것 같은 움직임들은 더 미세한 움직임이라는 것은 확실하다. 이런 움직임이 가능하게 하기위해 어깨는 근육들을 복잡하고 다양하게 한다. 이러한 몇가지 근육을은 아래 그림으로 그렸다.

어깨세모근 : 위팔을 벌림, 굽힘, 돌림; 팔을 교대로 흔듦에 작용 (걷거나 볼링경기 중); 높은 곳에 글씨를 쓰는 등의 업무 수행을 위해 팔을 들어올린다

큰가슴근 : 등산이나 껴안을 때와 같이 위팔을 굽히거나 모음

앞톱니근 : 팔을 앞으로 뻗어 운전하고 미는 동작, 어깨를 아래와 앞으로 당기는 동작

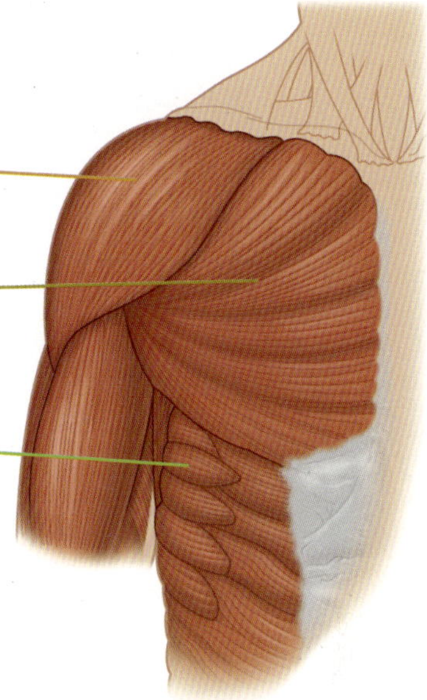

앞면
Anterior

등세모근 : 어깨를 올리고 내리게한다. 팔이 움직이는 동안 어깨뼈를 고정한다.

넓은등근 : 위팔뼈의 모음, 노를 젓거나 수영을 할 때 처럼 위팔을 뒤로 뻗음, 올라갈 때처럼 머리 위에 있는 물체를 잡을 때, 몸 위쪽으로 당김.

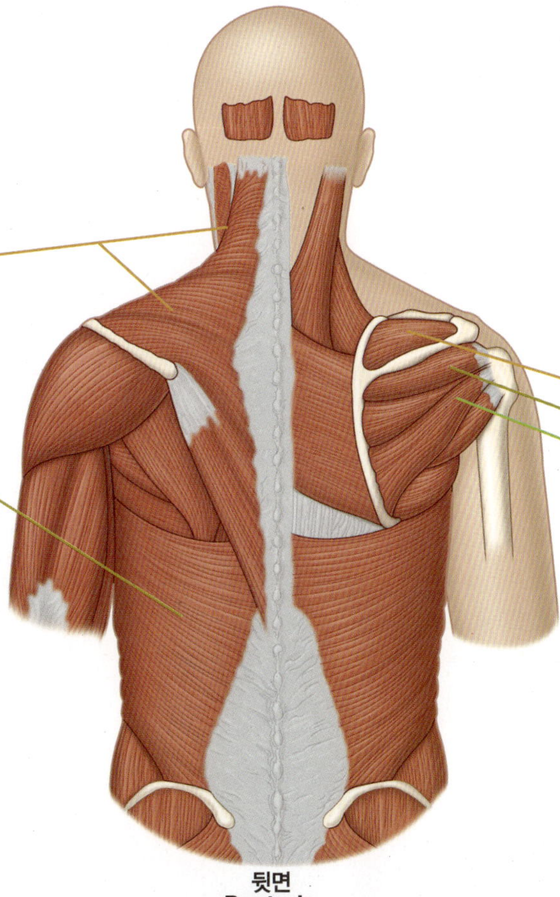

뒷면
Posterior

근육둘레띠근 : 어깨뼈에 붙어 있는 근육둘레띠근을 이루는 4개의 근육의 힘줄들.

- **가시위근**
- **가시아래근**
- **작은원근**
- **어깨밑근**(어깨뼈 앞에 있는)

각 근육의 첫 자를 따서 'SITS' 근육이라고 불린다. 이 근육들의 건들은 어깨뼈의 머리를 고정시키면서 관절캡슐과 어깨 관절 주위의 'cuff'를 형성하는데 융합한다.

기본 강좌 : 근육둘레띠근 부상

어깨는 신체의 가장 움직임이 큰 관절이다. 움직임이 매우 크기 때문에 부상을 당하기 쉽다. 특히 떨어지거나 강하게 어깨가 내려가거나 농구 선수나, 테니스 선수, 무거운 무게를 들어 옮기는 사람, 수영선수 같이 머리위에서 팔의 사용을 반복하는 것이 근육둘레띠를 부상당하게 할 수 있다. 과사용 또한 힘줄의 염증을 만들고 통증을 가져온다. 만약 지속적으로 염증이 발생한다면 힘줄은 퇴화하고 결국 파열된다.

아래팔을 움직이는 근육(Muscles That Move the Forearm)

아래팔을 굽히고 펴는 근육은 위팔뼈에 위치한다.

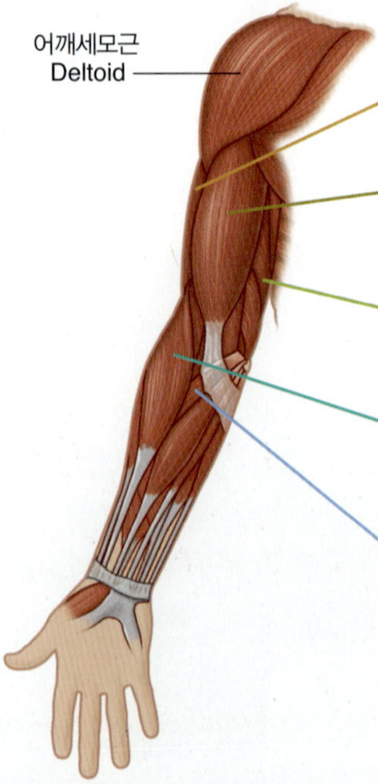

위팔근 : 아래팔을 굽힐 때 주동근이다.

위팔두갈래근 : 아래팔을 굽힐 때 위팔근을 돕는다. 또한 팔꿈치를 굽히고 코르크 마개 뽑는 기구로 병을 열 때처럼 아래팔을 회외시킨다.

위팔세갈래근 : 아래팔을 펼 때의 주동근이다.

위팔노근 : 아래팔을 굽힐 때 위팔근과 위팔두갈래근을 돕는다.

엎침 근육들은 팔이 손바닥이 아래로 가게 엎침 한다. **뒤침 근육들**(여기서는 보이지 않는다.)은 팔꿈치 근처의 아래팔 깊은곳에 있다. 이 관절은 위팔두갈래근이 손바닥이 위로 가게 뒤침 한다.

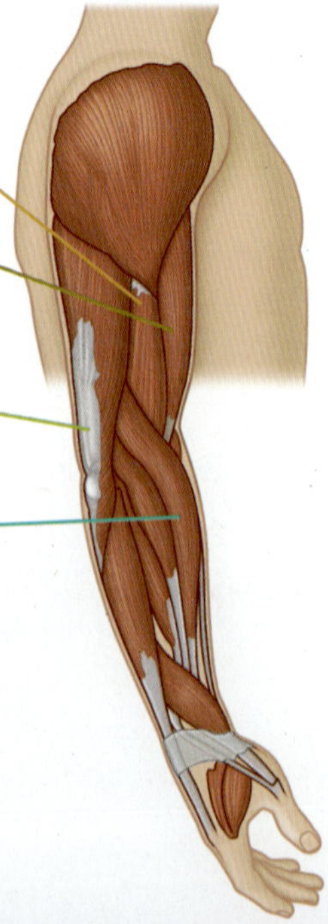

손목과 손의 근육들 (Muscles of the Wrist and Hand)

손목과 손, 손가락을 움직이는 근육의 일부는 손자체에 있고 다른 일부는 아래팔에 위치해 있다.

굽힘근(flexors)이라고 불리는 손목 굽힘근들은 아래팔의 앞쪽에 위치해있다. **폄 근육**(extensors)이라고 불리는 유사한 근육들은 아래팔의 뒤쪽에 있다. 이것들은 손목을 폄 하는데 작용한다. (이것의 의미는, *굽힘근*들의 위치는 뒤에 있는 손을 앞으로 당기는 *굽힘*을 하도록 한다. *폄근*의 위치는 굽혀져 있는 손을 뒤로 향하게 하는 *폄*을 하도록 한다.) 팔에서의 근육들은 구부리는 근육과 펴는 근육과 함께 손가락에 섬세하고 정확한 움직임을 갖게 해준다.

중요한 사실(Fast fact)

위팔두갈래근은 아래팔의 앞쪽에 튀어나온 것이다. 그리고 이것은 많은 보디빌더들이 자랑스러워 하는 것이다. 위팔근은 위팔두갈래근의 아래에 놓여있고 팔꿈치 굽힘을 위한 주동근이다.

기본 강좌 : 손목굴증후군

엄지 근처의 손목의 옆쪽에 있는 손바닥은 뼈와 인대로 둘러싸인 손목굴이라 불리는 통로가 있다. 손가락을 굽히는 힘줄 뿐만 아니라 손의 핵심 신경(정중신경)은 이 통로를 지난다. 손목의 반복적인 굽힘과 폄을 할 때 둘러싸인 힘줄에 염증과 부종이 유발된다. 그 이유는 부종이 정중신경을 누르면서 손목굴이 확장 될 수 없고, 이것은 엄지와 집게손가락, 중지, 약지에 저림, 약화, 통증을 가져온다. 손목굴증후군이라 불리는 이 질환은 흔히 컴퓨터 키보드를 오래 사용하는 사람에게 나타난다. 또한 반복적인 손목 움직임은 이 상태를 유발할 수 있다.

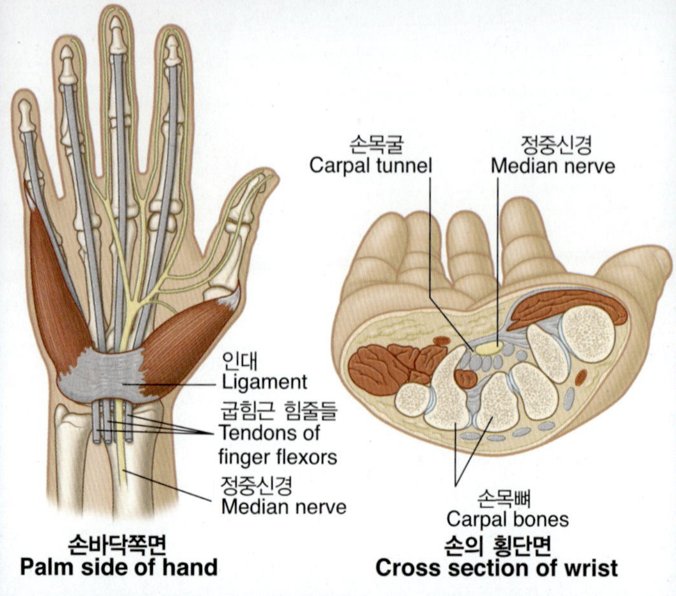

손바닥쪽면
Palm side of hand

손의 횡단면
Cross section of wrist

엉덩이와 허벅지에서 근육의 작용(Muscles Acting on the Hip and Thigh)

자유롭고 정확한 움직임의 팔과는 달리 다리는 안정성과 힘을 담당한다. 엉덩이와 허벅지의 근육들은 몸을 서고, 걷고, 균형을 유지할 수 있게 해준다. 결과적으로 이 부위는 몸에서 가장 큰 일부분이고 가장 힘이 강한 근육들이다.

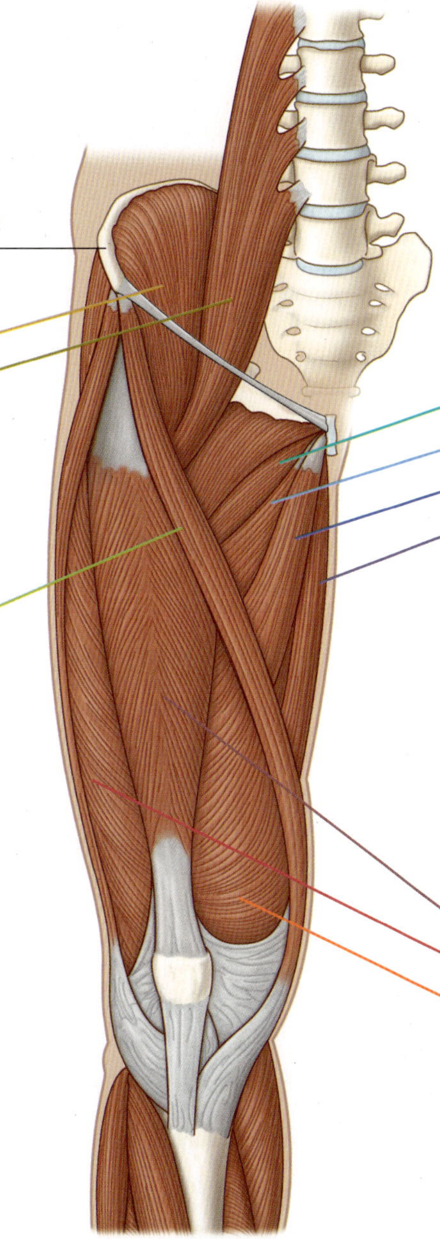

엉덩허리근은 큰볼기근에 반대하는 작용으로 허벅지를 굽힌다. 이것을 구성하는 것은

- 엉덩근
- 큰허리근

넙다리빗근은 몸에서 가장 긴 근육이다. 이것은 엉덩이와 무릎의 굽힘을 돕고 다리꼬는것과 같은 허벅지를 가쪽으로 돌리고 벌림을 한다.

모음근들은 몸쪽으로 허벅지를 돌리고 가져온다.(모음) 이 집단을 구성하는 것은

- 큰모음근
- 짧은모음근
- 긴모음근
- 두덩정강근

몸에서 가장 힘이 강한 **넙다리네갈래근**은 무릎을 필 때의 주동근이다. 이것은 4개의 근육으로 구성되어 있다. 오직 3개의 근육만이 보이고 **중간넓은근**은 넙다리곧은근의 아래에 놓여있다.

- 넙다리곧은근
- 가쪽넓은근
- 안쪽넓은근

중요한 사실(Fast fact)

넙다리빗근은 'tailor' s muscle' 이라고 불린다. 그 이유는 재단사들(tailors)이 바느질을 할 때, 그들의 무릎위에서 다리를 꼬고 앉았었기 때문이다.

엉덩 근육은 3가지 근육으로 구성되어 있다.

중간볼기근: 벌림과 바깥쪽으로 돌림

큰볼기근: 부피가 큰 근육은 보행 시 다리의 백스윙을 생성하고 계단이나 등산 시 대부분의 힘을 제공한다.

작은 볼기근: 이 근육은 다른 두 볼기근 보다 아래에 위치해 있다.

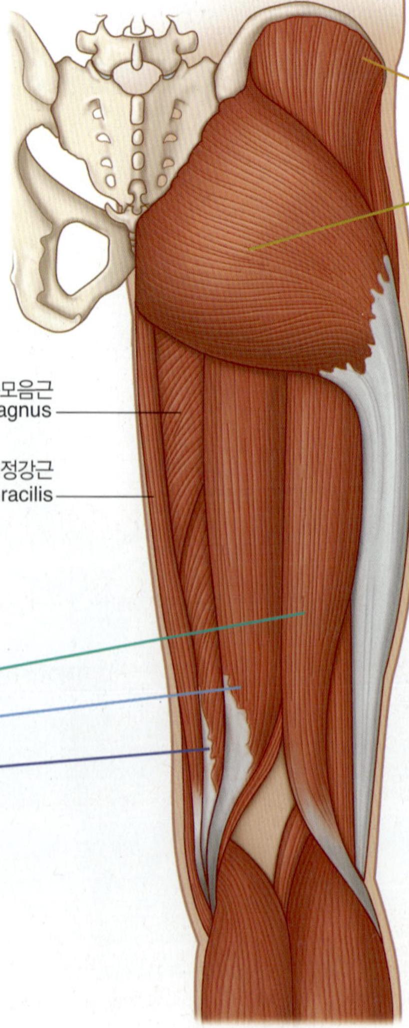

뒷면
Posterior

넙다리뒤근은 3개의 근육의로 이루어져 있고, 넙다리를 바깥돌림하고 무릎을 굽히고 다리를 돌림 시킨다. 그리고 무릎뒤에서 쉽게 양쪽 근육의 힘줄을 느낄수 있다.

넙다리두갈래근

반힘줄모양근

반막모양근

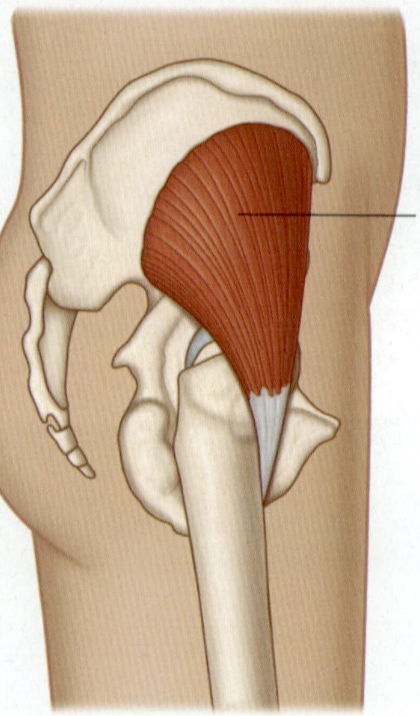

중요한 사실(Fast fact)

고대의 기사들이 뒤쪽에서 적들에게 자신의 칼을 사용하는 이유는 뒤쪽 뒤넙다리 근육을 검으로 잘라내어 움직이지 못하게 하기위한 이유이다.

중요한 사실(Fast fact)

중간볼기근은 근육내 주사를 위한 일반적인 장소인데, 부분적으로 2~3ml이상 투여할 시 중간볼기근을 사용하고, 2ml이하는 어깨세모근이 종종 사용된다.

발에서의 근육작용(Muscles Acting on the Foot)

종아리근육은 발과 발목의 움직임에 주로 영향을 미친다.

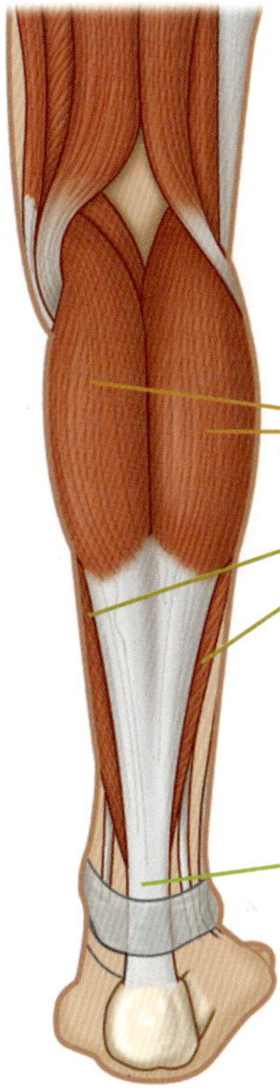

불룩하게 튀어 나온 종아리 근육은 2개 근육이 있기 때문이다. 장딴지근(더 표면에있는 근육)과 가자미근(더 깊이 있는 근육).

장딴지근

가자미근

이 근육들의 수축은 걸을 때 또는 발가락으로 서있기를 할 때, 발로 발바닥쪽 굽힘을 일으킨다.

장딴지근과 가자미근의 흔한 건은 아킬레스건이다. 이것은 발뒤꿈치에 닿는다.

중요한 사실(Fast fact)

아킬레스건은 몸에서 가장 강한 건이다. 이곳은 운동상해가 자주 일어나는 곳이다. 특히 스프린팅과 같이 갑작스러운 스트레스에 취약하다.

종아리의 앞쪽에 있는 근육들은 발과 발목의 움직임에 관여한다.

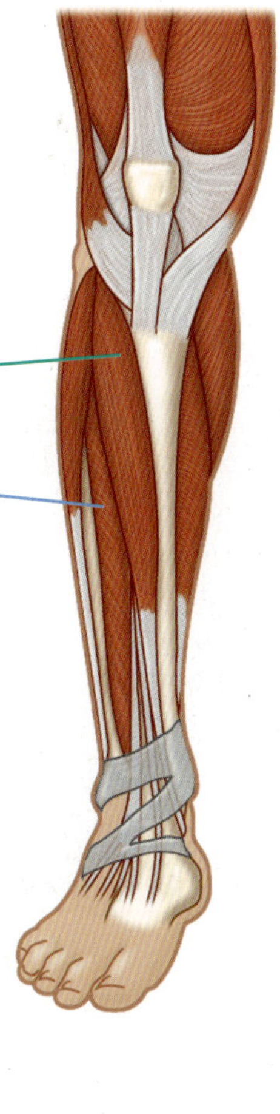

긴발가락폄근과 앞정강근은 발을 발등굽힘 시킨다. 걸을 때 땅에 발가락이 끌리는 것을 막는다. 긴발가락폄근 또한 발가락을 뻗게하고 발을 바깥쪽으로 돌린다.

앞정강근

긴발가락폄근

종아리의 근육들은 발의 뼈에 붙어있는 건을 당긴다. 발은 또한 발가락을 굽히고 펴는 작용을 하는 수많은 작은 근육들을 포함한다.

신체의 주요 근육들(Major Muscles of the Body)

근육	이는점	닿는곳	작용
목과 머리의 근육			
얼굴표정 근육			
이마근	뒤통수뼈	눈확의피부	눈썹 들어올리기, 표정표현
눈둘레근	안쪽눈꺼풀인대	눈확의피부	눈을 감는다.
광대근	광대뼈	입 주위	입꼬리를 뒤위쪽으로 당긴다.
입둘레근	입술의 피부	입 주위	입을 닫고 오므린다.
볼근	위턱뼈	입술과 볼의 피부	미소짓는: 공기를 내뿜는(트럼펫 불때)
씹는 근육			
관자근	관자뼈	아래턱뼈	턱을 닫다
깨물근	광대활	아래턱뼈	턱을 닫다.
머리 움직임 근육			
목빗근	복장뼈, 빗장뼈	관자뼈 꼭지돌기	머리를 굽힙
등세모근	뒤통수뼈, 척추	빗장뼈, 날개뼈	머리를 폄
몸통근육			
호흡과 관련된 근육			
바깥갈비사이근	갈비뼈	갈비뼈	갈비뼈 올림
속갈비사이근	갈비뼈	갈비뼈	갈비벼 내림
가로막	가슴우리 밑 모서리	가로막의 가운데 건	가슴 확대
배벽의 근육			
배곧은근	두덩뼈	칼돌기	허리 굽힘
배가로근	갈비뼈, 엉덩뼈	두덩뼈, 백색선	배부분 내장 압박
속빗근	엉덩뼈	갈비뼈	자세유지 위하여 척추 안정화, 허리 회전
바깥빗근	가슴뼈	엉덩뼈	척추안정화
상지와 어깨의 근육			
어깨세모근	빗장뼈, 날개뼈	위팔뼈	위팔의 굽힘, 돌림, 벌림
큰가슴근	빗장뼈, 복장뼈	위팔뼈	위팔의 굽힘, 모음
앞톱니근	가슴뼈	어깨뼈	어깨뼈 내밈
등세모근	뒤통수뼈, 척추	빗장뼈, 어깨뼈	어깨를 올림, 내림
넓은등근	척추	위팔뼈	위팔뼈의 폄, 모음
근육둘레띠근	어깨뼈	위팔뼈	위팔뼈 모음과 돌림
• 가시위근			
• 가시아래근			
• 작은원근			
• 어깨밑근			

근육	이는점	닿는곳	기능
아래팔을 움직이는 근육			
위팔근	위팔뼈	자뼈	아래팔 굽힘
위팔 두갈래근	어깨뼈	노뼈	아래팔 굽힘
위팔 세갈래근	어깨뼈; 위팔뼈	자뼈	아래팔 폄
위팔노근	위팔뼈	노뼈	아래팔 굽힘 도움
엎침근	위팔뼈; 자뼈	노뼈	아래팔 엎침
뒤침근	위팔뼈; 자뼈	노뼈	아래팔 뒤침
엉덩이와 허벅지를 움직이는 근육			
엉덩근	엉덩뼈	넙다리뼈	허벅지 굽힘
큰 허리근	엉덩뼈	넙다리뼈	허벅지 굽힘
넙다리 빗근	엉덩뼈가시	정강뼈	다리 굽힘과 모음; 앉기 허용 "다리 교차"
모음근들; • 큰 모음근 • 짧은 모음근 • 긴 모음근 • 두덩정강근	두덩뼈	넙다리뼈	허벅지 모음
넙다리 네갈래근 • 넙다리 곧은근 • 가쪽 넓은근 • 안쪽 넓은근 • 중간 넓은근	엉덩뼈, 넙다리뼈	정강뼈	허벅지 굽힘; 다리 폄
중간 볼기근	엉덩뼈	넙다리뼈	허벅지 바깥쪽 돌림과 벌림
큰 볼기근	엉덩뼈	넙다리뼈	허벅지 바깥쪽 돌림과 폄
작은 볼기근	엉덩뼈	넙다리뼈	허벅지 돌림과 벌림
넙다리근 뒤근육 • 넙다리 두갈래근 • 반힘줄근 • 반막근	궁둥뼈, 넙다리뼈	종아리뼈, 정강뼈	허벅지 폄
발에 작용하는 근육			
장딴지근	넙다리뼈	발꿈치뼈	발의 발바닥 굽힘
가자미근	정강뼈, 종아리뼈	발꿈치뼈	발의 발바닥 굽힘
앞 정강근	정강뼈	발목뼈	발의 발등 굽힘
긴 발가락 폄근	정강뼈, 종아리뼈	발가락뼈	발의 발등 굽힘

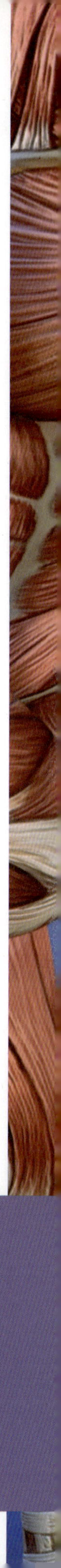

기본 강좌 : 운동과 근육 조절

지구력(에어로빅) 운동, 조깅, 자전거타기, 또는 수영 등, 이러한 피로에 저항하는 근육 훈련. 운동 시뮬레이션 때문에 느린-경련 섬유에 미토콘드리아와 글리코겐을 더 생산 한다. 이 섬유 또한 혈액 공급에 의해 향상된다. 근육섬유 보다 운동이 더 영향을 미친다. 적혈구의 수를 증가시켜 혈액의 산소 운반 능력을 향상시키고, 심혈관, 호흡기 및 신경 시스템의 기능을 향상시켜 뼈를 강화한다.

하지만, 지구력 운동이 근육 강도를 크게 증가시키지 않는다. 근육강도를 증가 시키려면 근육의 수축과 관련된 부하에 대한 저항운동(예를 들어, 무게 들어 올리기)을 필요로 한다. 이 작업은 더 많은 근육잔섬유를 합성하는 근육섬유를 자극하고 근육원섬유는 두꺼워지고 수가 증가한다. 그 결과로, 근육이 커지고 강해집니다. 일주일에 몇 번, 하루에 몇분동안 하는 것은 근육성장을 자극할 만큼 충분하다.

지구력 및 저항운동은 다른 결과를 생성하기 때문에, 최적의 운동 프로그램은 두가지 유형의 훈련을 포함해야 한다.

핵심 용어 분석(Review of Key Terms)

마이오신(Myosin) : 근필라멘트로 구성된 두꺼운 단백질

신경근 접합부(Neuromuscular junction) : 운동뉴런과 근섬유 사이의 결합

이는 점(Origin) : 더 정적인 뼈에 붙는 근육의 끝

근육다발막(Perimysium) : 작은 다발로 쌓인 연결조직의 싸개

주동근(Prime mover) : 움직임을 유발하는 주된 근육

근육원섬유마디(Sarcomere) : 근육의 근원섬유 수축 단위

근세포질(Sarcoplasm) : 근섬유의 세포질

연접 틈새(Synaptic cleft) : 운동신경의 끝과 근섬유 사이의 좁은 공간

협력근(Synergists) : 뼈의 움직임을 돕는 근육

힘줄(Tendon) : 근육을 뼈에 붙게 하는 강하고 섬유로 된 선

가로세관(Transverse (T) tubules) : 근장을 통과하여 뻗고 전기 자극을 세포 깊은 곳까지 보내는 얇은 관

계단현상(Treppe) : 연속적인 경련이 이전의 것보다 더 강하게 수축시키는 현상

경련(Twitch) : 한 번의, 간략한 수축

근육섬유막(Endomysium) : 근섬유로 덮여있는 약한 연결조직

근육바깥막(Epimysium) : 모든 근섬유로 함께 묶여있는 근육으로 둘러쌓인 연결조직

근막(Fascia) : 근육으로 둘러쌓인 연결조직

근육다발(Fascicles) : 근섬유의 다발

비대(Hypertrophy) : 하나의 근육의 확장

불완전 강축(Incomplete tetanus) : 오직 부분적인 이완과 함께 급속한 근수축의 상태

닿는 점(Insertion) : 더 가동성이 큰 뼈에 붙는 근육의 끝

등척성수축(Isometric contraction) : 근육의 길이는 같은데 긴장감이 커지는 수축

등장성수축(Isotonic contraction) : 무게로 움직이기 위해 근육의 길이를 바꾸는 수축

운동단위(Motor unit) : 하나의 뉴런과 모든 근섬유들의 자극

근섬유(Muscle fiber) : 골격근 세포

근긴장(Muscle tone) : 자세를 유지하기 위해 부분적 근육 수축의 지속적인 상태

근원섬유(Myofibrils) : 근섬유의 근장으로 채워진 긴 단백질 다발

근육잔섬유(Myofilaments) : 근원섬유를 만들기 위한 좋은 단백질 섬유들

아세틸콜린(Acetylcholine) : 운동신경의 끝에서 방출되는 화학전달물질

액틴(Actin) : 얇은 근육잔섬유로 구성된 단백질

유기호흡(Anaerobic respiration) : 산소가 존재할 때 에너지를 위해 지방산을 분해하는 과정

길항근(Antagonist) : 주동근의 작용에 반대하는 근육

널힘줄(Aponeurosis) : 근육이 다른근육이나 뼈에 붙어있는 납작하고 넓은 힘줄

아테노신 삼인산(ATP) : 근수축을 포함한 다양한 기능들을 수행하기위해 세포에서 에너지를 위해 사용하는 것

위축(Atrophy) : 근육의 크기 감소

힘살(Belly) : 근육의 중간부분에 있는 두꺼운 것

완전 강축(Complete tetanus) : 자극과 경련 사이에 이완 되지 못하게 충격이 근육에 매우 빠르게 도달하여 수축이 지속적인 상태

크레아틴 인산(Creatine phosphate) : 높은 에너지 활동의 짧은 파열을 위해 근육에 저장된 합성체

학습한 정보 유지하기(Own the information)

이 장에서 학습한 정보를 기억하기 위해서는 학습한 내용을 반영할 수 있는 시간이 요구된다. 따라서, 하얀 종이에 학습하고 토론한 중요 주제를 회상하면서 써내려가 본다. 그리고, *DavisPlus* 웹사이트에 접속하고 9장의 학습 목표를 체크하여 본다. 쓴 모든 내용이 이 장의 학습목표와 완전히 일치하는가? 그렇지 않으면, 이 장을 적절하게 다시 살펴 본다. 그리고, 학습 목표의 개념을 다시 써보거나 그려본다.

9장의 중요 주제:

- 근육 종류
- 뼈대근육 구조
- 뼈대근육근들의 수축과 이완이 어떻게 되는가?
- 수축을 조절하는 힘
- 근수축의 종류
- 수축의 에너지원천
- 근육들이 어떤 기능을 하는가?
- 몸의 주요 근육들의 이름과 작용

학습점검(Test Your Knowledge)

1. 근육세포 한 개는 무엇이라고 불리우나?
   a. 근육잔섬유
   b. 근육섬유
   c. 근원섬유
   d. 다발
2. 다음 보기 중, 골격근이 수축할 때 이루어지는 것을 정확히 묘사하고 있는 것은?
   a. 액틴과 미오신 근섬유들이 가교를 형성하는 형태가 되고, 액틴은 근원섬유마디의 중심방향으로 근육잔섬유를 당긴다.
   b. 미오신과 액틴의 근육잔섬유들이 짧아지고, Z-판 가까이 당겨진다.
   c. 액틴의 근육잔섬유들이 교차다리를 형성한 후에 마이오신의 근육잔섬유가 액틴 근육잔섬유를 근원섬유마디의 중심방향으로 향하게 한다.
   d. 액틴과 마이오신의 근육잔섬유들이 중심방향으로 당겨져 근원섬유마디가 짧아진다. 그것은 Z-디스크가 함께 더 가까이 당겨지는 것이다.
3. 다음 보기 중 근육이 최상으로 안정된 길이로 부분적으로 근육이 수축하는 것을 무엇이라고 하는가?
   a. 근육 긴장도
   b. 불완전강축
   c. 완전 강축
   d. 단일수축
4. 쉴 때, 근육이 대사산물에 의하여 가장 많은 에너지를 얻는 것은?
   a. 포도당
   b. 젖산
   c. 크레아틴인산
   d. 지방산
5. 더 많은 뼈의 움직임을 위하여 붙어있는 근육의 끝은?
   a. 힘살
   b. 주동근
   c. 이는곳
   d. 닿는곳
6. 위팔두갈래근과 같이 근육이름에 접두사 bi-는 어떠한 것을 뜻하는가?
   a. 두가지 장소의 존재(예를 들어, 양팔).
   b. 서로 다른 두가지 움직임이 있다.
   c. 두가지 방향이 있다.
   d. 이는곳이 두부분 이다.
7. 아래팔을 굽힐 때 주동근은 무엇인가?
   a. 위팔두갈래근
   b. 위팔세갈래근
   c. 위팔근
   d. 위팔노근
8. 근육수축의 과정동안 근세포질그물은 어떤물질에 자극을 받는가?
   a. 칼슘
   b. 아세틸콜린
   c. ATP
   d. 아세틸콜린에스테라아제
9. 머리를 굽히는 역할 때문에 "기도하는 근육"이라고 종종 불리우는 근육은?
   a. 등세모근
   b. 이마근
   c. 목빗근
   d. 씹기근
10. 무릎을 펴는 주동근은?
    a. 큰볼기근
    b. 넙다리네갈래근
    c. 엉덩근
    d. 넙다리빗근

9장 답

1. 정답 : b. 근육잔섬유로 구성되는 근원섬유는 근육섬유의 근세포질로 채워져 있다. 근육섬유는 근육다발로 불리는 묶음들로 구성되어 있다.
2. 정답 : c. 다른답은 정확한 것이 없다: 액틴은 미오신위로 당겨지지 않는다; 미오신과 액틴 근육잔섬유는 짧아지지 않는다; 근원섬유마디는 짧아진다, 그러나 근원섬유가 짧아지는 것은 근원섬유의 중심방향으로 액틴과 미오신 근육잔섬유가 당겨지는 것은 아니다; Z-판은 서로 가깝께 당겨지지만, 이 원인은 미오신 근육잔섬유에 의하여 액틴 근육잔섬유의 당김이 일어나는 것이다.
3. 정답 : a. 이어서 일어나는 수축이 이전수축의 힘을 만들 때 불완전 강축이 발생한다. 완전 강축은 지속적으로 수축한 상태이다. 단일 수축은 한번의 간단한 수축이다.
4. 정답 : d. 모든 근육수축은 ATP를 요구한다; 그러나 ATP의 공급은 빠르게 소진된다. 운동의 처음 시작할 때 근육은 크레아틴 인산을 분해함으로써 ATP를 재저장한다. 만약 크레아틴 인산이 산소의 공급이 충분한 수준까지 도달하기 전에 소진된다면, 근육은 포도당 대사작용이 시작된다. 지방산은 무산소성 호흡의 부산물이다.
5. 정답 : d. 힘살(belly)은 근육의 두꺼운 중간 부분이다. 주요하게 움직이는 것은 주동근이라고 한다. 이는점은 고정된 뼈에 붙어 있는 근육의 끝부분이다.
6. 정답 : d. 한 근육의 움직임, 방향, 위치는 근육의 이름과 관련이 있다; 그러나, 접두사 bi-는 근육이 두 개의 기시부를 가지고 있다는 사실을 알려준다.
7. 정답 : c. 위팔두갈래근은 협동근으로써 작용하는데, 위팔근을 도와준다. 위팔세갈레근은 길항근으로 작용하며, 움직임의 균형을 유지한다. 또한 위팔노근은 아래팔의 굽힘을 하는동안 협력근으로 작용한다.
8. 정답 : a. 아세틸콜린은 근육 속막 안에 있는 수용기를 자극하는 신경전달물질 이다. 수축은 ATP의 형태의 에너지를 요구한다. 그러나 근세포질 그물로부터 방출되어지지 않는다. 아세틸콜린에스테라제는 아세틸콜린을 분해하는 효소이다.
9. 정답 : c. 등세모근은 머리 폄을 한다, 예를 들어, 위를 쳐다보거나 어깨를 올릴때이다; 관자근은 턱을 닫는데 도움을 준다; 볼근은 웃거나 부는 동작을 도와준다(예를 들어, 트럼펫안으로 공기를 불어 넣는 동작)
10. 정답 : b. 큰볼기근은 걸을 때 다리를 뒤로 보내는 동작을 만들어 낸다. 엉덩근은 허벅지를 굽히는 동작으로 큰볼기근과 대립되는 움직임을 만든다. 넙다리빗근은 엉덩관절과 무릎을 굽히는 동작을 한다. (예를 들어, 양반다리로 앉아있는 동작)

모바일로 이 코드를 스캔하면 Davis*Plus*의 Podcast도서관이 접속됩니다. 또한 **http://davisplus.fadavis.com**에 접속하면 이 단원에 유용한 자료를 이용할 수 있습니다.

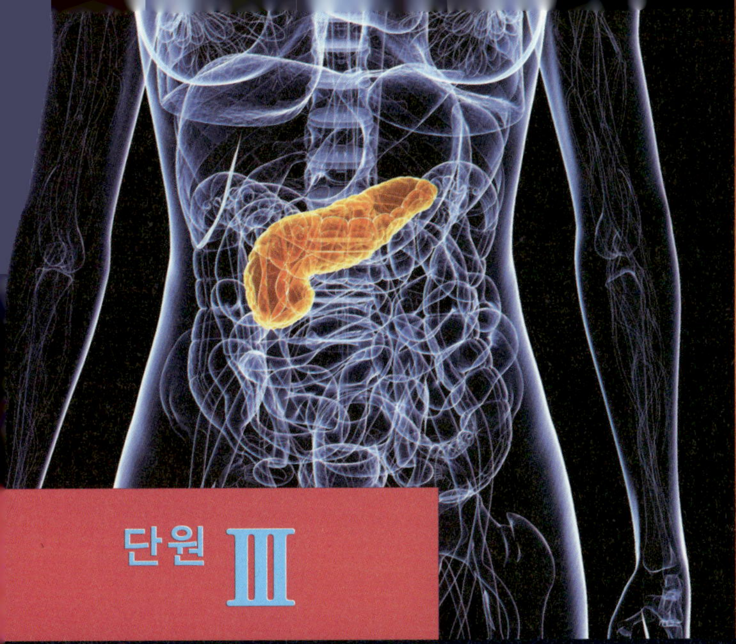
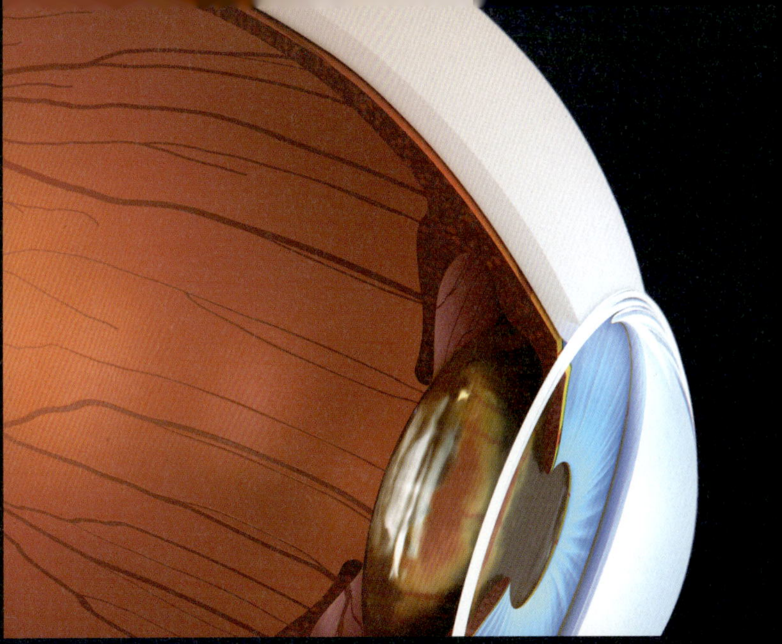

단원 Ⅲ

신체의 조절과 통합
(REGULATION AND INTEGRATION OF THE BODY)

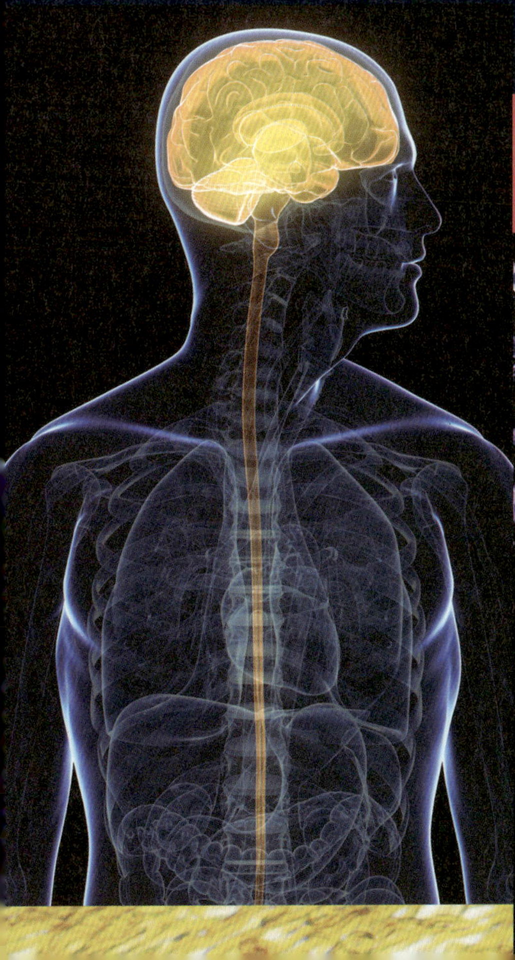
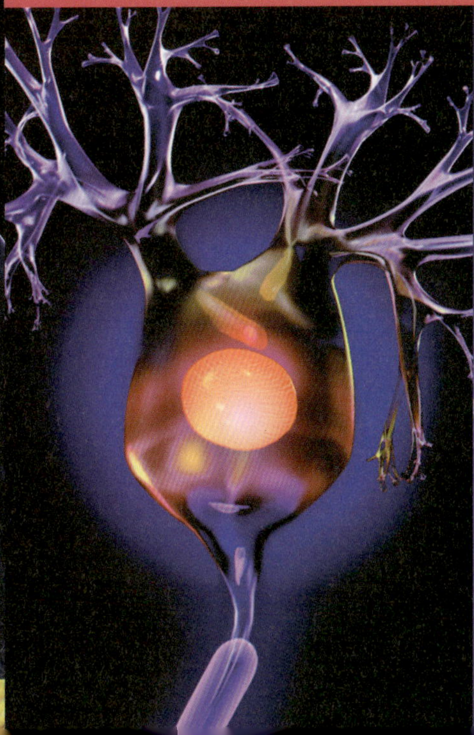
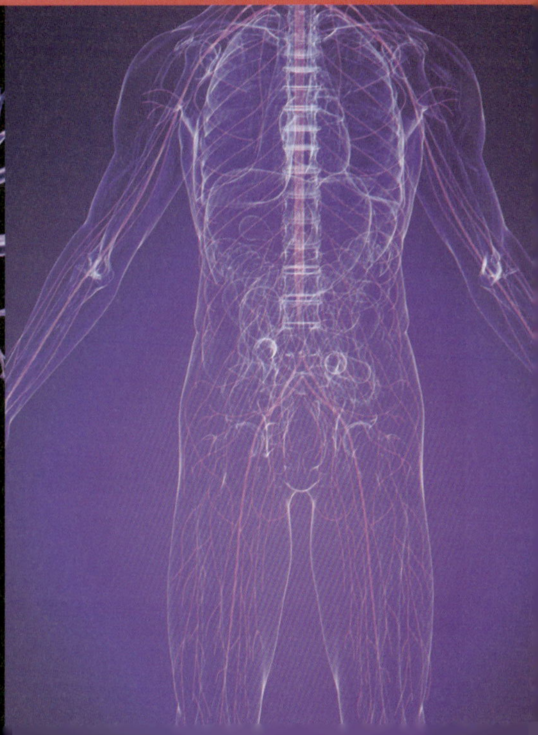

제 10 장

10 신경계 (Nervous System)

은하수 속의 별보다 인체의 신경세포가 더 많다.

균형(항상성)을 유지하기 위하여, 인체의 다양한 기관계는 함께 작용해야 한다. 점심먹기와 같은 매우 간단한 활동조차도 내분비계(혈당수준 저하 감지 및 배고픔을 유발), 근육계(음식물 씹기), 그리고 소화기계(음식물 소화 및 노폐물 제거)를 포함하는 다양한 인체 계통의 입력을 요구한다. 신경계는 이 계통들을 협동하여, 각각 정확하게 무엇을 언제 수행하는지를 알고 있다.

신경계(nervous system)는 뇌, 척수 및 신경으로 구성되어 있고, 외부환경에 적절히 적응하도록 신체 안에 변화에 관하여 신호를 지속적으로 받는다. 그 이후에, 정보를 처리하고 발생하는 요구 활동이 무엇인지 결정한 후 세포로 전기신호와 화학신호를 보내서 세포가 어떻게 반응할지를 지도한다. 또한, 신경계는 학습, 감정, 창조 및 감정 경험에 관한 능력을 가지고 있다. 모든 신체계통 중에서 신경계가 가장 복잡하다.

신경계 개요 (Overview of the Nervous System)

인체는 인간을 형성하는 1조개의 세포 활동을 협동하는데 관여하는 2개의 기관계를 가지고 있다. 이 계통 중 하나는 **내분비계**(endocrine system)로, 세포와 의사소통하기 위해 호르몬이라고 불리는 화학적 전달물질을 포함하고 있다. 대조적으로, **신경계**(nervous system)는 속도를 개선하기 위하여 정보를 전달하는데 전기적 신호를 사용한다.

신경계는 3개의 필수 역학을 가지고 있다:

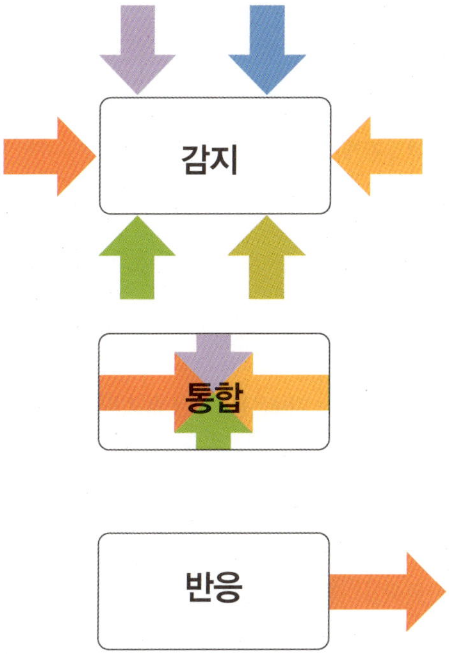

1 신경계는 인체 안팎의 변화를 감지하기 위하여 감각기관과 신경말단을 사용한다.

2 신경계는 받은 정보를 처리하고 그 정보를 과거 경험에 연결시키고, 적합한 반응을 결정한다.

3 신경계는 정보에 기초한 변화를 시작하는 근육과 선에 명령을 내린다.

중요한 사실(Fast fact)

태아발달 동안, 신경은 분당 250,000개의 비율로 발생한다.

신경계의 구분(Divisions of the Nervous System)

신경계는 크게 **중추신경계**(central nervous system, CNS)와 **말초신경계**(peripheral nervous system, PNS)로 구분한다.

중추신경계(central nervous system)는 뇌와 척수로 구성되어 있다.

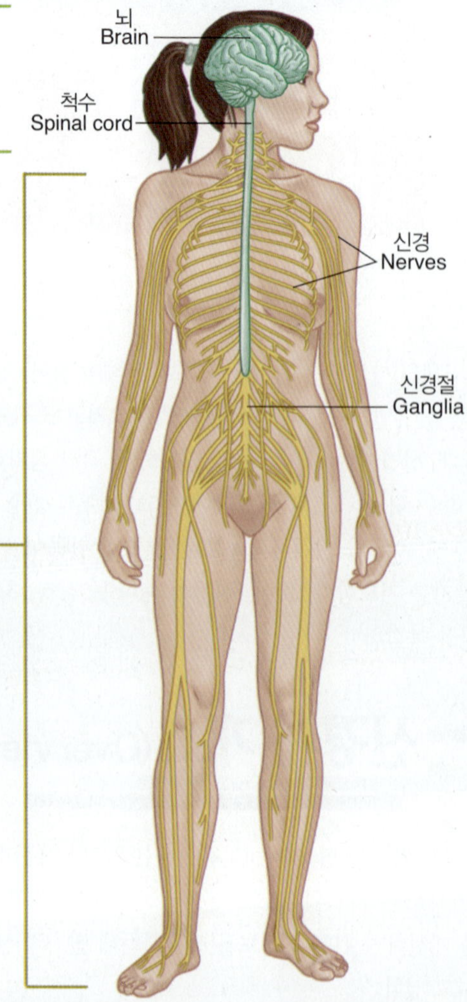

말초신경계(peripheral nervous system)는 전신의 광대한 신경망을 구성한다.

중요한 사실(Fast fact)
신경계 연구는 신경생리학이라고 한다.

말초신경계는 뇌와 척수를 제외한 모든 신경을 구성한다. 그러나 신경계가 매우 다양한 기능을 수행하기 때문에, 아래의 흐름도에서 보이는 것처럼 말초신경계를 나누는 것이 도움이 된다.

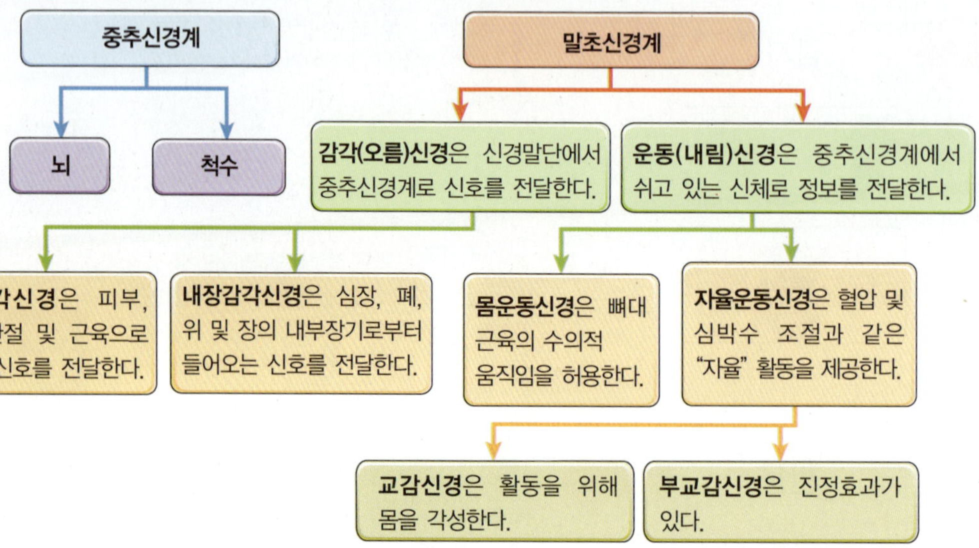

신경세포(Nervous System Cells)

신경계는 2가지 유형의 세포로 구성되어 있다: **신경세포**(neurons) 및 **신경아교세포**(neuroglia). 신경은 신경계의 과제를 수행하는 흥분성 자극전도 세포이며, 신경아교세포는 신경세포를 보호한다.

신경아교세포(Neuroglia)

신경아교세포(neuroglia, 또는 glial cells)는 신경계의 지지세포이다. (교는 "풀"을 의미하고 신경아교세포는 단지 신경을 함께 묶는 기능을 한다.) 또한 신경아교세포는 신경계의 수행을 향상시키기 위한 다양한 기능을 수행한다. 신경계에서 신경아교세포의 중요성이 강조되는 것은 각 신경세포마다 약 50개의 신경교세포를 포함한다는 사실 때문이다.

신경계는 5개 유형의 신경아교세포를 가지고 있다. 각 유형은 모양과 기능으로 구분하였으며, 표에서 요약하고 있다. 신경집세포는 말초신경계에서 찾을 수 있고, 나머지는 모두 중추신경계에서 볼 수 있다.

신경아교세포의 유형

세포유형	기능
중추신경계의 신경아교세포	
희소돌기아교세포 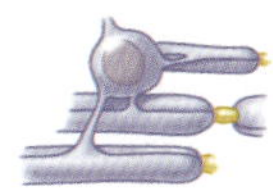	뇌와 척수의 말이집을 형성; 전도속도 증가
뇌실막세포 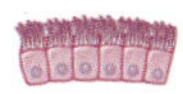	척수의 선 및 뇌의 구멍을 형성; 뇌척수액 분비
미세아교세포 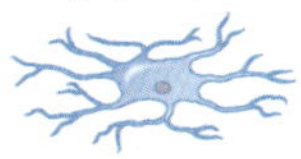	식균작용, 미생물 및 세포로 인한 노폐물 제거
별아교세포 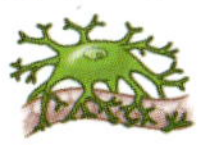	뇌조직으로 팽창 ; 신경세포에 영양공급 ; 혈액-뇌장벽 형성 보조 ; 신경세포를 혈관벽에 부착 ; 구조적 지지를 제공
말초신경계의 신경아교세포	
신경집세포 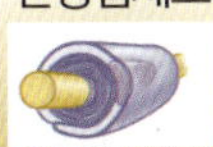	말초신경계에서 신경 주변을 싸는 말이집을 형성 ; 신경초 형성

일상에서의 신체(The body at work)

별모양의 별아교세포는 신경아교세포 중 가장 많은 수를 차지하며, 뇌 전반에 퍼져있다. 별아교세포의 끝은 별모양으로 투사되는 작은 "발"이 있다. 몇몇 발은 모세혈관을 잡고 있고 다른 발은 한 신경세포와 결합한다. 별아교세포는 이러한 배열을 통하여 혈류 안에서 신경세포로 포도당을 흘려보내서 신경세포에 영양공급을 한다. 몇몇 별아교세포의 발은 모세혈관벽을 형성하는 혈관내피세포와 결합하여 ***혈액-뇌 장벽*** *(blood-brain barrier, BBB)이라고 불리는 반삼투막을 형성한다. 뇌 전체에 존재하는 BBB는 작은 분자(산소, 이산화탄소 및 물과 같은)가 뇌로 들어가는 것은 허용하나, 큰 분자는 방어한다. 이것은 이질물질로부터 뇌를 보호하는 역할을 한다. 그러나 뇌질환을 치료하기 위한 대부분의 약물이 뇌조직에 도달하는 것을 막는다.*

기본 강좌 : 뇌종양

유사분열을 하지 않는 신경세포와 달리, 신경아교세포는 일생동안 분열하는 능력을 보유한다. 이것은 노화되거나 손상된 세포를 교체할 수 있으나, 또한 종양 형성에 민감할 수 있다. 실제로 대부분 성인 뇌종양은 신경아교세포로 구성되어 있다. 이러한 종양을 신경아교종이라고 하며 매우 악성이고 빠르게 성장한다. 혈액-뇌장벽 때문에(The Body at Work를 참조), 대부분의 약물은 뇌졸양을 치료하는데 효과가 없다. 연구자들은 뇌종양을 목표로 화학적 치료를 사용하며, 주된 치료법은 외과수술과 방사선 치료를 사용한다.

신경세포(Neurons)

신경세포(Neurons)는 신경계에서 의사소통의 역할을 한다. 신경세포는 3가지 유형으로 구분한다 : 감각(오름)신경세포, 사이신경세포, 및 운동(내림)신경세포. 각 신경세포 유형은 신경계의 3가지 기능 가운데 한 가지 기능을 수행한다.

감각신경 (Sensory neurons)

감각(오름)신경(Sensory[affevent])은 촉각, 압각, 온감, 냉감, 또는 화합물과 같은 자극을 감지하고, 자극에 관한 정보를 중추신경계로 전달한다.

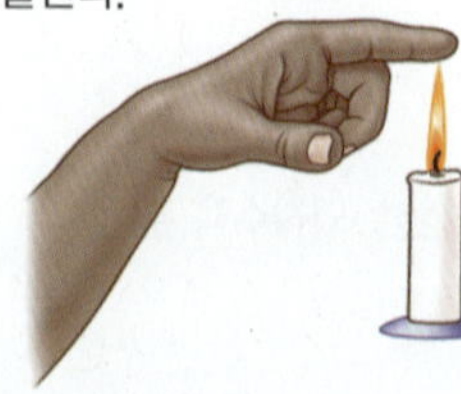

사이신경 (Interneurons)

사이신경은 중추신경계에서만 찾을 수 있는데, 들어오는 감각신경로와 나가는 운동신경로를 연결한다. 정보를 받고, 처리하고 저장하는 기능 이외에, 사이신경으로 만들어진 결합은 유일하게 우리가 생각, 감각 및 동작을 어떻게 하는지를 알려준다.

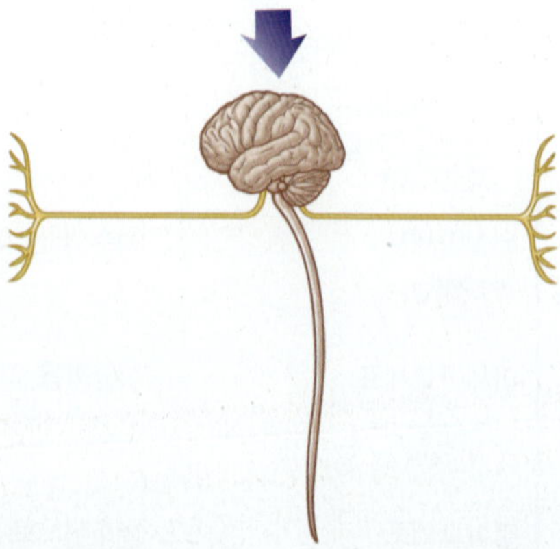

운동신경 (Motor neurons)

운동(내림)신경(Motor[effect] neurons)은 뇌(뇌가 자극에 대한 반응을 방출한다)로부터 근육이나 선세포로 신호를 전달한다.

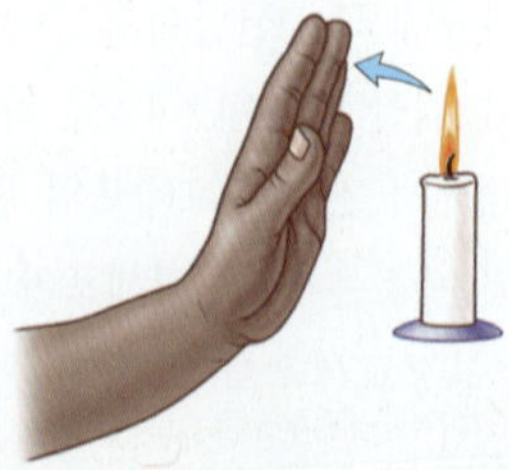

신경세포의 유형 (Types of neurons)

신경세포는 크기와 모양 모두에 따라서 매우 다양하다. 또한 신경세포는 투사 유형, 숫자 또는 길이에 따라서 다양하다.

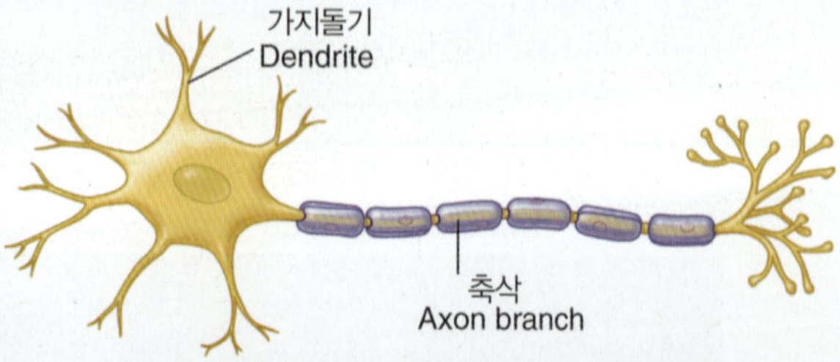

뭇극신경세포 (다극신경세포, Multipolar neurons)

뭇극신경세포(Multipolar neurons)은 1개의 축삭과 많은 가지돌기가 있다. 이것은 신경의 가장 일반적인 유형이며 뇌와 척수의 대부분의 신경세포가 뭇극신경세포이다.

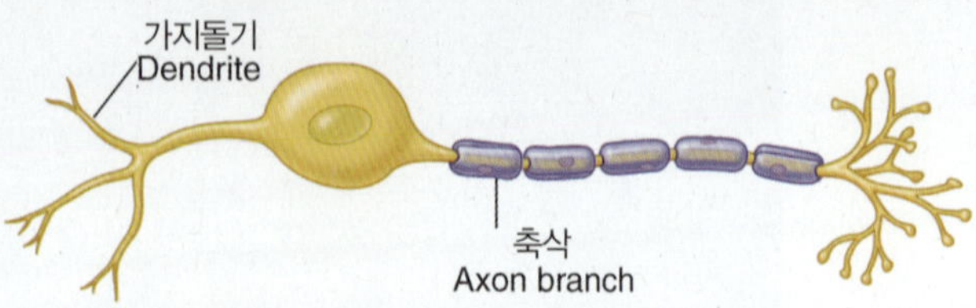

두극신경세포 (양극신경세포, Bipolar neurons)

두극신경세포(Bipolar neurons)는 2개의 돌기를 가지고 있다 : 축삭 1개와 가지돌기 1개 사이에 세포체가 위치. 두극신경세포는 눈의 망막과 코의 후각신경에서 볼 수 있다.

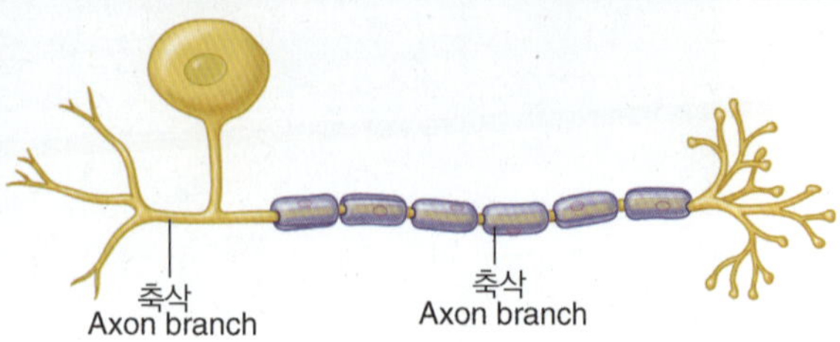

홑극신경세포 (단극신경세포, Unipolar neurons)

홑극신경세포(Unipolar neurons)는 축삭 1개만을 가지고 있으며, "T"자 모양으로 가지를 내기 전에 세포체로부터 뻗어나와 있다. 대부분의 홑극신경세포는 말초신경계의 감각신경에서 볼 수 있다.

중요한 사실(Fast fact)

인체의 약 90%의 신경세포가 사이신경이다.

신경세포구조(Neuron Structure)

신경세포는 다양한 모양과 크기로 모든 세포체가 다양하다. 일반적으로 신경세포는 3가지 기본구조로 구성되어 있다; 세포체 1개와 2개의 연장부분으로 **축삭**(axon)과 **가지돌기**(dendrite)라고 한다.

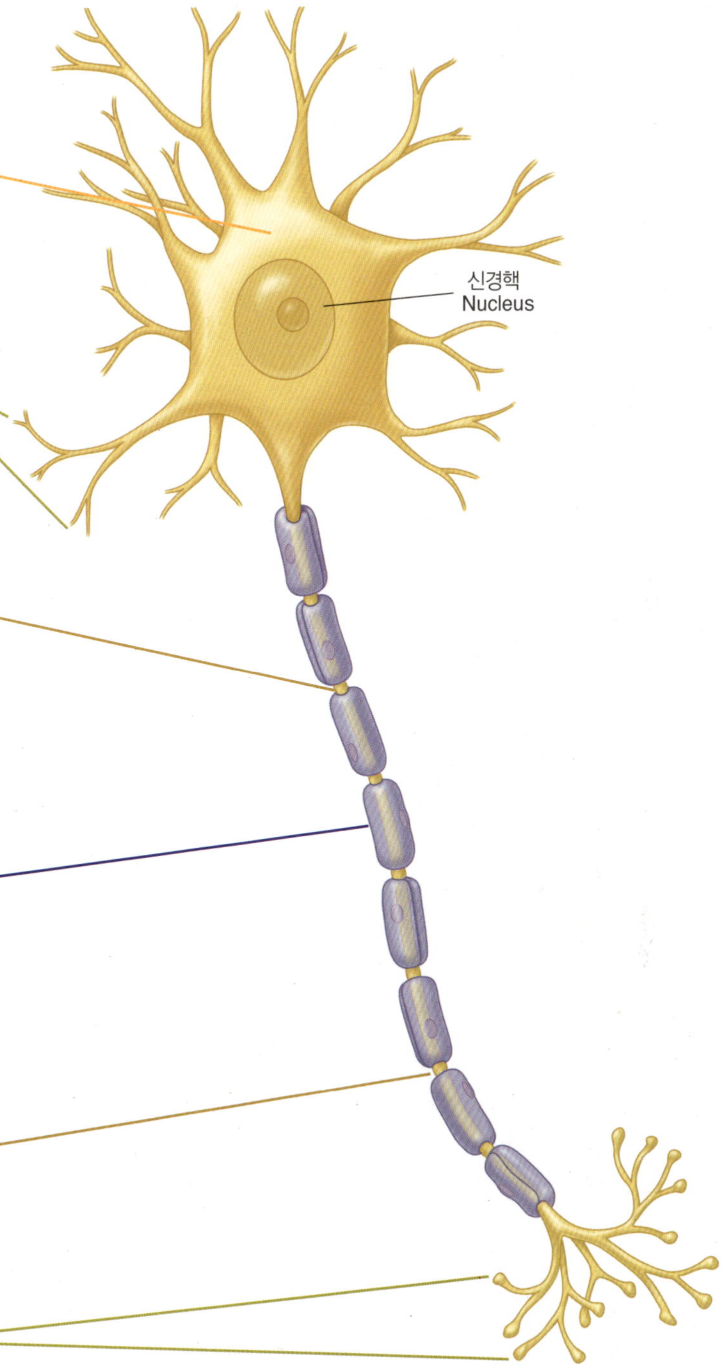

세포체(Cell body, soma라고도 함)는 신경세포의 조절중추이며 핵을 포함하고 있다.

가지돌기(Dendrites)는 나뭇가지처럼 생겼으며, 다른 신경세포로부터 신호를 받고 세포체로 정보를 전달한다. 신경세포는 하나에서 수천개의 가지돌기를 가지고 있다.

축삭(axon)은 신경세포체로부터 신경신호를 전달하고 가지돌기보다 길며 몇 개의 곁가지가 있다. 신경세포는 1개의 축삭만을 갖는다; 그러나 섬유길이는 몇 mm에서 1m까지 다양하다.

많은(그러나 전부는 아니다) 신경세포의 축삭은 **말이집**(myelin sheath)에 싸여 있다. 대부분 지질로 구성되어 있고, 말이집은 축삭을 절연한다. 말초신경계에서, 슈반세포가 말이집을 형성한다. 중추신경계에서, 희소돌기아교세포가 이 역학을 한다. (더 많은 정보는 다음 쪽의 "말이집"을 참조한다.)

말이집의 틈을 **신경섬유마디**(nodes of Ranvier)라고 하며 동일한 간격으로 빈 공간을 형성한다.

축삭의 끝은 **연접끝망울**(synaptic knob)을 포함한 축삭종말로 널리 퍼져 가지가 있다. 연접 끝망울은 신경전달물질을 포함한 소포들이 있다.

중요한 사실(Fast fact)

궁둥신경은 인체에서 가장 긴 축삭을 포함하고 있다. 궁둥신경의 축삭은 발의 엄지발가락의 바닥까지 내려간다.

말이집 (Myelin)

모든 신경섬유가 말이집으로 싸여있는 것은 아니다. 그러나 말이집이 자극의 전도속도를 빠르게 하기 때문에, 민말이집 섬유는 더 느리게 신경자극전도를 한다. 전형적으로 민말이집 신경섬유는 위산분비 자극과 같이 속도가 필수요소가 아닌 기능을 수행하는 신경을 형성한다. 대조적으로, 뼈대근육을 자극하는 신경섬유는 속도가 중요하기 때문에 말이집 신경이다.

말초신경계에서, 말이집은 축삭 둘레를 신경집세포가 싸고 있고 그 안쪽에 세포막을 말이집 섬유가 여러 겹으로 감싸고 있다. 이 안쪽 층이 말이집을 형성한다. 신경집세포의 세포핵과 대부분의 세포질은 가장 바깥층에 위치한다. 이 가장 바깥층을 **신경섬유집**(신경섬유초, neurilemma)라고 하는데 손상된 신경세포 재생에 필수적이다.

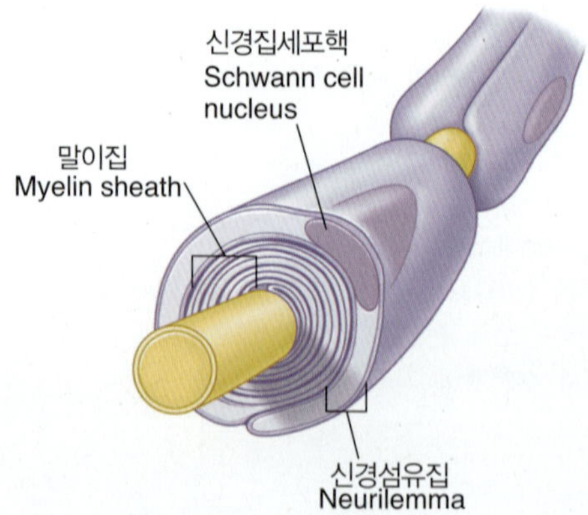

중추신경계에서, 말이집은 희소돌기아교세포로 구성되어 있다. 신경집세포과 달리, 희소돌기아교세포는 1개의 축삭을 완전히 둘러싸고 있어서, 한 개의 희소돌기아교세포는 몇 개의 축삭을 감싸는 말이집을 형성한다. 특히, 희소돌기아교세포의 핵은 말이집의 바깥쪽에 위치하며, 바깥쪽으로 투사하여, 인접 신경세포의 축삭 주변을 함께 감싸고 있다. 결과적으로, 신경섬유집이 없기 때문에 손상된 중추신경계 섬유의 재생을 방해한다. 비록 연구자들이 가능한 해결책을 계속 연구하고는 있지만, 심한 척수마비가 왜 영구적으로 존재하는지를 이해할 수 있다.

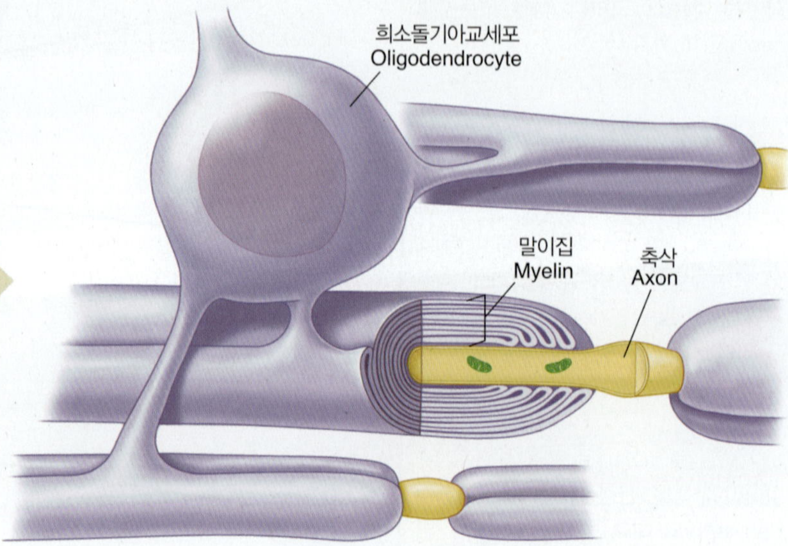

일상에서의 신체 (The body at work)

말이집은 태아발생 14주부터 형성되어, 청년기까지 완성되지 않는다. 사실 출생 시 신생아 뇌의 신경세포는 매우 극소수만 말이집으로 싸여있다. 유아와 아동기동안 말이집은 급격하게 진행된다. 이러한 발생이 적절히 진행되기 위하여 아동은 적절한 식이지방의 공급이 필요하다(주의점 : 말이집은 대부분 지방이다.) 따라서 어린 아동일수록 저지방식이요법을 해서는 안 되는 이유이다.

신경섬유의 회복(Repair of Nerve Fibers)

신경이 손상되면(절단, 분쇄손상, 또는 다른 유형의 외상과 같은), 신경 자체의 재생능력은 손상의 정도뿐만 아니라, 신경의 위치에도 영향을 받는다. 말초신경계의 신경세포는 세포체와 신경섬유집이 손상되지 않는 한 재생할 수 있다. 중추신경계의 신경세포는 신경섬유집이 부족하기 때문에, 재생할 수 없다. 따라서 대부분의 뇌와 척수의 손상은 영구적인 손상을 야기한다. 다음 그림은 몸운동신경세포의 회복과정을 도식화한 것이다.

1 신경섬유가 절단되면, 축삭말단은 영양 공급원으로부터 분리된다. 결론적으로, 말이집과 신경집세포를 따라서 퇴행이 시작된다. 대식세포는 손상 노폐물을 청소하기 위하여 이동한다.

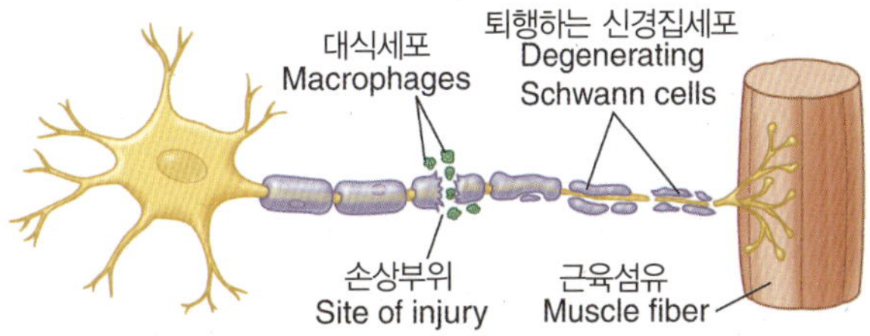

2 정상적으로 신경지배를 받는 근육섬유는 신경입력이 박탈되기 때문에, 근육섬유는 위축되거나 줄어들기 시작한다. 반면에 축삭의 몇몇 부위는 새로운 성장과정을 시작한다. 같은 시간에, 신경섬유집은 손상부위 가까이에서 굴을 형성한다 ; 새로운 신경집세포가 그 굴 안에서 성장한다.

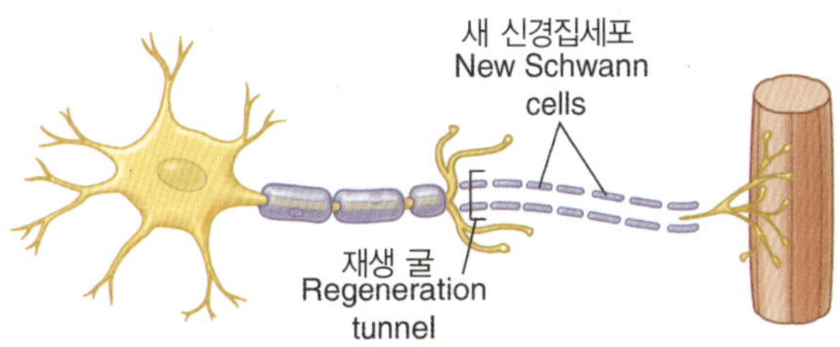

3 새로운 성장과정이 그 굴 안에서 시작될 때, 성장과정은 빠르게 시작한다(3~5 mm/일). 그 시점에서, 다른 성장과정이 지연되기 시작한다.

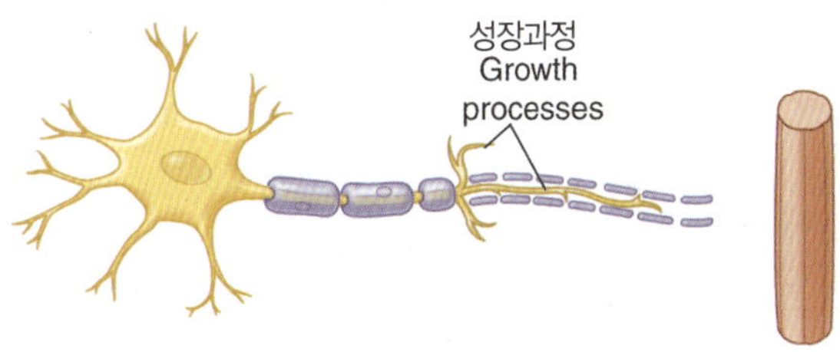

4 근육섬유에 신경 재지배가 이루어질 때까지, 새로운 신경섬유는 굴을 따라서 성장을 계속한다. 발생 이후에 신경 재지배된 근육섬유도 재생된다.

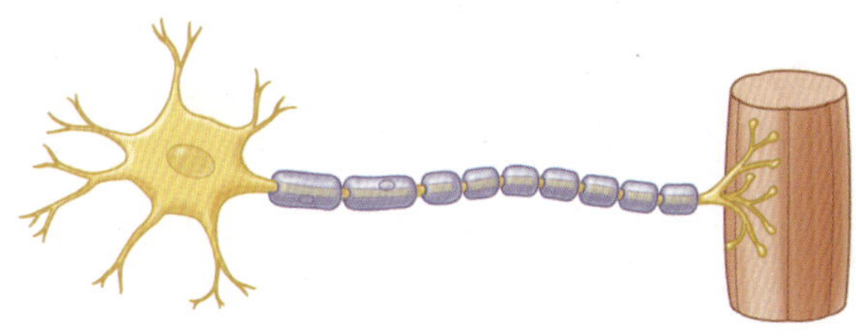

기본 강좌 : 신경손상

말초신경이 심하게 손상되면, 신경외과전문의는 외과적으로 신경말단을 재배열한다. 손상된 말단에 인접한 다른 말단이 없으면, 외과전문의는 틈을 연결하기 위하여 신경이나 정맥을 사용한다. 이 수술의 성공 여부는 다양하다. 그러나 현재 연구된 다른 방법은 직접 새롭게 성장하는 축삭을 돕기 위한 연접안내 통로를 사용하는 것이다. 이 통로는 비어있거나 성장요소 또는 신경세포로 채워져 있다.

자극 전도(Impulse Conduction)

신체를 형성하는 기관과 조직에 정보를 전달하기 위하여, 신경세포가 정보 전달을 시작하고 한 신경세포에서 인접 신경세포로 전기적으로 신호를 전달한다. 신호전달은 전류를 발생시키고 모든 전류는 한 지점에서 다른 지점으로 대전입자를 따라서 흘러간다.

인체에서, 반대 전류를 띤 이온이 막으로 분리되어 있을 때는 언제든지, 다른 쪽을 향하여 움직일 수 있는 잠재력이 존재한다(물론 막의 투과도에 의존하지만). 이것을 **막전위**(membrane potential)이라고 한다. 막전위(막의 한 쪽은 과도한 양이온이고 반대쪽은 과도한 음이온)를 띠는 막은 **분극**(polarized)되어 있다고 한다.

애니메이션(ANIMATION)

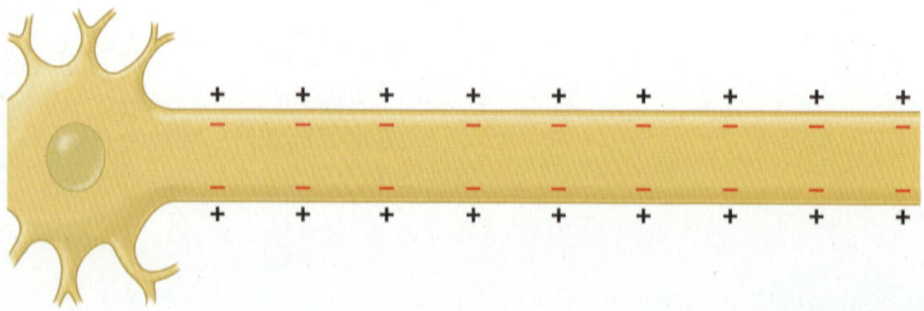

1 휴지막전위(안정막전위) (Resting potential)

- 세포의 안쪽은 음이온을 띠며; 세포 바깥쪽은 양이온을 띤다.
- 세포 안쪽은 Na^+이 많고; 세포 바깥쪽은 K^+이 많다.

신경세포가 전기적 신호를 전달하지 않을 때, 신경세포 안쪽은 음이온을 띠고, 신경세포 바깥쪽은 양이온을 띤다. 세포의 바깥쪽은 나트륨이온(Na^+)이 많고, 안쪽은 다량의 칼륨이온(K^+)이온을 포함하고 있다. 더욱이 세포의 안쪽은 다른 이온을 포함하는데 특히 음이온을 띤 단백질과 핵산을 많이 포함하고 있다. 이런 추가적인 입자는 세포 안쪽 전반에 음이온을 띠도록 한다. 세포막의 투과성 때문에, 나트륨이온과 칼륨이온은 세포막을 가로질러 유출된다. 그러나 나트륨-칼륨 펌프는 재위치에 이온을 되돌리기 위하여 계속 작동한다. (나트륨-칼륨 펌프의 더 자세한 정보는 제 3장 *세포*를 참조한다.) 비활성 분극상태를 **휴지막전위(안정막전위)**(resting potential)이라고 한다. 신경섬유는 휴지하고 있지만, 자극이 도달하면 활동할 잠재력을 가지고 있다.

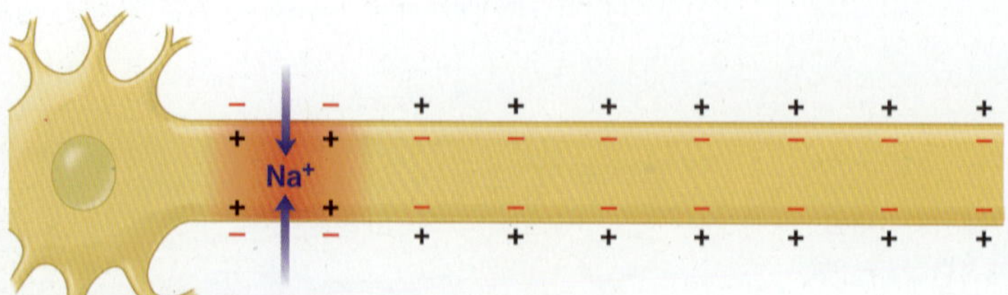

2 탈분극(Depolarization)

- 자극이 Na^+를 세포 안으로 들어가도록 한다.
- 그 부위 세포막 안쪽의 전위가 음전위에서 양전위로 바뀐다.

자극(화학, 열, 또는 기계적 압력과 같은)이 도달하면, 휴지신경섬유막의 통로가 열리고 세포막 바깥쪽에 있는 Na^+이 세포 안으로 들어간다. 양전위의 추가로 세포 안쪽을 음전위에서 양전위로 바뀐다. 세포막이 더 양전위가 되면 이것을 **탈분극**(depolarize)이라고 한다.

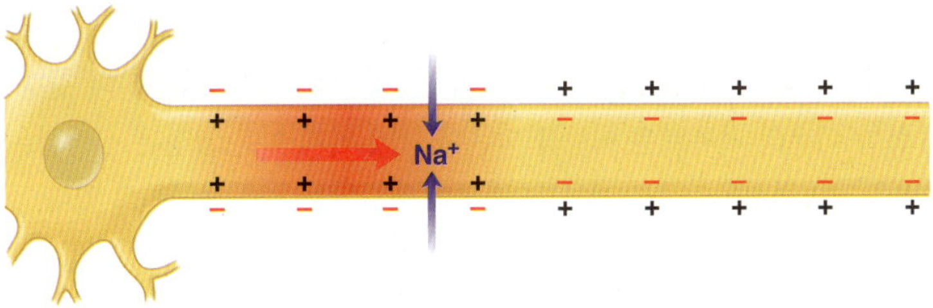

3 활동전위(Action potential)

- 인접 부위의 통로가 열리고 더 많은 Na^{+}이 세포 안으로 들어간다.
- 신경자극은 축삭을 따라서 아래로 계속 전달된다.

탈분극이 충분히 강하면, 즉, 자극이 알려진 역치수준 이상에 도달하면, 인접한 통로가 열리고 더 많은 Na^{+}이 세포막 안쪽으로 유입된다. 이것은 **활동전위**(action potential)을 야기하는데, 이것은 신경세포가 축삭을 따라 자극을 전달하면서 활성화되는 것을 뜻한다. 활동전위의 다른 용어는 신경 자극(impulse)이다. 활동전위는 한 마디가 인접한 마디를 자극하면서 축삭을 따라 전달된다.

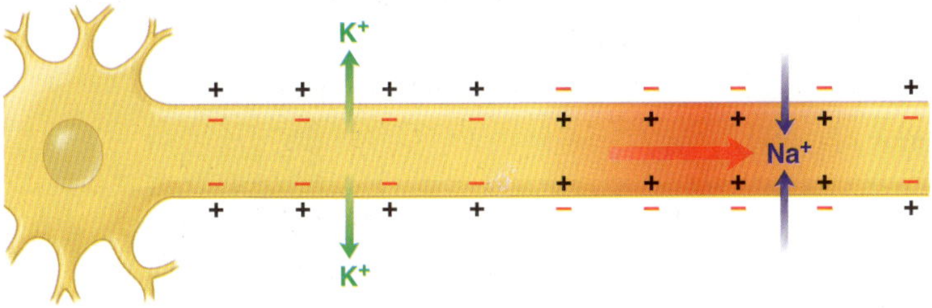

4 재분극(Repolarization)

- K^{+}은 세포 밖으로 유출된다.
- 전기적 균형이 회복된다 : 세포막 안쪽은 음전위를 띠고 세포막 바깥쪽은 양전위를 띤다.

반면 Na^{+}의 갑작스런 유입은 다른 통로의 개방을 유발하여 K^{+}이 세포 밖으로 유출되도록 한다. K^{+}의 유출이 시작된 후 바로, Na^{+} 통로가 폐쇄되어 더 이상 Na^{+}이 세포 안으로 유입되는 것을 막는다. 이것이 세포의 **재분극**(repolarize)이다; 그러나 Na^{+}과 K^{+}은 위치가 바뀌어서, 세포 밖은 K^{+}을 더 많이 포함하고 있고, 세포 안은 더 많은 Na^{+}이 포함되어 있다.

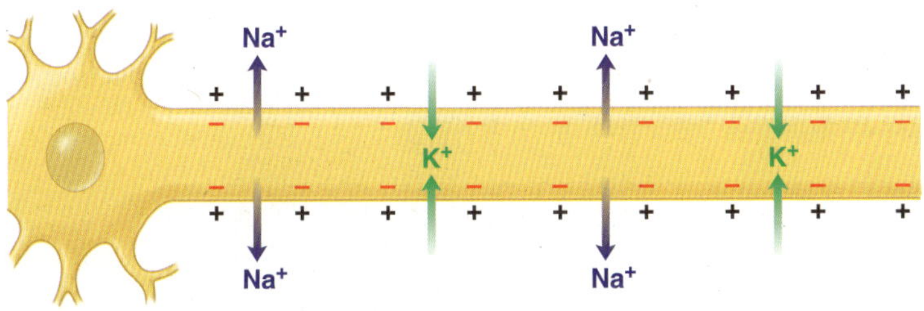

5 불응기(Refractory period)

- 세포막은 분극 되지만 Na^{+}과 K^{+}은 세포막 안팎의 위치가 달라졌다.
- 나트륨–칼륨 펌프가 올바른 위치로 이온을 복귀시키기 위하여 작동한다.

비록 세포막은 분극 되지만, 신경세포는 Na^{+}과 K^{+}의 위치가 휴지전위와 달라져 있는 한 새로운 자극에 반응하지 않는다. 이것을 **불응기**(refractory period)라고 한다. 나트륨–칼륨 펌프는 Na^{+}은 유출시키고 K^{+}은 유입시키기 위하여 작동한다. 이 과정이 끝나면, 신경세포는 다시 분극되고 다른 자극이 도달할 때까지 휴지전위를 띤다.

일상에서의 신체(The body at work)

활동전위는 "실무율"이다. 한 자극이 역치에 도달하고 신경세포가 탈분극하면 신경세포는 자신의 최대 전압으로 흥분한다. 자극이 역치에 도달하지 못하면, 신경세포는 전혀 흥분하지 않는다. 더 강한 자극이 강한 반응을 생산하지 않는다. 이런 방법으로, 신경세포의 각각의 마디는 인접한 마디를 활성화시키고, 신경세포는 연접끝망울까지 같은 강도로 신경자극을 전달한다.

말이집섬유의 자극전도(Impulse Conduction in Myelinated Fibers)

앞에서 설명했던 것처럼, 신경자극은 민말이집 섬유를 통해서 이동한다. 그러나 말이집섬유에서, 대부분의 신경섬유의 축삭을 싸고 있는 두꺼운 말이집은 세포막을 통한 이온의 자유로운 이동을 막는다. 유일하게 이온 교환은 신경섬유마디에서 발생한다 ; 말이집에 고르게 빈 틈. 다음 그림은 말이집섬유를 통해서 신경 자극이 전도되는 것을 보여주고 있다.

애니메이션(ANIMATION)

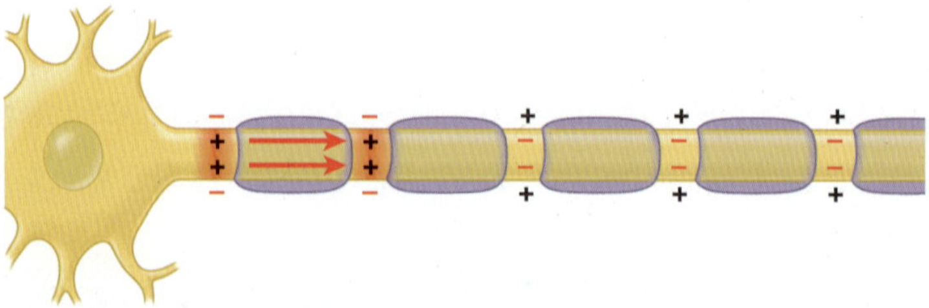

전도는 신경섬유마디에서 발생하고 활동전위를 생성한다. 전류는 인접한 마디로 말이집 아래쪽으로 흐르고, 또 다른 활동전위를 자극한다.

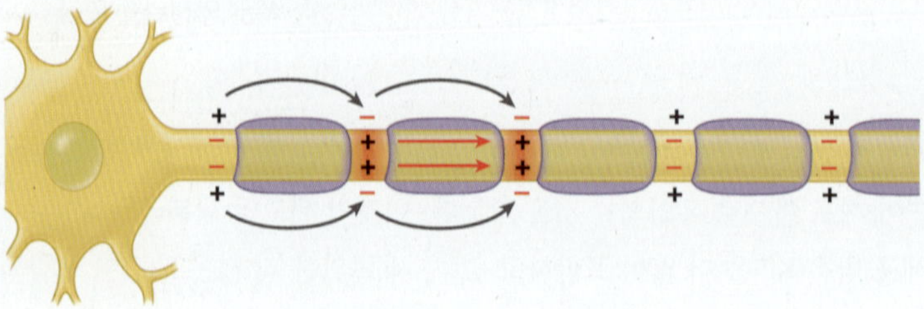

중요한 사실(Fast fact)

신경세포는 놀랄만큼 빠르게 자극을 전도할 수 있다 : 초당 120 m 까지(268 mile/hr)

이 과정은 축삭이 신호를 아래로 전달하면서 계속된다. 활동전위는 단지 신경섬유마디에서만 발생하기 때문에, 자극은 마디에서 마디로 "도약"하는 것처럼 보인다. 이러한 신호전도 방법을 **도약전도**(saltatory conduction)라고 한다. (*saltatory*라는 용어는 라틴어의 *saltare*에서 유래된 말로 "도약한다"는 의미이다.)

기본 강좌 : 다발성경화증

다발성경화증(Miltiple sclerosis, MS)은 중추신경계의 신경세포를 감싸고 있는 말이집이 퇴화되고 단단한 반응조직(프라그)으로 대처되는 질병이다. 이러한 변화는 신경전도를 방해하며 신경의 손상정도에 따라서 증상을 다양하다. 일반적인 증상은 시각장애(시력상실, 복시와 같은), 근육약화, 협응력 손실 및 언어장애 등이다. 다발성경화증은 수년 동안 진행된다 ; 전형적으로 증상을 개선되었다가 악화되는 예측불가능한 순환주기를 보인다. 다발성경화증은 20~40세의 여성에서 치명적인 경향이 있다. 비록 원인불명이지만, 전문가들은 바이러스가 환자의 면역계가 중추신경계의 말이집을 공격하는 자가면역반응을 유발한다. 알려진 치료방법은 없다.

연접 (Synapses)

신경자극은 보통 목표기관이나 목표조직에 도달하기 전에 몇 개의 다른 신경세포를 통해서 이동한다. 이 과정을 위해서, 신경자극은 한 신경에서 인접 신경으로 이동하는 몇 가지 방법을 가지고 있어야 한다. 이것이 발생하는 영역을 **연접**(synapse)라고 한다. 9장에서 신경과 근육 사이에 발생하는 연접을 토론했다 ; 여기서는 우리는 2개의 신경 사이에서 발생하는 연접에 대한 설명을 할 것이다.

몇몇 연접(심장근육과 민무늬근육 조직세포의 일부 유형들 사이의 연접과 같은)은 전기적이다. 이러한 연접에서는, 활동전위가 한 신경에서 다음 신경으로 원활하게 지나가도록 인접한 신경은 연락을 한다. 더 일반적으로는 연접은 화학적이다. 화학적 연접에서는, 두 신경은 연락하지 않는다. 그 대신에, 신경전달물질이라고 불리는 화합물이 매우 좁은 틈(연접틈새)을 매워서 첫 번째 신경(**연접전 신경**)에서 다음 신경(**연접후 신경**)으로 정보를 전달하도록 한다. 매우 단순하지만, 아래에서 기본적으로 발생하는 과정을 설명하고 있다.

애니메이션(ANIMATION)

1 활동전위가 연접틈새에 도달하면, 세포막은 탈분극한다. 이것은 이온통로가 열려서 칼슘이 세포 안으로 유입되도록 한다.

2 유입된 칼슘은 소포 안에 있는 신경전달물질을 유리시켜서 연접으로 보낸다.

3 신경전달물질이 유리되지마자, 신경전달물질은 연접후막에 있는 수용체와 결합한다. 각 신경전달물질은 특별한 수용체가 있다(예를 들어, 신경전달물질인 에피네프린은 자신에 특정한 수용체와 결합할 수 있다.)

4 특정 신경전달물질은 자극을 계속할 것인지(흥분이라고 함) 또는 자극을 멈출 것인지(억제라고 함)를 결정한다. 신경전달물질이 흥분성이며–그림에서 보이는 것처럼 – Na^+통로가 열리고, 세포막은 탈분극될 것이며, 신경자극이 계속된다. 자극이 억제되면, K^+통로가 열리고 자극은 멈춘다.

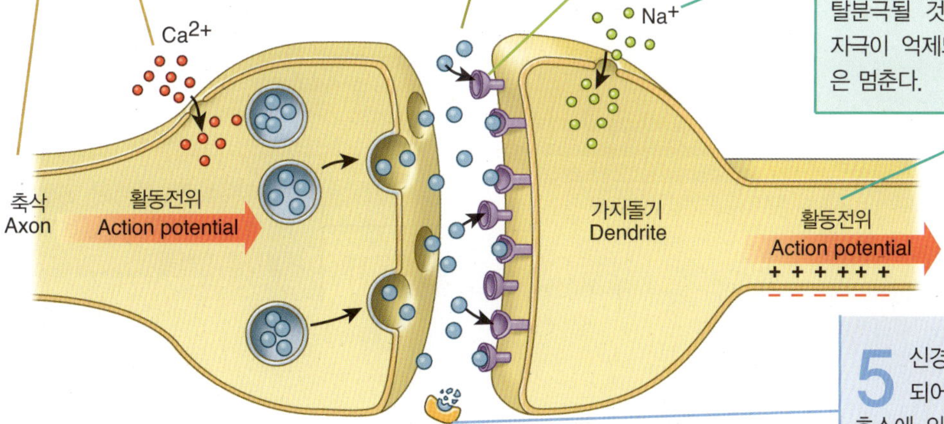

5 신경전달물질은 수용체에서 이완되어 연접틈새에서 재흡수되고 효소에 의해서 재활용되거나 파괴된다(그림에서 보이는 것처럼).

중요한 사실(Fast fact)

과학자는 인체에서 100개 이상의 신경전달물질을 발견하였다. 일반적인 신경전달물질은 아세틸콜린, 에피네프린, 노르에피네프린, 세로토닌, 도파민, 및 히스타민이다.

중요한 사실(Fast fact)

한 신경은 다양한 연접을 할 수 있다. 사실, 뇌의 일정 부분은 한 신경이 100,000개 연접까지 가지고 있다.

척수와 몸반사(SPINAL CORD AND SOMATIC REFLEXES)

척수는 뇌에서 신체로 정보를 전달하는 정보통로이다. 31개의 척추신경이 척수로부터 나오며, 척추신경은 인체로 뻗어나간다. 비록 척수는 중추신경계의 한 부분이지만, 척추신경은 말초신경계의 일부분이기 때문에, 척수와 척추신경은 밀접하게 연결되어 있다.

중요한 사실(Fast fact)

척수는 당신의 손가락보다 넓으며, 약 17인치(43cm)까지 뻗어 있다.

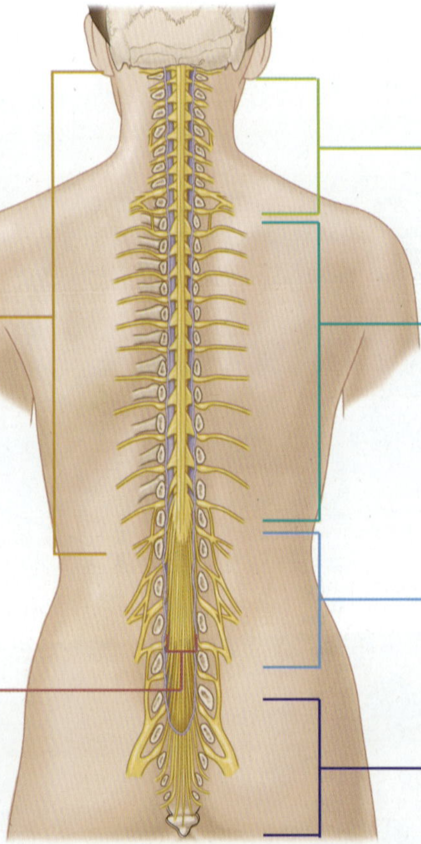

일상에서의 신체(The body at work)

조기 태아기에, 척수는 척주의 안에서 뻗어있다. 그러나 척주는 척수보다 더 빠르게 자리고, 아기가 출생할 때 척수는 L3수준까지 뻗어 있다. 성인기에 척수는 L1까지 뻗어 있다. 이것은 허리뚫기(뇌척수액을 분석하기 위하여 척수강으로 바늘을 삽입하는 과정)가 L3~L4에서 수행되는 것이 바늘에 척수가 찔릴 위험이 없다는 것을 설명해 준다.

척수의 구조(Structure of the Spinal Cord)

척수는 쌓인 척추뼈에 의해 형성된 보호성 뼈로된 굴 안에 위치한다. 척수의 횡단면은 척수를 형성하는 2가지 유형의 신경 조직을 명확하게 보여준다.

회백질(Gray matter)–말이집이 없어서 회색으로 보임–은 대부분 운동신경과 사이신경의 세포체로 구성되어 있다. 이 H–모양의 회백질은 2개의 뿔로 구분된다: **뒤뿔**(posterior[dorsal] horns)과 **앞뿔**(ventral[anterior] horns).

작은 공간–**경질막위공간**(epidural space)라고 불리는–은 척수의 바깥막과 척추뼈 사이를 말한다 ; 이 작은 공간은 지방뿐만 아니라, 혈관 및 결합조직을 포함하여 완화작용을 한다.

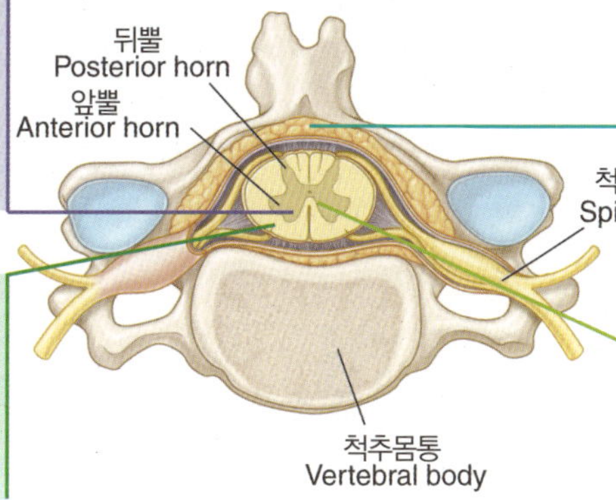

백질(White matter)는 말이집 다발 때문에 흰색을 띤다. 백질은 신경계의 한 부분에서 다른 부분으로 자극을 전달하는 축삭 다발(신경로)을 포함한다.

중심관(central canal)은 척수사이에 뇌척수액을 운반한다.

척추신경의 부착(Attachment of Spinal Nerves)

척추신경은 척추뼈사이 공간(척추사이원반으로 분리된 공간)사이를 지나가고, 척추에서 2개의 뿌리로 나온다 ; 뒤뿌리와 앞뿌리.

척수의 수막(Meninges of the Spinal Cord)

척추뼈로 인해 제공되는 보호뿐만 아니라, 척수는 수막(또한 수막은 뇌를 덮고 있다)이라고 불리는 3개 층의 섬유성 결합조직에 의해 보호된다. 3개 층의 수막은 안쪽에서 가쪽으로 연질막, 거미막, 경질막이라고 한다.

뒤신경뿌리(dorsal[posterior] nerve)는 척수 안으로 감각정보를 전달하는 신경섬유이다. 뒤뿌리는 척수의 뒤뿔로 들어간다.

뒤신경세포의 세포막은 **신경절**(ganalion)이라고 불리는 매듭과 같은 구조 안에 모여 있다.

척추신경(spinal nerve)은 뒤신경뿌리와 앞신경뿌리가 융합된 단일 신경이다. 신경은 감각섬유와 운동섬유를 모두 포함하고 있기 때문에 – 2 방향으로 신경자극을 전달할 수 있다는 것을 의미–이것은 **혼합신경**(mixed nerve)이라고 한다.

앞신경뿌리(ventral[anterior] nerve roots)의 신경섬유는 앞뿌리로부터 나와서 척수로부터 운동정보를 운반한다.

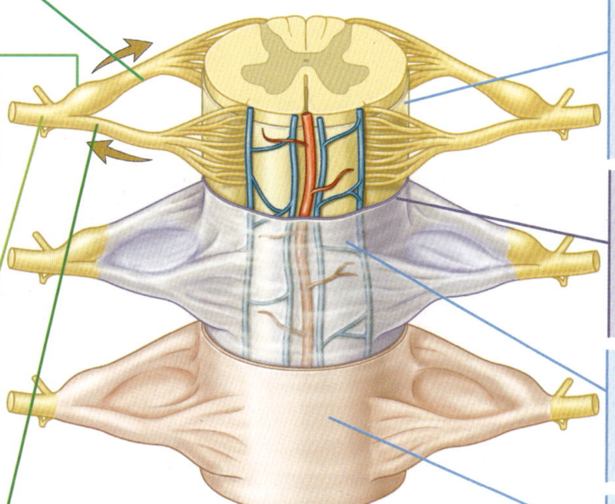

경질막(pia mater)은 가장 안쪽 층이다. 이 투명한 막은 뇌와 척수의 바깥면에 붙어있다. 또한 혈관을 포함하고 있다.

거미막밑공간(subarachnoid space)은 거미막과 연질막 사이를 말한다. 이 공간에는 뇌척수액이 채워져 있다.

거미막(arachnoid mater) – 거미집을 닮은 섬세한 층 – 경질막과 연질막 사이를 말한다.

경질막(dura mater)는 강한 바깥층을 말한다.

척추신경로(Spinal Tracts)

척수의 백질 안에 신경로(tracts)라고 불리는 축삭다발은 뇌에서 내려오는 정보와 뇌로 들어가는 정보의 의사소통에 관한 통로이다. 단일 신경로의 모든 신경섬유는 비슷한 이는곳, 닿은곳, 기능을 가지고 있다. 예를 들어, 척수시상로의 신경섬유는 *척수*(spino-)에서 시작하여 *시상*(thalamic)에서 끝난다. 또한 척수시상로는 뇌의 시상으로 통각, 촉각, 온각을 전달한다.

가장 중요한 신경로는 아래 그림에서 설명하고 있다. *주의 :* 모든 신경로는 척수의 양쪽에 존재하지만, 그림은 왼쪽은 오름신경로를 오른쪽은 내림신경로를 설명하고 있다

오름신경로는 감각신호(통증과 같은)를 척수에서 뇌로 전달한다.

내림신경로는 운동정보를 척수를 타고 내려와 뼈대근육으로 전달한다.

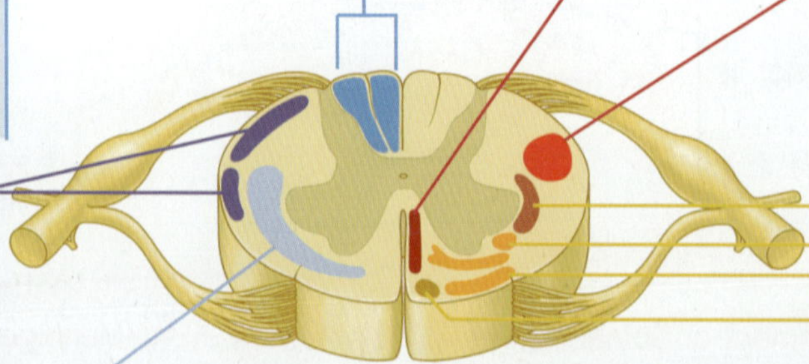

뒤기둥(dorsal column)은 깊은 압박 및 진동감각 뿐만 아니라, 신체 부위의 인식(고유수용성감각)에 관한 감각을 전달한다.

척수소뇌로(spinocerebellar tract)는 고유수용성감각을 전달한다.

척수시상로(spinothalamic tract)은 온도, 압력, 통증 및 촉진에 대한 감각을 전달한다.

겉질척수로(corticospinal tracts) (또는 **추체로계** [pyramidal tracts]이라고도 함) 신체의 반대쪽 손, 손가락, 발, 및 발가락의 움직임에 관여한다.

추체외로계(extrapyramidal tracts)는 균형 및 근육긴장에 관여하는 신경로의 집단이다.

일상에서의 신체(The body at work)

대부분의 척수신경로는 뇌줄기에서 신체의 한 쪽에서 반대쪽으로 건너간다. 이것을 ***교차***(*decussation*)*이라고 한다. 예를 들면, 신체의 오른쪽 감각신호는 뇌의 왼쪽으로 보내진다. 또한 신체의 오른쪽으로 내려가는 운동신호는 뇌의 왼쪽에서 시작한다. 이것은 뇌졸중 환자들이 뇌의 왼쪽 운동중추가 손상되면 신체의 오른쪽에 약화 또는 마비를 가지는 이유이다.*

쉽게 이해하기(That Makes Sense)

오름신경로와 내림신경로 사이의 차이를 기억하기 위하여, 다음을 고려한다: 발톱이 걸리면 통증 ***감각***(*sensation*)*은 내로* ***올라간다***(*ascends*)*. (오름 : 감각.) 반응에서, 당신의 뇌는 발로 정보를* ***내려보내***(*down*)*서* ***움직***(*move*)*이라고 한다. (내림 : 운동.)*

중요한 사실(Fast fact)

한 신경로의 모든 축삭은 한 가지 기능을 한다.

기본 강좌 : 척수손상

미국에는 매년 약 10,000명이상의 척수손상 환자가 발생한다. 16~30세의 남자가 가장 높은 위험군이며, 주로 위험한 행동을 하는 경향이 있기 때문이다. 대부분의 노상은 자동차와 오토바이 사고로 비롯된다.

척수손상이 심각하면 – 종종 척추골절이 발생하기 때문에 –, 손상수준 이하의 운동 및 감각 손상을 야기한다. 예로, T1수준과 L1수준 사이의 척추손상은 다리의 마비(양측마비)가 발생: C5이상 척추 손상은 모든 팔다리의 마비(사지마비) 발생. 특히, C4수준 이상 손상은 이곳이 가로막신경이 척수에서 나오는 위치라서 위험하다. 가로막신경은 가로막을 신경지배하기 때문에, 이 손상은 호흡실패를 야기할 수 있다.

척추신경 (Spinal Nerves)

척추신경(말초신경계의 한 부분)는 척수에서 휴식을 취하는 인체로 정보를 전달한다.

신경(nerve)는 결합조직으로 둘러싸인 많은 신경섬유(축삭)로 구성되어 있다. 신경섬유의 수는 단일 신경세포에 몇 개부터 수백만 개까지 매우 다양하다. (주의 : 한 신경세포[neuron]는 한 신경 세포[nerve cell]이다 ; 한 신경은 많은 신경세포로 구성되어 있다.)

신경섬유는 **신경다발**(fascicles)이라고 불리는 다발 안에 함께 모여 있다 ; 결국, 몇몇 신경다발은 함께 모여있고, 혈관과 함께 두꺼운 결합조직으로 싸여 있다.

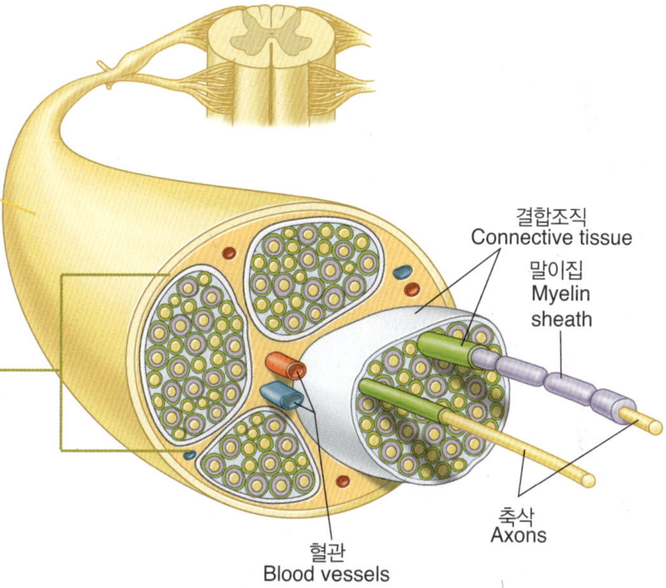

대부분 신경은 감각섬유와 운동섬유를 모두 포함하고 있고, **혼합신경**(mixed nerves)이라고 부른다. 이 신경들은 2개 방향으로 신호를 전달한다. 몇몇 신경들은(눈신경과 같은) **감각신경**(sensory nerves)으로 오직 감각(오름)섬유로만 구성되어 있다. 그것들은 척수로 감각정보를 전달한다. 다른 신경은 **운동신경**(motor nerves)로 오직 운동(내림)신경만으로 구성되어 있고 운동정보를 근육과 분비선으로 전달한다.

!

쉽게 이해하기 (That Makes Sense)

*신경과 신경로를 위해 사용되는 용어에 관한 바른 정리를 위하여 다음을 상기한다 : 항상 감각은 CNS를 향해서 전달한다. 감각신경은 척수로 자극을 전달한다 ; 이때 척수에서 올라가는 감각정보는 오름신경로를 따라서 올라간다. 더 암시를 한다면, 오름(감각)신경은 오름신 경로라고 **a**라는 같은 영어철자로 시작한다. 운동신경은 움직임에 관한 정보를 전달한다 ; 따라서, 척수에서 나오는 운동신경 정보는 내림(운동)신경을 따라서 나오며, **e**라는 같은 영어철자로 시작한다.*

척추신경 분리(Categories of Spinal Nerves)

31쌍의 척추신경이 척수와 연결되어 있다. 척추신경은 아래와 같다 :

- 8 목신경(C1-C8)
- 12 가슴신경(T1-T12)
- 5 허리신경(L1-L5)
- 5 엉치신경(S1-S5)
- 1 꼬리신경(Co)

1번 목신경은 머리뼈와 중쇠뼈 사이의 척수에서 나온다. 다른 신경은 척수뼈 사이의 구멍(척추사이구멍)을 지나서 나온다.

척주의 바깥쪽으로 나오자마자, 각 척수신경은 몇몇의 큰 가지로 나누어진다. 이 가지의 일부는 신경얼기라고 불리는 신경망을 형성하기 위하여 더 세분화된다. 4개의 주요 신경얼기는 목신경얼기, 팔신경얼기, 허리신경얼기 및 엉치신경얼기이다.

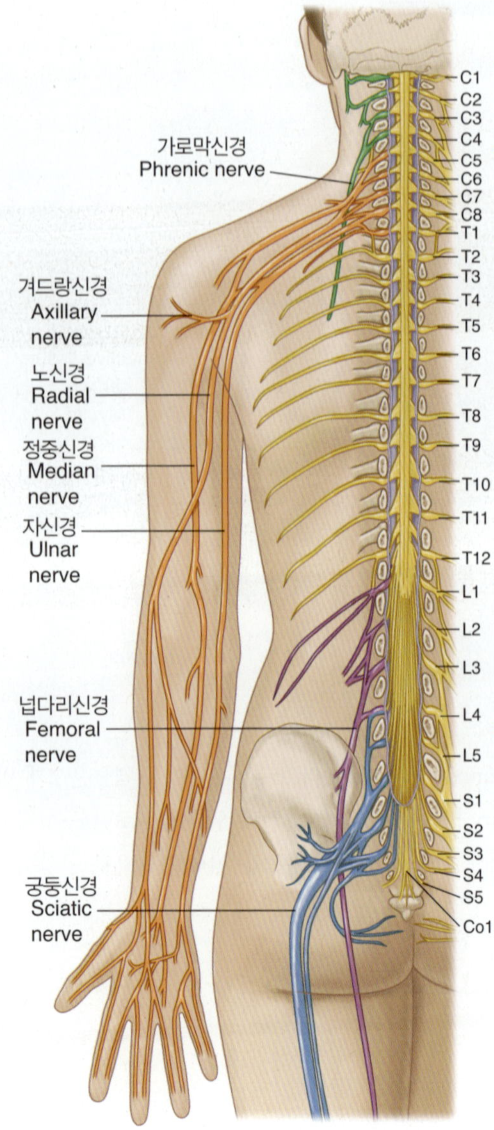

목신경얼기(cervical plexus)는 목, 어깨의 끝, 머리의 일부 근육과 피부를 지배하는 신경을 구성한다. 호흡을 위해 가로막을 자극하는 **가로막신경**(phrenic nerve)이 여기에 위치한다.

팔신경얼기(brachial plexus)는 어깨의 아래부분과 팔을 지배한다. 이 부위에서 팔로 내려가는 주요 신경들은 **겨드랑신경**(axillary nerve)(겨드랑이에 근접하여 지나가서 목발을 사용할 때 손상을 입기 쉽다), **노신경**(radial nerve), **자신경**(ulnar nerve) 및 **정중신경**(median nerve)이다.

허리신경얼기(lumbar plexus) - L1~L4허리뼈척추에서 나오는 신경섬유로 구성 - 은 넙다리와 종아리를 신경지배한다. 주요신경은 **넙다리신경**(femoral nerve)이다.

엉덩신경얼기(sacral plexus)는 L4, L5 및 S1~S4사이에서 나오는 신경섬유로 구성되어 있다. (엉덩신경얼기의 신경섬유와 허리신경얼기의 신경섬유는 서로 혼합되어 있기 때문에, 이 두 신경얼기는 종종 허리엉덩신경얼기[lumbosacral plexus])라고 한다. **궁둥신경**(sciatic nerve)은 인체에서 가장 긴 신경으로, 엉덩신경얼기 시작부위에서 넙다리 뒤를 싸고 내려간다. 이 신경의 과민증은 다리의 뒤쪽을 타로 아래로 심한 통증을 야기하기 때문에 궁둥신경통이라고 한다.

피부분절(Dermatomes)

각 척추신경(C1 제외)은 피부의 특정영역을 지배한다. 이 영역을 **피부분절**(dermatomes)이라고 한다. 임상인은 다른 영역들에서 찌르기를 하여 환자반응검사를 통해서 신경 비정상 위치를 확인하기 위한 정보를 사용한다.

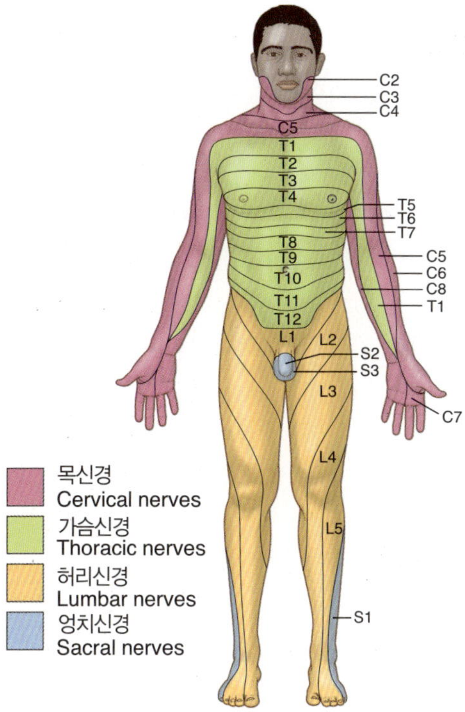

일상에서의 신체(The body at work)

당신의 서기, 걷기 및 바른 균형잡기 능력은 모두 반사로 이뤄진다. 특히, 뼈대근육은 한 근육의 신장량 뿐만 아니라, 신체분절의 움직임에 대하여 뇌로 정보를 전달하는 감각수용기를 포함한다. 이것은 뇌가 근육긴장을 수정하고 움직임을 조절하기 위한 신호를 내보내도록 한다 ; 또한 자세수정을 위한 반사 유발을 허락한다. 예로, 균형 유지는 다양한 근육의 반사적 수축과 이완으로 발생한다 – 모두 당신이 인식할 수 없다.

몸반사(Somatic Reflexes)

반사는 자극에 대한 빠르고 불수의적이며 예측가능한 반응이다. 의식적인 결정을 만드는 뇌영역을 우회하는반사는 **반사궁**(reflex arc)이라고 불리는 신경순환로를 통해 이루어진다. 따라서 반사가 발생한 후에 반사를 인식할 수 있다. 몇몇 반사들은 – 자율(내장)반사 – 선분비 또는 민무늬근(동공수축과 같은) 수축에 관여한다. 이러한 반사는 자율신경에 의해 수행되며, 본 단원의 후반부에서 논의할 것이다.

몸반사(somatic reflexes)는 몸운동신경에 의한 자극 이후에 뼈대근육의 수축으로 발생한다. 종종 몸반사는 뜨거운 스토브에 손을 대는 것과 같이 위험으로부터 신체를 보호하기 위함이다. 다른 반사는 자세를 유지하는데 도움이 된다(위의 "신체에서의 작용"을 참조한다). 몇몇 반사는(아래설명하고 있는 무릎반사와같은) 일반적으로 일정질환을 정의하는데 사용하는 신체검사방법이다.

애니메이션(ANIMATION)

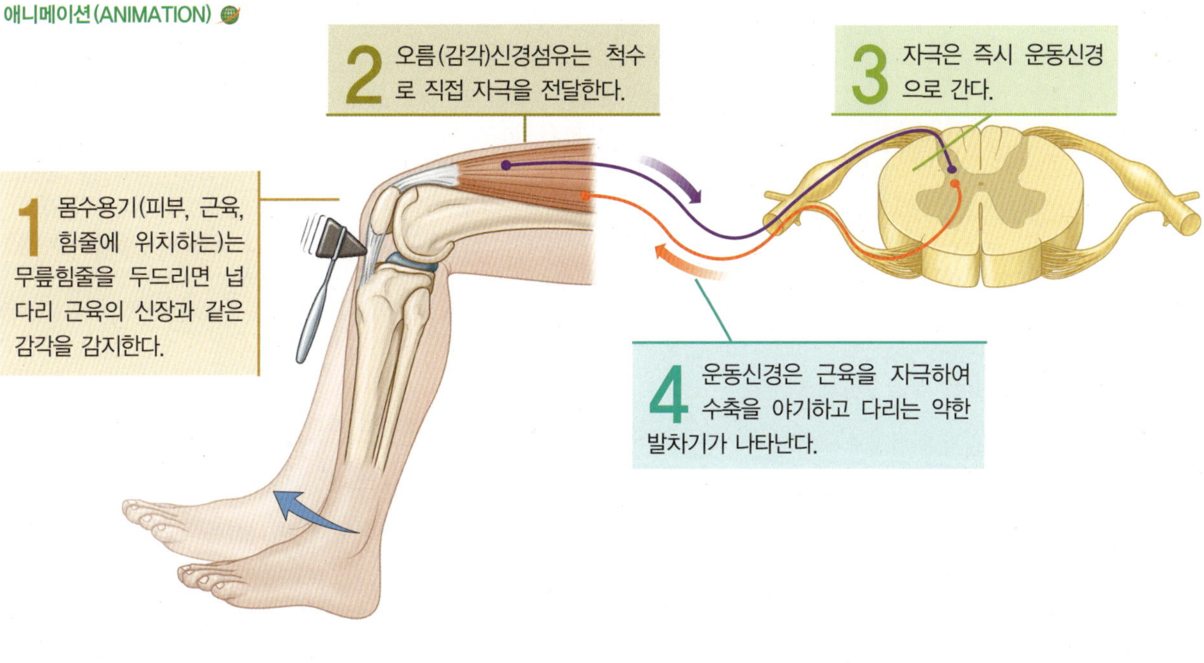

뇌와 뇌신경(THE BRAIN AND CRANIAL NERVES)

뇌는 사고, 학습, 추론, 기억 및 창의력에 관여한다. 실제로, 뇌는 우리가 알고 있는 것 이상의 수많은 놀라운 기능을 수행한다.

뇌의 일반적인 구조(General Structures of the Brain)

뇌는 4개의 주요 부위로 구분된다: 대뇌, 사이뇌, 소뇌, 뇌줄기.

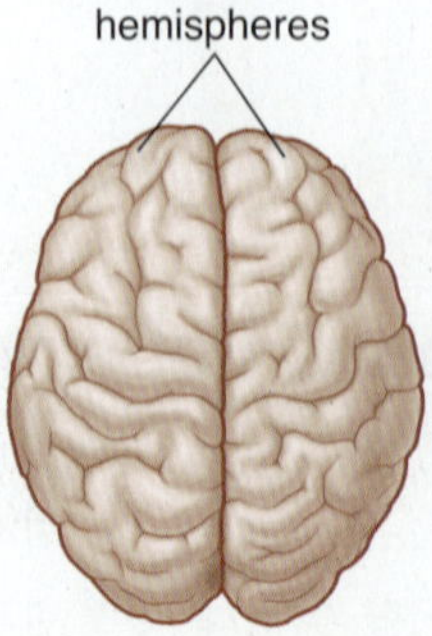

세로틈새(longitudinal fissure)라고 불리는 가장 깊은 홈은 대뇌를 오른쪽 대뇌반구와 왼쪽 대뇌반구로 구분한다. **뇌들보**(corpus callosum)라고 불리는 두꺼운 신경다발은 틈새의 바닥을 따라서 지나간다.

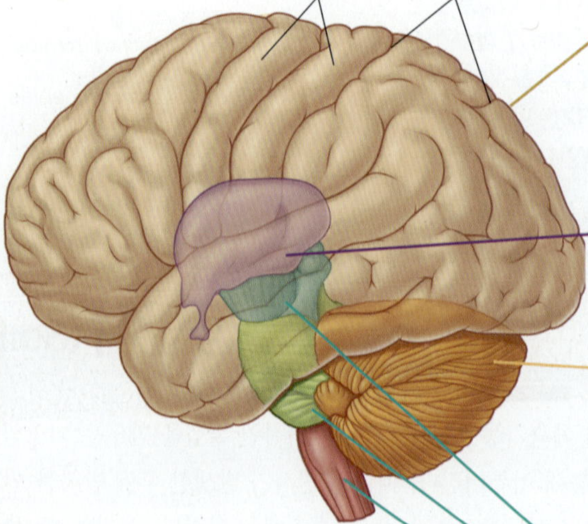

대뇌는 뇌의 가장 큰 부분이다. 대뇌의 표면은 **이랑**(gyri, gyrus)이라고 하는 두꺼운 패임이 있다. **고랑**(sulci, sulcus)이라고 하는 얕은 홈이 이랑으로 나누어진다. 깊은 고랑은 **틈새**(fissures)라고 한다.

사이뇌(diencephalon)는 대뇌와 중간뇌 사이에 있다.

소뇌(cerebellum)는 뇌에서 2번째로 큰 부분이다. 비록 대뇌보다는 작지만, 소뇌는 뇌에 휴식하고 있는 신경보다는 더 많은 신경을 포함하고 있다.

뇌줄기(brainstem)는 뇌의 가장 아래 부분을 형성한다. 뇌줄기는 3가지 구조로 구성되어 있다.

- 중간뇌
- 다리뇌
- 숨뇌

일상에서의 신체(The body at work)

뇌의 회백질(사고, 학습 및 추론에 관여하는 부분)은 뇌의 표면에 위치하기 때문에, 머리뼈의 작은 영역 안에 더 많은 회백질이 들어가도록 겹쳐져 있다. (이 분석에 따르면, 작은 공간 안에 큰 종잇조각이 적절히 맞는다고 생각한다 ; 당신이 큰 종이를 그릇 안에 눌러 담는다면 가능할 것이다.) 과학자는 뇌주름이 인간이 더 부드러운 뇌를 가진 다른 동물보다 더 지능적인 이유라고 오랫동안 생각해 왔다. 최근에 개인마다 독특한 지문처럼 인간의 뇌주름도 사람마다 다양한 유형을 가지고 있다는 것이 증명되었다. 과학자들은 우울증에서 자폐증까지 다양한 정신질환과 신경발달질환으로 고통 받는 인간의 뇌에서 비정상적인 뇌주름을 발견하였다.

회색질과 백색질(Gray and White Matter)

척수와 같이, 뇌는 회색질과 백샐질로 구성되어 있다. 척수(회색질이 안쪽을 형성한다)와 달리, 뇌는 회색질이 표면을 형성하고 있다. 특히, 회색질(세포체와 사이신경으로 구성)는 **겉질**(cortex)이라고 불리는 층에서 대뇌와 소뇌를 구성한다. 회색질은 백질을 통해서 **핵**(nuclei)이라고 불리는 조각 안에 있지만, 겉질 아래는 백색질이 있다. 백색질은 뇌의 일부분과 다른 부위가 결합하는 축삭 다발이다.

뇌의 수막(Meninges of the Brain)

척수와 같이 수막은 뇌의 바깥 표면을 덮고 있으며, 뇌를 보호한다. 또한 뇌를 덮고 있는 뼈는 외상으로부터 뇌를 보호한다.

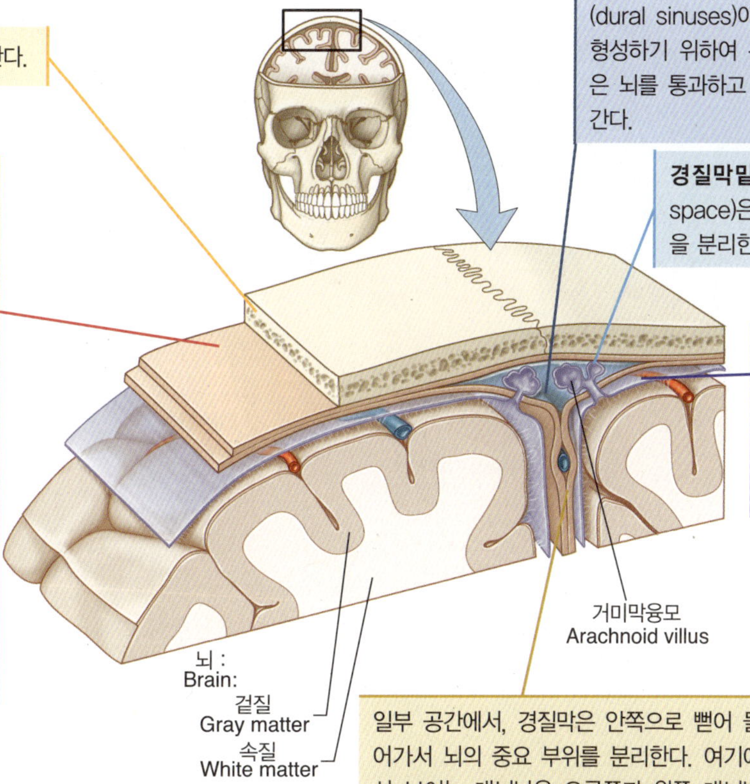

머리뼈는 가장 바깥쪽을 보호한다.

머리뼈의 안쪽에는 3층의 수막이 뇌를 덮고 있다.

- **경질막**(dura mater)은 2개 층으로 구성되어 있다 : **바깥층**(골막층, periosteal layer)은 머리뼈의 안쪽표면에 붙어있다 ; 안쪽 **수막층**(meningeal layer)은 뇌의 바깥층을 싸고 있고 척수의 경질막으로 이어진다.
- **거미막**(arachnoid mater)는 중간층이다.
- **연질막**(pia mater)는 뇌의 표면에 단단하게 달라붙어 있다.

일부 부위에서, 경질막은 **경질만곡**(dural sinuses)이라고 하는 공간을 형성하기 위하여 분리된다. 이 만곡은 뇌를 통과하고 심장을 향해 내려간다.

경질막밑공간(subdural space)은 경질막과 거미막을 분리한다.

거미막밑공간(subarachnoid space)은 거미막과 연질막을 분리한다.

일부 공간에서, 경질막은 안쪽으로 뻗어 들어가서 뇌의 중요 부위를 분리한다. 여기에서 보이는 대뇌낫은 오른쪽과 왼쪽 대뇌반구를 분리하기 위한 가로틈새로 나누어진다. 다른 곳은, 소뇌천막이 소뇌의 꼭대기로 뻗어서 대뇌와 소뇌를 분리한다.

중요한 사실(Fast fact)

남자는 여자보다 뇌가 더 크다. 그러나 뇌의 크기는 신체의 크기와 비례할 뿐, 지능을 반영하지 않는다.

기본 강좌 : 수막염

수막의 감염이나 염증을 수막염(meningitis)이라고 한다. 감염은 귀나 구멍의 감염과 같은 다른 신체부위로 퍼져 있다가 중추신경계로 들어온 몇몇의 다른 세균이나 바이러스에 의해서 발생한다. 세균성 수막염은 바이러스성 수막염보다 호발하지 않지만, 즉시 치료하지 않으면 생명을 위협할 수 있다.

수막염의 증상은 발열, 뻣뻣한 목, 민감, 두통, 기면 및 간질 등이다. 수막염이 있는 신생아는 부적절한 빨기, 숨구멍 돌출 및 높고 날카로운 울음 등이다. 바이러스성 수막염은 보통 감기에 걸린 것처럼 더 가벼운 증상이 나타난다. 실제로, 바이러스성 수막염은 증상이 너무 가벼워서 진단하지 못하고 지나간다.

수막염을 진단하기 위하여, 허리천자로 뇌척수액을 추출한다. 그 다음 뇌척수액을 이용하여 세균과 백혈구세포, 염증 반응을 검사한다. 바이러스성 수막염은 7~10일 안에 자가치유되는 것이 보통이며, 세균성 수막염은 입원 및 정맥용 항생제의 치료를 요구한다.

뇌실 (Ventricles)

뇌는 뇌실이라고 하는 4개의 방이 있다.

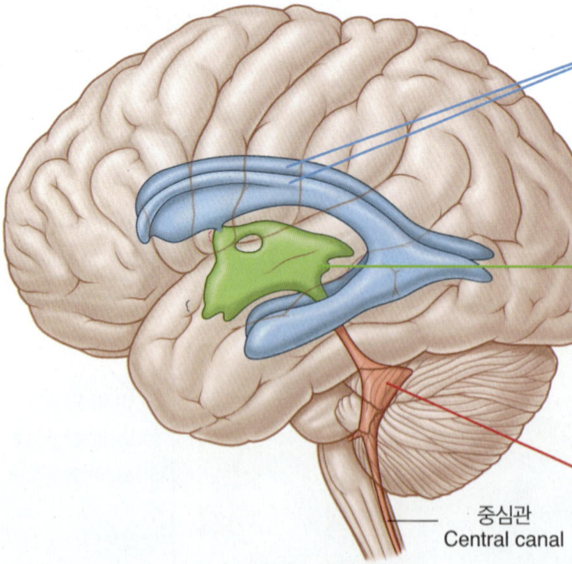

2개의 가쪽 **뇌실**(lateral ventricle)은 대뇌반구를 통해서 호를 그린다: 오른쪽 뇌반구에 1개, 왼쪽 뇌반구에 1개.

각각의 가쪽 뇌실은 **제3뇌실**(third ventricle)과 연결되어 있다.

그런다음 한 관이 **제4뇌실**(fourth ventricle)로 연결되어 있다. 제4뇌실은 척수로 내려가는 중심관을 형성하기 위하여 좁아진다.

뇌척수액 (Cerebrospinal Fluid)

뇌실과 중심관은 **뇌척수액**(cerebrospinal fluid, CSF)이라고 하는 맑고 투명한 액체로 채워져 있다 ; 또한 뇌척수액은 뇌와 척수를 감싸고 있다. 뇌척수액은 **융모막얼기**(choroid plexus, 각 뇌실의 바닥과 벽을 형성하는 혈관막)에 의해 혈액으로부터 형성된다.

일상에서의 신체 (The body at work)

뇌는 매일 약 500 ml의 뇌척수액을 생산한다 ; 그러나 대부분 재흡수된다. 항상 성인뇌에는 약 140 ml의 뇌척수액이 포함되어 있다. 뇌척수액은 고여 있지 않는다 ; 오히려 중추신경계 내를 지속적으로 흐르면서, 포도당 형태의 영양분을 제공하고 신진대사 후 노폐물을 제거하는데 도움을 준다.

뇌척수액은 다른 역할도 있다. 예로, 작은 외상으로부터 뇌를 보호하는 역할을 한다 : 머리를 부딪칠 때, 뇌척수액은 머리뼈 안에 뇌가 부딪치지 않도록 쿠션 역할을 한다. 또한, 뇌척수액은 항상성을 유지하는 역할을 한다. 특히, 뇌는 뇌척수액 안의 CO2 수준을 모니터하고 신체 평형에 도움을 주는데 필요한 반응을 자극한다.

중요한 사실 (Fast fact)

비록 뇌는 성인 체중의 단지 2%에 불과하지만, 전체 혈액의 15%를 공급받고, 신체 산소 및 포도당의 20%를 소비한다.

기본 강좌 : 물뇌증

뇌척수액의 흐름이 어디서든지 차단되면, 뇌척수액은 뇌실 안에 쌓이게 된다. 이런 상태를 물뇌증이라고 하며, 더 일반적으로 "뇌 안에 물"이라고 한다. 뇌척수액의 축적은 뇌실을 팽창시킨다. 신생아의 뇌뼈들은 봉합되지 않아서, 전체 머리뼈가 팽창한다. 그러나 성인의 머리뼈는 그런 "이완 판막"이 없다. 이런 상황에서, 팽창한 뇌실은 머리뼈 쪽으로 뇌조직을 압박하고 두개뇌압은 상승한다. 치료하지 않으면, 사망할 수 있다. 그러나 관이나 션트의 삽입(뇌실에서 목 정맥으로)으로 성공적인 치료가 가능하다.

뇌척수액의 생성과 흐름 (Formation and Flow of CSF)

애니메이션(ANIMATION)

1. 가쪽뇌실의 맥락막얼기에서 뇌척수액을 생성(분비)한다.
2. 뇌척수액은 제3뇌실로 흘러가고, 맥락막얼기는 계속 뇌척수액을 분비한다.
3. 그 이후에 더 많은 뇌척숙액이 추가되는 제4뇌실로 흘러간다.
4. 약간의 뇌척수액은 척수의 중심관으로 들어간다. 대부분의 뇌척수액은 2개의 아주 작은 입구를 통해서 거미막밑공간으로 흘러간다.
5. 그런 다음 뇌척수액은 거미막밑공간을 통해 흘러서, 뇌의 뒤쪽까지 흐르고, 다시 뇌의 뒤쪽으로 흘러서 척수 주변으로 내려갔다가 뇌의 앞쪽으로 올라온다.
6. 뇌척수액은 경질막 공간(거미막융모라고 불리는) 안의 거미막 물질의 투사로 정맥 흐름 안으로 흡수된다.

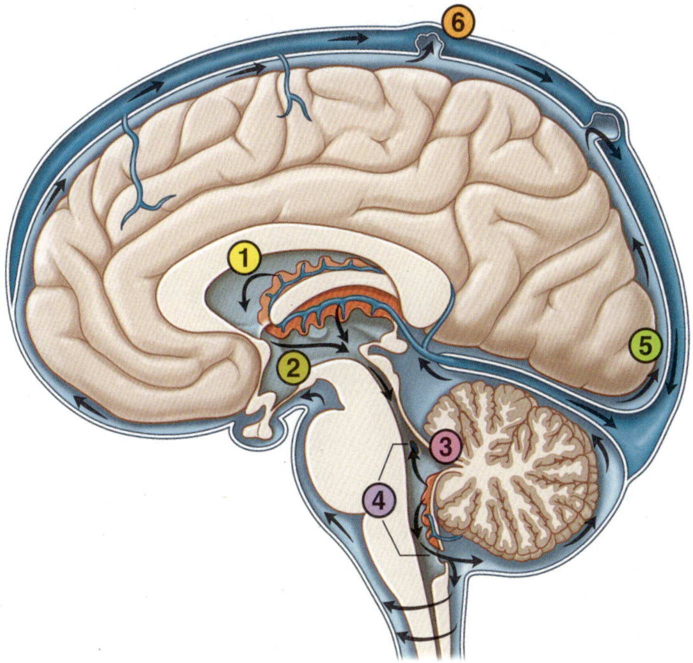

혈액-뇌 장벽 (Blood-Brain Barrier, BBB)

뇌는 적절하게 기능하기 위하여 많은 양의 혈액이 요구된다. 그러나 혈액은 뇌에 피해를 주는 항체와 대식세포와 같은 물질을 포함하고 있다. 보호라는 의미로서, **혈액-뇌장벽**(blood-brain barrier)은 뇌의 조직액 속으로 흐르는 혈액이 주로 포함할 수 있는 물질의 통과를 제한하는 역할을 한다. 이 장벽은 강하게 결합된 내피세포(일반 순환에서 모세혈관이 형성하는 느슨한 중첩 세포와 대조적으로)에 의해 형성된 모세혈관으로 구성되어 있다. 두꺼운 막은 내피세포 주변을 싸고 있는 별아교세포의 발로 장벽을 강하게 한다. 이러한 배열은 뇌 전체에 반투막 막을 형성한다. 앞에서 언급한 것처럼, 막은 작은 분자(산소, 이산화탄소 및 물과 같은)가 뇌로 들어가도록 하지만, 더 큰 분자는 막는다. 장벽을 통과할 수 있는 다른 물질은 술, 니코틴, 카페인 및 마취제 등이다. 외상이나 염증은 혈관-뇌장벽을 손상시키고 병원체를 통과시킨다. (더 자세한 정보는 155쪽의 신경아교에 관한 단락의 "실생활에 적용"을 참조한다.)

중요한 사실 (Fast fact)

CSF의 순환은 맥락막얼기의 맥동과 뇌실막세포에 있는 털의 운동에 의해 촉진된다.

중요한 사실 (Fast fact)

뇌로 가는 혈액이 10초 이상 차단되면 무의식상태가 되고, 4분 이상 차단되면 비가역적 뇌손상이 발생한다.

뇌의 구분(Divisions of the Brain)

뇌는 바닥부터 뇌줄기, 소뇌, 사이뇌 및 대뇌로 구성되어 있다.

뇌줄기(Brainstem)

뇌줄기는 중간뇌, 다리뇌, 숨뇌로 구성되어 있다.

중간뇌(midbrain)는 감각자극과 운동자극을 전달하는 통로를 포함한다. 또한 청각 및 시각반사 중추를 포함하며 근육을 조절하는 신경집단이 있다.

다리뇌(pons)는 뇌의 여러 다른 부위에서 신호를 받고 전달하는 신경로를 포함한다. 또한 몇 개의 뇌신경이 이곳에서 시작한다 ; 5번 뇌신경(삼차신경), 6번 뇌신경(갓돌림신경), 7번 뇌신경(얼굴신경) 및 8번 뇌신경(속귀신경) 등이 포함된다. (뇌신경은 다음 단원에서 토론할 것이다.)

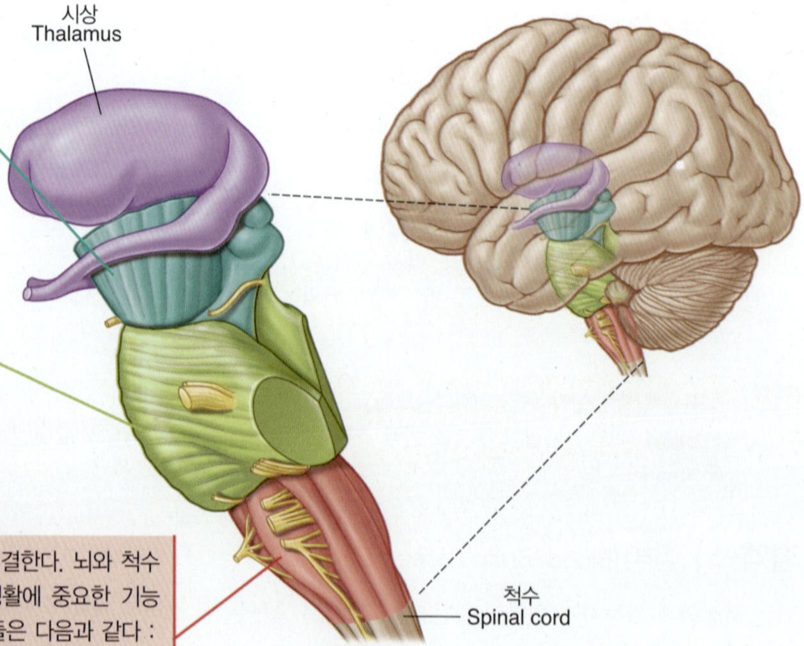

숨뇌(medulla oblongata)는 뇌와 척수를 연결한다. 뇌와 척수 사이의 감각 및 운동신호를 전달하는 인간생활에 중요한 기능을 수행하는 세포를 포함하고 있다. 그 기능들은 다음과 같다 :

- 심박수를 조절하는 **심장중추**(cardiac center)
- 혈압에 영향을 주는 혈관 직경을 조절하는 **혈관운동중추**(vasomotor center)
- 호흡을 조절하는 2개의 **호흡중추**(respiratory centers) 또한 숨뇌는 기침, 재채기, 삼킴 및 토하기 등에 관한 반사중추이다. 몇몇 뇌신경(9번 뇌신경[혀인두신경], 10번 뇌신경[미주신경], 11번 뇌신경[더부신경], 12번 뇌신경[혀밑신경])이 숨뇌에서 기시하거나 정지한다.

중요한 사실(Fast fact)

숨뇌는 심박수, 혈압 및 호흡을 조절하는 중추이기 때문에 숨뇌의 손상–머리뼈의 아래에서 바닥과 같은– 치명적일 수 있다.

소뇌(Cerebellum)

주먹만 한 소뇌는 뇌의 다른 영역과 결합된 것보다 더 많은 신경세포를 가지고 있다. 약 4천만개의 신경세포가 대뇌겉질과 결합하고 있으며 소뇌는 뇌의 모든 영역으로부터 정보를 받고 처리한다. 오랫동안 운동기능에 중요한 역할을 하는 것으로 알려졌으며, 최근 감각, 인지 및 감정기능에 까지 중요한 역할을 하는 것으로 밝혀졌다. 간단히 말하면, 소뇌는 다음과 같은 기능을 한다 :

- 대뇌겉질과 결합하여 인체 움직임을 모니터하고 균형, 협응력 및 자세를 위한 중요한 정보를 제공.
- 부드럽고 효율적이며 협응된 움직임을 수행하기 위하여 함께 작용하는 근육집단에 필요한 정보를 저장.
- 촉각, 공간지각 및 소리와 같은 감각입력을 평가.

소뇌기능부전(종양, 출혈 또는 외상과 같은) 환자는 강직성 보행, 나쁜 균형, 덜컥거리는 움직임 및 떨림 등이 있다. 또한 그들은 충동 조절이 부적절하며 감정적으로 과잉반응을 하는 경향이 있다.

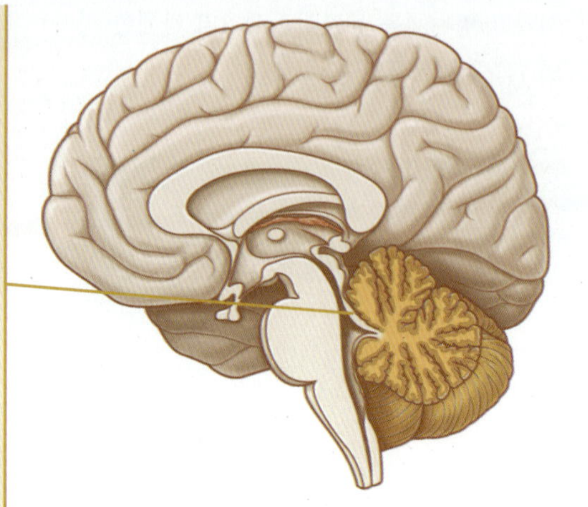

사이뇌(Diencephalon)

사이뇌는 시상 및 시상하부 등의 중요한 몇 개의 구조를 포함한 뇌의 깊은 부위이다.

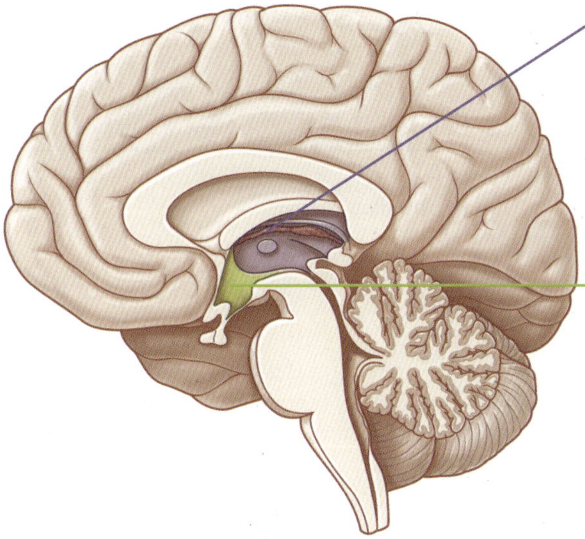

시상(Thalamus)

양쪽에 달걀 모양을 한 **시상**(thalamus)은 뇌줄기의 꼭대기를 형성한다. 시상은 대뇌겉질로 가는 거의 모든 감각자극(후각, 시각, 통각, 압각, 온각, 냉각 및 촉각을 포함한)이 지나가는 길이다. 시상은 이 자극들을 처리하고 여과하며 일부는 대뇌겉질로 전송한다.

시상은 다른 역할도 한다. 예로, 일정한 복합 움직임에 관한 정보를 전달한다 ; 또한 시상은 기억과 감정에 관여한다.

시상하부(Hypothalamus)

시상하부(hypothalamus)는 크기는 작지만 중요한 역할을 한다. 실제로 뇌의 이 조그만한 영역이 인체의 거의 모든 기관에 영향을 준다. 시상하부는 수많은 중요한 기능을 한다. 예를 들어, 시상은 :

- 자율신경계 조절(심박수 및 혈압과 같은 중요한 기능에 관여)을 한다.
- 배고픔, 목마름 및 온도 조절에 관여하는 중추가 있다.
- 뇌하수체는 대부분의 내분비선(갑상선, 고환, 난소 및 아드레날린선과 같은)에 영향을 미치기 때문에 조절–종종 “master gland”라고 한다.
- 두려움, 화, 기쁨 및 공격을 포함하는 다양한 감정 반응을 포함한다.

일상에서의 신체(The body at work)

뇌줄기에 퍼져있는 상호 결합되어 퍼져있는 세포핵집단은 ***그물체****(reticular formation)라고 한다. 그물체 섬유는 대뇌, 소뇌 및 척수의 많은 부분으로 뻗어있다. 그물체의 한 요소를* ***그물활성계****(reticular activating system, RAS)라고 한다. 불면과 기민 상태를 유지하는 것은 그물활성계가 눈과 귀로부터 감각 입력을 받기 때문이다. 중요하지 않은 신호(일상적인 소음과 같은)는 여과한 후에, 감각입력은 대뇌겉질로 이동하여 정신은 의식적이고 기민상태로 남아 있다. 그물활성계를 억제하는 약물은 수면을 유도한다.*

또한 그물체는 척수로 뻗는 신경로를 통하여 자세와 평형을 유지한다. 그물체의 다른 부위는 숨뇌의 심장중추와 혈관운동중추를 포함하며 심박수와 혈압을 조절한다.

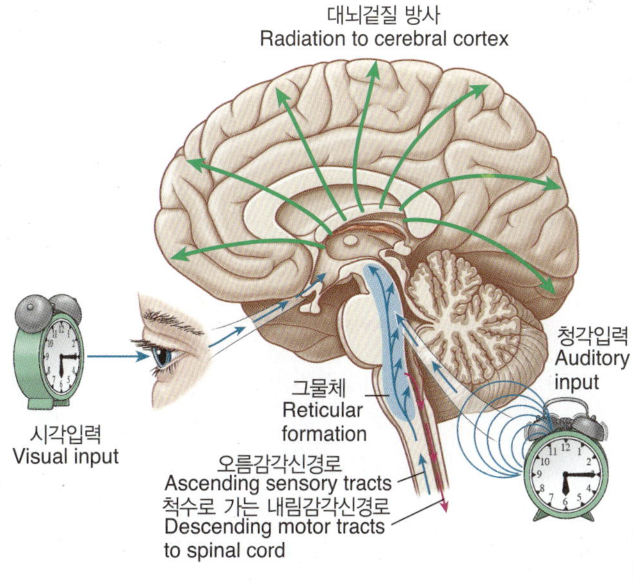

대뇌(Cerebrum)

뇌에서 가장 크고 명확한 부위가 대뇌(cerebrum)이다. 사고, 기억, 감정, 판단 및 움직임에 관여하는 당신의 능력은 대뇌가 책임진다.

대뇌는 확연히 두드러지는 고랑을 이용하여 5개의 특정 엽으로 구분한다. 각각의 엽은 그것을 덮고 있는 머리뼈의 부위와 동일하게 명명하였다.

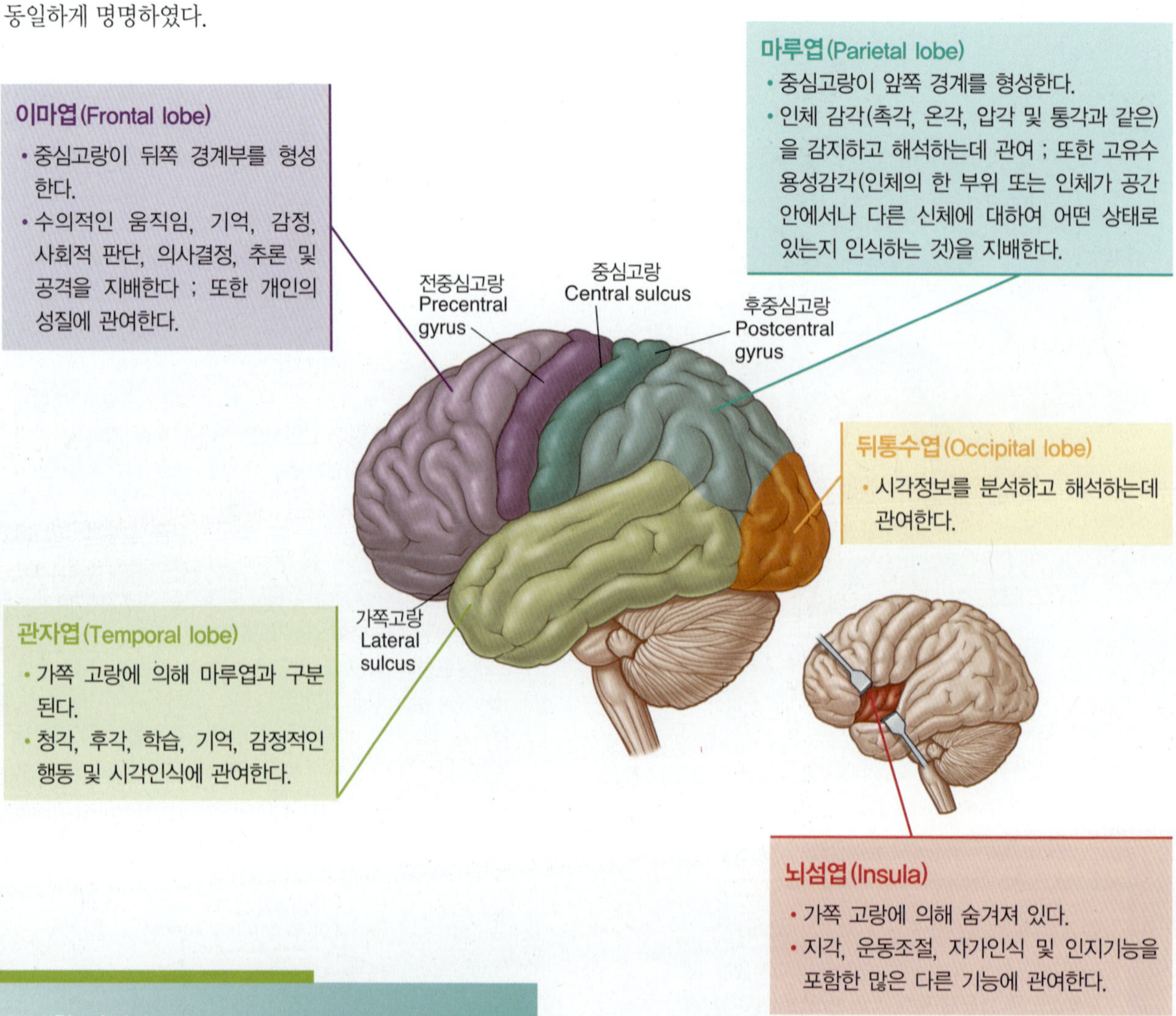

중요한 사실(Fast fact)

만약 뇌 표면이 평편하다면, 465 제곱인치(3,000 cm^2) 또는 신문을 펼친 것과 같은 크기 일 것이다.

기본 강좌 : 뇌손상

뇌 주요 영역의 손상으로 인한 증후군은 그 영역의 역할에 대한 정보를 제공하는 중요한 원천이다. 다음에 예를 들고 있는 증후군은 뇌의 특정부위에 발생한 외상이나 뇌졸중이후에 발생하는 것이다.

- 마루엽 손상 : 뇌의 마루엽 기능부전은 신체의 반대쪽에 있는 물체(자신의 팔다리 조차 무시)를 무시한다. 환자는 자신의 신체 편측만 옷을 입고 반대쪽 팔이나 다리는 자신의 소유라는 것을 무시한다.
- 관자엽 손상 : 이 손상은 친숙한 물체를 확인하는 능력이 손상된다. 일부 환자들은 자신의 얼굴조차 인식하지 못한다. 다른 예를 들어보면, 몇몇 환자는 소리의 차이를 구분하지 못하여서 음악감상을 하지 못한다.
- 이마엽 손상 : 이 손상은 심각한 개성 장애를 일으켜 사회적으로 부적절한 행동을 한다.

대뇌의 안쪽면 (Inside the Cerebrum)

대부분의 대뇌는 **백색질**(white matter)이며, 신경로라고 불리는 말이집신경섬유 다발로 구성되어 있다. 신경로는 대뇌의 한 부분에서 다른 부분을 자극하거나 대뇌로부터 뇌의 다른 부위나 척수로 이동한다.

대부분의 신경로는 한쪽 대뇌반구로부터 다른 쪽 대뇌반구를 지나가는데 이것을 **뇌들보**(corpus callosum)라고 하는 큰 "다리"를 통한다. 이 배열은 뇌의 두 대뇌반구가 서로 의사소통을 가능하게 한다.

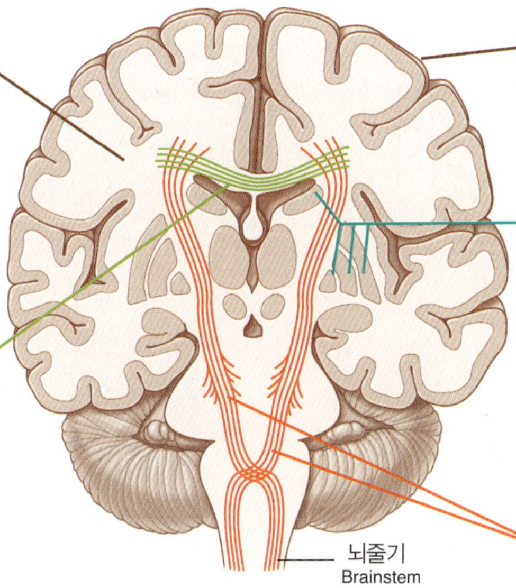

대뇌겉질(cerebral cortex)이라고 불리는 대뇌의 표면은 회색질로 구성된 얇은 층이다. (비록 얇은 층으로 되어 있지만 실제로는 전체 뇌 무게의 40%를 차지한다.)

바닥핵(basal nuclei 또는 때로는 basal ganglia)이라고 불리는 회색질 덩어리는 대뇌 안에 깊이 위치한다. 바닥핵은 운동을 조절하는 역할을 한다.

다른 신경로는 뇌와 척수 사이의 앞과 뒤에 정보를 제공한다. 이 신경로는 오름(감각) 척수시상로와 내림(운동)겉질척수로이다. 이 신경로가 뇌줄기에서 인체의 왼쪽에서 오는 정보는 뇌의 오른쪽으로 보내지는(그리고 오른쪽 정보는 뇌의 왼쪽으로) 뇌줄기에서의 교차법 주목하라.

변연계 (The Limbic System)

때때로 "감정뇌"라고 불리는 변연계는 감정과 학습에 관여한다. 뇌들보와 시상으로 둘러싸인 복잡한 구조로 형성되어 있다. 간단히, 변연계는 뇌줄기의 아래쪽(자율기능을 조절하는)과 대뇌겉질의 영역과 연결되며 고도의 정신기능에 관여한다. 변연계의 2가지 주요 구조물이 해마와 편도이다.

화, 두려운 성욕, 슬픔 및 기쁨과 같은 감정이 변연계의 기능이다. 그러나 이런 기능은 대뇌의 다른 부위에서도 관려한다는 것은 사회적으로 인정되는 것이다. 대뇌의 다른 영역의 영향 완화하지 않으면 변연계 활동은 조절되지 않는 분노를 야기한다.

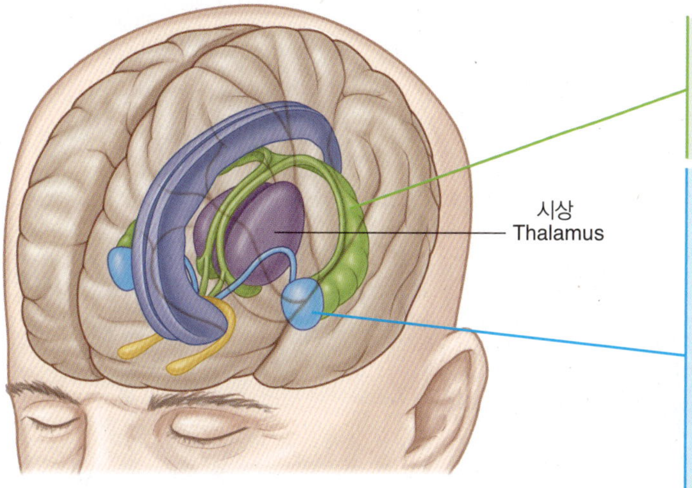

해마(Hippocampus) : 단기기억을 장기기억으로 전화하는 역할을 하며 기억과 학습을 위해 중요하다.

편도(Amygdala) : 2개의 아몬드 모양의 신경세포 덩어리로 시상의 양쪽에 위치한다 ; 화, 질투 및 두려움과 같은 감정에 관여한다 ; 또한 과거 사건으로부터의 감정을 저장 및 회상할 수 있다. 이것은 왜 현재의 사건이 유명한 관광지가 그려진 그림을 볼 때 느끼는 기쁨 또는 사랑하는 사람이 사망한 날의 슬픔과 같은 이전의 경험으로부터 감정이 자극되는지를 설명한다.

대뇌겉질의 기능(Functions of the Cerebral Cortex)

뇌의 특정 영역이 일정한 기능에 집중하지만, 이 영역은 순수하지 않으며 개인에 따라 다양하다. 또한 뇌의 영역은 손상을 보상하기 위해 사람에 따라 기능의 이동이 있는데 이것을 *가소성*(plasticity)이라고 한다. 뇌의 활동은 한 영역에서 관여하지 않는다는 것을 명심하라. 정상 뇌기능은 중추신경계의 다양한 구조들이 함께 관여한다. 대부분 뇌의 역할은 감각과 움직임 모두를 통합하도록 되어 있다.

대뇌겉질의 운동기능 (Motor Functions of the Cerebral Cortex)

중심앞이랑이 일차몸운동영역이다.

움직임은 움직이려는 의도로부터 시작된다. **운동연합영역**(motor association area) 안의 신경세포는 특별한 과제를 수행하는데 요구되는 운동을 결정한다. 그다음 중심앞이랑으로 적절한 신호를 보낸다.

이에 **중심앞이랑**의 신경세포는 뇌줄기와 척수 안에 있는 운동신경로를 통해서 정보를 전달한다. 이 정보는 뼈대근육으로 전달되어 움직임이 발생한다.

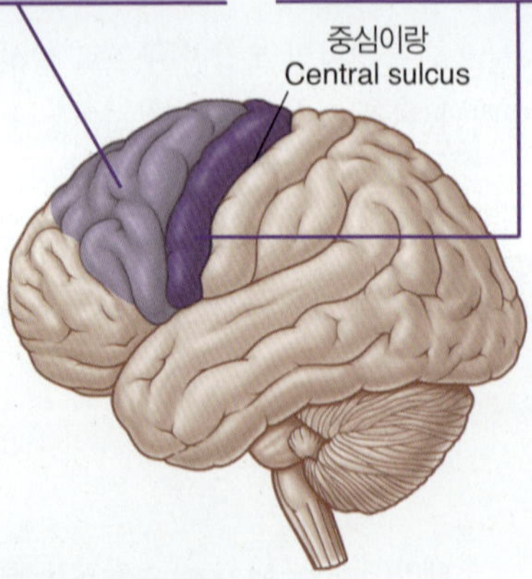

대뇌겉질의 감각기능 (Sensory Functions of the cerebral Cortex)

감각신경섬유는 정보를 척수를 통해서 시상으로 그 후에는 중심뒤이랑으로 보낸다.

중심뒤이랑(postcentral gyrus)은 뇌의 **일차몸감각영역**(primary somatic sensory area)이다. 중심뒤이랑은 모든 인체 위의 수용기로부터 온각, 냉각 및 촉각에 관한 정보를 받는다.(교차하기 때문에, 오른쪽 중심뒤이랑은 인체의 왼쪽으로부터 신호를 받으면, 왼쪽 이랑은 오른쪽으로부터 신호를 받는다.)

후중심이랑의 인접 영역이 **몸감각연합영역**(somatic sensory association area)이다. 이 영역은 통증의 위치를 지적하고 질감을 확인하고 팔다리의 위치를 인식할 수 있도록 한다.

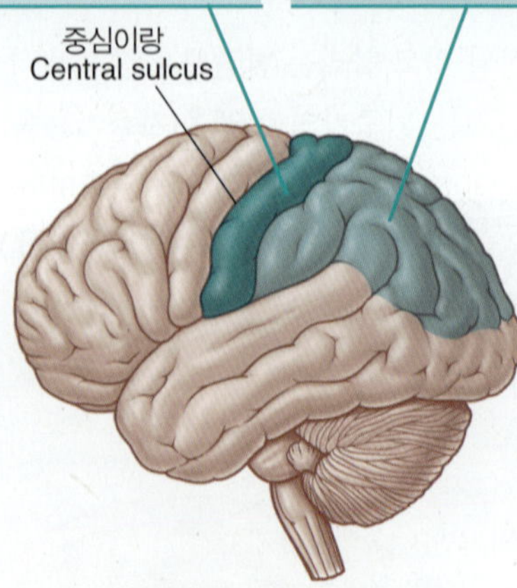

일상에서의 신체(The body at work)

***축소인간**(homunculus)라고 불리는 대뇌겉질을 관련된 인체의 특정 영역에 관여하는 것을 지도로 그린 것이다. 그림에서 인체 부위의 크기는 정보를 보내고 처리하는데 관여하는 겉질 조직의 양을 반영한 것이다. 예를 들어, 손은 많은 복잡한 움직임을 수행하고 다양한 감각을 감지할 수 있다. 따라서 손은 많은 양의 뇌조직을 요구한다. 대조적으로, 등은 몇몇의 움직임에 관여하고 제한된 감각을 가지고 있다 ; 결론적으로 등은 작은 겉질이 관여한다*

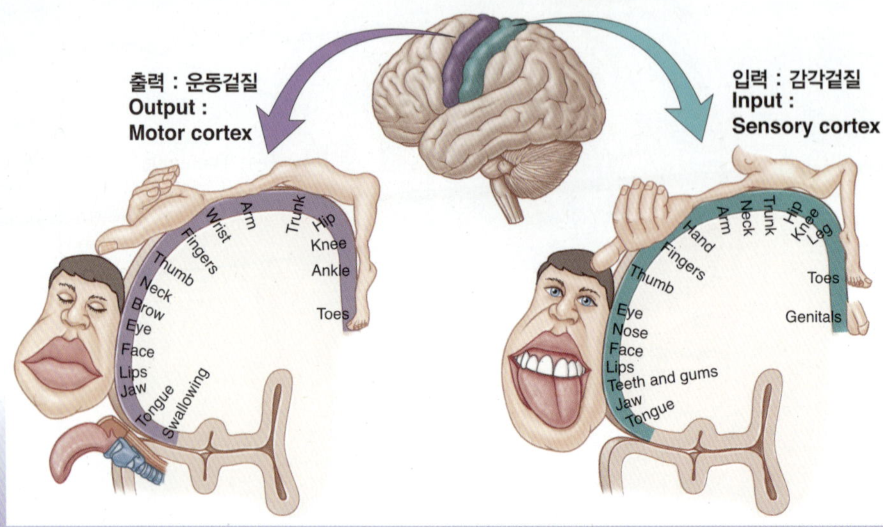

언어 (Language)

읽기, 쓰기, 말하기 및 이해하기를 포함한 언어의 각 영역은 대뇌겉질의 다른 영역이 관여한다.

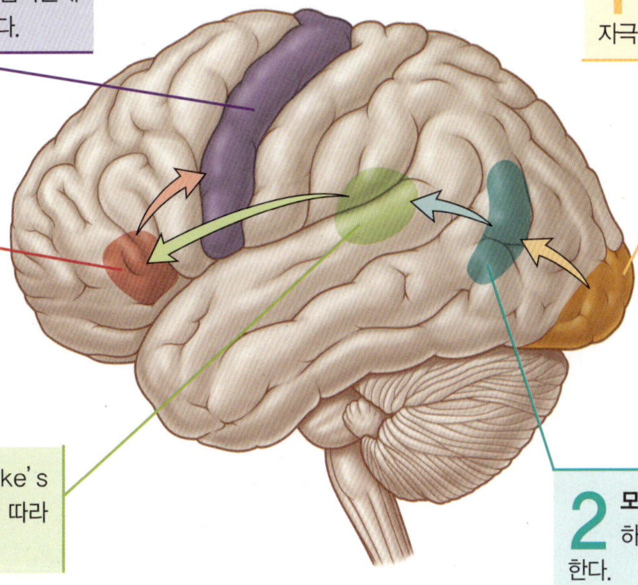

중요한 사실 (Fast fact)

언제든지 능동적으로 움직이는 뇌세포는 단지 4%이다.

일상에서의 신체 (The body at work)

베르니케영역(왼쪽 관자엽에 위치한)이 이해언어에 관여하기 때문에, 뇌의 이 영역이 손상된 환자는 다른 사람이 무엇을 말하는지 이해하기 어렵다. 또한 그들은 자신의 문장을 형성하기 어렵고 이해하지 못한다. 이것을 베르니케 실어증이라고 한다.

브로카영역(왼쪽 이마엽에 위치한)은 말을 하는데 요구되는 근육의 움직임을 조절하기 때문에, 이 영역의 손상된 환자는 다른 사람이 말하는 것을 이해할 수는 있지만, 말을 하는 것을 불가능하다. 이것을 브로카 실어증이라고 한다.

특정감각(special Senses)

미각, 냉각, 시각 및 청각의 주요 감각은 아래에 설명하고 있는 것처럼 뇌의 특정 영역에 지배를 받는다(감각에 대한 더 많은 정보는 제 11장 *감각기관*을 참조한다.)

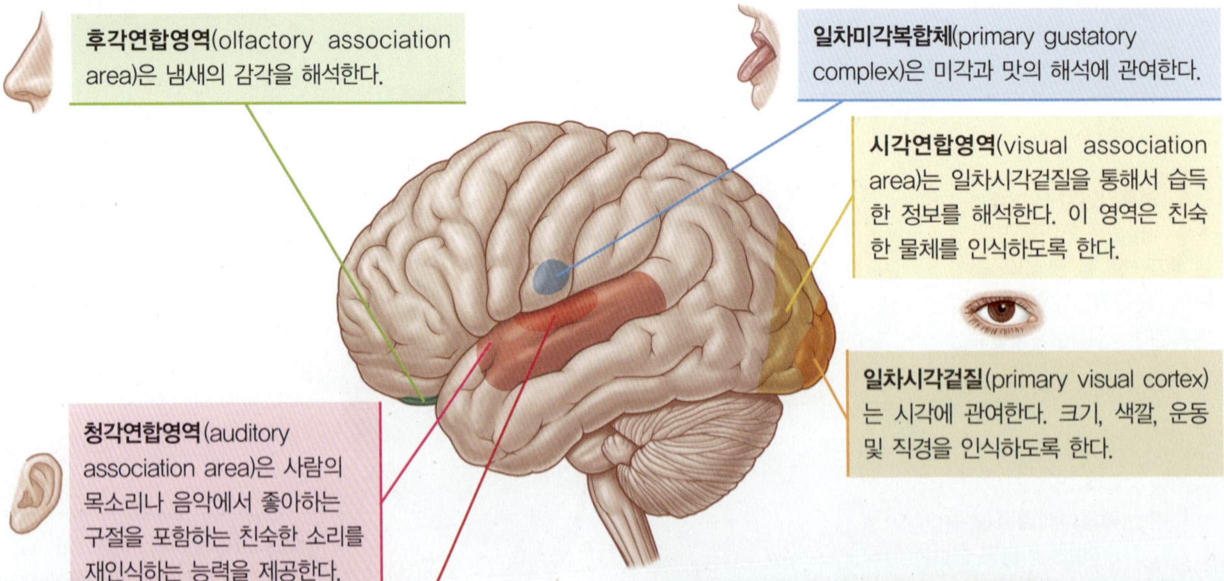

중요한 사실(Fast fact)

대뇌겉질의 일차감각영역은 의미 있고 사용하는 감각 정보를 확인하고 해석하는 연합영역의 하나이다.

수면(Sleep)

인체뿐만 아니라, 뇌는 최적의 기능을 유지하기 위하여 수면기간과 꿈 조차 필요하다. 그러나 과학자들은 수면과 꿈에 대해서 아직 학습해야 할 것이 많다. 알려진 것은 수면이 단계라고 불리는 반복적인 단계로 구성되었다는 것이다.

수면주기(Stages of Sleep)

단계	뇌파	특징
1단계	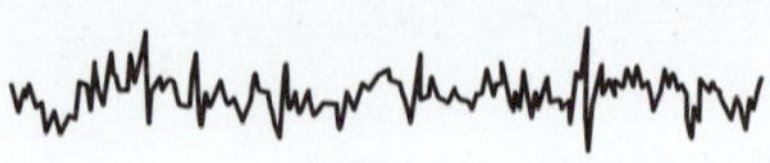	기면주기이다. 인간은 이 단계에서 자극을 받으면 쉽게 깨어난다. 뇌파는 활동적이다.
2단계	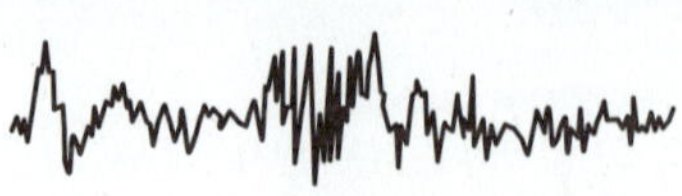	이 단계는 가벼운 수면시기이다. 뇌파는 때때로 크게 증가하는데, 시상과 대뇌겉질의 상호작용을 반영하는 것이다.
급속안구운동 수면	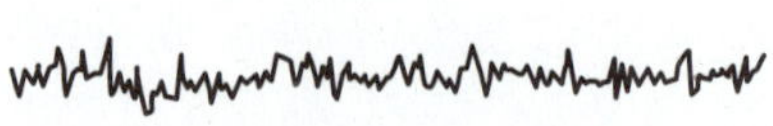	하루 밤에 5회 정도, 3단계에서 2단계로 되돌아가고 급속안구운동 수면을 시작한다. 이 단계는 눈이 빠르게 앞뒤로 움직이고 꿈을 꾼다. 이 단계는 10분에서 1시간까지 지속된다.
3단계	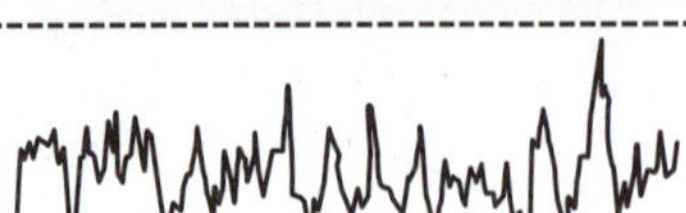	이 단계는 중등도에서 깊은 수면으로 1단계의 약 20분 이후에 시작한다. 근육은 이완하고 심박수는 느려지고 혈압을 감소한다.
4단계	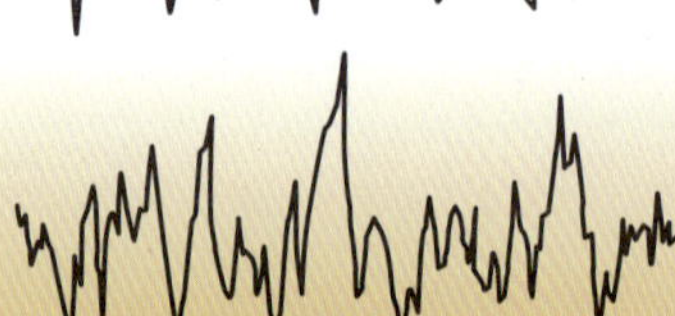	율동적인 뇌파 때문에 서파수면이라고 한다. 근육은 매우 이완되며, 잠자리에서 깨어나기 힘들다.

기억(Memory)

정보를 저장하고 검색하는 능력은 뇌의 주요 기능 중 하나이다. 대뇌겉질은 2가지 기억을 처리한다 : *단기기억* – 정보를 짧게 저장한 후 잊는다 – *장기기억* – 수일 또는 수년동안 정보를 저장한다. 대뇌겉질의 많은 부분은 기억을 만드는데 참여한다. 대부분의 기억은 반복적인 자극이 신경세포의 특별한 순환 연접으로 영구적으로 변화한 것이다. 비록 이해는 부족하지만, 연접의 변화는 자극 전도를 촉진한다고 생각한다.

또한 전문가들은 변연계 전체, 특히 해마가 기억에 관여한다고 한다. 만약 해마가 손상되면, 기억형성도 손상된다. 1950년대에는 심한 간질을 치료하기 위하여 해마를 제거하였다. 그후 환자는 지능과 과거 기억은 남아 있음에도 불구하고 새로운 기억을 만들지 못하였다. 실제로 그 수술 이후에 환자는 같은 정신과 전문의에게 40년동안 치료를 받았음에도 불구하고 환자는 전문의를 만날 때마다 이전에 만난 적이 있는지 질문하였다.

대뇌가쪽화(Cerebral Lateralization)

두뇌의 2개 대뇌반구가 동일해 보여도, 2개 대뇌반구는 다른 기능을 수행한다. 즉, 왼대뇌반구는 더 분석적이기 때문에, 언어 및 수학과 과학에 사용하는 논리에 중점을 둔다. 오른대뇌반구는 창의력과 공간능력이 더 뛰어나다.

정상 두뇌에서, 2개 대뇌반구는 뇌들보를 통하여 서로 의사소통을 하여 정보의 원활한 통합을 만든다. 대뇌반구가 "우세"가 아니고 우세손을 다양하지만 보통 왼쪽 대뇌반구가 범주형 대뇌반구로 생각된다. 예를 들어, 왼쪽 대뇌반구는 오른 손잡이 95%에서 언어가 우세하며, 오른쪽 대뇌반구는 단지 4%의 오른 손잡이에서만 언어가 우세하였다. 대조적으로, 왼손잡이는 오른쪽 대뇌반구가 15% 우세하였고, 왼쪽 대뇌반구는 70%이며 15%는 없었다.

다음의 그림은 각 대뇌반구의 특성을 강조한다.

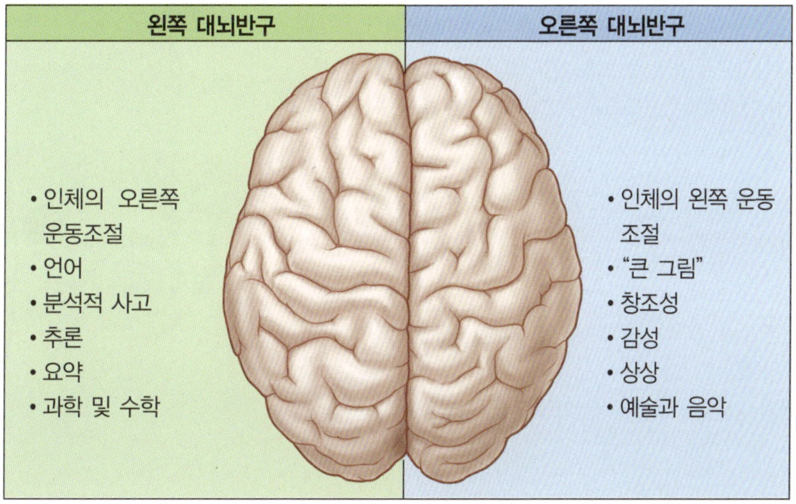

중요한 사실(Fast fact)

대뇌의 가쪽화 또는 우세는 여성보다 남성에서 더 강하게 나타난다. 실제로, 왼쪽 대뇌반구가 손상되면 실어증으로 고통받는 남성은 3배 정도이다. 비록 이유가 명확하지는 않지만, 과학자들은 여성은 오른쪽 대뇌반구와 왼쪽 대뇌반구 사이에 의사소통이 더 원활하다고 추측한다.

뇌신경(Cranial Nerves)

뇌는 12쌍의 **뇌신경**(Cranial Nerves)을 내어서 인체에 정보를 전달한다. 뇌신경을 말초신경계이지만 척추신경과는 달리 뇌에서 직접 나온다.

각 뇌신경은 이름(그것들의 기능으로 제안된) 뿐만 아니라 숫자로서 정의한다. 신경은 뇌의 앞쪽 부분에서 시작하여 순서대로 로마자를 지정하여 I에서 XII가지 정하였다. 뇌신경은 감각신경만 포함한 신경, 주로 운동신경을 포함한 신경, 그리고 감각신경과 운동신경을 포함한 신경으로 구성되어 있다.

I

후각신경(I, 감각신경)

- 냄새 감각을 지배한다.
- 콧구멍 바로 위의 사상판 안에 후각공에서 정지한다.
- 손상은 냄새감각을 손상시킨다(미각상실과 관련되어 있음)
- 검사 하기 : 바닐라 또는 커피와 같은 물질의 냄새를 맡고 이야기 하도록 지시한다.

VII

얼굴신경(VII, 혼합신경)

- 감각신경부분은 미각을 담당한다 ; 운동신경부분은 얼굴표정 및 눈물과 타액의 분비에 관여한다.
- 얼굴신경의 손상은 얼굴근육이 마비되고 후각을 상실한다.
- 검사하기 : 대상자에게 바닐라 또는 커피와 같은 음식의 냄새를 맡고 응답하라고 한다.

VIII

전정달팽이신경(VIII, 감각)

- 듣기와 균형에 관여한다.
- 전정달팽이신경이 손상되며 청각장애, 어지럼증, 구토, 및 균형상실이 발생한다.
- 검사하기 : 듣기, 균형 및 똑바른 선 따라 걷기 검사

X

미주신경 (X, 혼합신경)

- 가장 길고 넓게 분포된 뇌신경이다.
- 머리와 목에 있는 기관뿐만 아니라, 가슴공간 및 배공간에 있는 기관까지 지배한다.
- 심장, 허파, 소화기 및 비뇨기 등의 많은 기관에서 중요한 역할을 한다.
- 미주신경이 손상되면 쉰 목소리 또는 목소리 상실 및 삼킴장애를 야기하고 양쪽 미주신경이 모두 손상되면 치명적일 수 있다.
- 검사하기 : 9번 뇌신경의 검사방법과 동일하다.

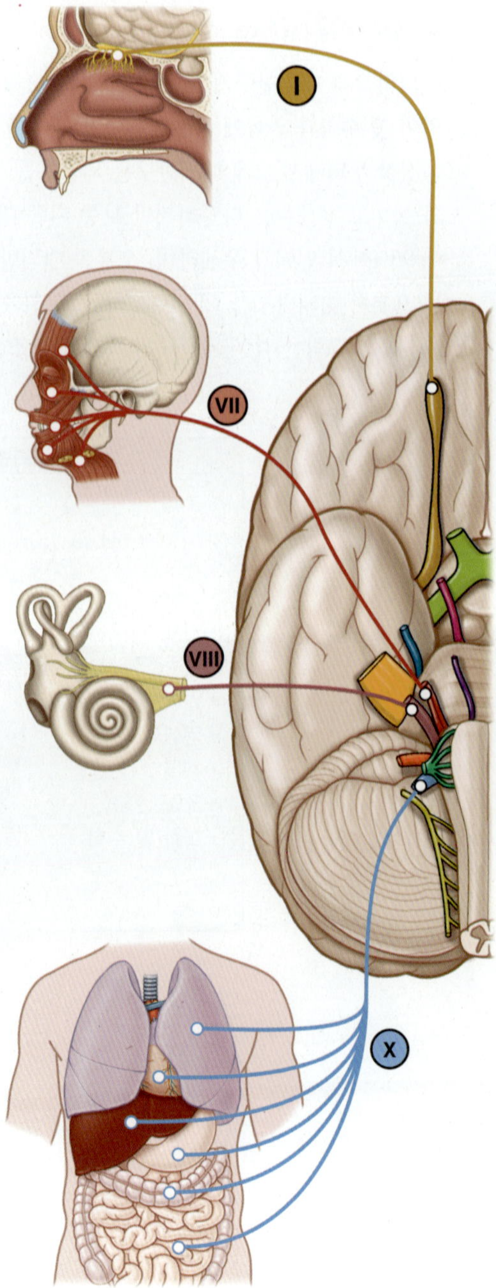

II

시각신경(II, 감각)

- 시각에 관여한다.
- 망막에서부터 뇌의 시각중추까지 연결되어 있다.
- 시각신경이 손상되면 부분적인 시각장애 또는 완전 시각장애를 야기한다.
- 검사하기 : 시각민첩성 및 말초시각을 검사한다.

III IV VI

눈돌림신경, 도르래신경 및 갓돌림신경 (III, IV, VI, 주로 운동)

- 눈꺼풀과 눈동자의 수의적인 움직임을 조절한다; 또한 눈돌림신경은 동공수축에 관여한다.
- 이 신경들의 손상은 눈꺼풀처짐, 동공확대(눈돌림신경만 손상 시), 일정한 방향으로 눈 움직임 장애, 복시 등이 나타난다.
- 검사하기 : 동공의 크기, 모양, 반응을 검사한다. 눈의 움직임 및 움직이는 물체를 따르는 능력을 검사한다.

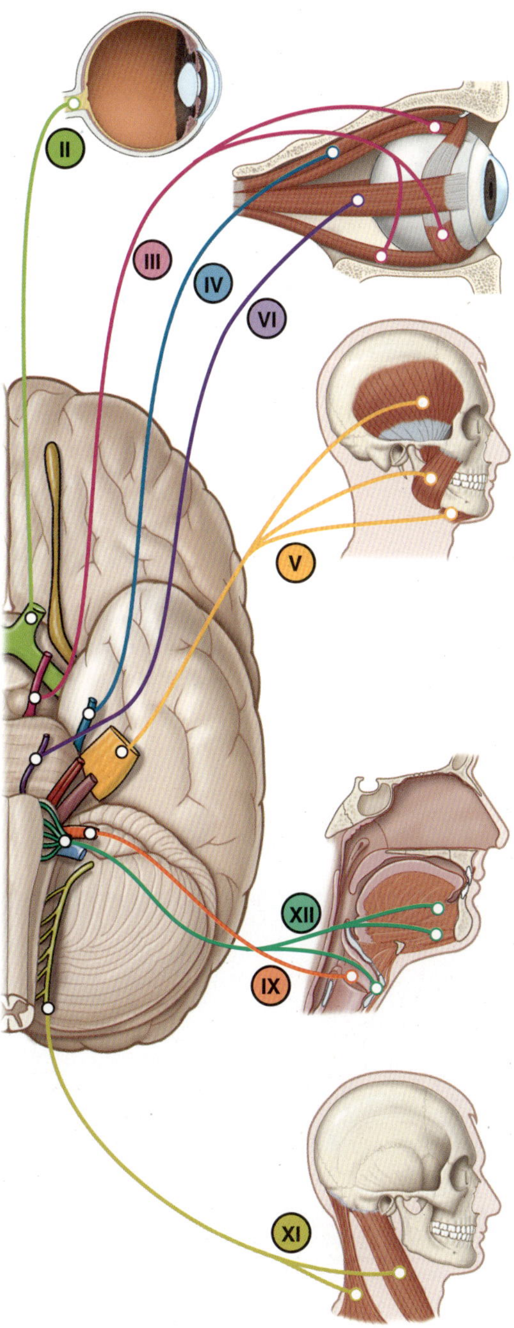

V

V 삼차신경(V, 감각 및 1개의 혼합신경가지)

- 감각신경가지(눈신경 및 위턱신경)는 눈, 얼굴 및 치아의 촉진, 온도, 통증을 감지한다 ; 혼합신경가지(아래턱신경)은 아래턱에서 씹기를 조절하고 감각을 감지한다.
- 눈신경가지는 각만반사를 유발한다 ; 눈동자를 가볍게 촉진하면 눈을 깜박이는 반응이다.
- 감각신경가지의 손상은 얼굴의 위쪽 감각을 손실한다 ; 혼합신경가지의 손상은 씹기가 손상되고 턱의 감각이 손실된다.
- 검사하기 : 각막반사를 검사하기 위하여 면솜으로 가볍게 눈동자를 촉지한다. 날카롭고 뜨겁고 차가운 물체를 사용하여 촉각, 통각, 온각을 평가한다 ; 입을 벌리기 및 턱을 한쪽으로 움직이는 능력을 평가한다.

IX

IX 혀인두신경(IX, 혼합신경)

- 운동신경섬유는 혀의 움직임, 삼킴 및 구역질을 지배한다.
- 감각신경섬유는 미각 및 혀의 촉각과 온각에 관여한다. 또한 혈압을 조절한다.
- 혀인두신경의 손상은 삼킴, 숨가쁨 및 쓴맛이나 단맛 등이 손상된다.
- 검사하기 : 구역질반사, 삼킴 및 기침 검사하기; 또한 혀의 뒤쪽 1/3 미각이 상실된다.

XII

XII 혀밑신경(XII, 주로 운동신경)

- 혀의 운동에 관여한다.
- 혀밑신경이 손상되면 말하기 및 삼킴기가 손상된다 ; 혀가 손상된 쪽으로 치우친다.
- 검사하기 : 혀를 내밀 때 치우침이 있는지 검사한다.

XI

XI 더부신경(XI, 주로 운동)

- 머리, 목, 및 어깨의 움직임에 관여한다.
- 더부신경이 손상되면 머리, 목 및 어깨의 움직임이 손상된다.
- 검사하기 : 저항에 대하여 머리를 회전하고 어깨를 으쓱하는 동작을 검사한다.

쉽게 이해하기(That Makes Sense)

뇌신경을 쉽게 외울 수 있도록 수년동안 수많은 기억을 돕는 방법들이 발전되었다. 가장 일반적인 방법 중 하나는 다음과 같이 뇌신경의 이름을 각각의 첫 번째 철자로 외우는 것이다.

뇌신경 기억법

기억법	뇌신경
• **O**n	• **O**lfactory (I)
• **O**ld	• **O**ptic (II)
• **O**lympus	• **O**culomotor (III)
• **T**owering	• **T**rochlear (IV)
• **T**op	• **T**rigeminal (V)
• **A**	• **A**bducens (VI)
• **F**riendly	• **F**acial (VII)
• **V**iking	• **V**estibulocochlear (VII)
• **G**rew	• **G**lossopharyngeal (IX)
• **V**ines	• **V**agus (X)
• **A**nd	• **A**ccessory (XI)
• **H**opes	• **H**ypoglossal (XII)

중요한 사실(Fast fact)

손상으로 인한 뇌부종이나 종양은 눈돌림신경을 압박할 수 있다. 이것은 빛에 대해 반응하는 동공의 능력을 간섭할 수 있기 때문에 뇌손상이후에 환자의 동공을 검사하는 것이다.

중요한 사실(Fast fact)

대부분의 뇌신경은 인체의 같은 쪽의 수용기로 자극을 전달한다. 결론적으로, 한쪽 뇌줄기가 손상되면 같은 쪽 인체의 감각 또는 운동 증후군이 나타날 것이다. (시각 및 도르래신경은 제외된다.)

기본 강좌 : 뇌신경장애

삼차신경의 염증은 삼차신경통 또는 발작성 3차신경통을 틱을 야기한다. 먹기, 마시기, 양치질 및 면도하기와 같은 동작 또는 온도 변화조차 이런 질환에서는 심한 통증을 유발할 수 있다. 비록 통증은 몇 초 동안 지속되지만, 예견할 수 없이 빈번히 발생한다. 심한 경우에는 삼차신경을 절단한다. 삼차신경 절단은 통증은 예방할 수 있지만 절단한 쪽의 얼굴, 머리, 치아 및 결막이 무감각해진다.

*벨마비*에서 얼굴신경의 기능부전은 한쪽의 얼굴근육에 마비를 일으킨다. 결론적으로 얼굴 한쪽의 근육이 늘어지고, 눈꺼풀이 처지고, 얼굴의 한쪽의 표정이 나타나지 않는다. 벨마비의 원인은 바이러스 감염으로 인한 것이라고 하지만, 종종 불분명하다. 다른 가능성은 라임병 또는 중간 감염이 포함된다. 보통 3~5주 안에 치료된다.

자율신경계(AUTONOMIC NERVOUS SYSTEM)

자율신경계(autonomic nervous system, ANS)는 항상성을 유지하는 활동을 책임지는 신경계의 일부분이다. 이 활동은 소화효소 분비, 혈압을 유지하기 위해 혈관의 수축 및 확장, 및 호르몬 분비를 포함한다. 대부분의 활동은 자신의 인식 또는 조절 없이 발생한다 ; 즉, 이런 활동은 돌립적으로 또는 자율적으로 이루어져서, 자율신경계라는 이름이 붙었다.

자율신경계는 심장근, 선 및 민무늬근에 운동자극을 전달한다(말초신경계에 의해 지배되는 뼈대근육과는 대조적으로). 자율신경계가 기관을 향하기 때문에, 때로는 **내장운동계**(visceral motor system)라고도 한다.

내장반사(visceral reflexes)

자율신경계는 **내장반사**(visceral reflexes)를 조절한다 – 앞에서 설명한 몸반사와 유사하지만, 뼈대근육이 아니라 내장반사는 기관에 영향을 준다. 아래 그림은 혈압을 조절하는 내장반사궁을 도식화한 것이며, 모든 내장반사가 유사한 단계로 이루어진다.

애니메이션(ANIMATION)

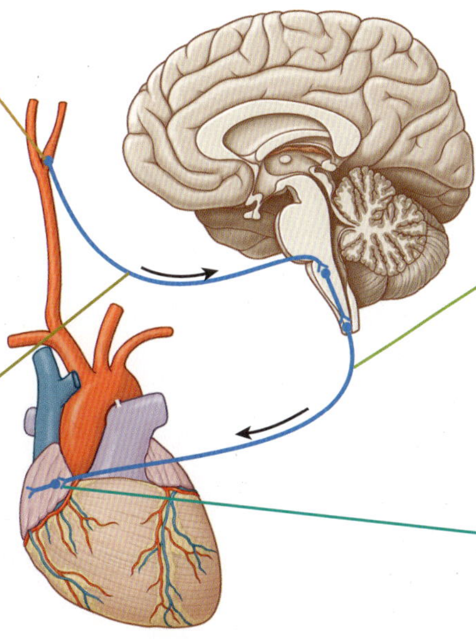

자율신경계의 구조(Structur of the Autonomic Nervous System)

자율운동신경로(교감신경 및 부교감신경 모두)는 이전에 설명한 몸운동신경로와 다르다. 앞에서 학습한 것처럼, 몸신경로는 다음과 같은 구조를 가지고 있다:

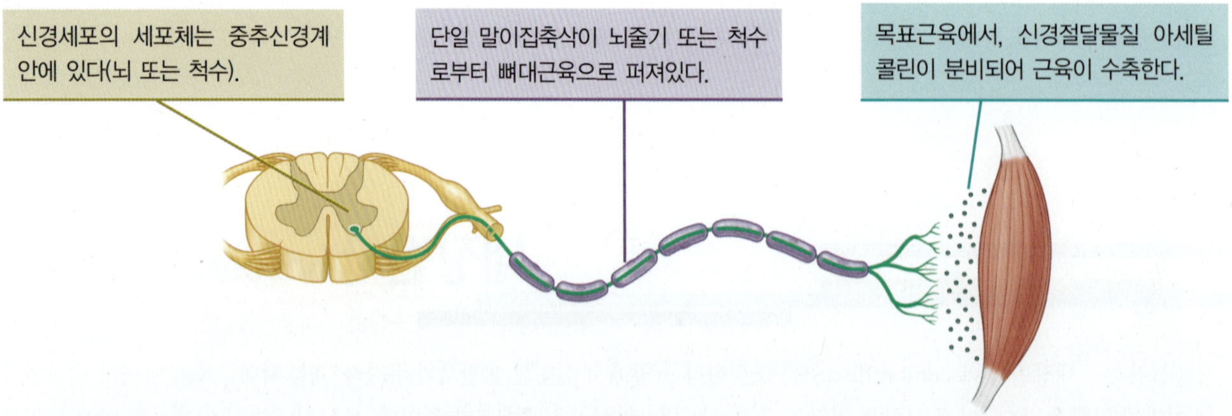

대조적으로, 자율신경로는 목표기관에 *2개*의 신경세포가 도달한다.

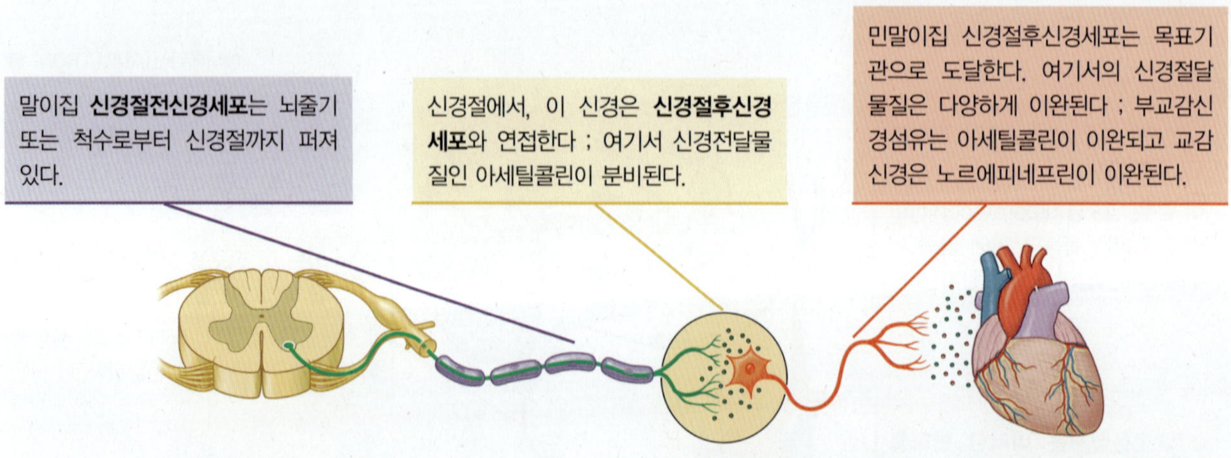

몸신경계와 자율신경계의 비교

몸신경계	자율신경계
• 뼈대근육 신경지배	• 샘, 민무늬근육 및 심장근육을 지배
• 중추신경계에서 목표까지 한 개의 신경섬유로 연결되어 있음	• 목표에 도달하기 전에 신경절에서 2개 신경섬유가 연접
• 신경전달물질 아세틸콜린 분비	• 신경전달물질로 아세틸콜린 및 노르에피네프린 분비
• 목표세포에 흥분성 영향을 줌	• 목표세포를 흥분 또는 억제
• 수의적 조절아래 운영	• 불수의적으로 조절

자율신경계의 분류 (Divisions of the Autonomic Nervous System)

자율신경계는 2개로 구분한다 : **교감신경**(sympathetic)과 **부교감신경**(parasympathetic). 이 신경들은 신경로가 분리되어 있고 다른 기능을 수행한다; 그러나, 두 신경이 같은 기관을 지배한다.

교감신경은 인체활동을 위해 인체를 준비한다. 또한 교감신경은 극도의 스트레스, 화 또는 두려움 동안에 활성화된다. 교감신경은 싸움이나 위험에 대한 도피를 준비하기 때문에, "공격 – 회피반응"이라고 한다. 대조적으로, 부교감신경은 인체 기능의 진정효과에 관여한다. 다음은 두 신경의 효과를 대조한 것이다.

교감신경계	부교감신경계
• 각성 증가	• 진정효과
• 심박수 증가	• 심박수 감소
• 허파의 공기 흐름 증가를 위해 기관지 확장	• 허파의 공기 흐름 감소를 위해 기관지 수축
• 혈류 증가를 위해 뼈대근의 혈관 확장	• 뼈대근의 혈관에 영향 없음
• 장운동 억제	• 소화 증진 위해 장운동 및 분비 자극
• 끈적이는 타액분비 자극	• 옅은 타액 분비 자극
• 땀샘 자극	• 땀샘 영향 없음
• 에피네프린을 분비하는 부신수질 자극	• 부신수질 영향 없음
• 방광 또는 내부 괄약근 영향 없음	• 배뇨작용을 위해 방광벽을 수축하고 내부 괄약근의 이완 자극
• "공격 – 회피" 반응	• "휴식 – 소화" 상태

쉽게 이해하기 (That Makes Sense)

자율신경계의 교감신경 효과를 기억하기 위하여, 화 또는 공포를 생각하라. 어떤 느낌인가? 대부분 심장은 뛰고; 깊고 빠른 호흡을 하고 ; 손바닥에 땀이 나며; 동공은 확대되고 ; 입이 마른다고 느낄 것이다. 이런 증상은 교감신경계의 "공격-회피"반응이라고 하며 뼈대근육에 의해서 에너지 사용이 증진되는 것이다.

일상에서의 신체 (The body at work)

자율신경계의 교감신경계와 부교감신경계 모두 함께 일을 하고 ***자율신경조절강도***(*autonomic tone*) *이라고 하는 활동 기본수준을 제공한다. 교감신경과 부교감신경 사이의 균형은 인체의 필요에 따라 지속적으로 변화한다 ; 활동 또는 스트레스 동안에, 교감신경계가 우세하고 휴식 시에는 부교감신경이 우세한다.*

그러나 교감신경과 부교감신경모두 복잡한 활동에서는 작용하지 않는다. 예를 들어, 휴식동안 부교감신경이 주로 활동적이다. 그러나 그런 다음 교감신경이 지속적으로 혈관을 자극하여 혈압을 유지하도록 부분적으로 혈관을 수축한다. 교감신경 자극이 멈추면, 혈압을 극적으로 떨어지고 쇼크상태에 빠질 것이다.

교감신경계(The Sympathetic Division)

교감신경계는 **가슴허리분절**(thoracolumbar division)이라고 하는데 그 이유는 척수의 가슴 및 허리부분에 위치하기 때문이다.

애니메이션(ANIMATION)

교감신경 신경절전신경세포는 척수 안에서 시작한다.

세포체로부터 말이집신경섬유는 척수의 양쪽을 따라서 사슬을 형성하는 교감신경절에 도달한다(비록 그림은 한쪽의 신경절만 설명하고 있지만). 신경절이 척수를 따라서 놓여 있기 때문에 신경절전 신경세포는 짧다.

첫 번째 신경절 안에 모든 신경절전신경세포의 연접은 마주치지않는다. 일부는 사슬의 위나 아래로 이동하여서 다른 수준에서 다른 신경절과 연접한다. 첫 번째 신경절을 통해서 다른 신경절로 짧은 거리에서 연접한다.

민말이집 신경절후섬유는 신경절에서 나와서 목표기관으로 향한다. 신경절후섬유는 긴 편이다.

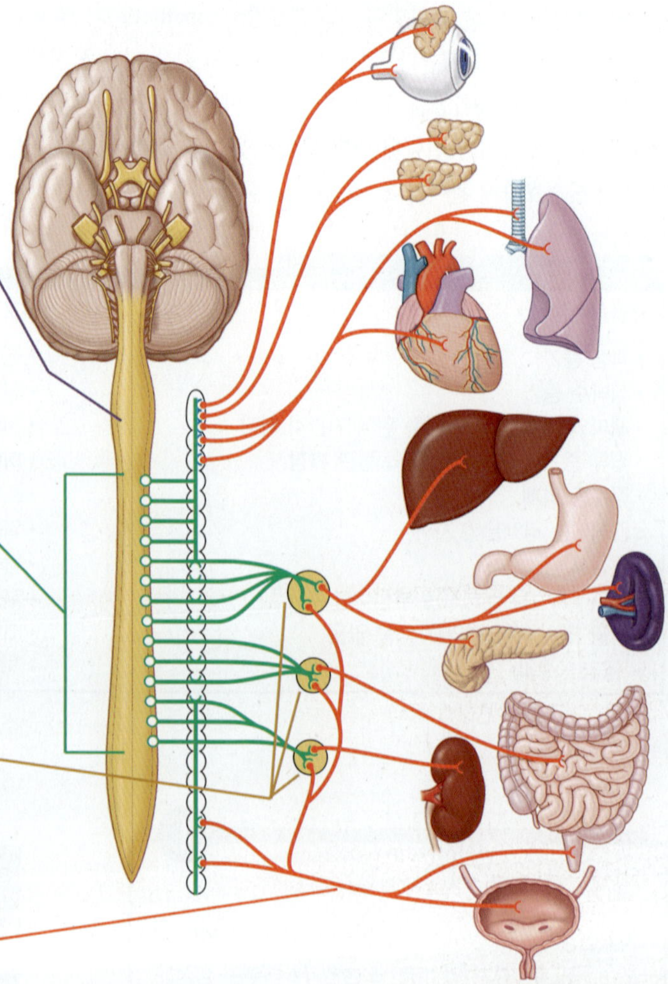

일상에서의 신체(The body at work)

단일 신경절후신경세포와 연접하기 보다는 오히려, 교감신경의 각 신경절전신경세포는 다양한 신경절후신경세포와 연접한다. 이 배열은 한 신경절전신경섬유가 동시에 다양한 신경절후신경세포을 흥분시킬 수 있도록 한다. 교감신경이 "공격 – 회피"반응 동안에 발생하는 것과 같은 즉시, 광범위한 반응과 같이 흥분할 수 있다.

부신샘(The Adrenal Glands)

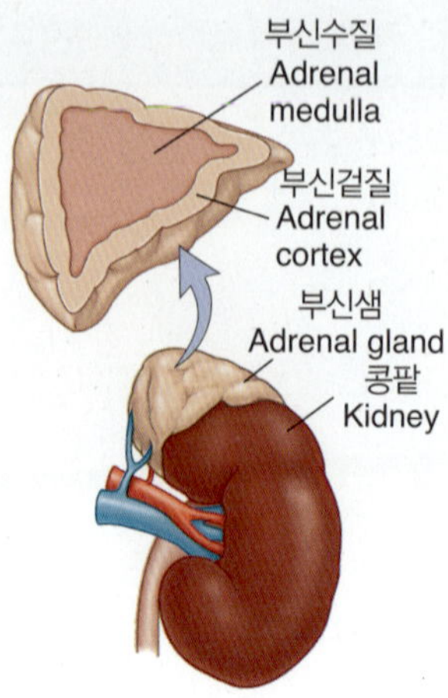

부신샘-콩팥의 위쪽 끝에 붙어 있는 삼각형 모양의 샘-은 교감신경계의 기능에 관여 한다. 교감신경성 신경절전섬유는 부신샘의 바깥 겉질을 통하여 지나서 **부신수질**(adrenal medulla)이라고 하는 중추에 정지한다. 자극되면, 부신수질은 혈액 안으로 에피네프린과 노르에피네프린이 혼합된 호르몬을 분비한다. 이 호르몬들은 교감신경계의 효과기의 수용기와 결합하여 교감신경계의 반응을 돕는다.

부교감신경계(The Parasympathetic Division)

부교감신경의 신경세포는 뇌와 척수의 엉치영역으로부터 나온다. 자율신경계의 부교감신경을 **뇌엉치 분지**(craniosacral division)라고 한다.

부교감신경섬유는 다음의 뇌신경을 따라서 뇌줄기에서 나온다.

- **눈돌림신경(Ⅲ)** : 눈돌림신경을 따라서 이동하는 부교감신경섬유는 눈의 렌즈를 조절하는 모양체근육 및 동공을 수축하는 동공괄약근을 지배한다.
- **얼굴신경(Ⅶ)** : 이 부교감신경섬유는 눈물샘, 타액샘 및 코샘을 조절한다.
- **허인두신경(Ⅸ)** : 부교감신경섬유는 이 신경을 자극하여 타액 분비를 한다.
- **미주신경(Ⅹ)** : 이 신경은 모든 부교감신경섬유의 약 90%에 해당한다. 이 부교 감신경섬유는 뇌로부터 가슴공간에 있는 기관으로 이동한다 (위, 간, 콩팥, 이자, 및 장과 같은).

애니메이션(ANIMATION)

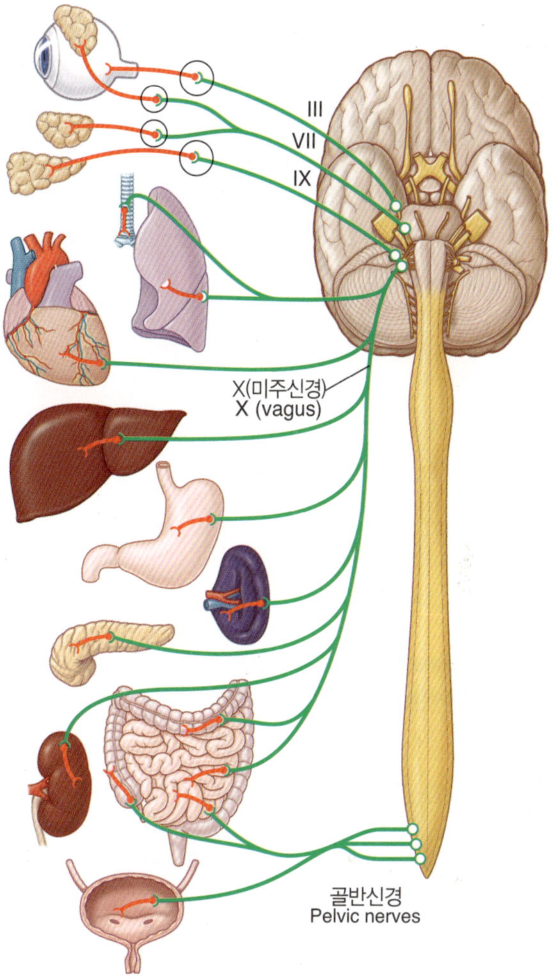

부교감신경섬유는 골반신경을 따라서 엉치영역을 나와서 대장과 방광으로 이동한다.

교감신경의 신경절과는 달리, 부교감신경의 신경절을 목표 기관 위에 있거나 가까이에 위치한다. 따라서 부교감신경의 신경절전섬유는 길고, 신경절후섬유는 짧다.

신경절이 더 넓게 퍼져있기 때문에, 부교감신경섬유는 교감신경섬유보다 더 국소적인 반응을 생산한다.

교감신경 및 부교감신경가지의 비교

교감신경분지	부교감신경분지
• 가슴허리영역에서 시작	• 뇌엉치영역에서 시작
• 신경절은 척수를 따라서 사슬을 형성	• 신경절은 목표 기관위에 또는 가까이에 위치
• 짧은 신경절전섬유 및 긴 신경절후섬유	• 긴 신경절전섬유 및 짧은 신경절후섬유
• 신경전달물질로 대부분 노르에피네프린을 사용 (때때로 아세틸콜린 사용)	• 신경전달물질로 아세틸콜린을 사용
• 광범위하고 전신에 퍼진 효과	• 국소효과

목표 기관에서 자율신경계의 영향(Effects of the ANS on Target Organs)

자율신경계의 2가지는 대조적인 영향을 가지고 있다. 예를 들어, 교감신경은 심박수를 증가시키고 부교감신경은 감소시킨다. 그러나 항상 그런 것은 아니다. 예를 들어, 교감신경은 뼈대근육에 있는 혈관을 확장하지만 대부분의 기관에 있는 혈관을 수축한다.

두 요소는 각 신경분지의 영향을 결정한다 : 신경절단물질의 이완과 목표 세포의 수용기 유형

신경전달물질(Neurotransmitters)

자율신경계는 2가지의 다른 신경전달물질을 사용한다 : 아세틸콜린과 노르에피네프린. 아세틸콜린을 분비하는 섬유는 **콜린성섬유**(cholinergic fibers)라고 한다. 노르에피네프린을 분비하는 섬유는 **아드레날린성 섬유**(adrenergic fibers)라고 한다.

콜린성섬유

- 교감신경분지와 부교감신경분지 모두의 신경절전섬유에 포함
- 부교감신경분지의 신경절후섬유에 포함
- 아세틸콜린 분비

아드레날린성섬유

- 교감신경분지의 대부분의 신경절후섬유에 포함
- 노르에피네프린 분비

일상에서의 신체(The body at work)

부교감신경분지의 영향은 짧은 기간 지속되지만, 교감신경분지의 영향을 더 긴 시간 동안 지속된다. 이런 반응 기간의 차이는 신경전달물질이 이완된 이후에 감소하는 속도와 관련되어 있다.

예를 들어, 아세틸콜린이 연접틈 안으로 이완되면, 아세틸콜린스테라제 효소에 의해서 빠르게 감소한다. 결과적으로 부교감신경분지는 짧은 기간동안 영향을 미친다. 대조적으로, 노르에피네프린 – 신경절후 교감신경섬유에 의해서 이완되는 신경전달물질 – 은 아세티콜린이 가능한 한 빠르게 감소하지 않도록 3가지 방법 중 1가지를 사용한다. 일부 노르에피네프린은 신경섬유에 의해 재흡수된다(모노아민 산화효소에 의해 재생되거나 파괴되는 신경) ; 다른 노르에피네프린은 주변 조직에 의해 흡수된다(다른 효소에 의해서 감소하는 곳). 또한 다른 노르에피네프린은 혈액에 흡수되어서 전신으로 운반되며 교감신경분지의 영향이 오래 지속된다.

쉽게 이해하기(That Makes Sense)

기억 : 모든 신경로에서, 신경절전섬유는 콜린성이며 아세틸콜린을 분비한다. 대부분의 교감신경 신경절후섬유는 아드레날린성 섬유이다. (이 복잡한 과정을 명확하기 위하여 단원의 마지막에 있는 도형을 참조한다.)

중요한 사실(Fast fact)

최근 연구는 노르에피네프린과 아세틸콜린보다 다른 신경전달물질이 자율신경계 수용기와 결합한다 – 따라서 새로운 의학 발전을 위한 문이 열린다.

수용기(Receptors)

이완된 후에, 신경전달물질은 표적 기관의 효과기 세포에 있는 수용기와 결합한다. 즉, 아세틸콜린은 콜린성 수용기와 결합하고 노르에피네프린은 아드레날린성 수용기와 결합한다. 그러나 2종류의 수용기는 몇몇 하위항목의 수용기가 있다 ; 다른 유형의 수용기들이 신경전달물질에 의해서 생산되는 영향을 결정한다.

수용기 유형의 중요성을 설명하기 위하여, 교감신경계는 피부에 있는 혈관을 수축하고, 뼈대근육의 혈관을 확장하기 위하여 노르에피네프린을 분비한다는 것을 고려하라. 반대로 부교감신경은 방광벽을 수축시키고 내부 요도괄약근을 이완하기 위하여 아세틸콜린을 분비한다. 이 반대 영향이 발생하는 것은 신경전달물질때문이 아니라 수용기 때문이다.

콜린성수용기(Cholinergic Receptors)

아세틸콜린은 2가지 다른 유형의 수용기와 결합한다 :

니코틴성 수용기

- 이 수용기들은 자율신경계의 신경절, 부신수질 및 신경근 연접 안에 존재한다.
- 니코틴성 수용기가 있는 모든 세포는 아세틸콜린에 의해 흥분된다.

무스카린성 수용기

- 수용기들은 콜린성 섬유에 의해 지배되는 기관의 샘, 민무늬근 및 심장근육섬유에 존재한다.
- 무스카린성 수용기의 세포는 아세틸콜린에 다양한 반응을 한다 ; 일부 세포들은 흥분을 하고 다른 세포들은 억제된다. (다양한 반응은 무스카린성 수용기의 몇몇 하부 유형이 있기 때문에 나타난다.)
- 다양한 반응은 아세틸콜린이 심장근을 억제하는 동안 내장의 민무늬근을 자극한다.

아드레날린성 수용기(Adrenergic Receptors)

아드레날린성 수용기는 2가지 유형이 있다 :
알파–아드레날린성 수용기(alpha-adrenergic receptors)와
베타–아드레날린성 수용기(beta-adrenergic receptors). 다음의 원리는 대부분 진실이다 :

- *알파–아드레날린성 수용기*는 노르에피네프린에 의해서 흥분된다.
- *베타–아드레날린성 수용기*는 노르에피네프린에 의해서 억제된다.

즉, 혈관 안에 있는 알파–아드레날린성 수용기와 결합한 노르에피네프린은 혈관을 수축시킨다.
심장에서 혈액을 공급받는 동맥과 뼈대근육은 베타–아드레날린성 수용기가 존재한다.
수용기와 노르에피네프린의 결합은 혈관을 확장한다.
(그러나 알파수용기와 베타수용기는 모두 하위유형을 포함한다는 것을 명심하라 – 알파–1, 알파–2, 베타–1 및 베타–2– 위의 원칙에서 벗어날 수 있다.)

중요한 사실(Fast fact)

베타–차단체라고 불리는 약물들은 베타 수용기와 결합하여, 노르에피네프린과 에피네프린이 베타 수용기와 결합하는 것을 효과적으로 차단한다. 이 약물들은 보통 고혈압과 불규칙한 심장리듬을 치료하기 위해 처방된다.

신경전달물질과 수용기(Neurotransmitters and Receptors)

다음 도표는 자율신경계의 교감신경과 부교감신경의 다른 신경전달물질들과 수용기들을 요약한 것이다.

교감신경분지(Sympathetic Division)

애니메이션(ANIMATION)

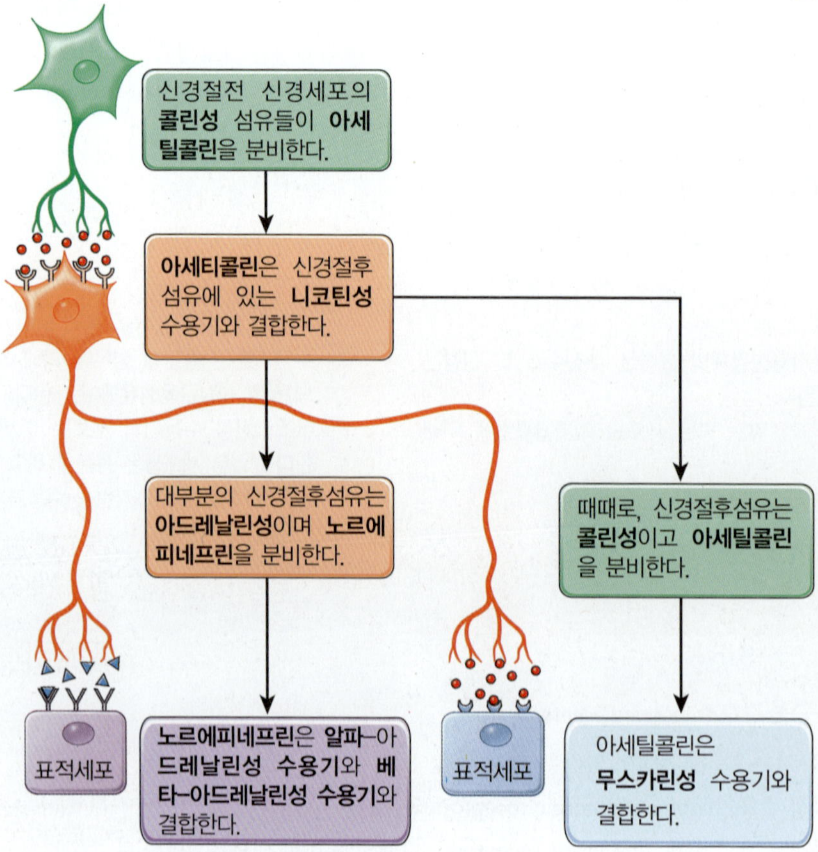

부교감신경분지(Parasympathetic Division)

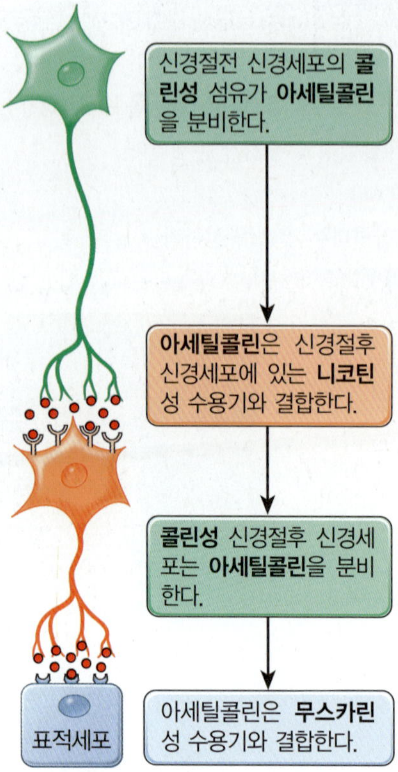

일상에서의 신체(The body at work)

대부분의 기관은 교감신경분지와 부교감신경분지 모두의 신경섬유를 가지고 있다. 이것을 ***이중 신경 지배****(dual innervation)이라고 한다. 전형적으로 두 신경분지의 영향을 반대이다. 예로, 교감신경분지는 심박수를 증가시키고, 부교감신경분지는 심박수를 감소시킨다 ; 또한 교감신경분지는 동공을 확대시키고, 부교감신경분지는 동공을 축소시킨다.*

때때로, 두 신경분지가 바람직한 영향을 위하여 서로 협력하기도 한다. 예로, 부교감신경분지는 효소를 포함한 묽은 분비물을 생산하기 위하여 타액 분비샘을 자극하고 교감신경은 짙은 점액을 생산하기 위하여 자극하여 두 신경분지가 타액을 만들 때 필요하다.

중요한 사실(Fast fact)

교감신경섬유는 혈관을 수축하고 확장한다. 이것은 흥분률의 변화가 가능하다. 흥분률의 증가는 혈관을 수축하고 ; 흥분률의 감소는 혈관을 확장한다. 이것은 교감신경분지가 부교감신경섬유의 도움 없이 혈압과 혈류량을 조절할 수 있도록 한다.

기본 강좌 : 투약과 신경계

신경전달물질의 영향을 향상시키거나 억제하는 약물을 매우 많다. 다음은 관련 약물을 중요한 유형별로 구분한 것이다 :

- *교감신경 흥분제 :* 이 약물들은 에피네프린의 이완을 증진하거나 아드레날린성 수용기를 자극하여서 교감신경의 활동을 향상시킨다. 일반적인 약물은 페닐레프린으로 많은 감기약에서 찾을 수 있다. 이 약물은 알파1-수용기를 자극하고 기관지를 확장하며(쉽게 숨을 쉬도록) 코 안의 혈관을 수축한다(쉽게 코가 정체되도록).
- *교감신경 차단제 :* 이 약물은 에피네프린과 노르에피네프린의 영향을 차단하는데, 주로 아드레날린성 수용기을 억제한다. 이 약물은 주로 고혈압 치료제로 사용한다 : 알파-아드레날린성 수용기의 차단을 혈관이 확장되고 혈압이 감소한다.
- *부교감신경 흥분제 :* 이 약물은 콜린작용제라고도 하는데, 부교감신경분지를 자극하거나 부교감신경의 작용을 모방한다. 이 약물은 니코틴성 수용기 또는 무스카린성 수용기를 자극하거나 아세틸콜린에스테라제(아세틸콜린을 감소시키는 효소)를 억제한다. 대표적인 약물이 피조스티그민인데, 녹내장(안압이 증가하는) 치료제 또는 공복 지연제로 사용된다.
- *부교감신경 차단제 :* 항콜린작용제라고도 하는데, 이 약물은 부교감신경분지의 활동을 감소시키기 위하여 아세틸콜린의 이완을 억제하거나 이 수용기를 차단한다. 허파 안의 기관자를 확장시키기 때문에 이 약물들은 천식 치료제로 사용한다.

기본 강좌 : 노화로 인한 변화

뇌와 신경계의 노화로 인한 변화의 유형과 정도는 개인에 따라 매우 다양한다. 일부에서는 신경의 퇴화가 심각하며 다른 이들은 약간의 변화만 있다. 일반적으로 대부분의 사람들은 신경전도속도가 느려지기 때문에 사고와 기억이 느려지는 것을 경험한다. 다른 가능한 변화는 반사 또는 감각 감소로 인해서 안정성의 문제가 발생한다.

치매와 심한 기억 손실은 정상적인 노화가 아니다. 이 질환들이 발생하면 종종 질환의 신호로 받아들여진다. 그러나 뇌와 관련 없는 병도 사고와 행동의 변화를 야기할 수 있다. 예를 들면 감염 또는 불규칙한 혈당은 심한 혼돈을 야기할 수 있다.

연구에 의한 일부 근거들은 인체와 정신운동(책 읽기, 모두 명석한 사고를 유지하는데 도움이 된다고 한다. 십자말풀이 및 대화 자극)은 명석한 사고를 유지하는데 도움이 된다고 한다.

핵심 용어 분석(Review of Key Terms)

활동전위(Action potential) : 신경 자극

아드레날린성 섬유(Adrenergic fibers) : 노르에피네프린을 분비하는 신경섬유

오름신경섬유(Afferent neuron) : 중추신경계로 자극을 전달하는 감각신경

알파-아드레날린성 수용기(Alpha-adrenergic receptors) : 흥분반응을 생산하는 노르에피네프린 수용기

자율신경계(Autonomic nervous system) : 항상성을 유지하기 위한 활동을 조절하는 신경계의 하위 분류 : 내장운동신경계라고도 함

축삭(Axon) : 자극은 전도하는 신경세포체로부터 뻗어나온 섬유

베타-아드레날린성 수용기(Beta-adrenergic receptors) : 일반적으로 억제반응을 생산하는 노르에피네프린 수용기

뇌줄기(Brainstem) : 뇌반구와 척수를 연결하는 뇌의 줄기모양 부분; 중간뇌, 다리뇌 및 숨뇌로 구성

중추신경계(Central nervous system) : 뇌와 척수로 구성된 신경계의 일부분

소뇌(Cerebellum) : 수의적인 움직임의 협응력 및 균형에 관여하는 뇌의 일부분

대뇌겉질(Cerebral cortex) : 얇은 회색질로 구성되어 있는 대뇌의 표면

뇌척수액(Cerebrospinal fluid) : 명한 무색의 액체로 뇌실 및 중심관을 채우고 있고, 뇌와 척수의 바깥쪽을 감싸고 있음.

대뇌(Cerebrum) : 뇌의 가장 큰 부분

콜린성 섬유(Cholinergic fibers) : 아세틸콜린을 분비하는 신경섬유

뇌신경(Cranial nerves) : 뇌(척수를 대신해서)로부터 직접 분지하는 말초신경계의 신경들

피부분절(Dermatome) : 척추신경이 지배하는 피부의 특정 부위

내림신경(Efferent neuron) : 중추신경계로부터 자극을 전달하는 운동신경

경막밖공간(Epidural space) : 척수의 바깥쪽과 척추뼈사이의 작은 공간

이마엽(Frontal lobe) : 의사결정, 추론, 기억 및 수의적 움직임에 관여하는 대뇌의 일부분

회색질(Gray matter) : 운동신경과 사이신경의 대부분의 세포체에 포함되어 있는 신경조직

시상하부(Hypothalamus) : 뇌의 사이뇌 아래 1/2로, 인체의 생명관련 기능을 지배

변연계(Limbic system) : 감정과 학습을 지배하는 뇌의 복잡한 구조

숨뇌(Medulla oblongata) : 뇌와 척수에 부착 ; 심박수, 혈압 및 호흡을 지배하는 중추

수막(Meninges) : 뇌와 척수를 덮고 있는 섬유성 결합신경층

혼합신경(Mixed nerve) : 감각섬유와 운동섬유를 모두 포함한 신경

무스카린성 수용기(Muscarinic receptors) : 다양한 반응에 흥분하는 표적세포에 있는 아세틸콜린 수용기

말이집(Myelin) : 많은 신경세포의 축삭을 덮고 있는 지방성 수초 ; 말초신경계는 슈반세포로 되어 있고 중추신경계는 희소돌기아교세포로 되어 있다.

신경(Nerve) : 뇌와 척수 사이 및 인체에 자극을 전달하는 신경세포 다발

신경아교세포(Neuroglia) : 신경세포를 지지하는 신경계 세포지만 자극을 전달하지는 않음

신경세포(Neurons) : 자극을 전달하는 신경계 세포

니코틴성 수용기(Nicotinic receptors) : 흥분성 반응을 생산하는 표적세포 안에 있는 아세틸콜린 수용기

뒷통수엽(Occipital lobe) : 시각정보를 분석 및 해석하는 대뇌의 일부분

부교감신경분지(Parasympathetic division) : 자율신경계 분지로 진정효과를 가지고 있고 뇌엉치분지라고도 함

마루엽(Parietal lobe) : 인체의 감각 및 고유수용성감각을 지배하는 대뇌의 일부분

말초신경계(Peripheral nervous system) : 전신의 신경망을 구성하는 신경계의 일부분

신경얼기(Plexus) : 신경망

분극(Polarization) : 세포막을 기준으로 한쪽은 양이온이 다른 한쪽은 음이온이 주로 있는 전기상태

반사호(Reflex arc) : 뇌를 우회하고 의사결정을 하는 신경로

몸반사(Somatic reflex) : 몸운동신경세포에 의해 자극된 후 뼈대근육의 수축을 포함하는 반사

교감신경분지(Sympathetic division) : "공격-회피"반응을 지배하는 자율신경계의 분지 ; 가슴허리분지라고도 함

연접(Synapse) : 신경로 안에 두 신경세포가 접합하는 공간

관자엽(Temporal lobe) : 듣기, 냄새 및 시각 인지에 관여하는 뇌의 일부분

신경로(Tracts) : 뇌와 의사소통을 하는 길로 척수 안에 축삭 다발

내장반사(Visceral reflexes) : 기관에 영향을 주는 자율신경계 반사

백색질(White matter) : 신경계의 한부분에서 다른 부분으로 자극을 전달하는 축삭 다발을 포함한 신경조직

학습한 정보 유지하기(Own the information)

이 장에서 학습한 정보를 기억하기 위해서는 학습한 내용을 반영할 수 있는 시간이 요구된다. 따라서, 하얀 종이에 학습하고 토론한 중요 주제를 회상하면서 써내려가 본다. 그리고, *DavisPlus* 웹사이트에 접속하고 10장의 학습목표를 체크하여 본다. 쓴 모든 내용이 이 장의 학습목표와 완전히 일치하는가? 그렇지 않으면, 이 장을 적절하게 다시 살펴 본다. 그리고, 학습 목표의 개념을 다시 써보거나 그려본다.

10장의 중요 주제 :

- 신경계의 분류
- 신경계에 있는 세포의 유형
- 신경세포 구조
- 신경세포의 회복
- 말이집신경섬유와 민말이집신경섬유 모두 자극 전도
- 연접구조 및 기능
- 척수의 구조
- 척수로
- 척추신경
- 몸반사
- 뇌의 분류
- 수막의 구조와 기능
- 뇌척수액의 생성과 순환
- 뇌줄기, 소뇌, 사이뇌 및 대뇌를 포함하는 뇌의 분류
- 변연계
- 대뇌겉질의 감각 및 운동 기능
- 언어 및 특수감각을 지배하는 뇌의 영역
- 수면의 다른 단계에 관련된 뇌의 유형
- 기억을 지배하는 뇌영역
- 오른 대뇌반구와 왼 대뇌반구 사이의 관련성
- 뇌신경
- 내장반사
- 자율신경계의 교감신경분지와 부교감신경분지의 구조 및 기능
- 자율신경계의 신경전달물질 및 수용기
- 표적 기관의 교감신경계 및 부교감신경계의 영향

학습점검(Test Your Knowledge)

1. 신경계의 자극을 전도하는 세포는 무엇이라고 하는가?
   a. 신경아교세포
   b. 신경세포
   c. 소교세포
   d. 상피세포
2. 혈액-뇌 장벽을 무엇인가?
   a. 뇌조직을 침투하는 혈액을 유지하기 뇌를 둘러싼 막이다.
   b. 전신의 혈액과 뇌의 혈액을 분리하기 위해 뇌를 둘러싼 막이다.
   c. 산소와 이산화탄소같은 작은 분자가 뇌로 확산되는 것을 허용하고 더 큰 분자를 막아내는 반-투과성 막이다.
   d. 뇌에서 나오고 혈류 안으로 들어가는 뇌척수액을 막는 반투과성 막이다.
3. 촉각이나 온각 같은 감각을 감지하여 중추신경계로 정보를 전달하는 신경세포는 무엇인가?
   a. 내림신경세포
   b. 사이신경세포
   c. 오름신경세포
   d. 슈반세포
4. 신경세포가 새로운 자극에 반응하지 않는 시기를 무엇이라고 하는가?
   a. 휴지막전위(안정막전위)
   b. 활동전위
   c. 재분극
   d. 불응기
5. 다음은 척추신경에 관한 설명이다. 옳은 것은?
   a. 척추신경은 혼합신경으로 감각신경섬유와 운동신경섬유가 모두 있으며 양 방향으로 자극을 전달할 수 있다.
   b. 척추신경은 주로 운동신경이며 뼈대근육에 자극을 전달할 수 있다.
   c. 척추신경은 주로 감각신경이며, 감각정보를 근육에서 뇌와 척수로 전달한다.
   d. 척추신경은 자율신경계의 주요 요소이며 자율신경 기능을 조절하는 신경이다.
6. 엉치신경얼기의 주요신경은 무엇인가?
   a. 가로막신경
   b. 겨드랑이신경
   c. 궁둥신경
   d. 넙다리신경
7. 다음 중 뇌척수액의 기능으로 옳지 않은 것은?
   a. 단백질과 포도당을 뇌로 전달하고 대사산물을 제거하는 역할을 한다.
   b. 뇌신경을 통한 자극 전도를 촉진한다.
   c. 외상에 대하여 뇌를 보호한다.
   d. 뇌척수액 안에 CO_2의 수준을 모니터하여 항상성을 유지한다.
8. 뇌에서 심박동수, 호흡 및 혈압과 같은 활력기능을 책임지는 중추는 어느 부위인가?
   a. 다리뇌
   b. 숨뇌
   c. 중간뇌
   d. 소뇌
9. 뇌에서 거의 모든 기관에 영향을 미치며 자율신경계와 뇌하수체를 조절하는 부위는 어디인가?
   a. 시상
   b. 변연계
   c. 대뇌겉질
   d. 시상하부

10장 답

1. 정답 : b. 신경아교세포는 신경을 보호하는 신경계의 세포이다. 소교세포는 식균작용 및 미생물과 잔해를 취합하는 신경아교세포의 한 유형이다.
2. 정답 : c. 뇌는 기능수행을 위해서 많은 혈액을 공급받아야 한다. 뇌로 혈액을 공급하는 것은 신체의 다른 부위에 공급하는 혈액에서 분리하지 않는다. 뇌척수액은 전용 순환로가 있으며 마지막에는 정맥으로 흡수된다 ; 혈액-뇌장벽의 일을 수행하지 않는다.
3. 정답 : c. 내림신경은 운동신경이다 ; 이 신경은 뇌로부터 근육과 샘세포로 정보를 전달한다. 사이세포는 중추신경계에만 존재한다 ; 사이신경은 들어오는 감각신경로와 나가는 운동신경로와 결합한다. 슈반세포는 말이집을 형성하기 위하여 많은 말초신경의 축삭을 둘러싸고 있다.
4. 정답 : d. 안정막전압은 신경이 휴식할 때이지만 반응에 대한 잠재력을 가지고 있다. 활동전위는 신경세포가 능동적이며 축삭을 따라서 자극을 전달한다. 재분극은 신경세포가 전기적으로 균형상태로 회복되어 새로운 자극에 흥분할 준비를 하는 것이다. 신경세포가 활동전위와 재분극동안에 자극에 반응이 반드시 나타나지 않으면, 가장 정확한 답은 비록 세포막은 분극되었을지라도 불응기이기 때문에 신경세포는 나트륨과 칼륨이 세포막을 기준으로 자신의 위칠 돌아갈 때까지 새로운 자극에 반응하지 못한다.
5. 정답 : a. 척추신경은 감각신경섬유와 운동신경섬유로 구성되어 있으며, 중추신경계로 자극은 전달하고 전달받는다. 척추신경은 수의적 기능을 조절하고 자동적 기능은 없다 ; 척추신경은 자율신경계의 일부분이 아니다.
6. 정답 : c. 가로막신경은 목신경얼기의 일부분으로 가로막을 지배한다. 겨드랑이신경은 팔신경얼기의 일부분으로 팔로 내려간다. 넙다리신경은 허리신경얼기의 일부분으로 넙다리와 다리를 지배한다.
7. 정답 : b. 뇌척수액은 신경자극전도의 영향이 없다. 나머지는 모두 뇌척수액의 기능이다.

8. 정답 : b. 다리뇌는 뇌의 다른부분으로 신호를 전달하는 신경로이다 ; 또한 몇 개의 뇌신경이 시작한다. 중간뇌는 청각반사와 시각반사의 중추이며 운동조절에 필수적인 신경세포이다. 소뇌는 운동기능뿐만 아니라 감각 및 감정에도 중요한 역할을 한다.

9. 정답 : d. 시상은 거의 모든 감각신경의 통로이다. 변연계는 감정 및 학습에 관여한다. 대뇌겉질은 뇌의 표면을 덮고 있는 회색질이다 ; 대뇌겉질은 사고, 추론, 판단 및 기억을 포함한 대뇌기능에 관여한다.

10. 정답 : a. 마루엽은 인체부위의 인식에 관여한다 ; 마루엽 손상은 손상측의 물건을 무시하고 자신의 팔다리조차 무시하는 증상이 나타난다. 관자엽은 듣기와 기억에 관여한다 ; 관자엽 손상은 친숙한 물건을 확인하는 능력을 손상시킨다. 뒤통수엽은 시각정보를 분석하고 해석하는데 관여한다 ; 뒤통수엽의 손상은 보기에 영향을 미친다.

11. 정답 : d. 중심전이랑의 신경은 뇌줄기와 척수에 있는 운동신경로를 통하여 자극을 뼈대근육으로 보낸다. 베르니케영역(왼쪽 관자엽 안에)과 브로카영역(왼쪽 이마엽 안에)은 모두 언어에 관여한다. 베르니케영역은 학습된 문법에 맞게 단어를 구성한다 ; 브로카영역은 언어를 형성하는데 필요한 근육의 움직임을 계획하고 일차운동겉질로 적절한 자극을 보낸다.

12. 정답 : c. 혀인두신경은 혀의 움직임, 삼킴 및 구역질을 지배한다. 혀밑신경은 혀의 움직임에 관여한다. 속귀신경은 듣기와 균형에 관여한다.

13. 정답 : a. 후각신경은 냄새에 관여한다. 시각신경은 시각(동공반사 제외)에 관여한다. 얼굴신경은 맛과 얼굴표정에 관여한다.

14. 정답 : d. 다른 설명은 모두 자율신경계의 특징이다.

15. 정답 : b. 다른 모든 활동은 교감신경분지의 작용이다.

16. 정답 : c. 아드레날린성 섬유는 노르에피네프린을 분비한다. 콜린성 섬유는 교감신경과 부교감신경의 신경절전섬유와 부교감신경의 신경절후섬유에 있다.

17. 정답 : c. 신경전달물질의 양은 반응의 크기에 영향을 주지만, 반응의 유형에는 영향을 주지 않는다. 신경전달물질의 영향은 신경전달물질의 유형에 따라서 다양하다 ; 그러나 같은 신경전달물질이 다른 수용기에 결합하면 다른 반응이 나타날 것이다. 따라서 반응을 결정하는 것은 신경전달물질이 아니라 수용기이다. 수용기가 차단되면(따라서 유용한 수가 감소하면), 반응의 크기도 감소될 것이다.

10. 뇌의 어느 부위가 손상되면 심각한 성격장애를 야기하고 사회적으로 부적합한 행동을 하는가?
    a. 이마엽
    b. 마루엽
    c. 관자엽
    d. 뒤통수엽

11. 전신의 수용기에서 열감, 냉감 및 촉감을 도달하는 일차몸감각 영역으로 알려진 뇌의 영역은 어디인가?
    a. 중심앞이랑
    b. 베르니케영역
    c. 브로카영역
    d. 중심뒤이랑

12. 가슴공간과 배공간의 대부분의 기관 및 머리와 목을 지배하는 뇌신경은 무엇인가?
    a. 혀인두신경
    b. 혀밑신경
    c. 미주신경
    d. 속귀신경

13. 뇌손상으로 인한 뇌부종이 이 신경을 누르면 빛에 대한 동공반사가 억제된다. 어떤 신경인가?
    a. 눈돌림신경
    b. 후각신경
    c. 시각신경
    d. 얼굴신경

14. 다음 중 몸신경계의 특징인 것은?
    a. 샘, 민무늬근 및 심장근육을 지배한다.
    b. 표적 기관에 도달하기 전에 신경절에서 연접하는 2개의 신경섬유를 포함한다.
    c. 아세틸콜린과 노르에피네프린을 분비한다.
    d. 수의적인 조절을 한다.

15. 다음 중 자율신경계의 부교감신경분지의 활동인 것은?
    a. 심박수 증가
    b. 기관지 수축
    c. 땀샘 자극
    d. 내장운동 억제

16. 다음 중 콜린성 섬유에 대한 설명으로 옳은 것은?
    a. 콜린성섬유는 노르에피네프린을 분비한다.
    b. 콜린성섬유는 교감신경분지와 부교감신경분지의 신경절후섬유를 포함한다.
    c. 콜린성섬유는 아세틸콜린을 분비한다.
    d. 콜린성섬유는 부교감신경분지의 신경절전섬유에만 포함되어 있다.

17. 신경전달물질의 영향(혈관 수축 또는 이완)은 궁극적으로 무엇에 의해서 결정되는가?
    a. 이완되는 신경전달물질의 양
    b. 이완되는 신경전달물질의 유형
    c. 수용기 유형
    d. 수용기의 수

모바일로 이 코드를 스캔하면 Davis*Plus*의 Podcast도서관이 접속됩니다. 또한 **http://davisplus.fadavis.com**에 접속하면 이 단원에 유용한 자료를 이용할 수 있습니다.

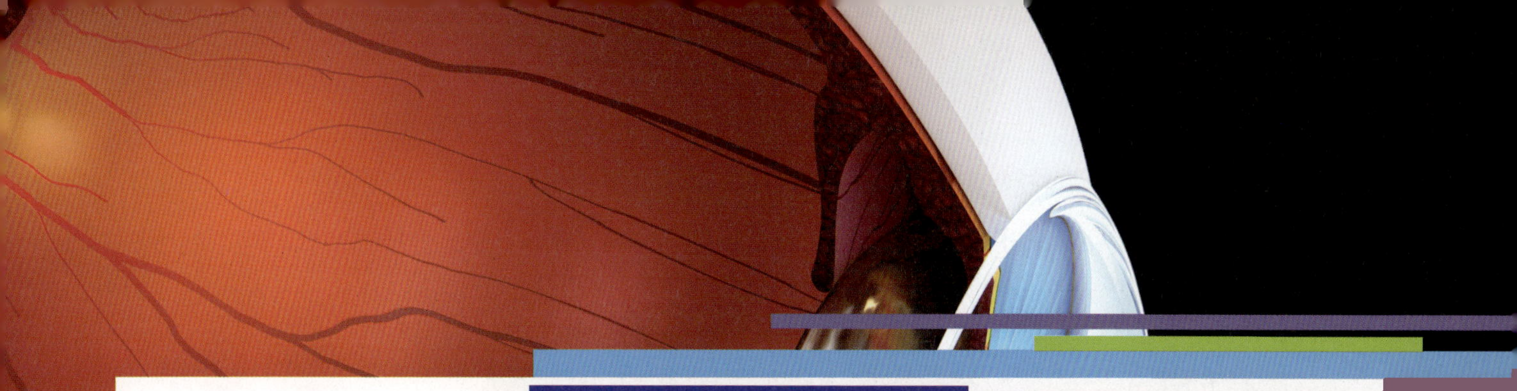

제 11 장 11

감각기관 (Sense Organs)

인간의 감각기관은 광범위한 감각을 감지하지만, 환경은 우리의 표현을 넘어서 인체와 화학에너지로 채워져 있다.

감각기관은 우리가 음식의 맛을 보고, 아름다운 해돋이를 보고, 음악을 듣고, 타인의 촉진을 느낄 수 있도록 한다. 그러나 감각은 우리에게 삶의 즐거움 이상을 준다. 그 중 하나는 우리의 감각은 위험으로부터 우리를 보호하는 것이다 : 우리가 위험을 보거나 듣고, 통증을 느끼고 손상을 피할 수 있도록 한다. 더 중요한 것은, 감각의 경험은 우리의 정신적 안녕에 중요하다. 실제로, 대상자를 모든 감각이 부족한 분리통 속에 넣은 실험에서, 대상자들은 즉시 환각, 극도의 두려움, 현혹 및 공포를 경험했다.

인체의 5가지 주요 감각은 시각, 청각, 미각, 후각 및 촉각이다 ; 그러나 인체의 감각경험은 이 주요감각보다 더 많은 감각을 포함한다. 실제로, 대부분의 인체 감각처리 과정은 우리가 인식하지 못한다. 예를 들어, 감각계는 혈압, 체온 및 균형과 같은 활력 기능을 유지하기 위해 통합한다.

감각수용기 (Sensory Receptors)

전신에 분포하는 **감각수용기**(receptors)는 수백만개이다. 이 감각수용기의 일부는 감각기관(눈, 귀 그리고 코와 같은)을 형성하는 근육과 조직에 결합되어 있다. 대부분이 세포막 바깥쪽의 물리적 또는 화학적 작용을 감지하는 특수신경세포 또는 신경끝망울이다.

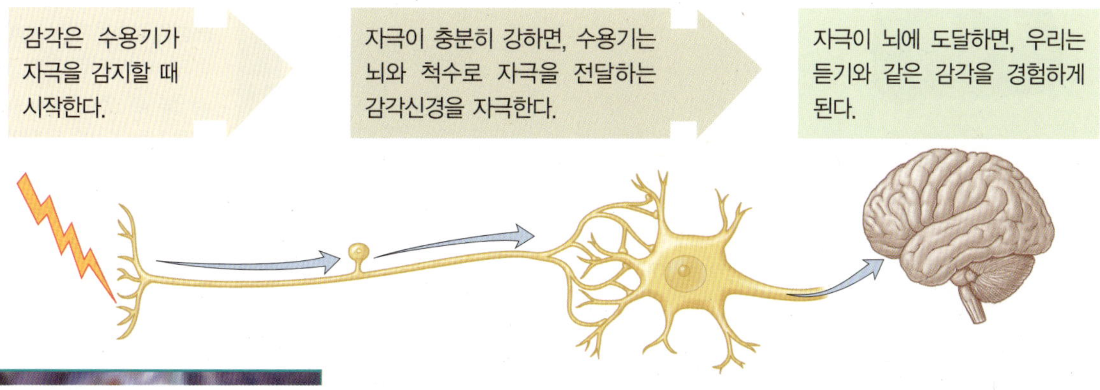

일상에서의 신체(The body at work)

정상적으로, 뇌는 수용기로 감지된 우리의 인식수준이하로 유지되는 대부분의 자극을 여과한다. 이것은 많은 자극이 인식이하로 작용하는 인체과정과 관련되어 있기 때문이다. 또한 여과과정을 통하여 과도한 자극은 극복함으로써 우리를 보호한다.

중요한 사실(Fast fact)

인간이 감지할 수 없는 에너지의 한 유형이 전기장이다. 그러나 상어와 같은 일부 어류는 그물에 걸린 먹이에 의해 방출되는 약한 전기자극을 감지할 수 있는 전기수용기관을 가지고 있다.

감각수용기는 각각의 자극에 대한 유형, 위치 및 강도에 대한 정보를 전달한다.

- **유형**(Type) : 각각의 감각수용기는 다른 자극에 반응한다 ; 예를 들어, 냉각수용기는 차가움에만 반응하고, 광수용기는 빛에만 반응한다. 따라서 신경계는 다양한 감각을 구분할 수 있다.
- **위치**(Location) : 각각의 감각수용기는 **수용장**(receptive fields) 일정부위의 자극에만 반응한다. 따라서 한 신경이 뇌로 자극을 전달하면, 뇌는 자극의 기원이 어디인지 안다. 이것을 **감각투사**(sensory projection)이라고 한다. 손가락과 같은 인체의 감각영역은 수용기들이 밀집되어 있다. 신경들이 좁은 부위에 밀집되어 있기 때문에, 뇌는 자극의 위치를 정확하게 알 수 있다. 등과 같은 적은 수의 감각신경이 분포하는데, 한 신경이 담당하는 부위가 넓다. 결과적으로 뇌는 자극이 발생한 부위는 확인할 수 있지만, 그 지점을 정확하게 알지는 못한다.
- **강도**(Intensity) : 자극이 강하면 강할수록, 신경섬유는 더 크게 흥분한다. 이것은 뇌가 자극의 강도를 해석하도록 한다.

수용기의 분류(Classification of Receptors)

수용기는 감지하는 자극의 유형에 따라 분류된다.

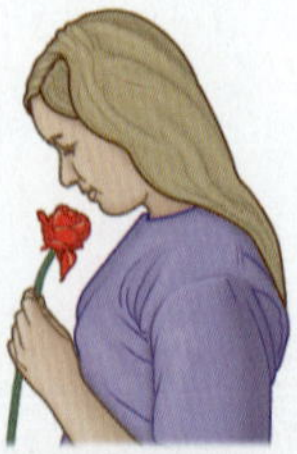

화학수용기(Chemoreceptors)

이 수용기는 냄새와 맛과 같은 다양한 화합물에 반응할 뿐만 아니라, 인체 안의 다양한 화합물(포도당 또는 이산화탄소 같은)의 농축에 반응한다.

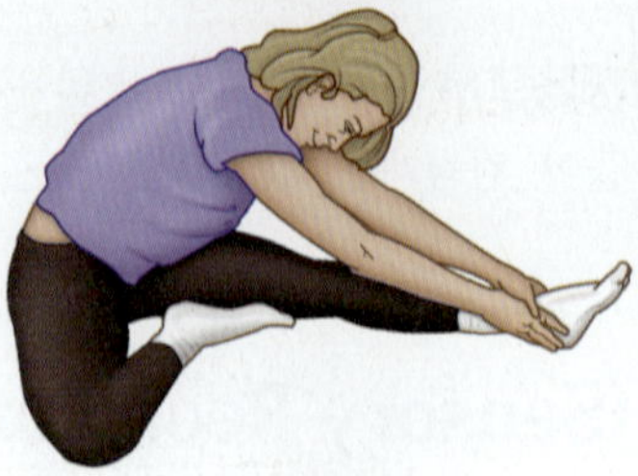

기계수용기(Mechonoreceptors)

이 수용기는 수용기의 위치를 변화시키는 압박, 신장 또는 진동과 같은 요소에 반응한다.

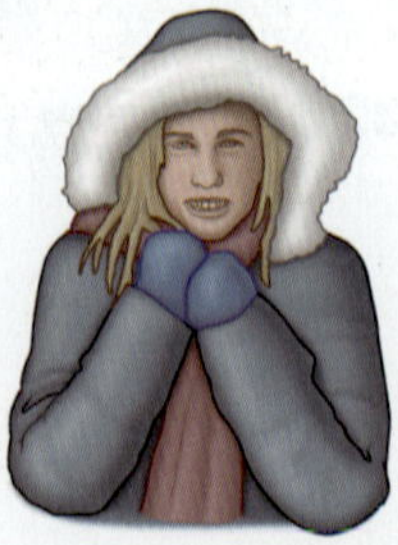

온각수용기(Themoreceptors)

이 수용기는 온도 변화에 의해 활성화된다.

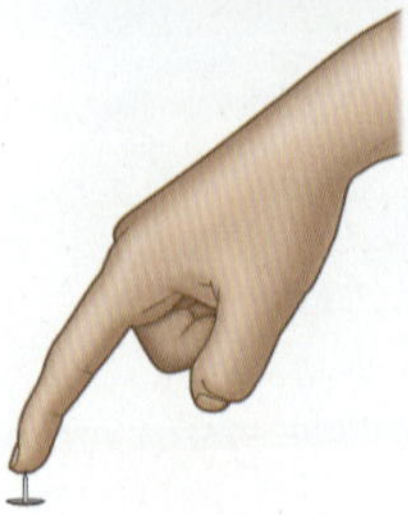

유해수용기(Nociceptors)

이 수용기는 외상뿐만 아니라 열, 화합물, 압박 또는 산소결핍으로부터 조직손상에 반응하는 통증수용기이다.

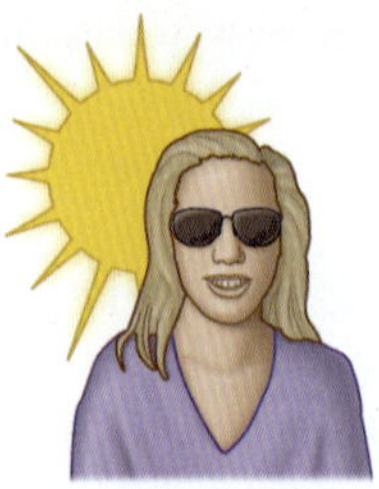

광학수용기(Photoreceptors)

이 수용기는 눈에서만 볼 수 있으며, 빛에 반응한다.

일상에서의 신체 (The body at work)

자극이 계속되면, 신경의 흥분률은 느려지고, 감각이 감소한다. 이것을 ***순응****(adaptation)이라고 한다. 예로, 차가운 물 속에 들어갔다고 생각해 보자. 처음에는 물이 너무 차갑다고 느낄 것이다. 몇 분 후에 당신의 감각은 적응하고 차갑게 느끼지 않는다.*

일상에서의 신체 (The body at work)

또 다른 특수 수용기는 ***고유수용성감각수용기****(proprioceptor)이다. 뼈대근육, 관절 및 힘줄에서 볼 수 있는 고유수용성감각수용기는 인체 움직임, 근육신장 및 인체에 관한 포괄적인 지남력에 대한 정보를 제공한다. 예로, 고유수용성감각수용기는 당신이 공간 안에서 인체를 인식할 수 있도록 하며, 보지 않고도 인체부위(팔 또는 다리)의 위치를 알 수 있다.*

일반감각(The General Senses)

일반감각은 통증뿐만 아니라 압박, 촉진, 신장 및 온도감각을 포함한다. 일반감각의 수용기는 피부, 근육, 힘줄, 관절 및 내장 안에 광범위하게 분포되어 있다.

통증(Pain)

유해자극수용기 또는 통각수용기는 뇌로 통증을 전달하는 자유신경말단을 포함한다. 그것들은 피부와 점막에 특히 많이 분포하고, 거의 모든 기관에서 찾을 수 있다. (그러나 뇌에서는 발견되지 않는다.)

- **빠른통증섬유**(Fast pain fibers): 피부와 점막에 풍부한 이 섬유는 손상이 발생하는 시기에 날까롭고 국소적이며 찌르는 듯한 통증을 생산한다. 이 섬유는 문에 발가락을 부딪치거나, 손가락을 찌었을 때 경험하는 통증이다.
- **느린통증섬유**(Slow pain fibers): 이 섬유는 깊은 인체기관과 구조에 집중되어 있고 둔하고 쑤시는 통증을 생산한다. 예를 들어, 장폐쇄 또는 충수염으로 인한 통증감각이 이 섬유를 다라서 운반된다.

> **중요한 사실**(Fast fact)
> 유해자극수용기는 뇌 안에는 없지만, 수막에서 발견된다. 따라서 두통은 뇌에서 오는 통증이 아니라, 뇌를 둘러싸고 있는 주변 조직에서 오는 통증이다.

통증은 수많은 다른 신경로를 따라서 이동할 수 있다. (통증의 실제 원인을 확인하기 어렵게 만든다.) 다음 그림은 대부분 인체의 주요 통증로를 도식화한 것이다.

애니메이션(ANIMATION)

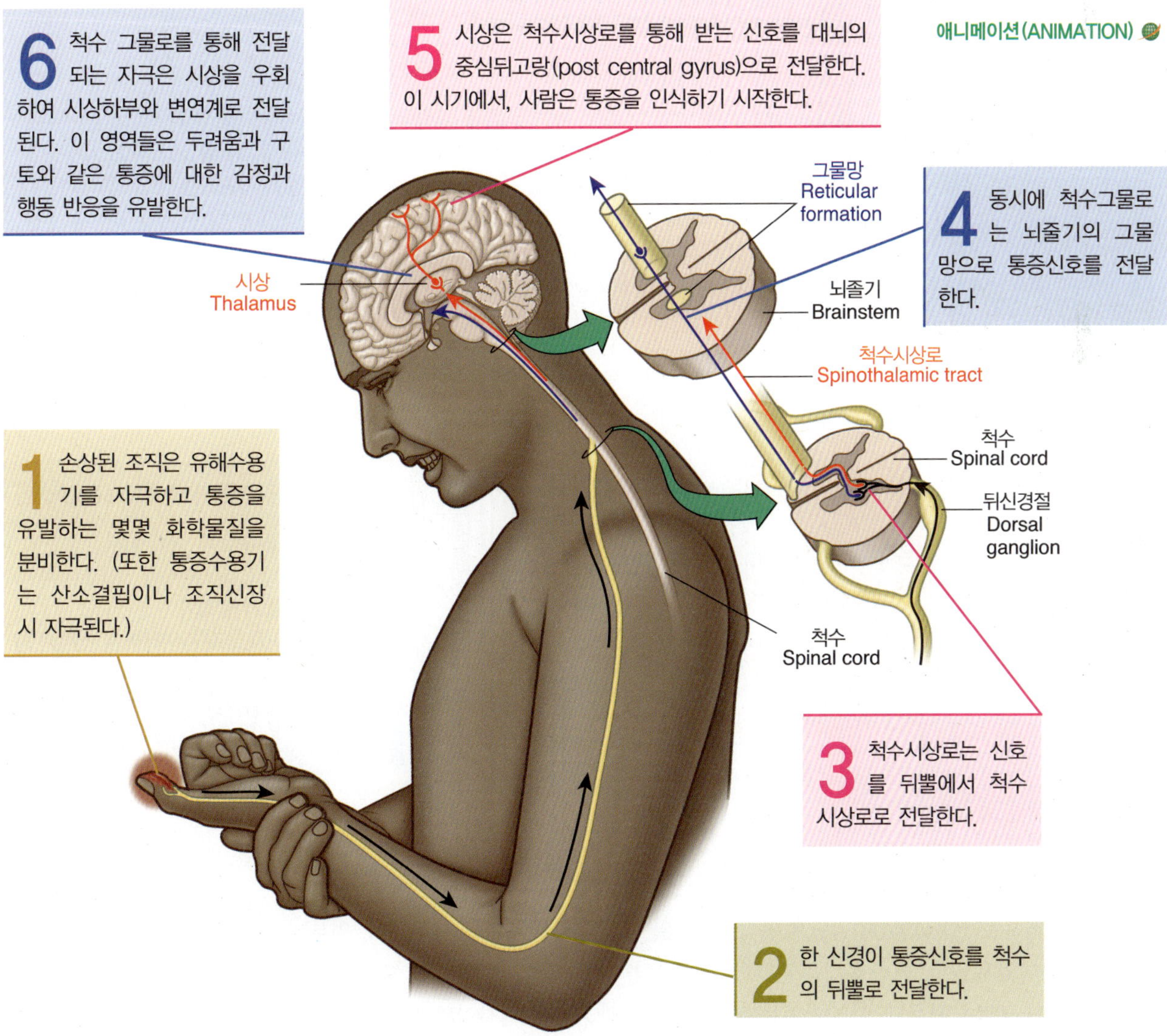

연관통(Referred pain)

내장에서 발생하는 통증은 마치 인체의 표면에서 발생하는 통증처럼 느껴진다. – 때때로 인체의 완전히 다른 부위에서 발생하는 것처럼 느껴진다. 이것을 **연관통**(referred pain)이라고 하며, 내장으로부터 오는 감각신경섬유와 피부로부터 오는 감각신경섬유가 단일 신경로로 집중되기 때문이다. 아래 그림은 일반적으로 연관통을 야기하는 부위를 도식화한 것이다.

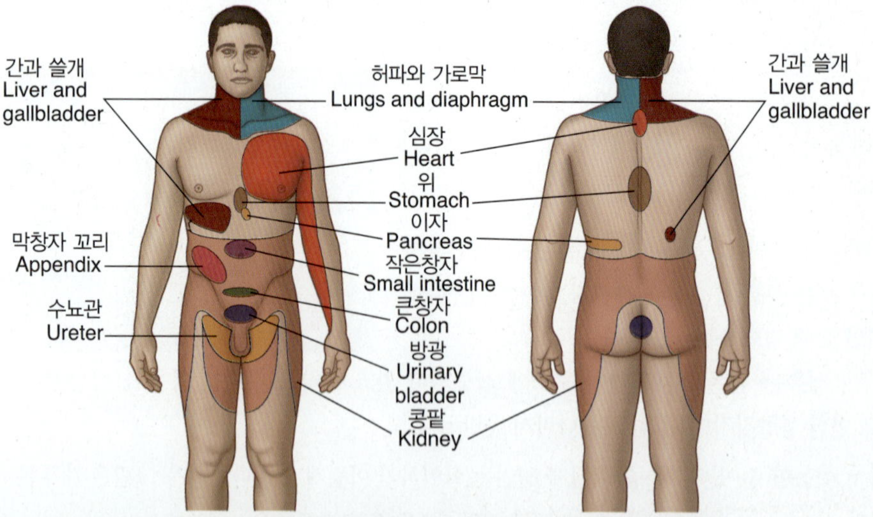

심근경색의 전형적인 증상 가운데 하나가 연관통의 일례이다 : 왼팔 또는 왼 가슴 위에서 발생하는 통증. 이 증상은 심장으로부터 오는 통증섬유와 왼 가슴과 왼팔 위의 피부에서 오는 통증섬유가 같은 수준의 척수로 들어가기 때문이다. 이 부위에서 들어오는 감각자극은 동일한 신경로를 통해서 뇌로 전달되기 때문에 뇌는 심장에서 들어오는 통증자극을 마치 가슴이나 팔에서 들어오는 자극으로 혼동하게 된다.

중요한 사실(Fast fact)

통증을 이완하기 위해 사용되는 약물을 **진통제**(analgesics)라고 한다.

일상에서의 신체(The body at work)

통증을 좋아하는 사람은 아무도 없다. 그러나 통증은 인체의 주요 보호기전 중 하나이다. 통증은 뜨거운 스토브를 인식하게 하는 것과 같이 우리에게 위험을 경고하며, 내부손상이나 질환에 대하여 경고한다. 통증 지각이 손상되면 통증이 제공하는 경고 징후를 감지하지 못하므로 손상 위험이 증가한다. 예로, 당뇨의 일반적인 합병증은 두발에 신경 손상(신경병) 이다. 신경병은 통증감각이 손상된 것이기 때문에, 당뇨 신경병증을 앓고 있는 사람은 후에 감염이 되는 미세손상도 쉽게 간과하게 된다.

온도(Temperature)

열감각수용기라고 불리는 자유신경말단은 열과 냉의 감각을 조정한다.

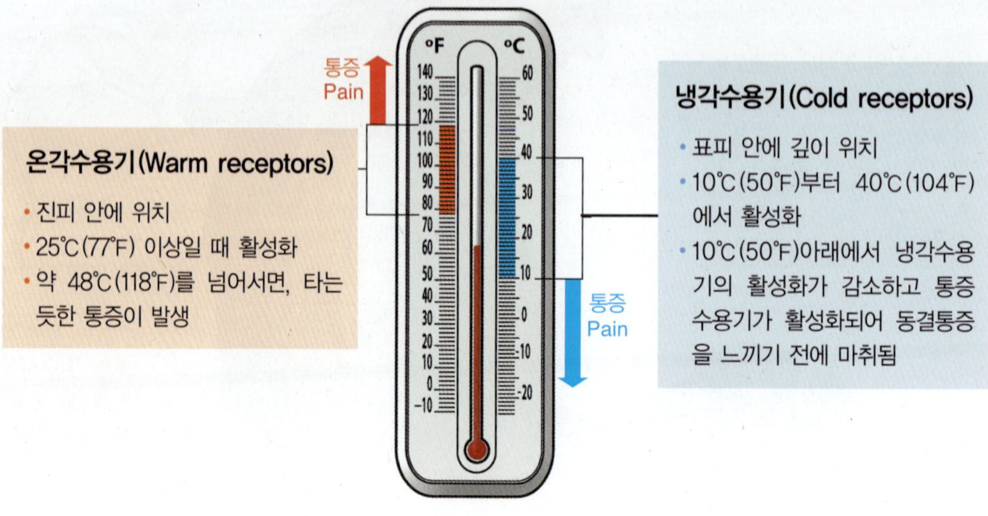

촉각(Touch)

대부분의 기계수용기인 특별신경말단은 촉각, 압각 및 신장에 관한 감각을 제공한다. 일부 수용기는 결합조직 안에 싸여있고 일부는 싸여있지 않다. 이 수용기는 손가락끝, 손바닥, 눈썹, 입술, 젖꼭지 및 성기와 같이 털이 없고 민감한 피부에 위치하는데 크기와 모양은 다르다. 이 수용기는 부드러운 비단과 거친 삼베사이의 차이를 감지할 수 있는 것처럼 광범위한 직물의 차이를 느낄 수 있게 광범위하게 분포한다.

특수감각(The Special Senses)

미각, 후각, 청각, 평형 및 시각과 같은 특수감각은 특정 기관 안에 군집해 있는 수용기이다.

미각(Taste)

맛 또는 미각은 화합물이 미뢰와 접촉하면 발생한다. 대부분의 미뢰는 혀 위에 튀어나와 있어서 **유두**(papillae)라고 하며, 입과 물렁입천장의 가쪽에도 있다. 혀에 있는 유두는 4개 유형이다.

- **성곽유두**(vallate papillae)는 혀의 뒷부분의 큰 유두를 말한다 ; 개수는 작지만 전체 미뢰의 절반을 포함하고 있다.
- **잎새유두**(foliate papillae)는 혀의 가쪽에 위치하며 능선을 이룬다.
- **실유두**(filiform papillae)는 미뢰를 포함하지 않은 실모양 유두로서 음식의 질감을 구분하는 역할을 한다.
- **버섯유두**(fungiform papillae)는 특히 혀의 끝과 가쪽에 집중되어 있다.

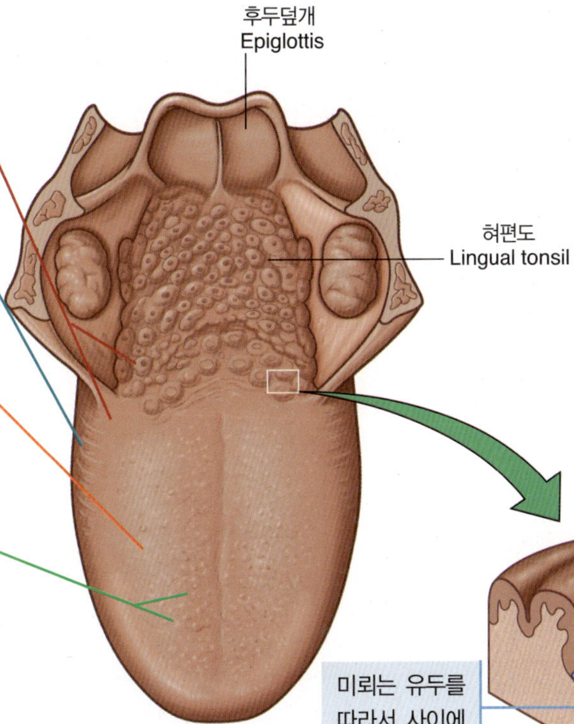

중요한 사실(Fast fact)

아동은 약 10,000개의 미뢰가 있다. 나이가 들면서 미뢰의 수는 감소하는데 노인은 약 5,000개 정도의 미뢰가 있다.

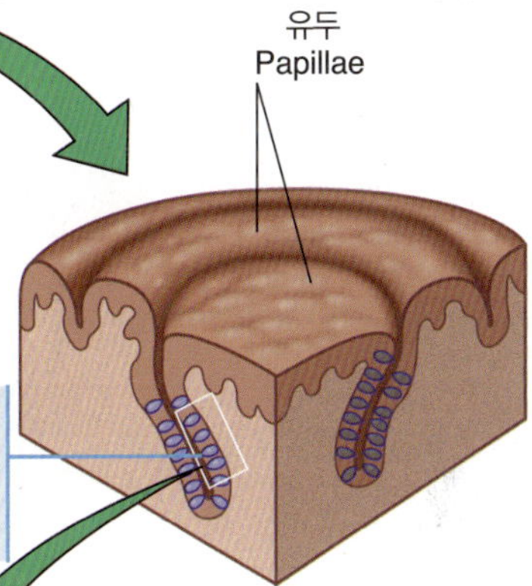

미뢰는 유두를 따라서 사이에 위치한다.

미뢰는 오렌지와 비슷하게 생겼는데 각 분절에 **미각세포**(gustatory cells 또는 taste cells)라고 하는 화학수용기를 25개에서 50개까지 포함하고 있다.

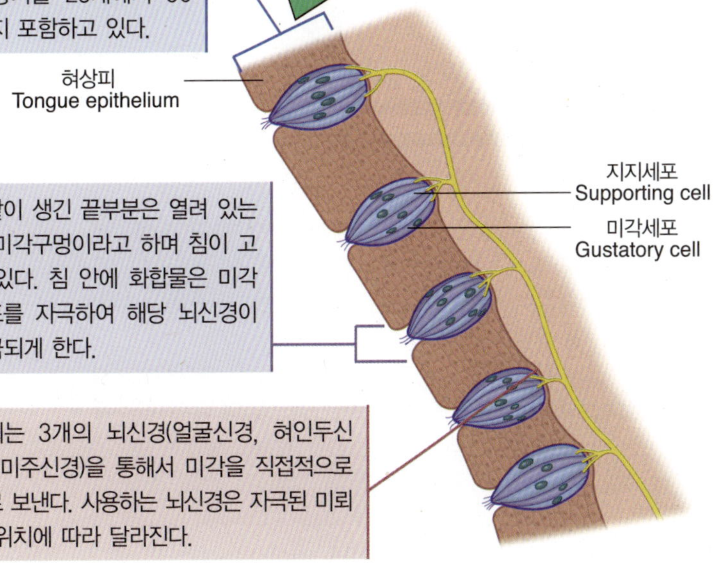

털같이 생긴 끝부분은 열려 있는데 미각구멍이라고 하며 침이 고여 있다. 침 안에 화합물은 미각세포를 자극하여 해당 뇌신경이 자극되게 한다.

미뢰는 3개의 뇌신경(얼굴신경, 혀인두신경, 미주신경)을 통해서 미각을 직접적으로 뇌로 보낸다. 사용하는 뇌신경은 자극된 미뢰의 위치에 따라 달라진다.

일상에서의 신체 (The body at work)

4대 미각은 짠맛, 단맛, 신맛 및 쓴맛이다. 연구자들은 새로 감칠맛을 제안하였다. 일본 속어로 '맛있는'의 뜻인 우마미는 아미노산의 맛으로 '고기'맛을 의미한다.

선행관점과는 달리 혀는 맛에 따라 영역을 구분하지 않는다. 모든 맛은 미뢰를 포함하고 있는 혀의 모든 부위에서 감지할 수 있지만, 일부 부위는 특정 맛에 더 민감하다. 예로, 혀끝은 단맛에 더 민감하고 혀 뒤부분은 쓴맛에 더 민감하다.

냄새(Smell)

콧구멍의 천장을 형성하는 막은 **후각**(Olfaction)(냄새의 감각)에 관한 수용기 세포를 포함하는 내피의 작은 영역이다. 필수적으로 신경의 수용기세포는 벌집뼈 안에 있는 구멍을 통해서 콧구멍을 나간다; 그런 후에 이 섬유들이 모여서 1번 뇌신경(후신경)을 형성한다.

중요한 사실(Fast fact)

냄새와 맛에 관한 감각은 밀접하게 관련되어 있다. 실제로 후각을 잃은 사람은 음식에 대한 대부분의 미각을 상실했다고 호소한다.

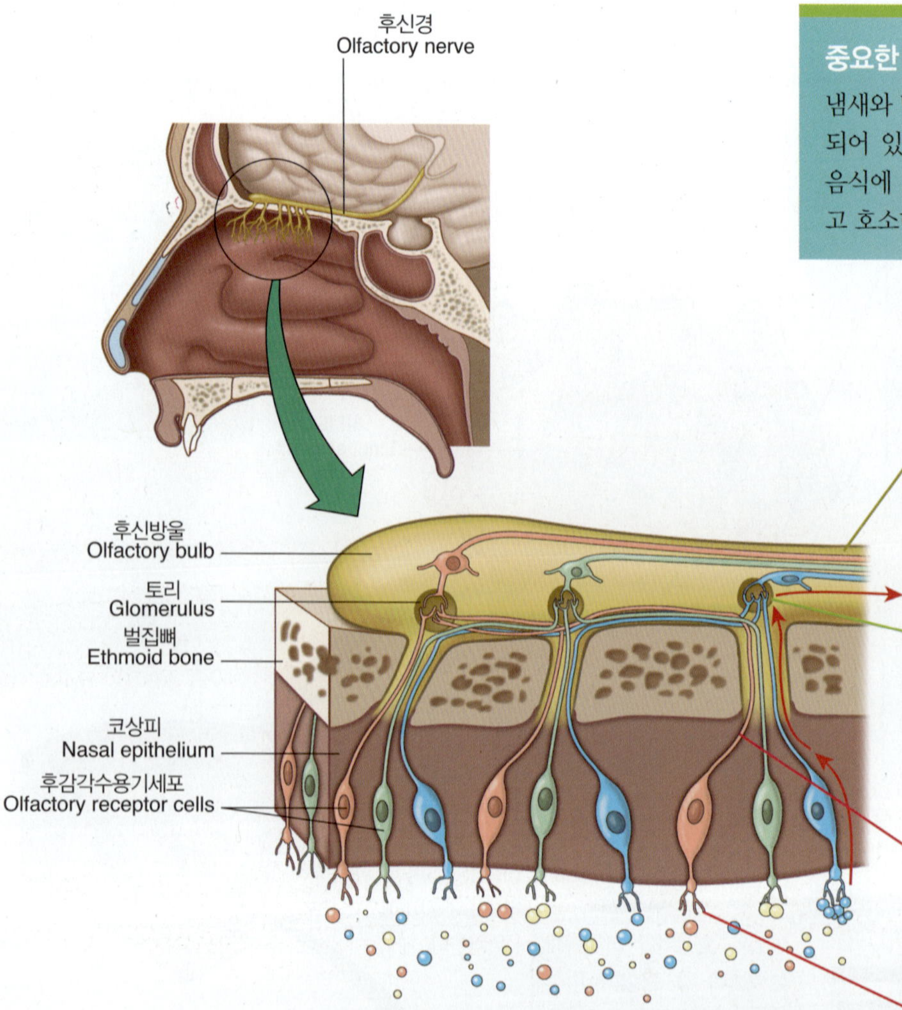

4 그 신호는 뇌의 일차후각겉질에 도달할 때까지 지속한다.

3 신경섬유는 뇌의 이마엽에 있는 한 쌍의 **후각망울** 안에서 다른 신경과 연접한다. Glomeruli이라고 불리는 사이신경은 자극을 부분적으로 처리한다.

2 이것은 벌집뼈의 구멍을 통해서 콧구멍을 나가는 신경섬유는 따라서 자극을 전달한다.

1 들어 온 냄새분자는 후각수용기세포의 끝에서 투사되는 섬모와 결합한다.

일상에서의 신체(The body at work)

자극이 일차후각겉질에 도달한 후에 자극은 대뇌와 뇌줄기의 해마와 편도 등에 수 많은 다른 위치로 계속 전달된다. 이것은 어떤 냄새가 기억, 감정반응 또는 구토와 같은 신체반응을 유발하는 이유를 설명한다.

또한 일부 냄새(암모니아, 염소 및 멘톨과 같은 화합물에 의해 발생하는 냄새)는 후각세포 대신해서 삼차신경의 유해자극수용기를 자극한다. 이 화합물 냄새로 인한 강하고 불쾌한 반응은 냄새를 맡지 못하는 사람에게 효과적인 "방향염" 역할을 한다.

중요한 사실(Fast fact)

후각수용기는 빠르게 피로해진다 ; 후각수용기는 가장 강한 냄새조차도 짧은 시간 후에 감지를 멈춘다.

청각(Hearing)

귀는 듣기에 관한 감각을 제공한다 ; 또한 귀는 균형(평형)을 위해 필수적이다. 귀는 3가지 부위로 구분한다 ; 바깥귀, 중간귀, 안쪽귀

바깥귀(Outer Ear)

바깥(outer/external) 귀는 귓바퀴(auricle 또는 pinna)와 청각관(auditory canal)으로 구성되어 있다.

귓바퀴는 귀의 보이는 부분이다. 연골로 형성되었고, 귓구멍의 귓바퀴는 청각관 안으로 소리를 전달한다.

청각관(auditory canal)은 관자뼈에서 고막까지를 말한다.(인체의 바깥쪽으로 청각관의 시작부위는 **외이도**(external acoustic meatus)라고 말한다.) 관 안에 있는 선은 귀지를 만드는 죽은 피부세포와 혼합되는 분비물을 생산한다. 관을 따라 놓여 있는 귀지는 귀지를 형성하는 죽은 피부세포를 혼합하여 분비된 것이다. 보통 귀지는 마르고, 그런 다음 먹고 말하는 동안 턱움직임에 의해 바깥귀 쪽으로 밀려 나가는 방법으로 배출된다.

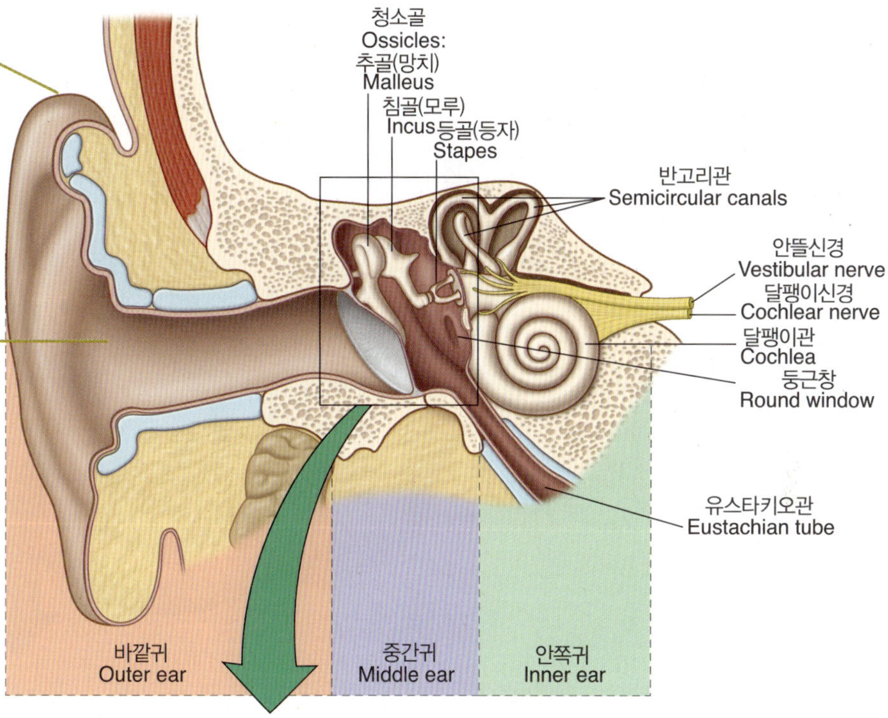

중간귀(Middle Ear)

중간귀는 다음 구조들로 구성되어 있다.

청소골(Auditory ossicles) : 몸 안에서 3개의 가장 작은 뼈들이 고막에서 안쪽귀를 연결한다 ; 모양에 따라 다음과 같이 명명되었다 :

- **추골**(Malleus)(망치)
- **침골**(Incus)(모루)
- **등골**(Stapes)(등자)

등골은 안쪽 귀가 시작되는 안뜰계의 **타원형** 창 안에 놓여 있다.

고막(Tympanic menbrane, eardrum) : 이 막성구조는 중간귀로부터 바깥귀를 분리한다 ; 소리파장에 반응하기 위하여 자유롭게 진동한다.

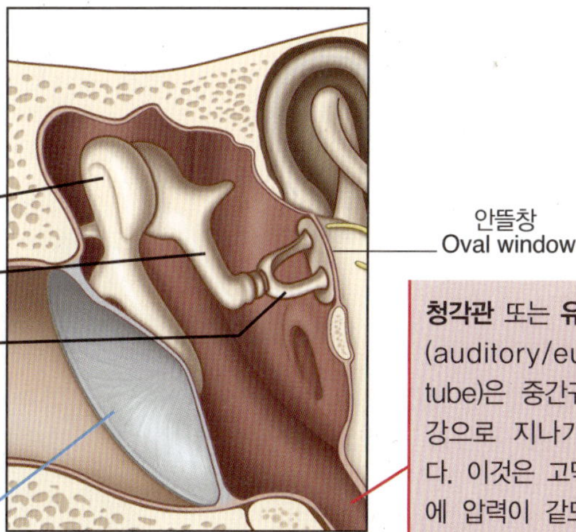

청각관 또는 **유스타키오관**(auditory/eustachian tube)은 중간귀에서 비인강으로 지나가는 통로이다. 이것은 고막의 양쪽면에 압력이 같도록 조절하는 목적으로 쓰인다. 불행하게도, 목에서 중간귀로 감염이 퍼질 수 있다.

기본 강좌 : 중간귀의 감염

중이염이라고 불리는 중간귀의 감염은 보통 아동에서 발생한다. 이유는 간단하다. 유스타키오관의 크기와 위치. 아동의 유스타키오관은 짧고 수평이다. 코인두로 향하는 이 짧고 직선인 통로는 코가 쉽게 중간 귀로 흘러들어가도록 하여 감염을 퍼트린다. 아동이 성장하면서, 유스타키오관은 길어지고 아래로 구부러져서 귀로 흘러들어가서 감염이 발생하는 경우는 드물어진다.

속귀 *(Inner Ear)*

속귀는 관자뼈 안에 복잡한 통로들로 구성되어 있으며, **뼈미로**(bony labyrinth)이라고도 한다. **막미로**(membranous labyrinth)는 뼈미로의 안쪽에 위치한다. **외림프액**(perilymph)이라고 하는 액체가 뼈미로 안쪽을 채우고 있고, 막미로 안쪽은 **내림프액**(endolymph)이라고 하는 액체가 차있다.

뼈미로는 3개의 구조로 구성되어 있다:

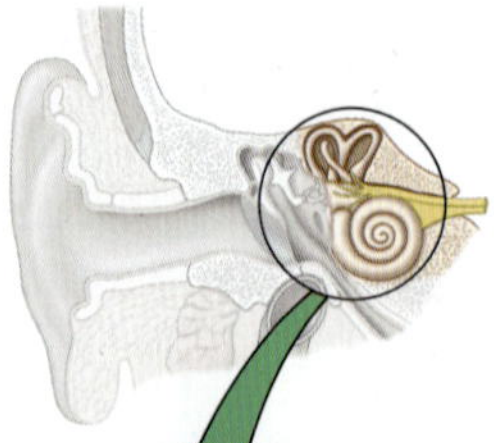

반고리관(semicircular canals) : 이 구조들은 평형 및 균형 유지에 중요하다.

안뜰(vestibule) : 이 구조는 미로로 들어가는 입구이며 균형감각에 필수적인 기관을 포함한다.

달팽이관(Cochlea) : 뱀처럼 생긴 구조로 듣기에 관여한다.

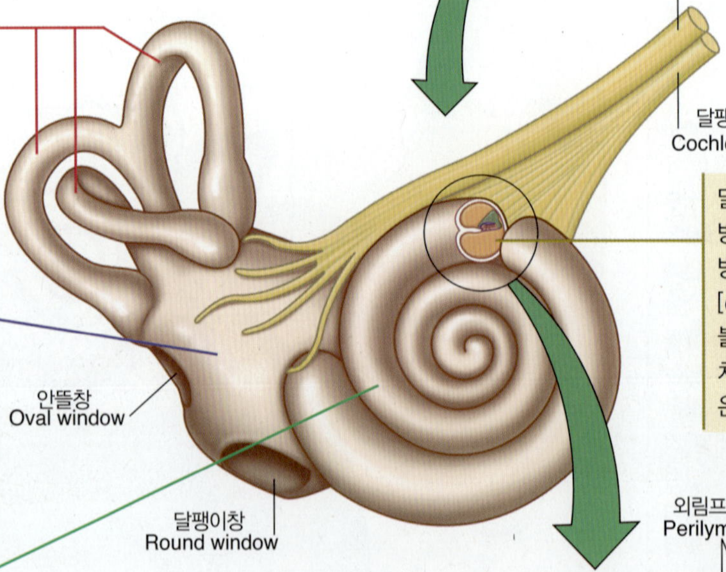

달팽이의 나선은 3개의 방으로 되어 있다. 중간 방은 **삼각관**(달팽이관[cochlear duct]이라고 불리는)으로 내림프액으로 차 있고; 가쪽 두 개의 방은 외림프액으로 차 있다.

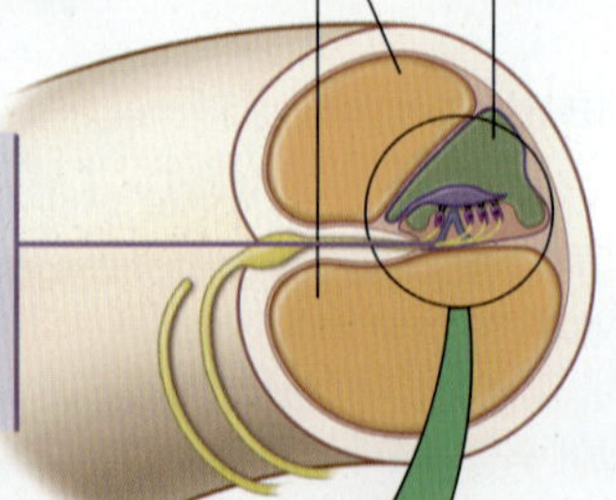

이 관의 바닥에 있는 것(**바닥막**[basilar membrane])이 **콜티기관**(organ of Corti)으로 듣기감각기관이다.

일상에서의 신체

(The body at work)

빈도라고 불리는 일정한 시간동안에 발생하는 소리 파장의 수는 소리의 피치를 결정한다. 우리가 들을 수 있는 것은 소리의 크기와 피치에 따라 달라진다. 인간의 귀가 반응하는 피치는 20 Hz(초당 진동수)~16,000 Hz이다. 많은 동물들이 듣는 소리를 인간은 듣지 못한다. 예를 들어, 고양이는 60,000 Hz의 소리를 들을 수 있고, 박쥐는 120,000 Hz의 소리를 감지할 수 있다.

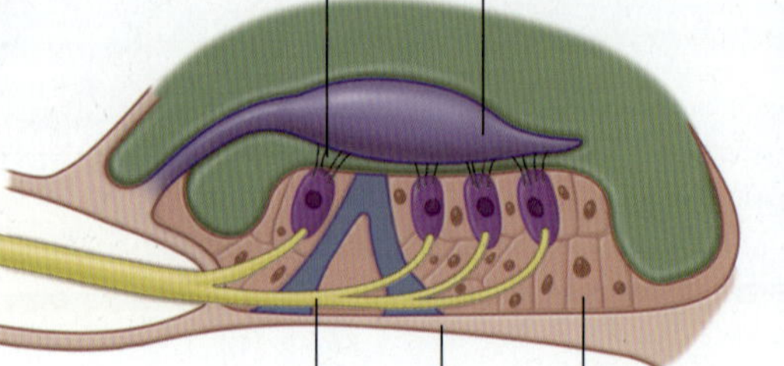

콜티기관은 상피층(감각과 지지세포로 구성된)으로 구성되어 있다. 수천 개의 섬모세포가 상피층에서 나오며 **덮개막**(tectorial membraine)이라고 불리는 젤라틴과 같은 막으로 싸여 있다. 섬모의 바닥에서 뻗어나온 신경섬유는 달팽이 신경이 된다(제8뇌신경).

듣기의 기전(How Hearing Occurs)

듣기는 소리가 공기 안에서 진동할 때 발생하며 이것을 소리파라고 한다.

애니메이션(ANIMATION)

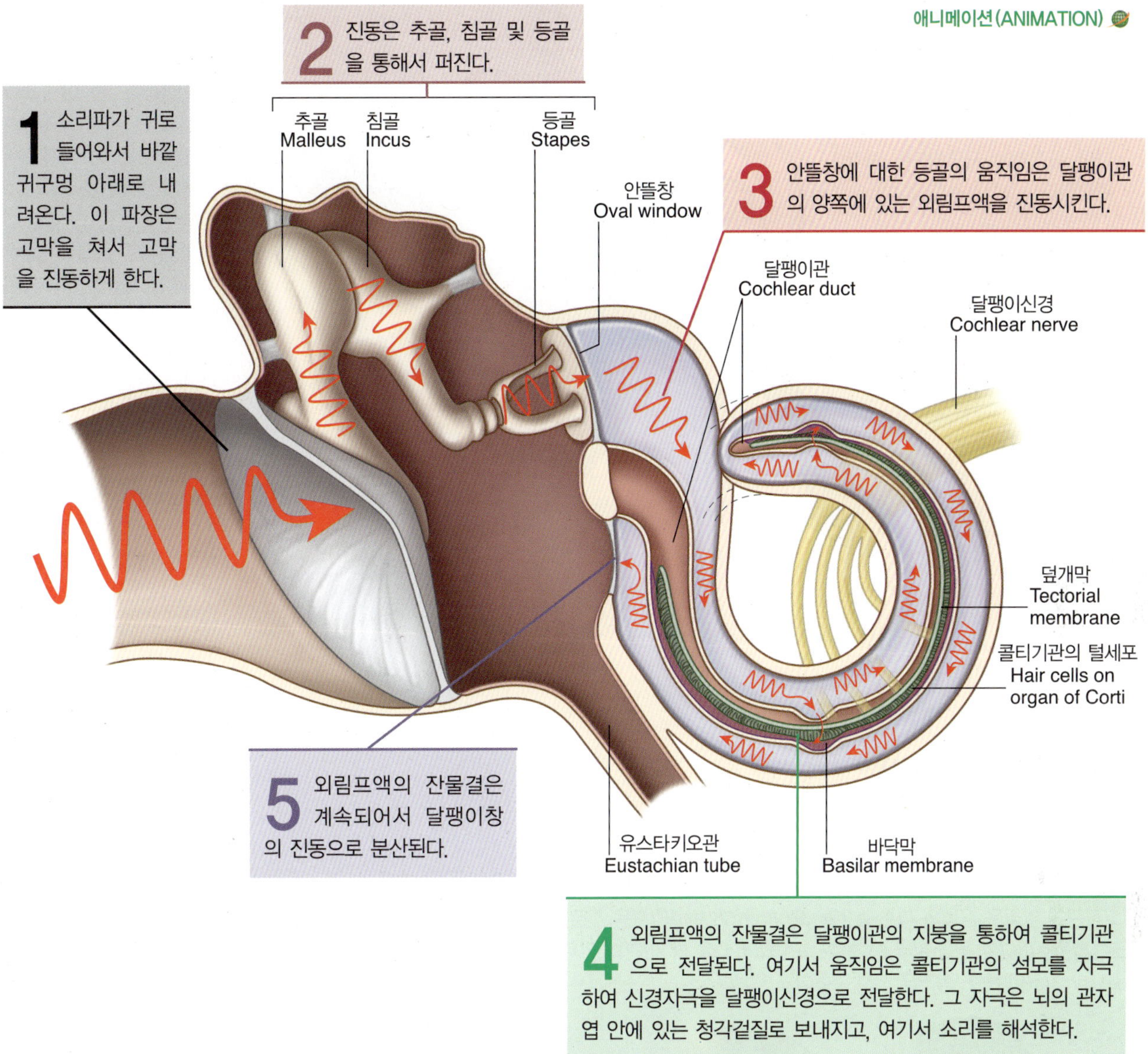

기본 강좌 : 청각손실

청각손실은 다음의 2가지 주요 영역으로 분리한다 :

1. 전도성청각손실. 속귀에서 진동의 전달을 방해하여 나타나는 청각손실이다. 예로, 중간귀의 액체(감염, 냉각 또는 알레르기와 같은 결과로), 꽉찬 귀지 또는 이물질은 진동의 전달을 막을 것이다. 손상 원인이 치유되면, 듣기는 정상으로 돌아온다. 전도성 청각손실의 더 심각한 유형은 귀경화증으로 귀의 이석이 융합되는 질환을 말한다. 이석이 움직일 수 없기 때문에, 진동은 중간귀에 도달하면 멈춘다. 외과적 중재로 듣기를 회복할 수 있다.
2. 감각신경성 청각손실. 이 유형의 듣기손실은 콜티기관 안에 털세포의 괴사로 발생하는데, 지속적으로 큰 소리에 노출(공장 작업자와 음악가가 경험하는 소리와 같은)되면 종종 발생한다. 털세포는 손상되면 다시 성장하지 않기 때문에, 이 유형의 청각손실은 영구적이다.

균형 (Balance)

속귀의 안뜰과 반고리관은 균형과정에서 주요 역할을 한다.

조직액이 차있는 세 개의 반고리관이 서로 직각으로 위치한다. 이 배역은 각각의 관이 머리의 다른 움직임에 자극되도록 하기 위함이다.

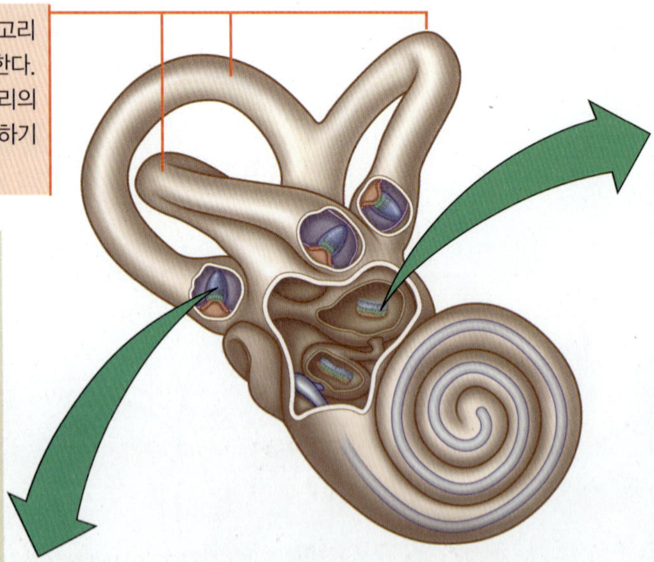

각각의 관의 끝은 전구모양을 하고 있기 때문에 이 부위를 **팽대부**(ampulla)라고 한다. 각 팽대부 안에는 지붕이라고 불리는 젤라틴 고깔 모양의 모자가 덮힌 털세포가 있다.

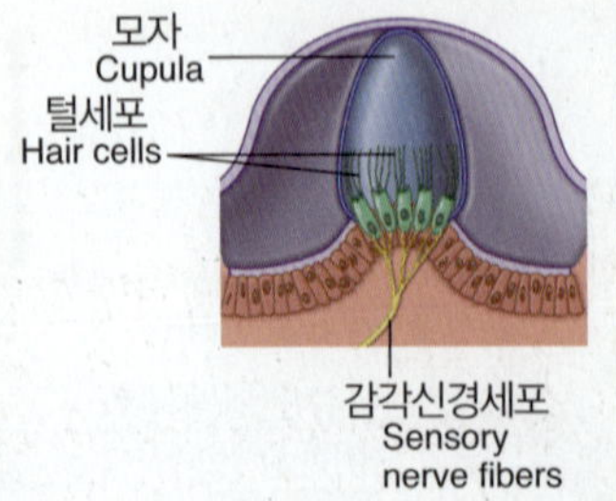

안뜰의 안쪽에는 2개의 감각기관이 있다 : 타원주머니와 원형주머니. 털세포는 이 기관 모두에서 안쪽에 존재한다. 털세포의 끝은 젤라틴과 같은 물질로 덮혀 있다 ; 젤라틴 물질로 덮혀서 평형석이라고 불리는 무기질수 정체가 풍부하다.

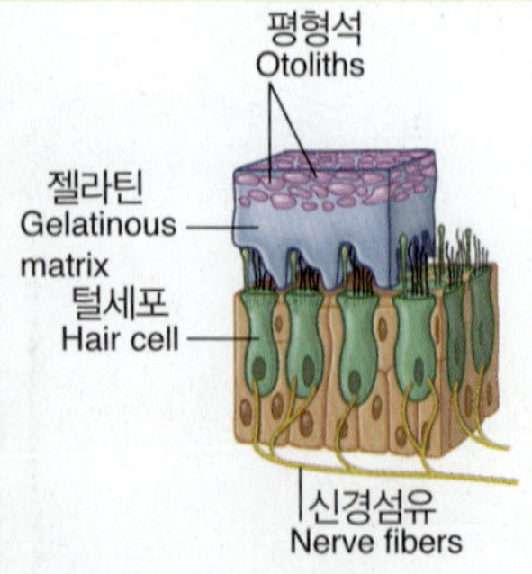

일상에서의 신체 (The body at work)

반고리관과 안뜰은 균형의 다른 측면을 모니터한다. 반고리관은 주로 머리 움직임의 속도와 방향에 연관되어 있다(동적 평형). 대조적으로, 타원주머니와 원형주머니는 몸이 고정되어 있을 때 머리의 위치를 감지하는 역할을 하고, 또한 직선으로 움직일 때 가속을 감지(차에 탄 것처럼)한다. 이것은 정적 평형이라고 한다.

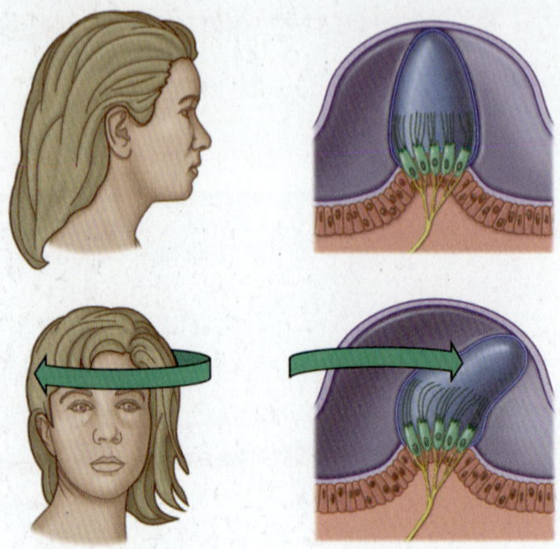

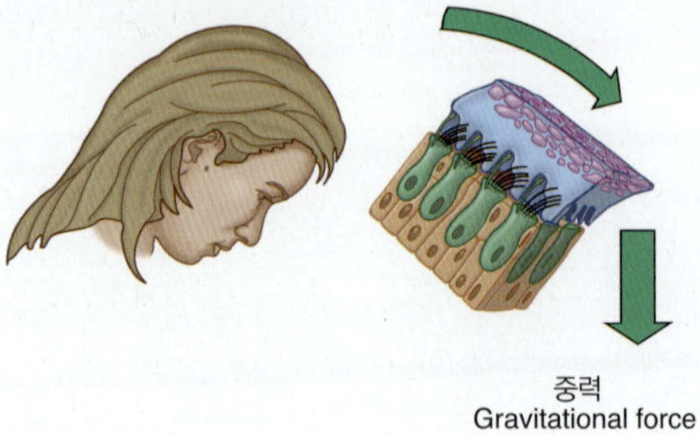

머리가 돌림할 때, 팽대부 안에 내림프액은 뒤쪽으로 쳐진다. 움직임을 멈추면, 내림프액은 지붕을 지나서 소용돌이치고 그 과정에 구부러진다. 이것은 털세포를 당기고 근처에 있는 신경수용기를 자극하여 안뜰신경을 통하여 뇌로 신호를 전달한다. 뇌는 머리 또는 인체가 갑자기 움직일 때 균형을 유지하기 위하여 필요한 정보를 해석하고 반응을 유발한다.

안뜰의 안쪽은 평형석이 털세포 위에 놓여 있어, 머리가 수평이면 최소한의 자극을 한다. 머리가 경사되면(또는 전신이 앞쪽으로 움직이면), 막과 평형석도 기울고 털세포가 자극된다. 즉, 이것은 가까운 안뜰신경의 수용기를 자극하여 뇌로 자극을 전달하고 머리의 위치를 감지한다.

시각(Vision)

가장 복잡한 감각인 시각은 신경자극 안으로 저장된 에너지를 전환하는 빛을 사용하는 눈에 의존한다 ; 이 신경자극은 빛을 해석하는 뇌로 들어간다.

눈의 부속구조들(Accessory Structures of the Eye)

눈썹(Eyebrow) : 아마 눈썹의 가장 중요한 역할은 얼굴표정을 향상시켜서 비언어적 의사소통을 보조하는 것이다. 또한 눈썹은 눈의 발한작용을 하며 눈부심으로부터 눈에 그늘을 만들어 준다.

속눈썹(Eyelashes) : 눈꺼풀의 끝을 따라서 나 있는 속눈썹은 눈의 이물이 들어가는 것을 막아준다. 속눈썹을 만지면 눈깜박임반사가 나타난다.

눈꺼풀(Eyelids, palpebrae) : 주로 피부로 덮힌 눈둘레근으로 형성된 눈꺼풀은 이물로부터 눈을 보호하고, 수면시 빛을 차단한다. 또한 주기적 깜박임은 눈에 눈물을 흐르게 해서 이물을 닦아내도록 한다.

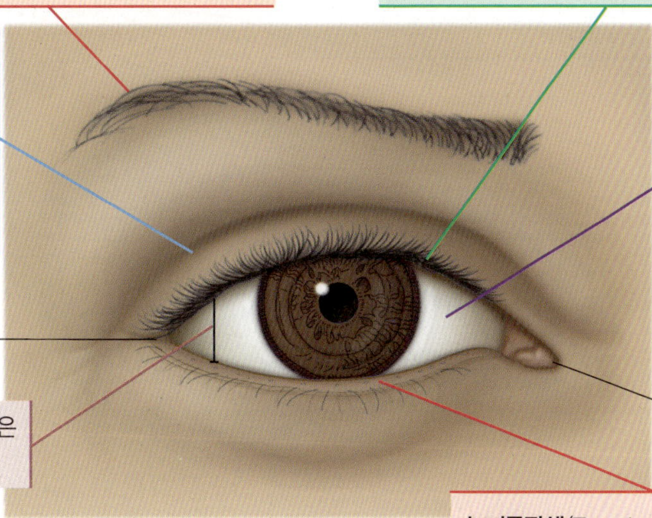

결막(Conjunctiva) : 결막은 눈꺼풀 안쪽에 있는 투명한 점액막으로 안구의 앞쪽 표면(각막을 제외하고)을 덮고 있다. 결막은 얇은 점액층을 분비하여 안구가 수분을 유지하도록 도와준다. 결막은 혈관이 풍부하여 눈이 "충혈"될 때 결막의 혈관이 확장된 것이다.

안검렬(palpebral fissure): 안검렬은 눈꺼풀 사이의 틈을 말한다.

눈꺼풀판샘(Tarsal glands) : 눈꺼풀판샘은 눈의 두꺼운 가장자리(**눈꺼풀판**[tarsal plate]이라고 불리는)를 따라서 존재하며 눈물의 증발을 느리게 하기 위하여 기름을 분비하고, 눈을 감을 때 장애막을 형성한다.

눈물기관(Lacrimal Apparatus)

눈물기관(lacrimal apparatus)은 눈물샘과 일련의 관(눈물관이라고도 함)으로 구성되어 있다.

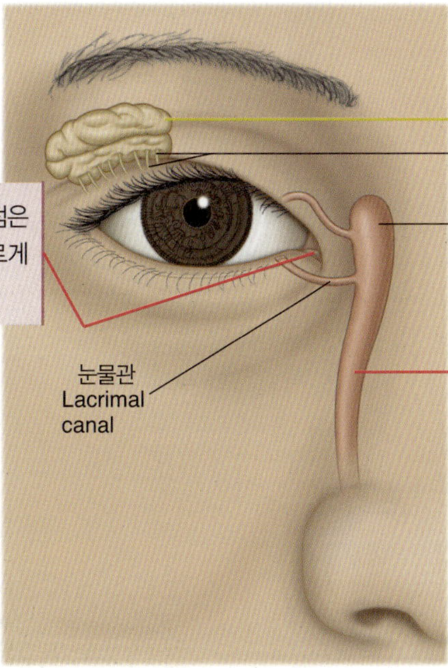

눈물샘(Lacrimal gland) : 눈물샘은 결막이 표면에 눈물을 분비한다. 눈물은 눈표면을 세척하고 촉촉하게 하며 산소와 영양분을 결막에 공급한다. 또한 눈물은 리보솜이라는 세균성 효소를 포함하고 있어 감염을 예방한다.

눈물점(Lacrimal punctum) : 눈물점은 눈물관과 코눈물관 안으로 눈물이 흐르게 하는 얕은 극이다.

코눈물관(Nasolacrimal duct) : 코눈물관은 눈물을 코구멍(울거나 눈물이 나는 눈이 콧물도 흐르게 하는 이유를 설명한다)으로 보내준다.

중요한 사실(Fast fact)

눈의 연구와 눈질환의 치료를 안과학(ophthalmology)이라고 한다.

눈의 외재근(Extrinsic Eye Muscles)

6개의 근육이 안구의 뼈로된 벽과 안구 표면에 붙어 있다. 이 근육들을 안구의 바깥쪽에 위치하며 눈을 움직이기 때문에 외재근이라고 한다. 다른 근육인 내재근은 안구 안으로 들어간다. 이 근육은 본 단원의 후반부에서 설명할 것인데 주로 동공의 크기를 조절하고 렌즈 모양을 변화시킨다.

위빗근은 도르래신경(제4뇌신경)의 지배를 받고 가쪽곧은근은 갓돌림신경(제6번뇌신경)의 지배를 받는다. 눈의 나머지 외재근은 눈돌림신경(제3뇌신경)의 지배를 받는다.

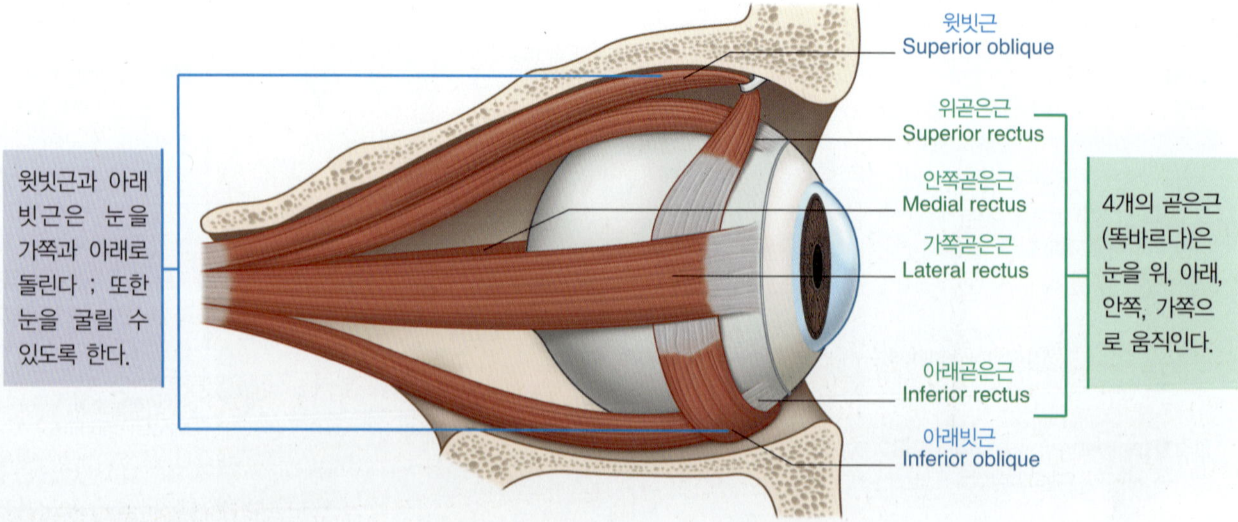

일상에서의 신체 (The body at work)

양쪽 눈은 순차적으로 움직인다 : 한쪽 눈이 움직이면 다른 눈도 움직인다. 따라서 한쪽 눈이 손상이나 외과수술를 받으면 양쪽 눈 모두 안대를 할 필요는 없다.

일상에서의 신체(The body at work)

인간의 시각은 400 ~ 700 nm의 범위에 파장길이로 제한되어 있다. 자외선 파장길이는 이 스펙트럼의 이상이며 적외선 파장길이는 이하이다. 일부 동물들은 적외선을 감지할 수 있고 인간이 볼 수 없는 색깔을 볼 수 있다. 예를 들어, 일부 새들은(푸른 박새)는 찬란한 자외선 깃털로 암수를 구분하는데 우리는 그 색깔을 볼 수 없다. 또한 방울뱀을 포함한 일부 뱀들은 적외선을 감지하는 눈을 가지고 있어서 그것들 주변의 먹이감을 잘 잡을 수 있다.

중요한 사실(Fast fact)

의식할 수 있는 정보의 1/2이상이 눈을 통해서 들어온다.

눈해부학(Eye Anatomy)

눈은 직경이 3/4~1 인치(19~25 mm)의 구이다. 눈은 머리뼈의 뼈안구 안에 놓여있고 주변에 지방조직으로 둘러싸여 있다. 눈의 표면을 형성하는 조직은 3개의 층으로 되어 있고, 2개의 조직액이 차 있는 방으로 나누어진다.

조직층(Tissue Layers)

눈은 3개층의 조직으로 되어 있다.

- 섬유성 바깥층(공막과 각막으로 구성)
- 혈관성 중간층(맥락막, 섬모체 및 홍채로 구성)
- 신경성 속층(망막, 시신경 및 혈관)

섬유성 바깥층(Fibrous Outer Layer)

공막(sclera)은 두꺼운 결합조직으로 구성되어 있으며 눈의 가장 바깥층이다. 대부분의 공막은 흰색 불투명하다 ; 각막은 "흰동자"라고 하는 이유이다. 혈관과 신경은 공막을 지나간다.

각막은 눈의 앞쪽 부위에서 공막이 투명하게 신장된 것이다. 각막은 홍채(눈의 색깔이 있는 부분) 위에 놓여 있고 눈 안으로 빛을 받아들인다. 각막은 혈관이 없다.

혈관성 중간층(Vascular Middle Layer)

홍채(iris)는 색깔근육으로 구성된 고리이다 ; 홍채는 동공의 직경을 조절(홍채의 중심 개구)하여 눈으로 들어오는 빛의 양을 조절한다.

섬모체(ciliary body)는 맥락막이 신장된 두꺼운 층으로 렌즈 주변의 깃을 조절한다. 수양액이라고 부르는 조직액을 분비한다.

맥락막(choroid)는 망막과 공막에 산소와 영양분을 공급하는 조직의 혈관층이다.

신경성 속층(Neural Inner Layer)

망막(retina)은 빛에 민감한 세포로 구성된 얇은 층이다.

안구의 뒤쪽에 존재하는 **시각신경**(optic nerve, 제2번뇌신경)은 신호를 뇌로 전달한다.

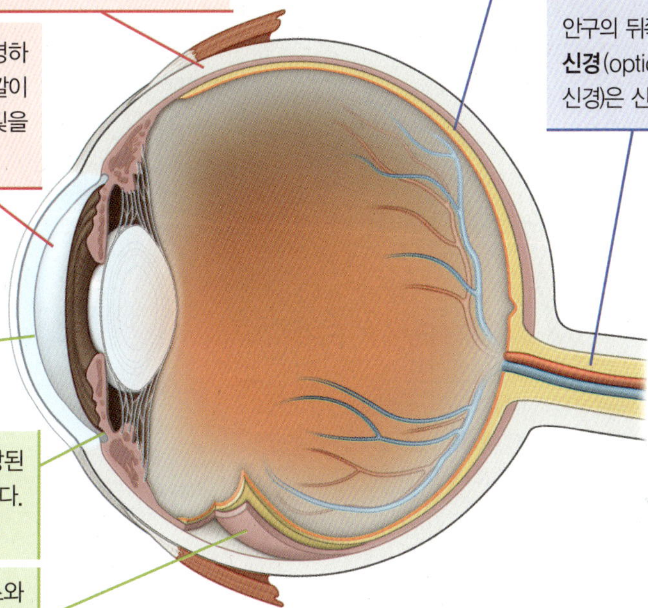

망막(The Retina)

망막(retina)은 눈의 뒤쪽 2/3으로 되어 있다. 망막의 안쪽에는 **간상체**(rods)와 **추상체**(cones)라고 불리는 광수용기가 있는데, 빛을 전기신호 및 화학신호로 바꾸어준다. 망막은 동공을 통해서 눈의 뒤쪽으로 휴대용 검안경으로 관찰할 수 있다.

망막의 중심점은 검안경으로 볼 수 있는데 **황반**(macula lutea)라고 불리는 세포가 있다.

황반의 안쪽에는 **중심오목**(favea centralis)이라고 하는 오목한 곳이 있다. 대부분의 추상체는 여기에 집중되어 있어서 가장 선명한 시각을 만들어준다. (간상체는 중심오목이 없다 ; 간상체는 망막의 가쪽을 따라 모여 있다.)

황반의 안쪽을 **시각신경원반**(optic disc)라고 한다. 신경섬유가 망막의 이 지점에서 나와서 시각신경이 된다. 또한 시각신경원반은 눈에서 혈관이 드나드는 곳이다.

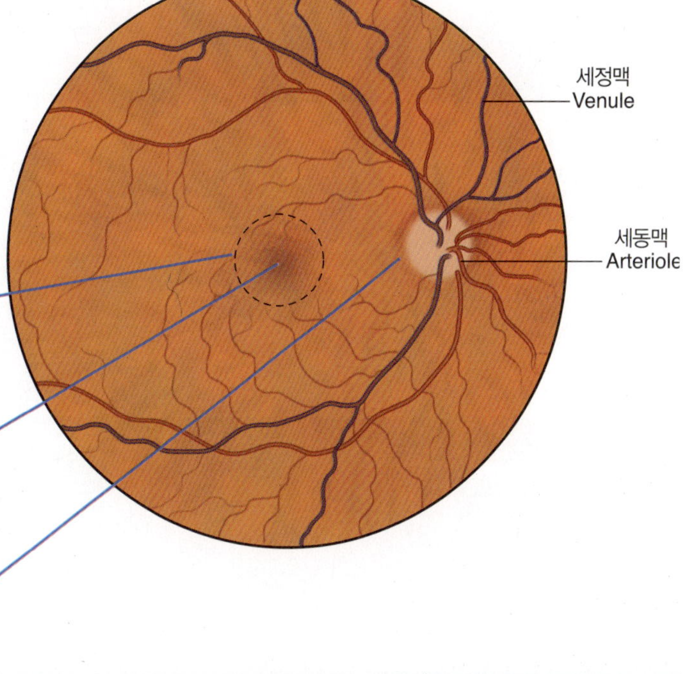

일상에서의 신체(The body at work)

*시각신경원반은 광수용기가 없다 ; 결론적으로 시각신경원반은 각 눈의 시야에서 **맹점**(blind spot)을 만든다. 당신은 맹점을 알아보기 위하여, 3X5인치가드의 왼쪽에 큰 점을 그리고 오른쪽에 "X"를 쓴다. 오른눈을 가리고 카드를 얼굴 위에 놓는다. 눈을 "X"에 초점을 두고 카드를 앞으로 또는 오른쪽과 왼쪽으로 움직인다. 어떤 지점에서, 그 점이 사라지는데 그 지점이 왼눈의 맹점이다.*

방과 조직액(Chambers and Fluids)

눈은 조직액으로 차있는 2개의 주요 공간이 있다.

렌즈와 각막 사이의 공간을 **앞공간**(anterior cavity)이라고 한다. 앞공간은 앞방(홍채의 앞쪽)과 뒷방(홍채의 뒤쪽이며 렌즈의 앞쪽)으로 구분한다. 투명한 조직액인 **수양액**(aqueous humor)이라고 하는 액이 앞공간에 차 있다.

렌즈(lens)는 앞공간과 뒷공간 사이의 동공 뒤의 투명한 조직 원반이다. 렌즈는 근시와 원시에 따라 선명하게 변한다.

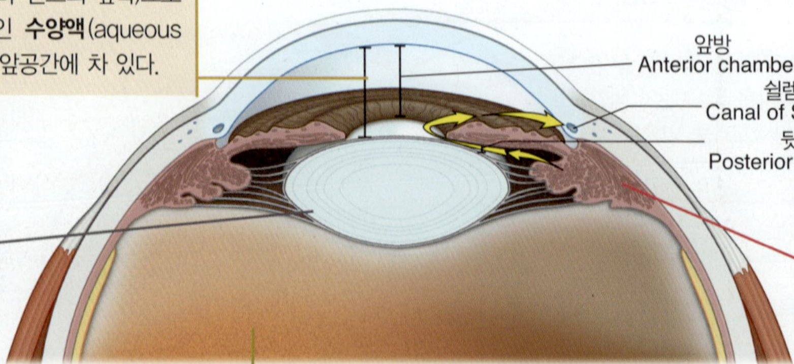

섬모체는 앞공간을 채우는 수양액을 분비한다. 수양액은 뒷방에서 동공을 통해서 앞방으로 흐른다. 그런 다음 **쉴렘관**(공막정맥동굴, canal of Schlemm)이라고 하는 혈관으로 들어간다.

뒷공간(posterior cavity)은 렌즈의 뒤쪽에 있으며 더 큰 공간이다. 뒷공간은 **유리체액**(vitreous humor)이라고 하는 젤리형 물질로 차있다. 반고체물질로 안구가 붕괴되지 않도록 유지해준다.

기본 강좌 : 녹내장

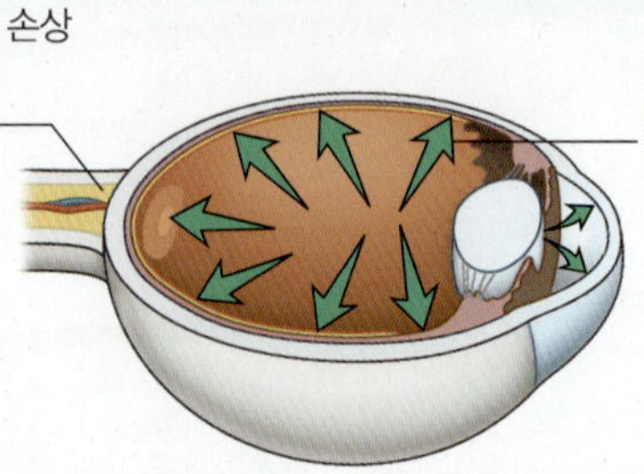

정상적으로 섬모체에 의해서 생산되는 수양액과 쉴렘관을 통해서 흡수되는 수양액의 양은 같다. 쉴렘관이 폐쇄되면, 수양액은 앞공간에 축적되어서 눈 안에 압력이 증가한다. 앞공간에서 상승한 압력이 렌즈를 뒤쪽으로 밀어서 맥락막에 유리체가 되어서 망막과 시신경으로 흐르는 혈액을 차단한다. 치료되지 않으면, 망막 세포가 괴사되고 시신경이 위축되며 시각장애를 야기한다.

안구내압이 상승한 상태를 녹내장이라고 한다. 녹내장은 일반적인 눈검사로 쉽게 진단이 되지만, 시각장애의 원인으로 남아있다. 그 이유 중 하나는 가벼운 증상은 확실치 않다(빛에 눈부심 같은). 더 심한 증상은 시야가 좁아지고 인공조명 주변에 색륜 등이다. 녹내장을 약물이나 수술적 방법으로 치료할 수 있지만, 시각손실은 영구적이다.

시각과정(The Process of Vision)

시각을 위해서는 다음이 발생하여야 한다 :

1. 빛이 눈으로 들어와서 망막에 집중되어서 관찰한 물체의 아주 작고 거꾸로된 상이 맺혀야 한다.
2. 망막(간상체와 추상체)이 있는 광수용기는 그 상을 신경자극으로 전환해야 한다.
3. 자극은 뇌로 전달되어 해석해야 한다.

망막상의 형성(Formation of a Retinal Image)

망막상을 형성하기 위하여, 빛은 눈으로 들어와서 굽거나 굴절되어서 망막에 초점이 모여야 한다. 또한 보이는 물체가 가까이에 위치하면, 다른 눈은 조정이 필요해진다. 특히, 눈은 보이는 물체에 집중해서 동공이 수축하고 렌즈가 곡선을 변경시켜야 한다(수용).

중요한 사실(Fast fact)

눈의 굴절질은 각막, 수양액, 렌즈 및 유리체액 등이다. 그러나 각막의 굽은 표명은 눈으로 들어가는 대부분의 빛을 굴절시킨다.

굴절(Refraction)

눈으로 들어오는 빛은 망막 위에서 정확하게 초점이 맞도록 구부러져야 한다. 이 빛의 굽음을 **굴절**(refraction)이라고 한다. 각막의 굽은 가장자리에 빛이 닿을 때처럼 빛이 90° 와 다른 각도로 물질에 닿으면, 빛은 굽는다.

각막의 중심으로 들어가는 빛은 직선으로 지나가고, 각막의 곡선부위로 들어가는 빛은 중심을 향하여 굽혀진다.

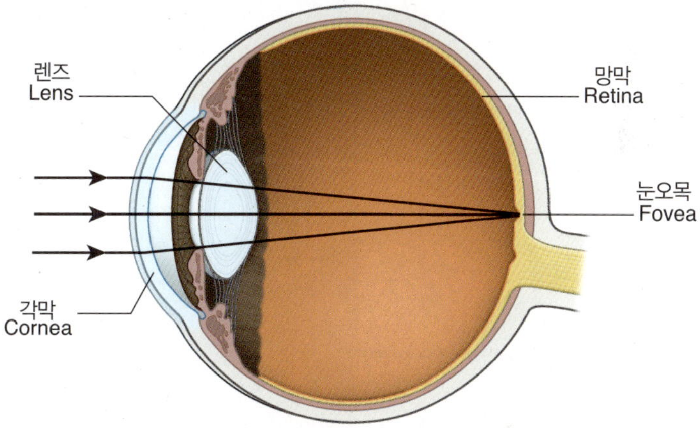

집중(Convergence)

적절한 시각은 물체로부터 빛이 양쪽 망막의 같은 부위에 떨어져야 가능하다. **집중**(convergence)은 물체를 향한 양쪽 눈의 시각 축 위에 있어서 빛이 양쪽 망막에 동일한 지점에 떨어지도록 한다.

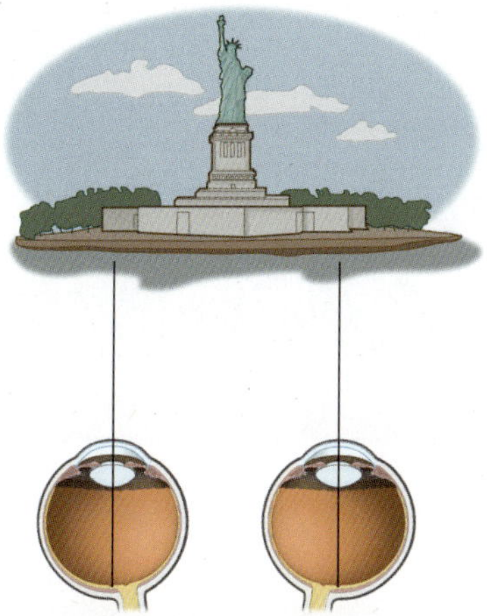

먼 물체로부터 오는 빛은 거의 평행하여 눈에서 약간의 조정만이 필요하다.

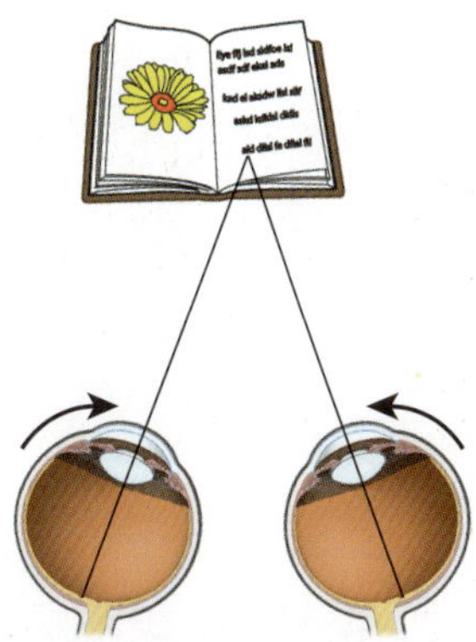

가까운 물체로부터 오는 빛은 더 갈라진다. 따라서 눈은 물체가 빛과 시각축과 함께 위치하도록 안쪽으로 움직이거나 집중해야 한다.

눈이 집중하지 못하면, 물체로부터 오는 빛은 양쪽 망막의 다른 부위에 떨어져서 복시를 만들 것이다. 움직임에 대한 집중을 알아보기 위하여, 친구에게서 당신의 손가락을 바라보게 하고 천천히 친구의 코쪽으로 손가락을 가져간다 ; 그러면 당신은 당신의 손가락에 친구의 눈동자가 모여지는 것을 알 수 있을 것이다.

기본 강좌 : 일반시각결함

전형적으로 굴절의 오류로 인하여 많은 사람들은 완전한 시야를 경험하지 못한다. 특별한 렌즈(안경)는 이런 오류를 수정할 수 있다. 안경렌즈는 빛이 각막에 도달하기 전에 빛을 굴절시켜서 눈 뒤에 도달하도록 하고 망막 위에 선명한 시각이 생성되도록 한다. 다음 그림은 정산 시각과 일반적인 굴절오류를 도식화 한 것이다.

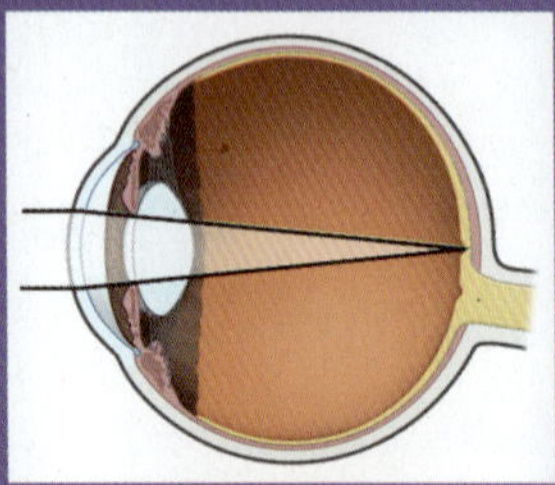

***정시안**(emmetropia)* : 빛이 렌즈의 수정 요구 없이 망막에 집중될 때 정상 시각이 생성된다. 이것은 정시안이라고 한다.

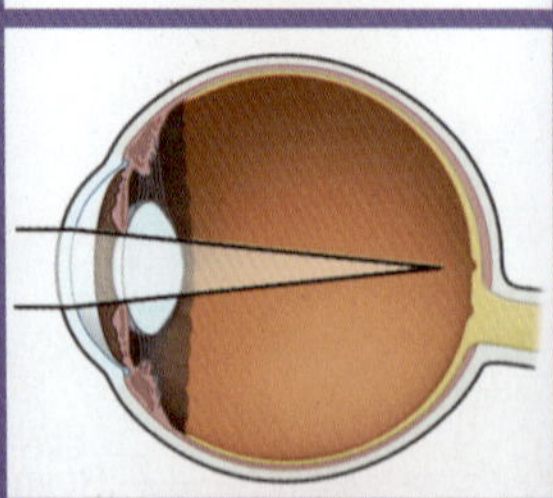

***근시**(myopia, nearsightedness)* : 빛이 망막 위에 맺히지않고 망막 앞에 맺히면, 가까운 곳에 있는 물체는 선명하나 멀리 있는 물체는 흐릿하다. 이런 상태를 근시안이라고 하며 안구가 너무 멀거나 각막이 정상보다 더 굽어 발생하는 것이다. 근시안은 가장 일반적인 굴절시야결함이다.

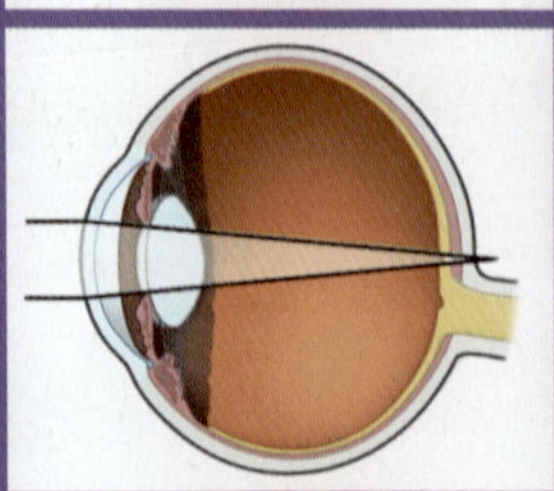

***원시**(hyperopia, farsightedness)* : 빛이 망막의 뒤에 맺히면 가까운 물체가 흐릿하다. 이것을 원시안이라고 하는데 정상보다 안구가 짧거나 각막이 편평하면 발현한다.

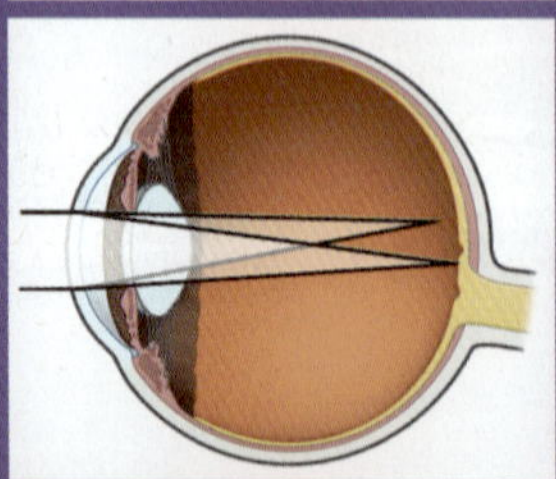

***난시**(astigmatism)* : 난시는 각막의 표면이 울퉁불퉁하거나 비대칭일 때 나타나는데, 빛의 초점이 규칙적이지 못하다. 난시인 사람들은 가까운 물체뿐만 아니라 먼 물체도 섬세하게 보기가 어렵다. 이 굴절결함은 종종 근시나 원시를 동반한다.

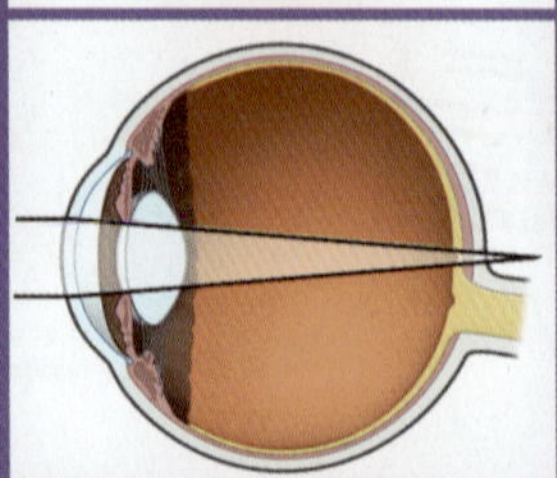

***노안**(presbyopia)* : 나이가 들면서 렌즈의 유연성이 상실되는 것으로 선명하게 보지 못하고 눈의 초점근육들이 약해진다. 따라서 빛이 망막의 뒤에 맺히고 가까운 물체를 보기 어렵다(책읽기와 같은). 노안은 40~50세에 보통 시작된다.

기본 강좌 : 백내장

시각장애의 또 다른 원인 중 하나로 특히 노인에서 호발 하는 것이 백내장이다. 백내장은 렌즈가 흐려져서 시야가 흐릿한 것을 말한다. 다른 호소는 눈부심, 색바램 및 야간시야결함 등이다. 백내장은 비록 당뇨, 흡연, 장시간 햇빛에 노출 등의 위험인자가 있기는 하지만, 일반적으로 노화의 일부분이다. 치료는 외과적으로 백내장이 있는 렌즈를 제거하고 인공렌즈를 삽입하는 것이다.

중요한 사실(Fast fact)

시지각의 선명함을 **시력**(visual acuity)이라고 한다.

동공수축(Constriction of the Pupil)

각막의 중심은 렌즈의 중심과 같이 말단보다 빛에 초점을 맞출 수 있다. 가까운 물체에 초점을 둘 때 흐릿함을 감소시키기 위하여, 동공은 말단에서 들어오는 빛을 차단하기 위하여 수축한다. 동공의 수축과 확대는 홍태 안에 있는 근육이 조절하는데 이 근육을 *눈의 내재근*이라고 한다.

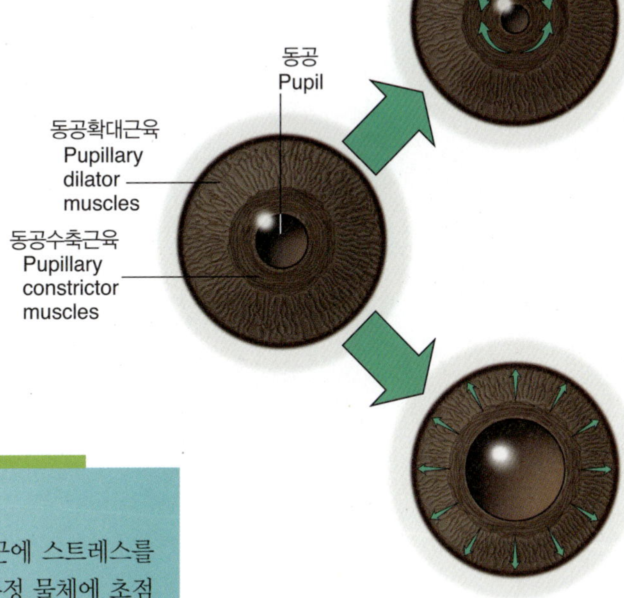

동공수축근육(pupillary constrictor muscle)은 동공을 둘러싸고 있다. 부교감신경이 자극하면 근육은 수축하고 동공이 좁아져서 빛이 줄어든다.

동공확대근육(pupillary dilator muscle)은 바퀴의 살처럼 보인다. 교감신경이 자극되면 이 근육은 수축하여 홍채의 안쪽 가장자리를 바깥쪽으로 당긴다. 따라서 동공은 넓어지고 더 많은 빛이 들어오게 된다.

중요한 사실(Fast fact)

지속적인 정밀관찰은 모양체근에 스트레스를 가하여 눈피로를 야기한다. 특정 물체에 초점을 맞추기 위해 정기적인 휴식은 피로를 감소시키는데 도움이 될 것이다.

일상에서의 신체 (The body at work)

동공은 밝은 빛에 노출되면 자동적으로 수축한다. 이것을 ***광동공반사*** *(photopupillary reflex)라고 한다. 실제로 한 쪽 눈만 빛을 비추어도 양쪽 동공이 축소되기때문에 맞동공빛반사(consensual light reflex)라고도 한다.*

렌즈의 수용(Accommodation of the Lens)

눈으로 들어오는 대부분의 빛이 각막에서 굴절되기 때문에 렌즈의 섬세한 조율은 더 선명한 초점을 만든다. 특히 렌즈의 곡선은 가까운 물체에 초점을 맞추기위하여 눈을 변경시키는데 이것을 **수용**(accommodation)이라고 한다.

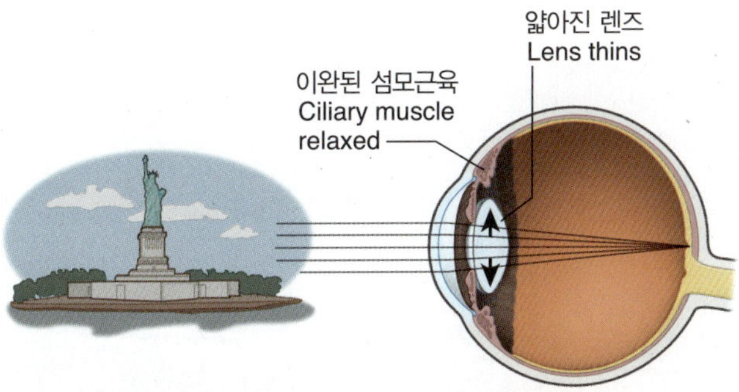

멀리 있는 물체로부터 들어오는 거의 평행한 빛은 약간만 굴절된다. 결론적으로, 렌즈를 둘러싼 섬모근육은 이완되고 렌즈는 편평하고 얇아진다.

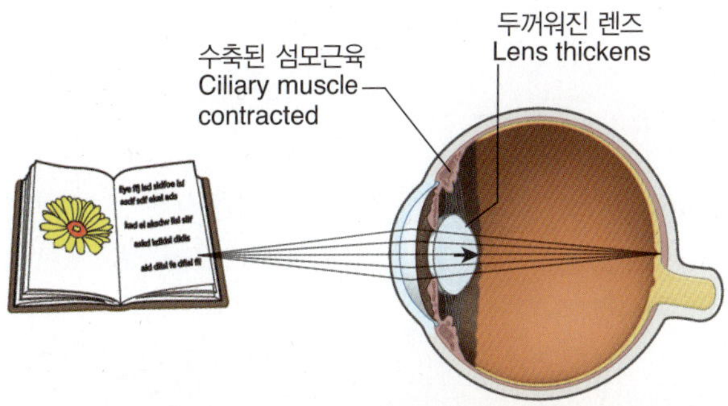

가까운 물체로부터 더 갈라져서 들어오는 빛은 더 굴절된다. 빛이 초점을 맞추도록 렌즈를 둘러싼 섬모근육은 수축한다. 이 수축은 렌즈를 줄이고 볼록하고 두껍게 돌출부위를 만들어서 초점을 더 잘 맞출 수 있도록 한다.

광수용기의 활동(Action of Photoreceptors)

망막에 있는 광수용기 세포(간상체와 추상체)는 들어오는 빛을 흡수하여 활동전위를 유발한다. 두 종류의 광수용기가 있는데 간상체와 추상체이다. 간상체는 조도가 낮을 때 시각을 조절하지만 색깔을 구분하지 못한다(어두운 빛에서 색깔을 확인할 수 없는 이유를 설명할 수 있다). 추상체는 밝은 빛에서 기능하고 색깔시각과 섬세함에 관여한다. 추상체는 빨강, 초록, 파랑의 3가지 유형이 있어서 특정 색깔이 주는 빛의 파장에 따라서 다르게 반응한다. 모든 색깔은 이 3가지 유형의 추상체로부터 들어오는 신경자극을 혼합하여 인식할 수 있다.

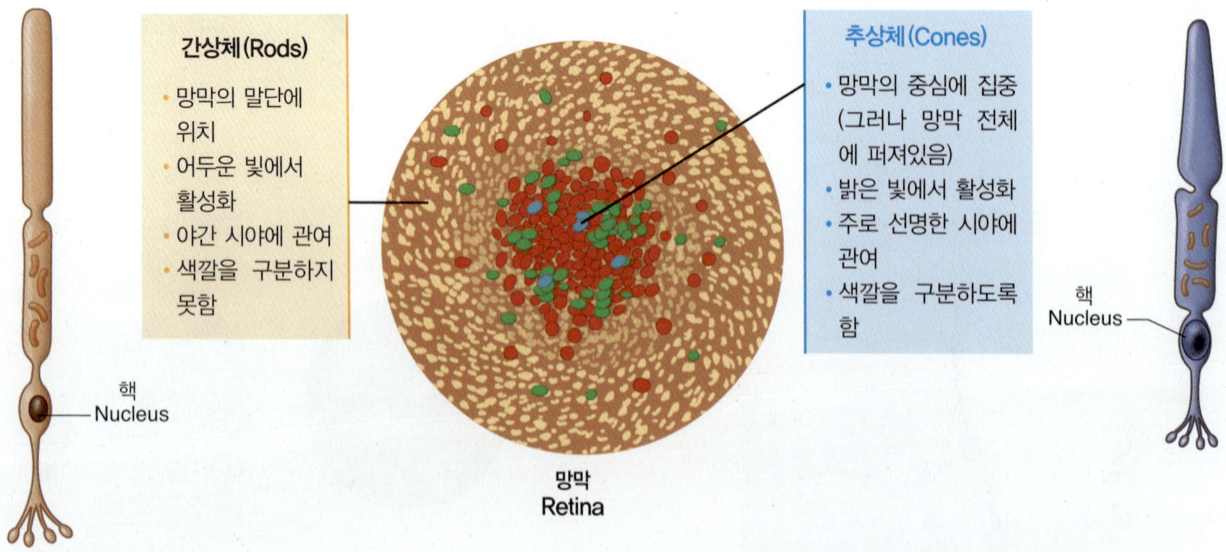

일상에서의 신체(The body at work)

추상체는 가장 선명한 시각적 상을 만들어준다. 추상체가 망막의 중심에 집중되어 있기 때문에 물체는 낮에 선명하게 보이고 색깔을 구분할 수 있으며, 직시할 수 있다. 밤이나 어두운 조명에서는 물건의 한쪽을 약간 더 선명하게 볼 수 있다. 이것은 간상체가 망막의 말단에 집중되어 있기 때문이다.

쉽게 이해하기(That Makes Sense)

간상체와 추상체의 활동에 차이를 구분하기 위하여 "c"(추상체)를 "color"(색깔)로 기억한다.

기본 강좌 : 색맹

색맹은 특별한 색깔 파장에 민감한 화합물(광색소)이 하나 이상 없을 때 나타난다. 색맹은 모든 물체가 회색으로 보이는 것을 의미하는 것은 아니다(그런 경우는 매우 드물다). 오히려 사람은 색깔을 볼 수 있지만 일정한 색깔을 구분하지 못한다.

대부분의 색맹은 빨강-초록 결핍이다. 이런 경우 2 가지 색깔의 명암을 구분하지 못한다. (예를 들어, 빨강-초록 색맹은 빨간 꽃과 초록 잎을 쉽게 구분하지 못한다.)

색맹은 유전성 질환으로 약 8%의 남자와 0.5%의 여자에서 나타난다.

신경자극 전도(Transmission of Nervous Impulses)

시각과정의 마지막 단계는 신경자극을 뇌로 전달하여 그 상을 시각으로 해석하는 것이다.

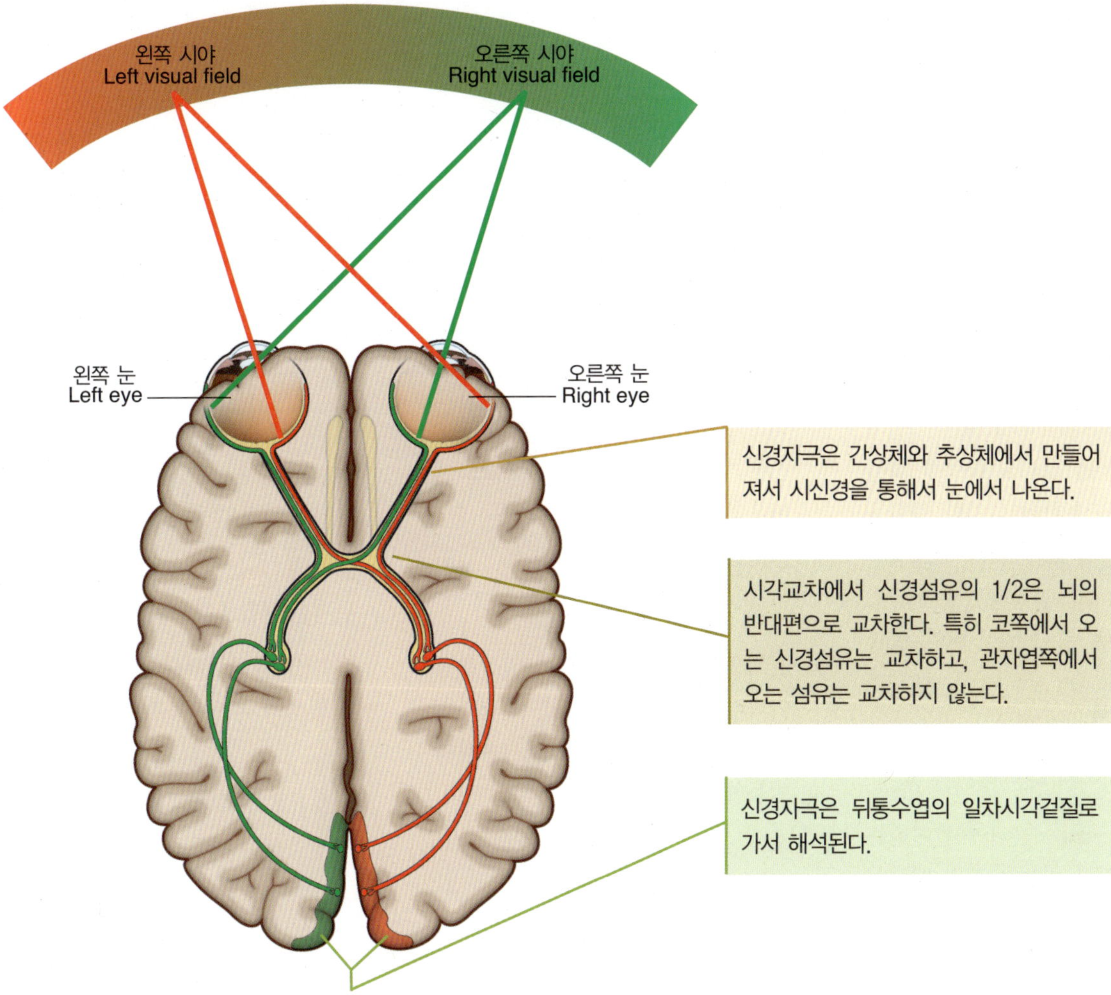

쉽게 이해하기(That Makes Sense)

오른쪽 시야에서 들어오는 상은 왼쪽 대뇌반구에서 처리하고 왼쪽 시야에서 들어오는 상은 오른쪽 대뇌반구에서 처리하는 것으로 혼돈할 수 있다. 그러나 오른쪽 뇌는 인체의 왼쪽 운동반응을 조절하고 왼쪽 뇌는 오른쪽 운동반응을 조절한다는 것을 기억하기 때문이다. 따라서 양쪽 뇌는 움직임을 시작하기 위하여 움직일 인체에서 무슨 일이 벌어지고 있는지 "보기"를 해야 한다는 것을 기억하라.

일상에서의 신체 (The body at work)

시각교차는 뇌하수체샘의 바로 앞에 있다. 따라서 종양 발생과 같은 뇌하수체의 팽창은 시각에 영향을 줄 수 있다.

중요한 사실(Fast fact)

뇌의 뒤통수엽 손상은 눈이 적절히 기능을 하여도 시각장애를 야기한다.

핵심 용어 분석(Review of Key Terms)

적응(adaptation) : 자극에 지속적으로 노출되면 감각이 감소하는 것

진통(analgesic) : 통증을 이완하는 약물

수양액(aqueous humor) : 눈의 앞공간에 차 있는 맑은 액체

뼈미로(bony labyrinth) : 속귀에 있는 관자뼈 안을 지나가는 복잡한 통로

화학수용기(chemoreceptors) : 인체에서 냄새, 맛, 그리고 다양한 화합물의 집중을 포함한 다양한 화합물에 반응하는 수용기

맥락막(choroid) : 공막과 망막에 산소와 영양분을 공급하는 눈의 혈관조직

섬모체(ciliary body) : 수양액을 분비하는 맥락막에서 나온 두꺼운 층

달팽이(cochlea) : 듣기에 관여하는 구조를 가지고 있는 속귀의 뱀모양의 구조물

추상체(cones) : 색깔시각에 관여하는 망막의 광수용기

결막(conjunctiva) : 눈꺼풀을 따라서 안구의 앞쪽면을 덮고 있는 투명한 점액막

각막(cornea) : 홍채 위에 있고 눈으로 들어가는 빛의 양을 조절하는 공막의 투명한 연장부위

유스타키오관(Eustachian tube) : 중간귀에서 코인두까지의 통로

중심오목(fovea centralis) : 황반의 중간에 오목하게 들어간 곳으로 추상체가 있는 곳이다 ; 선명한 시야에 관여

미각(gustation) : 맛의 감각

눈물선(lacrinal gland) : 눈물을 분비하는 작은 선

황반(macula lutea) : 망막의 중심점

기계수용기(mechanoreceptors) : 수용기의 위치가 변화하는 요소에 반응하는 수용기

막미로(membranous labyrinth) : 뼈미로 안에 있는 구조물

유해수용기(nociceptors) : 외상뿐만 아니라 열, 화합물, 압력, 산소부족과 같은 이유로 발생한 조직손상에 반응하는 통증 수용기

후각(olfaction) : 냄새의 감각

시각교차(optic chiasm) : 시신경 섬유의 1/2이 뇌의 반대쪽으로 교차하는 뇌의 지점

시각원반(optic disc) : 망막에서 신경섬유가 나오는 지점으로 나와서 시신경을 형성

콜티기관(organ of Corti) : 듣기 감각기관

유두(papillae) : 미각 봉우리가 있는 혀의 돌출부위

광수용기(photoreceptors) : 빛에 반응하는 눈의 수용기

연관통증(referred pain) : 깊은 기관에서 시작된 통증이 신체의 표면에서 발생하는 것처럼 느껴지는 통증

굴절(refraction) : 빛이 굽어서 망막에 초점을 맞추는 것

망막(Retina) : 눈의 가장 안쪽 층으로 시각 수용기를 가지고 있음

간상체(rods) : 어두운 조도에서 활성화되는 망막의 광수용기

공막(sclera) : 눈의 가장 바깥층; 두꺼운 결합조직으로 구성

열수용기(thermoreceptors) : 온도변화에 활성화되는 수용기

고막(tympanic membrane) : 바깥귀와 중간귀를 구분하는 막으로 소리파장에 반응하여 진동

안뜰(vestibule) : 속귀의 구조물로 균형감각에 필요한 기관을 포함하고 있음

유리체액(vitreous humor) : 젤형식의 물질로 눈의 뒤공간을 채우고 있음

학습한 정보 유지하기(Own the information)

이 장에서 학습한 정보를 기억하기 위해서는 학습한 내용을 반영할 수 있는 시간이 요구된다. 따라서, 하얀 종이에 학습하고 토론한 중요 주제를 회상하면서 써내려가 본다. 그리고, *DavisPlus* 웹사이트에 접속하고 11장의 학습 목표를 체크하여 본다. 쓴 모든 내용이 이 장의 학습목표와 완전히 일치하는가? 그렇지 않으면, 이 장을 적절하게 다시 살펴 본다. 그리고, 학습 목표의 개념을 다시 써보거나 그려본다.

11장의 중요 주제 :

- 감각수용기의 유형 및 위치
- 감각수용기의 분류
- 통증 수용기의 유형 및 위치
- 주요 통증 신경로
- 온도 및 촉각 수용기의 특징 및 위치
- 맛 수용기 위치와 경험에 의한 맛의 화학적 과정 및 신경학적 과정
- 냄새 수용기의 위치와 경험에 의한 냄새에 관한 과정
- 바깥귀, 중간귀 및 속귀의 구조
- 듣는 방법
- 균형과정에서 안뜰과 반고리관의 역할
- 눈의 부속 구조물
- 망막 및 눈의 방을 포함한 눈의 해부학
- 시각과정
- 광수용기의 활동

학습점검(Test Your Knowledge)

1. 위해수용기는 다음에 반응한다 :
   a. 인체 내외의 다양한 화합물
   b. 압력, 신장 또는 진동
   c. 조직 손상으로 인한 통증
   d. 온도 변화
2. 통증의 원인을 확인하기 어려운 것은 다음 때문이다 :
   a. 소상된 조직이 유해수용기를 자극하고 통증을 유발하는 다른 화합물을 이완하기 때문에
   b. 인체의 깊은 기관과 구조는 통증 신경섬유를 포함하고 있지 않기 때문에
   c. 일부 통증 신호는 시상으로 가고, 다른 통증 신호는 대뇌 변연계(둘레계)로 가기 때문에
   d. 인체의 다른 영역으로부터 감각 자극은 같은 신경로를 통해서 뇌로 들어가기 때문에
3. 맛에 대한 감각을 다음과 같이 부른다 :
   a. 미각
   b. 후각
   c. 평형
   d. 집중
4. 속귀 구조가 포함하고 있는 다음 구조 중에서 듣기에 관여하는 것은?
   a. 안뜰
   b. 반고리관
   c. 달팽이관
   d. 귓바퀴

5. 다음 중 감감신경성 청각장애의 원인질환은 무엇인가?
   a. 콜티기관의 털세포 괴사
   b. 중간귀에 물이 차서
   c. 평형석의 융합
   d. 바깥귀의 귀지막힘

6. 고막의 진동은 다음 중 무엇을 진동시키는가?
   a. 유스타키오관
   b. 평형석
   c. 뼈미로
   d. 외림프액

7. 눈물의 정상적인 기능이 아닌 것은?
   a. 눈 표면의 세척 및 수분 공급
   b. 결막에 산소 및 영양분 공급
   c. 각막에 빛 전달
   d. 감염 예방

8. 눈의 가장 바깥층을 무엇이라고 하는가?
   a. 공막
   b. 섬모체
   c. 맥락막
   d. 망막

9. 다음 중 수양액을 생산하는 것보다 쉴렘관에서 적게 흡수하면 발생하는 질환은 무엇인가?
   a. 백내장
   b. 난시
   c. 원시
   d. 녹내장

10. 간상체는 다음을 말한다 :
   a. 어두운 조명에서 활성화
   b. 망막 중심에서 집중
   c. 원색깔시각에 관여
   d. 선명한 시각에 주로 관여

11장 답

1. 정답 : c. 화학수용기는 화합물에 반응한다 ; 기계수용기는 수용기의 위치를 변화시키는 요소(압력, 신장 또는 진동과 같은)에 반응을 한다 ; 열수용기는 온도 변화에 반응한다.
2. 정답 : d. 손상된 수용기는 몇몇 다른 화합물을 이완하지만 통증의 원천을 정의하지는 못한다. 인체의 깊은 기관과 조직은 느린 통증 신경섬유를 포함하고 있어서, 무디고 찌르는 듯한 통증을 생산한다. 이 통증신호는 시상으로 들어가서 중심뒤이랑으로 가며 통증을 개별적으로 인식하고, 둘레계로 가서는 통증에 대한 감정반응을 유발하다.
3. 정답 : a. 후각은 냄새감각이다. 평형은 균형감각이다. 집중은 양쪽 눈의 시각축이 들어오는 빛과 적절하게 직선에 놓인 것을 말한다.
4. 정답 : c. 안뜰은 균형감각에 필요한 기관을 포함한다. 반고리관은 균형 및 평형 유지에 중요하다. 귓바퀴는 바깥귀에서 눈에 보이는 부위이다.
5. 정답 : a. 모든 다른 질환은 속귀의 진동을 간섭하고 전도성 청각장애를 야기한다.
6. 정답 : b. 유스타키오관은 중관귀에서 코인두까지의 통로이다; 고막의 진동에 반응하지 않는다. 뼈미로는 속귀 구조를 포함한 관자뼈의 일부분이다. 외림프는 안뜰창을 통해 평형석이 진동에 반응한다.
7. 정답 : c. 눈물은 빛을 이동시키는 역할을 하지 않는다. 다른 것은 모두 정상적인 눈물의 기능이다.
8. 정답 : a. 섬모체와 맥락막은 중간 혈관층의 일부분이다. 망막은 안쪽신경층의 일부분이다.
9. 정답 : d. 백내장은 렌즈가 흐려진 것이다. 난시는 각막의 곡선이 불규칙하거나 비대칭한 것이다. 원시는 망막 뒤에 빛이 맺히는 것이다.
10. 정답 : a. 다른 것은 모두 추상체의 설명이다.

모바일로 이 코드를 스캔하면 Davis*Plus*의 Podcast도서관이 접속됩니다. 또한 **http://davisplus.fadavis.com**에 접속하면 이 단원에 유용한 자료를 이용할 수 있습니다.

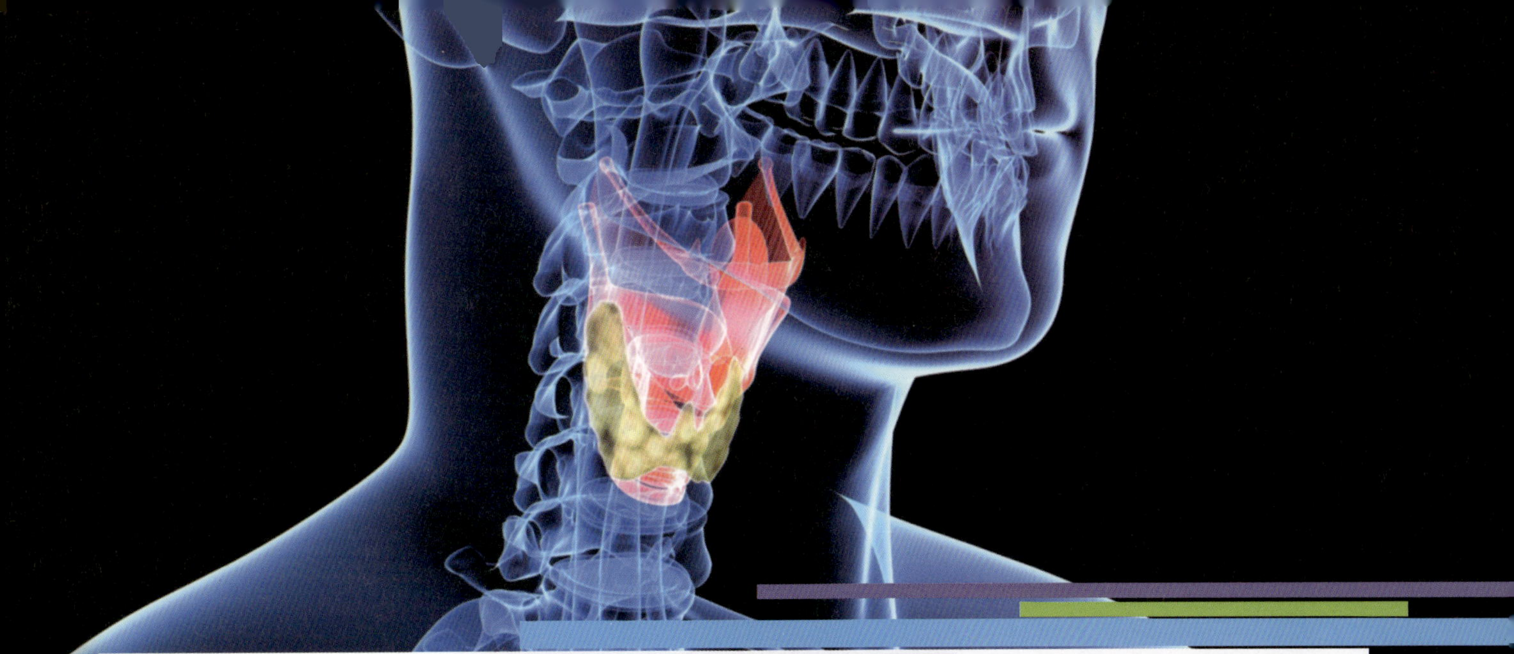

제 12 장

12 내분비계 (Endocrine System)

내분비계는 감정에 영향에서 재생산을 조절하는 것과 같은 광범위한 영향이 있는 다양한 호르몬을 생산한다.

내분비계는 인체 전체에 다양한 선과 특별한 세포로 구성되어 있다. 이 선들과 세포는 인체의 대부분 세포와 기관에 영향을 주는 화합물(**호르몬**이라고 불리는)을 분비한다. 호르몬은 당신이 배고프거나 배부를 때, 뚱뚱하거나 날씬할 때, 스트레스를 받을 때, 그리고 잠자는 방법까지 여러 가지 일들을 결정한다.

내분비계와 신경계는 종종 세포의 활동을 협응하고 통합하기 위하여 세포 사이의 의사소통을 증진하기위해 협력을 한다. 비록 두 계통의 일반적인 목적인 항상성을 공유하지만, 항상성을 유지하기 위한 방법은 다양하다. 예를 들어, 신경계는 의사소통을 위하여 번개처럼 빠른전기신호를 사용하여서 호흡과 움직임과 같은 시간에 민감한 과정을 감독하는 바람직한 선택을 한다. 대조적으로 내분비는 느리게 활동하는 호르몬을 통하여 의사소통을 하며, 세포 성장과 같은 더 느리게 발생하는 인체 과정에 관여한다.

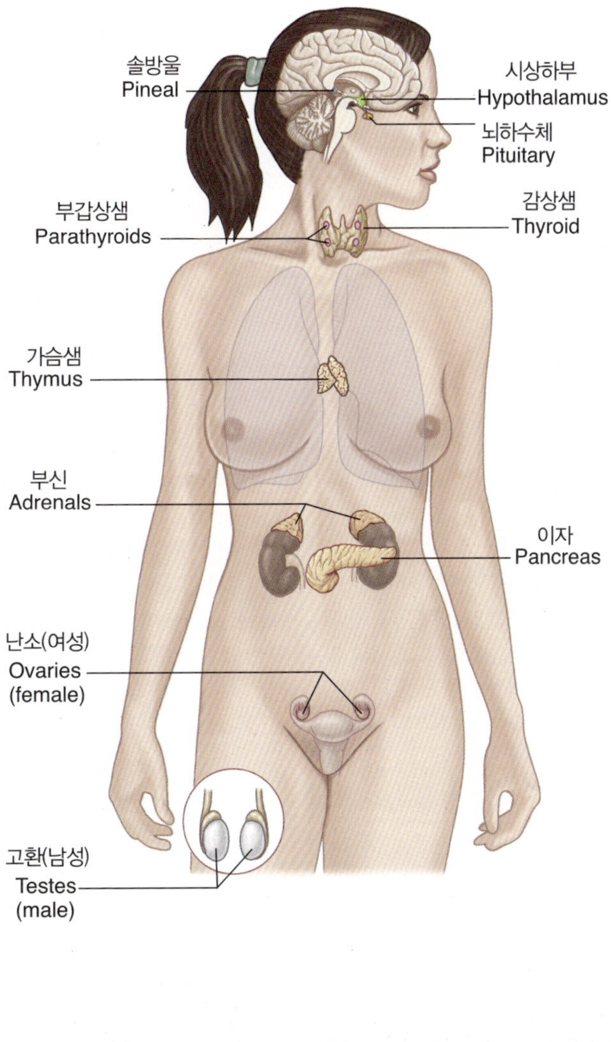

중요한 사실(Fast fact)

내분비계 연구와 내분비계 질환의 진단 및 치료는 **내분비학**(endocrinology)이라고 한다.

내분비계의 개요 (Overview of the Endocrine System)

내분비계는 앞쪽에 있는 그림에서 보이는 것처럼 선뿐만 아니라 뇌, 심장, 작은창자를 포함한 다양한 기관에서 많은 호르몬을 분비하는 세포로 구성되어 있다.

일상에서의 신체 (The body at work)

*내분비선은 도관이 없는 선이다 ; 내분비선은 혈류로 직접 호르몬을 분비한다. (이것은 땀선과 같은 외분비선과는 대조적이다 ; 외분비선은 인체표면으로 분비물을 옮기기 위한 도관을 가지고 있다.) 분비되고 나면, 혈류는 인체로 호르몬을 운반한다. 이 과정에서, 많은 다른 기관의 세포가 특정 호르몬에 노출된다 ; 그러나 단지 그 호르몬의 수용기를 가지고 있는 세포(**목표세포**라 불리는)만 반응할 것이다. 다시 말하면, 호르몬은 단지 그 호르몬에만 반응하는 수용기를 가지고 있는 세포에서만 활동한다; 이것을 **특이성**(specificity)이라고 한다.*

중요한 사실 (Fast fact)

자극이 멈춘후에도 내분비계의 영향을 수일 또는 수주일 지속될 수 있다.

내분비계와 신경계의 비교 (Comparison of Endocrine and Nervous Systems)

내분비계와 신경계의 활동은 인체의 항상성을 유지하기 위하여 서로를 보완한다. 두 계통의 활동방법을 아래에 설명한 것처럼 다르다.

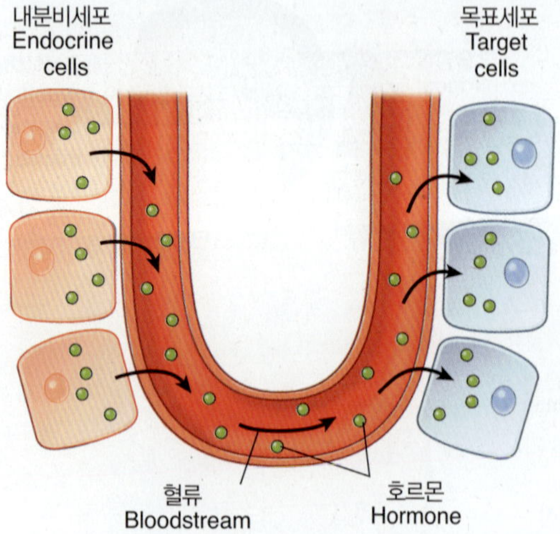

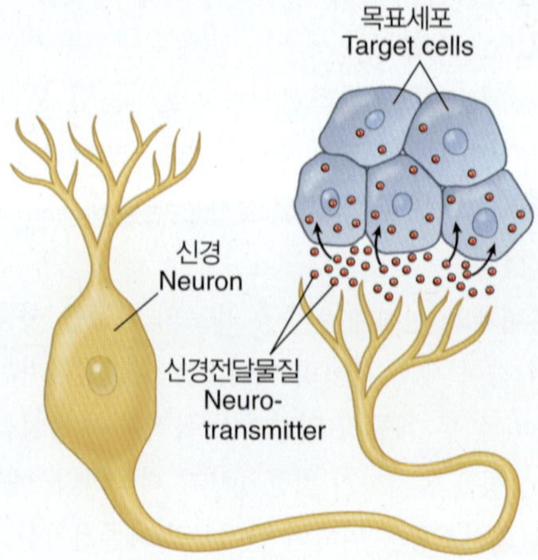

내분비계 (Endocrine system)

- 신호를 전달하기 위하여 호르몬을 사용한다.
- 혈류를 통하여 인체 전체에 호르몬을 전달한다.
- 자극에 대하여 천천히 반응한다(수초에서 수일)
- 효과가 오랜시간 지속된다.
- 지속적인 자극에서 느리게 적응한다.

신경계 (Nervous system)

- 신호를 전달하기 위하여 신경전달물질을 사용한다.
- 연접이라는 얕은 공간으로 신경전달물질을 분비한다.
- 자극에 빠르게 반응한다(ms).
- 효과가 짧은시간 지속된다.
- 지속적인 자극에 빠르게 적응한다.

쉽게 이해하기 (That Makes Sense)

*내분비선과 외분비선 사이의 차이점은 다음과 같이 기억하라 : 외분비선(**EX**)은 인체의 표면으로 외부(**EX**)선을 가지고 있다. 내분비선(**EN**)은 인체의 내부(**IN**)로 호르몬을 분비한다.*

호르몬(Hormones)

호르몬은 스테로이드성 또는 비스테로이드성으로 구분한다. 스테로이드성 호르몬은 콜레스테롤로부터 합성한다 ; 남성과 여성의 성호르몬과 부신호르몬(부신겉질에서 분비되는)이 여기에 속한다. 비스테로이드성, 또는 단백질성 호르몬은 아미노산으로부터 합성한다. 단백질 호르몬(인슐린과 같은), 펩디드호르몬(항이뇨호르몬과 같은), 또는 아미노산 파생성 호르몬(에피네프린과 노르에피네프린과 같은)으로 나눈다.

분류와 상관 없이, 호르몬은 특정 목표세포를 자극하기 위하여 혈류를 통해서 이동한다. 목표세포는 인체의 어떤 부위이다 ; 목표세포의 위치는 선에서 가깝거나 멀 수 있다.

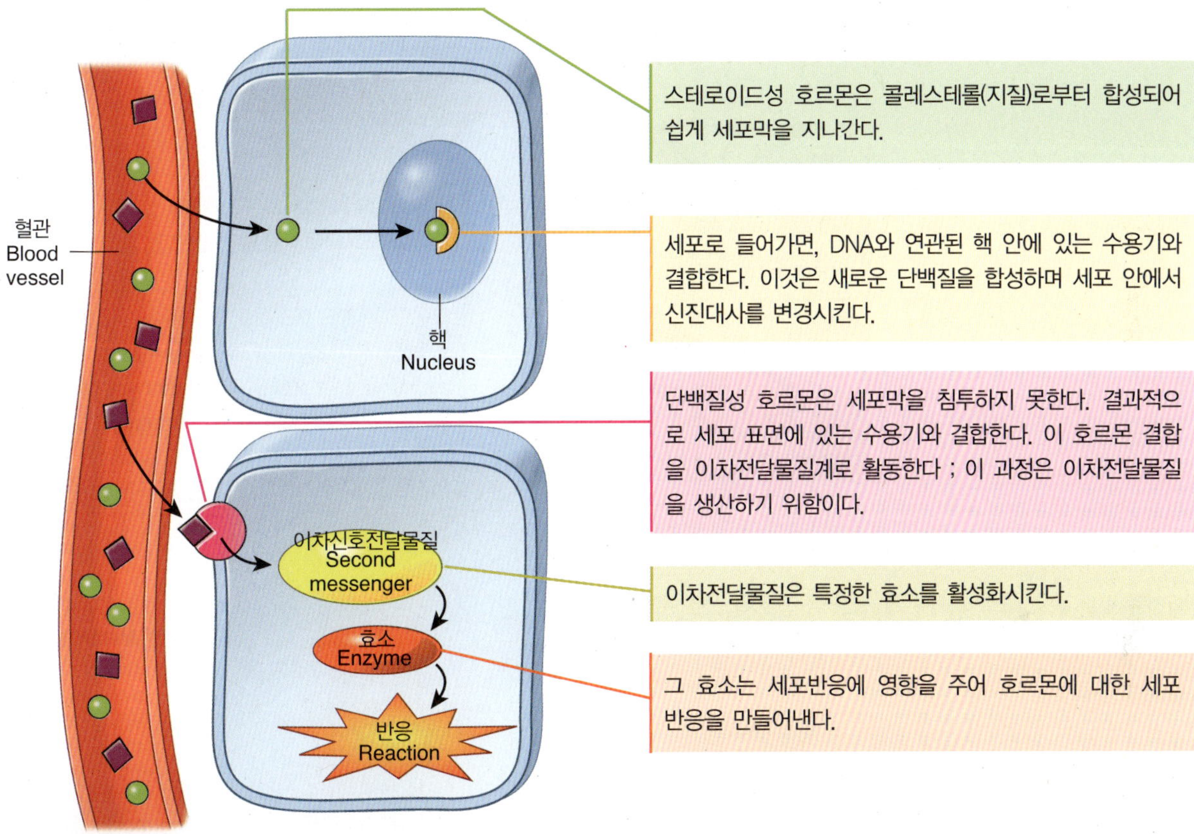

일상에서의 신체(The body at work)

더 많은 수용기를 가진 목표세포는 그 호르몬에 대한 반응이 더 민감하다. 반대로 수용기가 적으면 반응에도 덜 민감하다. 세포는 지속적으로 새로운 수용기를 생산하고 오래된 수용기를 파괴한다. 또한 세포는 수용기를 증가시켜서 호르몬에 대한 반응을 더 민감하게 만들 수 있다. 예를 들어, 임신 마지막 시기에 자궁 안에 있는 세포는 자궁수축호르몬에 대한 수용기를 증가시켜서 출산과정에서 그 호르몬에 반응하여 자궁수축을 유발한다.

중요한 사실(Fast fact)

인체는 수많은 이차전달물질 분자가 있다; 그러나 가장 일반적인 것은 순환성 아데노신 **일인산염**(cyclic ademosine monophosphate), 또는 cAMP이다.

뇌하수체와 시상하부 (The Pituitary Gland and Hypothalamus)

시상하부에 인접해 있는 뇌하수체는 다른 내분비선보다 인체과정에 더 영향을 준다.

얇은 완두콩 크기의 뇌하수체는 시상하루 바로 아래에 있다. 뇌하수체는 나비뼈 안에 있는 구멍인 말안장 안에 놓여있다.

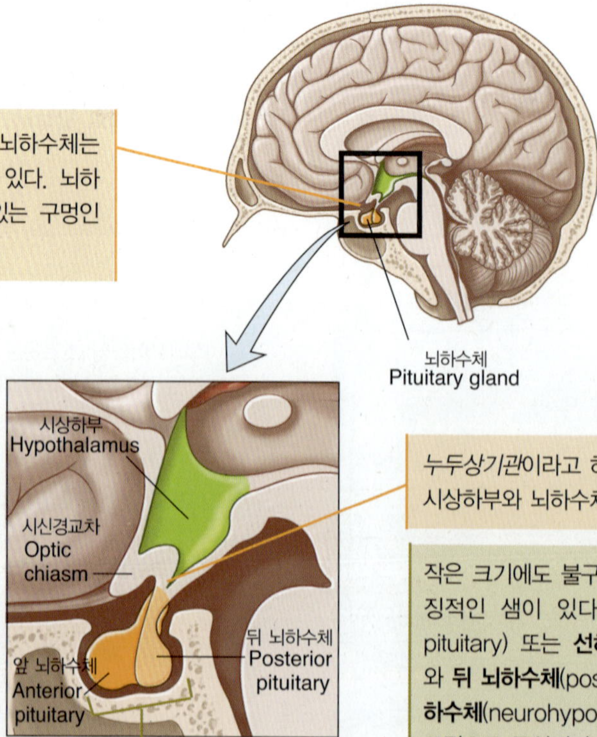

*누두상기관*이라고 하는 줄기가 시상하부와 뇌하수체를 연결한다.

작은 크기에도 불구하고, 뇌하수체는 2개의 특징적인 샘이 있다 ; **앞 뇌하수체**(anterior pituitary) 또는 **선하수체**(adenohypophysis)와 **뒤 뇌하수체**(posterior pituitary) 또는 **신경하수체**(neurohypophysis). 이 2개 샘은 다른 조직으로 구성되어 있어 다른 자극에 흥분하고 다른 호르몬을 분비한다.

앞뇌하수체 (Anterior Pituitary)

앞뇌하수체는 큰 2개의 뇌하수체 샘으로 샘조직으로 구성되어 있다. 앞뇌하수체는 수많은 매우 중요한 호르몬을 합성하고 분비하여 시상하부로 직접 전달한다.

애니메이션(ANIMATION)

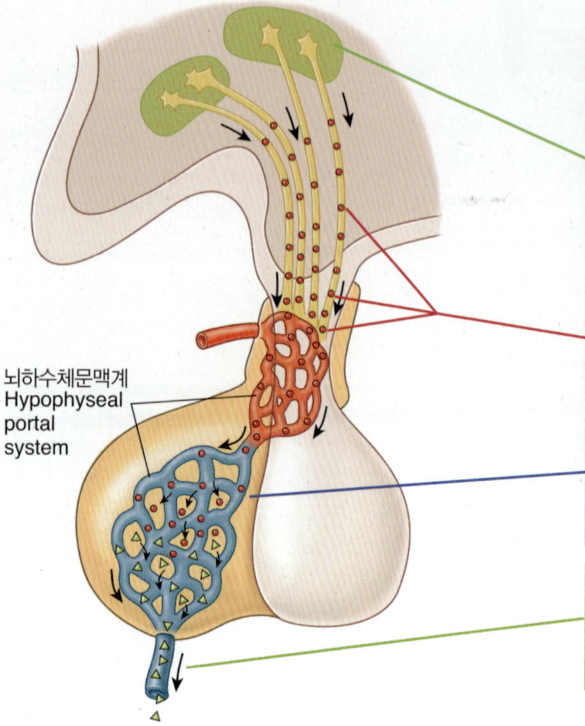

시상하부 안의 신경은 다양한 호르몬을 합성한다. **분비호르몬**(releasing hormones)은 앞뇌하수체를 자극하여 앞뇌하수체에서 호르몬을 분비한다. **억제호르몬**(inhibiting hormones)은 앞뇌하수체의 호르몬 분비를 억제한다.

시상하부 신경은 혈관계통으로 호르몬을 분비하는데 이것을 **뇌하수체문맥계**(hypophyseal portal system)이라고 한다.

혈액은 앞뇌하수체를 직접 지나서, 시상하부로부터 호르몬이 앞뇌하수체의 표적세포에 작용하도록 한다.

이것은 일반적인 순환에서 일정한 호르몬을 이완하거나 억제하기 위하여 앞뇌하수체를 자극한다.

앞뇌하수체의 호르몬(Hormones of the Anterior Pituitary)

앞뇌하수체에서 분비되는 대부분의 호르몬은 **자극호르몬**(tropic/trophic hormones)이라고 한다(호르몬의 이름 뒤에 접미어로–*tropin* 또는 –*tropic*이라고 하는 것들, 예를 들면 gonado*tropin*, thyro*tropin* 등). 자극호르몬은 다른 내분비세포를 자극하여 그들의 호르몬을 분비하도록 하는데 아래 그림은 그것을 설명하고 있다.

갑상선자극호르몬(thyroid–stimulating hormone, TSH 또는 thyrotropin)은 갑상선호르몬을 분비하도록 갑상샘을 자극한다.

성장호르몬(Growth hormone, GH 또는 somatotropin)은 단백질 합성, 지질과 탄수화물대사 및 뼈와 뼈대계 근육 성장을 증진하도록 전신을 활성화시킨다.

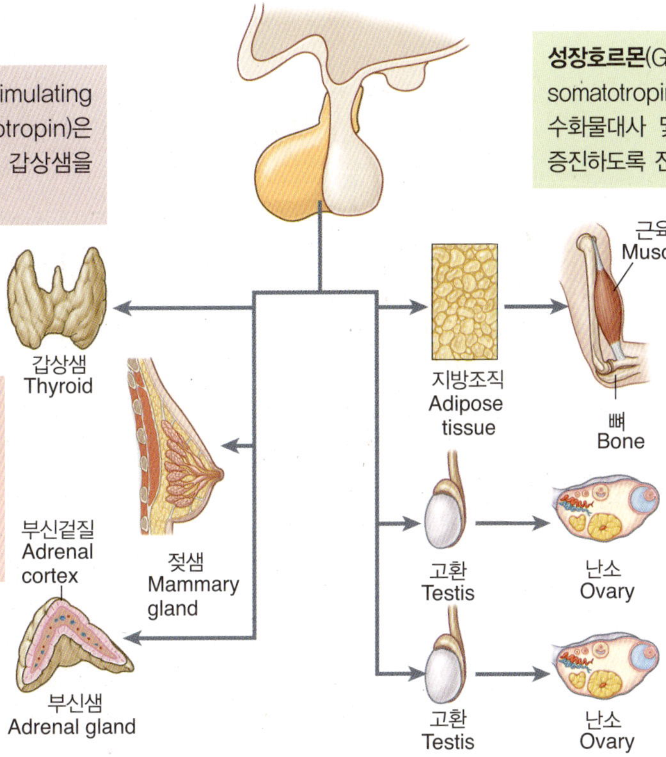

유즙분비호르몬(prolactin)은 여성의 유샘이 모유를 생산하도록 자극한다. 남성에서는 고환이 황체형성호르몬이 더 민감하게 만들 수 있다.

황체형성호르몬(Luteinzing hormone, LH)은 성선자극호르몬 중 하나로 여성에서 배란 및 에스트로겐과 프로게스테론 합성을 자극하고 남성의 고환에서 테스토스테론 분비를 자극한다.

부신겉질자극호르몬(Adrenocorticotropic hormone, ACTH)은 코티코스테로이드를 분비하기 위해 부신겉질을 자극한다.

난포자극호르몬(follicle–stimulating hormone, FSH)은 성선자극호르몬 중 하나로 여성의 난소 안에 난자와 남성의 고환 안에서 정자 생산 자극한다.

기본 강좌 : 성장호르몬비정상

아동성장기의 너무 많은 성장호르몬의 분비(과분비)는 빠르고 과도한 뼈대성장을 자극하여 거대증을 야기한다. 이미 성장판이 융합되었을 때 과분비가 발생하면 연골은 새로운 뼈를 형성하여 손, 발, 얼굴 및 턱이 과대해지는 선단비대증을 야기할 것이다.

대조적으로, 아동성장기에 성장호르몬의 결핍(저분비)은 발육정지를 야기한다. 이것을 뇌하수체성 소인증이라고 한다. 이 질환은 성장호르몬 주사로 치료한다.

일상에서의 신체(The body at work)

다음 호르몬은 시상하부에서 분비되는 중요한 호르몬의 일부이다. 각각의 호르몬을 뇌하수체를 자극하여서 호르몬을 이완하거나 억제한다. 예를 들어, 갑상선자극호르몬을 분비하기 위하여 갑상선자극호르몬–이완 호르몬이 앞뇌하수체를 자극하며 ; 이 호르몬은 갑상샘을 자극하여 갑상선호르몬을 분비하도록 한다.

- *성선자극호르몬–이완 호르몬 : FSH와 LH 분비 촉진*
- *갑상선자극호르몬–이완 호르몬 : TSH 분비 촉진*
- *부신겉질자극호르몬–이완호르몬 : ACTH분비 촉진*
- *유즙분비호르몬–이완호르몬 : 유즙분비호르몬 분비 촉진*
- *유즙분비호르몬–억제호르몬 : 유즙분비호르몬 분비 억제*
- *성장호르몬–이완호르몬 : 성장호르몬 분비 증진*
- *성장억제호르놈 : GH와 TSH 분비 억제*

뒤뇌하수체(Posterior Pituitary)

샘조직으로 구성된 앞뇌하수체와는 달리, 뒤뇌하수체는 신경조직으로 구성되어 있다. 또한 앞뇌하수체가 호르몬을 합성하는 대신에, 뒤뇌하수체는 시상하부에서 합성된 호르몬을 저장하고만 있다. 뒤뇌하수체에 저장된 호르몬은 **항이뇨호르몬**(antidiuretic hormone, ADH)와 **자궁수축호르몬**(oxytocin, OT)이다.

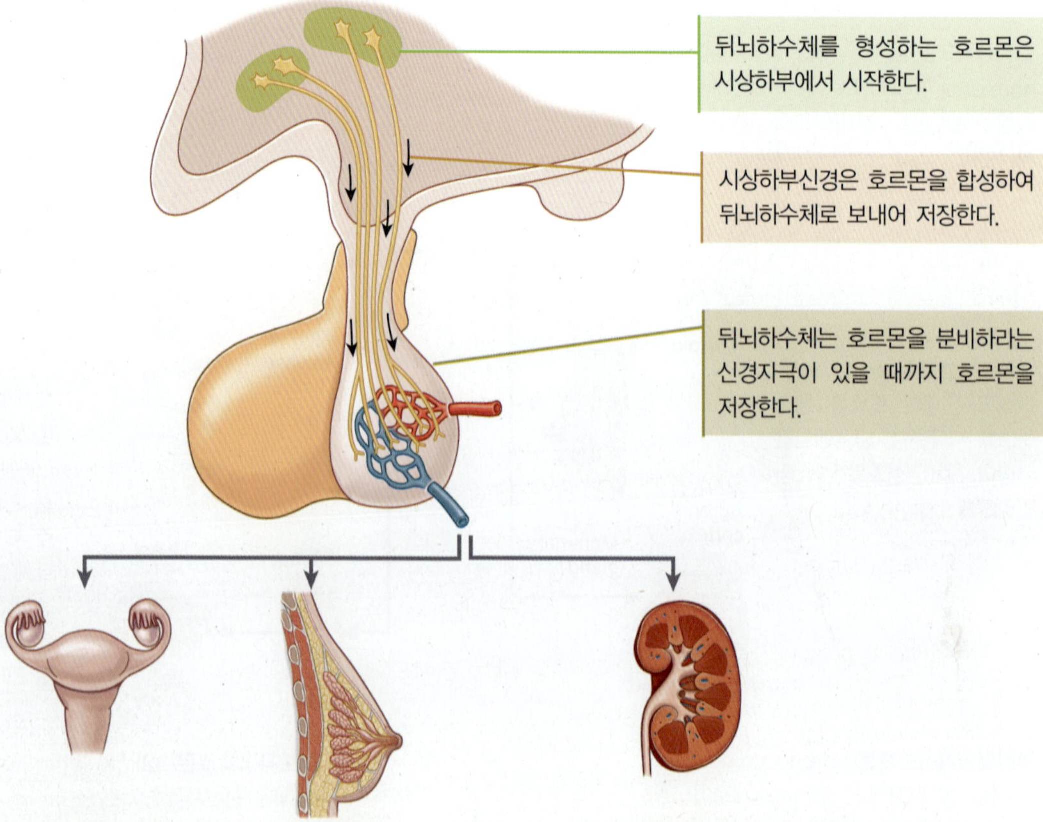

자궁수축호르몬(oxytocin)은 아동기에 자궁을 수축시킨다. 또한 수유기동안 가슴에서 젖을 분비하도록 자극한다.

항이뇨호르몬(antidiuretic hormone, ADH)은 소변용적을 줄이고 탈수를 예방하기 위하여 콩팥에서 작용한다 또한 ADH는 **vasopression**이라고도 한다. (ADH는 제18장 비뇨기계에서 더 자세히 토론할 것이다.)

뇌하수체샘의 호르몬

호르몬	표적	주요 영향
앞뇌하수체		
GH : 성장호르몬 (somatotropin)	간, 뼈, 근육 및 지방을 포함한 전신	성장 및 단백질과 지방이 손상된 조직의 회복
PRL : 유즙분비호르몬	유샘	유즙분비
TSH : 갑상선자극호르몬	갑상샘	갑상샘의 성장 및 갑상선호르몬 분비
ACTH : 부신겉질자극호르몬	부신겉질	부신겉질의 성장 및 코티코스테로이드 분비
FSH : 난포자극호르몬	난소 ; 고환	*여성 :* 난자 성장 및 에스트로겐 분비 *남성 :* 정자 생산
LH : 황체형성호르몬	난소 ; 고환	*여성 :* 배란; 황체 유지 *남성 :* 테스포트테론 분비
뒤뇌하수체		
ADH : 항이뇨호르몬	콩팥	수분 유지
OT : 자궁수축호르몬	자궁 ; 유샘	자궁수축자극 ; 유샘의 관에서 유즙 분비 자극

뇌하수체 분비 조절(Control of Pituitary Secretions)

뇌하수체는 호르몬을 지속적으로 분비하지 않는다. 뇌하수체는 호르몬을 주기적으로 또는 파동적으로 분비한다. 예를 들어, 성장호르몬은 주로 밤에 분비되고, 황체형성호르몬은 주로 생리주기 중간에 분비된다. 중추신경계는 호르몬 분비를 조절하는 역할을 한다. 음성되먹임 과정을 통하여 표적기관들 자체로 수행한다.

중추신경계의 조절(Control by the Central Nervous System)

뇌는 인체의 안팎을 지속적으로 관찰한 후에 필요한 호르몬의 이완을 자극한다. 예를 들어, 인체가 추우면 체온을 상승시키기 위하여 갑상성자극호르몬의 이완을 자극한다. 영양분 있는 식사를 한 후에, 뇌는 성장호르몬 분비를 자극하여 조직 성장에 필요한 에너지와 아미노산을 위해서 지방을 분해한다.

음성 되먹임에 의한 조절(Control by Negative Feedback)

뇌하수체가 호르몬을 분비하는 다른 내분비샘을 자극하면, 그 호르몬을 뇌하수체를 되먹임하고 자극에 반응하는 호르몬의 이완을 멈추도록 한다. 이 과정을 **음성 되먹임**(negative feedback)이라고 한다. 음성 되먹임은 시상하부–뇌하수체 축에서 호르몬 조절을 위해서 광범위하게 사용되는 것이다. 다음의 그림은 체온을 조절하기 위한 음성 되먹임과정을 도식화 한 것이다.

애니메이션(ANIMATION)

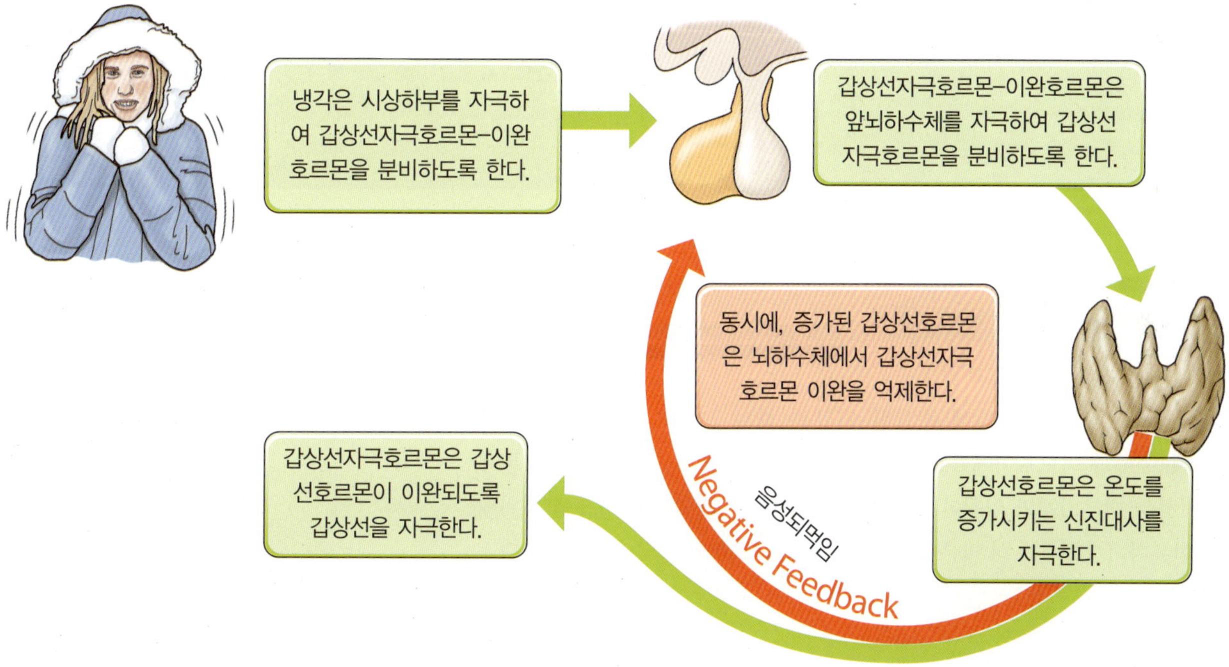

중요한 사실(Fast fact)

음성되먹임은 호르몬의 분비를 조절하고 호르몬의 제한된 활동에도 관여하는데 이것이 대부분의 호르몬의 "파동"분비를 야기한다.

솔방울샘(Pineal Gland)

솔방울샘은 야간에 상승하고 햇빛에서는 없고 낮시간에 감소하는 **멜라토닌**(melatonin)을 생산한다. 멜라토닌의 고농도는 수면을 유발하기 때문에, 멜라토닌은 수면-각성주기의 주요한 요인이다. 비록 아직 증명되지는 않았지만, 과학자들은 솔방울샘이 사춘기를 조절한다고 한다.

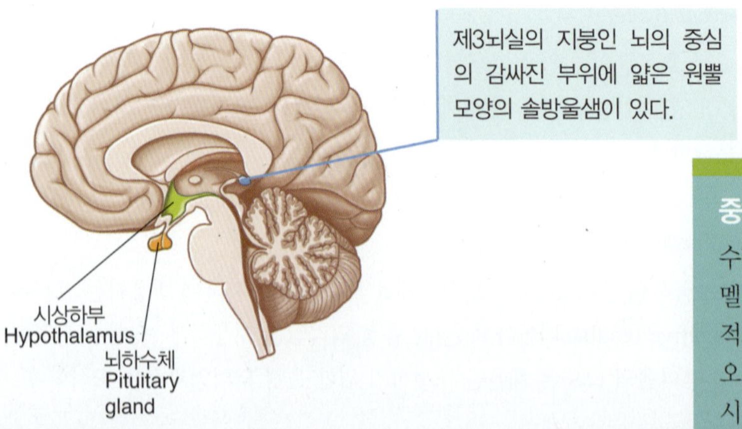

중요한 사실(Fast fact)

수많은 사람들이 시차증 또는 수면장애로 경구용 멜라토닌 보충제를 복용한다. 이 보충제는 일반적으로 짧은 기간 사용하는 것은 안전하나 너무 오래 복용하면 핏떡이나 간질의 위험요인을 증가시킬 것이다.

기본 강좌 : 계절성 정서장애

멜라토닌의 감소하면 감정장애 특히 계절성 정서장애를 야기한다. 계절성 정서장애 환자는 졸음, 우울증, 민감 및 탄수화물 과다복용 등을 호소하며 겨울에는 심해지고 여름에는 제한된다. 특히 몇시간 동안 높은 강도의 빛에 노출되는 종종 낮에는 증상이 이완된다

가슴샘(Thymus)

가슴샘은 면역계의 발달에 중요한 역할을 하는 2개의 호르몬인 **피모신**(thymosin)과 **피모포이에틴**(thymopoietin)을 분비한다. 가슴샘은 호르몬을 분비하는 내분비계의 일원이지만 호르몬의 활동은 면역계의 가슴샘 부위에서 만든다. (가슴샘의 더 많은 기능은 제 16장 *림프계와 면역계*를 참조한다.)

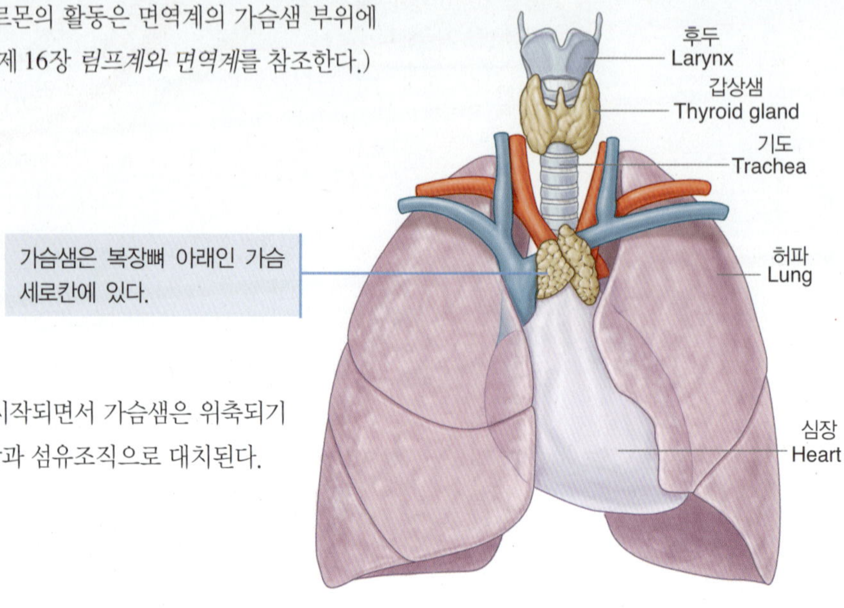

아동의 가슴샘은 더 크다. 사춘기가 시작되면서 가슴샘은 위축되기 시작한다. 노인이 되면 가슴샘은 지방과 섬유조직으로 대치된다.

갑상샘(Thyroid Gland)

가장 큰 내분비샘인 갑상샘은 잘룩이라고 부르는 좁은 조직에 의해서 2개의 큰 엽이 연결되어 있다.

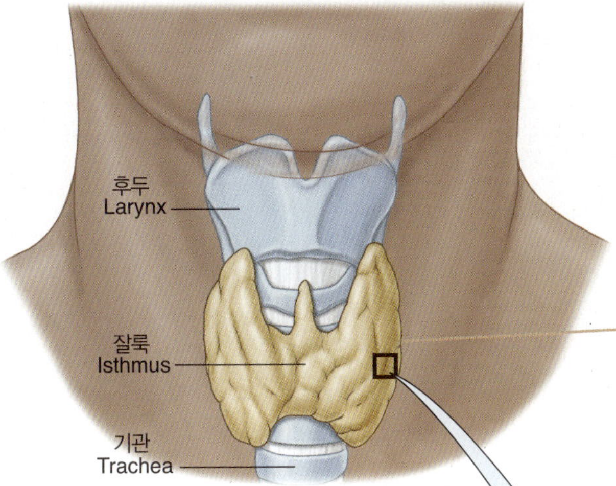

갑상샘은 목에서 기도의 바로 뒤에 있으며, 기관의 앞쪽과 가쪽을 감싸고 있다.

갑상샘 조직은 **갑상샘소포**(thyroid follicles)이라고 하는 얇은 주머니로 만들어져있다. 각 소포는 **갑상샘콜로이드**(thyroid colloid)라고 하는 짙은 액체로 차 있다. 소포를 형성하는 세포는 2가지 주요 갑상샘 호르몬을 분비한다 : T_3**(triiodothyronin)** 및 T_4**(thyroxine)**. 다른 샘과는 달리, 갑상샘은 나중에 사용할 호르몬을 저장하고 있다.

갑상샘소포 사이의 세포는 **부여포세포**(parafollicular cells)이라고 하는데 **칼시토닌**(calcitonin)이라고 하는 호르몬을 분비한다. 혈액의 칼슘 수준의 상승에 반응하는 분비는 뼈의 칼슘 침전을 유발하고, 뼈의 형성을 증진한다. 칼시토닌의 영향을 아동기에 특히 중요하다.

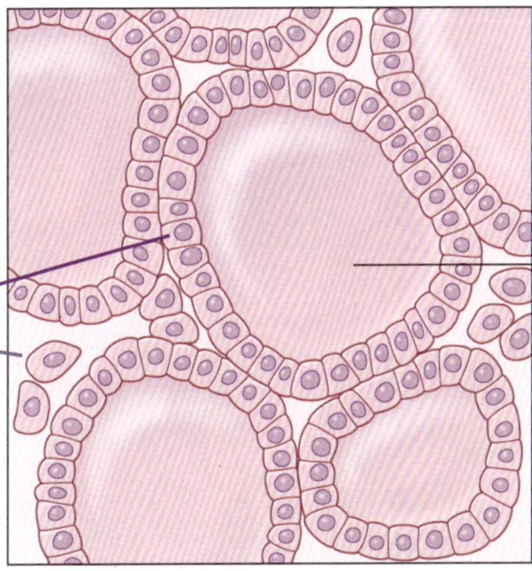

일상에서의 신체(The body at work)

앞에서 설명했던 것처럼, TSH(앞뇌하수체에서 분비되는)는 갑상샘에서 갑상샘호르몬 이완을 자극한다. 갑상샘호르몬의 전반적인 영향은 인체 대사율을 증가시키고, 열 생산을 증가시킨다. (이것은 갑상샘호르몬이 인체가 추위에 노출되었을 때 이완되는 이유를 설명한다.) 갑상샘호르몬의 다른 영향은 심박수 증가 및 심장 수축력 강화, 호흡률 증가 및 식욕증가 등이다. 또한 갑상샘호르몬은 성장과 발달에 중요한 역할을 한다 ; 뼈, 신경계, 피부, 머리칼, 손발톱 및 치아의 발달을 증진시킨다.

중요한 사실(Fast fact)

축약어 T_3와 T_4는 각 호르몬의 요오드 원자의 수와 관련되어 있다 : T_3는 3개 요오드 원자, T_4는 4개 요오드 원자.

기본 강좌 : 갑상샘질환

수많은 중요한 질환이 갑상샘호르몬의 과분비 또는 저분비로 발생한다. 아동이 갑상샘이 없이 태어났다면, 갑상샘호르몬 결핍으로 크레틴병이 발생한다 ; 크레틴병은 성장 및 성적 발달지연, 낮은 신진대사율 및 정신지체가 특징이다. 인생 후반기에 저분비가 나타나면, 낮은 대사율로 체중증가, 머리칼 손실 및 피로 등이 나타난다. 갑상선기능저하증이 더 심각하거나 오랜 시간 지속되는 질환으로 점액수종이라고도 하며 피부의 견고와 부종이 특징이다.

갑상선호르몬의 과분비는 인체의 신진대사를 자극하고, 이것을 갑상선중독증이라고 한다. 자가면역질환의 하나로 생각되는 갑상선중독증은 기대하지 않은 체중감소, 증가한 심박동수, 신경과민 및 안구돌출(안구의 돌출은 눈의 뒤쪽에 있는 조직의 부종으로 야기됨) 등을 야기한다.

요오드결핍으로 야기된 갑상샘 확장은 단순갑상샘종이라고 한다. 요오드는 갑상샘호르몬의 원료이다. 요오드가 충분하지 않으면 갑상샘호르몬 생산량이 떨어진다. 결과적으로 앞뇌하수체는 갑상샘자극호르몬 생산을 멈추도록 음성 되먹임 신호를 받지 못한다. 갑상샘호르몬의 수치가 낮으면, 앞뇌하수체가 갑상샘자극호르몬을 더 많이 분비하도록 갑상샘을 자극한다. 갑상샘호르몬의 생산을 자극하는 대신(갑상샘이 일할 수 있는 충분한 요오드가 없다), 갑상샘자극호르몬은 갑상샘조직의 성장을 자극하고 갑상샘이 확장되고 갑상샘종이 발생한다.

부갑상샘 (Parathyroid Glands)

갑상샘의 뒤쪽 표면에는 4개의 **부갑상샘**(Parathyroid Glands)이 위치한다. 이 샘들은 혈액 내 칼슘농도가 낮을 때 **부갑상샘호르몬**(parathyroid hormone)을 분비한다.

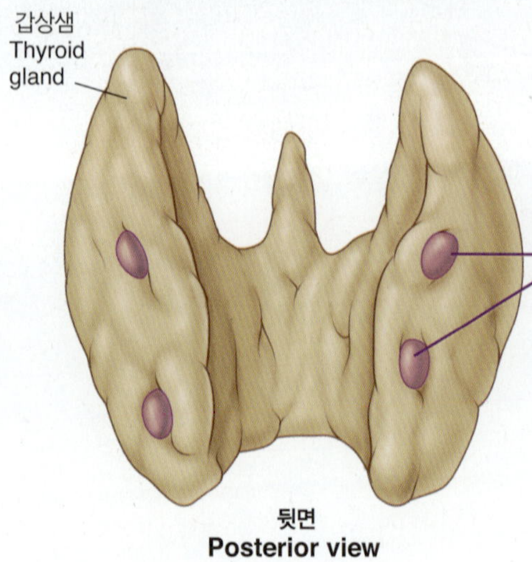

부갑상샘은 갑상샘의 엽 뒤쪽 모서리를 감싸고 있다. 대부분의 사람들은 4개의 부갑상샘이 있지만, 갑상샘의 수와 위치는 다양하다.

중요한 사실(Fast fact)

혈액 안의 칼슘수준의 안정성 한계가 1% 떨어지면 부갑상샘호르몬의 분비는 2배로 증가한다.

부갑상샘호르몬은 혈액 안의 칼슘농도를 정상적으로 유지하기 위하여 사용한다. 정상 신경 및 근육의 기능, 혈액응고, 세포막 삼투압, 및 일부 효소의 기능은 모두 적절한 칼슘 농도에 따라 달라진다.

칼슘의 항상성을 유지하기 위하여, 부갑상샘호르몬은 뼈, 콩팥 및 내장에 영향을 미친다.

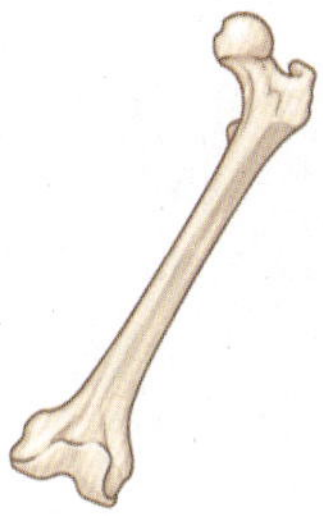

부갑상샘은 오래된 뼈의 파괴를 자극하는 동안 칼슘(그리고 인산염)이 뼈 밖과 혈액 안으로 이동할 수 있도록 새로운 뼈의 형성을 억제한다.

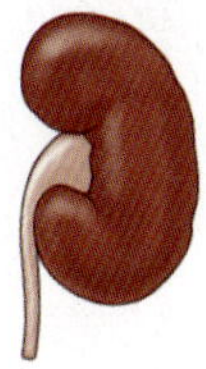

부갑상샘호르몬은 소변으로 배출되는 것을 막고 콩팥에서 칼슘을 재흡수하고 인산염의 분비를 증진시킨다. 또한 칼슘의 장내흡수에 필수적인 비타민 D의 활성화를 위해서 콩팥을 촉진한다.

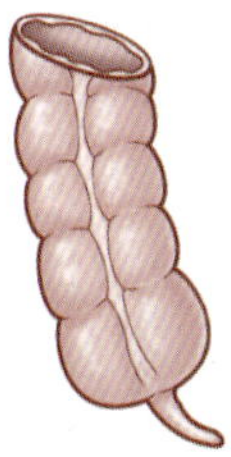

콩팥의 활성화이후에 비타민 D는 내장이 음식에서 칼슘의 흡수하도록 한다; 칼슘은 장세포를 통하여 혈액으로 이동한다.

중요한 사실(Fast fact)

인체의 칼슘 99%가 뼈에 존재한다.

칼슘의 항상성(Calcium Homeostasis)

칼시토닌(갑상샘에서 분비되는)은 부갑상샘호르몬의 길항효과를 가지고 있다. 이 2가지 호르몬의 상호작용은 인체가 칼슘의 항상성을 유지하도록 한다.

애니메이션(ANIMATION)

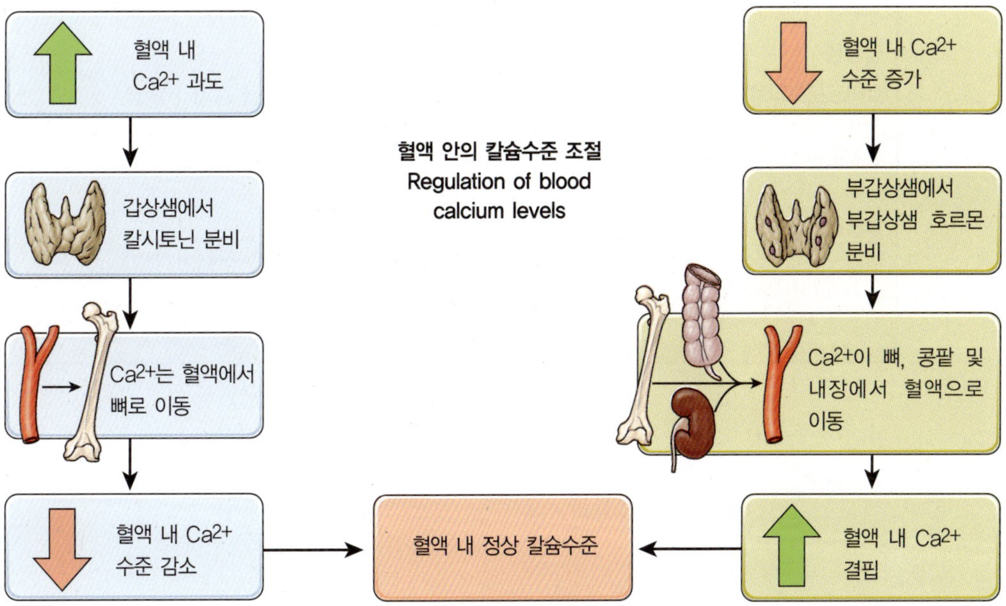

기본 강좌 : 칼슘 비정상

칼슘이온은 정상적으로 세포막을 가로질러 극성의 차이를 야기한다(세포막의 바깥쪽 표면은 양이온이고 안쪽표면은 음이온). 요약하면 칼슘이 공급되면 전하차이는 감소하고 나트륨이온은 더 쉽게 세포로 들어갈 것이다. 11장에서 토론한 것처럼 나트륨의 유입은 신경세포와 근육세포를 흥분시킨다.

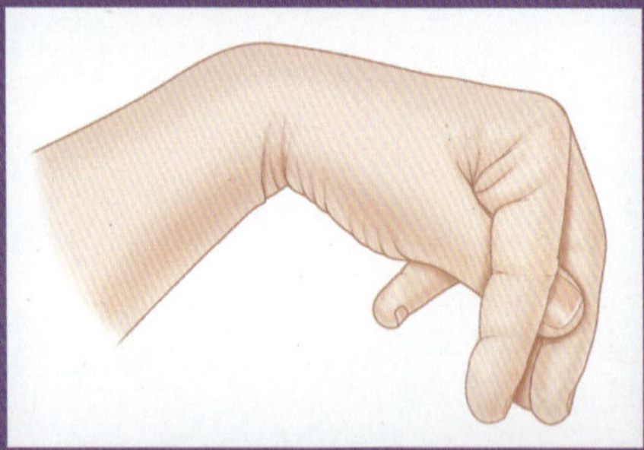

칼슘결핍(저칼슘증)에서, 신경세포와 근육세포는 더 흥분된다. 과도한 흥분은 근육 떨림, 경련 또는 칼슘경직(한 근육의 지속적인 수축)을 야기한다. 실제로 저칼슘증의 중요한 징후는 손과 발의 칼슘경직으로 손발경련이라고 한다. 여기서 보이는 것처럼, 손의 근육은 염격히 수축하고 이완할 수 없다. (비슷한 수축이 발에서 발생한다.) 칼슘농도 감소는 후두근육의 공기흐름을 멈추기에 충분한 경련을 만든다.

혈액이 너무 많은 칼슘이온을 포함하고 있으면(과칼슘증), 과도한 칼슘이온은 세포표면에 붙는다. 더 적은 양의 나트륨이 세포 안으로 유입되고 세포의 반응은 감소하여 근육약화, 느린 반사 그리고 심한경우에는 심장마비를 야기한다.

중요한 사실(Fast fact)

칼슘경직은 저칼슘증으로 야기되며 갑상샘 수술동안 부갑샘샘의 사고적 제거로 발생한다.

갑상샘과 부갑상샘의 호르몬

호르몬	표적	주요 영향
갑상샘		
트리요오드티로닌	대부분의 조직	신진대사율 증가
칼시토닌	뼈	뼈에서 Ca^{2+} 축적 증가로 혈액 내 Ca^{2+} 농도 감소
부갑상샘		
부갑상샘호르몬	뼈, 콩팥	뼈에서 Ca^{2+}제거 증가, Ca^{2+}의 소변배출 감소 및 장의 Ca^{2+}흡수 증가로 인한 혈액 내 Ca^{2+}의 증가

부신샘(Adrenal Glands)

부신샘은 콩팥의 꼭대기에 있다. 한 샘을 대신해서 각 부신샘은 2개의 특징적인 샘이다. 안쪽은 **부신수질**(adrenal medulla)이라고 하는데, 교감싱경계의 일부분으로써 수정된 신경세포 및 기능을 한다. 바깥쪽은 **부신겉질**(adrenal cortex)이 샘세포로 되어 있고, **코르티코스테로이드**(corticosteroids)라고 하는 스테로이드성 호르몬을 분비한다.

부신수질(Adrenal Medulla)

부신수질은 교감신경계의 일부분으로 활동하는 수정된 신경세포(*크롬친화성세포*라고 하는)을 포함한다. 이 세포들은 자극에 대한 반응으로 **카테콜라민**(catecholamines)을 분비한다(특히 에피네프린과 노르에피네프린).
카테롤라민들 :

- 심박수 및 혈압 증가, 근육의 순환 자극 및 기관지 확장으로 인체의 신체활동을 준비; 신체활동에 필요한 부위의 혈류량을 최대로 하기 위하여, 소화 및 소변생산 억제.
- 글리코겐을 파괴해서 포도당(에너지원)의 농도 증가(**당원화**) 및 지방 및 아미노산을 포도당으로 전환(**당신생**).

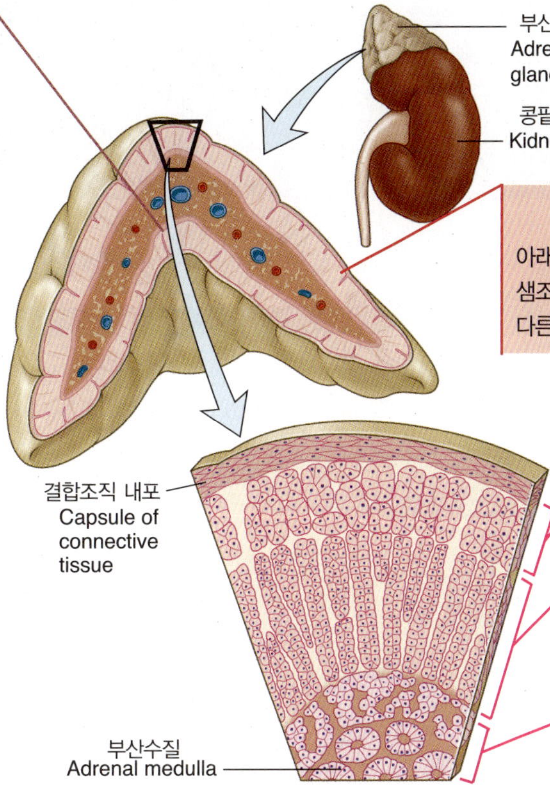

부신겉질(Adrenal Cortex)

아래에서 보는 것처럼, 부신겉질은 3층의 샘조직으로 구성되어 있다. 각각의 층은 다른 콜티코스테로이드를 분비한다.

토리층(Zona glomerulosa)(가장 바깥층) : **무기질코르티코이드**(mineralocorticoids) 분비

다발층(Zona Fasciculata)(중간층) : **당질코르티코이드**(glucocorticoids) 분비

그물층(Zona reticularis)(가장 안쪽층) : **성스테로이드**(sex steroids) 분비

부신겉질에서 분비되는 호르몬의 분비(classes of Hormones Secreted by Adrenal Cortex)

부신겉질에 의해 분비되는 호르몬은 3개의 층에서 하나씩 분비된다.

무기질코르티코이드(Mineralocorticoids)

- 주요 무기질코르티코이드는 **알도스테론**(aldosterone)이다.
- 알도스테론은 Na^+유지 및 K^+배설을 증진하도록 콩팥을 활성화한다.
- 또한 알도스테론은 수분 유지를 한다.

(알도스테론에 관한 더 자세한 설명은 제19장 조직액, 전해질 및 산-염기 균형을 참조한다.)

당질코르티코이드(Glucocorticoids)

- 주요 당원코르티코이드는 **코티솔**(cortisol)이다.
- 당질코르티코이드는 지방과 단백질의 분해를 자극, 지방과 단백질을 포도당으로 전환 및 지방산 및 포도당을 혈액으로 이완하여 손상된 조직을 회복하고 스트레스에 적응하도록 한다.
- 항염증성 효과가 있다.
- 또한 장기간 분비되면, 면역계를 억제한다.
- 당질코르티코이드는 정상혈압을 유지하는데 필수적이다.

성스테로이드(Sex Steroids)

- 성스테로이드는 약한 형태의 **안드로겐**(androgen)을 포함하고 있어서 더 강한 안드로겐인 **테스토스테론**(testosterone)으로 전환한다.
- 고환은 더 많은 테스토스테론을 생산하여 남성에서 테스토스테론의 중요하지 않다.
- 안드로겐은 치모와 겨드랑이털의 발달을 자극하고 남녀모두에서 성욕(리비도)을 유지한다.
- 성스테로이드는 적은 양의 **에스트로겐**(estrogen)을 포함한다.
- 양이 작기 때문에, 가임기동안은 중요하지 않다.
- 그러나, 완경 이후에 유일한 에스트로겐의 원천이다.

중요한 사실(Fast fact)

당질코르티코이드는 인체의 거의 모든 세포에 영향을 준다.

기본 강좌 : 부신질환

부신샘의 코티솔 과다분비는 쿠싱증후군의 증상을 야기한다. 전형적인 증상은 "둥근달 얼굴"(둥근 얼굴) 및 "물소의 혹"(어깨사이에 인체지방이 축적되어 싸여 혹 같음)이 있다. 과도한 코티솔은 탄수화물과 단백질대사를 방해하기 때문에, 다른 증상인 고혈당증, 근육약화 및 부종을 포함한다. 단백질의 파괴는 근육의 손실과 뼈질량 감소를 야기하고 나트륨과 수분 유지를 고혈압을 야기한다.

부신의 안드로겐의 과분비는 쿠싱증후군을 동반한다. 아동은 미성숙한 사춘기를 야기하고 여성에서는 남성적인 특성(낮은 목소리, 체모 증가 및 얼굴에 털이 발달함)이 나타난다.

무기질코르티코이드와 당질코르티코이드의 저분비는 애디슨병이라고 하는 질환을 야기하는데 부신겉질부전증이라고도 한다. 증상은 체액과 전해질 감소, 약화, 근육손실, 탈수증 및 체중감소를 포함한다. 치료하지 않으면 부신겉질부전증은 생명을 위협한다.

부신샘의 호르몬

호르몬	표적	주요 효과
부신수질		
에피네프린	대부분의 조직	교감신경계의 영향을 향상
노르에피네프린	대부분의 조직	교감신경계의 영향을 향상
부신겉질		
알도스테론	콩팥	수분유지를 위한 Na+유지와 K+배출을 증진
코티솔	대부분의 조직	지방과 단백질의 파괴와 지방과 단백질을 포도당으로 전환하는 것을 자극; 조직 회복 향상; 항염증제 ; 많은 양은 면역계를 억제
부신성 안드로겐	성기관	치모와 겨드랑이 털의 성장을 증진; 성욕
부신성 에스트로겐	성기관	생리학적으로 중요하지 않음

중요한 사실(Fast fact)

오랜 스트레스는 혈액 내 코티솔의 농도를 증가시켜서 면역계 기능부전을 야기한다. 이것은 코티솔의 고농도가 림프조직의 위축과 백혈구의 수를 감소시키는 이유이다.

기본 강좌 : 노화로 인한 변화

노화는 일부 표적조직이 그들의 조절호르몬에 대한 민감성을 상실하게 한다. 분비되는 호르몬의 양은 변하고, 호르몬은 더 느리게 대사할 것이다.

내분비계에 미치는 노화의 일반적인 영향은 다음과 같다 :

- 갑상샘은 크기가 감소하여 갑상샘호르몬의 분비가 감소하고 신진대사가 감소한다.
- 부갑상샘호르몬의 농도 변화는 뼈엉성증을 야기할 것이다.
- 세포는 50세 이후에부터 인슐인에 대한 민감함이 감소하여 빠르게 혈당검사에서 점진적인 증가를 야기한다.
- 성장호르몬 분비의 감소는 근육양의 감소와 지방저장을 증가시킨다.

이자(Pancreas)

이자는 내분비조직과 외분비조직을 모두 포함하고 있는 약간은 독특한 구조이다. 대개의 이자는 외분비샘으로 활동하고 약간의 세포가 중요한 내분비기능을 한다. (외분비샘으로서의 이자의 주요 기능에 대한 더 많은 정보는 제20장, *소화기계*를 참조한다.)

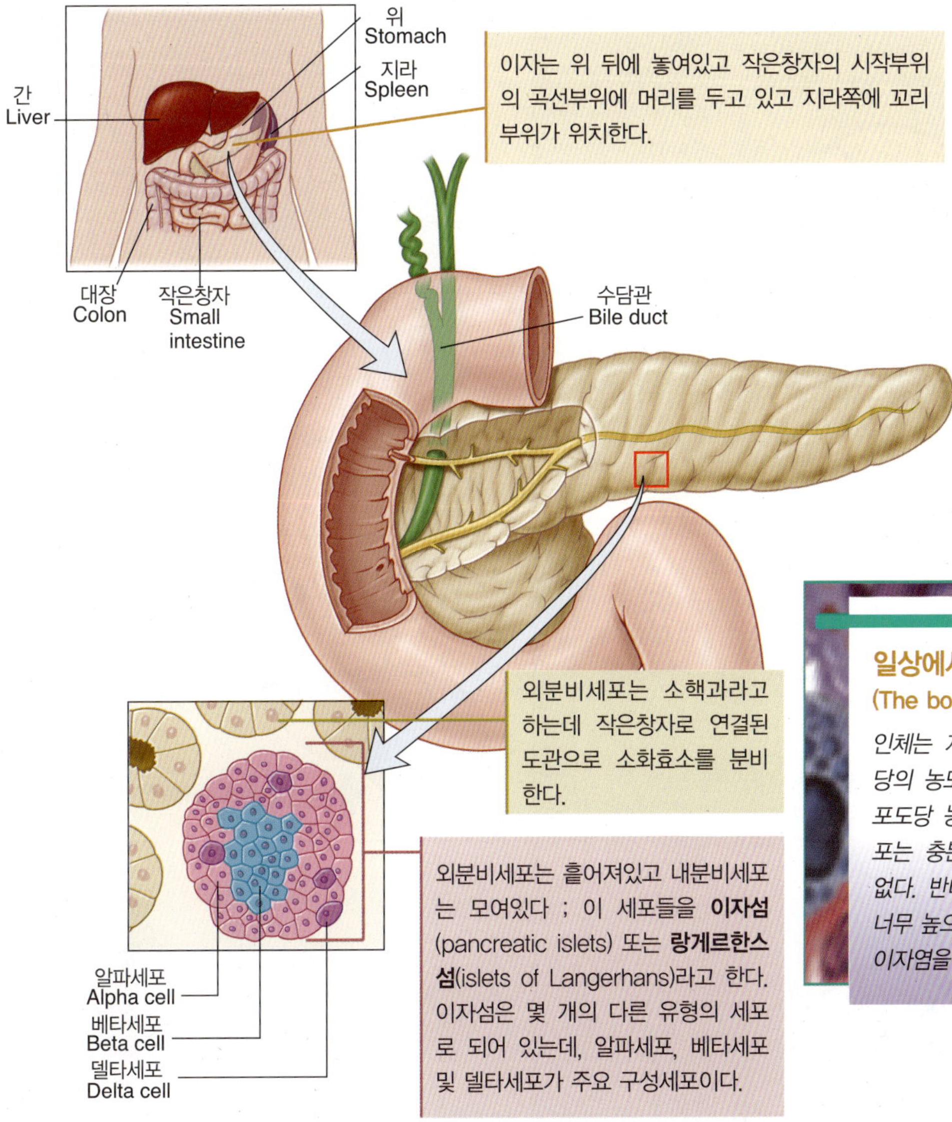

이자는 위 뒤에 놓여있고 작은창자의 시작부위의 곡선부위에 머리를 두고 있고 지라쪽에 꼬리부위가 위치한다.

외분비세포는 소핵과라고 하는데 작은창자로 연결된 도관으로 소화효소를 분비한다.

외분비세포는 흩어져있고 내분비세포는 모여있다 ; 이 세포들을 **이자섬**(pancreatic islets) 또는 **랑게르한스섬**(islets of Langerhans)라고 한다. 이자섬은 몇 개의 다른 유형의 세포로 되어 있는데, 알파세포, 베타세포 및 델타세포가 주요 구성세포이다.

중요한 사실(Fast fact)

이자는 1~2백만개의 이자샘을 가지고 있지만, 이자샘은 단지 모든 이자 조직의 약 2%만을 구성하고 있다.

일상에서의 신체 (The body at work)

인체는 지속적으로 혈액 내 포도당의 농도를 유지해야 한다. 만약 포도당 농도가 너무 낮아지면, 세포는 충분한 에너지원을 가질 수 없다. 반대로, 혈중 포도당 농도가 너무 높으면 자가면역질환이나 이자염을 유발한다.

알파세포(Alpha Cells)

알파세포(Alpha cells)는 **글루카곤**(glucagon) 호르몬을 분비한다. 식사주기사이에 혈액의 포도당농도가 감소하면 간세포는 글루카곤을 포도당으로 분해하고, 지방산과 아미노산을 포도당(당신생)으고 전환한다. 전환된 포도당은 혈액으로 이완되어 혈액 내 포도당 농도는 증가한다.

베타세포(Beta Cells)

베타세포(Beta cells)는 **인슐린**(insulin) 호르몬을 분비한다. 식사 후에, 혈액 내의 포도당과 아미노산이 수준은 증가한다. 인슐린은 세포의 포도당과 아미노산의 흡수를 증가시키고 혈액 내 포도당 농도를 감소시킨다.

델타세포(Delta Cells)

델타세포(Delta Cells)는 **성장억제호르몬**(somatostatin)을 분비하는데 이 호르몬은 이자가 다른 내분비세포를 조절하도록 한다. 특히 이 호르몬은 글루카곤과 인슐린의 이완을 억제한다. 또한 성장호르몬의 이완을 억제한다.

혈당조절(Regulation of Blood Glucose)

2개의 주요 이자호르몬은 인슐린과 글루카곤이며 혈중 포도당 농도에 서로 반대 효과를 가지고 있고, 정산범위에서 혈중 포도당 농도를 유지하도록 돕는다.

애니메이션(ANIMATION)

① 식사 후에, 혈중 포도당 농도는 소화관으로부터 혈액으로 들어온 포도당 때문에 증가한다.

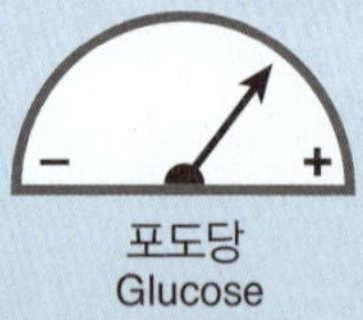

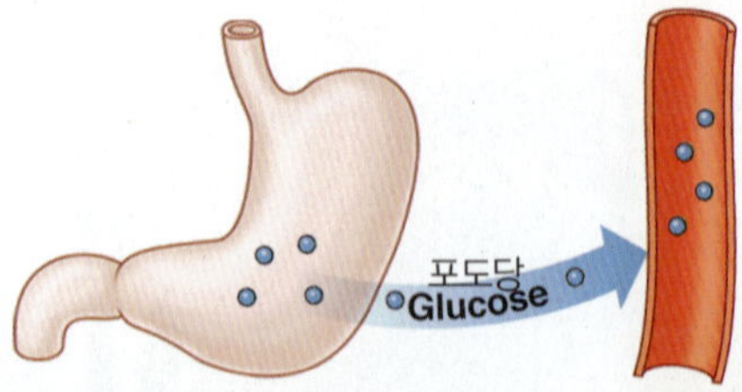

② 높은 포도당 농도는 이자의 베타세포를 자극하여 인슐린을 분비한다.

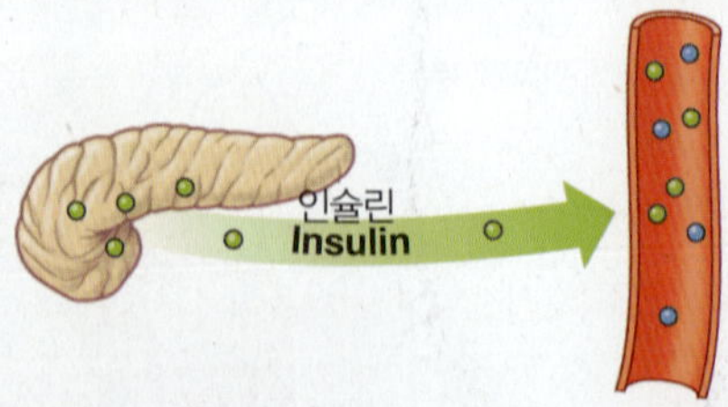

③ 인슐린은 2가지 반응을 유발한다 :
• 더 많은 포도당이 세포도 들어가도록 자극한다.
• 포도당을 간으로 이동시켜 글리코겐으로 전환된 저장되도록 한다.
결합된 결과가 포도당의 농도를 정산수준으로 되돌려준다.

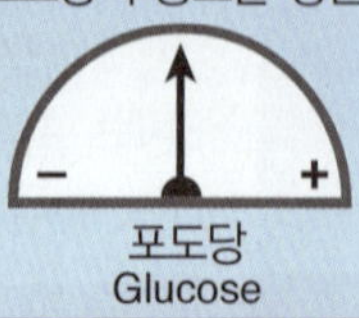

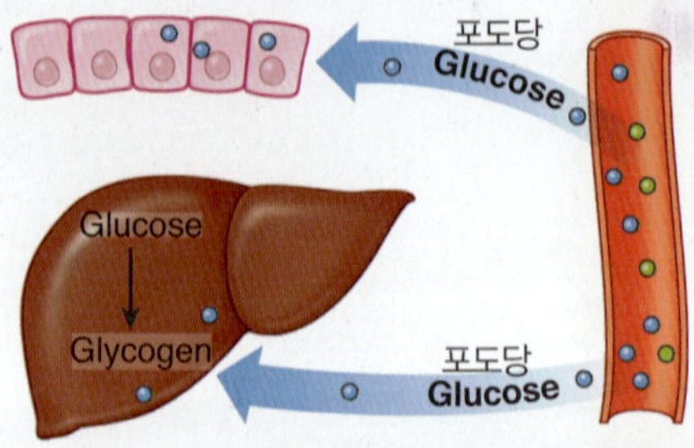

④ 혈중 포도당의 농도가 일정한 수준이하로 떨어지면 (식사를 거른 후와 같이), 이자의 알파세포는 혈중으로 글루카곤을 이완시킨다.

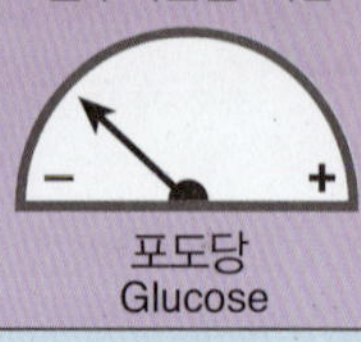

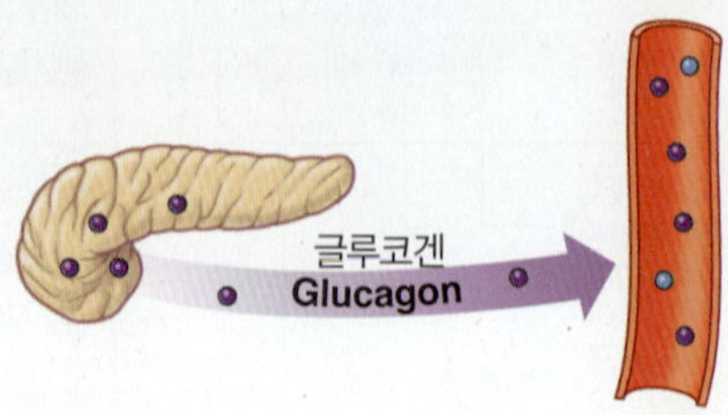

⑤ 글루카곤은 간을 자극하여 저장하고 있는 글리코겐을 포도당으로 전화하도록 하고 혈액 내로 이완시킨다. 이것으로 혈중 포도당의 농도는 증가한다.

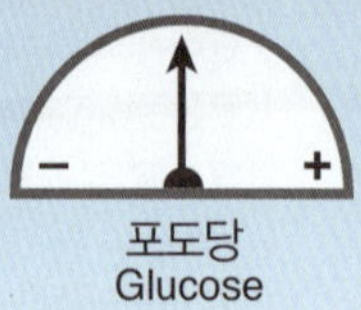

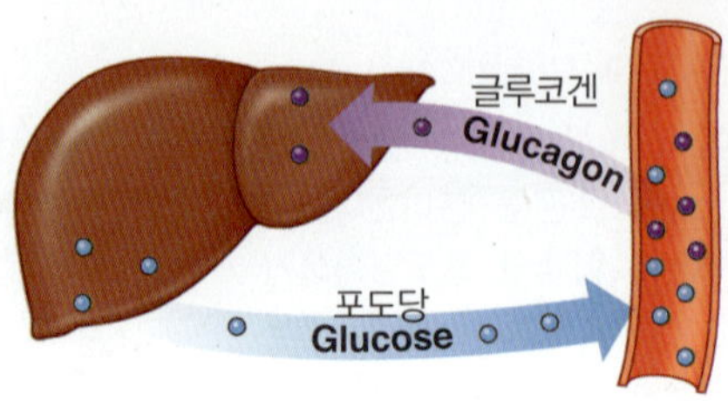

기본 강좌 : 당뇨

가장 일반적인 내분비질환 중 하나인 당뇨병의 미국내 발생률은 계속 증가하고 있다. 미국당뇨병학회에 따르면, 약 24백만 미국인이 당뇨병인 것으로 나타났다. 물론 수천명이 심각한 합병증을 경험한다 : 매일 810명 사망, 230명 다리 절단, 120명 콩팥투석을 시작하거나 콩팥이식 그리고 55명이 실명한다. 더 심각한 일은 약 6백만명이 자신이 당뇨병을 앓고 있는 것도 모르는 것으로 나타났다.

당뇨는 부적합한 인슐린 양 또는 정상 인슐린 수용기의 감소로 발생한다. 충분한 인슐린이 없거나 또는 충분한 인슐린 수용기가 없으면 포도당이 세포 안으로 들어갈 수 없다. 결과적으로 세포는 주요 에너지원이 소모되고 포도당은 혈중에 쌓이게 된다. 이것은 고혈당증을 유발하고 당뇨의 주요 징후이다.

고혈당증은 이런 질환의 전형적인 징후를 생산하는 수많은 생리학적인 변화를 유발한다. 예를 들어, 콩팥은 정상적으로 혈장을 여과하고 소변으로 배출한다; 결과적으로 포도당은 제거되고 혈액으로 되돌아간다. 고혈당증은 높은 혈당농도가 콩팥을 압도하고 과도한 포도당이 소변으로 배출된다(*당뇨*).

이러한 포도당의 과잉을 배출하기 위하여, 콩팥은 더 많은 소변을 생산한다(*다뇨*). 실제로 이것은 몸에 탈수를 야기하고 과도한 목마름을 유발한다(*번갈다음증*). 추가로 과도한 양의 음료를 마시면, 치료되지 않은 당뇨를 가진 환자는 지속적인 배고픔을 느낀다(*다식증*). 혈액이 포도당을 과잉공급함에도 불구하고 세포 안으로 포도당이 들어가지 못하기 때문에, 세포는 굶주리게 된다.

당뇨가 치료되지 않으면, 인체는 에너지원을 위하여 단백질과 지방을 사용하기 시작한다. 피로와 체중감소를 야기하며, 이 비정상적인 대사는 케톤체라는 산성부산물을 생산한다. 케톤체가 쌓이면, 혈중 pH가 감소하고 대사성산증을 야기한다. 이것은 당뇨성케톤산증으로 진행되며 구역질, 구토, 호흡시 과일냄새가 나는 등의 증상을 야기하며 의식불명이나 사망에 이를 수 있다.

또한 당뇨는 혈관(심장마비, 뇌졸중, 사지 순환 감소 및 망막의 혈관 손실로 실명조차 야기)뿐만 아니라 신경(무감각 및 저림증상)을 손상시킨다. 콩팥질환은 다른 일반적인 합병증을 야기한다.

다음은 2가지 주요 유형의 당뇨병이다 : 1**형**(type I) 및 2**형**(type II). 아래의 표는 각 유형별 특징을 정리해 둔 것이다.

중요한 사실(Fast fact)

당뇨병이 없는 성인과 비교하여 성인 당뇨병 환자는 심장질환으로 인한 사망률이 2~4배 더 높다.

1형 당뇨병과 2형 당뇨병의 특성

	1형 당뇨병 특성	2형 당뇨병 특성
발병 평균	연령 30세 이전	보통 40세 이후
발현률	빠름	점진적
모든 당뇨 중 발병비율	10%	90%
원인	이자섬의 베타세포의 파괴로 인슐린 결핍	표적세포에서 인슐린 수용기의 손실로 인슐린 저항성 발생
위험인자	불명확 ; 자가면역질환이 원인일 수 있음	유전성 과체중과 좌식생활 ; 또한 아메리카원주민, 라틴계 및 아프리카계 미국인에서 더 유병률이 높음
치료	매일 인슐린 주사	생활양식 변경 ; 그렇지않으면, 경구용 당뇨약 또는 인슐린 주사를 해야 함
	1형당뇨는 유년기발현 당뇨 또는 인슐린의존성 당뇨라고 한다.	***2형당뇨는 장년기발현당뇨 또는 비인슐린의존성 당뇨라고 한다.***

쉽게 이해하기(That Makes Sense)

당뇨를 위한 예비검사는 소변검사로 포도당을 점검하고 다뇨, 번갈다음, 다식 등의 "3다"를 물어본다. "3다"의 이름을 이해하기 위해서 다음을 기억한다 :

- *poly–는 접두어로 "많다"는 의미이다.*
- *접미어 –uria는 발음이 urine과 비슷하여 polyuria는 "많은 소변"을 의미한다.*
- *접미어 –phagia는 그리스어에서 유래되었으며, "먹다"라는 의미이다. 예를 들면, dysphagia는 "먹기 어렵다"의 뜻이며, polyphagia는 "많은 또는 과도한 먹기"를 의미한다.*
- *접미어 –dipsia는 그리스어에서 유래되었으며, "목마름"을 의미한다. 인체의 수분을 "담그기"를 생각해보라 ; 그리고 결합하면 polydipsia 또는 "많은 물을 먹기"가 된다.*

중요한 사실(Fast fact)

임신한 여성의 50명 중 1명이 당뇨가 발병한다. 이것을 *임신성 당뇨*라고 하고, 보통 이런 유형의 당뇨는 출산 후에 사라진다.

중요한 사실(Fast fact)

매년 20세 이상의 새롭게 발병하는 당뇨병 환자가 1백 6십만명이다.

일상에서의 신체(The body at work)

당뇨는 심혈관계와 신경계를 모두 손상시킨다. 손상이유는 아직 불명확하지만, 만성과혈당증이 중간크기의 혈관에서 작은 세포를 손상시키는 대사성 반응을 유발한다. 혈관벽은 더 두꺼워지고 혈류는 저항된다. 기능을 위하여 적절한 혈액공급을 요구하는 신경은 허혈이 발생하고 결과적으로 손상된다.

당뇨병 환자의 ; 60~70%가 특별한 유형의 신경손상을 갖는다. 신경손상은 인체의 어디에서든지 발생할 수 있지만, 다리와 발의 신경이 가장 빈번하게 영향을 받는다. 이 부위의 감각손실은 인식하지 못하는 최소 손상을 야기한다. 치료하지 않으면 이런 상처는 감염이 될 것이며 기저가 발생하여 종종 절단을 해야 한다.

이자섬의 호르몬들

호르몬	표적	주요영향
글루카곤	주로 간	저장하고 있는 글루코스를 포도당으로 전환하여 혈액으로 이완하도록 자극한다.
인슐린	대부분 조직	혈중 포도당을 세포로 이동하도록 자극한다.
성장억제호르몬	이자섬	이자섬의 다른 호르몬을 분비하는 것을 주로 조절한다.

생식샘(Gonads)

생식샘–남성의 고환과 여성의 자궁–은 주요 성기관이다. 생식샘은 성호르몬을 분비하여 정자(남성)와 난자(여성)의 생산을 자극한다. 또한 사춘기에 이차성징의 발달에 영향을 미친다. (더 많은 정보는 제22장 *생식기계*를 참조한다.)

난포세포는 **에스트로겐**(estrogen)을 분비한다. 에스트로겐은 여성의 발달 특성을 증진시키고 생식기계의 발달에 기여한다.

배란이후에, 황체(배란동안 난포의 파괴이후에 그대로 남아있는 조직)는 **프로게스테론**(progesterone)을 분비한다. 프로게스테론은 에스트로겐과 결합하여 임신동안에 자궁을 유지해준다.

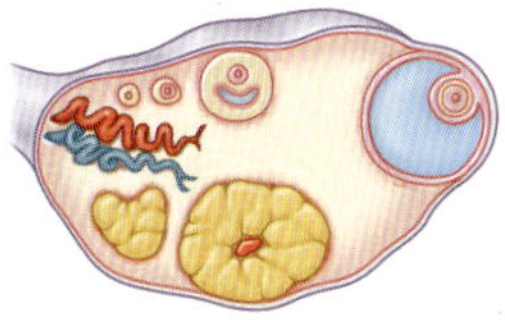

난소
Ovary

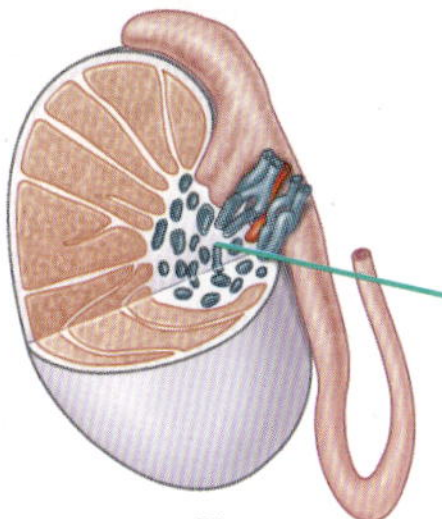

고환
Testis

고환안의 특별한 세포들이 **테스토스테론**(testosterone)을 분비한다. 테스토스테론은 남성의 성적 특성을 발달시킨다 ; 또한 정자를 생산한다.

다른 내분비세포와 화합물(Other Endocrine Cells and Chemicals)

모든 호르몬은 특별하고 잘 정의된 샘에서 분비되는 것은 아니다. 실제로 심장, 간, 콩팥, 위, 작은창자 및 이자와 같은 기관은 호르몬을 분비하는 세포군을 가지고 있다. 다음은 몇 개의 예이다 :

- 혈압이 상승하여 신장될 때, 심장근육세포는 심방성 *나트륨이뇨펩타이드*를 분비하여 혈압이 낮아지도록 한다.
- 태반은 에스트겐, 프로게스테론 그리고 여성의 임신을 유지하도록 다른 호르몬을 분비한다.
- 위는 소화과정을 조절하는 몇몇의 호르몬을 분비한다.

또한 호르몬과 신경전달물질은 인체의 단지 화학적 전달자만은 아니라는 것을 인식한다. 몸에서 일정한 세포는 기능을 조절하기 위하여 다른 화합물을 분비한다. 아마도 가장 중요한 화합물은 프로스타글란딘일 것이다.

프로스타글란딘(Prostaglandins)

전신의 세포에서 만들어진 프로스타글란딘은 액체분자로서 호르몬과 같으며 다른 세포의 활동을 통합한다. 혈액으로 이완되어서 광범위하게 퍼져있는 기관의 활동에 영향을 미치는 호르몬과는 달리, 프로스타글란딘은 생산되는 조직 안으로 이완된다. 결과적으로 특정한 기관의 활동에 영향을 미치는 대신에, 프로스타글란딘은 이웃세포의 활동에 영향을 준다.

인체는 다양한 프로스타글란딘을 생산한다. 다양한 프로스타글란딘은 많은 역할을 한다. 예를 들어, 일부 프로스타글란딘은 통증과 열에 관여하고 다른 프로스타글란딘은 혈관확장과 혈관수축에 관여한다. 또한 염증, 핏떡, 자궁수축, 생식 및 소화에 관여한다.

중요한 사실(Fast fact)

이부프로펜과 같은 비스테로이드성 항염증제는 프로스타글란딘의 합성을 막아서 통증과 발열을 이완시킨다.

핵심 용어 분석(Review of Key Terms)

샘하수체(adenohypophysis) : 앞쪽 뇌하수체샘

부신겉질(adrenal cortex) : 코르티코스테로이드를 분비하는 부신샘의 바깥부분

부신샘(adrenal gland) : 콩팥의 꼭대기에 위치한 샘 ; 2개의 특징적인 샘으로 구성(부신수질과 부신겉질)

부신수질(adrenal medulla) : 교감신경계의 일부로 기능하는 부신샘의 안쪽부분

카테콜라민(catecholamines) : 부신수질에서 분비되는 에프네프린과 노르에피네프린

코르티코스테로이드(corticosteroids) : 부신겉질에서 분비되는 스테로이드성 호르몬

내분비샘(endocrine gland) : 혈액 안으로 직접 호르몬을 분비하는 무관샘

생식샘(gonads) : 주요 서이기관으로 남성의 고환과 여성의 난소를 말한다.

그레이브병(Grave' s disease) : 갑상샘 호르몬의 과분비를 인한 질환

호르몬(hormones) : 내분비계의 샘과 특별한 세포에서 분비되는 화합물

신경하수체(neurophpophysis) : 뒤쪽 뇌하수체샘

이자(pancreas) : 소화효소를 분비하고(외분비기능), 혈중 포도당 농도를 조절하는 호르몬(내분비기능)

부갑상샘(parathyroid glands) : 혈중 칼슘농도를 조절하는 호르몬을 분비하는 갑상샘의 뒤쪽 표면에 있는 샘

솔방울샘(pineal gland) : 멜라닌 호르몬을 분비하는데 밤에는 증가하고 낮에는 감소한다.

뇌하수체(pituitary gland) : 시상하부의 아래쪽 표면에 있는 작은 샘으로 인체의 많은 대사를 조절하는 수많은 호르몬을 분비한다 ; 앞엽과 뒤엽으로 구성

표적세포(target cells) : 특정 호르몬을 위한 수용기를 가지고 있는 세포

경련(tetany) : 지속적인 근수축 ; 저칼슘증으로 발생

가슴샘(thymus) : 면역계의 발달에 관여하는 호르몬을 분비

갑상샘(thyroid gland) : 인체의 대사율에 영향을 미치는 호르몬을 분비하는 목의 샘

학습한 정보 유지하기(Own the information)

이 장에서 학습한 정보를 기억하기 위해서는 학습한 내용을 반영할 수 있는 시간이 요구된다. 따라서, 하얀 종이에 학습하고 토론한 중요 주제를 회상하면서 써내려가 본다. 그리고, *DavisPlus* 웹사이트에 접속하고 12장의 학습목표를 체크하여 본다. 쓴 모든 내용이 이 장의 학습목표와 완전히 일치하는가? 그렇지 않으면, 이 장을 적절하게 다시 살펴 본다. 그리고, 학습 목표의 개념을 다시 써보거나 그려본다.

12장의 중요 주제 :

- 내분비계의 기능
- 내분비계와 신경계의 비교
- 호르몬의 분류와 활동
- 뇌하수체와 시상하부의 연관성
- 시상하부와 뇌하수체의 호르몬
- 중추신경계와 음성되먹임에 의한 뇌하수체분비의 조절
- 솔방울샘, 가슴샘, 갑상샘, 부갑상샘, 부신샘, 이자 및 생식샘의 위치, 구조 및 기능
- 다른 내부분조직과 화합물

학습점검(Test Your Knowledge)

1. 외분비샘의 특징은 무엇인가?
   - a. 혈액 안으로 호르몬을 분비한다.
   - b. 도관을 통하여 인체표면으로 분비물을 이동시킨다.
   - c. 장기간 효과가 지속된다.
   - d. 자극에 천천히 반응한다.
2. 어떤 내분비샘이 다른 외분비샘보다 더 많은 인체 과정에 영향을 미치는가?
   - a. 갑상샘
   - b. 뇌하수체
   - c. 부신겉질
   - d. 둘레계
3. 앞뇌하수체와 뒤뇌하수체사이의 중요한 차이는 뒤뇌하수체가 다음을 하는 것이다 :
   - a. 샘조직을 포함한다.
   - b. 시상하부에 직접 호르몬을 분비한다.
   - c. 뇌하수체 문맥계를 통하여 시상하부로 직접 호르몬을 분비한다.
   - d. 시상하부로부터 분비된 호르몬을 저장한다.
4. 음성되먹임은 다음과 같은 과정이다 :
   - a. 호르몬이 뇌하수체를 되먹임해서 그 호르몬이 더 분비되는 것을 막아준다.
   - b. 일정한 호르몬의 결핍은 그 호르몬의 더 분비하도록 샘을 자극한다.
   - c. 중추신경계는 인체의 안팎을 모니터하여 필요한 호르몬의 분비를 자극한다.
   - d. 호르몬이 급격히 떨어지면 쇼크를 유발한다.
5. 냉각은 앞뇌하수체에서 어떤 호르몬의 이완을 자극하는가?
   - a. 성장호르몬
   - b. ACTH
   - c. 갑상샘자극호르몬
   - d. 유즙분비자극호르몬
6. 갑상샘 외과술 이후에 환자는 어떤 질환에 대한 위험이 가장 높은가?
   - a. 그레이브병
   - b. 거대증
   - c. 고칼슘증
   - d. 저칼슘증
7. 인체의 스트레스를 극복하도록 부신겉질은 어떤 호르몬을 분비하는가?
   - a. 무기질코르티코이드
   - b. 카테콜라민
   - c. 당질코르티코이드
   - d. 성 스테로이드
8. 내분비조직보다 더 많은 외분비조직을 포함하고 있는 샘은 무엇인가?
   - a. 갑상샘
   - b. 부신샘
   - c. 이자
   - d. 가슴샘
9. 인슐린의 주요 원인은 다음이다 :
   - a. 세포가 더 많은 포도당을 흡수하도록 자극
   - b. 간에 저장된 글리코겐을 포도당으로 전환하도록 자극
   - c. 이자가 혈액 안으로 글루코겐을 분비하도록 자극
   - d. 지방산과 아미노산을 포도당으로 전환하도록 자극
10. 성인에서 성장호르몬이 과분비되면 다음 중 어떤 질환이 발생하는가?
    - a. 거인증
    - b. 뇌하수체성 외소증
    - c. 선단비대증
    - d. 점액수종

모바일로 이 코드를 스캔하면 Davis*Plus*의 Podcast도서관이 접속됩니다. 또한 **http://davisplus.fadavis.com**에 접속하면 이 단원에 유용한 자료를 이용할 수 있습니다.

12장 답

1. 정답 : b. 외분비샘은 인체 표면으로 분비물을 이동시키고, 내분비샘은 도관이 없는 샘으로 혈액 안으로 호르몬을 분비한다. 다른 특징은 외분비샘의 특징이다.
2. 정답 : b. 갑상샘과 부신겉질은 인체 대사에 중요한 영향을 미치지만, 뇌하추체는 수많은 기관과 인체 과정에 영향을 미친다. 둘레계는 내분비계통의 일부분이 아니다.
3. 정답 : d. 다른 모든 내용은 앞뇌하수체의 특징이다.
4. 정답 : a. 다른 것은 음성되먹임이 아니다.
5. 정답 : c. 갑상샘자극호르몬은 갑상샘이 갑상샘호르몬을 분비하도록 자극하여 신진대사와 열생산에 관여한다. 성장호르몬은 성장과 조직의 회복을 증진한다. ACTH는 부신겉질을 자극하여 코르티코스테로이드의 분비를 자극한다. 프로락틴은 유샘을 자극하여 유즙분비를 자극한다.
6. 정답 : d. 갑상샘 외과술을 하는 동안 실수로 부신샘이 제거되면 저칼슘증이 유발된다. 그레이브병은 갑상샘호르몬의 과분비로 나타난다. 거대증은 요오드 결핍식이로 갑상샘이 확장되어 나타난다. 고칼슘혈증은 부갑상샘호르몬의 과도한 분비로 발생한다.
7. 정답 : c. 당질코르티코이드는 코티솔을 분비하여 인체가 스트레스에 적응하도록 한다. 무기질코르티코이드는 콩팥이 수분을 유지하도록 돕는다. 카테콜라민은 부신수질에서 분비되면 부신겉질이 아니다. 성스테로이드는 이차성징의 발달을 자극한다.
8. 정답 : c. 다른 샘들은 내분비조직으로만 되어 있다.
9. 정답 : a. 글루카곤은 간에 저장되어 있는 글리코겐을 포도당으로 전환한다. 혈당 농도가 떨어지면 이자는 글루카곤을 혈액으로 이완한다. 글루카곤은 지방산과 아미노산을 포도당으로 전환한다.
10. 정답 : c. 아동 성장기에 성장호르몬의 과다분비는 거인증을 야기한다. 아동 성장기에 성장호르몬의 저분비는 뇌하수체성 외소증을 야기한다. 점액수종은 부종과 피부의 견고를 만드는 질환으로 심한 갑상선기능부전 또는 장기간의 기능부전으로 발생한다.

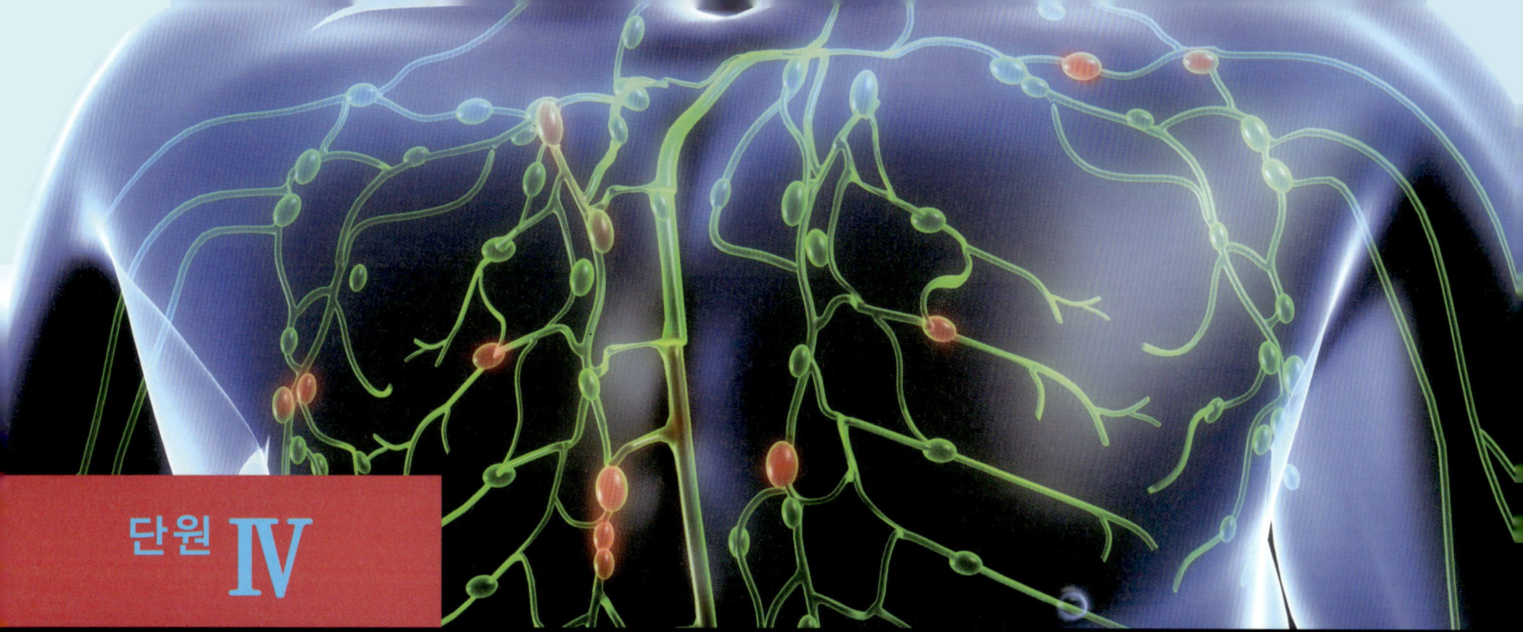

단원 Ⅳ

신체의 유지
(MAINTENANCE OF THE BODY)

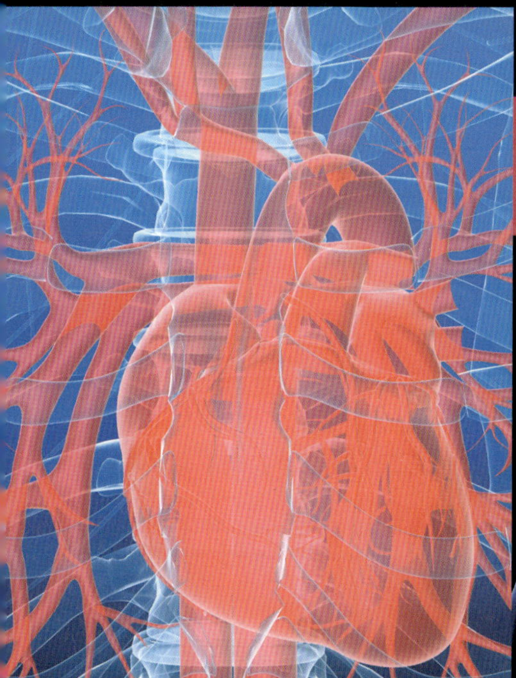

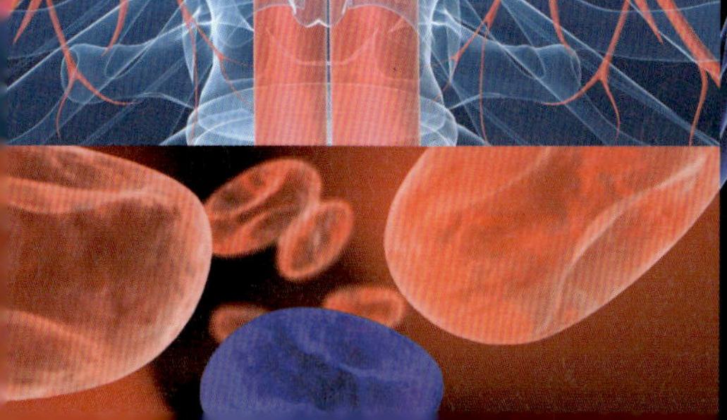

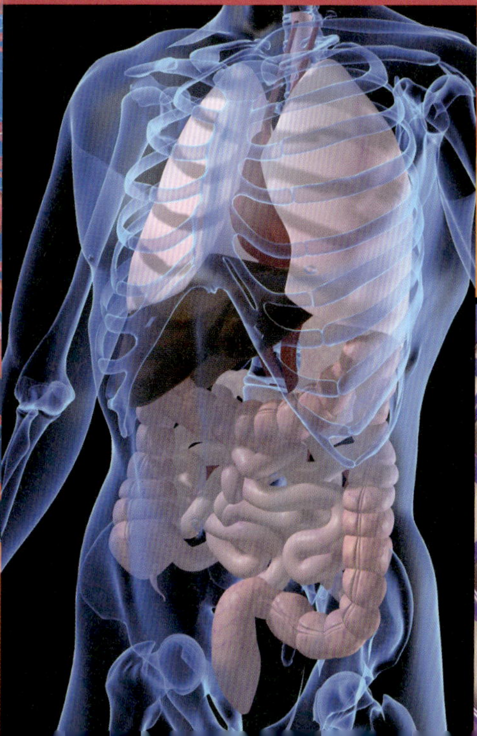

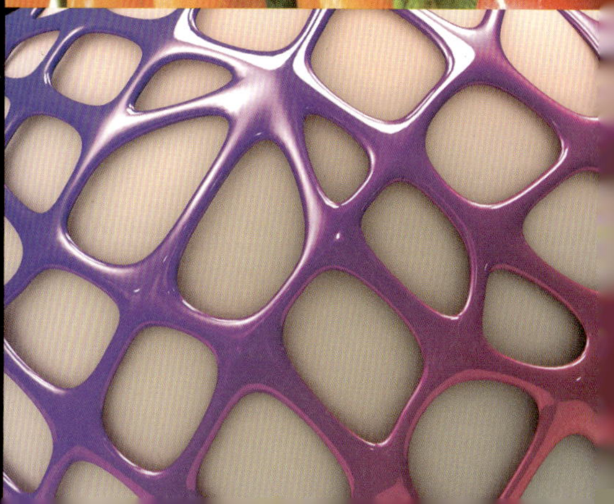

제 13 장

13 혈액계 (Blood)

성인의 평균 혈액은 5리터이며 체중의 약 7%에 해당한다.

수세기 동안, 과학자와 철학자들은 혈액을 생명의 액체로 생각하였다. 그러나 현미경으로 관찰한 결과 이 생명액체의 복잡성은 명백해졌다. 혈액은 실제로 액체와 결합된 몇 가지 유형의 세포로 구성된 결합조직이다 : 액체모양의 조직. 그 액체는 혈액이 다른 결합조직이 할 수 없는 기능을 할 수 있도록 한다. 고정된 한 위치에 머무는 대신, 혈액은 움직일 수 있다. 실제로 혈액의 주요 기능은 무한한 이동 매체로서, 인체 주변을 돌고 있다. 혈액은 산소를 공급하고 인체세포로부터 생산된 대사산물을 제거한다 ; 혈액은 영양분, 호르몬, 효소 그리고 전신에 다른 중요한 물질을 공급한다 ; 혈액은 감염에 대항해 인체를 보호하는 다양한 역할을 한다 ; 혈액은 인체의 산성균형을 유지한다 ; 또한 혈액은 체온을 조절한다.

혈액의 요소를 분석하여, 전신의 질환과 질병에 대한 실마리를 제공하므로 혈액검사는 다른 의학검사보다 더 자주 수행된다. 결과의 해석은 혈액의 요소와 기능을 이해하는데 의존한다.

혈액의 요소 (Components of Blood)

혈액샘플을 원심분리기로 돌리면 2가지 주요 요소로 명백히 분리된다.

혈장(plasma)은 맑은 세포외간질인 액체성 결합조직이다. 혈액의 약 55%를 차지한다.

세포와 세포파편으로 구성된 형태성 요소는 혈액의 45%를 차지한다. 특별한 혈액세포는 **적혈구**(erythrocytes, red blood cells, RBCs), **백혈구**(leukocytes, white blood cells, WBCs), 및 **혈소판**(platelets)을 말한다.

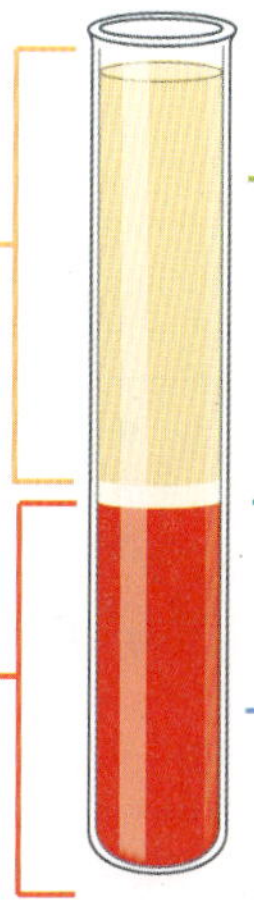

혈장의 주요 요소는 물이다 ; 그러나 혈장은 단백질(주요 단백질 중 하나가 **알부민**이다), 전해질, 호르몬, 및 기체를 포함한다. 혈장단백질은 혈액응고, 면역계 및 액체용적의 조절에 중요한 역할을 한다. 응고된 단백질 없는 혈장(혈액이 응고하고 단단한 물체를 제거하는 것)은 **혈청**(serum)이라고 한다.

백혈구와 혈소판은 혈장 안에서 좁은 담황색깔을 띤 띠를 형성하며, 혈액용적의 1% 이하이다.

적혈구는 형태성 요소에서 가장 무거운 것으로 바닥에 가라앉아 있다. 적혈구는 형태성 요소의 대부분을 차지한다. 이것은 혈액 샘플의 세포 비율을 **적혈구용적률**(hematocrit)이라고 한다.

일상에서의 신체 (The body at work)

*혈장과 혈액세포의 결합으로 결정되는 혈액의 중요한 특성은 **점성**(viscosity)이다. 기본적으로, 점성은 액체가 얼마나 짙거나 끈적거리는가 이다. 점성이 높은 액체일수록 더 짙은 액체이다. (예로, 꿀은 물보다 점성이 더 크다.) 전체 혈액은 정상적으로 물보다 5배 더 끈적거리고 주로 적혈구 때문이다. 적혈구의 수가 감소하면, 혈액은 "더 옅어지거나" 점성이 떨어져서 더 빨리 흐르게 된다. 적혈구가 너무 많으면 점성이 증가하여 혈액의 흐름을 느리게 한다. 치료하지 않으면 심혈관계 문제를 야기할 수 있다.*

혈액세포형성 (Blood Cell Formation)

인체는 노화되거나 손상된 혈액세포 또는 인체 과정에서 생성된 혈액세포를 지속적으로 교체한다. 혈액의 생산을 **조혈**(hemopoiesis)이라고 한다 ; 혈엑새포를 생산하는 조직을 조혈조직이라고 한다. 인체는 2가지 유형의 **조혈조직**(hemopoietic)을 가지고 있다 : 적골수 및 림프조직

- 적골수는 긴뼈의 끝과 복장뼈, 머리뼈, 척추 및 골반과 같은 불규칙 편평뼈에서 찾을 수 있으며, 모든 유형의 혈액세포를 생산한다.
- 림프조직은 지라, 림프관 및 가슴샘에서 볼 수 있으며, 림프구를 생산하여 혈액세포생산을 보충하고 특히 백혈구에 관여한다.

중요한 사실(Fast fact)

성인은 정상적으로 4000억개의 혈소판, 2000억개의 적혈구 그리고 200억개의 백혈구를 *매일* 생산한다.

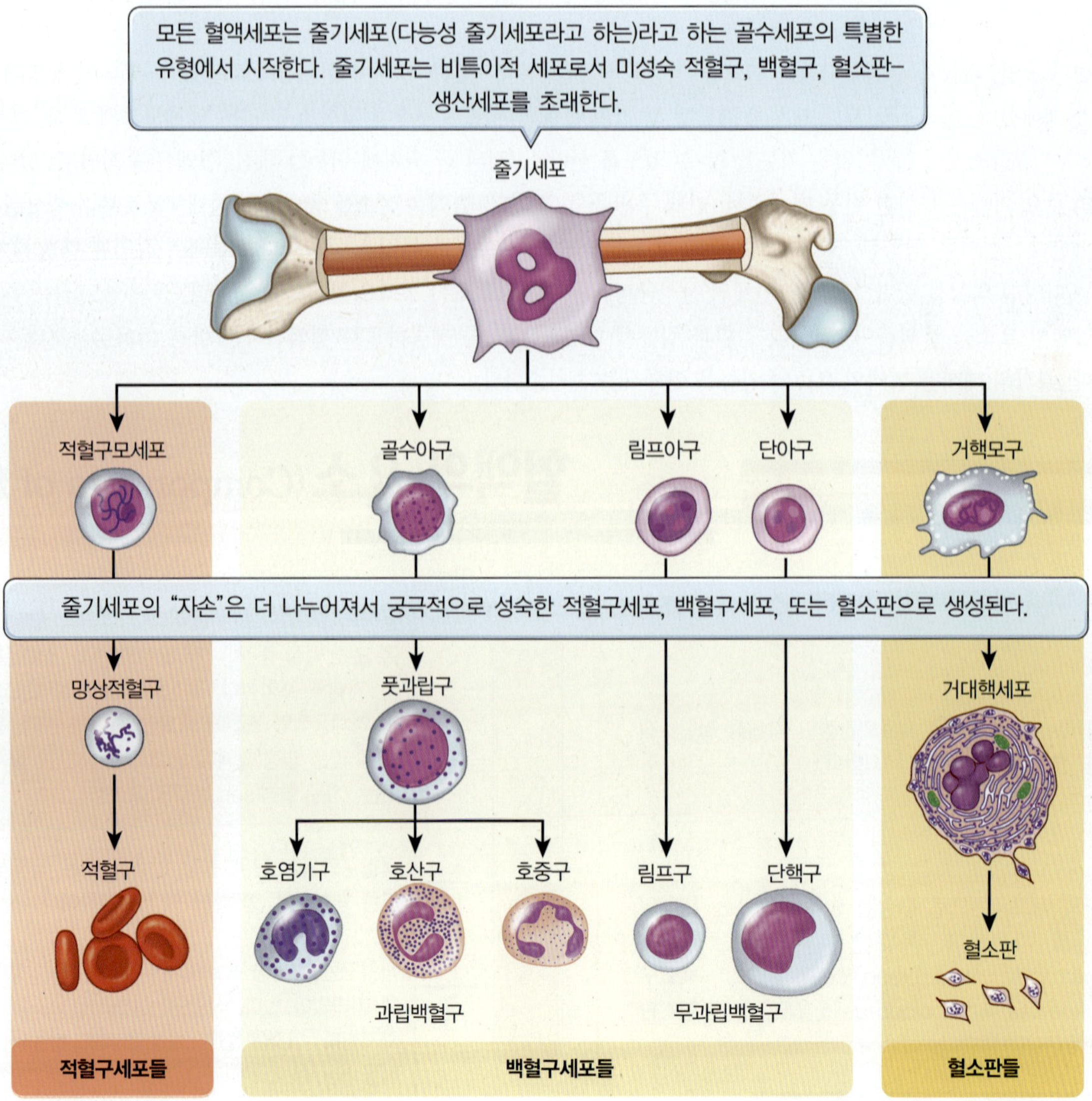

적혈구세포(Red Blood Cells)

세포에 산소를 공급하고 이산화탄소를 제거하는 백혈구는 생존에 매우 중요하다. 혈액은 다른 형태성 요소보다 적혈구를 더 많이 포함한다.

정상 적혈구는 중심부가 움푹패인 원반모양을 하고 있다. 이 모양 때문에 적혈구가 넓은 표면을 가지고 산소와 이산화탄소를 쉽게 퍼트릴 수 있다.

적혈구는 성장동안 거의 모든 그것들의 세포기관을 상실한다. 적혈구는 핵과 DNA가 부족하기 때문에 자신을 복제할 수 없다.

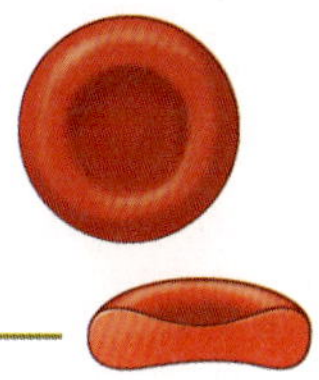

중요한 사실(Fast fact)

작은 혈액 한 방울이 약 5백만개의 적혈구를 포함하고 있다.

적혈구의 세포골격은 유연성 있는 신장성 섬유로 되어 있어서 얇은 모세혈관을 통과할 때 접히거나 신장할 수 있다. 세포가 좁은 혈관에 단단히 막혀서 명백해지면, 세포는 원래모양으로 되돌아간다.

헤모글로빈(Hemoglobin)

적혈구의 안쪽 1/3은 혈액에 붉은색을 띠게 하는 **헤모글로빈**(hemoglobin)으로 차있다.

헤모글로빈은 4개의 리본모양의 단백질 사슬로 구성되어 있으며 이 사슬을 **글로빈**(globin)이라고 한다.

각 글로빈을 둘러싼 철을 포함한 분자를 **환원헤마틴**(heme)라고 한다.

각 환원헤마틴분자는 한 분자의 산소와 결합할 수 있다; 따라서 헤모글로빈분자는 4분자의 산소와 결합하여 **산화헤모글로빈**(oxyhemoglobin)을 형성한다. (헤모글로빈은 이산화탄소를 운반하지만 이산화탄소는 환원헤마틴분자와 결합하는 것이 아니라 글로빈과 결합한다.) (헤모글로빈의 기체운반에 대한 더 자세한 정보는 제 17장 호흡계를 참조한다.) 그 효소는 세포반응에 영향을 주어 호르몬에 대한 세포 반응을 만들어낸다.

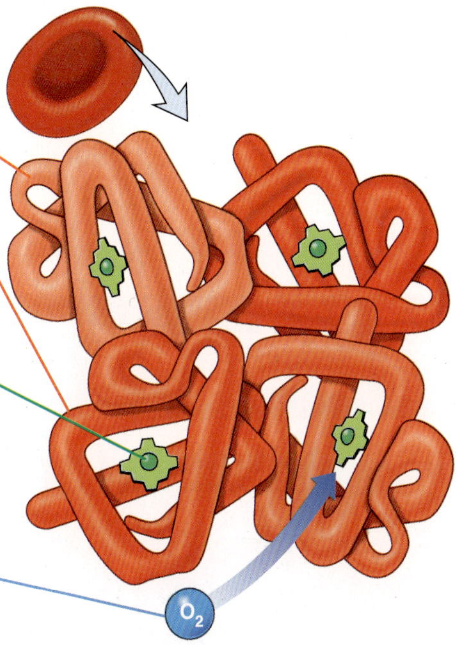

중요한 사실(Fast fact)

각 적혈구세포는 200~300백만개의 헤모글로빈 분자를 포함한다.

일상에서의 신체(The body at work)

혈액이 운반할 수 있는 산소의 양은 적혈구세포와 적혈구세포가 함유한 헤모글로빈의 양에 의존한다. 가장 일반적인 혈액검사에서 적혈구용적률, 헤모글로빈 농도, 그리고 적혈구 수를 측정하는 이유이다. 정상수치는 아래에서 보여주는 것처럼 성별의 차이가 있다 :

- ***적혈구용적률 : 여성** 37%~48%, **남성** 45%~52%*
- ***헤모글로빈 : 여성** 12~16 g/dl, **남성** 13~18 g/dl*
- ***적혈구 수 : 여성** 4.2~5.4백만/mm3, **남성** 4.6~6.2백만/mm3*

성별에 따른 혈액의 차이는 여러 가지 요소로 발생한다. 남성은 안드로겐의 농도가 여성보다 높은데 안드로겐은 적혈구 생산을 자극한다. 또한 출산기의 여성은 생리로 혈액을 많이 상실하여 혈액세포가 적다. 마지막으로, 여성은 남성보다 더 많은 인체지방을 포함하고 있어서 인체지방을 더 많이 포함하고 있어서 적혈구용적률이 더 낮다.

중요한 사실(Fast fact)

혈액을 연구하는 것을 **혈액학**(hematology)라고 한다.

중요한 사실(Fast fact)

혈액의 색깔은 항상 적색 스펙트럼 안에 있다 ; 산화되었을 때는 밝은 적색이고 탈산화되었을 때는 어두운 적갈색이다. 혈액은 결코 청색을 띠지 않는다.

일상에서의 신체(The body at work)

산소를 운반하는 요소인 헤모글로빈은 철을 포함하고 있다. 결과적으로, 적절한 철분섭취는 헤모글로빈 합성에 매우 중요하다. 여성은 생리혈로 혈액은 손실하기 때문에 출산기 여성은 고철분 식이를 해야 한다. 적혈구를 생성하기 위해 필요한 다른 영양분은 비타민 B12, 엽산, 비타민C이다.

기본 강좌 : 겸상적혈구질환

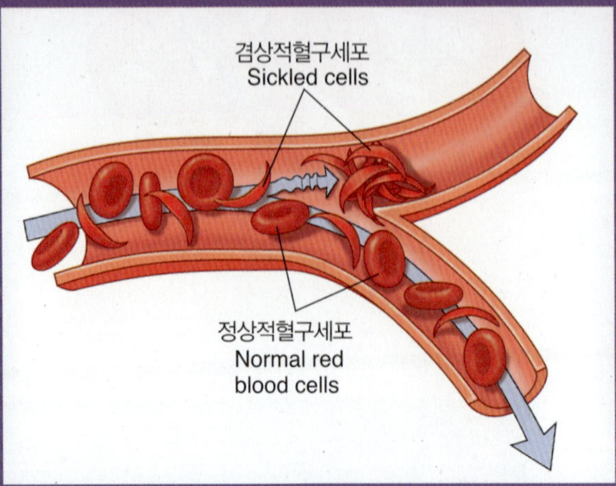

겸상적혈구질환은 헤모글로빈을 포함한 선천성 혈액질환이다. 손상된 적혈구는 유연하기 보다 단단하다 ; 적혈구는 좁은 혈과를 지나가기 위해서 압착해야 하기 때문에 겸상적혈구는 정상 적혈구처럼 접히지 않는다. 그대신에 겸상적혈규의 모양은 왜곡된다; 세포가 길어지고 끈부분이 낫모양처럼 보인다(그래서 이 질환의 이름을 겸상이라고 하였다). 왜곡된 세포는 끈적끈적하고 덩어리를 형성하여 작은 혈과를 막아버린다. 이것은 조직에 필요한 산소를 전달하지 못해서 강한 통증을 야기한다. 겸상적혈구질환이 다른 합병증은 콩팥부전 또는 심장부전, 뇌졸중 등이다.

한쪽 부모로부터 겸상적혈구질환의 유전자를 받은 사람은 겸상적혈구특성을 가질 것이다. 겸상적혈구 특성을 가진 사람은 일반적으로 건강하다. 선천적으로 양쪽 부모로부터 적혈구 결함 유전자를 받은 사람은 겸상적혈구질환이 발병할 것이다. 그 질환은 아프리카 혈통에서 일반적으로 나타난다.

적혈구세포의 생애주기(Life Cycle of Red Blood Cells)

적혈구세포는 죽어 파괴되어 지라와 간에 있는 식세포에 의해서 소모되기 전에 약 120일 동안 순환한다. 실제로 매 초마다 2.5백만개의 적혈구가 파괴된다. 인체에 수조개의 적혈구 파편이 있기 때문에, 인체는 항상성을 유지하기 위하여 새로운 백혈구를 지속적으로 생산한다. 새로운 백혈구를 생산하는 과정을 **적혈구생성**(erythropoiesis)라고 하며 음성되먹임루트를 통해서 유지된다.

애니메이션(ANIMATION)

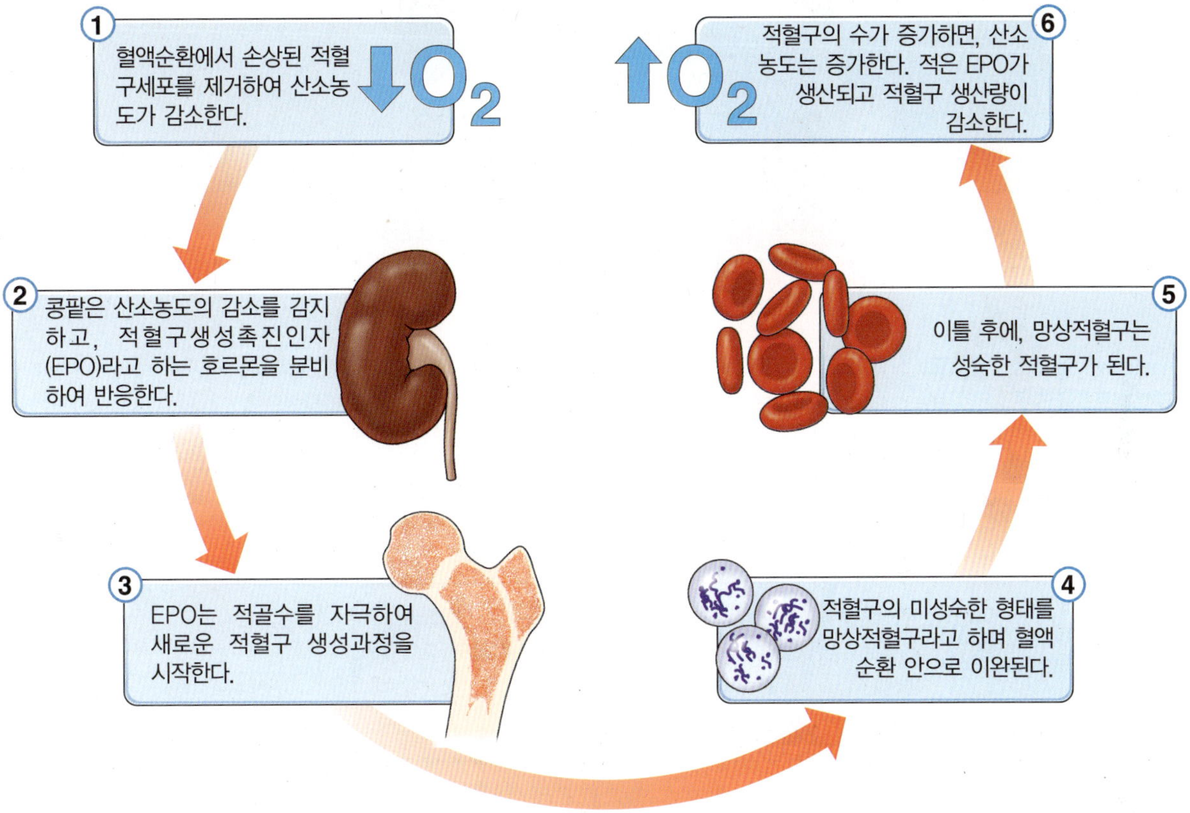

중요한 사실(Fast fact)

적혈구생성과정은 3~5일 걸린다.

일상에서의 신체(The body at work)

항상, 망상적혈구는 순환하는 적혈구의 0.5%~1.5%를 차지한다. 세포수가 증가하는 상황이 된다. 예를 들어, 혈액이 감소하면, 인체는 감소된 양의 혈액을 구성하기 위하여 더 많은 적혈구세포를 생산하려고 한다. 이러한 노력을 위하여, 골수는 혈액순환 안으로 이완하는 적혈구의 수가 증가된다. 적혈구 생산량 증가의 일반적인 또 다른 이유는 고도가 높은 지역으로 올라가면, 대기 중에 포함된 산소량이 감소하기 때문이다. 인체는 더 많은 적혈구세포를 생산해서 대기압의 낮은 산소량을 보상한다.

대조적으로, 더 낮은 적혈구세포는 골수에서 만들어진 소수의 적혈구세포를 말하며, 일정 유형의 빈혈이나 골수질환 등을 야기할 수 있다.

적혈구세포의 파괴(Breakdown of Red Blood Cells)

적혈구가 노화되면 세포막이 약해지고 세포가 약해진다. 적혈구가 지라 안의 좁은 모세혈관을 통과하면서, 적혈구는 파괴된다.

애니메이션(ANIMATION)

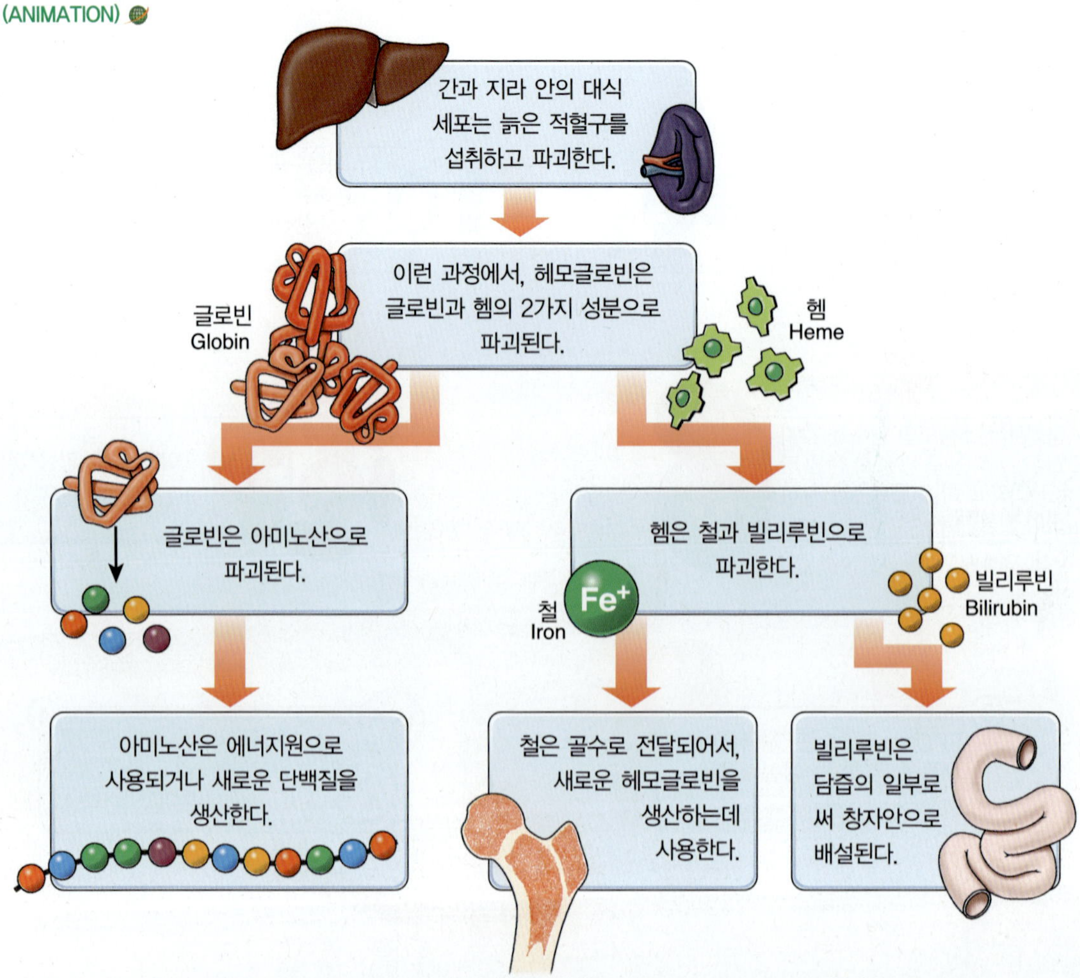

일상에서의 신체(The body at work)

*적혈구 파괴가 과도해지면(**용혈**), 인체는 생산되는 빌리루빈의 수가 증가되어 쉽게 동화되지 않는다. 장 안으로 배설되는 대신에, 과도한 빌리루빈은 노란색 색조를 띠는 피부와 공막을 야기한다. 이런 상태를 **황달**이라고 한다(jaundice).*

*또한 황달은 간질환 또는 담관 폐쇄를 야기하여 창 장 안으로 담즙의 흐름을 방해한다. 신생아는 출생후 짧은 기간동안 황달이 출현할 수 있다(**생리적 황달**[physiological jaundice]라고 함). 이것은 비성숙한 간이 혈액으로부터 빌리루빈을 맑게 하는 과정을 수행하기 때문에 발생하는 것이다.*

중요한 사실(Fast fact)

창자 안의 담즙은 담즙색깔을 배설한다. 헤모글로빈의 파괴로 인한 또 다른 색소(우로크롬)는 소변을 만드는 노란색을 띤다.

기본 강좌 : 적혈구증가증

새로운 적혈구가 생성되는 비율이 노화된 적혈구가 파괴되는 비율을 초과하면, 불균형이 초래된다. 과도한 적혈구가 인체에 존재하는 것을 *적혈구증가증*이라고 한다.

암과 같은 적골수의 비정상은 적혈구증가증의 가능원 원인 중 하나이다. 그 대신에 발병한 골수는 과도한 적혈구를 생산한다 ; 이런 상태를 *진성적혈구증가증*(polychthemia vera) 라고 한다. 적혈구증가증의 다른 유형은 이차적인 적혈구증가증으로 인체가 혈중 산소량의 감소를 야기하는 질환을 보상할 때 발생한다. 예를 들어, 흡연, 허파 또는 심장질환 그리고 대기오염은 혈중 산소량을 감소시킨다. 조직에 전달되는 산소량을 유지하기 위하여, 인체는 적혈구 생산을 증가한다. (고도 지방에서 생활하면 대기 중에 낮은 산소량을 보상하기 위하여 적혈구증가증이 출현한다.)

적혈구의 증가는 혈액의 용적과 점성을 증가시킨다. 증상으로는 두통, 홍조 및 가려움을 야기한다. 점검되지 않았지만, 고혈압, 혈액응고, 및 심부전 등의 합병증을 야기할 수 있다.

중요한 사실(Fast fact)

적절한 적혈구 생성을 위하여, 우리는 소변,배설 및 출혈로 손실되는 양을 채우기 위하여 매일 음식에서 5~20 mg의 철분을 섭취해야 한다.

중요한 사실(Fast fact)

적혈구세포의 안쪽에 헤모글로빈을 "포장하기"는 헤모글로빈이 주변조직 안으로 누설되지 않고 혈관 안에 남아 있게 한다.

기본 강좌 : 빈혈

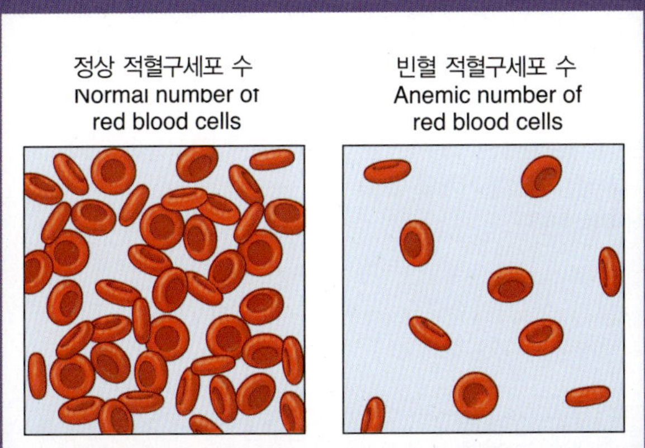

빈혈은 적혈구세포 또는 헤모글로빈의 결핍이다. 때때로 빈혈은 출혈과 같은 적혈구 손실이나 너무 많은 양의 적혈구가 파괴(*용혈성 빈혈*)되어 발생한다. 더 일반적으로, 빈혈은 식이로 공급되는 척분의 부족으로도 발생한다. 철분은 헤모글로빈의 주요 요소 중 하나이기 때문에, 철분이 부족하면 **철분-결핍성 빈혈**(iron-deficiency anemia)이 출현한다. (또다른 영양소성 빈혈은 치명적인 빈혈로 비타민 B_{12}의 결핍으로 나타난다. 이런 경우, 빈혈은 전형적으로 인체가 위에서 생산하는 화합물의 결핍으로 비타민을 흡수하지 못하는 내적 요소로 인해서 발생한다.) 빈혈의 다른 이유는 적혈구생성촉진인자 호르몬의 불충분한 공급으로 발생한다. 적혈구생성촉진인자가 없으면, 적골수는 새로운 적혈구세포의 생성을 자극할 수 없고, 이것은 빈혈이 콩팥질환과 보통 관련된 이유를 말한다.

충분한 적혈구 또는 헤로글로빈 없이, 혈액의 산소-운반용량은 감소하고, 피로, 창백 및 숨가쁨 등을 야기한다. 혈액의 점성도 감소되어 심박수 증가 및 혈압 감소를 야기한다.

백혈구세포(White Blood Cells)

백혈구세포(White blood cells, **WBCs** 또는 **leukocytes**)는 혈액의 형태성 요소 중 가장 적은 수를 차지한다. (혈액 1 μl 에 5000~10,000개의 백혈구와 5백만개의 적혈구가 있다.) 하지만 백혈구는 생명유지에 매우 중요하다 : 백혈구는 감염성 병균의 침입에 대항하는 인체의 방어선이다. 인체는 5가지 유형의 백혈구를 포함하고 있는데 그 크기, 형태, 양, 및 기능이 모두 다르다.

적혈구와는 달리 모든 백혈구는 1개의 핵을 포함한다. 또한 백혈구는 수많은 내부구조물을 가지고 있으며, 현미경으로 관찰하면 과립모양처럼 보인다. 과립의 존재여부로 백혈구는 2가지 유형을 분류된다: **과립백혈구**(granulocytes, 과립이 분명하게 보인다.)와 무과립백혈구(극소수의 과립만 포함하거나 과립이 없다.)

> **중요한 사실**(Fast fact)
>
> 인체는 혈구산정을 통해 반영된 것보다 더 많은 백혈구를 포함하고 있다. 실제로, 대부분의 백혈구는 결합조직 안에서 존재하기 때문에 체혈된 혈액 안에 포함되지 않는다.

과립백혈구(Granulocytes)

과립백혈구는 세포질 안에 과립을 포함하고 있고 단일 다소엽성 핵을 포함하고 있다. 과립백혈구는 **호중구**(neurtrophils), **호산구**(eosinophils) 및 **호염구**(basophils) 등의 3가지 유형으로 나누어진다.

과립백혈구의 유형들

	호중구	호산구	호염구
	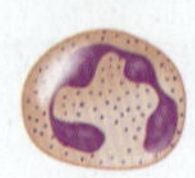	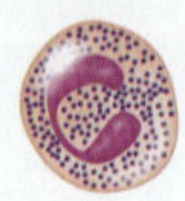	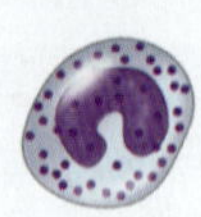
함유량	대부분 백혈구로서, 혈액순환 안에 모든 백혈구의 60%~70%를 차지한다.	호산구는 혈액순환하는 백혈구의 2%~5%를 차지한다.	백혈구 중 가장 작은 수를 포함하고 있는데, 0.5%~1%를 차지한다.
특징	젊은 호중구의 핵은 띠 또는 찔린 상처처럼 보인다 ; 그래서 때때로 띠세포 또는 찔린세포라고 한다. 또한 호중구는 다형핵백혈구라고 하는데 이것은 호중구마다 핵의 모양이 다양하기 때문이다.	호산구는 혈액순환에는 소수만 존재하고, 대부분이 호흡기계와 소화기계에서 위치한다.	호염구는 식균작용이 거의 없다.
기능	높은 운동성을 가지기 때문에, 호중구는혈관을 빠르게 빠져나와 조직공간 안으로 이동하며, 이물질을 소화흡수한다. 노화된 호중구는 감염부위에 남아서 고름의 주요 성분이 된다.	호산구는 알르레기반응을 한다 ; 또한 기생충을 잡는다.	호염구는 헤파린(항응고제)를 분비하여 감염부위에 혈액응고가 생성되는 것을 막아주어 백혈구가 들어갈 수 있도록 한다 ; 또한 히스타민을 분비하여 혈관이 유출하여 백혈구를 출입하도록 한다.
생애주기	모든 과립백혈구는 5~8시간동안 순환하고 조직으로 이동하여서 그곳에서 4~5일을 생존한다.		

무과립백혈구(Agranulocytes)

과립백혈구와는 달리, 무과립백혈구는 세포질성 과립이 부족하다 ; 또한 무과립백혈구는 엽이 부족하다. 무과립백혈구는 **림프구**(lymphocytes)와 **단핵구**(monocytes)로 2가지 유형이 있다.

무과립백혈구의 유형들

	림프구	단핵구
	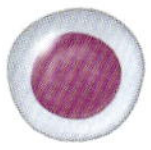	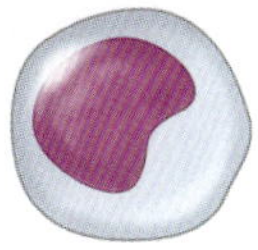
함량	림프구는 백혈구 중 25%~33%를 차지하며, 이것은 백혈구 중 두 번째로 많은 수이다.	단핵구는 백혈구 중 3%~8%에 해당한다.
특징	림프구는 백혈구 중에서 가장 작다.	단핵구는 백혈구 중에서 가장 크다.
기능	림프구는 장기간 면역에 관여한다. 림프구는 다음 2가지가 있다 : • *T림프구*는 감염세포와 종양세포를 직접 공격한다. • *B림프구*는 특별한 항원에 대항하는 항체를 생산한다.	단핵구는 높은 식균작용을 하고, 큰 세균과 바이러스성 감염세포를 소화시킨다.
생애주기	모든 림프구는 골수에서 발생한다 ; 일부는 골수에서 성숙하고, 다른 림프구는 가슴샘으로 이동하여 성숙한다. 성숙한 후에, 모든 림프구는 림프계의 기관과 조직(지라와 림프관과 같은)에서 정착한다. 그 후, 림프구는 혈액과 림프계에서 지속적으로 순환한다. 림프구는 수주에서 수십년을 생존한다. (림프구에 대한 더 자세한 정보는 제16장 *림프계*와 *면역계*를 참조한다.)	10~20시간 동안 혈액을 순환한 후에, 단핵구는 조직으로 이동하여 식균작용을 수행한다 ; 세균, 세포성 잔해 및 악성종양세포를 섭취하는 공격적인 대식세포 대식세포는 수년까지 생존할 수 있다.

중요한 사실(Fast fact)

세포는 세균성 감염으로 염증이 발생하면, 감염 부위에 호중구와 다른 식작용을 하는 백혈구를 유인하는 화합물을 이완한다.

기본 강좌 : 노화로 인한 변화

혈액의 용적과 구성은 상대적으로 지속적으로 노화된다. 보통 발생하는 비정상적인 혈액 효용성은 다른 기관의 질환으로 야기된다. 예를 들어, 노인은 불필요한 혈액응고를 형성하거나 만성 백혈병이 발생하기 더 쉽다. 그러나 혈액응고는 혈관의 변화로 발생하고 백혈병은 면역계질환으로 유발된다. 또한 노인은 치명적인 빈혈로 발달할 위험이 크다. 또한 이런 질병은 노화로 인한 위점막의 위축 등과 같은 내적인 요소가 생산하는 이차적인 질환 중 하나이다.

일상에서의 신체(The body at work)

*백혈구의 비정상적인 감소(**백혈구 감소증**)는 AIDS와 같은 특정 바이러스성 질환뿐만 아니라 중독을 야기할 수 있다. 백혈구수의 증가(**백혈구 증가증**)은 감염 또는 알레르기를 야기한다. 각 백혈구의 기능이 약간 다르기 때문에 각 백혈구의 수(백혈구 수의 차이)를 알아야 한다. 예를 들어, 호중구의 증가는 세균성 감염을 지적한다. 호산구의 증가는 알레르기 또는 기생충 감염을 지적한다.*

중요한 사실(Fast fact)

가장 일반적으로 수행되는 혈액검사는 완전혈구측정이다. 완전혈구측정은 혈액의 모든 형태성 요소에 관한 정보를 제공한다 :
적혈구(헤모글로빈, 헤모토크릿, 그리고 망상적혈구를 포함하는), 백혈구(다른 유형을 포함하는) 및 혈소판.

기본 강좌 : 백혈병

혈액 또는 골수의 암인 백혈병은 백혈구의 수가 극도로 높은 것이 특징이다. 백혈병은 수많은 종류의 질환을 포함한다. 질환사이 구분을 위하여 백혈병은 몇 개의 집단으로 구분한다.

첫 번째 구분은 질환의 급성과 만성 형태이다. 급성 백혈병은 아동에서 가장 일반적인데, 미성숙한 백혈구가 갑작스럽게 출현하여 빠르게 증가한다. 대조적으로, 만성 백혈병은 상대적으로 성숙한 증식이지만 비정상 백혈구가 포함되어 있고, 더 느리게 발달한다. 만성 백혈병은 모든 연령에서 발생할 수 있으나, 노인에게서 더 일반적으로 발생한다.

백혈병을 구분하는 다른 방법은 손상된 혈액세포의 유형에 기초하는 것이다. 림프구성 백혈구는 림프구의 빠른 증식을 말한다; 골수성 백혈병은 과립백혈구의 통제되지 않은 생산을 말한다.

모든 유형에서, 비정상적인 백혈구의 증가는 정상 골수세포에서 밀어내어 정상 백혈구, 적혈구 및 혈소판의 결핍을 야기한다. 정상 백혈구의 결핍은 면역계의 약화를 야기하고, 개인의 감염 위험을 증가시킨다. 적혈구의 결핍은 빈혈을 야기하여 피로하고 창백하게 한다.마지막으로, 혈소판의 결핍은 출혈과 타박상의 위험이 증가된다.

급성 림프구성 백혈병은 아동의 백혈병 중 가장 호발하는 질환으로 치료율이 가장 높다. 치료는 화학요법, 방사선 치료 및 골수이식이 포함된다.

중요한 사실(Fast fact)

줄무늬세포의 증가(전형적인 감염 징후 중 하나)는 종종 왼쪽으로 치우친다. 역사적으로 실험실연구는 성숙한 호중구의 수가 포함된 줄무늬세포의 수를 기재한 다른 유형의 백혈구 수를 사용하고 있다.

혈소판과 출혈 조절 (Platelets and the Control of Bleeding)

혈소판(platelets 또는 *thrombocytes*)은 형태성 요소 중에서 두 번째로 많은 양을 차지하는데 혈액 μℓ당 150,000~400,000에 해당한다. 혈소판은 **지혈**(hemostasis)에 중요한 역할을 한다.

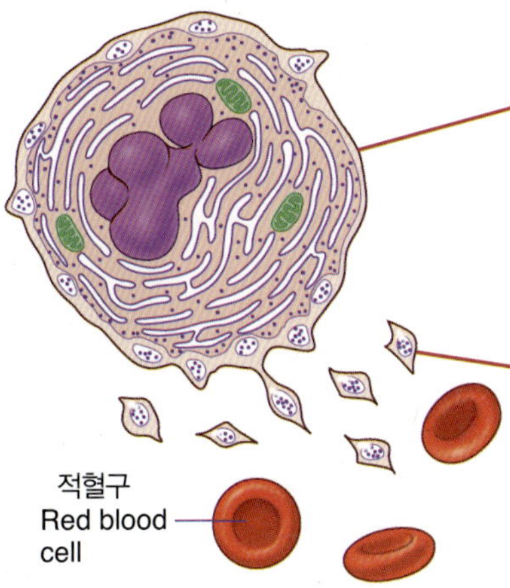

다른 세포와는 달리, 실제로 혈소판은 거대핵세포(거핵구)라고 불리는 더 큰 골수의 파편이다.

거핵구의 가장자리는 혈소판이라고 하는 세포 파편을 형성하기 위하여 끊는다. 혈소판은 7일 동안 생존한다.

지혈 (Hemostasis)

혈관이 절단되면, 인체는 혈액순환을 멈추기 위해서 빠르게 반응해야 한다. 지혈은 다음의 순서로 수행된다 ; 혈관경련, 혈소판 마개 형성 및 혈액응고 형성.

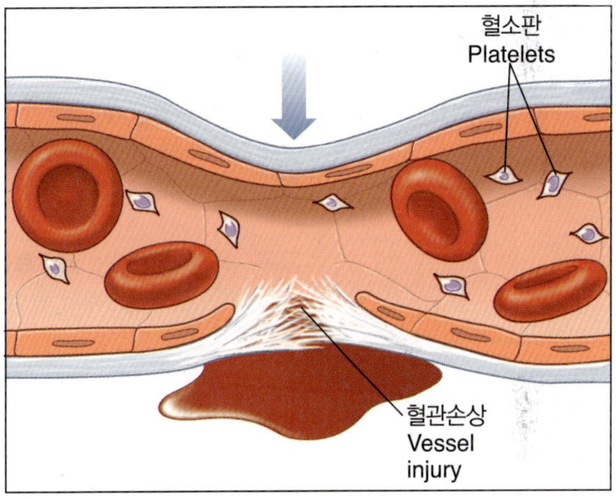

혈관경련 (vascular Spasm)

혈관이 손상되자마자, 혈관벽의 민무늬근섬유는 경련한다. 이것은 혈관을 수축시키고 혈액의 흐름을 느리게 한다. (이 반응은 단지 일시적이지만, 다른 지혈기전은 계속된다.)

혈소판 마개 형성 (Formation of a Platelet Plug)

혈관파괴는 콜라겐섬유를 노출시켜서, 혈관의 거친 점을 정상적으로 부드럽게 만든다. 이 거친 점은 지나가는 혈소판에 변화를 유발하여 끈적거리는 *혈소판*으로 전환된다.

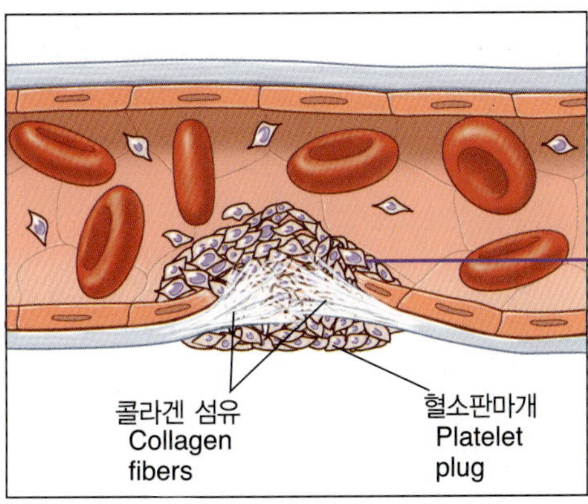

끈적이는 혈소판은 이름이 의미한다 : 혈관벽을 붙여서 **혈소판마개**(platelet plug)라고 불리는 혈소판 덩어리를 형성한다 혈소판은 몇 개의 화합물을 분비하여 혈소판마개의 형성을 촉진한다 : 일부는 혈관을 수축시키고 다른 것은 더 많은 혈소판을 유인한다. 혈소판마개는 혈관벽의 일시적인 봉인을 형성한다. 더 안전한 해결책은 혈액응고를 형성하는 것이다.

혈액응고의 형성(Formation of a Blood Clot)

혈액응고(clotting 또는 coagulation)은 구성요소라고 불리는 단백질을 사용하는 복잡한 일련의 화학적 반응을 포함한다. ("The body at work"을 참조한다.)

혈액응고 형성과정의 첫 번째 몇 개의 반응은 그 과정이 혈관의 안팎의 요소에 의해서 자극되었는지에 따라 매우 다양하다. 특별히, 손상된 혈관과 주변조직이 혈관 밖의 영역이며 혈액응고를 형성하는 요소는 **외인성 경로**(extrinsic pathway)라고 불리는 일련의 사건들을 시작한다. 혈관손상으로 콜라겐이 유착된 혈소판에 의한 혈액응고가 혈관의 안에서 활성화되면, **내인성 경로**(intrinsic pathway)라고 불리는 다른 일련의 사건이 발생한다.

애니메이션(ANIMATION)

중요한 사실(Fast fact)

정상 핏떡을 혈액내의 적정 수준의 칼슘을 요구하는데, 이것은 대부분의 핏떡형성 과정에서 칼슘을 사용하기 때문이다.

외인성 경로와 내인성 경로는 모두 10번 인자의 형성을 야기한다. (이것은 외인성 경로의 단일 반응이며, 내인성 경로는 10번 인자의 활성화를 요구하는 4가지 다른 반응이다.) X요인이 활성화되면, 혈액응고의 형성은 다음의 일반적인 경로를 따른다.

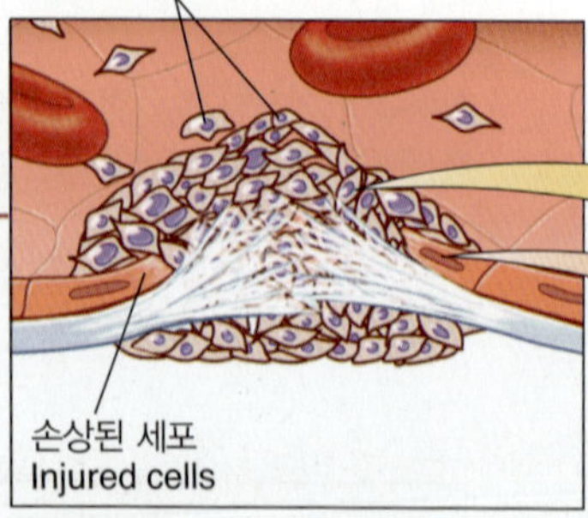

외인성 경로와 외인성 경로 모두의 마지막 단계는 **프로트롬빈 활성제**(prothrombin activator)라고 불리는 효소를 생산하는 것이다.

프로트롬빈 활성제
Prothrombin activator

프로트롬빈 활성제는 **프로트롬빈**(prothrombin)이, 라고 하는 글로불린에서 활성화된다.

프로트롬빈
Prothrombin

트롬빈 효소로 전환된다. 트롬빈은 비용해성 **섬유소** 안에서 용해성 혈장단백질섬유원으로 전환된다.

트롬빈
Thrombin

섬유소
Fibrin

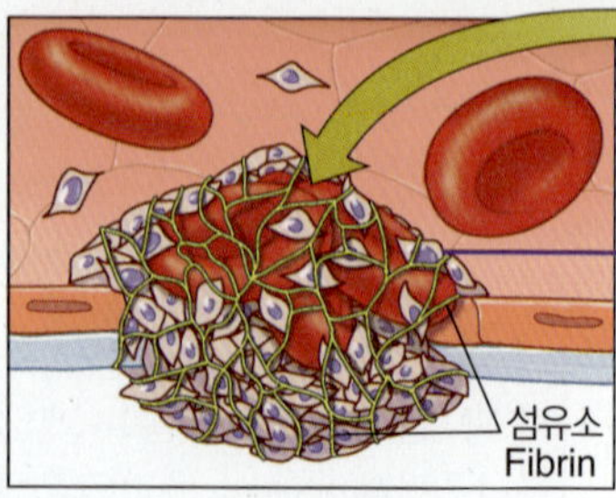

끈적거리는 섬유소는 손상부위에 거미줄을 형성한다. 적혈구세포와 혈소판은 거미줄에 걸려서 섬유소, 혈액세포 및 혈소판의 혈액응고를 형성한다. 혈액응고는 혈관이 작을수록 효과적으로 봉합한다 ; 그러나 혈액응고만으로 큰 혈관에서 발생한 출혈은 지혈되지 않는다.

일상에서의 신체(The body at work)

혈액은 응고인자라고 불리는 수많은 단백질을 포함한다. 정상상태에서, 이 인자들은 활성화되지 않는다. 그러나 한 인자의 활성화는 사슬로 반응하여서 첫 번째 반응은 또다른 반응을 생산한다. 일련의 반응은 단계적 ***연쇄반응****(reaction cascade)이라고 한다. 응고과정은 30개 이상의 화학반응으로, 한 반응 이후에 다음 반응이 정확한 순서로 지켜진다. 많은 응고인자는 8번인자, 10번인자 등과 같은 로마숫자로 정의하였다. 그 숫자는 연쇄반응에서 발견된 순으로 명명된 것이다.*

일상에서의 신체(The body at work)

대부분의 응고인자가 간에서 합성되기 때문에, 간의 비정상 기능은 정상적인 혈액응고를 방해한다. 더 흥미로운 것은 담석과 같은 경질질환에서 혈액응고가 방해된다는 것이다. 응고인자를 합성하기 위해서는 비타민K가 필요하기 때문에, 담즙은 흡수될 수 있다 담즙은 간에서 분비된다. 간질환이나 담석과 같은 질환으로 담즙관이 막히면, 비타민K는 흡수되지 않고, 출혈 경향이 발달한다.

중요한 사실(Fast fact)

핏떡을 형성하는데 외인성 경로는 약15초, 내인성 경로는 3~6분 걸린다. 출혈을 더 신속히 멈추기 위해서, 상처 주변 조직을 마사지한다. 이 부위의 세포 자극은 외인성 경로를 자극하여 신속히 핏떡이 형성되도록 한다.

혈액응고의 파멸(Dissolution of Blood Clots)

혈액응고과정은 핏떡의 형성을 멈추지 않는다.

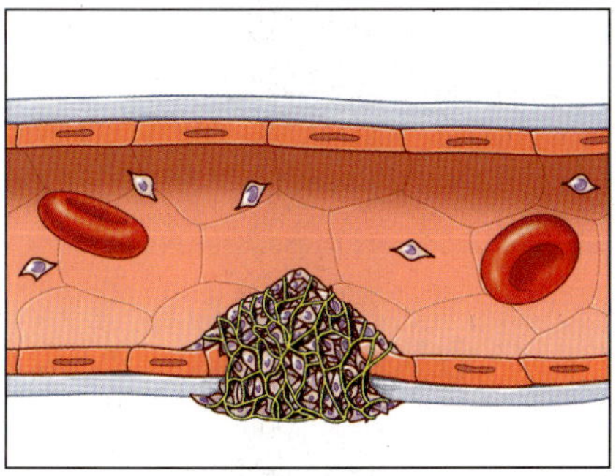

핏떡이 형성된 후 바로, 혈소판은 섬유소거미줄에 묶여서 손상된 혈관의 가장자리를 더욱 가깝게 한다.

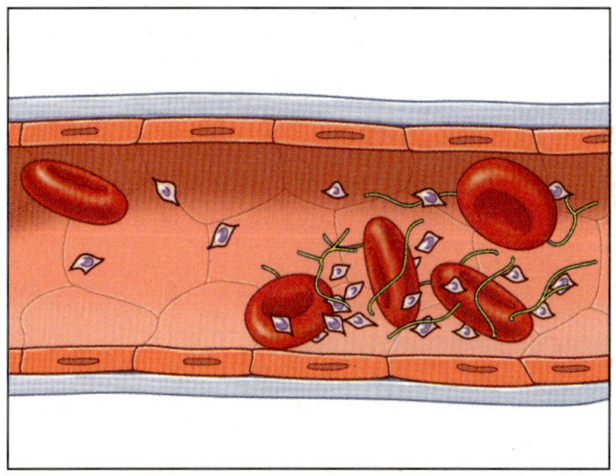

이후에 혈관이 치유되면 반응의 작은 사슬은 비활성 **혈장단백질**(plasminogen)을 **플라스민**으로 전환한다. 플라즈민(Plasmin)은 섬유소 그물을 녹이고, 응고를 파괴한다. 이 과정을 **섬유성 용해**(fibrinolysis)라고 한다.

혈액응고의 예방(Prevention of Blood Clots)

혈관이 손상되면, 출혈을 막기 위해서 보충 응고형성을 필수적이다. 그러나 단지 필요하지 않으면 핏떡의 형성을 예방하는 것이 중요하다. 다음은 혈액응고형성을 억제하는 인자이다.

- **부드러운 내피**(Smooth endothelium) : 손상되지 않은 혈관의 내부는 매우 부드러워서 혈소판이 달라붙지 못한다.
- **혈류**(blood flow) : 정상적으로 혈액은 소수의 트롬빈을 생산한다. 혈액이 정상적으로 순환하면, 빠르게 움직이는 혈류는 핏떡을 형성하기 전에 트롬빈을 묽게한다. 오랜 시간 앉아있거나 누워있어서 다리에 혈액이 모이면 혈류량이 감소하여서 트롬빈이 핏떡의 형성이 축적된다.
- **항응고제**(anticoagulants) : 호염구와 비만세포는 정상적으로 항응고제인 **헤파린**(heparin)을 분비하여 트롬빈의 활동을 차단함으로써 혀액응고를 예방한다. 또한 헤파린은 조절되지 않는 혈액응고가 지속적으로 발달하는 환자의 핏떡 형성을 억제하기 위한 주사로 사용된다.

기본 강좌 : 혈액응고질환

원치않는 혈액응고의 발생이 가장 일반적이며 가장 심각한 응고질환이다. 실제로 약 650,000명의 미국인이 매년 뇌, 심장 또는 허파 안의 동맥 안에 핏떡이 생긴다. 응고되면, 혈행이 차단되어 갑자기 사망한다.

원치 않는 혈액응고가 혈관 안에서 발생하면 혈전이라고 한다. 핏떡 덩어리가 떨어져서 혈류를 통하여 순환하면 혈전이라고 한다. 그런 핏떡은 헤파린주사 또는 경구용 항응고제인 와파린(coumadin)을 투약한다. 헤파린이 트롬빈의 활동을 차단하면, 코마딘은 간에서 비타민K의 영향을 차단한다. 이것은 간이 프로트롬빈을 적게 생산하게 하여 궁극적으로 트롬빈을 감소시킨다. 이 두 가지 방법 중 어떤 방법이든 펏떡의 형성을 감소시킨다.

더 드문 질환으로 혈우병이 있는데 혈액응고인자의 하나가 결핍되어 발생한다. 혈우병은 성염색체열성질환으로 주로 남성에서 나타난다. (특히 남자 30,000명 중 약 1명에서 나타난다.) 혈우병환자는 여러 혈액응고인자 중 하나가 결핍되었는데, 가장 일반적인 결핍 인자는 제8인자이다. 혈우병환자가 혈액응고 능력이 부족하기 때문에, 미세한 손상조차도 생명을 위협한다. 이 질환은 결핍된 응고인자의 주사로 치료된다.

중요한 사실(Fast fact)

조직의 **플라스미노겐 활성제**(plasminogen activator, t-PA)는 플라스미노겐을 프라스민으로 전환 자극하는 물질 중 하나로 약물로 관리될 수 있다. 종종 뇌졸중과 심장마비이 원인인 핏떡을 분해하기 위하여 조기치료로 사용한다.

혈액형 (Blood Types)

수세기 동안, 인류는 과도한 혈액손실은 치명적이라고 생각해왔다. 그러나 인류는 한사람의 혈액을 다른 사람에게 수혈하여 출혈의 영향을 극복하려고 시도하면서, 왜 일부는 회복되고 일부는 사망하는지에 대한 의문이 생겼다. 1900년에 한 과학자가 혈액의 유형이 A, B, 및 O로 구분된다는 사실을 발견했다.

이 과학자는 적혈구세포의 표면에 **항원**(antigen 또는 agglutinogen)이라고 불리는 단백질이 있다는 것을 발견했다. 이 항원은 A와 B이다.

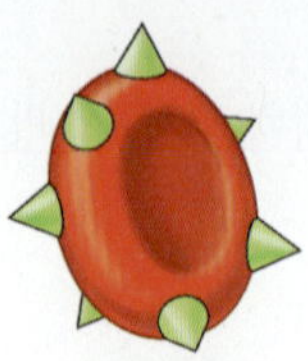

A형 혈액
Blood type A

A형인 사람은 그들의 적혈구에 A항원을 가지고 있다.

△ A항원
B항원

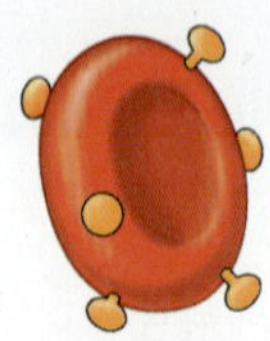

B형 혈액
Blood type B

B형인 사람은 B항원을 가지고 있다.

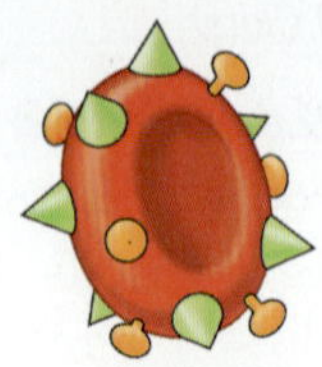

AB형 혈액
Blood type AB

AB형인 사람은 A항원과 B항원을 모두 가지고 있다.

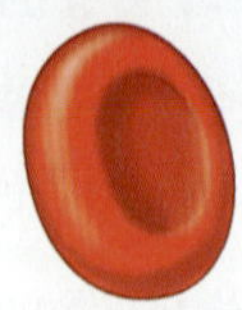

O형 혈액
Blood type O

O형인 사람은 항원이 없다.

중요한 사실(Fast fact)

미국 인구의 약 45%가 O형, 40%가 A형, 11%가 B형, 4%가 AB형이다.

혈액세포는 항원을 이동시키고, 혈장은 다른 혈액형의 항원에 대항하는 **항체**(antibodies 또는 agglutinins)를 운반한다.

A형 혈액

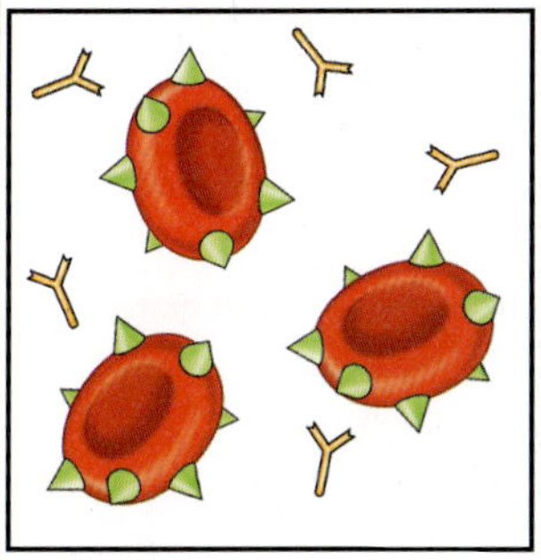

A형은 항-B항체를 가지고 있다.

B형 혈액

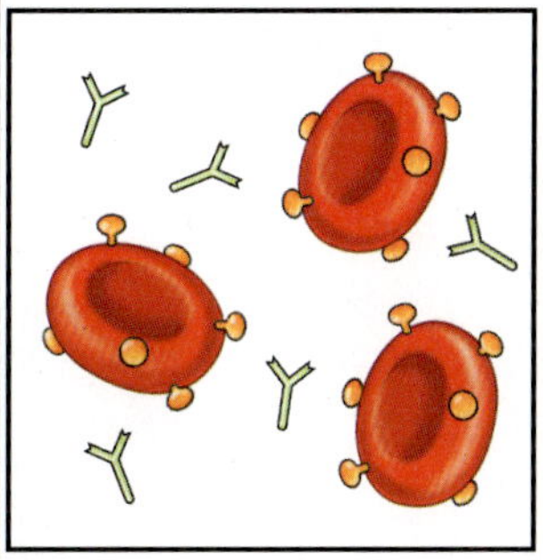

B형은 항-A항체를 가지고 있다.

AB형 혈액

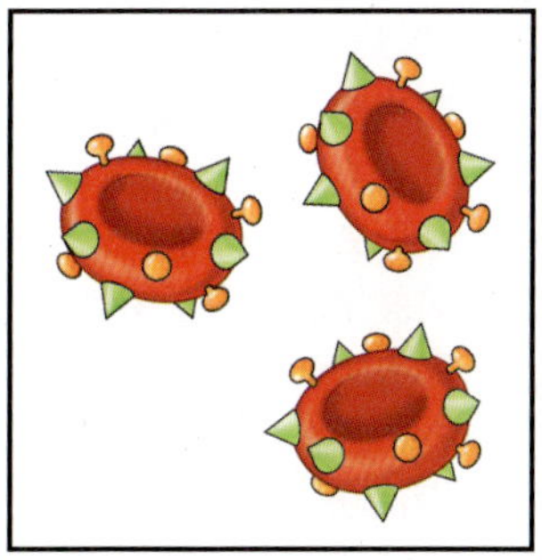

AB형은 항체가 없다.

O형 혈액

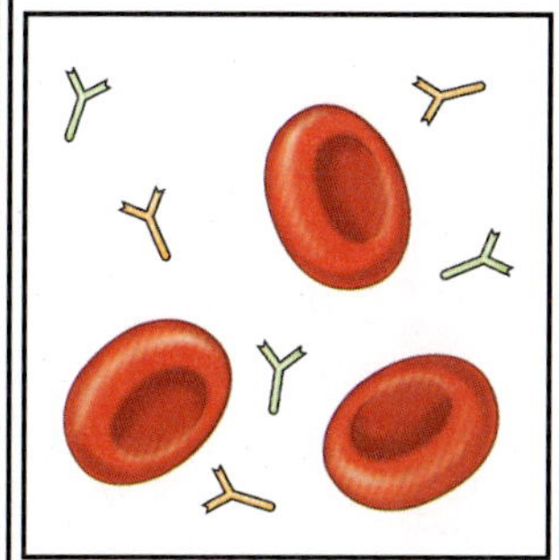

O형은 항-A항체와 항-B항체를 모두 가지고 있다.

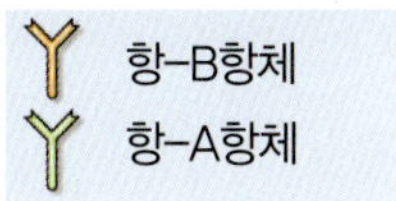

수혈은 수혜자에게 ABO형에 대항하는 항체가 없으면 성공적이다. 그런 항체가 존재하면, 그 항체는 헌혈자의 적혈구를 공격하여서 **수혈부작용**(transfusion reaction)이 발생할 것이다.

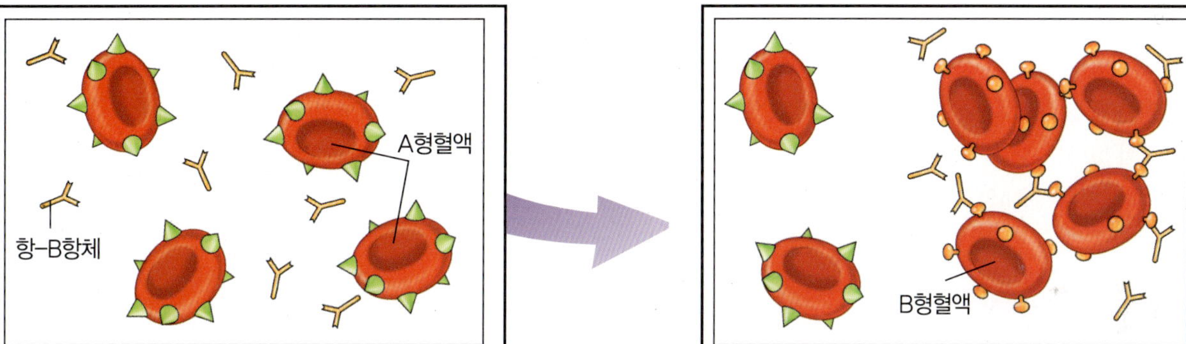

A형인 사람이 B형혈액을 수혈받으면,

수혜자의 항-B항체가 즉시 헌혈자의 적혈구를 공격할 것이다. 항체-항원반응은 적혈구를 엉겨 붙게 만든다(응집).

응집된 적혈구는 혈관벽을 차단하고 산소공급을 차단한다. 또한 적혈구는 분출하고(**용혈**[hemolysis]이라고 함) 혈액 안으로 그것들의 헤로글로빈을 이완한다. 자유 헤로글로빈은 신장의 사구체를 차단하여서 신장부전을 야기하고 궁극적으로는 사망한다.

일상에서의 신체(The body at work)

인체의 모든 세포는 표면에 항원을 가지고 있다. 각 개개인 특별한 항원을 가지고 있어서, 외부 침입으로부터 자신의 세포를 구별한다. 인체가 친숙하지 않은 항원의 물질을 감지하면, 면역반응이 시작하여 친숙하지 않은 항원을 파괴시킨다. 1단계 공격은 혈장 안에 항체를 외부 세포(외부세포 물질을 포함한 세포)에 결합시키는 것이다. 다음은, 면역계가 외부침입자를 깨뜨릴 때까지 항체는 외부 침입자에 울타리를 마늘기 위해서 하나이상의 항원분자로 묶는다. 이 과정은 항원-항체분자의 큰 덩어리를 만드는데 이것을 ***응집***(*agglutination*)*이라고 한다. (항원과 항체는 제16장 림프계와 면역계에서 더 자세히 토론할 것이다.)*

중요한 사실(Fast fact)

ABO항체는 출생 시에는 존재하지 않는다. 신생아기에 출현하여서 성장하고 8~10세 사이에 최대 농도에 도달한다.

일상에서의 신체(The body at work)

O형은 A항원이나 B항원이 없기 때문에, ***만능공혈자****(universal donor blood)라고 하며, 누구에게나 수혈을 해 줄 수 있다. 그러나 공혈자의 혈장이 항-A항체와 항-B항체를 모두 포함하고 있기 때문에 실제로는 그렇지 않다 ; 이것은 O형이 A형 수혈자, B형 수혈자, 또는 AB형 수혈자의 적혈구를 응집시킬 수 있다는 것을 의미한다. 보통 이것은 적혈구만 수혈되기 때문에 발생하지 않는다. 그러나 혈장의 추적이 남아 있기 때문에, 비록 일반적이지는 않지만 부작용은 가능하다.*

반대로, AB형은 만능 ***수혈자****라고 불리는데, 이것은 항-A항체와 항-b항체를 모두 포함하고 있지 않기 때문에, 어떤 혈액이든지 수혈 받을 수 있기 때문이다. 그러나 공혈자의 혈장은 어떤 항체든지 포함하고 있다 : 수혈을 하면 그것들은 수혈자의 적혈구를 응집할 것이다. 다른 확실한 방법은 표본의 교차시험이 발생하지 않도록 하는 것이다.*

중요한 사실(Fast fact)

미국에서 O형이 가장 흔하고 AB형이 가장 드물다.

중요한 사실(Fast fact)

ABO형과 Rh형은 모두 혈액을 분류할 때 사용한다. 예를 들어, O+형은 O형이며 Rh양성이라는 뜻이다 ; B-형은 B형이면서 Rh음성이라는 뜻이다.

Rh집단(The Rh Group)

혈액은 ABC형으로 분류하고, Rh양성 또는 Rh음성으로 분류한다. *Rh양성은 Rh항원*을 포함한다 ; Rh음성은 특별한 항원이 결핍되었다. 미국인 중 85%의 백인과 95%의 흑인이 Rh양성 혈액을 가지고 있다.

혈액은 정상적으로 항-Rh항체를 가지고 있지 않다 ; 그러나 이것은 Rh음성혈액형인 사람이 항-Rh항체를 발달시킬 가능성이 있다는 것이다. 이것은 2가지 방법으로 가능하다. 첫째는 Rh음성형인 사람이 Rh양성형을 수혈받을 때이다. 둘째는 Rh음성 어머니가 Rh양성 태아를 임상하는 경우이다.

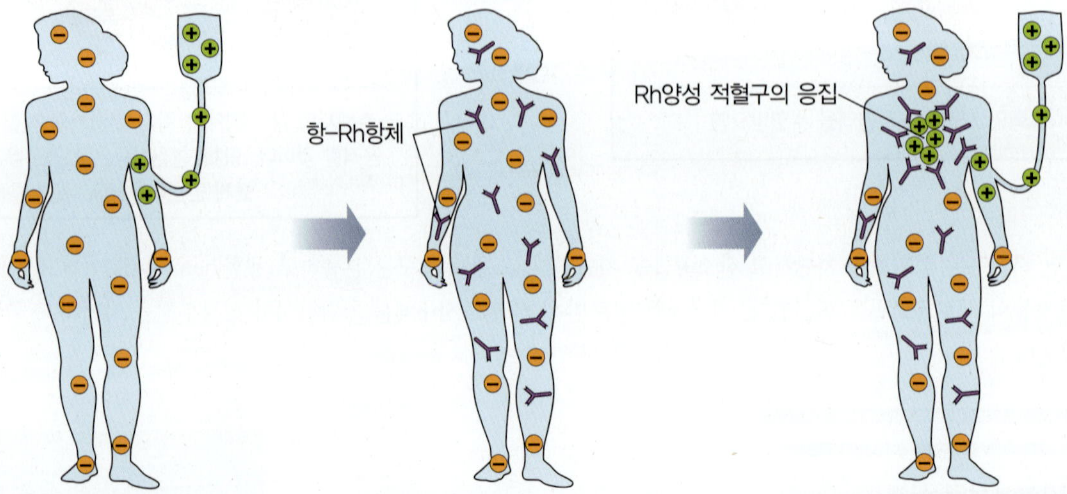

이런 수혈은, Rh음성혈액형인 사람이 Rh양성 혈액을 수혈받는다면, 수혈자의 몸은 때로는 외부 침입으로 Rh항원으로 해석한다.

자신을 보호하기 위하여, 인체는 Rh항원에 대항하는 항체를 생성한다(항-Rh항체).

수혈자는 Rh항원을 다시 마주치면, 차후에 Rh양성 혈액의 수혈은 어려울 수 있다. 첫 번째 수혈로 형성된 항-Rh항체가 공혈자 혈액에서 Rh항원을 공격하여 응집이 발생할 수 있다.

비슷한 상태가 Rh음성 혈액을 가진 여성이 Rh양성 혈액을 가진 남성과 Rh양성인 아기를 상상해 보면 알 수 있다.

애니메이션(ANIMATION)

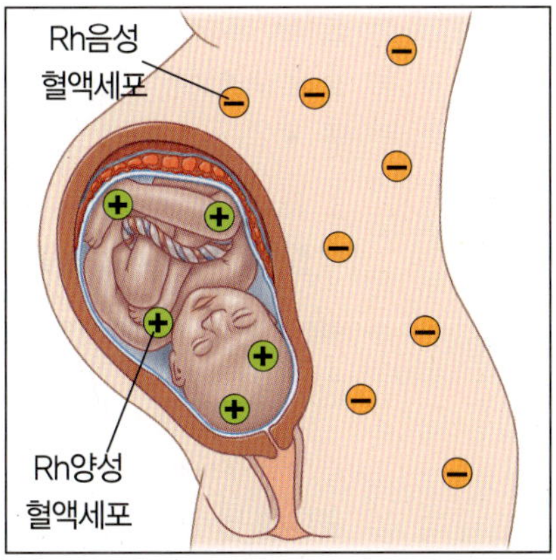

어머니와 태아의 혈액은 혼합되지 않기 때문에, Rh양성 태아의 첫 번째 임신은 정상적으로 진행될 것이다.

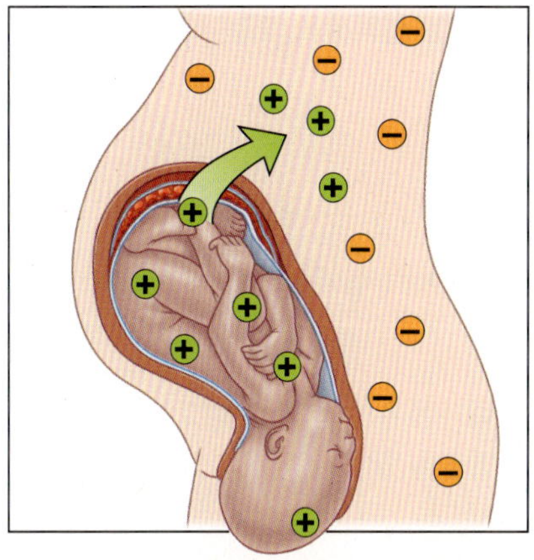

그러나 출산(또는 유산)동안에, 태아의 혈액은 어머니의 혈액과 혼합되기 때문에 어머니의 혈류 안으로 Rh항원이 들어간다.

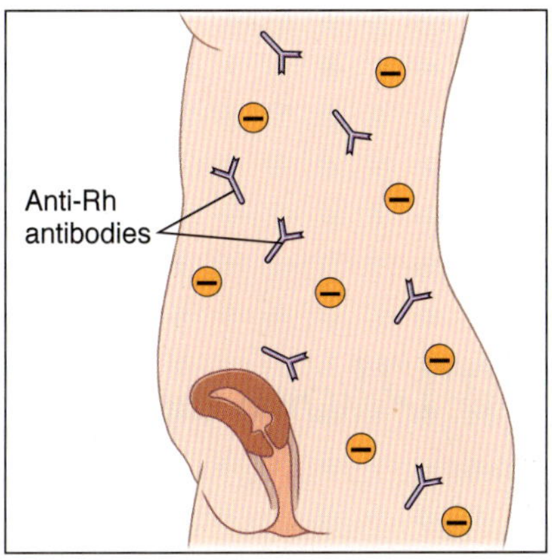

어머니의 몸은 이 외부 침입에 대항하여 항-Rh항체를 생성한다.

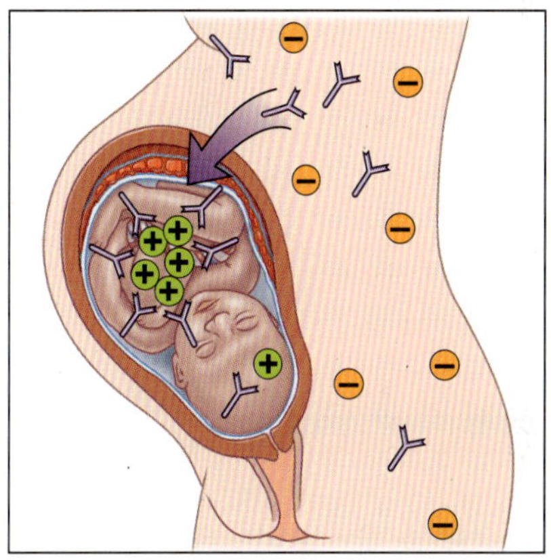

어머니는 다른 Rh양성 아기를 임신한다면, 항-Rh항체가 태반을 통해서 들어가도 적혈구는 들어갈 수 없을 것이다. 어머니의 적혈구가 태반을 통해서 들어가면 태아의 적혈구를 공격하여 응집과 용혈을 만들 것이다. 그 신생아는 **태아적아구증**(erythroblastosis fetalis)라고 하는 심한 용혈성 빈혈이 발생할 것이다.

중요한 사실(Fast fact)

모든 Rh-양성 아기를 임신한 Rh음성 여성은 로감(Rho GAM)이라고 하는 Rh면역글로불린 치료를 받아야 한다. 면역글로불린은 어머니의 항-Rh항체를 형성하는 것을 막아주고, 태아의 적혈구 공격을 예방할 것이다.

핵심 용어 분석(Review of Key Terms)

빈혈(anemia) : 혈액세포 또는 헤모글로빈의 결핍

호염구(basophils) : 가장 적은 수의 백혈구를 형성하며 헤파린을 분비

응집(coagulation) : 혈액응고

호산구(eosinophils) : 기생충에 대항하여 인체를 보호하는 백혈구이며, 알레르기반응을 함

적혈구(erythrocytes) : 적혈구세포

적혈구생성촉진인자(erythropoietin) : 콩팥에서 분비되는 호르몬으로 적혈구를 생산하도록 자극

섬유소(fibrin) : 비용해성 단백질섬유로써 핏떡을 형성

섬유소 용해(fibrinolysis) : 핏떡의 파멸과정

헤마토크릿(Hematocrit) : 혈액 표본에서 적혈구세포의 비율

헤모글로빈(hemoglobin) : 산소를 운반하는 적혈구세포의 철을 함유 색소

용혈(hemolysis) : 적혈구세포의 파괴

조혈(hemopoiesis) : 혈액의 생산

지혈(hemostasis) : 출혈을 멈춤

백혈구(leukocytes) : 백혈구세포

백혈구증가증(leukocytosis) : 백혈구의 수가 증가

백혈구감소증(leukopenia) : 백혈구의 수가 비정상적으로 감소

림프구(lymphocytes) : 두 번째로 많은 백혈구로 장기간 면역에 관여

단핵구(monocytes) : 가장 크고 가장 오래 생존하는 백혈구로 식균작용을 함

호중구(neutrophils) : 가장 풍부한 백혈구로 높은 운동성을 가짐

혈장(plasma) : 혈액의 세포 이외에 맑은 물질

혈소판(platelets) : 혈액세포파편으로 출혈을 멈추는데 중요한 역할

망상적혈구(reticulocyte) : 미성숙한 적혈구

혈청(serum) : 응집한 단백질이 없는 혈장

점성(viscosity) : 혈액의 끈끈함 또는 농도

학습한 정보 유지하기(Own the information)

이 장에서 학습한 정보를 기억하기 위해서는 학습한 내용을 반영할 수 있는 시간이 요구된다. 따라서, 하얀 종이에 학습하고 토론한 중요 주제를 회상하면서 써내려가 본다. 그리고, *DavisPlus* 웹사이트에 접속하고 13장의 학습 목표를 체크하여 본다. 쓴 모든 내용이 이 장의 학습목표와 완전히 일치하는가? 그렇지 않으면, 이 장을 적절하게 다시 살펴 본다. 그리고, 학습 목표의 개념을 다시 써보거나 그려본다.

13장의 중요 주제 :

- 혈액의 구성
- 혈액세포의 형성
- 적혈구세포와 헤모글로빈의 구조와 기능
- 적혈구세포의 생애주기
- 백혈구세포의 구조와 기능
- 혈소판의 구조와 기능
- 핏떡 형성 기전
- 응혈의 파멸
- ABO 및 Rh 혈액형
- 수혈 또는 자궁 안에서 혈액 부적합의 결과

학습점검(Test Your Knowledge)

1. 헤마토크릿으로 알 수 있는 것은 무엇인가?
   a. 감염과 싸우는 인체의 능력
   b. 응혈의 능력
   c. 혈액이 운반하는 산소의 양
   d. 혈액에서 철의 양
2. 적혈구가 산소를 운반하도록 하는 물질은 무엇인가?
   a. 적혈구생성촉진인자
   b. 트롬빈
   c. 섬유소
   d. 헤모글로빈
3. 고도가 높은 지방으로 이동하면 혈액에 어떤 변화가 유발되는가?
   a. 망상적혈구 수 증가
   b. 망상적혈구 수 감소
   c. 호중구 수 증가
   d. 호중구 수 감소
4. 용혈은 어떤 신체적 징후를 만드는가?
   a. 황달
   b. 창백
   c. 청색증
   d. 홍조
5. 피부기관이 감염되면, 어떤 백혈구가 빠르게 혈관에서 조직으로 이동하여 외부 침입에 대한 식균 작용을 하는가?
   a. 호염구
   b. 호산구
   c. 림프구
   d. 호중구
6. 다음 백혈구 중에서 가장 오래 생존하는 것은 무엇인가?
   a. 호중구
   b. 호산구
   c. 호염구
   d. 단핵구
7. 다음 중 지혈과정의 일부분이 아닌 것은?
   a. 혈관경련
   b. 섬유소 형성
   c. 혈전을 형성
   d. 트롬빈의 형성
8. 핏떡으로 인한 심근경색을 경험하는 환자에게 플라스미노겐을 플라스민으로 전환하도록 자극하는 약물의 이점은 무엇인가?
   a. 플라스민은 새로운 혈관을 생성하여 핏떡을 우회할 수 있도록 한다.
   b. 플라스민은 적혈구세포의 산소운반용량을 증가시킨다.
   c. 플라스민은 새로운 핏떡의 형성을 억제한다.
   d. 플라스민은 핏떡 주위의 섬유소그물을 해체시킨다.
9. 적혈구세포에 의해서 운반되는 어떤 물질이 혈액형을 결정하는가?
   a. 항체
   b. 행원
   c. 헤모글로빈
   d. 글로빈
10. 혈액형이 A형인 사람이 B형 혈액을 수열받으면 어떤 일이 일어나는가?
    a. 백혈구 증가
    b. 적혈구 증가
    c. 응혈
    d. 섬유소 용해

13장 답

1. 정답 : c. 백혈구는 인체가 감염에 저항하도록 돕고, 세포분석은 그들의 능력을 반영한다. 혈소판은 혈액을 응고시켜서, 혈소판의 측정은 그 능력을 반영한다. 철은 헤모글로빈의 주요 요소이다 ; 따라서 저 농도 헤모글로빈은 철의 부족을 반영할 수 있다.
2. 정답 : d. 적혈구생성촉진인자는 콩팥에서 분비되는 호르몬으로 적혈구의 생산을 자극한다. 트롬빈(효소)은 핏떡을 형성하는데 사용되는 용해되지 않는 단백질인 섬유소의 형성을 자극한다.
3. 정답 : a. 망상적혈구는 미성숙적혈구이다 ; 인체가 대기중에 산소의 농도가 낮으면 보상을 하기 위하여 망상적혈구는 적혈구 생산량을 증가시킨다. 결과적으로 미성숙 적혈구(망상적혈구)의 수는 감소하기보다는 증가한다. 호중구는 백혈구로써 고도의 변화가 생산량에 영향을 미치지는 않는다.
4. 정답 : a. 적혈구세포와 헤모글로빈의 결핍은 창백과 청색증을 야기할 것이다 ; 그러나 용혈의 초기반응은 황달을 야기하는 것이다. 홍조는 적혈구세포의 수가 과도할 때 나타나는 특징이지 용혈의 영향이 아니다.
5. 정답 : d. 호염구는 식균능력이 거의 없다. 호산구는 알레르기반응에 관여하지만, 기생충을 없앤다. 림프구는 림페게의 조직과 기관에서 모여 있으면서 장기간 면역에 관여한다.
6. 정답 : d. 모든 과립백혈구(호산구, 호중구, 호염구)는 5~8시간 순환하고 조직으로 이주하여서 4~5일을 생존한다. 대조적으로 대식세포는 수년간 생존할 수 있다.
7. 정답 : c. 혈전을 혈관 안에 생긴 원하지 않는 핏떡이다. 다른 답은 모두 지혈과 관련된 내용이다.
8. 정답 : d. 다른 내용은 모두 틀리다.
9. 정답 : b. 혈장은 다른 혈액형에 대한 항체를 운반한다. 헤모글로빈은 혈액세포의 붉은 파편이다. 글로빈은 헤로글로빈을 형성하는데 리본-모양의 단백질이다.
10. 정답 : c. 백혈구증가는 백혈구세포의 수가 증가하는 것이다. 적혈구증가는 적혈구세포의 수가 증가하는 것이다. 섬유성 용해는 핏떡을 파괴하는 것이다 이것은 모두 수혈 부작용에 관한 내용은 아니다.

모바일로 이 코드를 스캔하면 Davis*Plus*의 Podcast도서관이 접속됩니다. 또한 **http://davisplus.fadavis.com**에 접속하면 이 단원에 유용한 자료를 이용할 수 있습니다.

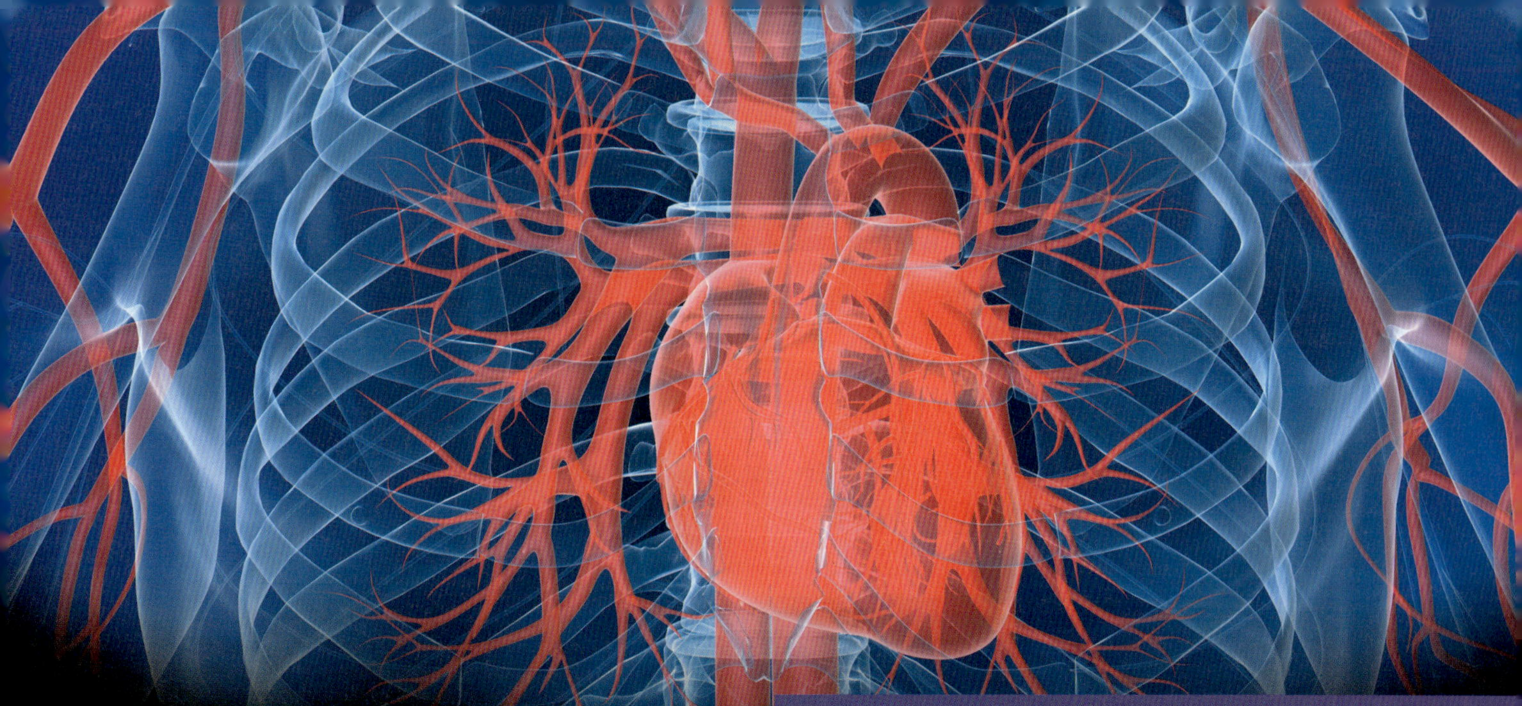

제 14 장

14 심장 (Heart)

인간의 심장은 1일 10만회를 뛰고, 1년에 3천5백 만회를 뛴다.

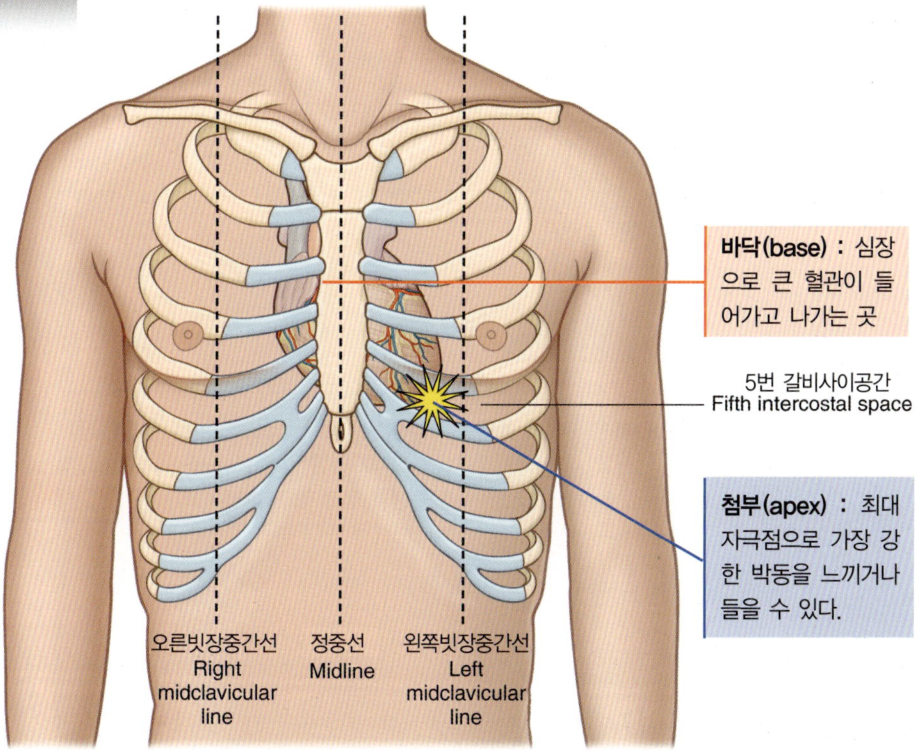

심장은 일생의 엔진이라고 하였다. 심장은 매우 강한 기관으로 지속적으로 쉬지 않고 일한다. 인체의 어느 부위에서도 찾을 수 없는 근육 유형으로, 심장은 정신에 혈액을 운반한다 : 산소분압이 높은 혈액을 전신으로 이동시키고, 산소분압이 낮은 혈액을 허파로 돌려보낸다.

주먹크기만한 크기의 심장은 허파와 복장뼈 사이의 공간인 **종격** 안에 가슴구멍에 놓여 있다. 심장은 인체의 정중선에서 2/3이 왼쪽으로 치우쳐 있다. **심장바닥**(base)이라고 하는 심장의 가장 넓은 부위는 오른쪽 위에 있으며 왼쪽 아래부위를 **첨부**(apex)라고 한다.

중요한 사실(Fast fact)

심장과 관련질환의 치료에 관한 연구는 **심장학**(cardiology)이라고 한다.

심장의 구조 (Structures of the Heart)

심장의 주요 구조는 심막, 심장벽, 심방 및 판막이다.

심막 (The Pericardium)

심장주변은 **심막** (pericardium)이라고 하는 두 겹의 주머니로 싸여 있다. 주변 조직에서 인대와 조직에 의해 발생한 심막은 섬유성 심막과 장막성 심막인 두겹으로 되어 있다.

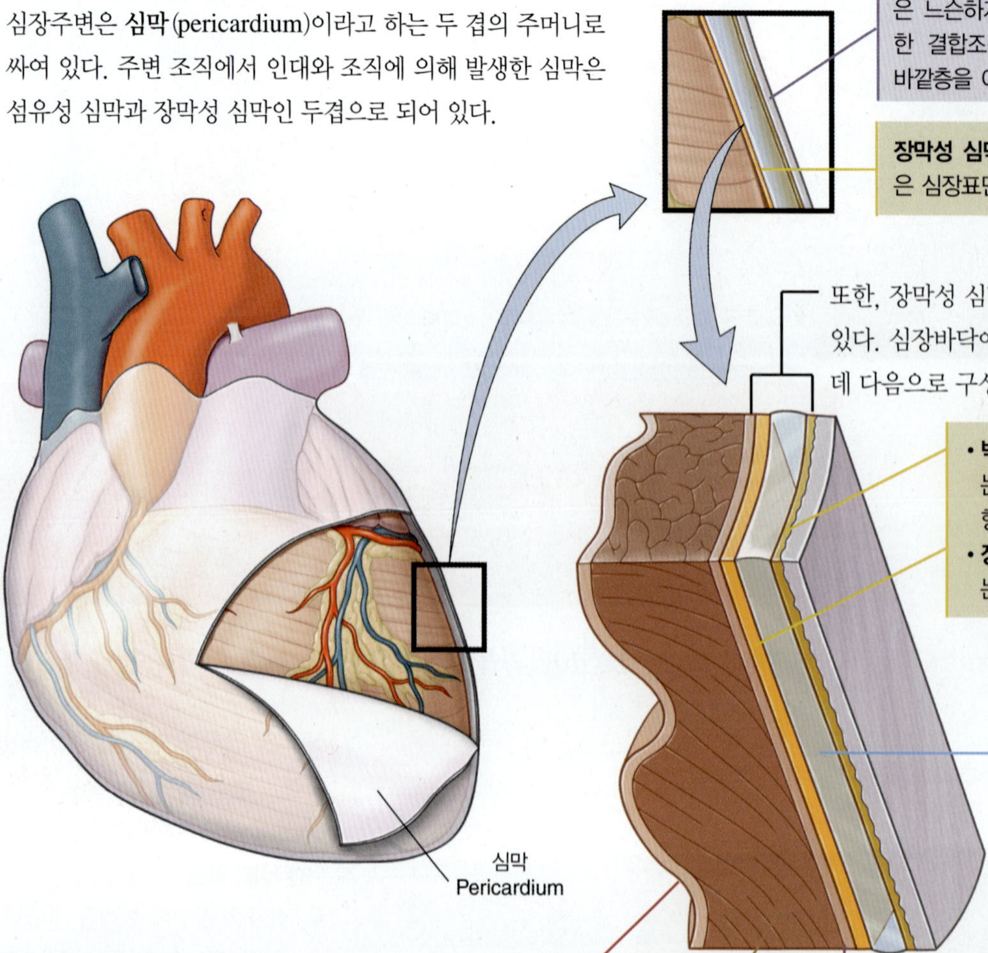

섬유성 심막 (fibrous pericardium)은 느슨하지만 딱맞는 주머니로 강한 결합조직으로 되어 있고, 가장 바깥층을 이룬다.

장막성 심막 (serous pericardium)은 심장표면을 덮고 있다.

또한, 장막성 심막은 2가지 층으로 되어 있다. 심장바닥에서 뒤쪽으로 접혀 있는데 다음으로 구성되어 있다.

- **벽측심막** (parietal layer)는 섬유성 심막의 안쪽을 형성한다.
- **장측심막** (visceral layer)는 심장표면을 덮고 있다.

2층 사이를 **심막공간** (pericardial cavity)이라고 한다. 이 구멍은 적은 양의 액체를 담고 있어서 심장박동으로 인한 마찰을 예방한다.

심장벽 (The Heart Wall)

심장벽은 3개 층으로 구성되어 있다:

심장속막(endocardium)은 심방에 놓여 있고, 판막을 덮고 혈관으로 계속된다. 입방편평내피세포의 얇은 층으로 되어 있다.

심장근육층(myocardium)은 심장근육을 형성하는 중간층이다. 심근의 3층 가운데 가장 두껍고 심장의 작업을 수행한다.

심장바깥막(epicardium)은 입방편평내피세포의 얇은 층으로 구성되어 심장표면을 덮고 있다.

중요한 사실 (Fast fact)

심장속막의 중요한 특징은 얇다는 것이 아니라 부드럽다는 것이다. 핏떡은 거친면을 지나갈 때 발생하기 때문에, 부드러운 조직을 흘러가면 핏떡의 형성을 예방할 수 있다.

심방과 큰 혈관(The Heart Chambers and Great Vessels)

심장은 4개의 속이 빈 방으로 구성되어 있다. 위쪽의 2개 방은 **심방**(artia, 단수는 atrium)이라고 하고, 아래의 2개 방은 **심실**(ventricles)이라고 한다.

심장에 부착된 몇 개의 큰 혈관이 심장에서 심장으로 혈액을 이동시킨다. 큰 혈관은 위대정맥과 아래대정맥, 허파동맥, 4개의 허파정맥 및 대동맥을 말한다.

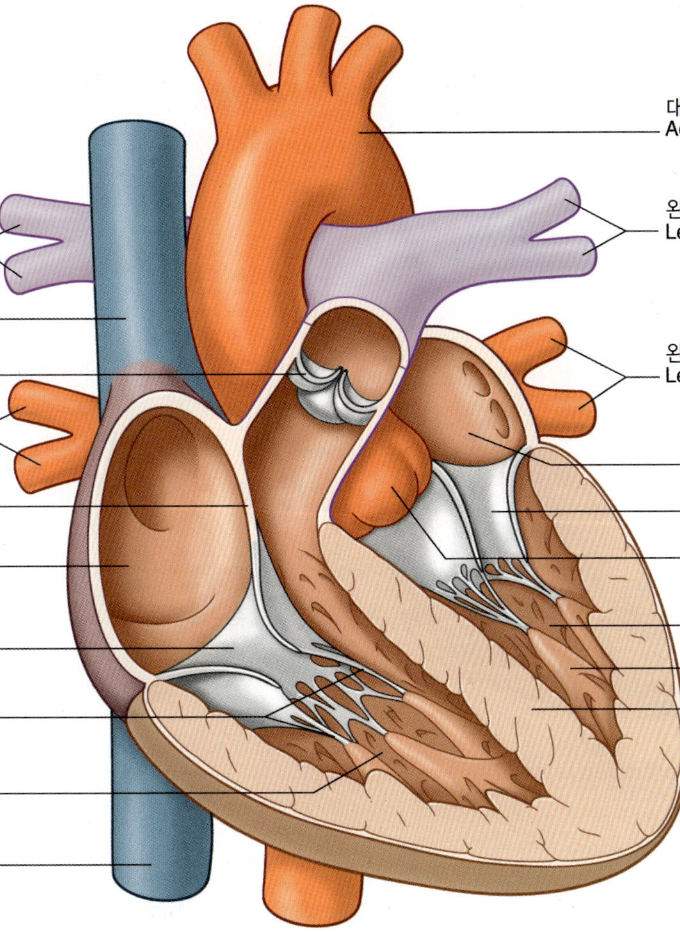

심방(Atria)

심방은 주로 인체 또는 허파로부터 혈액을 받는 저수조 역할을 한다. 오른 및 왼심방은 **심방사이중격**(interatrial septum)이라고 불리는 심근벽으로 분리되어 있다. 심방은 짧은 거리(심방에서 심실로)만 혈액을 이동시키기 때문에 큰 힘을 생산하지는 않는다. 결론적으로 심방벽은 매우 두껍지 않다.

심실(Ventricles)

심실은 심방에서 받은 혈액을 허파(오른심실) 또는 전신(왼심실)로 이동시키기 위해서 펌프로 작용한다. 오른심실과 왼심실은 **심실중격**(interventricular septum)으로 나누어진다. 심실은 받은 혈액을 품어내기 때문에 심방보다 더 큰 힘을 생산해야 한다. 따라서, 심실의 벽은 심방의 벽보다 두텁다. 또한 왼심실은 혈액을 허파로만 보내는 것이 아니라, 전신으로 보내기 위해 충분한 힘을 생산해야 하기 때문에 오른심실보다 더 두텁다.

심장판막(The Heart Valves)

심장으로부터 전방으로 혈액의 움직임을 개선하기 위하여, 심장은 4개의 판막이 있다 : 심방과 심실사이에 하나씩 있고 각 심실의 출구에 하나씩. 각각의 판막은 **첨단**(cusps) 또는 **소엽**(leaflets)이라고 불리는 2~3개 조직으로 구성되어 있다.

방실판막(artioventricular valves, AV valves)은 심방과 심실사이의 흐름을 조절한다.

- 오른방실판막은 **삼첨판**(tricuspid valve)(3개의 소엽으로 되어 있기 때문에)이라고도 하며, 오른심실에서 오른심방으로 역류를 방지한다.
- 왼방실판막은 **이첨판**(bicuspid valve)(2개의 소엽으로 구성되어 있기 때문에)이라고도 하며, 더 일반적으로 **승모판**(mitral valve)이라고도 하는데 왼심실에서 왼심방으로 역류를 방지한다.

반달판(semilunar valves)는 심실과 대동맥 사이의 혈류를 조절한다. 다음은 2개의 반달판이다 :

- **허파판막**(pulmonary valve)은 허파동맥에서 오른심실로 역류를 방지한다.
- **대동맥판막**(aortic valve)은 대동맥에서 왼심실로 역류를 방지한다.

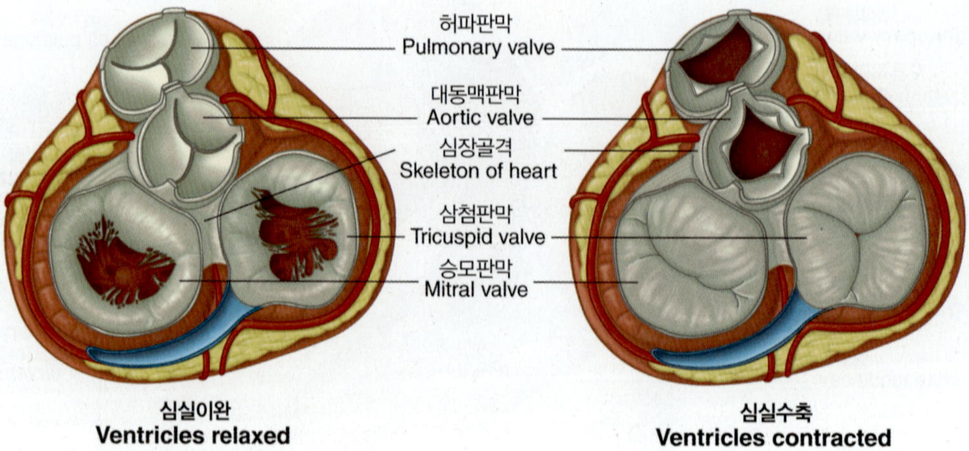

심장뼈대(The Heart Skeleton)

심장뼈대(The Heart Skeleton)라고 부르는 반-견고한 섬유성 결합조직은 각 판막을 둘러싸고 있다. 심장을 지지하는 측변에서, 뼈대는 신장에서 판막을 유지한다 ; 또한 심방과 심실사이의 절연성 장애물로 활동하며, 정상적인 전도로를 통하지 않고 심실에 영향을 주는 전기적 자극을 방지한다.

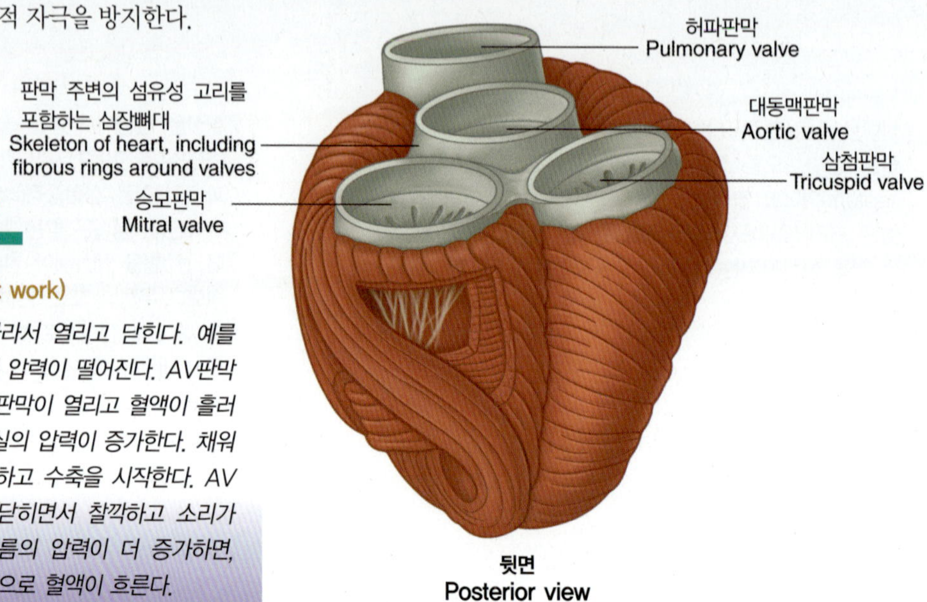

뒷면
Posterior view

일상에서의 신체(The body at work)

판막은 심장 안에 압력 변화에 따라서 열리고 닫힌다. 예를 들어, 심실이 이완할 때, 그 심실의 압력이 떨어진다. AV판막의 소엽이 유연해져서, 심실 안의 판막이 열리고 혈액이 흘러가도록 한다. 심실이 채워지면, 심실의 압력이 증가한다. 채워지고 나서 심실은 압력이 더 증가하고 수축을 시작한다. AV판막의 첨판에 압력이 증가하면, 닫히면서 찰깍하고 소리가 난다. 심실의 압력이 아래로의 흐름의 압력이 더 증가하면, 반달판이 열리고 압력이 낮은 영역으로 혈액이 흐른다.

심음(Heart Sounds)

심장판막이 닫히면 진동이 발생하여 인체표면에서 청진기로 들을 수 있다. 주요 영역을 통하여 개별판막이 만드는 소리를 확인할 수 있다. 아래 그림은 소리가 가장 잘 들리는 각 판막과 표면영역에 관련성을 도식화한 것이다(심음은 본단원의 후반부에서 설명하는 "심장순환"에서 더 자세히 설명한다.)

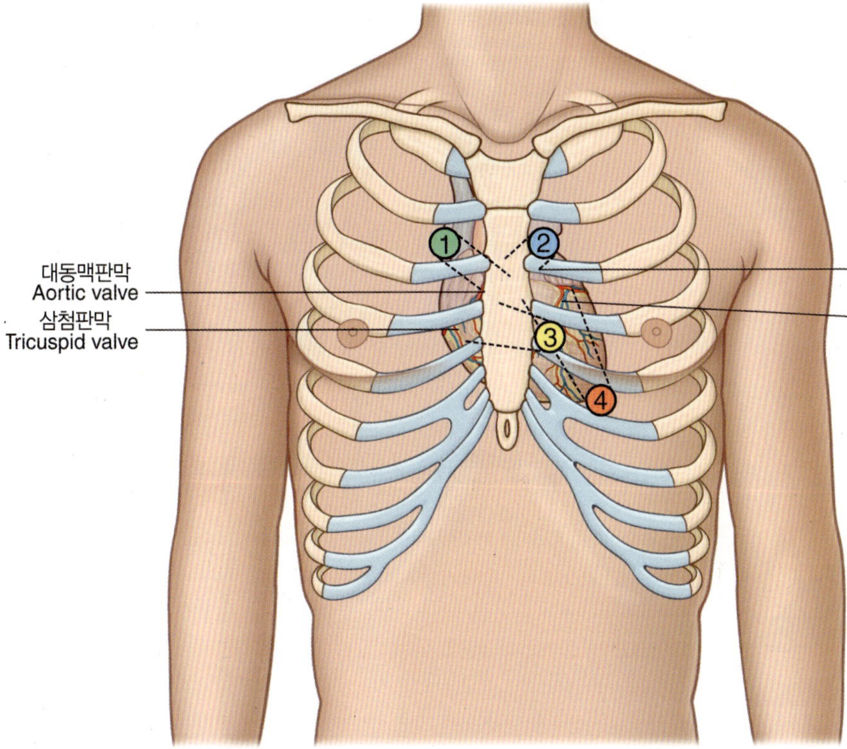

1. **대동맥판막**(aortic area) : 2번 갈비사이공간 오른쪽 복장모서리
2. **허파판막**(Pulmonic area) : 2번 갈이사이공간, 왼쪽 복장모서리
3. **삼첨판막**(tricuspid area) : 4번(또는 5번) 갈비사이공간, 왼쪽 복장모서리
4. **승모판막**(Mitral area) : 5번 갈비사이공간, 왼쪽 빗장뼈 중간선

생활상식 : 판막질환

심장이 수축하는 동안 혈액의 역류를 방지하지 못하는 심장판막을 무능이라고 하며, 이러한 상태를 판막부전증(valvular insufficiency)이라고 한다. 판막부전증은 펌핑된 혈액이 심장 안으로 역류하는 것을 말한다. 예를 들어, 대동맥 판막부전증은 대동맥으로 보낸 혈액이 왼심실로 역류하는 것이다. 결과적으로, 왼심실은 더 힘들게 일한다 : 왼심방에서 들어온 혈액을 밖으로 내품어주고 대동맥으로부터 혈류가 역류되는 것이다.

협착성판막은 반흔조직과 같은 이유로 판막이 좁아지는 것이다 ; 이것은 판막협착증이라고 한다. 또한 협착성 판막은 심장을 더 힘들게 하고 입구가 좁아져서 혈액의 흐름이 느려진다.

결함의 정도에 따라, 무능하고 협착성 판막은 궁극적으로 심장부전을 만든다. 예를 들어, 결함성 판막은 인공 판막이나 돼지심장의 판막을 이식한다.

심장을 통한 혈액의 흐름(Blood Flow Through the Heart)

심장의 오른쪽과 왼쪽 사이의 결함이 없기 때문에 각각의 혈류는 분리된다. 양쪽 심장 또는 펌프는 인체의 기관과 조직이 산회된 혈액을 적절히 공급하도록 한다.

애니메이션(ANIMATION)

1 오른심방은 탈산소화된 혈액이 전신에서 위대정맥과 아래대정맥을 통해서 들어온다.

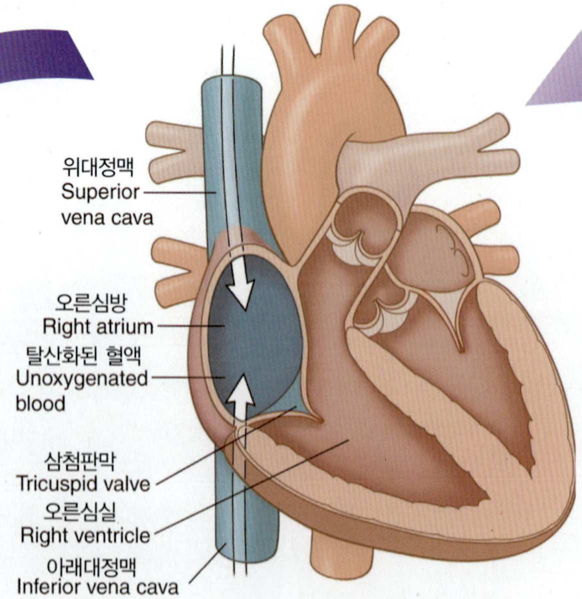

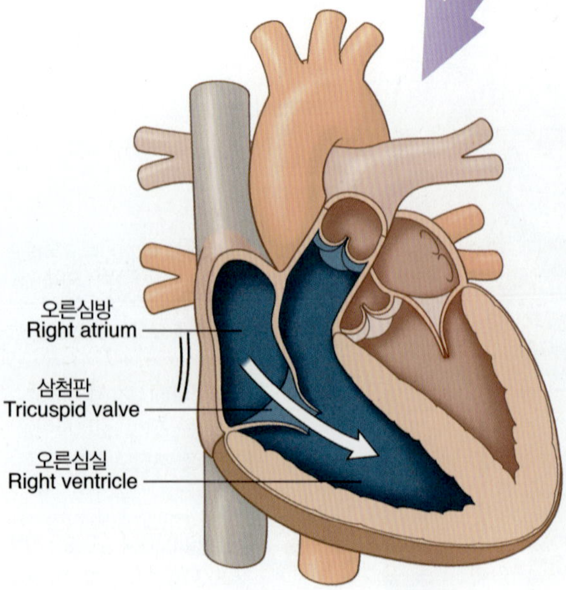

2 오른심방이 차면, 심방은 수축한다. 이 수축력은 삼첨판을 열고 오른심실로 혈액이 흐른다. 오른심실이 차면, 삼첨판이 닫혀서 심방으로 혈액이 역류하는 것을 방지한다.

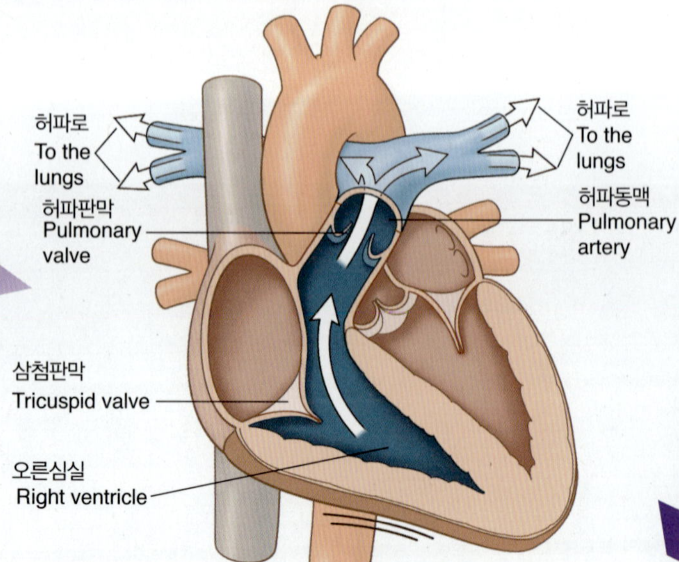

3 오른심실이 완전히 찬 후, 오른심실이 수축하고 허파판막이 열린다. 혈액은 오른허파동맥과 왼허파동맥을 통해서 허파로 간다. 오른심실이 비면, 허파판막이 닫혀서 심실로 혈액이 역류되는 것을 막는다.

일상에서의 신체(The body at work)

*심실이 수축하는 동안 바람에 날리는 우산처럼 삼첨판이 거꾸로 되는 것을 막기 위해서, 섬유성 **결합조직**(건삭[chordae tendineae])은 심실바닥에 있는 원뿔형 **유두**근육에서 판막 소엽까지 뻗어 있다. 유두근은 심실을 따라서 수축하고, 건삭을 당기고, 판막소엽이 심방으로 혈액이 역류되는 것을 막도록 적절한 자세를 유지하게 한다.*

6 왼심실이 차면, 역류를 막기 위해 승모판이 닫힌다. 그 후 심실이 수축하여 그 힘으로 대동맥판이 열리고 혈액은 대동맥으로 이동한다. 산화된 혈액이 인체의 모든 기관으로 보내진다.

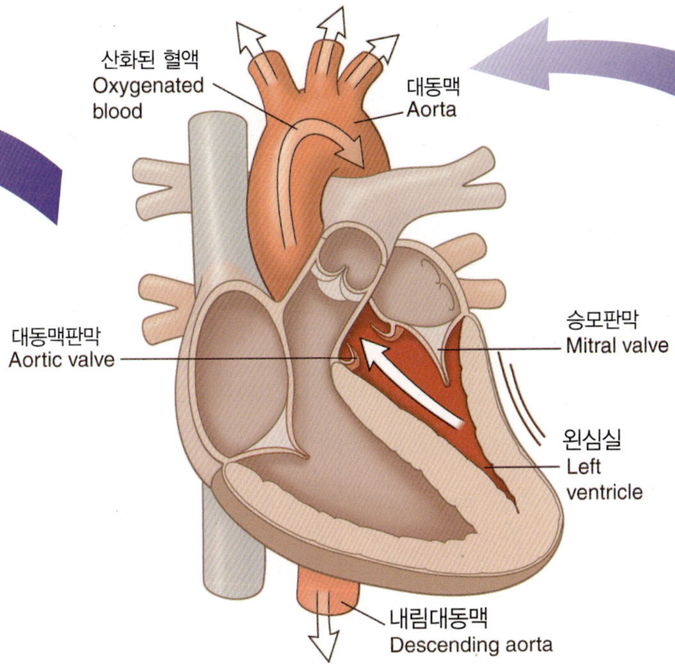

5 왼심방이 차면, 심방은 수축한다. 이것은 승모판 또는 이첨판이 열리고 혈액은 왼심실로 들어간다.

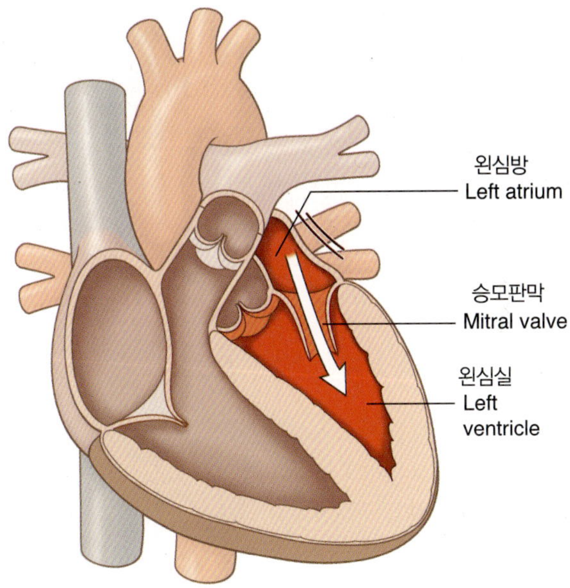

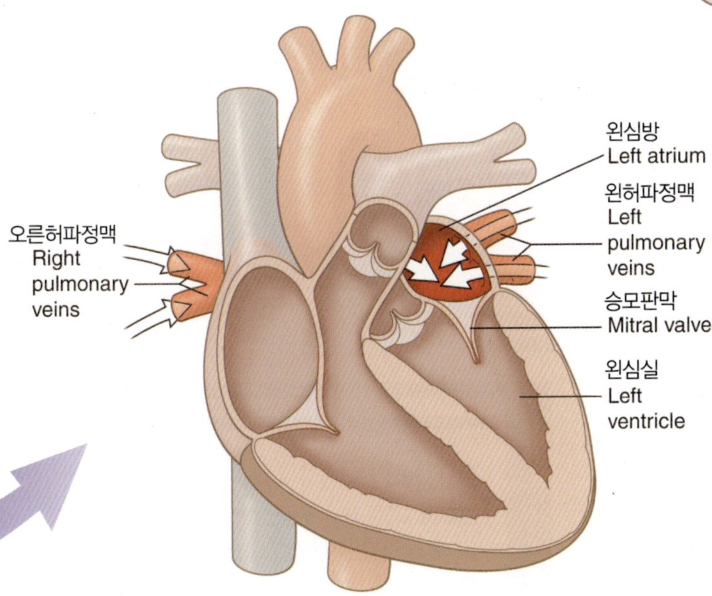

4 허파에서 산소공급이 보충된 이후(이산화탄소가 제거되고), 혈액은 허파정맥으로 들어가서 왼심방을 통해서 심장으로 되돌아간다.

중요한 사실(Fast fact)

심장의 오른쪽과 왼쪽은 분리된 펌프로 작용하지만, 동시에 일을 한다. 오른심방과 왼심방 모두 동시에 수축하고, 오른심실과 왼심실 모두 동시에 수축한다.

관상순환(Coronary Circulation)

인체의 다른 기관이나 조직과 마찬가지로, 심장근육은 산소와 영양분의 풍부한 공급을 요구한다. 높은 요구 때문에, 심장은 관상순환이라고 하는 자신의 혈관계로 산화된 혈액을 공급받는다. **관상동맥**(coronary arteries)은 산화된 혈액을 심장근육으로 보내고 심장정맥은 탈산화된 혈액을 모은다.

2개의 주요 관상동맥인 오른관상동맥과 왼관상동맥이 오름대동맥에서 분지하여 심장근육에 혈액을 공급하는 주동맥이다.

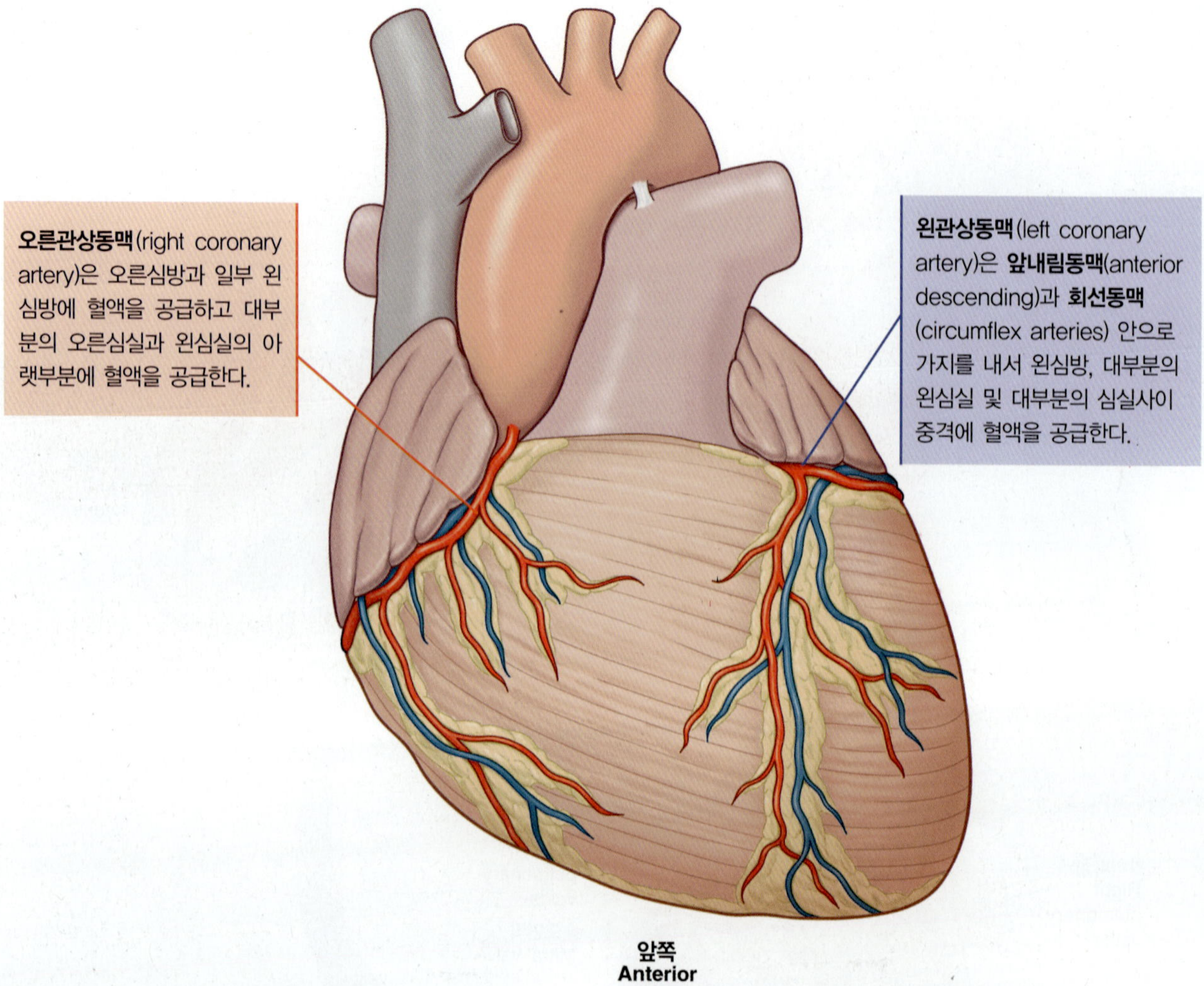

중요한 사실(Fast fact)

가장 풍부한 혈액은 왼심실의 심장근육으로 간다. 왼심실은 대부분의 일을 하기 때문에 심장의 다른 부위보다 산소와 영양분이 더 필요하다.

일상에서의 신체(The body at work)

인체의 다른 부위와는 달리, 관상동맥은 심실이 이완될 때 혈액을 공급한다. 심장근육의 수축은 관상동맥을 압박하기 때문에, 혈액의 흐름을 제한한다. 또한 대동맥판막은 수축할 때 열리고, 판막의 소엽은 관상동맥의 입구를 막고 있어서 혈액의 흐름을 막는다. 심실이 이완할 때, 관상동맥은 심장근육에 영양분을 필요한 혈액으로 차 있다. 알려진 것처럼 심박수가 지속적으로 상승하면 왜 해로운가?

기본 강좌 : 협심증과 심근경색

관상동맥질환은 오늘날 미국에서 주요 사암원인으로 약 50만명이 매년 사망한다. 그 질환은 관상동맥이 콜레스테롤과 지방축적으로 좁아지거나 차단될 때 나타난다(죽상동맥경화증). 심장근육으로 공급되는 혈액의 차단은 심장근육에 산소 공급을 막고(허혈), 통증을 야기한다. 수분 안에 세포사망(괴사)이 발생한다.

협심증과 같이 때때로 이러한 차단은 일시적이다. 이 상태에서 나타난 것은 특히 차단된 혈관의 경련 또는 심장이 좁아진 혈관으로 공급할 수 있는 것보다 더 많은 산소를 요구(실행기동안과 같은)하는 것이다. 요구되는 산소량이 공급을 초과할 때, 허혈과 가슴통증이 나타난다. 휴식을 취하면, 심박동수는 감소하고 적절한 순환을 한다. 가슴통증은 멈추고 영구적인 심근손상을 피할 수 있다.

더 심각한 상태는 심근경색이다. 심근경색에서, 혈류는 핏떡이나 지방으로 완전히 차단되고 그 동맥이 혈액을 공급하는 영역의 심근세포는 괴사한다. 세포가 죽은 것을 괴사라고 한다.

심근경색 또는 심장사고의 증상은 매우 광범위하며 특히 성별의 차이가 크다. 보통 남자는 가슴통증이나 압력, 인체 윗쪽(팔, 등, 목, 턱 또는 위를 포함한)에 불편함, 숨가쁨, 오심, 발한 또는 두려움 등을 경험한다. 여자는 갑작스런 극도의 피로감(수면부족으로 설명할 수 없는), 배통증 또는 속쓰림, 어지럼증 또는 약화를 더 일반적으로 호소한다.

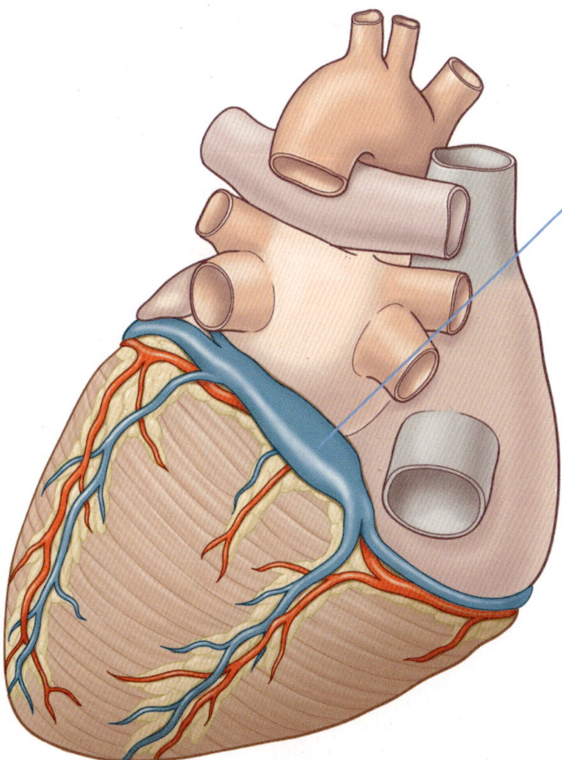

뒤쪽
Posterior

대부분이 **심장정맥**은 심장의 뒤쪽에 큰 수평정맥인 관상동굴로 혈액을 보내서 오른심방으로 혈액을 돌려보낸다. (앞심장정맥은 직접 오른심방으로 혈액을 보내기 때문에 제외한다.)

일상에서의 신체(The body at work)

차단이 점진적으로 발생할 때, 좁아진 관상동맥은 "부행순환"을 한다. 부행순환은 새로운 혈관이 차단된 부위 주변에 혈류를 보내기 위해서 만들어지는 것이다. 새로운 동맥은 산소요구량이 증가된 시간동안 심장근육에 충분한 혈액을 공급하지는 못한다. 그러나 좋은 소식은 일반적인 운동이 더 많은 부행순환을 증진시킨다는 것이다.

중요한 사실(Fast fact)

심장질환은 여성에서 모든 암환자의 2배로 사망한다. 또한 여성은 남성보다 첫 번째 심장사고로 사망하는 경우가 더 흔하다.

심장전도 (Cardiac Conduction)

심장근육은 외재신경의 자극으로 수축하지 않는 유일한 근육이다. 심장은 자발적인 수축을 만드는 심박동조정세포를 가지고 있으며, 이 능력을 **자동성**(automaticity)이라고 한다. 또한 규칙적으로 심장이 박동하기 때문에 **율동성**(rhythmicity)을 가지고 있다고 한다. (비록 외재 신경이 심박동을 지배하지는 않지만, 신경계와 일부 호르몬은 심박동과 율동성에 영향을 미친다.

심장에 의해 생성된 전기자극은 아래 설명하고 있는 것처럼 심근을 따라서 매우 특별한 전도로를 형성한다.

애니메이션(ANIMATION)

1 정상 심장자극은 위대정맥 입구 바로 아래에 있는 오른심방의 벽에 한 지점인 **굴심방결절**(sinoatrial node, SA node)로부터 생성된다.

2 심방사이다발의 전도섬유는 빠르게 자극을 왼심방으로 전도하고 양쪽 심방 모두 수축을 시작한다.

3 그 자극은 3개의 결정사이다발을 따라서 **방실결절**(atrioventricular node, AV node)(심방사이중력의 아래쪽 말에서 오른쪽 방실판막 가까이에 위치)로 전달된다. 그 자극은 심방이 완전히 수축하고 심실에 혈액이 차는 시간을 위해서 상당히 느리게 전달된다. 심장의 뼈대는 심실을 절연하여서 자극이 오직 AV결절을 통해서만 들어갈 수 있도록 한다.

4 AV결절을 통과한 후, 자극은 속도를 낸다. 그것은 히스다발(bundle of His) 또는 **방실다발**(atrioventricular[AV] bundle)로 내려간다.

5 AV다발은 오른쪽 **다발가지**(right bundle branch)와 **왼쪽 다발가지**(left bundle branch)로 분지한다.

6 **푸르킨예섬유**(Purkinje fibers)는 양쪽 심실의 근육에 자극을 전달하여 거의 동시에 수축하도록 한다. 심방사이다발은 전도섬유로서 자극을 빠르게 왼심방으로 전달하여 두 심방이 수축하도록 한다.

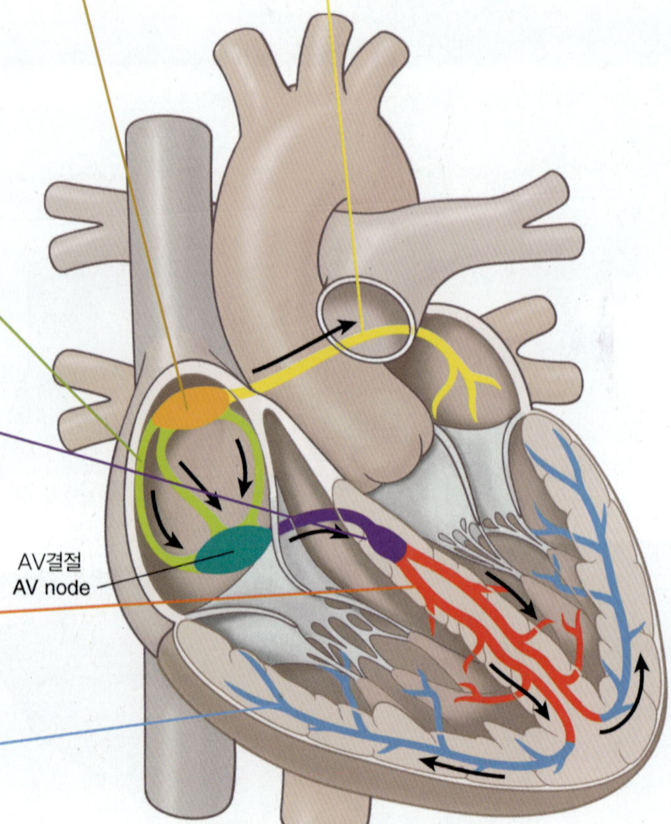

일상에서의 신체 (The body at work)

SA결절은 심장의 1차 페이스메이커이다. SA결절이 흥분되지 않으면, 비록 더 느리기는 하나, AV결절 또는 푸르킨예섬유 안에 있는 페이스메이커세포가 자극을 시작할 수 있다. SA결절이 아닌 페이스메이커를 ***이소성****(ectopic) 페이스메이커라고 한다. 휴식 시 심장의 페이스메이커와 그들의 흥분률은 다음과 같다.*

- ***SA결절 :*** *분당 60~80회 흥분*
- ***AV결절 :*** *분당 40~60회 흥분*
- ***푸르킨예섬유 :*** *분당 20~40회 흥분*

중요한 사실 (Fast fact)

심장은 신호가 심장 안에서 발생하기 때문에, 심장이 인체에서 제거되어도 보호환경을 유지해주면 수 시간동안 박동을 계속할 수 있다.

심전도(Electrocardiogram)

심장자극은 심장 안에서 전기적 흐름으로 생성된다. 이 전류는 주변조직을 통하여 퍼지기 때문에 인체 표면에 전극을 배치하면 감지할 수 있다. 이 신호의 기록을 **심전도**(electrocardiogram, ECG)라고 한다. ECG는 전기활동 또는 자극을 기록한다; 심전도는 심장의 수축을 기록하는 것이 아니다. 정상 심전도를 **정상굴리듬**(normal sinus rhythm)이라고 하는데, 이것은 자극이 SA결절에서 시작하는 것을 의미한다. 불규칙한 심박동을 **부정맥**(arrhythmia)라고 한다.

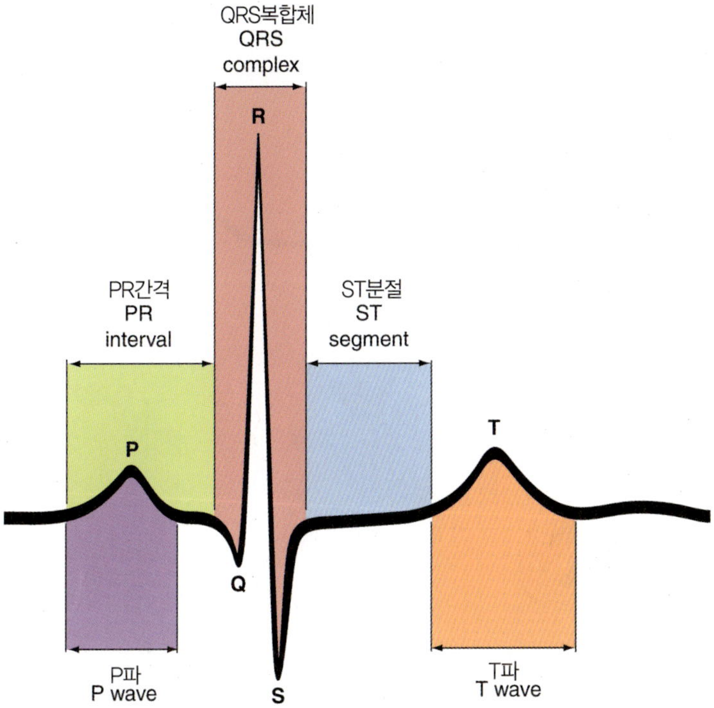

P파(P wave)는 심장의 탈분극을 말한다 : SA결절의 전기자극이 심방으로 전달된 것. 이것은 심방이 수축하기 전에 오른쪽에서 발생한다.

PR간격(PR interval)은 심장의 자극이 심방에서 심실로 이동하는데 걸리는 시간이다.

QRS복합체(QRS complex)는 심실의 탈분극을 뜻한다 : 전기자극이 심실 전체로 퍼진다.

ST분절(ST segment)은 심실의 탈분극 말과 심실 재분극의 시작을 의미한다.

T파(T wave)는 심실의 재분극을 말한다.

기본 강좌 : 부정맥

부정맥은 전도로의 일부가 손상되었거나 SA결절이 아닌 심근의 다른 부위(이소성 페이스메커)가 박동할 때 나타난다. 일반적인 심근 부정맥은 심방조동, 심실조기수축 및 심실세동 등이 포함된다.

심방조동은 심방의 이소성 페이스메이커가 빠르게 흥분할 때, 심방은 분당 200~400회 수축한다. AV결절은 180회/분을 초과하는 자극을 차단하여서 생명을 위협하는 심실반응으로부터 심장을 보호한다. 적절한 심방기능이 적적한 심실기능에 중요하지 않기 때문에, 심방조동은 보통 생명을 위협하지는 않는다.

심실조기수축은 단일 박동 또는 수회 박동의 격발로 유발되는데, 심실의 이소성 페이스메이커의 흥분이 발생한다. 심실조기수축은 심각한 증상을 지적하는 것으로, 심실조기수축을 악화시키는 요인은 수면부족, 카페인 또는 감정적 스트레스 등이다.

반면에 심실세동은 생명을 위협하는 응급상황이다. 심근의 다른 부위에서 오는 전기적 신호 때문에, 세동은 심장은 수축하지 않고 진동하게 된다. 세동하는 심장은 피를 펌핑하지 못하기 때문에, 심박출 감소와 심장마비가 빠르게 진행된다.

심실세동은 즉시 제세동을 요구한다. 이 과정에서, 강한 전기적 쇼크는 큰 전극을 통해서 심장으로 전달되고, 심근 전체가 탈분극한다. 탈분극으로부터 가장 먼저 회복되는 심장 부위는 SA결절이라면, 굴율동은 회복될 것이다. 제세동은 심실세동을 치유할 수 있는 유일한 방법이라는 것을 기억하라; 원인이 치료되는 것은 아니다. 그러나 굴율동은 회복되면, 다른 치료를 실시하여 부정맥의 원인을 치료해야 할 것이다.

심장주기(Cardiac Cycle)

한 심박동의 시작에서 다음 심박동의 시작까지를 심장주기라고 한다. 심장주기는 2단계로 구성되어 있다 ; **수축기**(systole)와 **이완기**(diastole). 양쪽 심장은 동시에 수축한다 ; 그런 다음 동시에 이완되고 양쪽 심실이 수축한다.

심장수축과 판막의 닫힘으로 생산되는 진동은 "두근-두근" 심음을 생산하며 청진기로 들을 수 있다. 1심음은 더 크고 더 길다; 2심음은 더 부드럽고 날카롭다.

1회 심박동동안 발생하는 일은 다음과 같다.

애니메이션(ANIMATION)

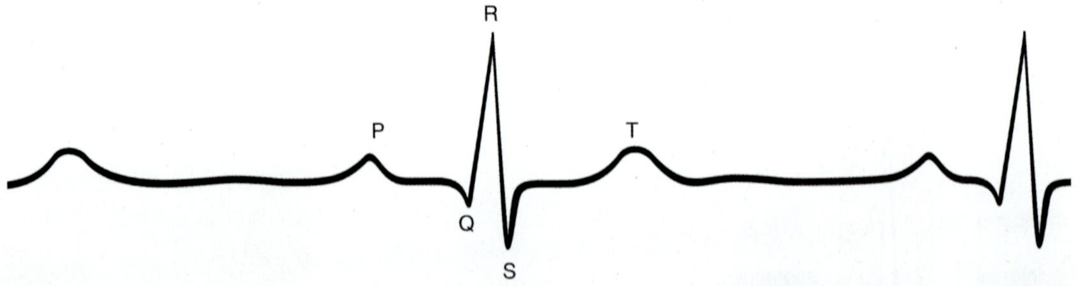

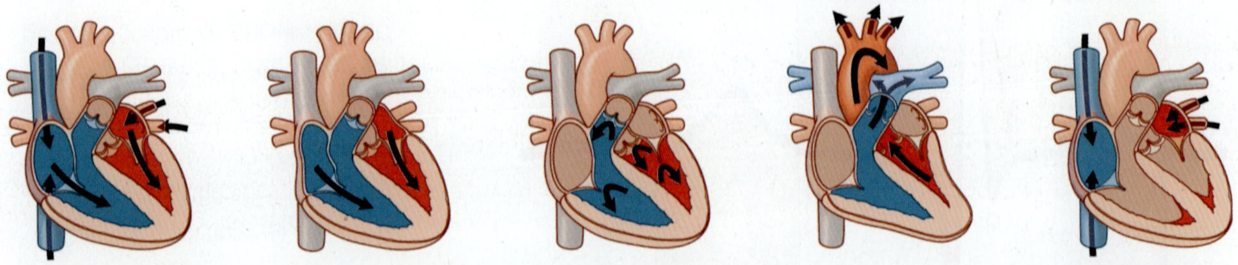

1 수동 심실충만 (passive ventricular filling)
- 환류한 정맥혈이 심방을 채우고, 그 압력은 심실 안에서 상승한다.
- AV판막이 열리고 혈액이 심실로 흐른다.
- ECG상 심방 탈분극의 끝에서 P파가 나타난다.

2 심방성 수축 (atrial systole)
- AV판막이 열리고 반달판이 닫힌다.
- 심방은 수축하여서 혈액을 박출한다.
- 심실은 이완하고 혈액이 찬다.

3 등용적성 수축 (isovolumetric contraction)
- 심실이 수축하기 시작하지만 아직 반달판이 열려있는 짧은 기간이다. (주의 : 접두어 iso는 "같다"를 의미한다 ; 용적성은 용적을 말한다. 따라서 등용적성은 같은 용적이라는 뜻이다.)
- 심실의 혈액 용적은 그대로 남아 있지만, 압력은 심실이 수축하면서 빠르게 상승한다.
- ECG상 R파가 출현한다.
- **1심음이 들린다.**

4 심실박출 (ventricular ejection)
- 심실의 압력이 허파동맥과 대동맥의 압력을 능가할 때, 반달판이 열린다.
- 혈액은 심실 밖으로 나간다 ; 처음에는 빠르게 그후로는 더 느리게 압력이 감소한다.
- 심실은 모든 혈액을 박출하지는 않는다. 박출 말에 심실에 남아 있는 혈액은 **잔기용적**(residual volume)이다.
- 이 시기 말에 T파가 발생하고, 순간 최대 심실압이 시작된다.

5 등용적 심실이완 (isovolumetric ventricular relaxation)
- 이 시기는 심실박출 말으로, AV판막이 열리기 전이지만, 심실로 역류되는 혈액을 막기위해서 반달판은 닫힌 상태이다.
- 심실의 혈액용적은 변하지 않지만, 심실이 이완하기 때문에 압력은 극적으로 감소한다.
- ECG 상 T파가 끝난다.
- **혈액이 역류되는 것을 막기 위하여 반달판막이 닫힐 때 2심음이 들린다.**

일상에서의 신체(The body at work)

오른심실과 왼심실은 혈액의 약 70%를 수동적으로 받는다 : 혈액은 승모판막과 삼첨판막이 열린 후에 오른심방과 왼심방으로 흐른다. 충만기의 후반부에 양쪽 심방은 수축한다. 심방추력으로 알려진, 이 수축은 심방에 혈액이 30%만 남고 심실로 이동한다.

대조적으로, 심실은 모든 혈액을 동맥으로 보내기 위하여 능동적으로 수축한다. 이것은 심실이 적절히 기능하는 심방보다 더 생존에 중요한지를 명백히 알려준다.

심박출(Cardiac Output)

심박출량(cardiac output)은 분당 심장이 펌핑하는 혈액의 양이다. 심박출량은 분당 심장 박동 수인 **심박수**(heart rate)와 각 심박수마다 박출되는 혈액의 양인 1회 **박출량**(stroke volume)을 곱한 값이다.

심박출량		심박수		1회박출량
1분당 심장이 펌핑하는 혈액의 양	=	분당 심장이 박동하는 횟수	×	각 심박동마다 심장에 의해서 박출되는 혈액의 양

전형적인 휴식 시 심박수는 분당 75회이다. 그리고 각 박동마다 심장은 70ml의 혈액을 박출한다 : 이것은 1회박출량이다. 심박출량을 계산하기 위해, 75 ×70를 하면 5250ml 또는 5리터의 혈액이 분당 박출되는 것이다.

심박출량은 활동을 하면 증가하는데, 평균 휴식 시 심박출량은 분당 5~6 리터이다. 심장이 더 큰 1회박출량(잘 관리된 운동선수의 심장)을 보인다면, 그 심장은 분당 5리터의 심박출량을 유지하는데 수회의 박동으로 가능하다. 이것은 운동선수의 맥박이 느린 이유를 설명한다.

심박출량이 심박동수와 1회박출량을 곱한 값과 같기 때문에 심박출량은 2가지 방법으로 영향을 줄 수 있다:

1. 심박동수 변화
2. 1회박출량 변화

쉽게 이해하기(That Makes Sense)

심박출량에 영향을 미치는 변수를 명확히 하기 위하여, 당신이 구식 수동펌프로 물을 기르는 것을 상상하라. 당신이 펌프질을 많이 하면 할수록(심박수), 더 많은 물을 기를 수 있을 것이다(심박출량). 물론, 손으로 100번마다 펌프질을 해서 채울 수 있는 양동이의 개수는 물의 용적(1회 박출량)에 따라 다양할 것이다. 예를 들어, 수압이 낮아서 물이 똑똑 떨어진다면, 100회 펌프질을 해도 한 양동이를 채우기 힘들 것이다. 그런, 수압이 강하다면, 100회 펌프질로 여러 개의 양동이를 채울 것이다.

이 2가지 요인은 서로 의존적이라는 것을 기억하라. 심박동수가 증가하면, 1회박출량은 감소한다. 빠른 심박동은 심실충만에 걸리는 시간이 짧기 때문이다.

심박동수(Heart rate)

개인의 심박수 또는 맥박은 분당 심방박동 횟수이다. 신생아는 분당 120회의 심박수를 갖는다. 젊은성인여성은 심박수가 분당 72~80회이다 : 젊은 성인 남성은 분당 64~72회이다.

영구적으로 맥박이 분당 60회 이하인 것을 **서맥**(bradycardia)이라고 하는데, 이것은 수면동안이나 운동선수에게서는 일반적으로 발생한다. 영구적으로 심박동수가 100회 이상이면 **빈맥**(tachycardia)이라고 한다.

중요한 사실(Fast fact)

인체의 총 혈액용적은 4~6리터이다. 정상심박출량은 분당 5리터이며 이것은 분당 심방을 통과하는 혈액의 총 인체 용적을 의미한다.

심박수에 영향을 미치는 요인들 (Factors Affecting Heart Rate)

심장은 자신이 박동을 생성하고 유지한다. 그러나 신경계는 심박수를 시작하지는 못할지라도, 심장율동과 수축력에 변화를 줄 수 있다. 특히 숨뇌는 인체의 변화를 감지하고 교감신경계나 부교감신경계(자율신경계의 분지)에 신호를 보내서 심박수를 증가시키거나 감소시킨다. 그 과정은 다음과 같다 :

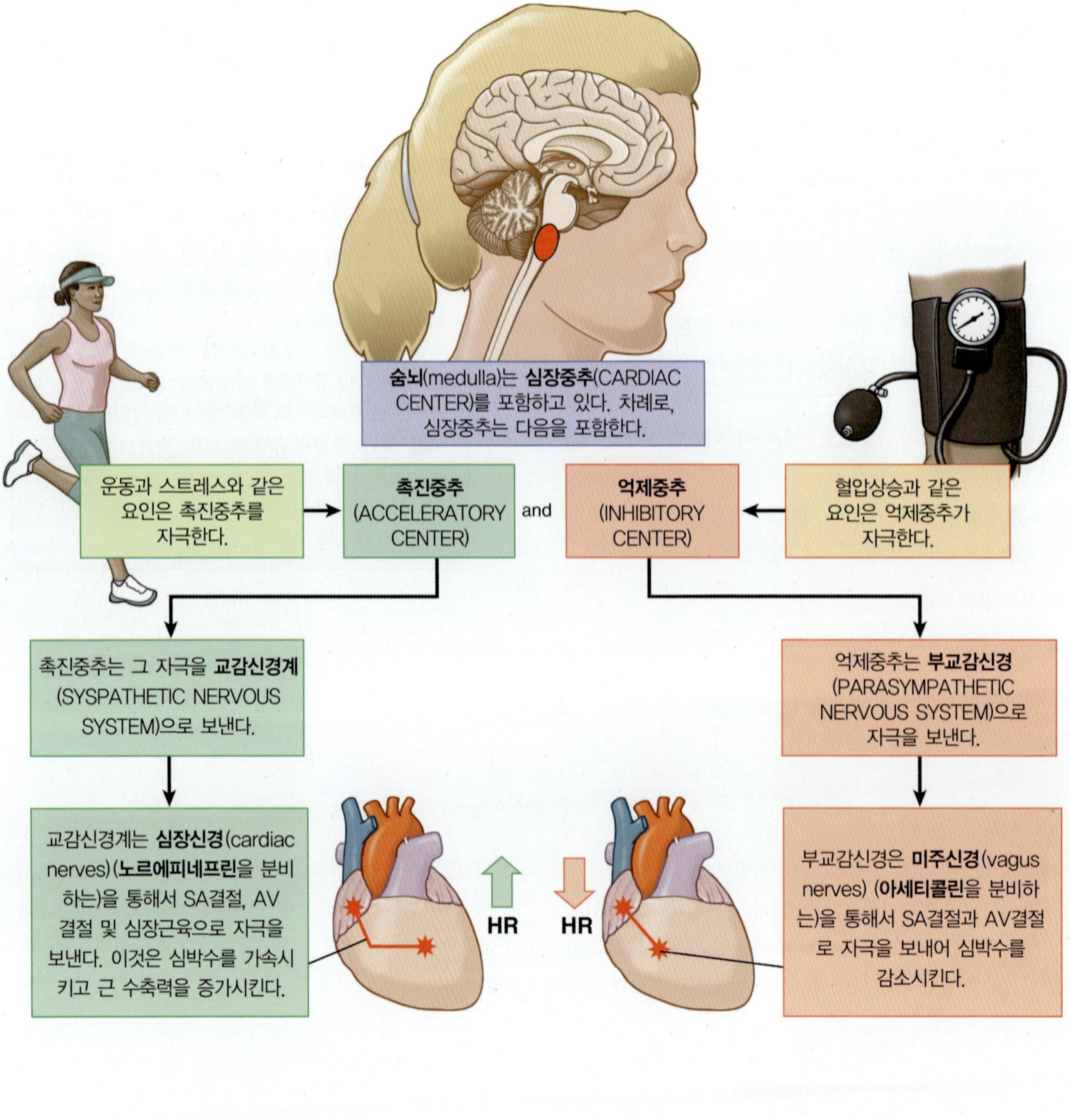

더 자세한 정보는 10장 *신경계*를 참고.

심장중추로의 입력(Input to the Cardiac Center)

숨뇌의 심장중추는 다양한 원천으로부터 심박수에 변화가 생길 때가지 입력을 받는다. 이것은 근육, 관절, 동맥 및 뇌줄기 안에 있는 수용기를 통해서 가능하다. 예를 들어 :

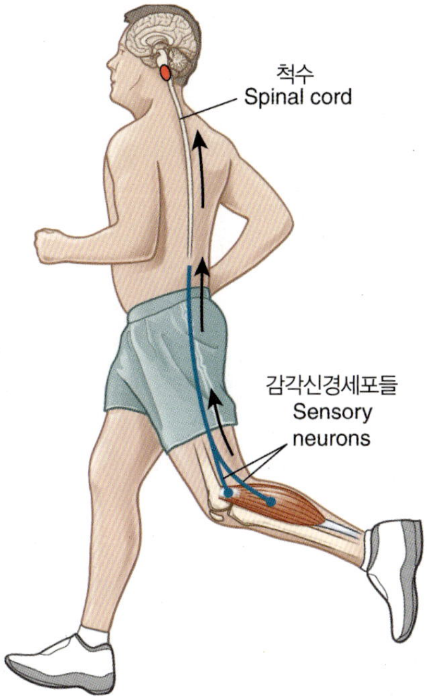

기본 강좌 : 감정과 심박수

두려움, 통증, 슬픔 및 화와 같은 감정은 모두 심박수에 영향을 미친다. 감정은 뇌 안에 두 개의 아몬드 모양의 영역인 편도체에 의해서 발생하는데, 편도체는 감정과 연관된 기억의 형성 및 저장에 중요한 역할을 한다. 편도체의 자극(감정에 의한 것처럼)은 자율신경계로 자극을 전달한다.

두려움, 염려 및 화는 모두 심박수를 빠르게 증가시킨다. 대조적으로 슬픔은 심박수를 감소시킨다. 흥미롭게도, 스카이 다이빙이나 고공다이빙과 같은 위협적인 일을 하고 있는 것을 상상하는 것도 심박수를 증가시킬 수 있다.

1 고유수용성감각수용기들(proprioceptors)

근육과 관절 안에 잇는 **고유수용성감각수용기**(proprioceptors)는 신체활동 중에 변화를 심장중추로 보낸다. 이것은 근육이 더 많은 혈액을 요구하기 전에 심장의 박출량을 증가시킨다.

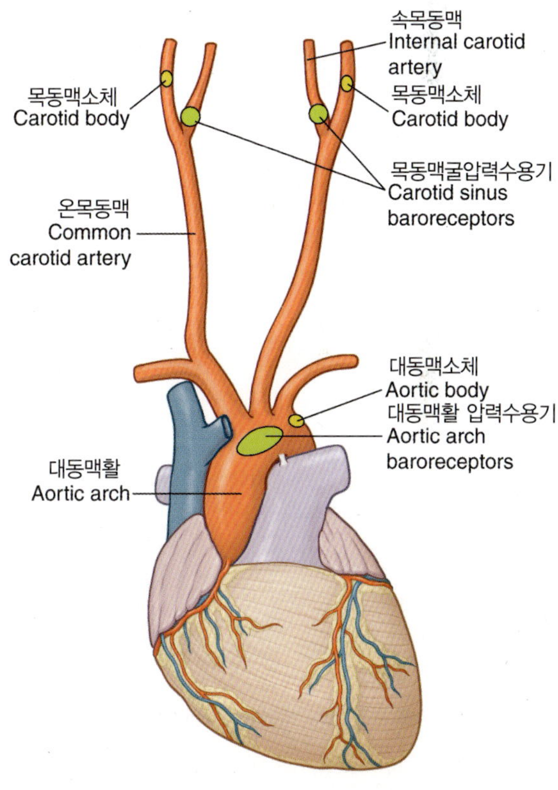

2 압력수용기(baroreceptors)

압력수용기(baroreceptors, pressoreceptors)는 대동맥과 속목동맥 안에 있는 압력감지기로써 혈압의 변화를 감지한다. 혈압이 감소하면 심박출량이 감소한다 ; 따라서 심장촉진중추는 심방이 더 빨리 박동하도록 심박수를 자극하고 심박출량을 유지할 것이다. 반대로, 혈압이 갑자기 상승하면 심박수를 감소시키라는 자극이 발생하고 심박출량이 감소하고 혈압이 감소한다.

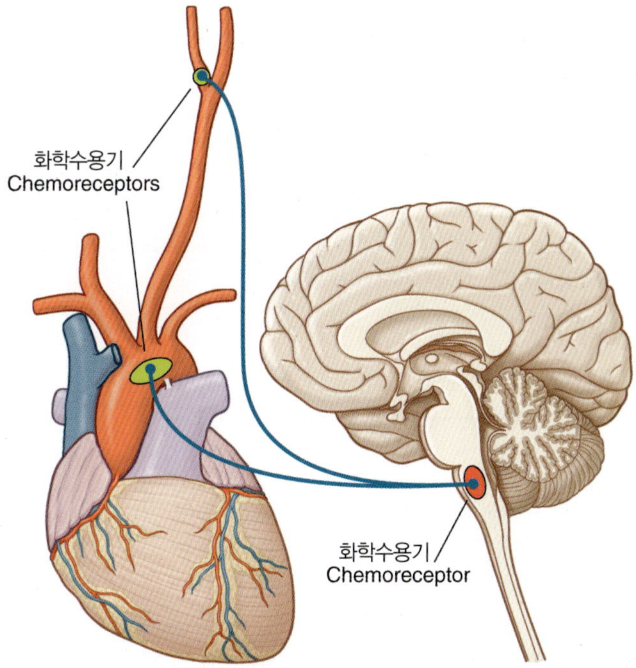

3 화학수용기(Chemoreceptors)

화학수용기(Chemoreceptor)는 대동맥활, 목동맥, 그리고 숨뇌에 위치하여, 이산화탄소의 증가, 산소감소, pH감소 등을 감지한다. 반응으로는, 교감신경계가 심박수와 1회박출량을 증가시켜서 더 많은 산소가 순환하도록 한다.

1회박출량(Stroke Volume)

1회박출량은 심박출량에 영향을 주는 두 번째 요인으로 심실용적의 100%에 해당하지는 않는다. 전형적으로, 심실은 그것들의 혈액용적의 60%~80%를 박출한다. 이 비율을 **박출계수**(ejection fraction)라고 한다. 박출계수는 심실이 약하거나 심시부전일 때 중요하게 낮아진다.

1회박출량에 영향을 미치는 요인들(Factors Affecting Stroke Volume)

1회박출량은 **전부하**(preload), **수축력**(contractility), 및 **후부하**(afterload) 등의 3요소에 의해 영향을 받는다.

애니메이션(ANIMATION)

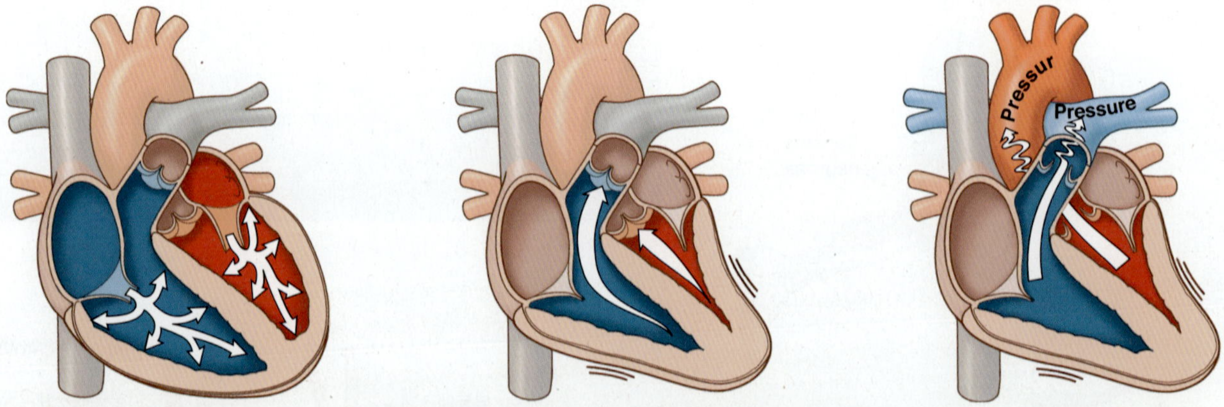

전부하(Preload)

- 전부하는 심실이 수축하기 전에 심실근의 장력 또는 신장력을 말한다.
- 심장으로 들어가는 혈액이 많으면 많을수록, 심실은 더 신장된다.
- 예 : 고무줄 발사를 생각해 보자. 당신이 고무줄을 놓기 전에 고무줄에 있는 장력 또는 신장력이 전부하이다.

수축력(Contractility)

- 수축력은 심실박출이 발생할 때의 힘이다.
- 심실의 신장력이 크면 클수록(제한 범위 안에서), 수축하는 힘은 더 크다. 이것을 심장의 **스탈링법칙**(Starling's law of the heart)이라고 한다.
- 이완기 말에 심실 안의 혈액의 양이 심실의 신장량을 결정하기 때문에, 분당 심장으로 환류하는 혈액이 많으면 많을수록, 심장은 더 힘있게 수축할 것이다. 그러나 너무 많은 혈액이 환류되면 심장근은 과신장되어서 탄력성을 상실한다.
- 예 : 고무줄을 신장하면 할수록, 고무줄을 놓으면 더 많이 수축할 것이고 더 멀리 날아갈 것이다. 반대로, 오랜된 고무줄은 과신장하면 탄력성이 상실되어서 고무줄을 놓아도 멀리 날아가지 않는다.

후부하(Afterload)

- 심장이 박출하는 혈액용적에 대항하는(동맥 안의 혈액 압력과 같은)심장의 힘을 후부하라고 한다.
- 후부하가 증가하면(고혈압과 같은) 심실로부터 박출되는 혈액에 대항하여 1회박출량이 감소한다.
- 예 : 고무줄을 물 위로 발사하면, 수압(후부하)이 고무줄의 앞쪽 움직임에 저항을 줄 것이다.

!

쉽게 이해하기(That Makes Sense)

수축력에 영향을 주는 요인을 ***심근수축제****(inotropic agents)라고 한다. (팁 : 이 용어를 기억하기 위하여, "in"을 생각하라. 심근수축제는 심장근육이 안쪽으로 수축하는 능력에 영향을 준다.) 수축력을 증가시키는 약물(강심제)은 과도한 칼슘과 에피네프린을 포함한다. 수축력을 감소시키는 약물(약심제)는 칼슘차단제와 과도한 칼륨을 포함하고 있다.*

심박수에 영향을 주는 약물을 ***변시제****(chronotropic agents)라고 한다. (팁 : 접두어 chron-은 시간에 관련된 것으로 연대기를 뜻한다. 따라서 변시는 일정한 시간동안 심박수의 횟수에 관련된 것이다.) 심박수를 증가시키는 약물(양성변시제)는 에피네프린과 저농도 칼슘이다. 심박수를 증가시키는 약물(음성변시제)은 아세틸콜린과 고농도 칼륨이다.*

기본 강좌 : 울혈성심부전

울혈성심부전은 심실이 혈액을 효과적으로 박출하지 못할 때 발생한다. 울혈성심부전은 심근경색으로 인해 약해진 심실근으로 발생할 수 있다. 또한 장기간 고혈압이나 힘없는 심장판막이 모두 심장이 힘들게 일하도록 하여서 심실을 약화시킬 수 있다. 허파질환은 오른심실이 혈액을 허파순환으로 박출하기 어렵게 하기 때문에, 만성허파질환은 오른심실에 부하를 일으킨다. 오랜 시간동안, 오른심실의 실패를 야기하며 이것은 오른심실부전이라고 한다.

왼심실부전은 왼심장부전이라고 한다. 울혈성심부전의 증상은 심장의 손상측에 따라서 다양하다. 그러나 한쪽 심실부전은 다른 심실에 부하를 가중시킨다는 것을 기억하라. 궁극적으로 양쪽 심실이 모두 부전된다.

왼심실부전(Left Ventricular Failure)

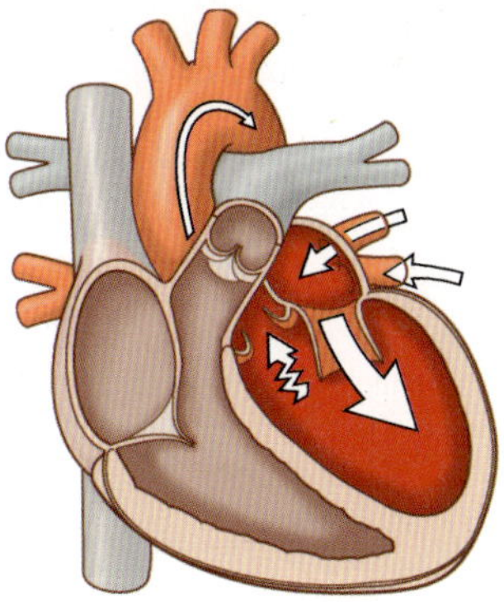

왼심실부전은 왼심실이 허파로부터 받는 혈액을 모두 박출하지 못하게 한다.

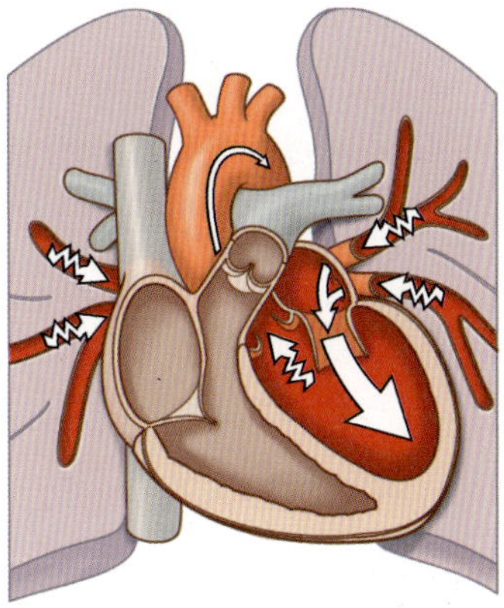

결론적으로 혈액은 허파로 역류된다.

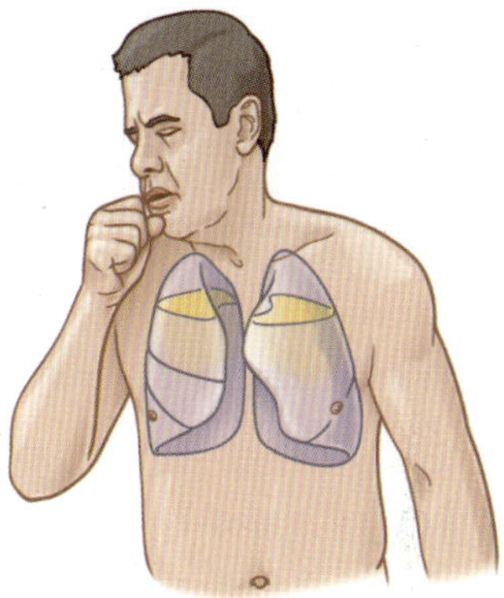

왼심실부전의 원인은 다음과 같다 :
- 숨가쁨
- 허파부종
- 기침

오른심실부전(Right Ventricular Failure)

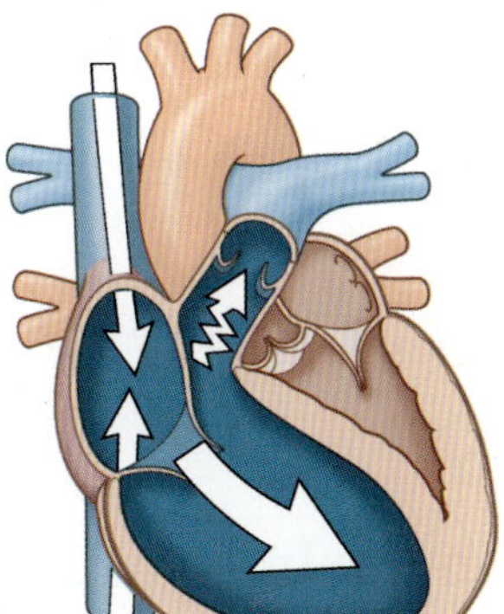

오른심실부전은 수축기순환으로부터 오른심실이 혈액을 받고 모두 박출하지 못하게 된다.

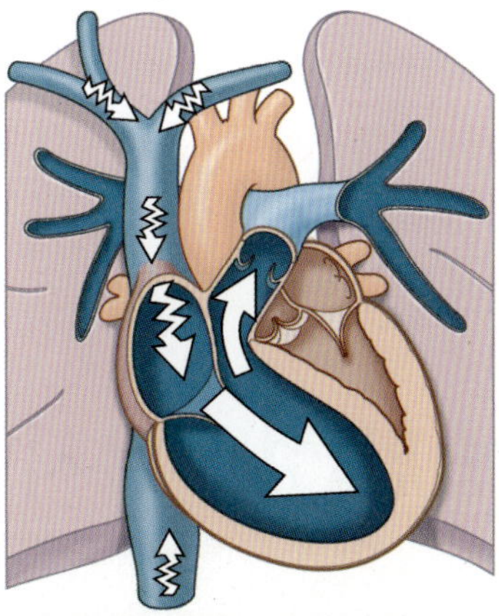

혈액은 대정맥과 말초혈관계로 역류된다.

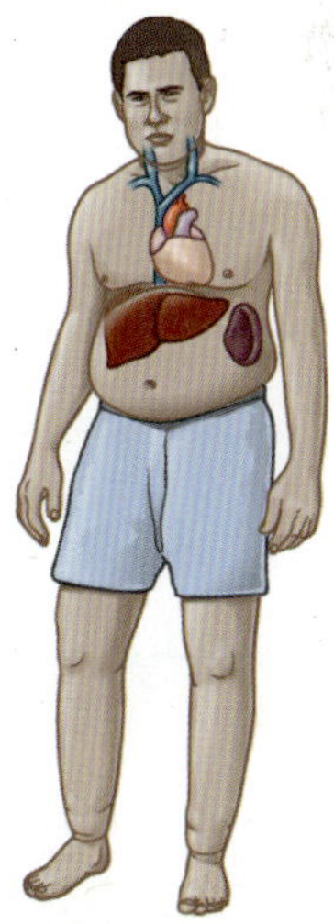

오른심실부전의 원인은 다음과 같다 :
- 일반적으로 전신부종(계통부종)
- 간과 지라의 확대
- 복수
- 목정맥의 팽창
- 발목관절, 발 및 손가락의 부종

중요한 사실(Fast fact)

성인당뇨는 심장부전으로 발전할 위험성이 2~8배이다. 당뇨병 진행과정이 심장근육을 특징적으로 손상시키기 때문이다.

핵심 용어 분석(Review of Key Terms)

후부하(afterload) : 심장의 박출을 방해하는 힘

대동맥판막(aortic valve) : 대동맥에서 왼심실로 혈액이 역류되는 것을 막아주는 심장판막

심첨(apex): 심장의 끝지점으로 최대 자극점이 위치

방실결절(atrioventricular node) : 심방에서 심실로 자극을 전달하는 심방사이중력 안에 있는 페이스메이커 세포집단

심방(atrium) : 심장의 위쪽 방

자율성(automaticity) : 신경자극없이 심장근육이 수축하는 독특한 능력

압력수용기(baroreceptors) : 혈압의 변화를 감지하기 위하여 대동맥과 목동맥에 위치하는 압력 감지기

심저(base) : 심장의 가장 바닥부위로 큰 혈관의 출입구

심장주기(cardiac cycle) : 한 심박동의 시작에서 다음 심박동의 시작까지의 일련의 사건들

심박출량(cardiac output) : 분당 심장이 박출하는 혈액의 양

화학수용기(chemoreceptors) : 대동맥활, 목동맥 및 숨뇌에 위치한 감지기로 증가된 이산화탄소 농도, 감소된 산소농도 및 pH감소를 감지

힘줄끈(chordae tendineae) : AV판막의 가장자리와 유두근육을 연결하여서 심실수축기동안에 판막이 전도되는 것을 막아주는 힘줄끈

관상동맥(coronary arteries) : 산화된 혈액을 심장근육으로 전달하는 혈관

관상굴(coronary sinus) : 오른심방으로 혈액을 전달하는 심장 뒤쪽의 큰 가로정맥

이완기(diastole) : 심장근육이 이완하는 시기

심전도(electrocardiogram) : 심장의 전기적 흐름을 기록

심속막(endocardium) : 심장의 방을 싸고 있는 안쪽 막

심바깥막(epicardium) : 심장의 표면에 있는 묽은 막

세로칸(mediastinum) : 허파와 복장뼈 밑의 공간

승모판(mitral valve) : 왼심방과 왼심실의 혈류를 조절하는 판막

심장근육(myocardium) : 심장벽의 중간층으로 심장근육으로 구성

심막공간(pericardial cavity) : 소량의 묽은 액체를 포함하고 있는 묽은 심막의 점성층과 마루층 사이의 공간

심막(pericardium) : 심장과 큰 혈관의 시작지점을 담고 있는 섬유성 주머니 막

전부하(preload) : 심실이 수축하기전에 심실근육의 장력 또는 신장력

고유수용성감각(proprioceptors) : 신체활동에서 변화를 심장중추로 보내는 근육과 관절의 감지기

허파판막(pulmonary valve) : 대동맥에서 왼심실로 역류를 막아주는 심장판막

푸루킨예섬유(Purkinje fiber) : 다발가지에서 심실근육까지 퍼져있는 심장근육세포; 심장전도계의 마지막부분을 형성

율동성(rhythmicity) : 규칙적으로 박동하는 심장의 능력에 관한 용어

반달판(similunar valves) : 심실과 큰동맥 사이의 흐름을 조절하는 2개의 판막

굴심방결절(sinoatrial node) : 심장의 일차 페이스메이커로 정상심장자극이 발생하는 부위

1회박출량(stroke volume) : 박동마다 심장이 박출하는 혈액의 양

수축기(systole) : 심장의 방이 수축하는 것

삼첨판(tricuspid valve) : 오른방실판막이라고도 하는데 오른심방과 오른심실 사이의 혈액을 조절한다.

심실(ventricles) : 심장의 아래쪽 2개의 방

학습한 정보 유지하기(Own the information)

이 장에서 학습한 정보를 기억하기 위해서는 학습한 내용을 반영할 수 있는 시간이 요구된다. 따라서, 하얀 종이에 학습하고 토론한 중요 주제를 회상하면서 써내려가 본다. 그리고, *DavisPlus* 웹사이트에 접속하고 14장의 학습목표를 체크하여 본다. 쓴 모든 내용이 이 장의 학습목표와 완전히 일치하는가? 그렇지 않으면, 이 장을 적절하게 다시 살펴 본다. 그리고, 학습 목표의 개념을 다시 써보거나 그려본다.

14장의 중요 주제 :

- 심장의 크기, 위치 및 주요 구조들
- 심장이 만드는 소리
- 심장의 방, 판막 그리고 큰 혈관들
- 심장을 흐르는 혈액
- 관상순환
- 심장의 전도 및 심전도
- 심장주기
- 심박출량과 심박출량에 영향을 미치는 요인들

학습점검(Test Your Knowledge)

1. 심장의 최대자극지점은 어디인가?
   a. 심장 세로칸
   b. 심저
   c. 심장 첨부
   d. 대동맥

2. 심장벽의 방을 형성하는 부분은?
   a. 심근
   b. 심막
   c. 심속막
   d. 심장바깥막

3. 왼심방과 왼심실사이의 혈류를 조절하는 심장판막은 무엇인가?
   a. 허파판막
   b. 대동맥판막
   c. 삼첨판막
   d. 승모판막

4. 오른심방에 혈액을 공급하는 큰 혈관의 이름은 무엇인가?
   a. 위대정맥
   b. 대동맥
   c. 허파동맥
   d. 허파정맥

5. 심근은 어떤 방법으로 혈액을 공급받는가?
   a. 왼심실로부터 혈액을 받는다.
   b. 관상굴을 통해서 혈액을 받는다.
   c. 심장의 방을 통해서 들어오는 것 이외에 추가적인 혈액공급은 받지 않는다.
   d. 오른관상동맥과 왼관상동맥을 통해서 혈액을 받는다.

6. 심장의 일차 페이스메이커는 무엇인가?
   a. 방실결절
   b. 푸르킨예섬유
   c. 교감신경계
   d. 굴심방결절

7. 심전도에서 QRS복합체의 의미는?
   a. 심방의 탈분극
   b. 심실의 탈분극
   c. 심실의 재분극
   d. 심방에서 심실로 자극전도

8. 심장의 주기는?
   a. 분당 심장이 박출하는 혈액의 양
   b. 자발적으로 박동하는 심장의 능력
   c. 왼심실이 박출하는데 걸리는 시간
   d. 한 심박동의 시작에서 다른 심박동의 시작까지의 일련의 사건들

9. 심박출량은 다음과 같다:
   a. 심박동수 곱하기 1회박출량
   b. 1회박출량 곱하기 박출계수
   c. 연령 곱하기 심박동수
   d. 각각의 수축마다 심실이 박출하는 혈액의 비율

10. 부교감신경이 미주신경을 통해서 심장으로 보내는 자극은?
    a. 심박수 감소
    b. 심박수 증가
    c. 심박수에 영향을 미치지 않는다.
    d. 혈압 상승으로 인해 심박수 감소

11. 심실근육이 수축하기 전에 가지고 있는 장력 또는 신장력을 무엇이라고 하는가?
    a. 수축력
    b. 후부하
    c. 복수
    d. 전부하

14장 답

1. 정답 : c. 세로칸은 허파와 심장이 누워있는 사이의 공간이다. 심저는 심장의 가장 넓은 부분이고, 심장의 위쪽 오른부위에 위치한다. 대동맥은 큰 혈관 중 하나이다.
2. 정답 : c. 심근은 심장의 중간에 위치하는 근육이다. 심막은 심장을 둘러싸는 2겹의 주머니다. 심바깥막은 심장의 표면이다.
3. 정답 : d. 허파판막은 허파동맥에서 오른심실로 혈액이 역류되는 것을 막는다. 대동맥판막은 대동맥에서 왼심실로 혈액의 역류를 막는다. 삼첨판은 오른심실에서 오른심방으로 혈액이 역류되는 것을 막는다.
4. 정답 : a. 대동맥은 몸에 혈액을 공급한다. 허파동맥은 허파에 혈액을 공급한다. 허파정맥은 왼심방에 혈액을 공급한다.
5. 정답 : d. 왼심실과 심장의 다른 부위의 혈액은 심근이 필요로 하는 산소를 공급하지 않는다. 관상굴은 큰 정맥으로 탈산소 혈액을 오른심방으로 보낸다.
6. 정답 : d. 방실결절은 SA결절에서 자극을 전도받고 이것을 심실로 전달한다. 푸르킨예섬유는 양쪽 심실의 근육을 통하여 자극을 전달한다. SA결절에 부전이 발생하면, AV결절과 푸르킨예섬유가 자극을 시작할 수 있지만, 이것은 일차 페이스메이커가 아니다. 교감신경계는 심박동수를 변경할 수 있으나 페이스메이커의 기능은 없다.
7. 정답 : b. P파는 심방의 탈분극, T파는 심실의 재분극, PR간격은 심장의 자극이 심방에서 심실로 이동하는데 걸리는 시간이다.
8. 정답 : d. 심박출량은 분당 심장에 의해서 박출되는 혈액의 양이다. 심장이 자발적으로 박동하는 능력은 율동성이라고 한다. 심실이 자신의 혈액용적을 박출할 때 걸리는 시간은 심장주기의 일부이다.
9. 정답 : a. 1회박출량 곱하기 박출계수 또는 연령 곱하기 심박동수는 어떠한 정보도 제공하지 않는다. 박출계수는 각 수축마다 왼심실에 의해서 박출되는 혈액의 비율이다.
10. 정답 : a. 교감신경계는 심박수를 촉진하기 위하여 심장근육에 자극을 전달한다. 미주신경의 활동은 혈압을 높이지 않고 낮춘다.
11. 정답 : d. 수축력은 심실박출로 발생한다. 후부하는 혈액 박출에 대항하는 심근력이다. 복수는 배공간에 물이 차는 것이다.

모바일로 이 코드를 스캔하면 Davis*Plus*의 Podcast도서관이 접속됩니다. 또한 **http://davisplus.fadavis.com**에 접속하면 이 단원에 유용한 자료를 이용할 수 있습니다.

제 15 장

15 혈관계 (Vascular System)

성인의 평균 혈관계는 약 60,000 마일 이상으로 지구를 2바퀴 돌 수 있는 길이이다.

중요한 사실(Fast fact)

인체가 휴식을 할 때 심장 안에는 혈액의 4%만이 있고 ; 혈관 안에 존재한다. 즉, 뇌 순환에 약 13%가 관여한다.

인체에 있는 모든 기관, 모든 조직 및 모든 세포는 산소와 영양분을 공급받고 대사산물을 제거하기 위하여 지속적인 혈액공급이 필요하다. 인체는 이러한 필요로 인하여 정교한 혈관을 가지고 있고 이를 혈관계라고 한다.

혈관계는 크다 : 피부표면에서 인체의 가장 깊은 내부장기까지 인체에서 평방인치 단위로 퍼져있다. 혈관계는 인체의 위치 변화(누운 자세에서 바로 선 자세 혹은 바로 선 자세에서 누운자세), 활동 변화 및 체액용적의 변화에 따라 달라져야 한다. 또한 지속적으로 움직이기 위하여 심장과 함께 일해야 한다.

혈관은 크게 3가지 유형으로 구분한다 :

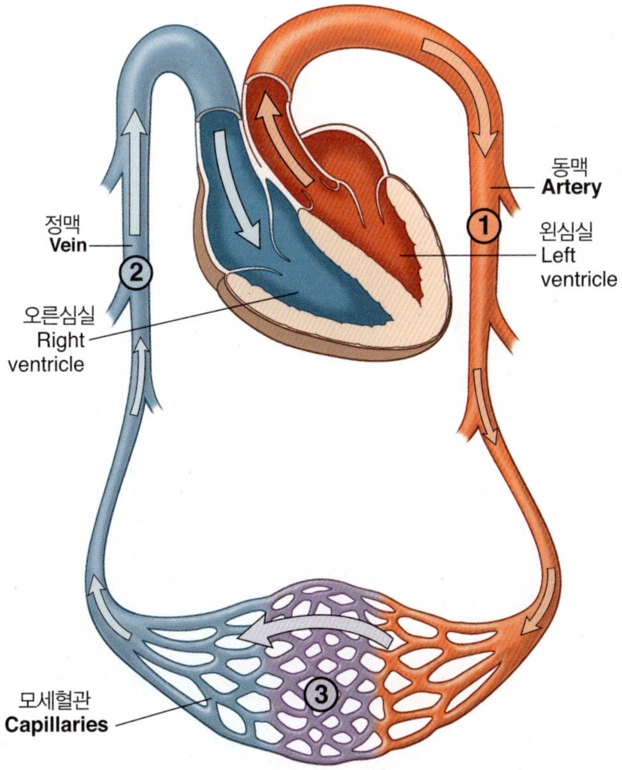

1. **동맥**은 심장으로부터 혈액을 운반한다.
2. **정맥**으로 심장으로 혈액을 운반한다.
3. **모세혈관**은 가장 작은 동맥과 가장 작은 정맥을 연결한다.

쉽게 이해하기(That Makes Sense)

동맥과 정맥 사이의 차이를 기억하기 위해서는 다음을 기억하라 :

- ***동맥**(Arteries) **멀어짐**(Away) : 동맥은 심장으로부터 혈액을 운반한다.*
- ***모세혈관**(Capillaries) **연결**(Connect) : 모세혈관은 동맥과 정맥을 연결한다.*

혈관구조(Vessel Structure)

동맥과 정맥의 벽은 **막**(tunics)이라고 하는 3개의 층으로 되어 있다. 기본층은 **안쪽막**(tunica intima), **중간막**(tunica media), 및 **바깥막**(tunica externa)을 말한다.

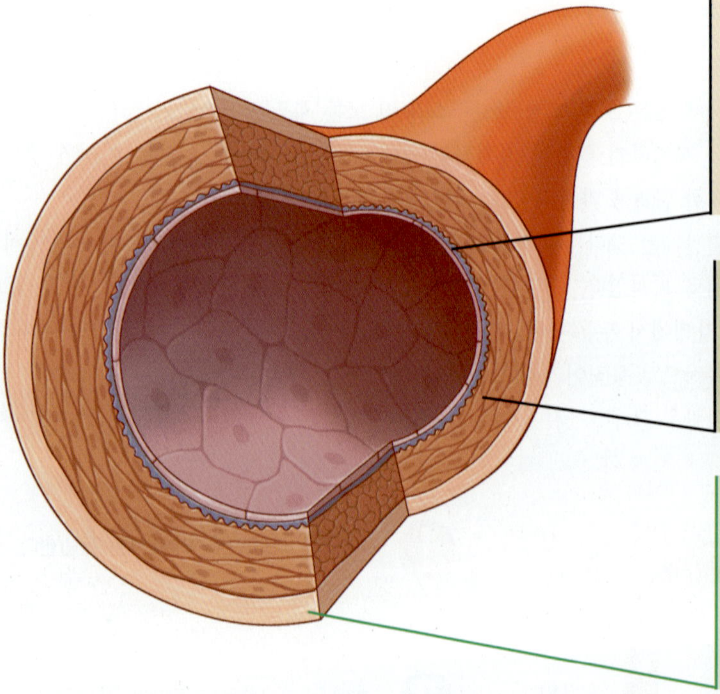

안쪽막(Tunica intima)는 가장 안쪽에 있는 막으로 혈액을 담고 있는 막이다. 안쪽막은 **내피**(endothelium)라고 하는 단순편평상피로 구성되어 있으며, 이 안쪽막은 심장의 내피가 계속되는 것이다. 혈관벽에 끈적임 없이 자유롭게 혈액이 흐를 수 있도록 표면이 부드럽다. 또한 혈관의 확장 혹은 수축을 위해 이 층에서 화합물을 생산한다.

중간막(Tunica media)은 중간층으로 가장 두꺼운 층이다. 민무늬근과 탄력조직으로 구성되어 있으며, 혈관의 직경 변화를 만든다. 중간층의 민무늬근은 자율신경계의 지배를 받는다.

바깥막(Tunica externa)은 바깥쪽 막으로 강하고 유연성 있는 섬유성 결합조직으로 구성되어 있다. 바깥막은 혈관을 지지하고 보호한다. 정맥에서, 바깥막은 가장 두꺼우며, 동맥에서는 보통 중간막보다 얇은 편이다.

기본 강좌 : 동맥류

동맥의 혈류는 고혈압과 관련이 있다. 동맥의 벽이 약하면, 동맥 안의 혈액은 약한 부위를 밀어서 부풀어 오르게 한다. 이것은 동맥류라고 한다. 동맥류의 가장 일반적인 원인은 고혈압을 동반한 죽상동맥경화증이며, 선천성 혈관벽 약증, 외상 혹은 세균감염으로도 발생한다.

동맥류가 가장 호발하는 부위는 대동맥, 콩팥동맥 및 뇌의 바닥에 위치한 동맥이다. 동맥류가 파괴되면 거대한 출혈이 발생할 것이다. 동맥류는 파괴되지 않아도 통증을 야기하고 신경, 조직 및 기관을 압박하여 사망을 야기하기도 한다.

동맥(Arteries)

동맥은 심장으로부터 혈액을 운반한다. 심장이 수축하면 심장은 강하게 혈액을 동맥으로 이동시킨다. 따라서, 동맥은 강해야 하며 높은 혈압을 잘 견뎌야 한다.

심장에 가까운 동맥일수록 크다. 심장에서 멀어질수록 동맥은 가지를 내고 나누어져 작아진다. 마지막에는 가장 작은 동맥인 **세동맥**(arterioles)가 된다. 동맥은 전도동맥, 분배동맥 및 세동맥으로 나누어진다.

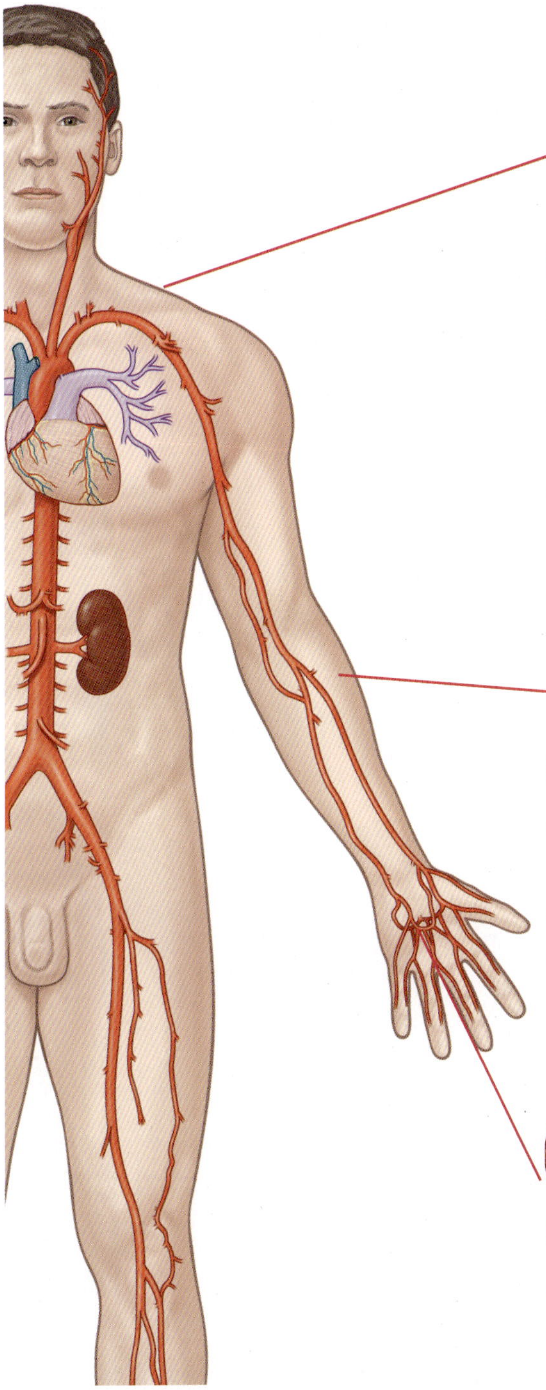

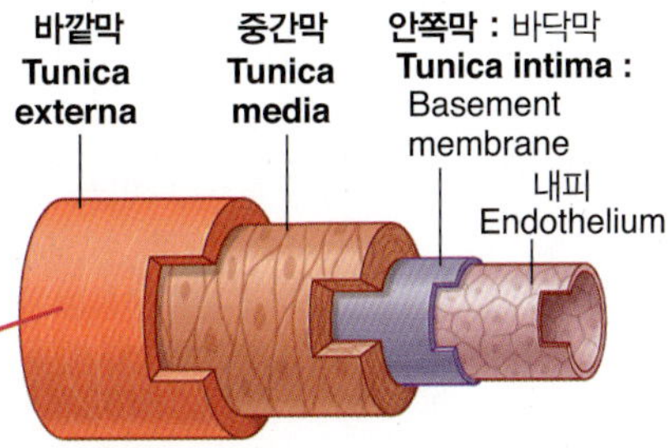

전도동맥(Conducting arteries)

- 인체의 가장 큰 동맥으로 혈액이 들어오면 이완되고 심실이 이완하면 수축한다.
- 안쪽막을 감싸고 있는 많은 수의 탄력섬유 때문에 **탄력동맥**(elastic arteries)이라고 한다.
- *예 :* 대동맥, 온목동맥, 목밑동맥

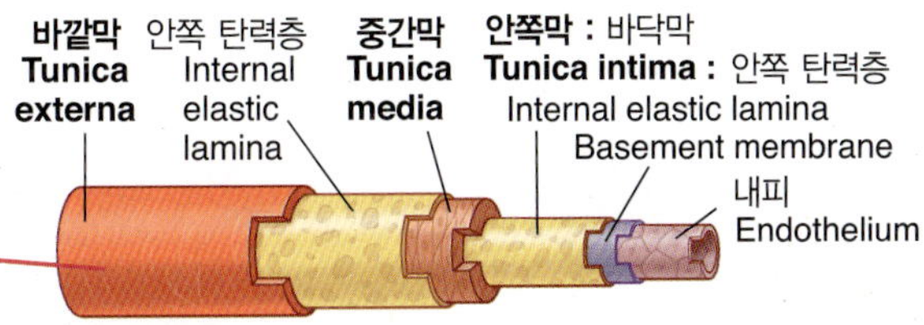

분배동맥(Distributing arteries)

- 이 동맥은 심장으로부터 더 떨어져서 특정 기관과 인체 영역으로 혈액을 운반한다.
- 또한 **근육동맥**(muscular arteries)이라고 하며 탄력동맥보다 직경이 더 작다.
- 예 : 상완동맥, 넙다리 동맥 및 콩팥동맥

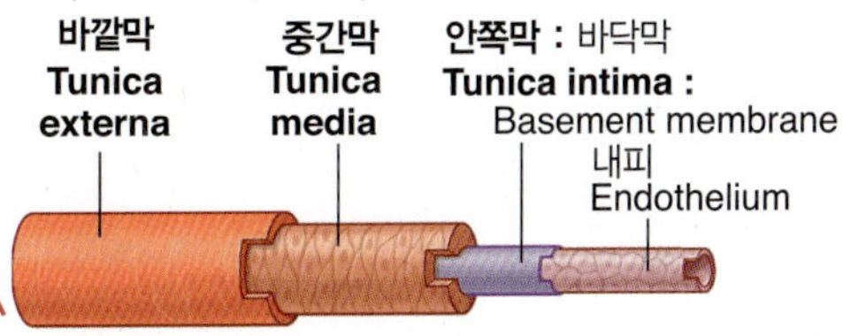

세동맥(Arterioles)

- 세동맥은 가장 작은 동맥이다.
- **저항혈관**(resistance vessels)이라고도 하며, 혈관벽의 민무늬근 수축으로, 세동맥은 혈류에 저항을 주고 혈압을 조절하며 혈액이 기관으로 들어가도록 조절한다.
- 여기서 언급하기에 혈관의 이름이 너무 다양하다.
- 동맥은 **순동맥**(metarterioles)이라고 하는 혈관과 짧게 결합하여 모세혈관과 연결된다.

정맥 (Veins)

혈액은 정맥을 통하여 심장으로 돌아간다. 심장에서 멀어질수록 점진적으로 더 작아지는 가지를 내고 분배되는 동맥과는 대조적으로, 정맥은 심장으로 돌아올수록 점진적으로 더 크고 몇 개의 동맥을 형성한다. 어떤 방법이든지 심장에 가까운 혈관일수록 직경이 크다. 정맥은 동맥과 달리 다음과 같은 특징이 있다 :

- 정맥은 동맥처럼 고혈압을 가지고 있지 않기 때문에 정맥의 벽은 더 얇다.
- 정맥은 압력의 변화는 거의 없이 다양한 혈액량을 운반하기 때문에 신장력이 뛰어나다. 저장하고 있는 혈액의 큰 용량 때문에, 때때로 정맥을 **수용혈관**(capacitance vessels)이라고 한다.
- 정맥은 광범위하게 수축한다. 이러한 특징은 출혈과 같은 이유로 혈액용적이 감소할 때 혈압을 유지하는데 도움이 된다.

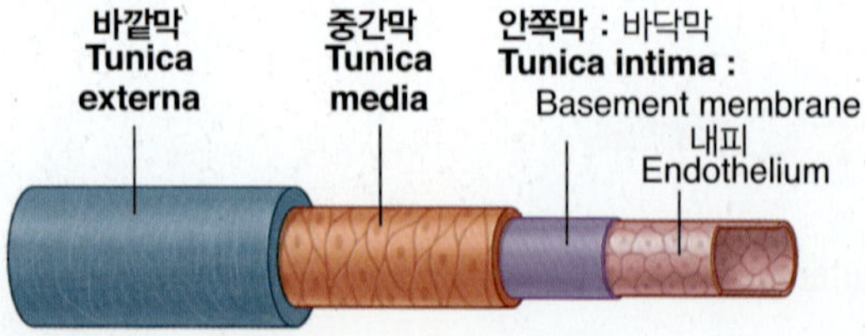

세정맥 (Venules)

- 가장 작은 정맥으로 모세혈관으로부터 혈액을 받는다.
- 세정맥은 매우 얇은 벽으로 되어 있고 몇 개의 내피세포로 구성되어 있다.
- 세정맥은 작은 구멍을 많이 가지고 있어서 주변조직과 체액을 교환한다.

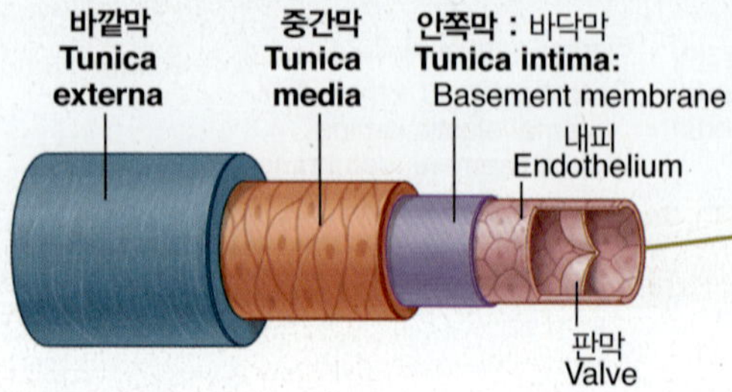

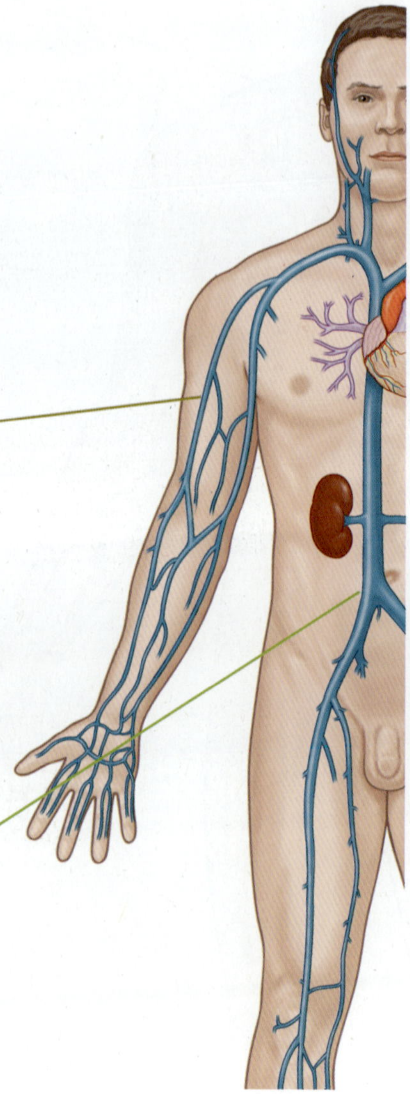

중간정맥 (Medium-Sized Veins)

- 세정맥이 모여서 형성한 정맥으로 심장을 향하며, 중간정맥은 더 두껍고 더 탄력적인 벽으로 되어 있다.
- 이 정맥은 일방향 판막이 있다. 얇은 내피로 된 판막은 심장을 향하는 혈액의 흐름을 유지하고 역류를 방지한다. 다리의 정맥은 심장으로 혈액을 운반할 때 중력에 대항하여야 하기 때문에 가장 많은 판막을 포함하고 있다.
- *예 :* 아래팔의 노정맥과 자정맥, 다리의 두덩정맥

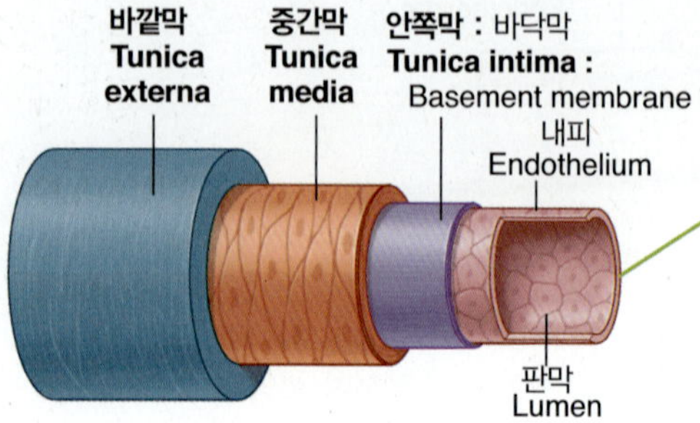

큰정맥 (Large veins)

- 중간정맥이 모여 형성된 큰 정맥은 두꺼운 바깥막을 가지고 있다.
- *예 :* 대정맥, 허파정맥, 속목정맥

모세혈관(Capillaries)

모세혈관은 미세혈관으로 세동맥과 세정맥을 연결한다. 더 중요한 것은 모세혈관은 혈액과 조직 사이에 영양분, 대사산물 및 호르몬을 이동시킨다. 이것은 순환계의 **교환혈관**(exchange vessels)이라고 한다. 적절히 기능하는 모세혈관은 적절히 심박수를 제공한다. 따라서 인체의 세포는 모세혈관으로부터 4 혹은 6개 세포너비 이상은 없다.

그러나 모세혈관은 고르게 분포하지 않는다. 간, 콩팥 및 심장과 같은 고대사 조직은 많은 수의 모세혈관을 포함하고 있다. 힘줄과 같은 섬유성 결합조직은 대사율이 낮아서 적은 모세혈관을 포함하고 있다. 표피, 연골 눈의 렌즈와 각막과 같은 다른 조직은 모세혈관이 없다.

중요한 사실(Fast fact)

정맥은 순환하는 혈액의 50%를 포함한다 ; 대조적으로 동맥은 11%의 혈액을 가지고 있다(휴식 시에는 허파, 심장 및 모세혈관을 포함하고 있다.)

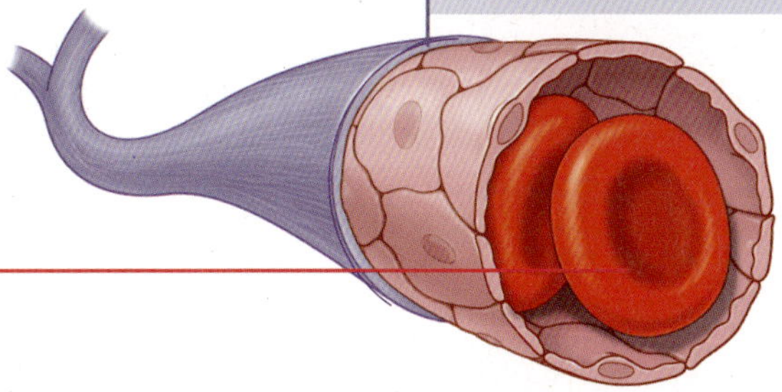

내피와 바닥막으로 구성된 모세혈관은 물질을 여과할 수 있도록 매우 얇은 막으로 되어 있다.

모세혈관은 직경이 매우 작지만 혈액의 세포들이 통과하기에 충분히 넓지 않다.

모세혈관 기관화(Capillary Organization)

모세혈관은 **모세혈관상**(capillary beds)라고 불리는 혈관망을 형성한다. 세동맥과 세정맥의 결합으로 형성된 모세혈관을 **미세순환**(microcirculation)이라고 한다.

일상에서의 신체(The body at work)

인체는 한번에 전체 혈관계를 채우기에 충분한 혈액을 가지고 있지 않다. 휴식 시, 뼈대계의 모세혈관의 약 90%가 닫혀있다. 운동을 할 때, 근육은 풍부한 혈액을 요구하며, 혈관계는 내장과 같은 다른 영역으로 가는 혈액을 우회한다.

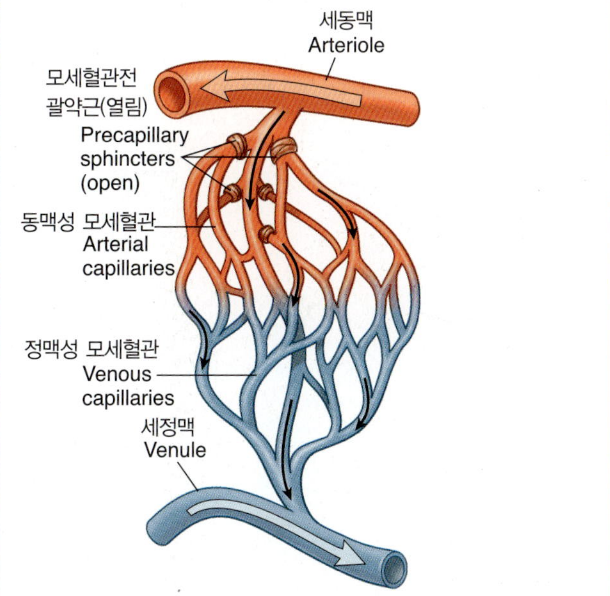

각 모세혈관상이 시작하는 부위가 그 혈관망으로 들어가는 혈류량을 조절하는 **모세혈관전 괄약근**이다. 운동하는 동안, 뼈대근육은 산소가 더 필요하고, 모세혈관전 괄약근이 열리고, 모세혈관망으로 혈액이 들어가서 조직액과 산소, 영양분 및 대사산물의 교환을 한다.

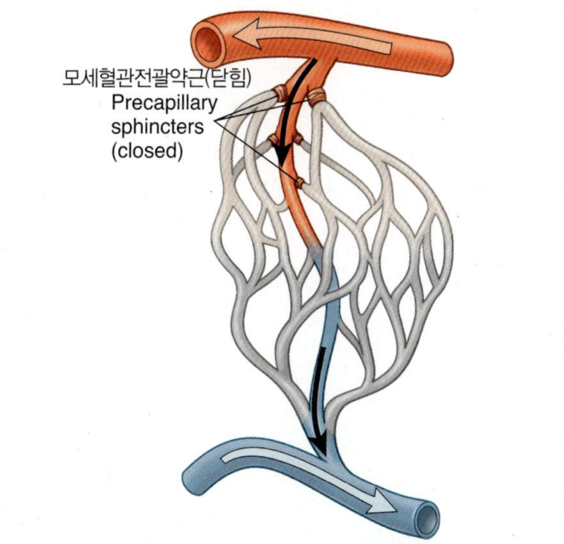

휴식 시, 모세혈관전은 닫혀있다. 모세혈관상을 우회해서 혈액은 심장과 허파로 되돌아가기 위하여 세정맥으로 직접 흘러간다.

정맥굴(Sinusoid)

간, 골수 및 이자와 같은 기관은 **정맥굴**(sinusoid)이라고 하는 모세혈관을 포함한다. 이 불규칙하고 혈액으로 차 있는 모세혈관은 더 투과성이 높아서 단백질과 혈액세포와 같은 더 큰 물질들이 이동할 수 있다. 이것은 골수를 형성하는 혈액세포뿐만 아니라, 응고된 요소들과 간에서 합성되는 다른 단백질이 어떻게 혈액 안으로 들어가는지를 설명해 준다.

모세혈관 교환(Capillary Exchange)

모세혈관벽은 물질과 체액의 양방향 교환을 한다.

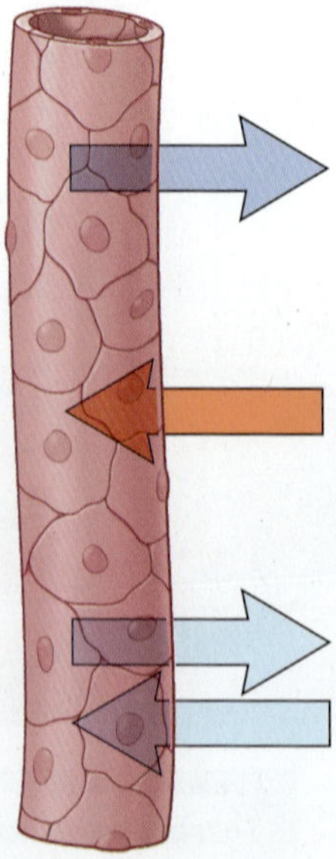

모세혈관은 산소, 포도당, 호르몬 및 영양분을 포함한 화합물을 이완하여 주변 조직이 사용할 수 있도록 한다.

모세혈관은 이산화탄소와 암모니아와 같은 대사산물을 흡수한다. 또한 인체의 다른 부위로 이동해야 할 물질을 흡수한다. 이 물질은 포도당(간에서 이완되는), 칼슘(뼈에서 이완되는), 항체(면역세포에서 이완되는), 및 호르몬(내분비샘에서 이완되는)을 포함한다.

수분은 모세혈관 안팎으로 움직인다.

모세혈관 교환 기전(Mechanisms of Capillary Exchange)

모세혈관 교환기전은 확산, 여과 및 삼투이다(제3장 *세포*에서 이 기전을 다시 재검토한다.)

확산(diffusion)

확산은 모세혈관 교환에서 가장 중요한 기전이며, 물질이 더 많이 집중된 곳에서 더 적게 집중된 곳으로 이동하는 것이다. 다음이 발생한다 : 동맥계로부터 모세혈관으로 들어오는 혈액은 산소가 풍부하다. 따라서 주변 조직액보다 모세혈관에 산소가 더 많이 집중된다. 결과적으로, 산소는 모세혈관에서 주변 조직액으로 확산된다.

같은 방법으로 이산화탄소는 주변 조직액에 더 집중되어 있어서 모세혈관으로 확산된다.

애니메이션(ANIMATION)

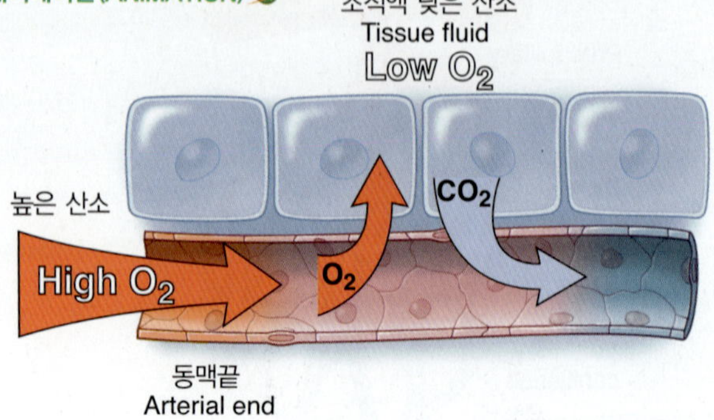

중요한 사실(Fast fact)

모세혈관은 숫자상으로 크기가 부족하게 구성되어 있다. 모세혈관은 인체에 약 1억개가 분포되어 있다.

여과 및 교질성 삼투압(Filtration and Colloid Osmotic Pressure)

여과는 또 다른 모세혈관 교환 방법으로 모세혈관상의 동맥쪽에서 근접하여 발생한다. 교질성 삼투압은 정맥쪽에서 발생한다. 모세혈관상의 동맥쪽 끝에서 여과된 조직액은 정맥의 끝에서 약 85%가 재흡수된다. 나머지 15%의 조직액은 림프계로 인해서 혈액으로 흡수되거나 되돌아간다(이것은 16장, *림프와 면역계*에서 더 자세히 설명할 것이다.)

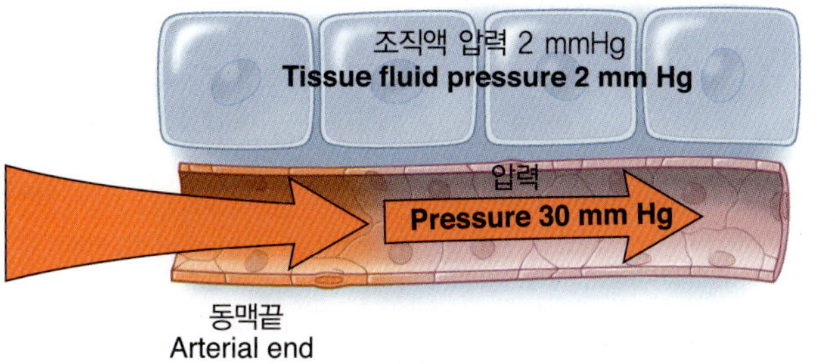

혈액은 순동맥을 통해서 모세혈관으로 들어간다. 이곳의 압력은 30~35 mmHg이며, 주변 조직액의 압력은 약 2mmHg이다.

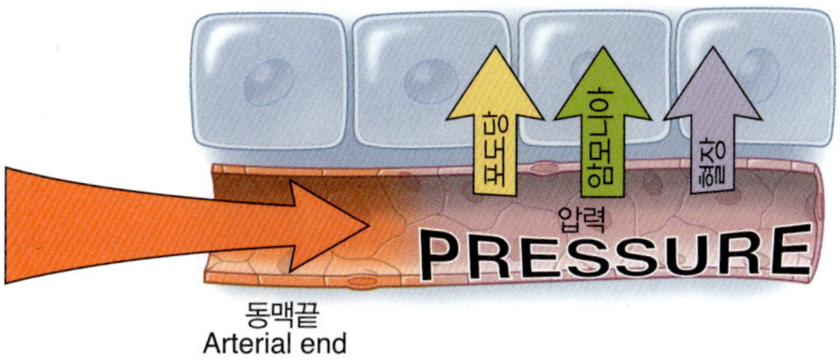

더 높은 모세혈관의 압력이 모세혈관벽을 통해서 주변 조직액으로 혈장을 밀고 영양분을 액화시킨다. 이것이 **여과**(filtration)이다.

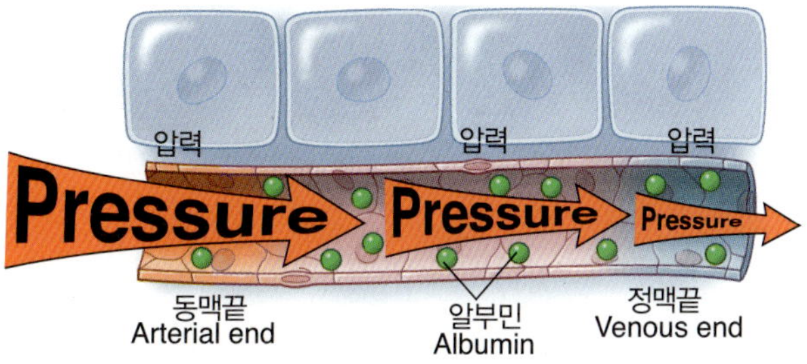

반면에, 혈액은 모세혈관의 정맥 끝으로 계속해서 움직이며, 모세혈관의 압력은 약 10mmHg로 떨어진다.

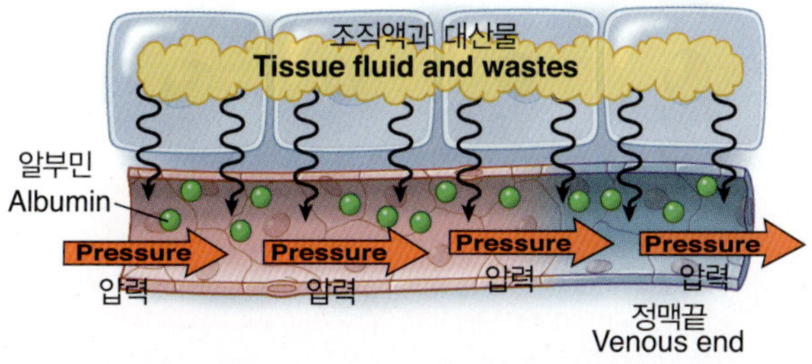

낮아진 압력은 혈관으로 알부민과 같은 단백질이 들어오도록 하는데 이것을 **교질성 삼투압**(colloid osmotic pressure)이라고 한다. 이 기전은 조직액 안에 알부민이 혈액 안으로 들어오도록 하여 세포 대사산물이 이 방법으로 모세혈관 안으로 들어오는 것이다.

기본 강좌 : 부종

조직액이 흡수되는 것보다 더 빠르게 모세혈관에 차오르면, 조직에 조직액이 축정된다. 부종이라고 부르는 조직액의 축적은 발목관절, 손가락, 배 혹은 얼굴에서 호발한다. 또한 내부 장기에서도 발생한다. 부종의 원인은 다음 3가지 이다 :

1. 증가된 모세혈관의 여과 : 모세혈관의 압력이 여과를 만들기 때문에, 모세혈관의 압력이 증가하면 여과도 증가한다. 모세혈관 압력 증가의 원인은 신장부전, 비활동으로 나쁜 정맥환류, 혹은 우심실부전을 포함하며, 모두 혈액이 정맥과 모세혈관에 축적되어 혈압이 상승하도록 한다.
2. 모세혈관 재흡수 감소 : 모세혈관 재흡수는 알부민에 의존한다; 따라서 알부민의 결핍은 재흡수가 느려지고 부종을 야기한다. 알부민결핍은 간질환(간에서 알부민을 생산하기 때문에), 심한 화상(단백질을 피부표면 생성에 사용하여) 및 콩팥질환(소변으로 알부민 배출)등으로 발생한다.
3. 폐쇄된 림프배수장치 : 인체는 모세혈관에서 여과된 15%의 조직액 흡수를 림프계에서 하기 때문에 이곳의 폐쇄는 조직액이 축적되도록 한다. 폐쇄이외에, 림프관의 외과적 제거도 조직액 배출을 막아서 부종을 야기한다.

순환로(Circulatory Routes)

일반적으로, 혈액은 심장에서 동맥으로 흐르고, 모세혈관과 정맥을 통해서 다시 심장으로 돌아온다. 전형적으로, 혈액은 심장으로 돌아가기 전에 한 개의 모세혈관망을 지나간다. 예외는 두 개의 모세혈관망을 지나가는 **문맥계**(portal systems)이다. 문맥계는 콩팥과 간에 있다. 또 다른 예외는 두 개의 혈관이 결합하는 경우로 **문합**(anastomosis)이다. 문합은 동맥에서 정맥으로(**동정맥문합**, arteiovenous anastomosis) 직접 혈액이 흐르거나 한 개의 정맥에서 또 다른 정맥으로(**정맥문합**, venous anastomosis) 직접 혈액이 흐른다. 문합은 한 혈관이 폐색되면 혈류의 대체 순환로로 사용된다.

인체는 허파순환과 계통순환의 2개의 주요 순환로가 있다. **허파순환**(pulmonary circulation)은 오른심실에서 시작하여 폐로 혈액을 순환시키는 것이다. **계통순환**(systemic circulation)은 왼심실에서 시작하여 전신에 혈액을 순환시키는 것이다.

특별한 순환계는 간성문맥순환(소화기관에서 간으로 혈액이 흐르는 순환로), 뇌순환 및 태아순환을 말한다. (태아순환은 출생 전에 발생하므로, 관련 내용은 제 23장 *임신과 인간발달*에서 토론할 것이다.)

허파순환(Pulmonary Circulation)

허파순환은 폐에서 산소와 이산화탄소를 교환한다. 허파순환은 허파조직 자체에 산소를 공급하지는 않는다. 허파조직에 필요한 산소는 계통순환으로 공급받는다.

애니메이션(ANIMATION)

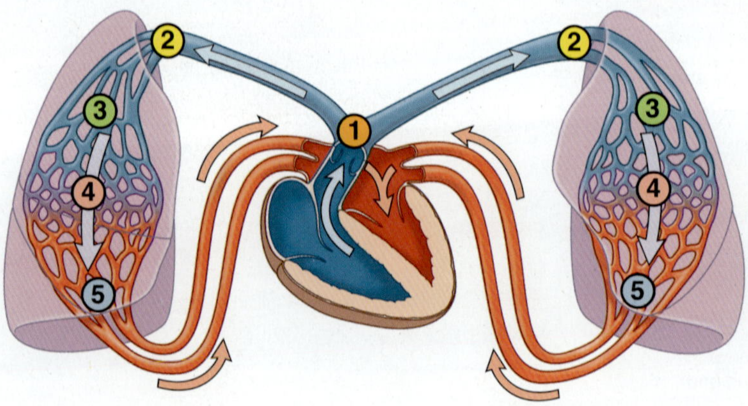

1. 혈액이 오른심실을 떠나서 허파관을 통하여 오른허파동맥과 왼허파동맥으로 간다.
2. 허파동맥은 허파로 들어간다.
3. 허파동맥은 엽성 동맥(허파의 각 엽에 한 개씩)으로 가지를 낸다. 이 동맥들은 더 작게 가지를 내서 모세혈관상으로 끝난다.
4. 허파꽈리 주변에 있는 모세혈관은 산소와 이산화탄소를 교환하는 곳이다.
5. 모세혈관을 세정맥을 형성하고, 세정맥이 모여서 정맥이 된다. 정맥은 허파정맥을 형성할 때까지 모이고, 산화된 혈액을 왼심방으로 보낸다.

계통순환(Systemic Circulation)

계통순환은 기관에 산소와 영양분을 제공하고 대사산물을 제거한다. 즉, 동맥과 정맥을 모두 포함한다. 모든 계통동맥은 직 · 간접적으로 대동맥(aorta)에서 분지한다. 왼심실에서 시작하는 대동맥은 세 영역으로 구분된다 : (1) **오름대동맥**, (2) **대동맥활**, 및 (3) **내림대동맥**. 몇몇의 주요 동맥이 여기서 가지를 한다.

1 **오름대동맥**(첫번째 영역)은 왼심실 위에 몇 cm에 위치한다. 오른관상동맥과 왼관상동맥이 오른대동맥에서 분지하여 심근으로 혈액을 공급한다.

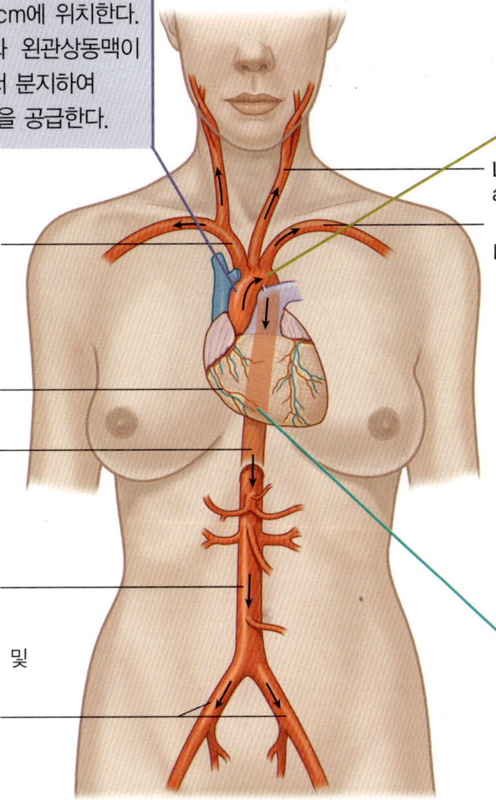

2 **대동맥활**(두번째 영역)은 심장 위에서 굽은 곳으로 심장의 뒤쪽 아래로 내려가서 역-U자 모양을 만든다. 대동맥활은 주요 3가지 동맥을 분지한다.
그 동맥들은 다음과 같다 :

- **팔머리동맥**(brachiocephalic artery)은 대동맥활의 가지로 머리와 오른 팔에 혈액을 공급한다.
- **왼온목동맥**(left common carotid artery)는 목 안으로 들어간다.
- **왼빗장밑동맥**(left subclavian artery)는 왼쪽 어깨와 위팔에 혈액을 공급한다.

3 세 번째 영역은 **내림 대동맥**(descending aorta)으로 심장의 뒤쪽 아래로 내려가서 가슴공간과 배공간으로 간다. 이것을 가로막 위에 가슴대동맥과 가로막 아래에 배대동맥으로 부른다. 배대동맥은 오른온엉덩동맥과 **왼온엉덩동맥**으로 가지를 내어 골반의 아래쪽과 다리에 혈액을 공급한다.

일상에서의 신체 (The body at work)

심장의 박동은 압력의 변화로 동맥이 가까운 인체 표면에서 느낄 수 있다. 가장 일반적인 측정부위는 손목의 노동맥이다. 그러나 맥박을 측정할 수 있는 부위는 다음의 영역을 포함하여 많이 있다.

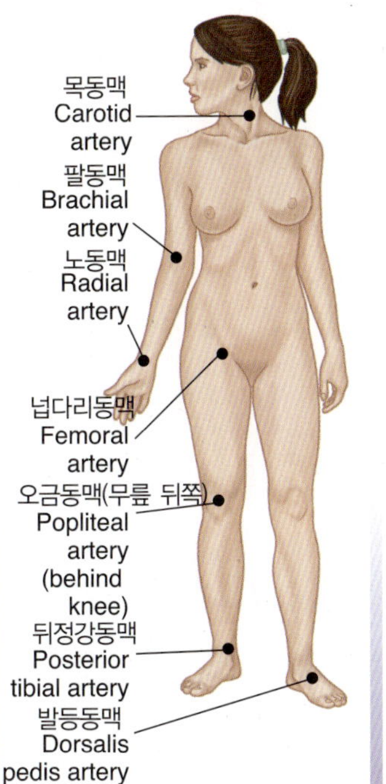

중요한 사실(Fast fact)

동맥가 정맥은 전형적으로 인체의 위치(넙다리동맥 또는 겨드랑이 동맥), 혈액을 공급하는 기관(콩팥동맥), 혹은 가까이에 위치하는 뼈(노동맥 혹은 자동맥)에 따라서 명명하였다. 동맥은 한 인체 부위를 나와서 다른 부위로 갈 때 이름이 변경된다. 예를 들어, 겨드랑이동맥은 인체의 말단으로 내려가면서 팔동맥이 된다.

주동맥(Principal arteries)

앞에서 언급했던것처럼, 모든 계통 동맥은 직 · 간접적으로 대동맥에서 분지한다.

가슴대동맥(thoracic aorta)과 그 가지는 가슴벽과 가슴공간 안에 위치하는 기관에 혈액을 공급한다.

배대동맥(abdominal aorta)은 다음으로 나눠진다 :

- **복강동맥**(Celiac trunk)는 **위동맥**(gastric artery, 위에 혈액을 공급하는), **지라동맥**(splenic artery, 지라에 혈액을 공급), 및 **간동맥**(hepatic artery, 간으로 혈액을 공급하는)으로 나누어진다.
- **콩팥동맥**(Renal arteries)은 콩팥에 혈액을 공급한다.
- **위창자간막동맥**(Superior mesenteric artery)은 대부분의 작은 창자와 대장의 일부분에 혈액을 공급한다.
- **아래창자간막동맥**(Inferior mesenteric artery)는 대장의 나머지 부분에 혈액을 공급한다.

배동맥의 먼쪽 끝은 오른온엉덩동맥과 **왼온엉덩동맥**으로 나누어지며 골반장기, 다리 및 아래다리에 혈액을 공급한다.

엉덩동맥에서 갈라지는 주요 동맥은 다음과 같다 :

- **속엉덩동맥**
- **바깥엉덩동맥**
- **넙다리동맥**
- **오금동맥**
- **앞정강동맥**
- **뒤정강동맥**
- **발등동맥**

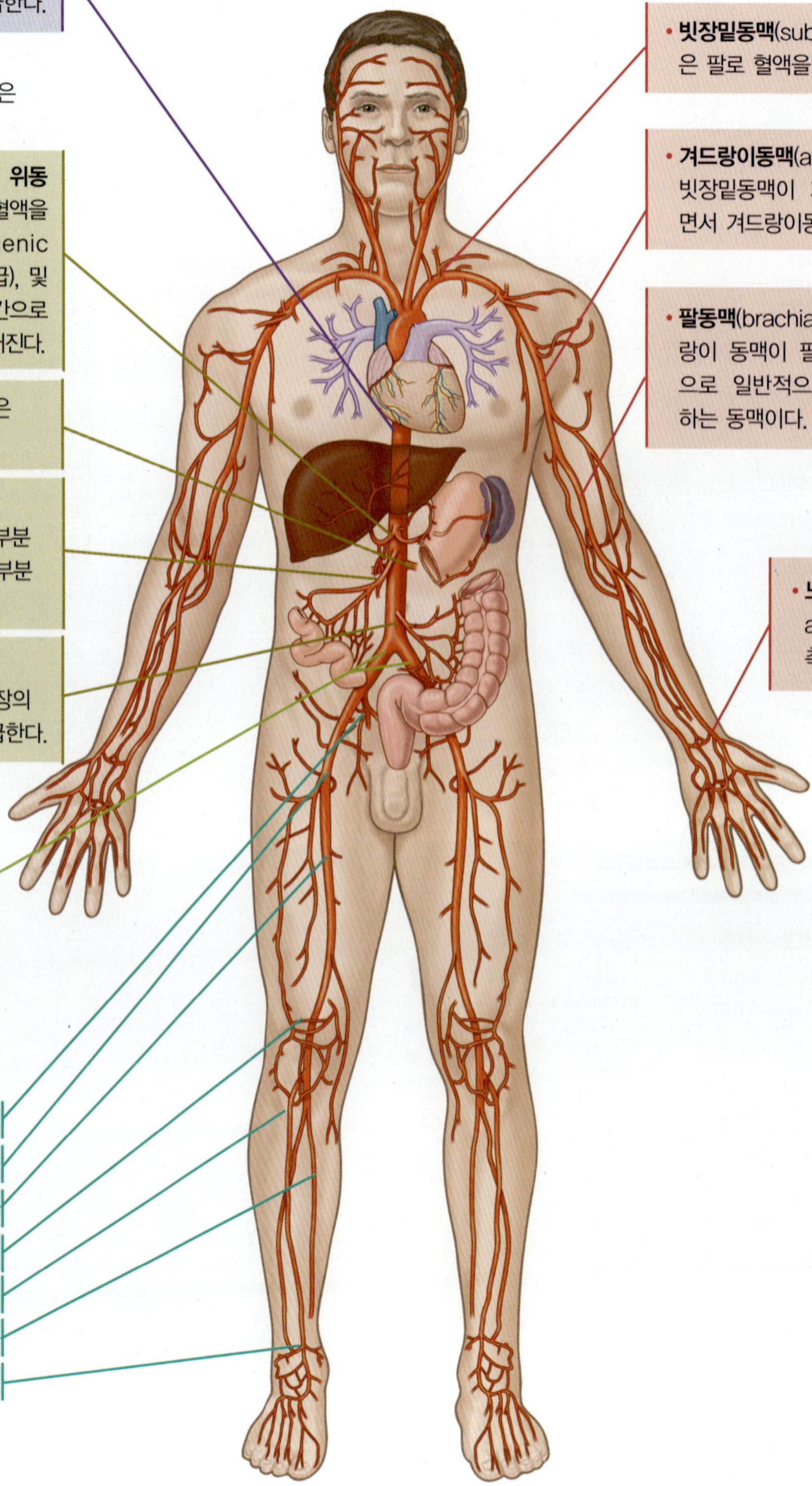

대동맥활은 다음과 같이 갈라진다:

- **빗장밑동맥**(subclavian artery)은 팔로 혈액을 공급한다.
- **겨드랑이동맥**(axillary artery)은 빗장밑동맥이 겨드랑이를 지나면서 겨드랑이동맥이 된다.
- **팔동맥**(brachial artery)은 겨드랑이 동맥이 팔동맥이 되는 것으로 일반적으로 혈압을 측정하는 동맥이다.
- **노동맥**(radial artery)은 맥박을 측정하는 곳이다.

머리와 목의 동맥(Arteries of the Head and Neck)

뇌는 지속적인 혈액공급을 요구한다. 단지 몇 초만 혈액 공급이 차단되어도 의식손실이 발생한다. 뇌가 4~5분 동안 산소공급을 받지 못하면, 비가역적 뇌손상이 발생한다. 산소의 중요한 요구도 때문에, 2개의 동맥들이 뇌로 혈액을 공급한다. 주의: 동맥혈은 심장에서 나온다. 따라서 혈액이 뇌로 들어가는 통로는 그림의 아래쪽에서 시작하여 위로 올라간다.

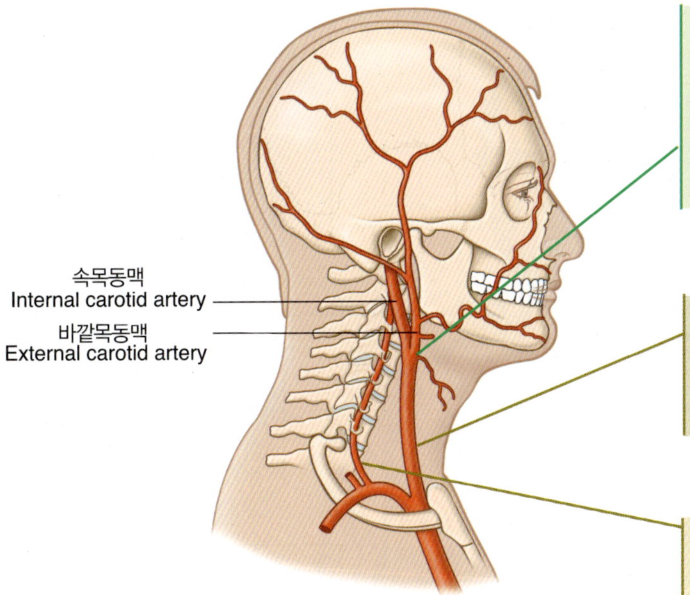

아담의 사과 높이에서, 각각의 온목동맥가지가 **바깥목동맥**(external carotid artery)(대부분 머리의 바깥구조에 혈액을 공급한다)과 **속목동맥**(internal carotid artery)(머리공간으로 들어가서 안구와 대뇌의 80%에 혈액을 공급한다)으로 갈라진다.

오른온목동맥(right common carotid artery)는 팔머리동맥에서 분지하고, **왼온목동맥**(left common carotid artery)는 대동맥활에서 분지한다.

척추동맥(vertebral arteries)은 오른빗장목맥과 왼빗장동맥에서 분지한다. 각각 목으로 올라가서 목척추를 지나 머리로 들어간다.

윌리스고리(Circle of Willis)

뇌줄기의 바닥에서 두 개의 척추동맥은 한 개의 **바닥동맥**(basilar artery)을 형성한다. 속목동맥과 바닥동맥의 가지는 뇌의 바닥에 동맥고리를 만들기 위해 몇 개의 문합을 만든다. 이 동맥고리를 **윌리스고리**(circle of Willis)라고 하는데, 뇌에 적절한 혈액공급이 가능하도록 한다. 윌리스고리는 다음과 같이 구성되어 있다 :

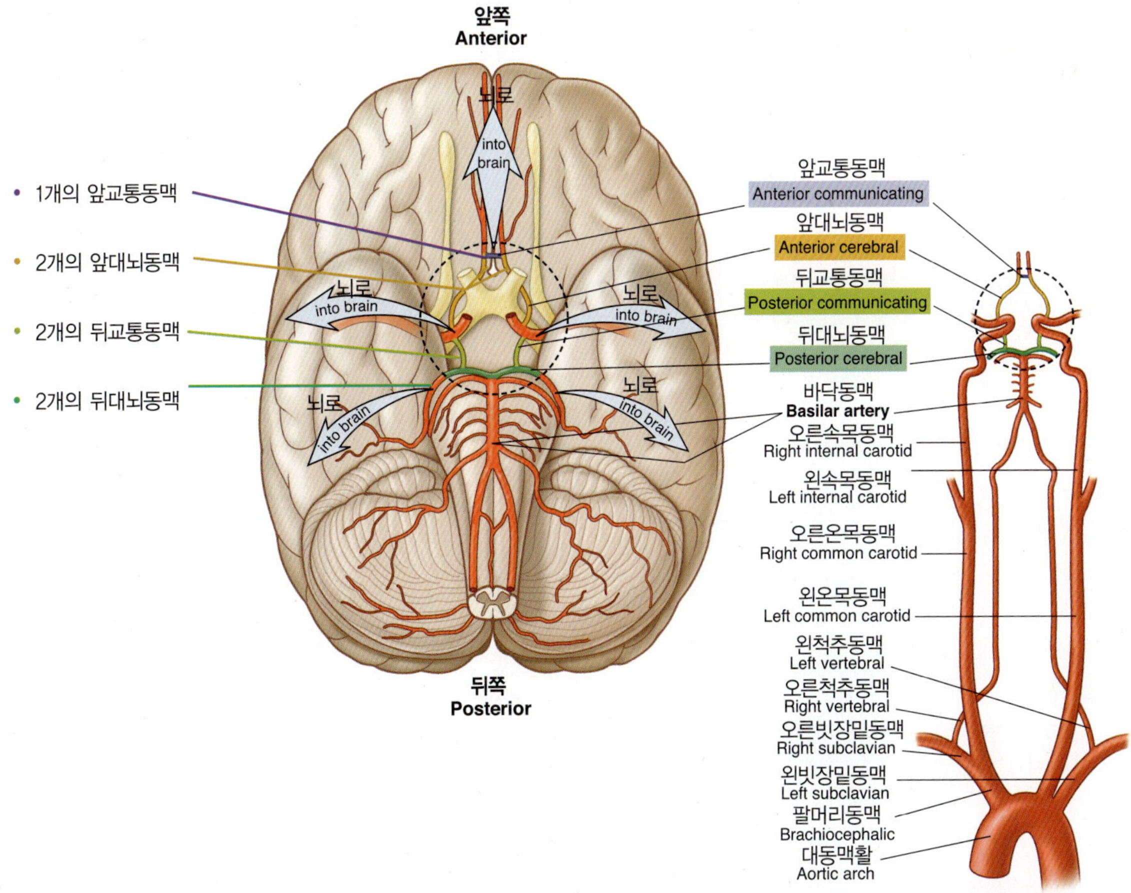

주정맥 (Principal Veins)

정맥은 기관과 신체의 다른 부위로부터 혈액을 모아서 대정맥으로 운반하여 심장의 오른심방으로 혈액을 돌려보낸다. 인체의 주요정맥을 대정맥이라고 한다. 대정맥은 다음과 같이 구분한다 :

- **위대정맥**(Superior vena cava, SVC)은 머리, 어깨관절, 팔에서 혈액을 받는다.
- **아래대정맥**(Inferior vena cava, IVC)는 인체의 아래 부위에서 혈액을 받는다.

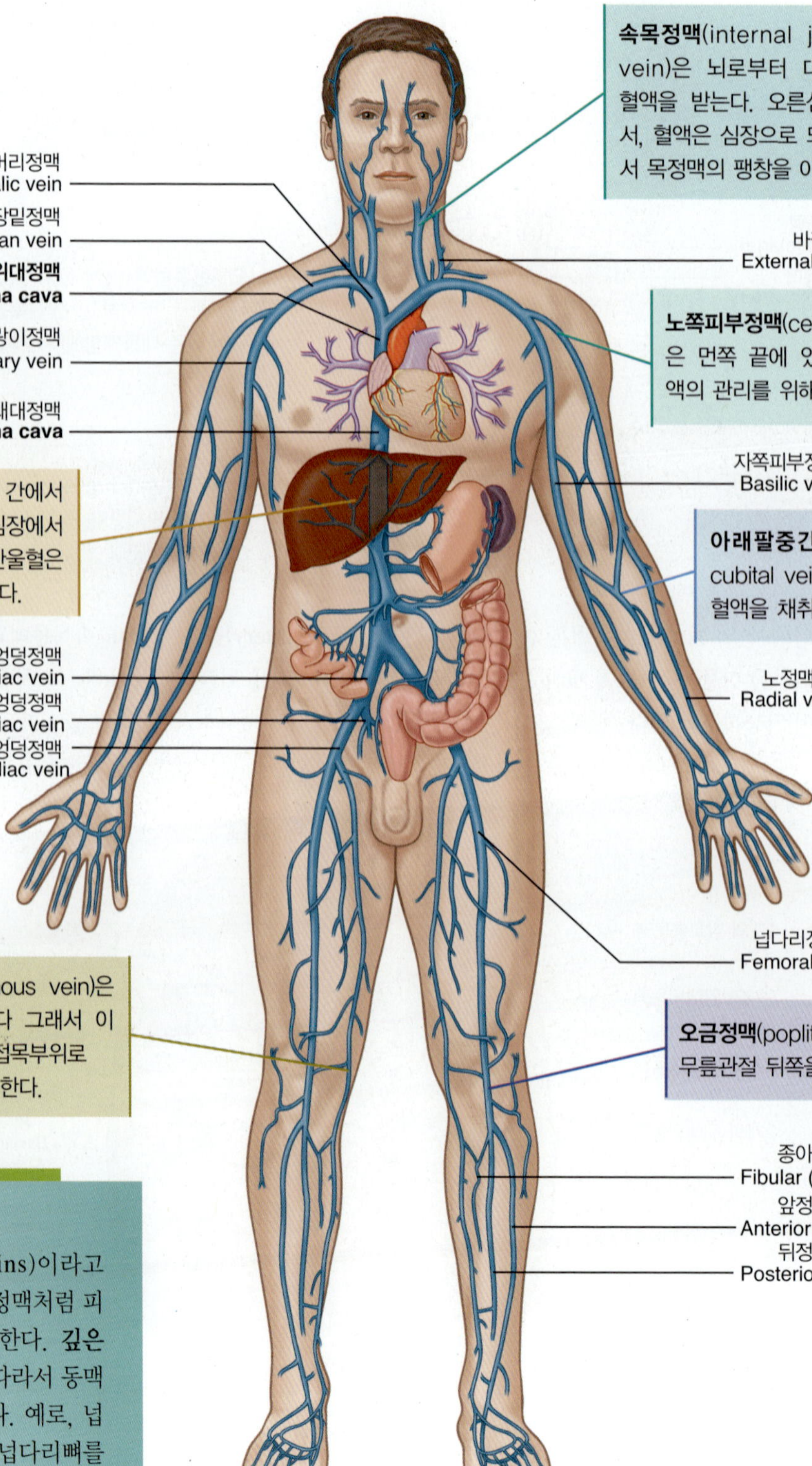

속목정맥(internal jugular vein)은 뇌로부터 대부분의 혈액을 받는다. 오른심부전에서, 혈액은 심장으로 되돌아가서 목정맥의 팽창을 야기한다.

노쪽피부정맥(cephalic vein)은 먼쪽 끝에 있는데, 정맥내액의 관리를 위해서 사용한다.

간정맥(hepatic veins)은 간에서 혈액을 받는다. 간정맥은 심장에서 가깝게 위치하기 때문에, 간울혈은 오른심부전을 야기할 수 있다.

아래팔중간정맥(median cubital vein)은 일반적으로 혈액을 채취하는 부위이다.

큰두덩정맥(great saphenous vein)은 인체에서 가장 긴 정맥이다 그래서 이 정맥은 관상동맥우회술에 접목부위로 사용하기 위하여 자주 적출한다.

오금정맥(popliteal vein)은 무릎관절 뒤쪽을 지나간다.

중요한 사실 (Fast fact)

표피정맥(superficial veins)이라고 하는 정맥은 손등에 있는 정맥처럼 피부표면에 가까운 것을 말한다. **깊은 정맥**(deep veins)은 뼈를 따라서 동맥과 함께 지나가는 정맥이다. 예로, 넙다리동맥과 정맥은 모두 넙다리뼈를 따라서 지나간다.

머리와 목의 정맥(Veins of the Head and Neck)

머리와 목의 대부분의 혈액은 속목정맥, 바깥목정맥 및 척추정맥으로 들어간다.

속목정맥(internal jugular vein)은 대부분의 뇌와 얼굴에서 혈액을 받는다. 속목정맥은 빗장밑정맥을 지나 팔머리정맥을 지나가 팔머리정맥은 위대정맥으로 들어간다.

바깥목정맥(external jugular vein)은 목정맥 중에서 더 표피에 있는 것으로 두피, 얼굴근육 및 그 밖의 표피구조에서 혈액을 받는다. 바깥목정맥도 빗장밑정맥으로 혈액을 전달한다.

척추정맥(vertebral vein)은 목척추, 척수 및 목의 일부 근육에서 혈액을 받는다.

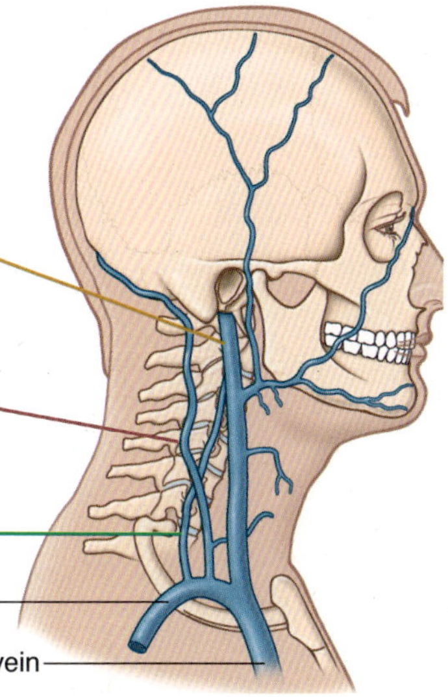

간문맥순환(Hepatic Portal Circulation)

배 안의 다른 기관과 달리, 소화기관과 지라의 정맥은 아래대정맥으로 혈액을 보내지 않는다. 오히려, 이 기관들의 정맥은 간문맥순환을 통해서 간으로 혈액을 보낸다. 이 순환로는 간이 심장으로 되돌아가는 혈액의 양을 조절하도록 한다. 예를 들어, 식사를 한 후에 혈당수준은 극적으로 상승한다. 이 순환로는 간이 과도한 포도당을 모아서 간에 저장하도록 한다. 세균이나 알코올과 같은 독소는 인체의 다른 부위로 보내기 전에 부분적으로 제거할 수 있다. 간문맥순환은 다음과 같은 특별한 순환로를 가지고 있다 :

애니메이션(ANIMATION)

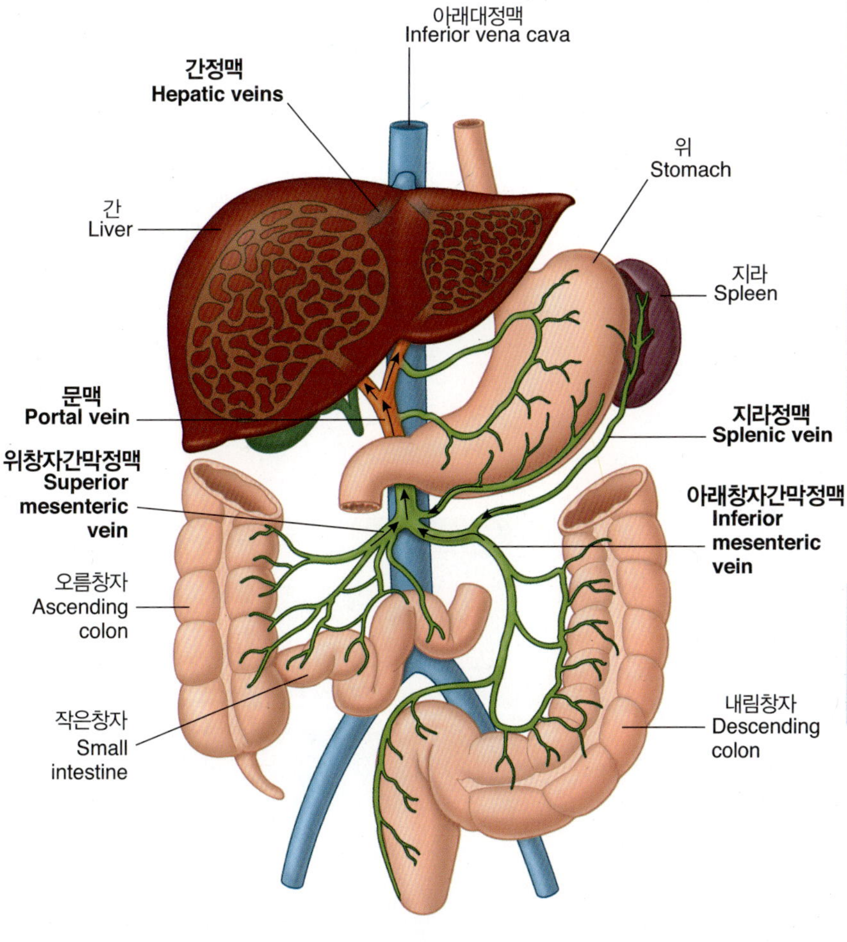

지라, 위, 이자, 쓸개 및 내장의 모세혈관에 있는 혈액은 위창자간막정맥과 지라정맥을 통하여 문맥으로 들어간다. (왼위정맥과 오른위정맥은 간문맥으로 혈액을 보낸다.)

문맥은 간으로 혈액을 보내는 관문이다 ; 그 혈액은 무수히 작은 굴(간의 모세혈관) 안으로 들어간다.

간정맥 안의 굴에서 나온 혈액은 아래대정맥으로 들어가서 심장으로 되돌아간다.

순환의 원리(Principles of Circulation)

순환계의 목적은 조직에 산소와 영양분을 공급하고 대사산물을 제거하는 것이다. 산소나 영양분의 결핍 혹은 대사산물의 축적은 단 몇 분 동안일지라도 조직괴사를 야기하여 인간을 사망에 이르게 할 수 있다. 따라서 지속적인 혈액순환은 반드시 필요하다.

다른 액체(강물 혹은 정맥내액)와 같은 이유로 혈액은 흐른다 : 두 구조 사이의 압력의 차이 때문에, 이것을 **압력경도**(pressure gradient)라고 한다. 액체는 항상 압력이 높은 곳에서 낮은 곳으로 흐른다.

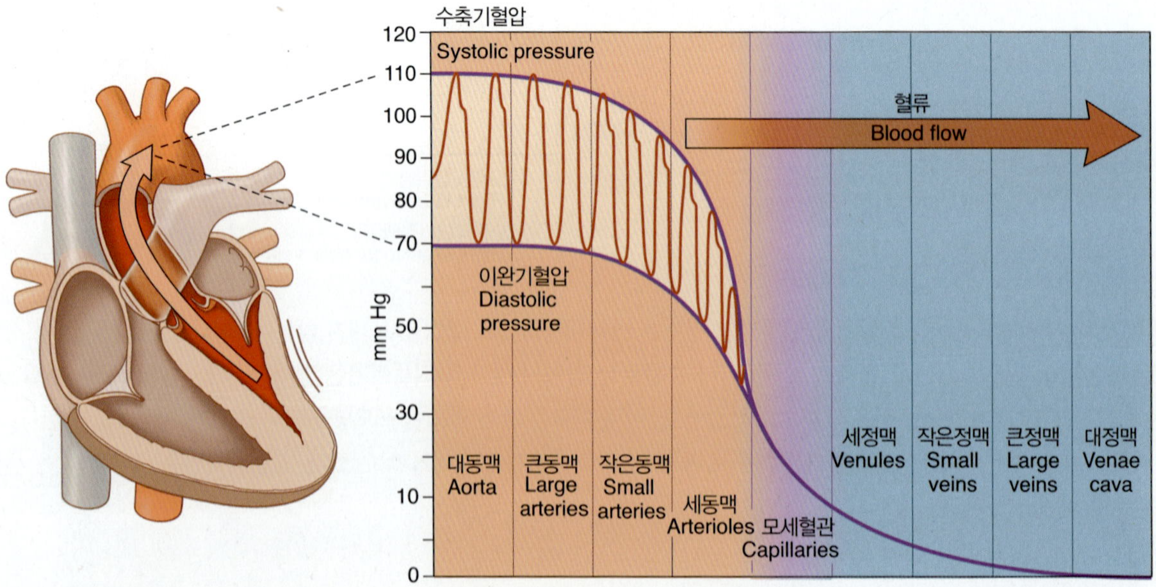

왼심실이 수축(수축기)하면, 왼심실은 혈액을 대동맥으로 보내고 이때 혈압은 정상적으로 110 mmHg이다. 이것을 **수축기혈압**(systolic pressure)이라고 한다. 왼심실이 이완(이완기)하면, 혈압은 70 mmHg로 떨어진다. 이것을 **이완기혈압**(diastolic pressure)이라고 한다.

혈액이 심장으로부터 멀어지기 때문에, 혈압은 대정맥에 갈 때까지 감소하는데 이때 혈압은 1mmHg이다. 두 지점의 혈압차이가 크면 클수록 흐르는 혈액의 양은 더 커진다. 그러나 혈액의 흐름은 저항을 만들고 저항이 크면 클수록 혈액의 흐름은 느려진다. 따라서 혈류의 이해를 위해서 우리는 2가지 요인을 이해해야 한다 : **혈압**(blood pressure)과 **저항**(resistance).

일상에서의 신체(The body at work)

압력경도원리는 기관과 조직에 흐름을 포함한 전신을 통한 혈액의 흐름에 적용된다. 예를 들어, 콩팥의 동맥과 세동맥의 혈압은 콩팥조직을 통해 흐르는 혈액을 위한 콩팥의 모세혈관 및 정맥의 압력보다 더 커야 한다. 그러나 압력경도는 일정한 균형이 요구된다. 모세혈관망의 동맥끝과 정맥끝 사이의 압력경도가 너무 낮으면, 여과가 발생하지 않는다. 또한 너무 높으면 얇은 모세혈관이 파괴될 것이다.

중요한 사실(Fast fact)

혈액을 이동시키기 위해서 팽창하고 수축하는 동맥의 능력은 일정한 혈압을 유지하는데 도움이 된다 : 혈관은 혈액을 이동시키고 힘을 흡수하여 팽창하고난 후에 혈압이 0으로 떨어지는 것을 막기 위해서 수축한다.

혈압(Blood Pressure)

적절한 **혈압**(blood pressure)의 유지는 혈관벽에 대한 혈액의 저항력으로 인체의 적절한 기능을 위해서 중요하다. 혈압은 3가지 요소에 의해 영향을 받는다 : 심박출량, 혈액량 및 저항

혈압에 영향을 주는 3요소		혈압에 영향을 주는 방법
심박출량	운동하는 동안과 같이 심박동수가 증가하면 심박출량이 증가한다. 심박출량이 증가하면 혈압이 증가한다. 운동이 끝나거나 심장이 약하면 심박출량이 감소하고 혈압이 감소한다.	↑CO = ↑BP ↓CO = ↓BP
혈액량	탈수나 출혈과 같은 이유로 혈액량이 감소하면 혈압은 감소한다. 혈압을 유지하기 위하여, 콩팥은 소변배출을 감소시켜서 혈액량의 증가를 보조하여 혈압을 상승시킨다.	↓혈액량 = ↓BP ↑혈액량 = ↑BP
저항	말초저항이라고도 하는데, 저항은 혈관벽에 대항하여 움직이는 혈액의 마찰로 발생하는 흐름에 반대되는 힘을 말한다. 저항이 크면 클수록, 혈류는 느려지고 혈압을 증가한다. 저항이 작으면 작을수록 흐름은 빨라지고 혈압을 감소한다.	↑저항 = ↓혈류 & ↑혈압 ↓저항 = ↑혈류 & ↓혈압

기본 강좌 : 운동

일반적으로, 혈압은 팔동맥이 위치한 위팔에 팽창성 커프를 두르고 연결된 혈압계를 통해서 측정한다. 팔동맥은 심장에 근접하여 인체의 혈압을 잘 반영한다. 동맥압은 수축기혈압(심실수축 혹은 수축기동안의 최대동맥압)과 이완기혈압(심실이완 혹은 이완기동안 최저동맥압)의 비율로 쓴다.

정상수축기혈압은 90~120 mmHg이며, 정상이완기혈압은 60~80 mmHg이다. 혈압이 이보다 낮을 때 저혈압이라고 한다. 혈압이 너무 떨어지면, 기관으로 가는 혈액량이 감소한다. 더 심하면 쇼크와 사망에 이르게 된다.

혈압이 정상보다 높을 때 고혈압이라고 하며, 심장질환, 뇌졸중 및 심부전, 그리고 콩팥손상 등의 주요 위험요인이다.

실제로, 심장질환과 뇌졸중으로 사망할 위험요인은 혈압이 115/75 mmHg보다 높으면 높을수록 위험이 증가하기 시작하고 그 위험은 20/10 mmHg 높아지면 2배로 증가한다. 고혈압은 미국인 5천만 명에서 앓고 있는 질환으로 성인의 1/4에 해당하는 인원이다

수축기혈압과 이완기혈압의 차이를 맥압이라고 한다. 110/70 mmHg 일 때 맥압은 40 mmHg가 된다. 맥압은 수축기 혈압이 작은 동맥에 주는 스트레스를 반영한다.

혈압의 범위

정상	120/80 mmHg 이하
고혈압 전기	120–139/80–89 mmHg
1단계 고혈압	140–159/90–99 mmHg
2단계 고혈압	160/100 mmHg 이상

말초저항(Peripheral Resistance)

말초저항은 혈관벽에 대항하는 혈액의 마찰로 만들어진 혈류의 저항을 말한다. 마찰량은 혈액의 점성과 혈관의 직경에 따라 달라진다.

혈액의 점성(Blood Viscosity)

점성은 혈액의 두께나 끈끈함을 말한다. 점성이 크면 클수록 혈류는 느려진다 ; 반대로 점성이 낮으면 낮을수록 혈류는 빨라진다. (빨대를 따라 흐르는 밀크쉐이크의 속도와 목의 속도 차이를 생각한다.) 혈액의 점성이 증가하는 주요 원인은 적혈구 수의 증가이며, 단백질(알부민)의 양이 증가하는 것도 영향을 미친다.

혈관직경(Vessel Diameter)

세동맥의 근육층은 혈류의 저항량에 따라서 수축과 팽창을 한다. 건강한 사람은 혈액의 점성이 일정하기 때문에, 혈관의 직경이 말초저항의 조절하는 인체의 주요한 방법이며 이것이 혈압이다. 혈관의 직경을 조절하는 것을 **혈관운동**(vasomotion)이라고 한다.

혈관수축 = ↑압력 & ↓혈류
Vasoconstriction = ↑pressure and ↓flow

혈관의 직경이 감소하는 것을 **혈관수축**(vasoconstriction)이라고 하는데, 혈류의 저항이 증가한다. 혈액을 더 작은 공간 안으로 밀어넣어야 하기 때문에 혈압은 증가한다. 또한 혈관으로 들어갈 수 있는 혈액량은 감소되기 때문에 조직 안의 혈류는 감소한다.

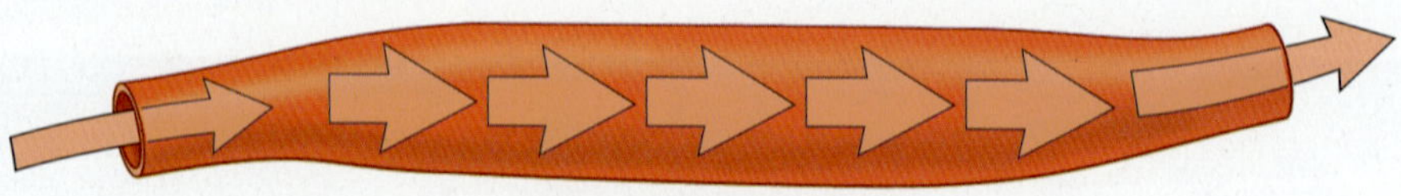

혈관팽창 = ↓압력 & ↑혈류
Vasodilation = ↓pressure and ↑flow

혈관직경의 증가는 혈관근육의 이완으로 발생하며 **혈관팽창**(vasodilation)이라고 하고, 혈류에 저항이 감소한다. 혈압은 감소하고 조직 안으로 들어가는 혈류는 증가한다.

일상에서의 신체(The body at work)

건강한 동맥의 탄력성은 심박수와 함께 팽창하여 내뿜은 혈액이 주는 힘을 흡수한다. 그런 다음 심장이 이완기일 때, 동맥은 수축하여 혈관직경을 회복한다. 이 팽창과 회복은 혈액이 모세혈관으로 지속적으로 흐르게 한다. 또한 수축기에 발생하는 혈압의 증가를 부드럽게 하여 작은 동맥을 보호한다.

심박동으로부터의 거리 때문에, 모세혈관과 정맥은 혈압의 상승으로부터 보호할 필요는 없다. 결론적으로, 혈관의 혈액은 맥박없이 일정한 속도로 흐를 수 있다. 이것은 동맥이 손상되어 혈액이 분출되어도 손된 정맥이 일정한 혈류를 유지하는 이유이다.

중요한 사실(Fast fact)

동맥은 노화로 탄력성이 저하되고 수축기 혈압이 감소한다. 따라서 혈압이 상승한다. 동맥경화증은 동맥이 딱딱해져서 혈압이 상승하는 것을 말한다.

혈관의 직경은 혈류의 빠르기에 영향을 미친다 : 그것의 속도. 혈관의 직경이 크면 클수록 혈류는 빨라진다. 대동맥의 혈류 속도는 1200 mm/sec이며, 모세혈관은 0.4 mm/sec이다.

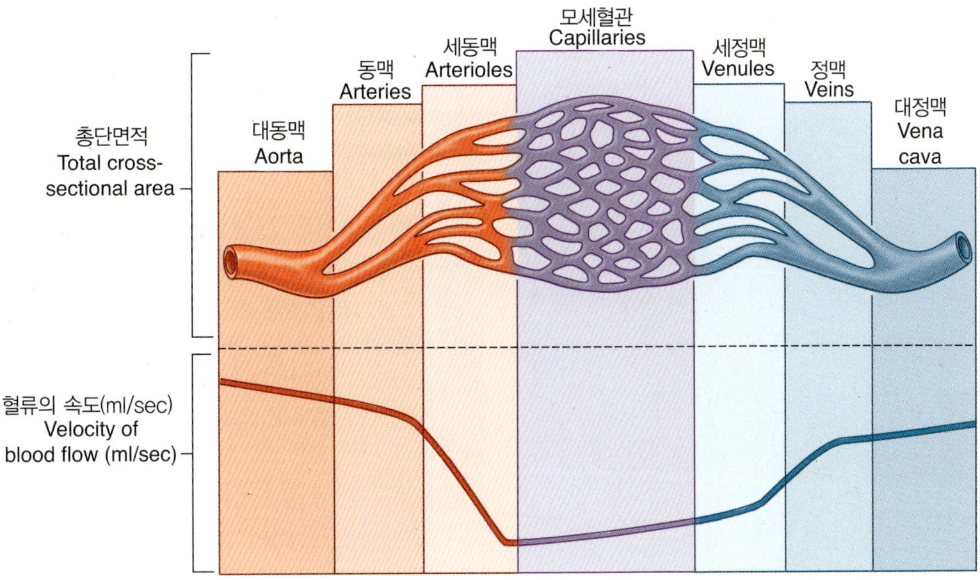

혈류는 대동맥에서 가장 빠르다. 큰 혈관일수록 왼심실에 가깝게 위치한다.

혈액이 모세혈관에 도달하면, 혈액은 상당히 느려진다. 그것은 다음 때문이다 :

- 모세혈관은 왼심실에서 멀리 위치한다.
- 혈관을 따르는 마찰이 혈류를 느리게 한다.
- 모세혈관은 수가 많고, 총단면적이 크다 (아래의 "이해하기"를 본다.)

모세혈관의 혈류는 혈관계의 다른 영역보다 느리다. 이것은 모세혈관과 주변조직이 영양분, 대산산물 및 기체를 교환하는데 충분하 시간을 제공하기 위함이다.

혈액의 속도는 모세혈관에서 대정맥으로 갈수록 다시 증가한다. 그 이유는 다음과 같다 :

- 정맥은 모세혈관보다 직경이 넓기 때문에 저항이 감소한다.
- 많은 모세혈관이 세정맥으로 모이고, 많은 세정맥이 한 개의 정맥으로 모이며 직경은 더 작아지기 때문이다.

쉽게 이해하기(That Makes Sense)

단면적이 혈액의 흐름에 영향을 미치는 방법을 이해하기 위하여 강의 너비를 생각하자. 강은 상류에서 멀리 이동하면, 수원지로부터 멀어지고 저항을 생산하는 강가로부터 나타나는 물의 마찰 때문에 속도가 느려진다. 얼마 후에 강은 수많은 더 작은 물줄기로 여러 차례 가지를 재어서 더 넓은 영역으로 물을 보낸다. 가장 작은 물줄기의 흐름(모세혈관망처럼)은 더 큰 강줄기보다 더 느리다. 물이 더 넓은 단면적을 흐르기 때문이다. 따라서 물줄기가 집중되면(모세혈관에서 세정맥으로, 세정맥에서 정맥으로), 물의 속도는 더 좁은 공간(단면적이 더 감소하면)으로 물이 흘러갈수록 물의 속도는 증가한다.

일상에서의 신체(The body at work)

혈관의 직경변화는 그것들의 필요에 따라 혈류의 재분배하도록 한다. 예로, 식사 후에 뼈대근육과 콩팥의 혈관은 수축하고 위장관의 혈관은 확장한다. 이것은 더 많은 양의 혈액을 위장관계로 보내어 소화에 필요한 혈액을 제공하고 영양분을 흡수하기 위해서이다. 소화과정이 끝나면, 인체는 콩팥과 다른 장기로 혈액을 돌려보낸다. 특정 부위의 흐름이 더 크게 변경되어도 순환방법은 변하지 않고 남아 있다.

혈압과 혈류의 조절(Regulation of Blood Pressure and Flow)

혈관은 인체의 필요가 변함에 따라서 혈압을 빠르게 조정하고 혈류를 변경시킬 수 있다. 이것은 신경계의 입력과 일정한 호르몬의 영향으로 가능하다.

혈압의 신경성 조절(Neural Regulation of Blood Pressure)

- **혈관운동중추**(vasomotor center)(뇌의 숨뇌)는 자율신경계를 통하여 혈관 직경을 변화시키고 혈압을 조정하기 위하여 자극을 보낸다.
- 목굴과 대동맥 활의 **압수용기**(Baroreceptors)는 혈압의 변화를 감지하고 혀인두신경과 미주 신경을 따라서 심장조절중추와 숨뇌의 혈관운동중추로 신호를 전달한다.

애니메이션(ANIMATION)

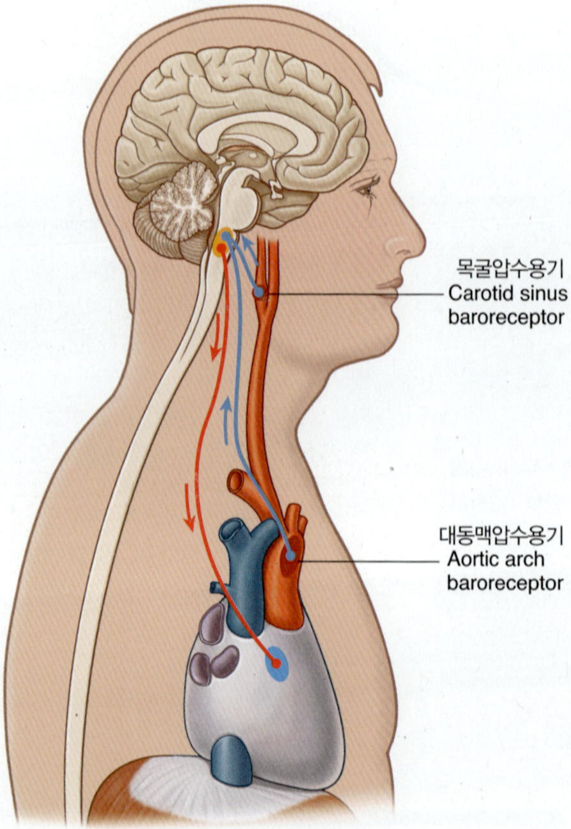

일상에서의 신체(The body at work)

압수용기는 자세변화를 위한 조정과 같은 단기적으로 혈압조절을 한다. 예로, 누운 자세에서 벌떡 일어나면, 중력은 두 다리로 혈액을 당겨서 뇌와 심장에서 멀어지기 때문에 어지럼증을 느낄 것이다. 이런 경우에, 압수용기는 빠르게 반응하여 뇌로 가는 혈류량을 보충한다. 그러나 압수용기는 만성 고혈압을 조절하는데 효과적이지 못하다.

혈압이 너무 **높으면**:
- 숨뇌는 **부교감신경자극**(parasympathetic impulses)의 출력을 증가시킨다.
- **혈관확장**이 발생한다 ; 심박수와 1회 박출량이 감소한다.
- **혈압이 감소**한다.

혈압이 너무 **낮으면**:
- 숨뇌는 **교감신경자극**(sympathetic impulses)의 출력을 증가시킨다.
- **혈관수축**이 발생한다 ; 심박수와 1회 박출량이 증가한다.
- **혈압이 증가**한다.

혈압의 호르몬 조절(Hormonal Regulation of Blood Pressure)

또한 수많은 호르몬이 혈압에 영향을 미친다.

다음 호르몬은 혈압을 증가시킨다 :

레닌, 안지오텐신 I, 및 안지오텐신 II
- 상호기전을 통하여 혈관수축 및 수분유지를 야기.
- 레닌은 콩팥에서 분비하기 때문에, 이 기전은 제 *18장 비뇨기계*에서 설명함.

알도스테론
- 혈압이 감소하면 부신겉질에서 분비
- 나트륨을 유지하기 위하여 콩팥을 자극
- 수분이 나트륨을 동행하여 혈류량이 증가

항이뇨성호르몬 (ADH)
- 인체의 수분량이 감소하면 뒤쪽 송과선에서 분비
- 혈관수축을 촉진하여 수분 유지

에피네프린과 노르에피네프린
- 인체가 스트레스를 받으면 부신수질에서 분비
- 혈관수축 유발
- 심박수 증가 및 수축력 증가(에프네프린의 작용)

다음 호르몬을 혈압을 감소시킨다 :

심방이뇨호르몬 (ANP)
- 상승한 혈압이 심장벽을 신장시키면 심방에서 이완
- 혈관확장 유발
- 나트륨 (그리고 따라서 수분)을 배출하기 위하여 신장을 자극하여 혈액양을 감소시킴

정맥환류(Venous Return)

동맥계를 통한 흐름 이후에 혈액은 정맥계를 통하여 심장으로 되돌아가야 한다. 그러나 서 있을 때는 언제든지 다리에서 중력이 혈액을 당기고 심장으로부터 멀어지기 때문에, 정맥은 심장으로 혈액을 돌려보내기 위하여 중력에 대항하여야 한다. (머리와 목의 정맥은 제외이다.) 정맥환류를 도와주는 2가지 중요한 기전이 있다 : **뼈대근육펌프**(skeletal muscle pump)와 **호흡펌프**(respiratory pump)

뼈대근육펌프(Skeletal Muscle Pump)

다리 정맥 주변의 근육은 정맥환류를 도와준다.

- 다리 근육이 수축하면 그들은 다리의 정맥을 마사지하여 심장을 향하여 혈액이 이동하도록 한다.
- 정맥 안에 판막은 심장을 향하여 위로 올라간 혈액을 확보한다.
- 다리 근육이 이완하면, 혈액은 당기는 중력 때문에 아래로 내려간다.
- 혈액은 판막 날개가 물웅덩이를 만들어서 판막이 닫힌 상태로 유지되고, 뒤로 흐르지 못하도록 한다.

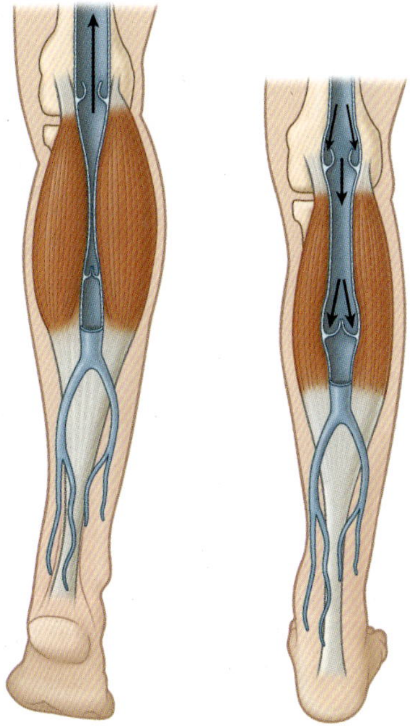

호흡펌프(Respiratory Pump)

또한 호흡과정은 가슴공간과 배공간에서 정맥 혈액의 흐름을 증진시킨다.

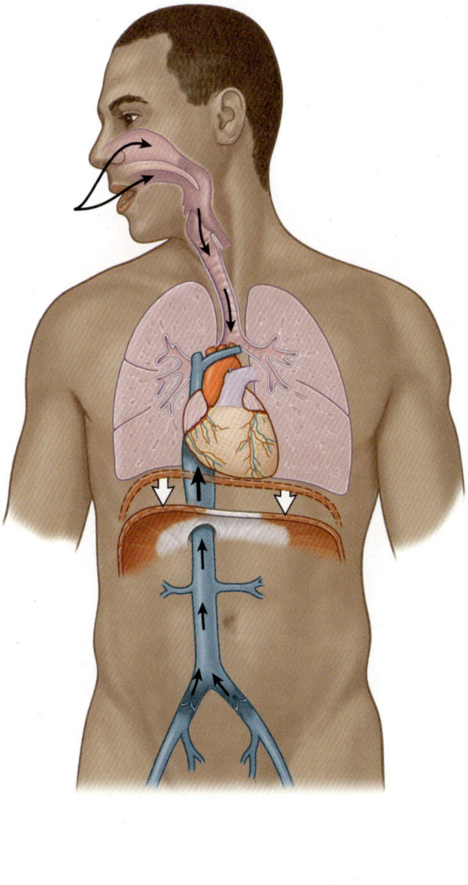

- 들숨동안, 가슴은 팽창하고 가로막은 아래로 내려간다. 이것은 가슴공간의 압력을 감소시키고, 배공간의 압력을 증가시킨다.
- 상승한 배공간의 압력은 아래대정맥을 짜주어서 가슴을 향하여 혈액이 올라가도록 한다.
- 가슴안의 낮은 압력은 심장을 향하는 혈액을 끌어올리는데 도움이 된다.
- 다리의 정맥 안에 있는 판막은 혈액의 역류를 억제한다.

기본 강좌 : 노화와 혈관계

노화는 혈관의 탄력성을 저하시켜 혈압을 상승시킨다. 실제로 혈압은 장년기 내내 지속적으로 증가한다. 또한 정맥이 약해지고 신장된다. 이것은 판막의 뾰족한 끝을 당기어서 혈액이 역류하도록 한다. 정맥이 팽창하여 노인의 정맥에 정맥류를 야기한다.

핵심 용어 분석(Review of Key Terms)

문맥(anastomosis) : 두 혈관사이의 자연스런 결합

동맥(arteries) : 심장에서 멀어지는 혈액을 운반하는 혈관

세동맥(arteriole) : 가장 작은 동맥 ; 또한 저항혈관이라고 함

압수용기(baroreceptors) : 대동맥활과 목동맥에서 압력의 변화를 감지하는 감각신경말단

모세혈관(capillary) : 세동맥과 세정맥을 연결하는 미세혈관; 혈액과 조직사이의 영양분, 대사산물 및 호르몬을 교환하는 혈관

윌리스고리(circle of Willis) : 뇌의 바닥에 있는 동맥 고리

콜리이드성 삼투압(colloid osmotic pressure) : 조직액에서 모세혈관 안으로 알부민을 가져오는 과정

전도동맥(conducting arteries) : 인체에서 가장 큰 동맥 : 탄력동맥이라고도 함

이완기혈압(diastolic pressure) : 심실이 이완할 때 동맥의 압력

확산(diffusion) : 농도가 높은 곳에서 낮은 곳으로 물질 분자가 이동하는 과정

분배동맥(distributing arteries) : 특정 기관과 조직으로 혈액을 운반하는 동맥: 근육성 동맥이라고 함

여과(filtration) : 액체가 막을 통과하게 하여서 용액에서 용질을 제거하는 과정

고혈압(hypertension) : 수축기 혈압이 140 mmHg이상이고 이완기 혈압이 90 mmHg이상일 때

말초저항(peripheral resistance) : 혈관벽에 대한 혈액의 마찰이 혈류에 미치는 저항

문맥계(portal system) : 체계순환으로 되돌아가기 전에 모세혈관, 큰 혈관 및 다른 모세혈관을 통해서 혈액이 지나가는 혈관계

압력경도(pressure gradient) : 두 구조 사이의 압력 차

굴(sinusoid): 간, 지라, 골수와 같이 큰 세포와 단백질의 이동이 필요한 기관에서 찾을 수 있는 큰 삼투성 모세혈관

수축기혈압(systolic pressure) : 혈액을 분출할 때 동맥의 압력

바깥막(tunica externa) : 강하고 혈관의 가장 바깥막 ; 강하고, 유연한 섬유성 결합조직으로 구성

속막(tunica intima) : 혈관의 가장 안쪽 막 ; 단순입방상피로 구성

중간막(tunica media) : 혈관의 중간층 ; 민무늬근과 탄력섬유로 구성

혈관수축(vasoconstriction) : 혈관의 직경이 감소하는 것

혈관운동중추(vasomotor center) : 혈관직경이 변경하여 혈압을 조정하도록 자극을 보내는 뇌의 숨뇌부위

정맥(veins) : 심장으로 혈액이 되돌아가는 혈관; 혈액을 담고 있기 때문에 용량혈관이라고도 함

대정맥(vena cava) : 몸체의 주요 정맥으로 심장으로 혈액을 되돌려보냄

세정맥(venule) : 가장 작은 정맥 ; 모세혈관에서 혈액을 받음

학습한 정보 유지하기(Own the information)

이 장에서 학습한 정보를 기억하기 위해서는 학습한 내용을 반영할 수 있는 시간이 요구된다. 따라서, 하얀 종이에 학습하고 토론한 중요 주제를 회상하면서 써내려가 본다. 그리고, *DavisPlus* 웹사이트에 접속하고 15장의 학습목표를 체크하여 본다. 쓴 모든 내용이 이 장의 학습목표와 완전히 일치하는가? 그렇지 않으면, 이 장을 적절하게 다시 살펴 본다. 그리고, 학습 목표의 개념을 다시 써보거나 그려본다.

15장의 중요 주제 :

- 동맥과 정맥의 벽 구조
- 동맥의 3개 층의 구조와 기능
- 정맥의 3개 층의 구조와 기능
- 모세혈관의 구조, 기능 및 기관화
- 모세혈관 교환기전
- 허파순환로
- 계통순환의 주요 동맥
- 머리와 목의 동맥
- 계통순환의 주요 정맥
- 머리와 목의 정맥
- 간문맥계
- 혈압과 혈류를 생산하는 말초저항 사이의 상관성
- 혈압과 혈류를 조절하는 신경계 및 호르몬의 영향
- 정맥환류의 보조 기전

학습점검(Test Your Knowledge)

1. 심장으로부터 혈액을 이동시키는 혈관은?
   - a. 모세혈관
   - b. 굴
   - c. 정맥
   - d. 동맥

2. 혈관의 가장 안쪽 벽을 형성하는 요소는 무엇인가?
   - a. 단순입방상피
   - b. 민무늬근
   - c. 결합조직
   - d. 탄력조직

3. 혈액이 들어오면 팽창하는 능력 때문에 탄력동맥이라고 불리는 동맥은 무엇인가?
   - a. 분배동맥
   - b. 전도동맥
   - c. 동맥
   - d. 순동맥

4. 용량혈관이라고 불리는 정맥은 다음을 담고 있기 때문이다 :
   - a. 심장이 수축할 때 떨리는 용량
   - b. 혈압을 조절하기 위하여 확장하고 수축하는 용량
   - c. 혈액을 담고 있기 위해서 더 큰 용량으로 신장하는 능력
   - d. 필요한 기관과 조직으로 혈액을 직접 보내는 능력

5. 정맥 안에 판막이 있는 목적은 무엇인가?
   - a. 산화혈액과 탈산화혈액을 혼합하기 위하여
   - b. 혈액이 역류하는 것을 막기 위하여
   - c. 혈류의 방향을 바꾸기 위하여
   - d. 혈액의 펌핑을 보조하기 위하여

6. 혈액과 조직사이의 영양분, 대사산물 및 호르몬을 교환하는 순환계의 교환혈관은 무엇인가?
   - a. 세동맥
   - b. 모세혈관
   - c. 정맥
   - d. 세정맥

7. 모세혈관 교환을 위해 가장 중요한 기전은 무엇인가?
   - a. 여과
   - b. 콜로이드성삼투압
   - c. 중력
   - d. 확산

8. 모든 계통동맥은 직적접으로 또는 간접적으로 다음으로부터 나온다 :
   - a. 대동맥
   - b. 아래대정맥
   - c. 빗장밑동맥
   - d. 목동맥

9. 혈액이 계속 순화해야 하는 이유는 다음 때문이다 :
   - a. 심박동
   - b. 낮은 혈액의 점성
   - c. 압력경도
   - d. 혈관수축과 혈관이완

10. 모세혈관에서 혈액의 속도가 느려지는 주요 이유는 무엇인가?
    - a. 모세혈관의 단면적이 더 크기 때문이다.
    - b. 모세혈관의 삼투압이 더 크기 때문이다.
    - c. 모세혈관의 혈액이 정맥혈보다 점성이 더 크기 때문이다.
    - d. 모세혈관이 중력과 대항하기 때문이다.

15장 답

1. 정답 : d. 모세혈관은 교체혈관으로 활동한다. 굴은 특별한 모세혈관으로 간, 지라, 및 골수에서 볼 수 있다. 정맥은 심장으로 혈액을 되돌려 보낸다.
2. 정답 : a. 혈관의 중간층은 민무늬근과 탄력섬유로 구성되어 있다. 혈관의 바깥층은 강하고 유연한 결합조직이다.
3. 정답 : b. 분배동맥은 또한 근육동맥이라고 한다. 세동맥은 저항혈관이라고 한다. 순동맥은 짧은 동맥으로 모세혈관과 세동맥을 연결한다.
4. 정답 : c. 동맥은 수축하지만 정맥은 아니다. 동맥은 확장과 수축으로 혈류의 방향을 기관고 조직으로 바꿔주고 혈압을 조절할 수 있다.
5. 정답 : b. 판막은 산화혈액과 탈산화혈액을 혼합하는 기능은 없으며 혈류의 방행을 조정하지도 않는다. 판막은 혈액의 펌핑을 보조하지도 않는다.
6. 정답 : b. 세동맥(가장 작은 동맥)은 혈압을 조절하고 기관으로 가는 혈류를 조절한다. 정맥과 세정맥(가장 작은 정맥)은 심장으로 혈액이 되돌아가도록 한다.
7. 정답 : d. 여과와 콜린성삼투압은 모세혈관 교환에 사용되는 기전이지만, 모두 가장 중요한 기전은 아니다. 중력은 모세혈관 교환에 영향을 미치지 않는다.
8. 정답 : a. 아래대정맥은 인체에서 가장 큰 정맥이며 동맥과 직접 연결되어 있지 않다. 빗장밑동맥과 목동맥은 모두 대동맥활에서 나온 가지이다.
9. 정답 : c. 심장박동은 동맥혈의 추진을 돕지만, 지속적인 순환의 원인은 아니다. 혈관수축과 이완은 흐름을 직접 조절하고 혈압에 영향을 미치지만 순환에 영향을 미치지는 않는다.
10. 정답 : a. 콜린성삼투압은 모세혈관 교환에 영향을 미치지만, 혈류의 속도에는 영향을 주지 않는다. 혈액의 점성은 순환계에 지속적으로 영향을 준다. 중력은 모세혈관의 혈류속도에 직접 영향을 미치지는 않는다.

모바일로 이 코드를 스캔하면 Davis*Plus*의 Podcast도서관이 접속됩니다. 또한 **http://davisplus.fadavis.com**에 접속하면 이 단원에 유용한 자료를 이용할 수 있습니다.

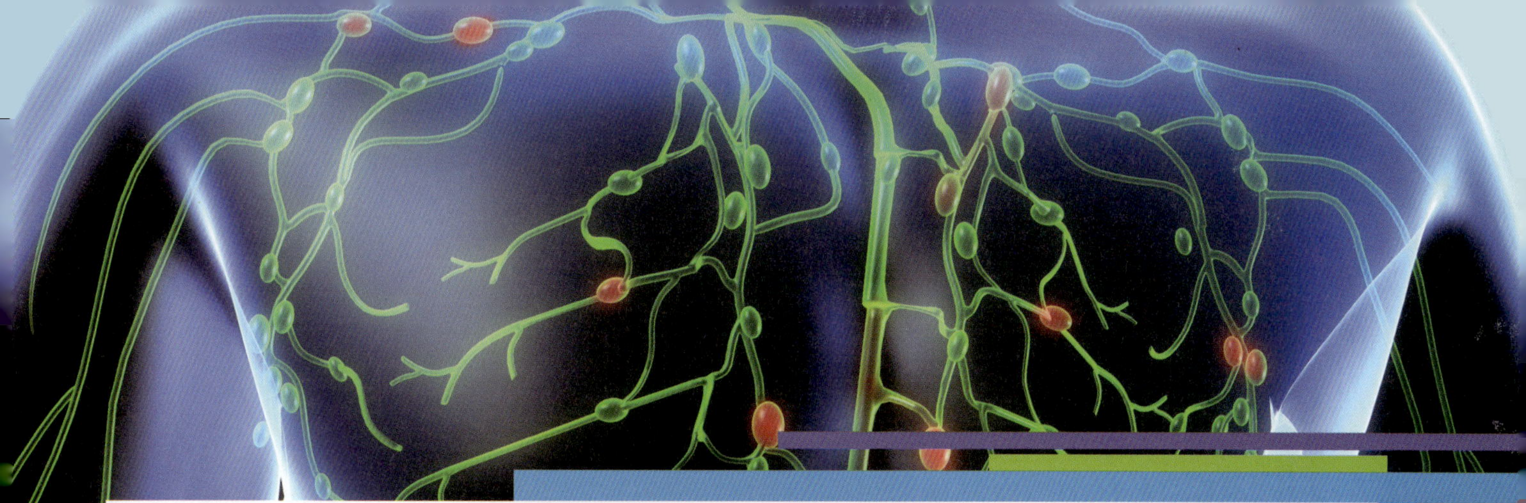

제 16 장 16

림프와 면역계통 (Lymphatic& Immune Systems)

100조 개의 미생물은 인간의 몸과 내부에서 살고 있다.

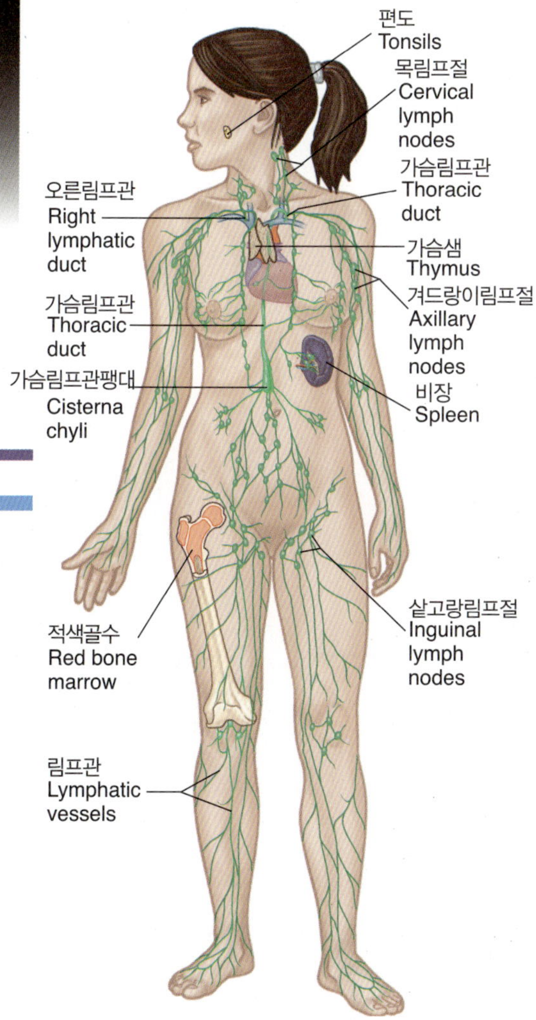

수백만의 미생물들은 몸속에 살고 있으며, 이것들은 건강을 위해 필수적이다. 그러나 많은 경우 질병을 일으킬 수 있다. 인체의 면역 계통이 아니라면 바이러스와 세균에 의해 급속히 침범당할 것이다. 면역 계통의 중요성을 설명하기 위해, 사람이 죽으면 면역 체계가 완전히 작동을 멈추는 것에 대해 생각해야 한다. 수 시간 내에 세균과 기생충이 침범하여 수 주 내에 미생물들이 완전 몸을 먹어치울 수 있다.

병리적으로 고려하면, 이는 면역계통의 놀라운 효과를 보여준다. 림프와 면역계통은 몸을 보호하기 위해 협력 작용을 한다. 면역체계는 기본적으로 질병의 침투하는 것을 방어하기 위한 세포의 집단으로 구성되어 있다. 림프계통 내에 존재하는 이들 세포 대부분은 기관과 혈관으로 네트워크를 구성하며, 몸 안에 뻗어있다.

림프계 (Lymphatic System)

림프계통은 림프관(lymphatic vessels), 림프(관 내의 액체), 림프조직(lymphatic tissue) 및 림프기관(lymphatic organs)으로 구성되어 있다. 여기에 보여준 것처럼 림프계통의 림프관은 혈관과 같은 방법으로 몸 안에 지나고 있다. 림프계의 조직과 기관들은 림프절(lymph nodes), 가슴샘(thymus), 편도(tonsil), 비장(spleen), 그리고 적색골수에서 면역세포에서 생산한다.

중요한 사실(Fast fact)

림프관은 골수(bone marrow), 연골(cartilage), 그리고 중추신경계(central nervous system)를 제외한 거의 모든 조직에서 발견된다.

일상에서의 신체(The body at work)

림프계통(lymphatic system)의 세 가지 기능을 가지고 있다: 체액 균형의 유지, 지방 흡수, 면역이 있다.

- ***체액 균형의 유지**(Maintenance of fluid balance): 체액은 지속적으로 주변 조직 내 모세혈관 밖으로 새어 나온다. 모세혈관은 액체의 약 85%를 재흡수하고 15%정도 남겨둔다. 이는 적은 양 일지도 모르지만, 하루 동안, 남아있는 액체는 총 4 리터 정도로 으로 충분히 크게 붓게하고, 심지어 사망의 원인이 되기도 한다. 림프계통의 역할 중 하나는 이러한 액체를 흡수하고 혈류내로 복귀시키는 것이다.*
- ***지방의 흡수**(Absorption of fats): 작은창자 안에 있는 특수한 림프관이 지방(fats)과 지용성비타민(fat-soluble vitamin)을 흡수한다.*
- ***면역**(Immunity): 림프계통은 면역 계통의 핵심 구성 요소이다. 림프절 및 다른 림프기관은 미생물과 이물질을 제거하기 위해 림프(림프관 내 액체)를 여과한다.*

중요한 사실(Fast fact)

혈관과 달리 림프관은 조직으로부터 멀리 오직 한 방향(one direction)으로 액체를 운반한다.

림프(Lymph)

림프관(Lymphatic vessels)은 혈장과 유사한 무색의 투명한 액체이지만 낮은 단백질을 함유하고 있는 림프로 가득 차 있다. 조직 내 림프는 모세 교환 후 남겨진 액체에서 유래한다. 몸의 위치에 따라, 림프는 지질(작은창자 배출 후), 림프구(림프절을 떠난 후), 호르몬, 박테리아, 바이러스, 세포 찌꺼기를 포함한다.

림프관(Lymphatic Vessels)

정맥과 유사하게 림프관은 얇은 벽과 역류를 방지하기 위한 판막(valve)을 가지고 있다. 림프관 벽은 상피 세포의 얇은 층에 의해 형성된다. 그러나, 정맥 내 세포(세포가 단단하게 결합)와 달리, 림프혈관 벽을 형성하는 세포들은 세포사이에 틈새가 존재하도록 느슨하게 겹쳐져 있다.

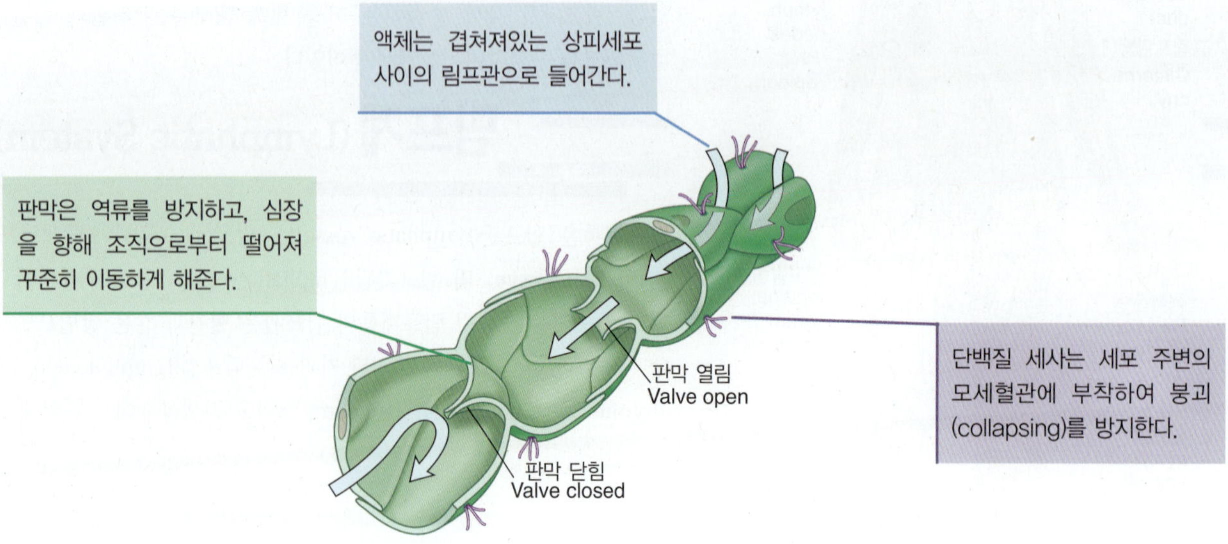

애니메이션(ANIMATION)

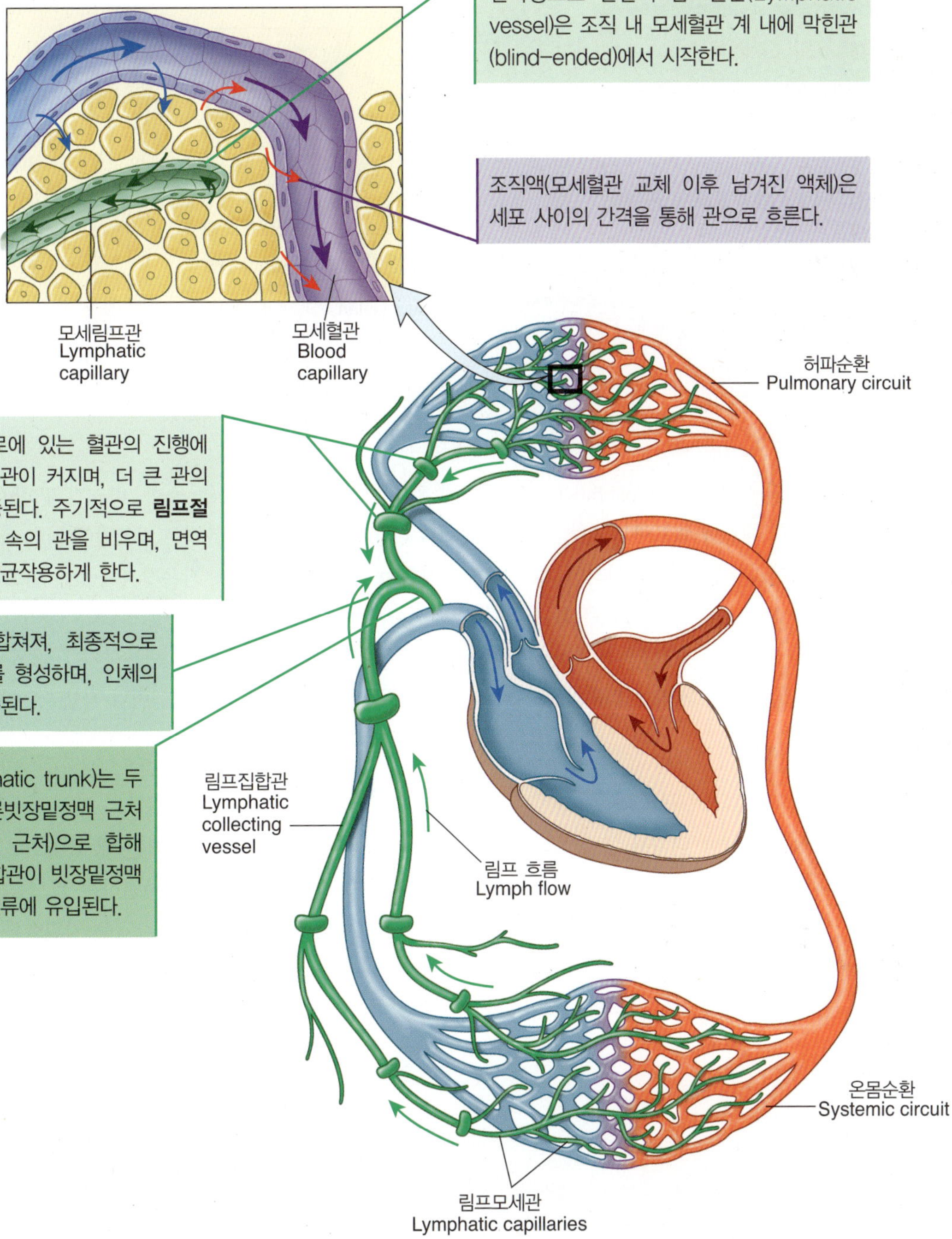

현미경으로 관찰시 림프혈관(Lymphatic vessel)은 조직 내 모세혈관 계 내에 막힌관(blind-ended)에서 시작한다.

조직액(모세혈관 교체 이후 남겨진 액체)은 세포 사이의 간격을 통해 관으로 흐른다.

심장을 향한 경로에 있는 혈관의 진행에 따라, 이들은 더 관이 커지며, 더 큰 관의 형성을 위해 집중된다. 주기적으로 **림프절**(lymph nodes) 속의 관을 비우며, 면역세포가 세균을 식균작용하게 한다.

림프관은 계속 합쳐져, 최종적으로 더 큰 림프줄기를 형성하며, 인체의 주요 부위로 배출된다.

림프 줄기(lymphatic trunk)는 두 개의 집합관(오른빗장밑정맥 근처와 왼빗장밑정맥 근처)으로 합해진다. 림프는 집합관이 빗장밑정맥으로 합류될때 혈류에 유입된다.

일상에서의 신체(The body at work)

심혈관계통(cardiovascular system)에서, 심장은 혈관을 통해 혈액을 추진시키는데 도움을 주기위한 펌프로서 작용한다. 그러나, 림프계통에는 펌프가 없다. 대신에 액체가 수동적으로 이동하며, 림프관 자체의 율동적 수축에 의해 주로 보조 받는다. 림프관 내의 판막은 역류를 방지한다. 흐름은 뼈대근육의 수축 시 림프관을 압박하여 더욱 보조한다. 마지막으로, 호흡은 압력변화를 일으켜 배안에서 가슴안으로 림프를 추진하는데 도움을 준다.

일상에서의 신체(The body at work)

림프계통은 두 개의 집합관을 가지고 있다: 오른림프관과 가슴림프관

- ***오른림프관**(right lymphatic duct)은 오른빗장밑정맥으로 인체의 오른위사분위에 림프를 배출한다.*
- ***가슴관**(thoracic duct)은 (가슴림프관팽대라 불리는 배 안의 림프관의 확장된 형태에서 유래한다) 신체의 나머지 부분에서 왼빗장밑정맥에 림프를 배출한다.*

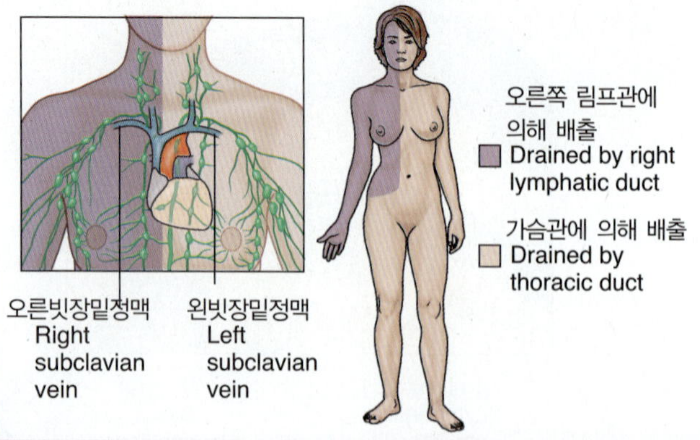

림프조직과 기관(Lymphatic Tissues and Organs)

분화된 조직이 포함된 림프구의 반(patches)는 몸 전체에 존재한다. 신체(예 : 호흡, 소화, 비뇨기 및 생식관 등)의 외부로 열려있는 통로의 점막 내층에 림프구가 흩어져 있다. 신체의 다른 부분에서, 림프조직은 **림프절**(lymphatic nodules)이라고 불리는 림프조직 덩어리가 존재한다. 이러한 예는 *파이어반(Peyer's patches)*으로, 작은창자에 있는 림프절이다.

반면에, **림프기관**(Lymphatic organs)은 잘 정의되어 있다. 이 기관은 적색골수, 가슴샘, 림프절, 편도, 그리고 비장을 포함한다. 적색골수와 가슴샘은 *1차림프기관(primary lymphatic organs)*이라 불리며, B 림프구와 T 림프구 성숙을 위한 장소를 제공한다. 림프절, 편도, 지라는 *2차 림프기관(secondary lymphatic organs)* 가슴샘이나 적색골수에서 성숙된 림프구를 함유하고 있다.

가슴샘(Thymus)

가슴세로칸(mediastinum)에 위치한 가슴샘의 크기는 연령에 따라 달라진다. 어린이 때는 꽤 크며, 약 14세때 감소되기 시작한다. 성인이 되어, 이것은 이전 크기의 분획이 된다. 가슴샘는 림프구의 발달을 촉진하는 *티모신(thymosin)*이라는 호르몬을 생산한다. 가슴샘은 섬유성가쪽피막이 안으로 뻗어가며 소엽으로 나뉜다. 각 소엽은 치밀바깥겉질로 구성되고, 성긴속질에는 T 림프구로 채워져 있다.

애니메이션(ANIMATION)

1. 미성숙 T 림프구는 적색골수에서 가슴샘의 바깥 겉질로 이동한다. 가슴샘 내부의 세포들은 그것들에게 성숙과 분화의 기회를 주고, 혈액 내 항원으로부터 보호한다.
2. 발달된 T 림프구는 내부 속질을 향해 이동한다. 그것들로 인해, 그것들은 다른 림프세포(예: 대식 세포와 수상돌기세포)와 만나게 된다. 이는 숙주와 이물세포사이를 구분하기 위한 새로운 림프구의 훈련(trains) 과정이다.
3. 훈련이 완료되면, 림프구는 혈류로 방출된다.

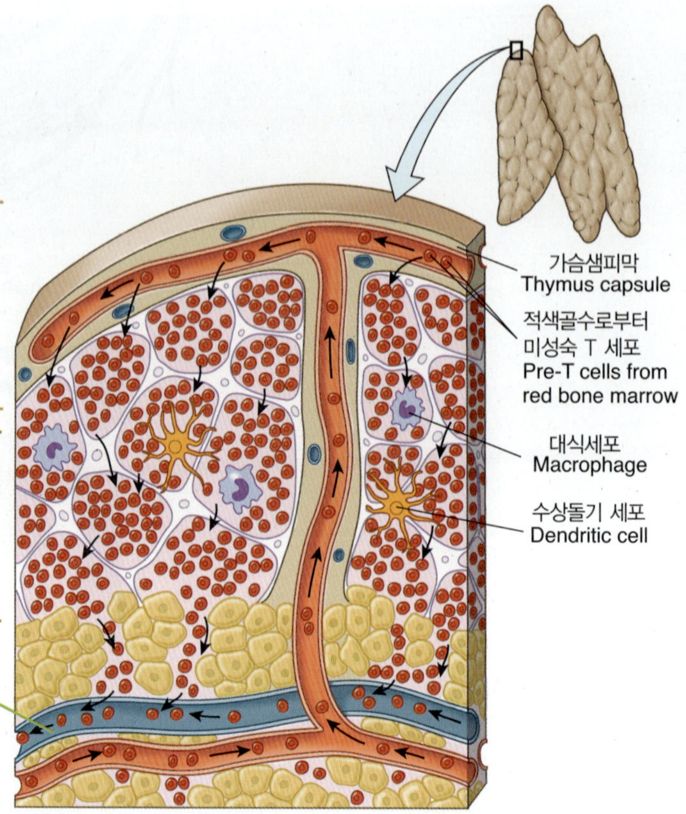

림프절(Lymph Nodes)

림프절을 따라 림프가 흐름에 따라, 여러 림프절을 통해 림프가 통과한다. 림프절에 도달하면, 천천히 림프액이 지나면서, 느린 병원체와 다른 이물질을 제거한다. 림프를 깨끗이 하고, 림프절은 또한 림프구와 단핵세포의 몇 가지 유형의 최종 성숙을 위한 장소를 제공한다.

인체는 수백개의 림프절로 구성되어 있다. 콩모양으로 일부 림프절은 작다: 단지 1/25" (1 ㎜) 길이; 다른 것인 1인치 이상(25 ㎜)이다.

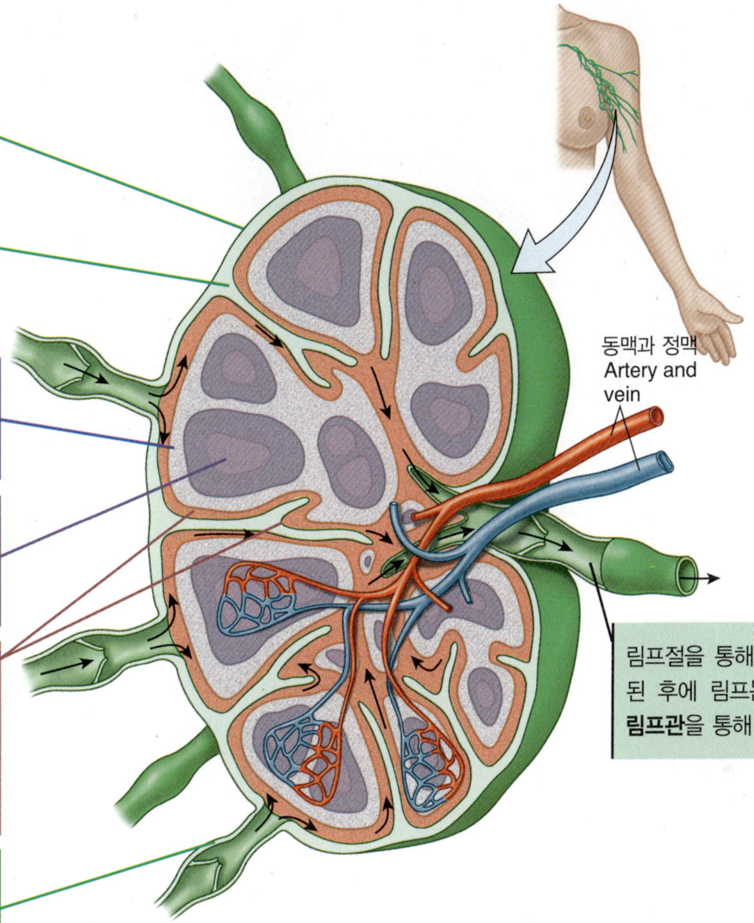

중요한 사실(Fast fact)

림프절은 혈류에 액체를 반환하기 전에 림프 내 불순물의 99 %를 제거한다.

일상에서의 신체(The body at work)

림프절 특정 부분에 집단을 형성하는 경향이 있다. 주요 림프절 군들은 아래에 나열되어 있다.

- ***목림프절**(Cervical lymph node)은 목에서 발견되며, 머리와 목으로부터 오는 림프를 모니터한다.*
- ***겨드랑림프절**(Axillary lymph node)은 겨드랑이에 집단을 형성하며, 팔과 유방으로부터 오는 림프를 받는다.*
- ***샅굴림프절**(Inguinal lymph node)는 샅부위에 발생하고 다리에서 오는 림프를 받는다.*

기본 강좌 : 림프절과 암

암은 종종 림프계통을 통해 퍼진다.(*전이; metastasizes*) 최초 종양에서 유리되어진 암세포들은 종종 림프 모세혈관을 따라 림프절 근처로 이동한다.(암세포의 전이에 의해 첫번째 림프절에 도달한 것을 감시림프절이라 한다.) 증식된 세포들은 림프절에서 최종적으로 파괴된다. 그 지점에서 더 많은 암세포가 파괴되고, 그 다음 림프절로 이동한다.

예를 들어, 유방 림프의 85% 이상이 겨드랑림프절로 들어가며 이러한 림프절에서 가장 유방암의 전이에 대한 가장 일반적인 경로를 형성한다. 이러한 이유로, 암성 유방 종양을 제거하기 위한 수술 중 근처 겨드랑림프절도 같이 제거된다. 암세포가 림프절로 근접했는지에 따라 제거를 해야 하는지와 향후 치료를 결정을 돕게 된다. 간혹 수술은 정상적인 림프의 흐름을 방해하거나 조직 주위에 림프의 축적을 유도한다. 이러한 부종 형성을 림프부종(lymphedema)이라 한다. 일반적으로, 새로운 림프관은 정상 흐름을 회복하기 위해 생겨난다.

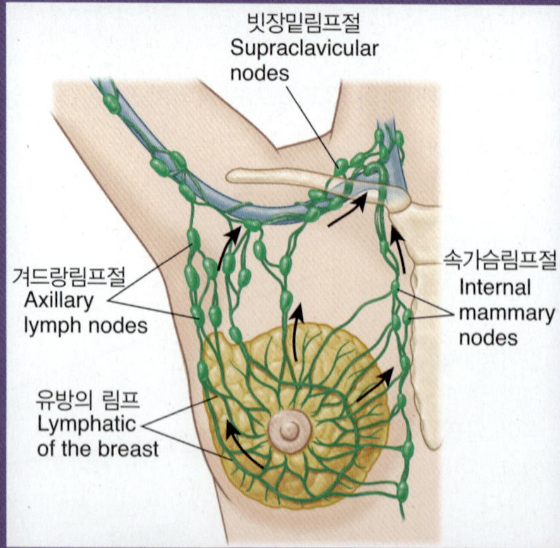

편도 (Tonsils)

편도는 림프조직의 집단으로 목구멍 뒤의 원형으로 보호를 형성한다. 그것들은 코나 목을 통해 인체 내로 들어오는 병원균을 방어한다. 편도선은 세 개의 구역이 있다.

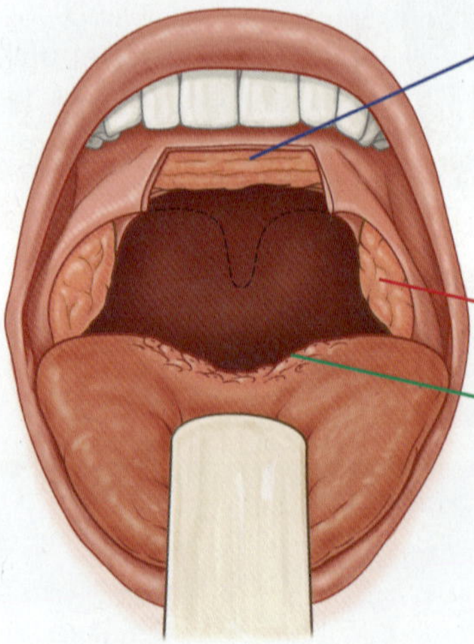

하나는 **인두 편도**(pharyngeal tonsil; **아데노이드**라 불림)로 코안 뒤, 인두의 벽에 자리 잡고 있다.

목구멍 편도(palatine tonsil) 한 쌍은 입안의 뒤에 위치한다.

많은 수의 **허편도**(lingual tonsil)는 혀뿌리 주위의 조직에 집중되어 있다.

일상에서의 신체(The body at work)

목의 뒤쪽에 있는 편도 환은 코와 입을 들어오는 공기를 여과한다. 편도의 림프절 내 백혈구는 이들이 몸에 들어가기 전에 박테리아나 일부 바이러스를 파괴 할 수 있다. 때로는 편도 자체가 바이러스나 세균에 감염된다(특히 구개편도). 이러한 경우 편도는 종창과 편도선염(tonsilltis)으로 알려진 감염 상태가 된다. 편도선염의 증상은 인후통, 삼킴 시 통증과 열을 포함한다. 바이러스에 의해 유발되었을때 보통 몇일 후에 보통 스스로 해결한다. 이것이 세균(보통 사슬알균으로 목에서 잡혀 유발함)에 의해 발생하는 경우 항생제가 필요하다. 편도염이 반복적인 재발이나 치료 저항이 있을 때 편도 제거 수술을 권장한다.

지라(Spleen)

주먹 크기의 **지라**(spleen)는 인체에서 가장 큰 림프 기관이다. 그것은 배의 왼쪽 상단 사분면에 있으며, 가로막 바로 밑에 붙어있어, 아래 갈비뼈에 의해 보호되고 있다. 림프절과 같은 지라는 섬유성 피막으로 둘러싸여있으며, 안쪽으로 들어가 지라의 구역을 나눈다. 지라는 적색속질(red pulp)과 백색속질(white pulp)의 두 종류가 포함되어 있다. 백색속질은 치밀한 림프구 덩어리로 구성되어 있으며, 각 구역의 주위에 동맥으로 둘러싸여 있다. 적색속질은 구역의 가장자리를 따라 존재한다. 이것은 적혈구의 그물로 구성되어 있으며, 그물섬유와 대식세포의 구조물에 의해 지지 되어 있습니다. 그물섬유를 통해 통과한 후에 정맥굴에서 혈액을 수집하고, 이후 정맥을 통해 심장으로 복귀된다.

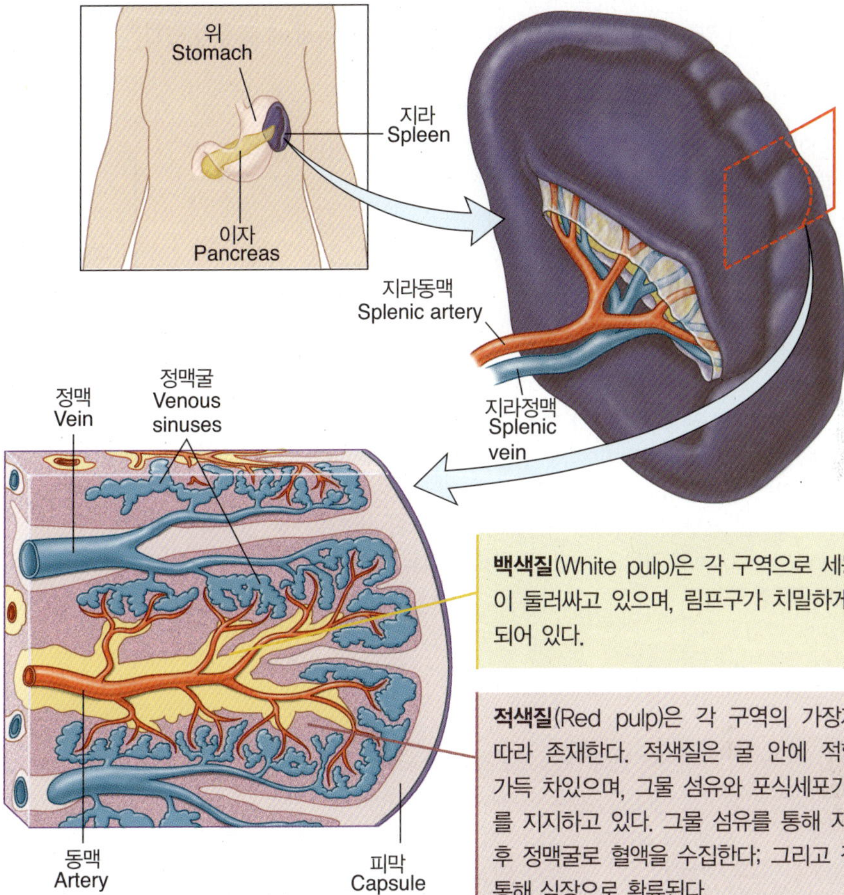

백색질(White pulp)은 각 구역으로 세동맥들이 둘러싸고 있으며, 림프구가 치밀하게 함유되어 있다.

적색질(Red pulp)은 각 구역의 가장자리를 따라 존재한다. 적색질은 굴 안에 적혈구가 가득 차있으며, 그물 섬유와 포식세포가 구조를 지지하고 있다. 그물 섬유를 통해 지난 이후 정맥굴로 혈액을 수집한다; 그리고 정맥을 통해 심장으로 환류된다.

일상에서의 신체(The body at work)

지라는 인체 아래 설명을 포함하여 많은 기능을 수행한다.

- ***면역**(Immunity): 백색속질 내 림프구와 대식세포는 혈액을 지나는 이물질 항원을 감시하여, 굴 안의 포식세포가 섭취하고, 미생물을 파괴한다.*
- ***오래된 적혈구의 파괴**: 굴 속의 대식세포는 낡은 적혈구와 불완전한 혈소판을 소화한다. 대식세포는 또한 적혈구 파괴로부터 나온 헤모글로빈을 재활용하고, 철과 글로빈을 분리하여 나중에 사용하기 위해 골수와 간으로 되돌려 보낸다.*
- ***혈액저장소**(Blood storage): 지라는 인체 내 20~30% 혈소판을 저장한다. 결과적으로 이는 전체적인 순환에 혈액을 빠르게 되돌림으로써 혈액량을 안정화하는 것을 도울 수 있다.*
- ***조혈**(Hematopoiesis): 지라는 태아에서 적혈구를 생산한다. 출생 후 아주 심한 빈혈의 경우에 한다. 일생을 통해 지라는 단핵구와 림프구의 성숙을 위한 장소를 제공한다.*

기본 강좌 : 지라 파열

지라의 위치는 외상으로 인한 손상이 취약하다. 왜냐하면 큰 혈관이 있기 때문에, 심각한 손상이나 파열은 치명적인 출혈을 일으킬 수 있다. 지라는 재생이 어렵기 때문에 이는 보통 손상 시 수술적(splenectomy)으로 제거된다. 사람은 지라 없이 살 수 있지만, 감염에 더 취약 할 수 있다.

면역계통의 개요(Overview of the Immune System)

사람의 생존은 우리 주위를 둘러싸고 있는 바이러스, 박테리아, 곰팡이, 그리고 단세포 동물을 포함한 미생물의 무리로부터 자신을 보호하기 위해 몸의 능력에 의존한다. 신체로부터 보호가 필요있는 다른 위협은 독성 화학 물질, 방사선, 심지어 알레르기, 꽃가루 등이 있다. 그러나 외부의 모두가 위협적인 존재는 아니다. 일부는 신체 내부에서 발생한다. 예를 들어, 일상생활의 일부분에서 비정상적인 세포가 발달된다. 검사되지 않고 떠난 이런 세포들은 지속적으로 성장하고 분열한 결과 종양이나 암의 결과로 나타나게 될 것이다.

인체는 일상적인 위협에서 발생되는 위협에서 방어하기 위해 세 종류가 있다.

첫 번째 방어(First line of defense)

피부와 점막과 같은 외부 장벽은 우리를 궁지에 몰리게 하는 병원체들 대부분을 막는다.

두 번째 방어(Second line of defense)

병원체가 첫 번째 방어선을 침범한다면, 인체는 다양한 위협을 막아내기 위해 대식세포인 백혈구의 생성과, 염증과 발열을 포함한 여러 기전을 작동하기 시작한다. 이는 하나의 특정 병원체보다는 침입자들의 광범위한 곳에 목표를 두고, 이러한 반응이 나타나기 때문에 **비특이적 면역**(nonspecific immunity)이라 불린다. 태어날 때부터 존재하는 기전이기 때문에 또 다른 용어는 선천성 면역(innate immunity)이라고도 하며, 병원체를 인체에서 막아내어 다시는 노출되지 않도록 한다.

세 번째 방어(Third line of defense)

방어의 마지막은 **특이적 면역**(specific Immunity)이다. 인체는 병원체에 의해 몸은 패배 한 후 병원체의 기억을 유지하면서 발생된다. 다음에 같은 병원체에 노출되는 경우, 인체는 그것을 빨리 인식하여 이 특정 침입자에 대해 표적화하여 반응한다.

쉽게 이해하기(That Makes Sense)

특이적 면역은 특정한 병원체를 대상으로 기억한다. 병원체를 인식하기 위한 면역계통은 이전에 그 병원체에게 도입(노출)되었던 적이 있어야 한다. (인간의 경우에: 누군가를 인식을 위해서는 당신은 이전에 소개받은(노출된) 적이 필요하다.)

비특이적 면역(Nonspecific Immunity)

비특이적 면역(Nonspecific immunity)은 외부장벽의 포식작용, 항균 단백질, 자연살해세포, 염증과 열과 같은 다양한 기전을 사용하여 병원체로부터 전반적인 범위에서 대항하여 보호한다.

외부 장벽(External barriers)

피부와 점막은 미생물에 대해 방어하는 첫 번째 방어선을 제 방어를 제공합니다. 피부는 단단한 단백질로 구성되어 있고, 대부분의 병원체를 퇴치하며, 건조하고, 영양분이 부족하게 하여 세균에 대한 적대적 환경을 만든다. 산성 덮개는 세균 성장을 억제하며, 산의 얇은 층은 땀에 의해 생성된다.

소화기, 호흡기, 비뇨기, 생식기 통로의 점막(바깥으로 열림)은 점액을 생성하여 물리적으로 병원체를 잡는다. 호흡로내 점액은 삼킴 시와 위 산에 의해 병원체를 파괴한다. 점액, 눈물과 침은 또한 **라이소자임**(lisozyme)이라 부리는 효소를 함유하며, 이는 세균을 파괴한다.

포식작용(Phagocytosis)

병원체가 피부나 점막을 통과하여 인체 내로 침입했다면, 이는 즉각적으로 두 번째 방어로 즉각적 맞서 주된 역할을 하게 될 것이다: 포식작용(phagocytes)

애니메이션(ANIMATION)

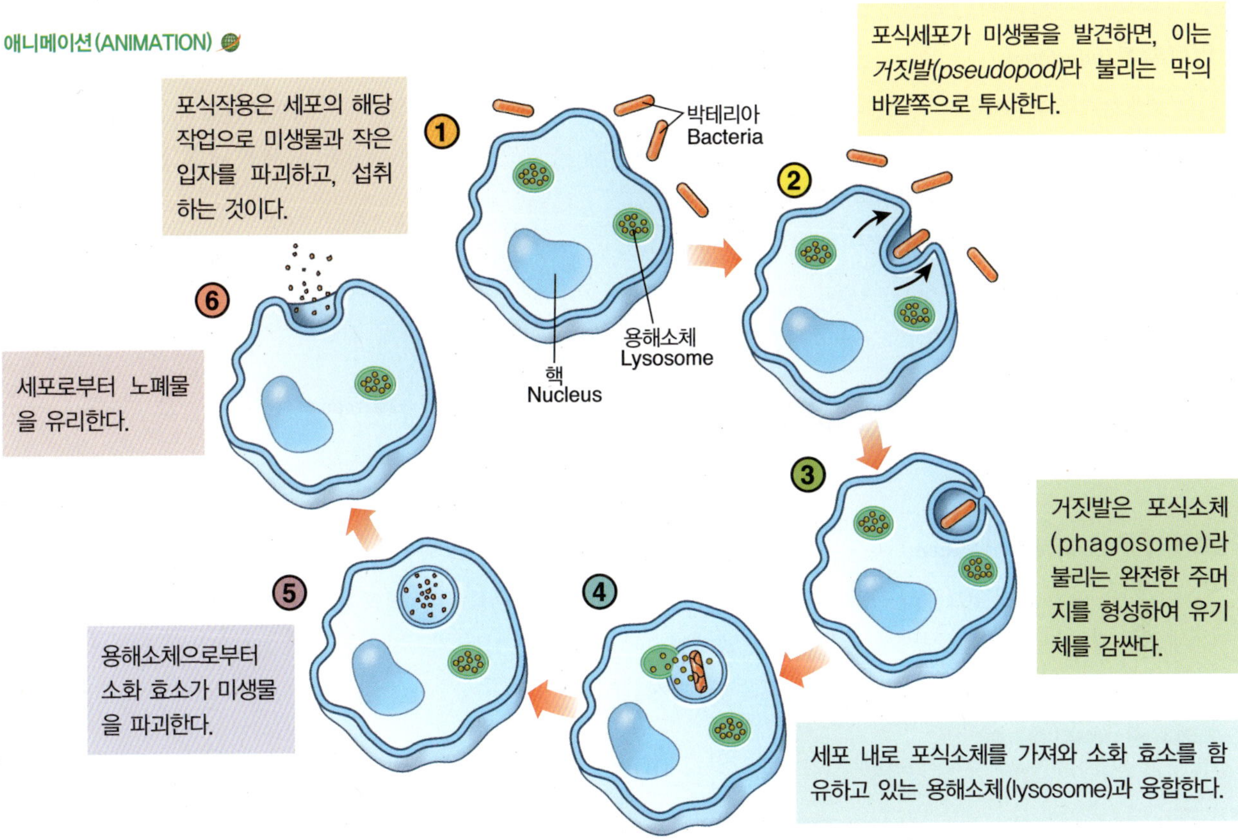

포식세포의 종류(Types of phagocytes)

가장 중요한 포식세포는 **중성구**(neutrophil)와 **포식세포**(macrophage)이다. 중성구가 인체를 떠돌아 다니며, 세균을 찾으며, 대부분의 포식세포는 전략적인 지역에 남아 고정되어 있습니다.

애니메이션(ANIMATION)

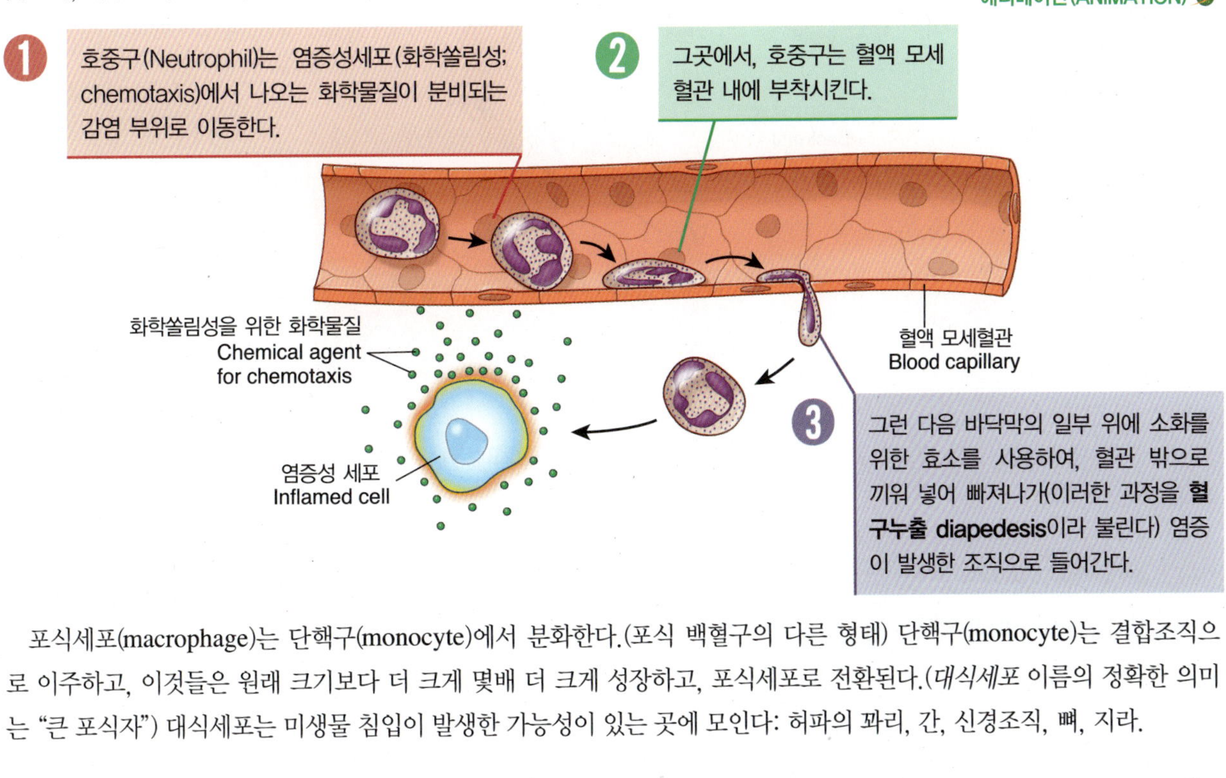

포식세포(macrophage)는 단핵구(monocyte)에서 분화한다.(포식 백혈구의 다른 형태) 단핵구(monocyte)는 결합조직으로 이주하고, 이것들은 원래 크기보다 더 크게 몇배 더 크게 성장하고, 포식세포로 전환된다.(*대식세포* 이름의 정확한 의미는 "큰 포식자") 대식세포는 미생물 침입이 발생한 가능성이 있는 곳에 모인다: 허파의 꽈리, 간, 신경조직, 뼈, 지라.

항균 단백질(Antimicrobial proteins)

단백질의 두 가지(인터페론과 보체계통) 유형은 세균과 바이러스의 침범에 대항해 비특이적으로 저항하는 것을 제공하고 돕는다.:

인터페론(Interferons)

일부 세포는 인터페론이라는 단백질에 의해 바이러스 침입에 대응한다. 세포가 바이러스에 감염되었을 때 세포는 인터페론을 생성하며, 이는 근처 세포에 유리된다. 인터페론은 이웃 세포의 표면 수용기에 부착한다. 세포 내 효소 생성을 가속화하며, 침범된 바이러스 복제를 방어하기 위해 관리한다.

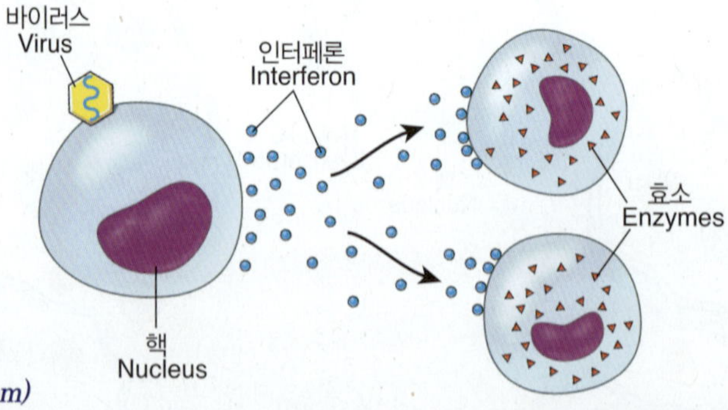

보체계통(Complement System)

20개 이상의 다른 단백질(**보체**라 불림)은 불활성화된 형태로 혈류 내를 순환하며, 면역 반응을 돕기 위해 대기한다. 세균이나 세균에 대항하는 항체는 보체를 활성화한다. 보체반응이 시작되면, 이는 지속적으로 연쇄 화학반응을 일으켜, 하나의 보체 단백질은 다음으로 활성화한다(혈액응고 발생과 유사함).

애니메이션(ANIMATION)

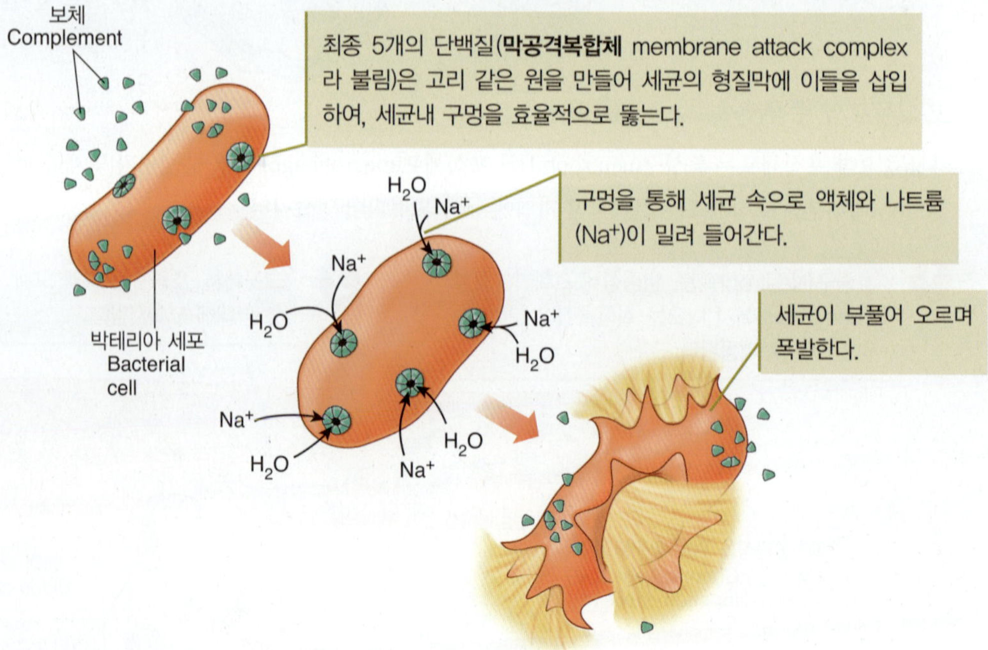

보체는 또한 병원체의 코팅, 포식세포의 부착을 만들며, 염증을 자극(화학쏠림성을 통한 중성구의 출현)에 의해 면역 계통을 돕는다.

자연살해세포(Natural killer cells)

자연살해세포(NK cell)라 불리는 림프구의 독특한 그룹은 지속적으로 몸을 떠돌며, 병원체나 질병이 있는 세포를 찾는다. 이들은 이식된 기관과 조직의 세포로부터 암세포, 바이러스 감염세포, 세균을 포함한 이물질 세포를 인식하고 파괴한다. NK 세포는 여러 가지 방법을 사용하여 세포를 파괴하고, 이들 대부분 세포 죽음과 일부분 파괴(용해)를 유도하는 화학 물질의 분비를 포함한다.

염증(Inflammation)

외상, 허혈로부터 오는 조직손상이나 감염은 염증을 만든다. 염증 자극은 인체의 방어 계통으로 병원체를 포함하는 감염된 부위를 측정하며, 싸움을 시작하기 위한 인체 방어 계통을 자극한다. 더욱이 염증 반응은 손상된 조직을 재생하고 청소하는 과정을 포함한다.

애니메이션(ANIMATION)

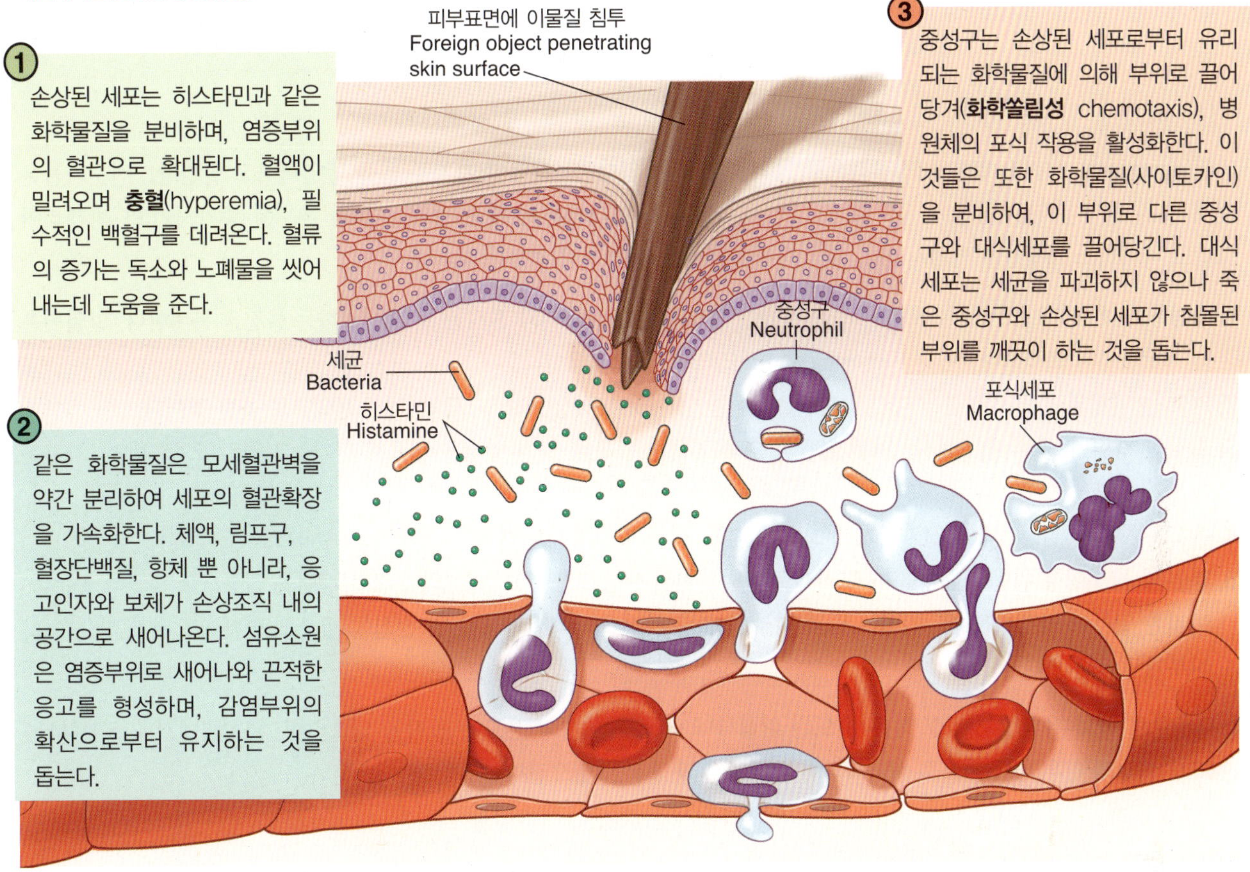

포식세포 대부분(특히 중성구)는 감염 시 싸우는 동안 죽는다. 죽은 세포는 조직 찌꺼기와 액체와 함께 쌓아올려져, 두터운 노란 액체를 만들며 이를 **고름**(pus)이라 한다. 조직강 내에 고름이 축척되어 있을 때 이를 **농양**(abscess)이라 한다.

일상에서의 신체(The body at work)

발적, 종창, 열, 통증은 염증의 4가지 징후로 분류된다.

- ***종창***(*Swelling*)*은 모세혈관에서 새어나온 액체의 결과이다.*
- ***발적***(*Redness*)*은 충혈(hyperemia)의 결과이다.*
- ***열***(*Heat*) *또한 충혈의 결과이다.*
- ***통증***(*Pain*)*은 세균 독소에 의한 신경 자극이나 종창으로부터 신경의 압박, 손상된 신경의 결과이다.*

염증의 징후는 치유를 촉진한다.

- *종창은 정맥을 압박하여 정맥의 배출을 감소하고, 강제적으로 모세혈관의 판막을 열어 모세혈관의 배출을 증진한다. 이는 림프관이 혈액 모세혈관보다 세균, 죽은세포, 조직 찌꺼기 제거에 더욱 능숙하기 때문에 치유를 돕는다.*
- *충혈은 치유에 필수적인 재료인 아미노산과 산소를 포함한 물질을 가져온다.*
- *열은 염증 부위의 대사율과 조직 재생율을 증가한다.*
- *통증신호는 손상 시 발생하며, 치유 동안 그 부위의 안정을 생각나게 한다.*

중요한 사실(Fast fact)

단어 끝의 접미사가 *-itis*로 끝나는 것은 염증을 의미한다. 예를 들어, 피부염(dermatitis)은 피부의 염증이며, 편도염(tonsilitis)은 편도의 염증, 관절염(arthritis)은 관절의 염증이다.

열(Fever)

발열(pyrexia)로 알려진 열은 비정상적으로 몸의 온도를 높인다(한 사람이 가지는 열을 발열이라고 말한다). 전문가들은 현재 열은 병이 나있는 동안에 유익하다고 믿는다. 게다가 인터페론의 활동 증가는 몸의 온도를 증가시키고, 박테리아 그리고 바이러스 재생산을 억제시킨다. 열이 발생하는 동안 정상적인 경로를 따른다.

1. 중성구와 대식세포는 세균을 포식하고, 이것들은 **발열원**(pyrogen)이라 불리는 열을 생성하는 물질을 분비한다. 발열원은 앞 시상하부의 프로스타글란딘 E(prostaglandin E)의 분비를 자극한다.
2. PGE는 인체의 온도 설정점을 다시 맞춘다. 예를 들어, 이것은 정상 98.6°F(37℃)에서 102°F로 올릴 것이다.
3. 설정점 정점이 오를 때, 인체는 피부 혈관의 수축과 떨림을 통해 열의 발생을 필요로 한다. 그 결과 오한, 냉기, 차가운 피부가 된다.
4. 온도는 새로운 설정점에 도달 할때까지 오르게 되고, 이는 병원체가 존재 하는 때까지 지속적으로 유지된다.
5. 병원체가 더 이상 위협하지 않을 때 포식세포는 발열원의 생성을 멈추고, 인체의 온도 설정점을 정상으로 되돌려 놓는다. 이러한 일들이 발생했을 때, 인체는 땀과 피부의 혈관 확장을 통해 과도한 열 손실을 필요로 한다. 그 결과 따뜻하고, 피부가 홍조를 띤다.

대부분의 열이 유익할 지라도 높은 온도는 위험하다. 105°F 이상의 온도는 발작을 일으키며, 111°F에서 115°F(44℃~46℃)이상의 경우, 전형적으로 비가역적인 뇌의 손상과 죽음을 일으킨다.

중요한 사실(Fast fact)

아스피린(aspirin)과 이부프로펜(ibuprofen)과 같은 약물은 PGE의 합성 억제 작용에 의해 열을 떨어뜨린다.

일상에서의 신체(The body at work)

일반적으로 정상체온은 98.6°F(37°C)로 고려된다. 그러나 체온은 일상주기 동안 다양하며, 활동 수준과 사람과 사람에 따라 다르다. 온도는 한사람의 정상적인 온도가 다른 열이 발생할 때로 여겨진다.

온도는 또한 인체의 부위에 따라 다양하다. 입안이나 곧창자 같은 몸안에서 측정 시 피부에서 측정할 때 보다 높다. 특히 온도는 입안에서보다 곧창자에서 보통 1°F(0.6°C)정도 높고, 팔아래(겨드랑)는 입안보다 1°F(0.6°C) 정도 낮다.

특이적 면역(Specific Immunity)

비특이적 면역과 대조적으로 특이적 면역은 특정 병원체에 대항하여 유도된다. 병원체의 노출 이후에 면역 계통은 침입했던 기억을 가지고 있게 된다. 이후에 인체 내 특정 병원체가 침입했다면 면역 계통은 이를 즉각적으로 인지하여, 증상으로 발달되기 전에 병원체를 파괴하게 된다.

이는 세 번째 방어로 인체는 두가지 기전을 가지고 있다. 하나는 이물질 세포나 병원체에 감염된 숙주 세포를 파괴하고자 하는 목적이다. 이는 **세포성 면역**(cellular immunity)이다. 다른 하나는 숙주 세포 밖의 병원체에 집중되어 있으며, 병원체에 표시를 위한 항체를 내보내 이후에 파괴한다. 이를 **체액성면역**(humoral immunity)라 한다.

이러한 공격 형태를 이해하기 위해 두 가지(림프구와 항체) 형태의 면역을 이해한다.

중요한 사실(Fast fact)

체액성 면역은 체액내 항체가 존재하여 이름지어졌고 체액중 하나는 눈방수라 한다.

일상에서의 신체(The body at work)

*몸은 정기적으로 병원균에 대항하는 항체나 T세포를 만든다: 이를 **능동면역**(active immunity)이라 한다. 이는 또한 동물이나 다른 사람으로부터 항체를 주입받은 후에 형성되는 면역이 가능하며 이를 **수동면역**(passive immunity)이라 부른다. 능동면역은 영구적이고 또는 오랫동안 지속된다. 수동 면역에 인체는 병원체에 대하 기억을 하지 못하기 때문에 면역이 단지 몇 달만 지속된다.*

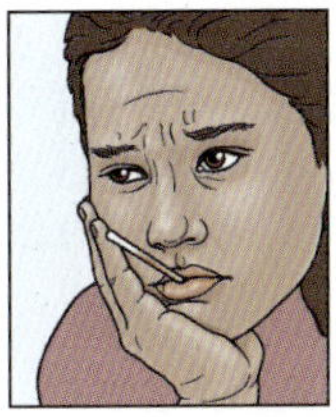

***자연능동면역**(Natural active immunity): 이러한 면역의 형태는 인체가 특정 항원에 노출된 후에 항체나 T 세포를 생산할 때 발생된다. (예를 들어, 홍역에 걸리게 된 경우 당신의 몸은 이 특정 바이러스에 대항하는 항체를 만들 것이며, 이후 감염 시 면역을 만든다).*

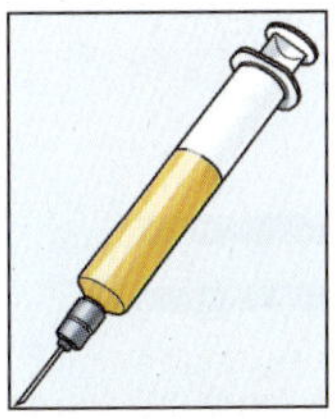

***인공능동면역**(Artificial active immunity): 인체 내 백신(파상풍과 인플루엔자와 같은)의 결과 질병에 대항하는 항체와 T 세포를 만들 때 발생한다. 죽거나 약해진 병원체를 함유한 백신을 주입한 사람에서는 실제 질병의 발생 없이 면역 반응을 생성한다.*

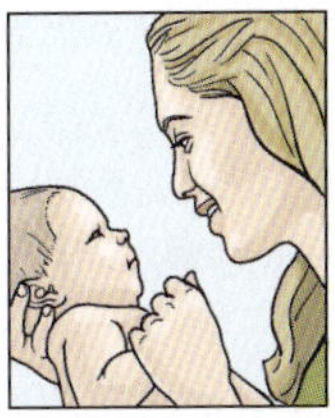

***자연수동면역**(Natural passive immunity): 이러한 면역은 태아가 태반을 통해 엄마로부터 항체를 받거나, 유즙을 통해 아이가 획득되는 면역의 형태이다.*

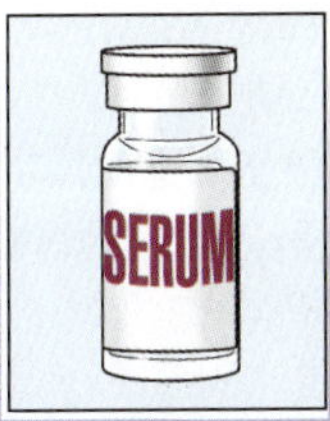

***인공적인 수동의 면역**(Artificial passive immunity): 이러한 면역의 형태는 동물이나 사람의 혈청으로부터 얻으며, 이를 누군가에 주입 시 특정 병원체이 대항하는 항체를 형성한다. 이는 전형적으로 광견병이나 보툴리누스 중독의 치료를 위한 응급 시 사용된다.*

림프구(Lymphocytes)

이러한 면역 계통은 침입한 병원체에 대항하여 싸우는 림프구에 의존한다. 림프구는 3가지 분류로 따른다. 자연살해세포(이미 설명되었다.), T 림프구, B 림프구

T 림프구(T Lymphocytes)

일반적으로 T **세포**라 불리며, T 림프구는 적색 골수의 줄기세포로부터 분화한다.

B 림프구(B Lymphocytes)

일반적으로 B **세포**라 불리며, B 림프구는 또한 적색 골수에 있는 줄기 세포에서 일생을 시작한다. T 세포와는 달리, B 세포는 완전히 성숙할때까지 골수에 남아 있다.

T 세포가 완전히 성숙하기 전에, 이들은 골수를 떠나 가슴샘으로 이동하며 완전히 기능을 할때까지 여기에 머무른다.

일단 T 세포는 *면역적격세포*이다. 이는 항원을 인식할 수 있다. 이들은 가슴샘을 떠나 림프기관과 인체에 있는 조직(림프절, 지라, 편도와 같은)으로 이동한다.

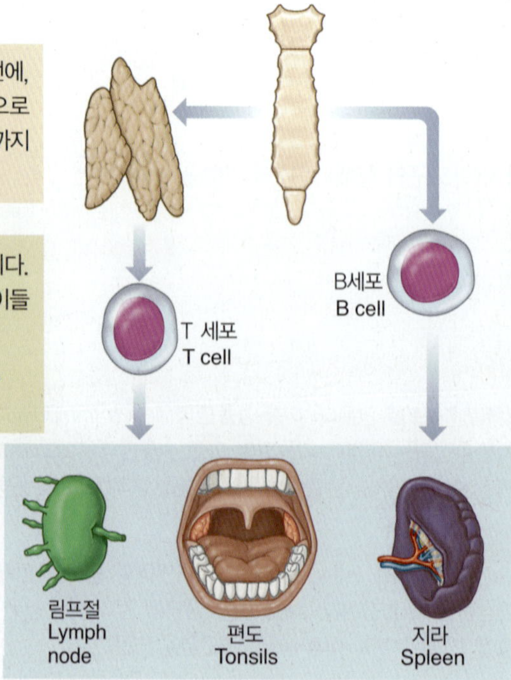

성숙한 *B* 세포는 특정 림프절, 지라, 골수와 점막 등의 림프기관과 조직으로 골수를 떠난다.

!

쉽게 이해하기
(That Makes Sense)

T 세포와 B 세포 사이의 차이점은 T 세포는 가슴샘에서 성숙하고 B 세포는 골수에서 성숙한다.

항체(Antibodies)

인체 면역계통에서의 주요한 역할은 항체는 감마 글로불린 단백질로 B 세포에 의해 형성되며, 혈장에서 발견되고 인체에서 분비된다. 또한 이는 **면역글로불린**(Immunoglobulin, Ig)로 알려져 있으며, 항체는 사슬 단백질로 구성되며 이들이 결합하여 Y와 T자의 글씨처럼 보인다.

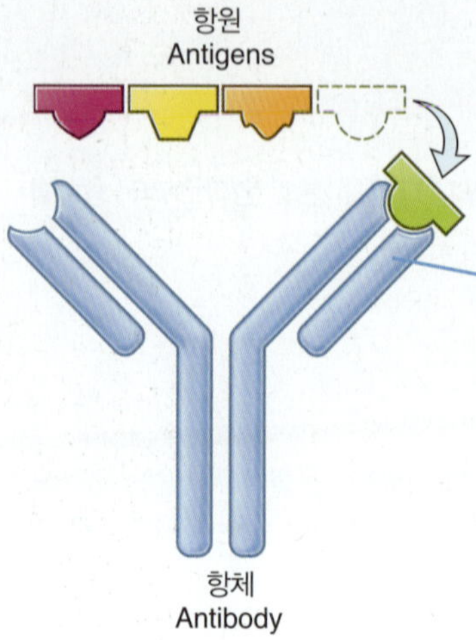

각각의 항체는 Y자 팔의 끝에 독특한 모양을 가지고 있으며, 특정 항원이 결합한다.

항원은 면역 반응을 유발하는 분자이다. 몇몇 이물질은 항원이라고 불리워진다. 면역 계통은 출생전에 "자기"와 "비자기" 세포 사이에 구별되며, 이는 단지 인체 부분이 아닌 물질을 공격한다.

일상에서의 신체(The body at work)

인체는 IgA, IgD, IgE, IgG, IgM의 5개 항체를 만든다.

- ***IgA:*** *창자, 호흡기 경로, 비뇨기 경로 내 점막에 모여있으며, 또한 침, 눈물, 모유에서 발견된다.*
- ***IgD:*** *매우 소량으로 혈액 내 존재하며 아마도 호염기구와 비만세포를 활성화한다.*
- ***IgE:*** *알러지 반응을 포함한다.*
- ***IgG:*** *2차 면역반응의 1차 항체이며 또한 대부분 면역글로빈 중 가장 풍부하며 전체 순환 항체의 80%를 구성하고 있다.*
- ***gM:*** *1차 면역반응으로 활성화 하며, 불완전한 혈액 형태의 응집을 포함한다.*

세포성면역(Cellular Immunity)

세포성 면역은 병원체를 파괴하며 세포 내에 존재한다. 이를 성취하기 위해 이는 T 세포의 3종류를 사용한다.

- **세포독성 T 세포**(Cytotoxic T cells) (살해 T 세포라 불리며, 자연살해 세포와 함께 혼동하지 않아야 한다), 공격을 실시한다.
- **보조 T 세포**(Helper T cells) 지지하는 역할을 한다.
- **기억 T 세포**(Memory T cells) 다음에 침입하는 경우 병원체를 기억한다.

애니메이션(ANIMATION)

1 면역 과정은 포식세포(대식세포, 그물세포나 B 세포)가 항원을 섭취할 때 시작한다.

2 이러한 포식세포를 **항원-제시 세포**(antigen-presenting cell; APC)라 불리며, 이 표면에 항원의 조각을 제시하며 이러한 과정을 **항원 제시**(antigen-presentation)라 부른다. 이물질 항원의 존재 시 면역 계통에서 조취를 취한다.

3 활성화(또는 감작)된 T 세포는 클론 형성을 위해 반복적으로 나뉘기 시작한다. 전형적인 T 세포는 벌써 항원에 감작되었다. 이러한 T 세포 일부는 효과기 세포(세포독성 T 세포와 보조 T 세포)가 되어, 공격 물질을 운반하며 다른 것은 기억 T 세포가 된다.

4 세포독성 T 세포는 항원의 표면에 결합하여 그것을 죽일수 있는 독성 화학물질을 전달한다.

5 보조 T 세포는 화학 **인터루킨**(interleukin)을 방출하여 공격하며, 중성구와 자연살해세포, 대식세포도 공격한다. 이는 또한 T 세포와 B 세포의 생성을 자극한다.

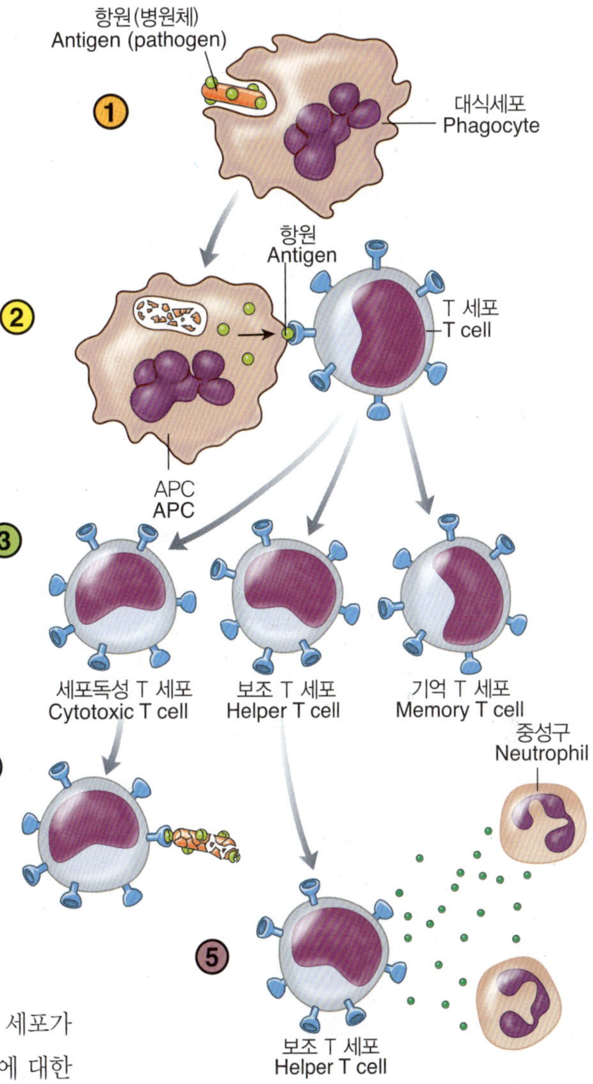

공격은 일부 세포독성 T 세포와 보조 T 세포가 하며, 기억 T 세포가 한다. 이러한 많은 세포들은 오랜 기간 살며, 이 특정 병원체에 대한 기억을 유지한다. 만약 같은 항원에 다시 노출되었을때 이러한 세포들은 빠르게 공격할 수 있다.

중요한 사실(Fast fact)

IgG는 태아의 일시적 면역을 전달하기 위해 태반을 건너갈 수 있는 유일한 항체이다.

중요한 사실(Fast fact)

세포성 면역 계통이 이들 스스로 식별되지 않은 특정 세포를 공격하도록 프로그램되어 있기 때문에 이는 또한 이식된 기관과 조직을 공격하고 파괴를 시도하려고 한다.

체액성 면역(Humoral Immunity)

체액성 면역은 세포성 면역과 다르며 이는 세포 바깥의 병원체에 집중되어 있다. 또한 직접적인 항원의 파괴 대신에 이는 이후에 파괴하기 위해 항체로 표시하여 사용한다.

애니메이션(ANIMATION)

1. B 세포의 표면은 특정 항원에 대한 수천 개의 수용체를 포함하고 있다. 특정한 항원이 있을 때 수용체를 따라 항원이 B 세포에 결합한다.

2. B 세포는 항원을 포식하고 이를 소화하며, 이 표면의 항원의 파편의 일부를 표시한다. 보조 T 세포는 제시된 항원에 결합하고, 인터루킨을 분비하여 B 세포를 활성화한다.

3. B 세포는 빠르게 생성되며 클론이나 그룹을 만들며, 똑같은 B 세포는 같은 항원에 대항하도록 프로그램 된다.

4. 이러한 복제 B세포 중 일부는 효과기 B세포나 기억 B세포가 되며, 대부분은 형질세포가 된다.

5. 형질세포는 많은 수의 항체를 분비한다. 항체는 다른 방법의 하나를 통해 항원을 멈춘다.
이 페이지의 "인체의 작용"을 참조

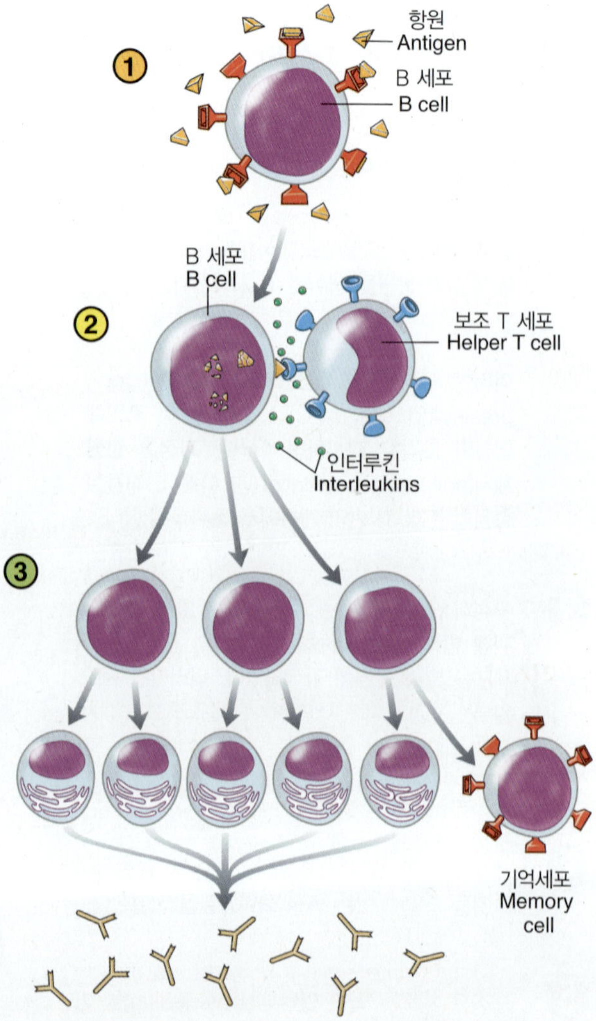

일상에서의 신체(The body at work)

항체는 다음과 같은 항원을 이기기 위해 전술의 범위를 사용:

- *인체세포에 부착하는 것을 방지하기 위해 항원의 부착 지점에 결합*
- *응집을 개시(항원-항체 반응)하여 항원을 포함하는 것을 돕고 이들 작용을 수행하기 위한 포식 작용을 더 쉽게 만든다.*
- *침범된 세포의 보체 단백질의 결합을 증진하고, 보체 연쇄반응을 시작하게 하며, 침범된 미생물의 파괴와 함께 종료한다.*

중요한 사실(Fast fact)

하나의 형질세포는 살아있을 때 몇 일 동안 두 번째로 2,000개의 항체 분자를 분비한다.

일상에서의 신체 (The body at work)

인체가 처음으로 특정 항원에 노출되었을 때, 면역 계통은 침범된 항원이 공격하기 전에 다른 과제의 수를 완전히 완료해야한다. 예를 들어, 이는 B 세포를 만들어야 하고, 결과적으로, 혈장 세포로 분화해야 한다. 완료 시 혈장세포는 항체를 생산 할 수 있다. 이 초기 반응을 ***일차 반응****이라 부른다. 새로운 항원에 노출되는 시간과 3일에서 6일에 걸쳐 항원에 대항하는 항체의 수가 상승(****항체가*** *antibody titer라 불림)한다.*

공격이 끝나고 항원이 인체에서 제거되면 기억 B 세포가 유지된다. 항체의 수가 감소하더라도, 만약 같은 항원이 다시 침범해야한다면 기억 B 세포는 즉시 분화할 수 있다. 이는 기억세포와 혈장세포의 빠른 생성을 허락하여, 항원에 대항하는 많은 수의 항체를 만들 수 있다. 이러한 반응은 ***2차 반응****(secondary response)이라 불리며, 단지 몇 시간에서 몇 일이 걸린다. 결과적으로 인체는 증상이 일어나기 전에 항원을 공격할 수 있다.*

중요한 사실 (Fast fact)

인체 면역 계통은 각기 다른 항원에 반응하는 수십 억개의 다른 항체를 생성할 수 있다.

면역 계통 장애 (Immune System Disorders)

면역을 유지하는 것은 세포 사이의 복잡한 일련의 상호 작용이 필요하다. 장애는 면역 계통이 항원에 과도한 반응을 보일 때(과민반응), 또는 반대일 경우나, 실패할 경우(면역결핍질환이 발생)에 발생한다. 이런 경우 면역 계통은 자기 소유의 조직에 직접적으로 작용하여 자가 면역 질환을 생성한다.

과민성 (Hypersensitivity)

과민성은 면역계통의 부적절하거나 과도한 반응을 포함한다. 과민성의 가장 일반적인 유형은, **알레르기**(allergy)로 불리며, 면역 계통이 환경물질(**알레르기항원** allergen)에 반응하는 상태로 대부분 사람들이 내성을 가질 수 있다. 일반적인 알레르기 항원은 곰팡이, 먼지, 꽃가루, 동물의 비듬, 그리고 초콜릿, 조개류, 견과류, 또는 우유 등의 식품이 포함되어 있다. 특정 약물, 특히 페니실린, 테트라사이클린, 또는 설퍼도 일부 개인들에게 알레르기 반응을 유발할 수 있다. 알레르기 반응은 수초 내에 발생할 것이며, 아마도 몇일 동안 지연 될 수 있다.

즉각적인 알레르기반응 (Immediate Allergic Reactions)

즉각적인 알레르기 반응은 꽃가루나 벌쏘임과 같은 일반적인 알레르기 등이 있다.

애니메이션(ANIMATION)

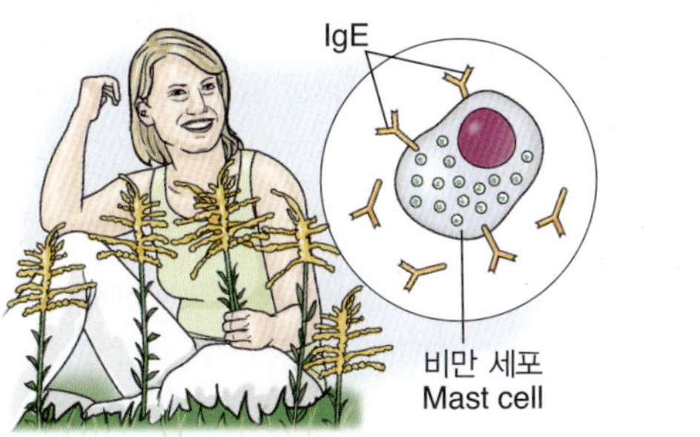

유전소인이 있는 사람이 처음 알레르기 항원에 노출 되어 알레르기(돼지풀ragweed과 같은)를 유발할 때, 인체는 돼지풀의 특정 항체인 다량의 IgE를 생성하는 반응을 한다. 이러한 항체는 비만 세포에 결합한다(비만세포는 피부, 허파, 상부 기도와 위의 안쪽층에 있다). 이 반응은 알러지 반응을 생성하지 않으며, 이러한 사람은 지금 돼지풀에 감작되어 있다(누군가 알레르기항원에 감작되기 전에 하나 이상 노출이 필요할 것이다).

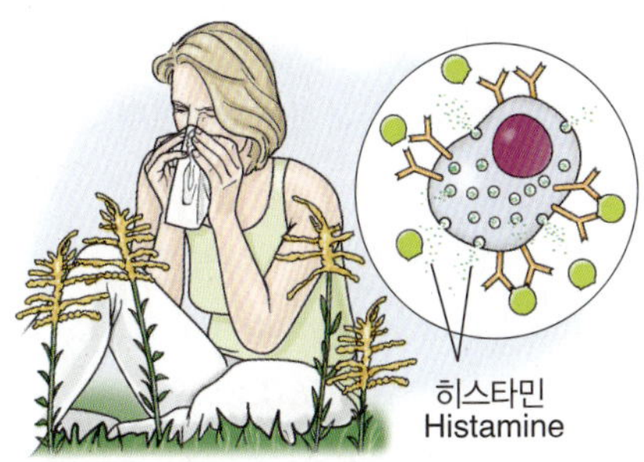

사람이 나중에 돼지풀에 노출되었을 때 알레르기항원이 인체에 이미 존재하는 항체와 결합한다. 알레르기항원이 둘 또는 그 이상의 항체와 연결한다면, 비만세포는 히스타민과 다른 염증성 화학물질을 유리한다. 히스타민은 콧물, 눈물, 충혈, 두드러기와 같은 알레르기 증상을 생성하는 염증반응을 유발한다.

일상에서의 신체(The body at work)

몸 전체에 영향을 미치는 심각한, 즉각적인 알레르기 반응을 ***과민증****(anaphylaxis) 이라 한다. 기도의 수축을 야기하여 호흡 곤란과 혈관확장으로 혈압을 떨어뜨리게 하는 엄청난 양의 히스타민을 유리한다. 기타 증상은 붉음, 가려움, 발진 증가, 얼굴, 입술, 혀의 종창 등을 포함한다.*

과민성 쇼크*(Anaphylactic shock)는 어떤 한 지점으로 증상이 악화될 때 순환 쇼크와 심지어 갑작스런 죽음이 발생할 수 있다. 가벼운 과민증은 종종 항히스타민으로 진정시킬 수 있다. 그러나 과민성 쇼크는 에피네프린의 응급 치료를 요구로 하는 의학적 응급상황이다. 종종 알레르기에 연결된 알레르기 항원은 땅콩이나 어패류와 같은 식품이나 페니실린과 같은 의약품과 벌독 등이 포함되어 있다.*

중요한 사실(Fast fact)

미국인 6명중의 1명은 알레르기의 일부 유형에 유전소인을 가지고 있다.

알레르기 지연 반응(Delayed Allergic Reaction)

항원-항체 반응을 포함한 즉각적인 알레르기 반응과 달리, 알레르기 지연 반응은 세포-매개 면역을 포함한다. 지연 알레르기 반응의 일반적인 예는 담쟁이 덩굴이나 비누 독에 노출 시 유발되는 접촉성 피부염이다. 이런 상황에서, T 세포는 비특이적과 면역반응의 혼합형태로 노출 후 12-72시간에 국소 피부 염증을 유발한다.

자가 면역 질환(Autoimmune Diseases)

때로는 신체의 면역 체계가 실패하여 인체 내의 본태성 자가 항원 분자와 이물질과의 구별을 실패한다. 이러한 경우가 발생하면, 몸은 자신의 조직을 공격하는 항체를 생산한다. 이 과정은 감염에 대한 반응으로 항체가 생산되어질 때 단지 세균 뿐 아니라 자가 항원에도 반응할 수 있다. 예를 들어, 류마티스 열은 심장 근육뿐 아니라, 항체가 세균의 연쇄 구균 감염반응에 대항하고, 이첨판막과 대동맥 판막의 흉터를 야기한다. 경우에 따라, 바이러스는 외부 침략자로 그 세포를 공격하는 면역계통에 야기하는 자가-항원(예: 이자 섬에서 인슐린을 생산 하는 것 같은)의 구조를 변경할 수 있다. 일부 전문가들은 이것이 1형 당뇨병의 기본 원인이라고 생각한다. 대부분의 경우 정확한 원인은 확인 할 수 없다. 그러나 자가면역질환이 가족 내에서 발생하는 것으로 보이기 때문에 유전되는 것으로 보인다.

여기에는 80개 이상의 자가면역질환이 있다. 이는 전신 홍반 루푸스 (콩팥, 피부, 심장, 관절 등 다양한 기관에 영향), 공피증 (피부, 창자, 허파에 영향), 그레이브스병 (갑상샘에 영향), 궤양성 잘록창자염 (위장관 경로에 영향)을 포함한다.

면역 결핍 질환(Immunodeficiency Diseases)

면역 결핍 질환에서 면역 계통은 인체를 병원체로부터 적절히 보호하는 것을 실패한다. 드물게 결핍증은 어린이들이 일부 또는 T와 B 세포가 없는 **중증복합면역결핍병**(severe combined immunodeficiency disease; SCID)과 같이 출생 시 존재한다.

그 결과, 인체는 병원체와 싸울 수 없어 이들은 강력히 보호된 환경에 살아간다. 더 일반적인 것은 **후천성면역결핍증후군**(acquired immunodeficiency syndrome; AIDS)로 인**체 면역결핍 바이러스**(human immunodeficiency virus ; HIV)가 감염된 결과이다. 바이러스는 보조 T 세포(CD4 세포라고도 함)를 침략하고, 결국 이들을 파괴한다. 보조 T 세포가 체액성 면역과 세포성 면역 모두에서 주된 역할을 하기 때문에 이것들을 숙주에서 소실 시, 감염과 암의 위험에 의해서 숙주 세포의 배치를 잃게 되며 건강한 면역 계통은 쉽게 저지당한다.

핵심 용어 분석(Review of Key Terms)

능동면역(Active Immunity) : 면역은 병원체에 대항하는 항체나 T 세포를 인체 내에서 만들어 내는 결과이다.

알레르기항원(Allergen) : 알레르기 반응을 유발하는 환경 물질

아나필락시스(Anaphylaxis) : 전체 인체에 항원에 영향을 주는 심각하고, 즉각적인 과민반응의 영향

항체(Antibody) : 특정 항원에 대한 반응으로 B림프구에서 생성된 물질

항원(Antigen) : 면역 반응을 실행하는 모든 분자

세포성면역(Cellular Immunity) : 병원체에 감염되어진 숙주세포나 표적 이물질 세포를 대상으로 하는 면역 반응

화학쏠림성(Chemotaxis) : 손상된 세포로부터 화학물질 유리에 의한 반응으로 염증부위로 백혈구의 움직임

혈구누출(Diapedesis) : 염증된 조직으로 들어가고 혈관을 떠나기 위해 소화를 위한 효소성 물질을 갖은 호중구가 모세혈관의 바닥막에 위치하는 과정

히스타민(Histamine) : 손상되거나 염증있는 세포에서 분비되는 물질로 다른 효과들 가운데 국소 혈관확장을 유도함.

체액성 면역(Humoral immunity) : 숙주세포 바깥의 표적 병원체에 항체를 사용하는 면역 반응.

충혈(Hyperemia) : 한 부위에 혈액 흐름의 증가

면역 글로불린(Immunoglobulins) : 항체

염증(Inflammation) : 손상, 감염, 또는 알레르기에 대한 면역 반응으로 국소 혈류 증가, 백혈구 이주, 화학 독소 유리가 현저함.

인터페론(Interferon) : 바이러스에 감염된 세포에서 유리되는 단백로 침범된 인근 세포의 보호를 돕는다.

림프(Lymph) : 무색, 투명한 액체로 림프관에 차있다.

림프절(Lymph nodes) : 콩팥 모양의 덩어리인 림프조직으로 림프관을 따라 놓여있다.

대식세포(macrophage) : 전략적 지역에 남아있는 중요한 포식세포

자연살해세포(Natural Killer cells) : 림프구의 고유 그룹으로 지속적으로 병원체 또는 병에 걸린 세포를 돌아다니며 지속적을 인체 몸을 배회

호중구(Neutrophils) : 대식세포는 급성 손상부위에 빠르게 축적된다.

비특이적 면역(Nonspecific immunity) : 첫 번째와 두 번째 방어; 면역반응은 병원체의 넓은 범위를 돕는다.

수동면역(Passive immunity) : 면역을 일부 사람들이 다른 사람이나 동물로부터 항체를 받을때 결과이다.

포식작용(Phagocytosis) : 미생물을 파괴하고, 포식세포가 삼키는 과정

발열(Pyrexia) : 열

특이적 면역(Specific immunity) : 세 번째 방어; 특정 병원체를 표적으로 하는 면역반응

지라(Spleen) : 인체에서 가장 큰 림프기관; 림프구 집단을 포함.

T 림프구(T lymphocytes) : 세포성과 체액성 면역 모두 참여하는 림프구, T 세포라고 함

가슴샘(Thymus gland) : T세포가 성숙하는 림프기관으로 가슴세로칸 안에 위치하고 있다.

편도(Tonsils) : 림프조직의 덩어리로 목구멍 뒤에서 면역기능에 관여함.

학습한 정보 유지하기(Own the information)

이 장에서 학습한 정보를 기억하기 위해서는 학습한 내용을 반영할 수 있는 시간이 요구된다. 따라서, 하얀 종이에 학습하고 토론한 중요 주제를 회상하면서 써내려가 본다. 그리고, *DavisPlus* 웹사이트에 접속하고 16장의 학습 목표를 체크하여 본다. 쓴 모든 내용이 이 장의 학습목표와 완전히 일치하는가? 그렇지 않으면, 이 장을 적절하게 다시 살펴 본다. 그리고, 학습 목표의 개념을 다시 써보거나 그려본다.

16장의 중요 주제 :

- 림프 계통의 기능
- 림프의 형성과 흐름
- 림프관의 구조
- 갑상샘, 림프절, 편도, 그리고 지라의 위치, 구조 및 기능
- 감염에 대항하는 3가지 방어
- 비특이적 면역의 형태
- 포식작용의 과정
- 감염과 싸우는 보체 계통 및 인터페론의 역할
- 염증의 과정과 역할
- 발열의 과정과 역할
- 특이적 면역의 분류
- T 및 B 림프구의 형성
- 항체와 항원의 역할
- 세포성 면역 과정
- 체액성 면역 과정
- 과민성의 발달
- 자가 면역 및 면역 결핍 질환

학습점검(Test Your Knowledge)

1. 다음 중 림프계통의 기능이 아닌 것은?
   a. 체액균형 유지
   b. 지방의 흡수
   c. 체온 유지
   d. 면역

2. 림프액은 무엇을 바탕으로 형성되는가?
   a. 모세혈관 교환 후 나온 조직 액
   b. 림프절의 분비
   c. 림프관을 따라 세포로부터 분리
   d. 혈장

3. T 세포가 성숙하는 림프기관은?
   a. 적색골수
   b. 편도
   c. 지라
   d. 가슴샘

4. 림프절의 주요 기능을 가장 정확하게 설명한 것은?
   a. 과도한 백혈구를 제거하기 위한 혈장의 여과
   b. 림프액의 생성
   c. 림프액으로부터 이물질과 병원체의 제거
   d. 항체 생성

5. 혈류를 통해 세균을 찾아다니며 이동하는 중요한 백혈구세포는?
   a. 대식세포
   b. 포식세포
   c. 중성구
   d. 포식소체

6. 어떤 면역이 강축 샷(tetanus shot)을 만드는가?
   a. 자연능동면역
   b. 인공능동면역
   c. 자연수동면역
   d. 인공수동면역

7. 염증의 기본 징후가 아닌 것은?
   a. 발적
   b. 열
   c. 종창
   d. 통증

8. 질병을 유도하는 물질을 뭐라고 하는가?
   a. 알레르기항원
   b. 항원
   c. 항체
   d. 대식세포

9. T 세포를 사용하여 세포 내 병원체를 파괴하는 면역의 형태는?
   a. 세포성 면역
   b. 체액성 면역
   c. 수동 면역
   d. 비특이적 면역

10. 체액성 면역은 병원체와 싸우기 위해 생산한다.
   a. 항체
   b. 보체
   c. 인터페론
   d. 리소자임

16장 답

1. 정답 : C. 림프계통은 체온 유지의 역할을 하지 않는다.
2. 정답 : a. 기타 다른 답이 맞는게 없다.
3. 정답 : d. T 세포는 적색골수의 줄기세포에서 분화하였으나 이들은 성숙되기 전에 골수를 떠난다. 편도와 지라 모두 림프기관이나 이들은 T 세포 성숙에 관여하지 않는다.
4. 정답 : c. 림프절은 림프액을 여과하나 혈장은 여과하지 않는다. 림프절은 림프액의 생성에 역할을 하지 않는다. 항체는 B 림프구를 생산한다.
5. 정답 : c. 대식세포는 백혈구에서 중요하며, 전략기 역내 고정되어 남아있다. 포식세포는 백혈구의 한 그룹으로 미생물을 파괴하고 섭취한다. 대식세포와 중성구는 포식세포이다. 포식소체는 포식세포가 섭취할 때 미생물 주위에 주머니를 형성한다.
6. 정답 : b. 자연능동면역의 결과 질병이 생기며, 인체는 항체나 특정 병원체에 대항하는 T세포를 생성한다. 자연수동면역은 태아가 엄마의 태반이나 유즙을 통해 항체를 획득한 결과이다. 인공수동면역은 특정 병원체의 항체를 주입하였을때 나타난다.
7. 정답 : b. 다른 모든 것은 염증 징후이다.
8. 정답 : b. 알레르기항원은 민감한 개인의 알레르기 반응을 시작하게 하는 물질이다. 항체는 면역글로불린으로 특정 항원에 대항하여 인체를 보호한다. 포식세포는 백혈구의 포식세포이다.
9. 정답 : a. 체액성 면역은 세포의 병원체 바깥에 집중되어 있다. 수동 면역은 누군가 다른 사람이나 동물로부터 특정 항원에 대항하는 항체를 받을때 발생한다. 비특이적 면역은 외부장벽, 포식작용, 항균단백질, 자연살해세포, 염증, 열과 같이 병원체의 전범위에 대항하여 보호하기 위한 기전을 사용한다.
10. 정답 : a. 보체는 항균단백질로서 세균을 공격한다. 인터페론 또한 항균단백질로서 인접한 세포의 보호를 돕기 위해 감염된 세포에서 분비된다. 리소자임은 점액, 눈물, 침에서 발견되는 세균을 파괴하는 효소이다.

모바일로 이 코드를 스캔하면 Davis*Plus*의 Podcast도서관이 접속됩니다. 또한 **http://davisplus.fadavis.com**에 접속하면 이 단원에 유용한 자료를 이용할 수 있습니다.

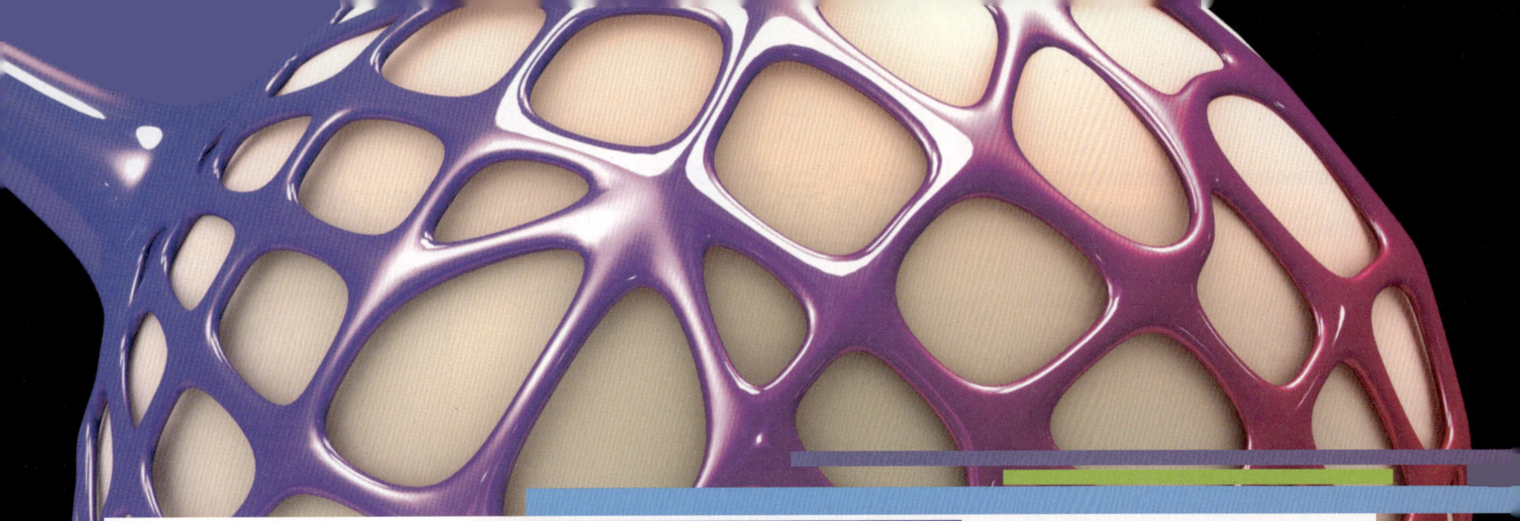

제 17 장

17 호흡계통 (Respiratory System)

24 시간 동안 사람은 평균 23,040번 호흡한다.

산소(Oxygen)는 전반적인 건강과 웰빙에 강력한 역할을 한다. 몸을 대부분의 대사 과정 음식의 소화, 감염과 질병과의 싸움, 에너지 생성을 포함하여 인체의 대부분 대사 처리시 산소에 의존한다. 당신의 사고, 촉감, 활동하는 능력은 산소의 이용에 의존적이다.

호흡과 심장 혈관계통은 인체에 산소를 제공과, 이산화탄소를 제거를 위한 긴밀히 협력한다. 호흡기계통은 소리 생성과 발성에 영향을 줄 수 있고, 냄새(그리고 맛)의 감각을 만들 수 있을 뿐 아니라 다른 역할을 가정할 수 있으며, 19장에서 설명되는 것 처럼 이것은 인체에 산-염기 조절을 통한 항상성 유지를 돕는다. 호흡계통은 두 경로로 나뉜다.

중요한 사실(Fast fact)

음식없이 약 40일, 물 없이 약 7일을 살 수 있으나, 산소 없이는 단지 몇 분 밖에 살지 못한다.

1 **상부호흡기도**는 가슴막 안 바깥쪽에 위치하며 이러한 구조로 구성되어 있다.

2 **하부호흡기도**는 가슴막 안 안쪽에 위치하며 이러한 구조로 구성되어 있다.

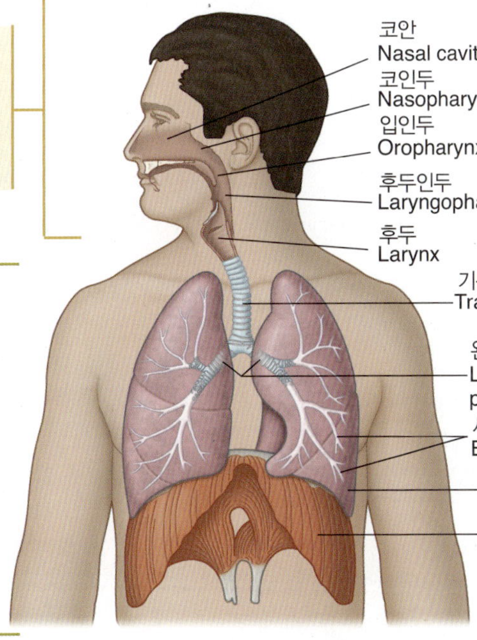

상부호흡기도(Upper Respiratory Tract)

기능적으로 호흡계통은 다음과 같은 구조를 포함한다.

- 입안(Oral cavity)
- 가슴우리(Rib cage)
- 호흡 근육(Respiratory muscles) (가로막 포함)

중요한 사실(Fast fact)
자발적인 코피가 (외상 또는 자극 없이)는 고혈압의 초기 징후일 수 있다.

상부호흡기도(upper respiratory tract)는 코, 코인두, 입인두, 후두인두, 후두로 구성되어 있다. 이러한 구조는 흡입된 공기를 따뜻하고 습하게 만든다. 이것들은 또한 냄새와 맛뿐만 아니라 음식을 씹고, 삼키는 과정에도 반응합니다.

코와 코안(Nose and Nasal Cavities)

공기는 코를 통해 들어가 호흡계통을 시작한다. **섬모**(cilia)라 불리는 코 안쪽의 작은 털은 먼지와 큰 이물질 입자들을 여과한다.

코안(nasal cavity)은 입 위에 위치하며, **입천장뼈**(palate)로 불리는 뼈의 구조에 의해 입과 분리되어 있다. 뼈의 수직판과 연골은 코안을 절반씩 두 부분으로 분리하며, 이를 **중격**(septum)이라 불린다. 코안은 술잔세포(goblet cell)라 불리는 상피세포가 풍부하여 점액을 생산한다.

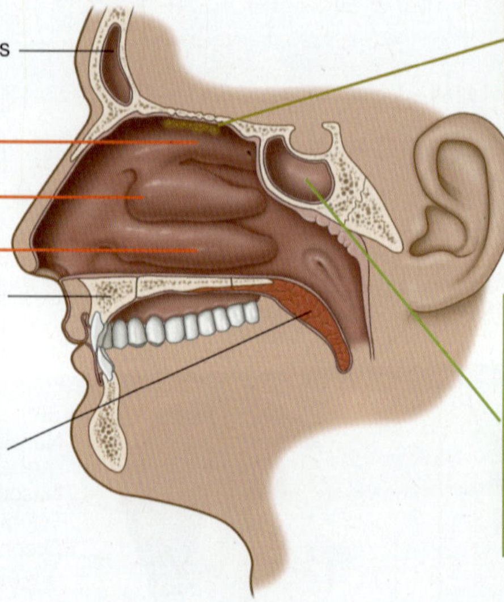

코안의 가쪽벽으로부터 튀어나온 는 4개 뼈는 **코선반**(chnchae)이라 부른다. 이 뼈는 좁은 통로를 만들어 대부분의 공기가 점막에 접촉하게 만든다. 이렇게 함으로써 공기는 점막을 지나며 습기와 열을 조절한다. 동시에 점액은 먼지를 달라붙게 하여 삼키게 된다.

후각신경의 가지(냄새에 반응)가 위쪽코안을 관통하고 뇌로 들어간다.

나비굴(sphenoid sinus)(여기 보여짐)은 다른 코곁굴(이마굴, 위턱굴, 벌집굴을 포함)뿐 아니라, 코안으로 점액을 배출한다(코곁굴에 대한 자세한 설명은 7장, 뼈대계통을 참조).

인두(Pharynx)

코와 입안의 뒤에 위치하고 있는 근육성 관으로 **인두**(pharynx)라 불린다. 흔히 목구멍(throat)이라 불리는 인두는 3개의 부위로 나눌 수 있다.

일상에서의 신체
(The body at work)

인코인두는 오직 공기만 통과하며, 입인두와 후두인두는 공기와 음식물이 둘 다 지난다.

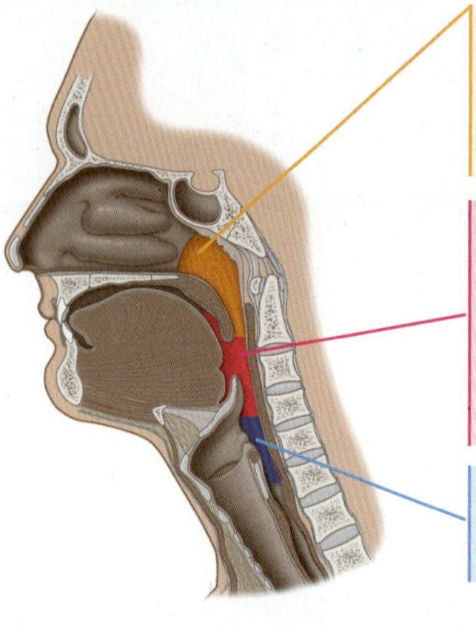

1 **코인두**(nasopharynx)는 물렁입천장의 뒤쪽부위에서 이어진다. 코인두는 오른쪽, 왼쪽 귀관(Eustachian tube)이 열려있다.

2 **입인두**(oropharynx)는 물렁입천장과 혀의 바닥부 사이에 있는 공간이다. 이는 혀의 바닥부에서 발견되는 혀편도뿐 아니라, 입천장편도(편도절제술에 의해 가장 일반적으로 제거된다)를 포함한다.

3 **후두인두**(laryngopharynx)는 후두의 뒤쪽을 지나며 식도와 연결되어 있다.

후두 (Larynx)

후두는 혀의 뿌리와 기관의 위쪽 끝 사이에 자리 잡고 있습니다. 이것은 종종 음성상자(voice box)라고 불리며 정확히 3가지 기능을 가지고 있다.

1. 음식물과 액체가 기관지로 들어가는 것을 막는다.
2. 인두와 기관지 사이에 공기의 통로로 작용한다.
3. 소리를 생성한다.

후두는 9개의 연골로 형성되어 있으며, 목의 인접한 구조물들과 연골에 결합되어있는 인대들로 무너지는 것을 막을 수 있다.

- **후두덮개**(epiglottis)는 가장 위쪽의 연골로, 후두의 끝을 덮어 음식과 액체를 삼키는 동안 식도로 향하게 한다.
- **갑상연골**(thyroid cartilage)는 가장 큰 연골로서 아담사과(Adam's apple)로 알려져 있다.

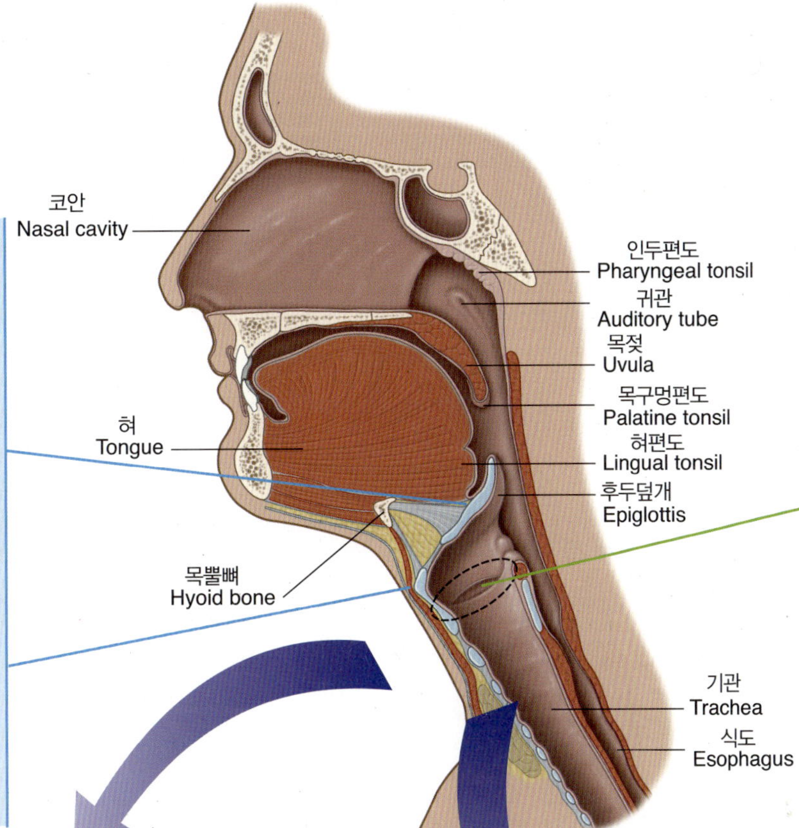

- 후두에 있는 점막은 두 개의 주름으로 접혀있다. 위쪽 **안뜰주름**(vestibular fold)라 하며, 때로는 거짓 성대라고 하며 발성 시 역할을 하지 않는다. 이들 성대문(성대 사이에 열림)은 음식물과 액체를 삼키는 동안 닫힘을 유지하여 공기가 지나가게 한다.
- 아래주름은 **성대**(vocal cord)라고 하며 공기가 지나갈 때 소리를 생성한다.
- 성대 사이에 열리는 틈새를 **성대문**(glottis)라고 한다.

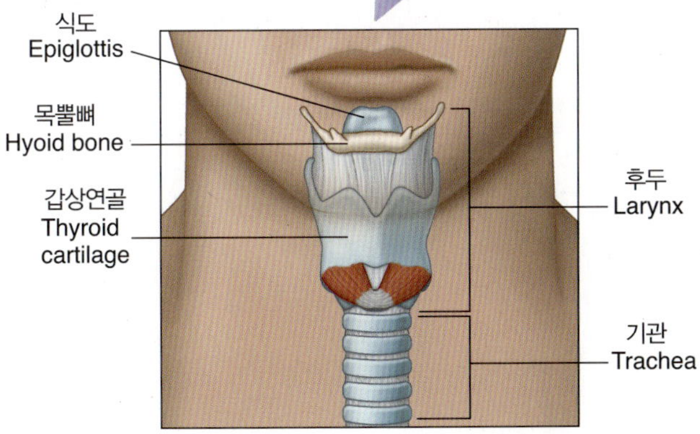

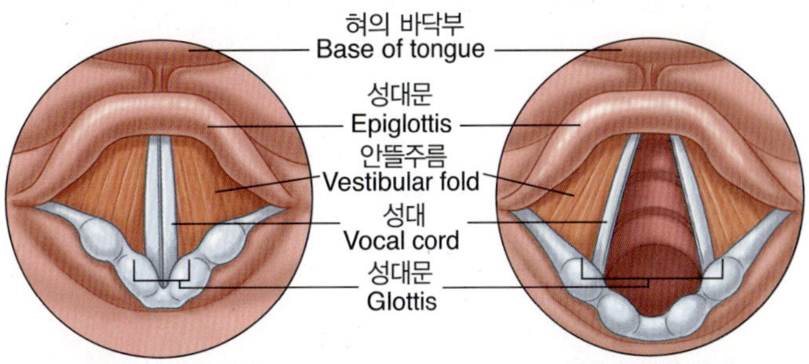

성대가 닫힌 상태
Vocal cords in the closed position

성대가 열린 상태
Vocal cords in the open position

일상에서의 신체
(The body at work)

성대 사이에 공기가 지나갈 때 소리가 생성된다. 소리는 공기의 힘에 따라 달라진다: 공기의 힘이 더 강하다면 소리는 더 커진다. 성대는 단지 소리만 생성하지만, 인대, 입안, 혀, 입술은 단어를 형성하기 위한 소리를 만든다.

고음은 성대가 상대적으로 긴장할 때 나오는 결과이다. 성대가 더 이완한다면 낮은음이 만들어진다. 성인 남성의 성대는 보통 더 길고 두껍고, 진동이 더 느리므로 여성들보다 더 낮은 소리를 생성한다.

하부호흡기도(Lower Respiratory Tract)

하부호흡기도(lower respiratory tract)는 기관, 기관지, 허파로 구성되어 있다. 기관과 기관지는 허파의 안쪽으로 공기를 분배하며, 허파의 깊은 곳에서 가스교환이 발생한다.

중요한 사실(Fast fact)

기관과 두 기관지, 그리고 많은 세기관지는 뒤집어진 나무와 닮았다: 이것이 종종 기관지 나무로 불리는 이유이다.

기관(Trachea)

기관은 식도 바로 앞에 놓여 있고, 길이 4.5인치(11 cm), 폭 1인치(2.5cm)의 단단한 관이다. C자 모양의 연골은 기관지를 더 강하게 하기 위해 감싸고 있으며, 흡기 동안에 무너지는 것을 방지할 수 있다. "C" 면이 열리는 뒤쪽 면은 식도가 지나며 삼킴 동안 팽창할 수 있게 한다.

기관은 후두에서 뻗어나오며, 연골의 능선을 **융기**(carina)라고 한다.

기관지나무(Bronchial Tree)

융기에서 기관지는 두 개의 **일차기관지**(primary bronchi)로 나뉜다. 기관처럼 일차기관지는 C자 형의 고리모양의 연골에 의해 지지되어 진다.(기관지 나무의 분지 모두 탄력성 결합조직으로 구성되어 있다.)

오른쪽 기관지는 왼쪽보다 더 수직이며 약간 더 넓으며, 흡기 시 음식물과 작은 이물질이 들어가기 쉽게 만든다.

허파로 들어간 후 즉시 일차 기관지는 **이차기관지**(secondary bronchi)로 나뉘며, 허파의 각 엽으로 간다. 왼쪽 허파는 두 개의 엽으로 구성되어 있으며 두 개의 이차기관지를 가지고 있다. 오른허파는 3개의 엽을 가지고 있으며, 세 개의 이차 기관지를 가지고 있다.

이차기관지는 더 작은 **삼차치관지**(tertiary bronchi)로 나뉜다. 연골성 고리 모양은 불규칙적이며, 작은 기관지에 전체적으로 나타나지는 않는다.

삼차기관지는 계속 가지를 내어 매우 작은 경로를 만들며 **세기관지**(bronchioles)라 한다. 폭이 1 mm 보다 작고 지지 연골이 거의 없으며, 더 분지되어 얇은 벽을 가진 통로를 형성하며 이를 **허파꽈리관**(alveora duct)라 한다.

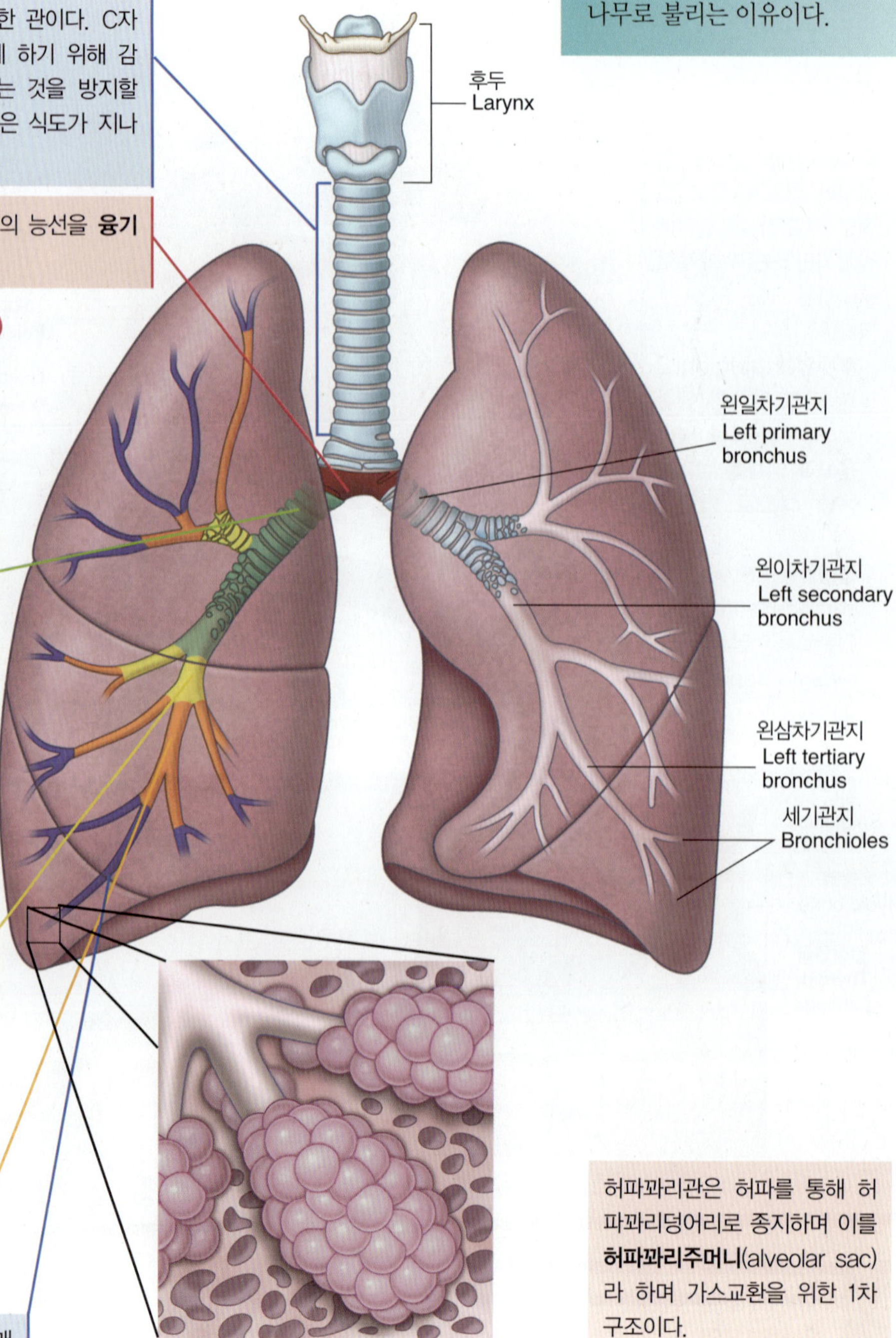

허파꽈리관은 허파를 통해 허파꽈리덩어리로 종지하며 이를 **허파꽈리주머니**(alveolar sac)라 하며 가스교환을 위한 1차 구조이다.

허파꽈리(Alveoli)

허파 모두에 허파꽈리가 통과하기 때문에 허파 속의 허파꽈리에서는 가스 교환이 발생한다.

> **중요한 사실(Fast fact)**
> 허파는 3억 개의 허파꽈리를 포함하고 있는 것으로 측정되었다.

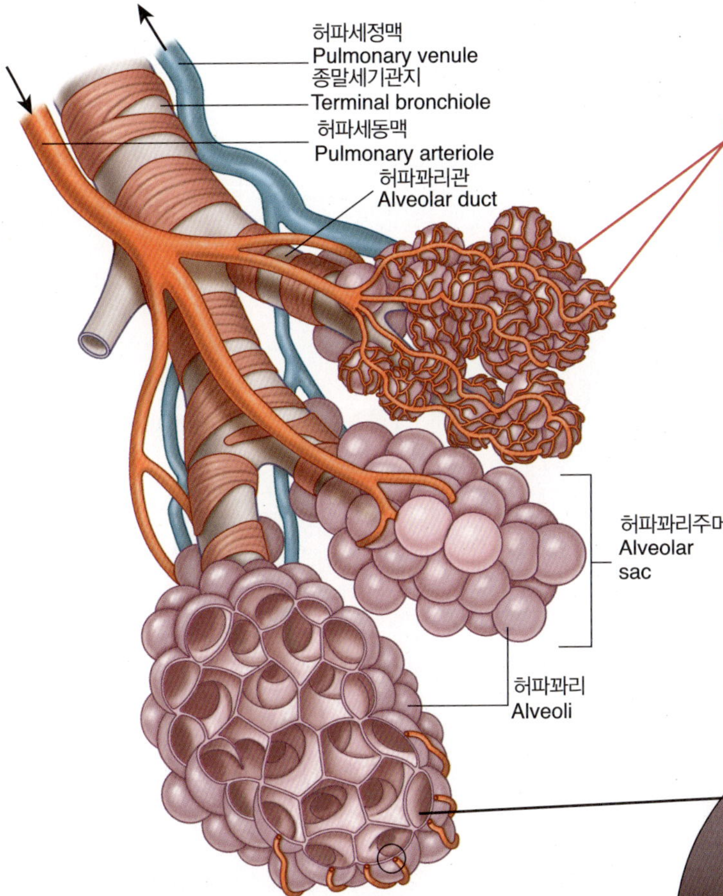

허파꽈리는 정교한 그물과 같은 모세혈관이 감싸고 있다. 허파꽈리의 벽은 매우 얇고, 모세혈관과 매우 가까워 효율적인 가스교환이 발생할 수 있다.

공기의 교환이 일어나는 곳을 **호흡막**(respiratory membrane)이라고 부르며 허파꽈리 상피세포로 구성되어 있으며, 모세혈관 내피세포와 기저막이 서로 결합되어 있다.

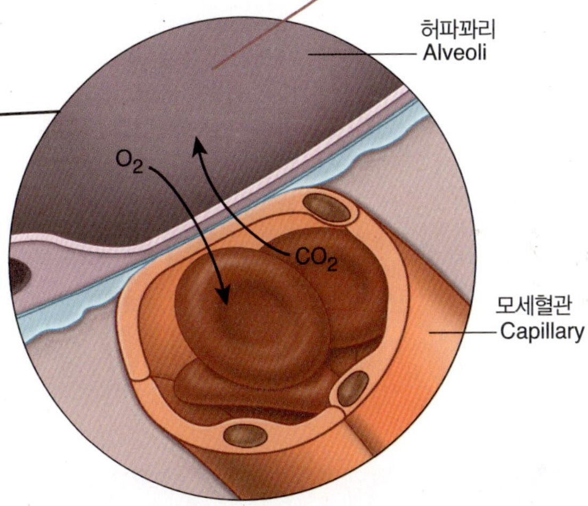

가스가 세포에서 들어가고 나가는 동안 이는 액체에 용해되어야 한다. 그러므로 각각의 허파꽈리 속에서는 얇은 액체가 덮여 있다. 이러한 액체는 **표면활성제**(surfactant)를 함유하며, 이러한 물질은 표면장력(물분자 사이에 끌리는 힘)을 감소하는데 도움을 주고, 호흡하는 동안 공기가 들어가고 나가며, 허탈되는 것으로부터 허파꽈리를 유지하게 한다.(더 자세한 정보는 이 장의 "허파꽈리 표면장력"을 참조)

> **일상에서의 신체(The body at work)**
> *세기관지나무에 있는 막의 대부분은 점액성 보호막으로 덮여 있고, 이는 호흡경로로 들어가는 공기를 정화하기 위해 작용한다. 깨끗한 점액이 기관지 나무의 아래부위에서 인두를 향해 이동하며, 머리털과 같은 수 백만개의 섬모가 호흡기점막을 따라 나아가게 한다. 섬모는 한 방향으로 위를 향해 움직이며, 점액은 인두를 향해 이동하게 될 것이다.*
> *담배연기는 이러한 섬모를 마비시킨다. 그 결과 점액은 기관지 나무의 아래부위에 축적되며 허파는 과도한 점액을 제거하려고 전형적인 "흡연자의 기침"을 야기한다.*

> **중요한 사실(Fast fact)**
> 임신 28주 이전에 태어난 유아는 일반적으로 표면활성제가 부족하다. 표면활성제 없이 표면장력은 들숨 동안 허파꽈리가 팽창하는 것을 제한하고, 날숨동안 허파꽈리를 허탈하게 한다. 이는 신생아들이 호흡곤란증후군(respiratory distress syndrome; RDS)의 원인으로 인공적인 표면활성제 투여가 요구된다.

허파(Lungs)

허파는 가슴막을 채우고 있다: 빗장뼈 위로 돌출되어있고 가로막 위에 있으며, 앞쪽과 뒤쪽 갈비뼈에 기대어 있다. 각각의 허파 안쪽에는 심장과 큰 혈관들을 위한 오목한 부분이 있다. 주요기관지와 허파혈관들은 **허파문**(hilum)이라 불리는 허파의 안쪽면의 구멍을 통해 각각 허파의 안쪽으로 들어간다.

각각의 허파의 가장 위 또는 **허파꼭대기**(apex)는 첫 번째 갈비뼈보다 약 1/2인치(1.3 cm) 위로 나와있다.

오른 허파(Right Lung)

오른 허파는 왼허파보다 짧고, 폭이 넓고, 더 크다. 오른 허파는 위엽, 중간엽, 아래엽의 세 개의 엽을 가지고 있고, 가스교환의 55%를 담당한다. 오른 허파는 2개의 틈새모양의 구조를 포함한다.

- **가로틈새**
- **빗틈새**

왼 허파(Left Lung)

심장이 왼쪽을 향해 뻗어있기 때문에 왼쪽 허파는 오직 2개의 엽을 갖고 있다: 위엽과 아래엽이다. 틈새 모양의 구조를 한 개 포함한다.

- **빗틈새**

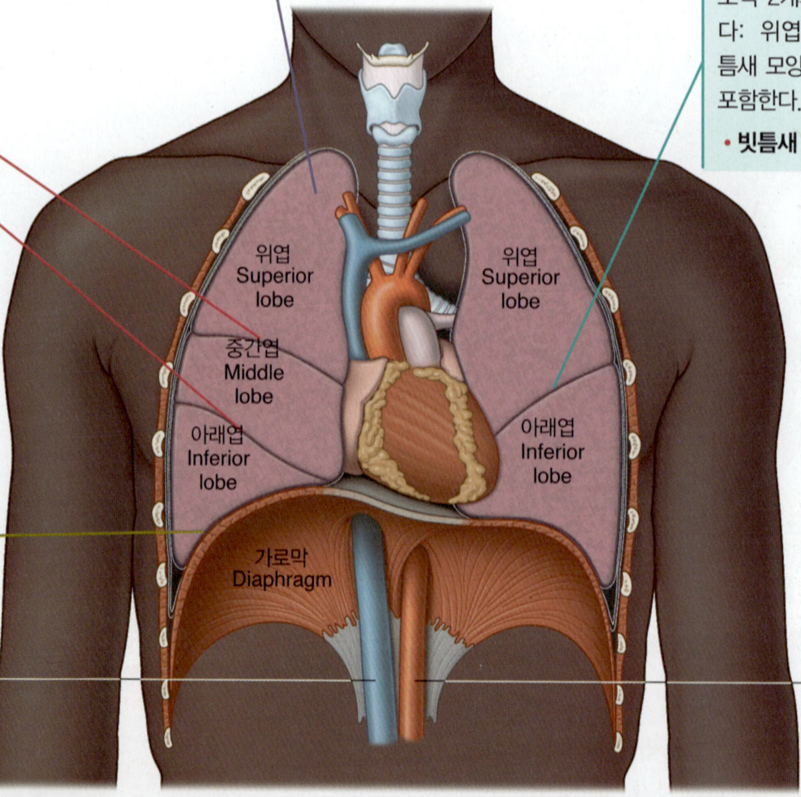

각 허파의 **바닥**부분은 가로막 위에 놓여있다.

기본 강좌 : 천식

천식은 어린이에서 가장 흔한 만성 질환이다; 게다가 천식으로 고통받는 사람들의 수가 증가하고 있다. 미국에서는 성인의 5%와 어린이 10%가 천식을 갖고 있다.

일반적으로 천식이 있는 누군가 알레르기 항원이나 다른 호흡기 자극(먼지나 연기)에 노출되었을때 세기관지는 수축과 경련을 일으킨다. 좁혀진 기도는 때때로 사람이 숨을 쉬기 힘들 정도의 심각한 기침(coughing)과 쌕쌕거림(wheezing)을 유발한다. 기도 안의 염증은 또한 진하고, 끈적거리는 점액의 과도한 생산으로 인해 기도가 막힌다. 기도 폐쇄는 질식과 사망을 일으킬 정도로 심각할 수 있다.

치료는 에피네프린과 베타아드레날린 자극을 통해 기도의 확장을 포함한다. 또한, 항염증성 치료와 코티코스테로이드 흡입은 염증을 치료하고 상처를 최소화하기 위해 종종 처방한다.

가슴막(Pleurae)

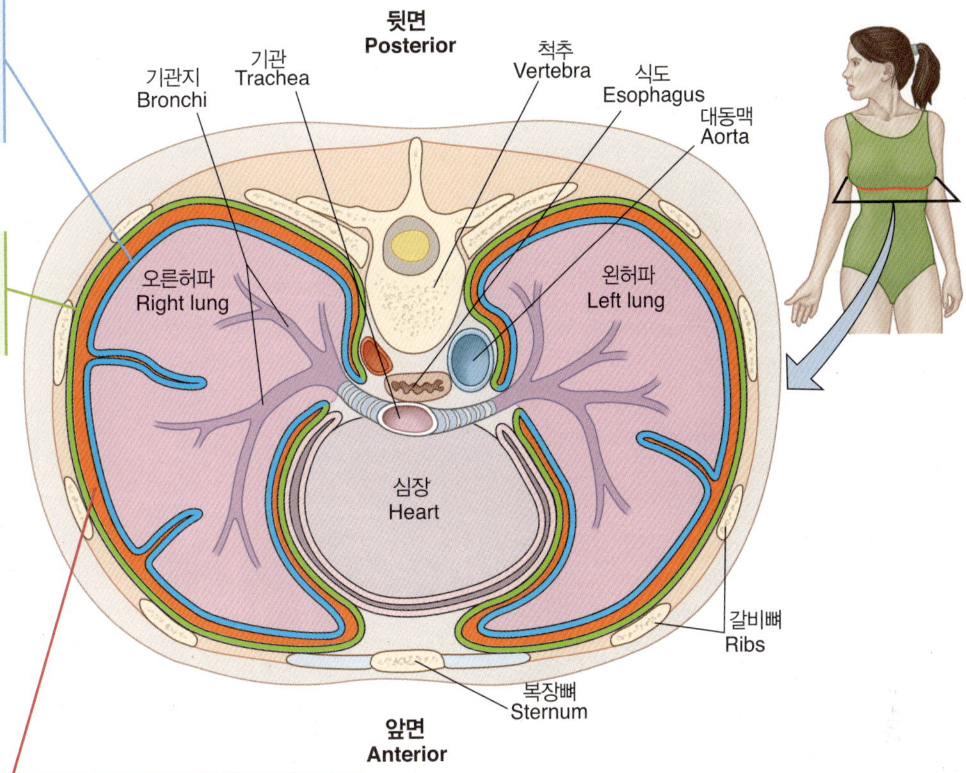

장액성막인 **허파가슴막**(visceral pleura)은 허파의 표면을 덮고 있으며, 틈새 안쪽으로 뻗어 있다.

벽쪽가슴막(parietal pleura)은 가슴막안 전체에 놓여 있다.

허파가슴막과 벽쪽가슴막사이의 공간을 **가슴막공간**(pleural cavity)이라 한다. 가슴막공간은 단지 잠복 공간으로 두 개의 막은 단지 한겹의 미끈거리는 얇은 막으로 정상적으로 분리되어 있다.

가슴막액의 두 가지 목적:

- 허파가 팽창되고 축소될 때, 마찰을 최소화 되도록 윤활제 역할을 한다.
- 가슴막안의 기압이 대기압보다 낮기 때문에, 허파의 팽창을 돕는 압력 차이를 형성한다.

기본 강좌 : 노화로의 변화

인체가 나이듦에 따라 호흡계통에도 많은 변화가 발생한다—호흡 효율성의 일반적인 감소를 위해 모두 발생하게 된다. 여기 그러한 변화 중 일부이다.

- 가슴벽의 움직임 감소
- 허파의 경직 증가
- 허파꽈리의 팽창과 수 감소
- 호흡근육의 약화
- 호흡기를 보호하는 액체량 감소

이러한 변화들은 노인들의 격렬한 운동 수행을 위한 능력을 감소시킨다. 그것들은 또한 세균이나 바이러스 질환 시 폐렴의 발생률을 증가시킨다. 게다가 이러한 변화들은 심장과 허파 질병에 영향을 줄 수 있다.

허파환기(Pulmonary Ventilation)

허파환기는 단순 호흡이다: 들이쉬고(**들숨** inspiration) 내쉬는(**날숨** expiration) 과정의 반복. 두 동작은 호흡근육과 허파안의 공기압과 몸 밖의 공기압 차이에 의존한다. 한번의 들숨과 한번의 날숨은 한번의 **호흡주기**(respiratory cycle)를 포함한다.

중요한 사실(Fast fact)

성인의 정상호흡률은 분당 12-20번 범위이다.

호흡근육(Respiratory Muscles)

허파는 공기를 환기시키기 위한 팽창과 수축을 위해 몸통의 뼈대근육(특히 가로막과 갈비사이근)에 의존한다. 허파환기의 주요 작용근은 가로막(diaphragm)으로 돔 모양의 근육으로 가슴막안과 배안을 분리시킨다.

들숨

- **바깥갈비사이근**(external intercostal muscles)은 갈비뼈를 위와 바깥방향으로 끌어당기고, 가슴강을 넓힌다.
- **속갈비사이근**(internal intercostals)은 갈비뼈가 올라가도록 도와준다.
- **가로막**(diaphragm)의 수축, 편평, 내림은 배안의 기관을 쪽으로 누르며, 가슴막안을 크게 한다.
- 압력을 같게하여 공기가 나아가야함.

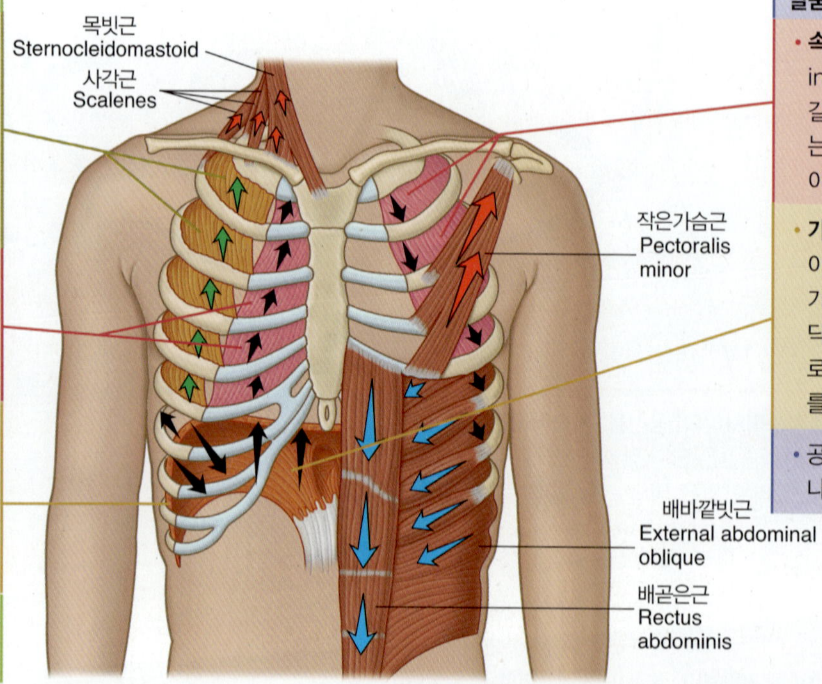

날숨

- **속갈비사이근**(internal intercostals)은 바깥갈비사이근이 이완하는 동안 갈비뼈를 아래로 당긴다.
- **가로막**(diaphragm)의 이완은 위쪽으로 올라가게 하며 허파의 바닥부분에 압력을 줌으로써 가슴막안의 크기를 감소시킨다.
- 공기가 허파 밖으로 나간다.

호흡 보조근육(Accessory Muscles of Respiration)

강제적 또는 노력성 호흡 동안 부가적인 근육을 호흡의 **보조근육**(accessory muscles of respiration)이라 하며, 호흡을 보조에 합류한다. 예를 들어 :

- **깊은 들숨**동안 목(목빗근과 사각근)과 가슴(작은가슴근) 근육은 가슴이 위로 올라가는 것을 돕기 위해 수축한다.
- 노래부르거나 소리지르는 것과 같이 **노력성 날숨** 동안 배곧은근과 배바깥빗근은 갈비뼈와 복장뼈를 아래로 끌어당기기 위해 수축하고, 나아가 가슴크기를 줄이고 공기를 더 빠르게 나가게 한다.

일상에서의 신체(The body at work)

호흡에 어려움을 갖는 사람들은 호흡 보조근육에 많이 의지해야 한다. 예를 들어, 폐공기증(emphysema)은 허파가 탄력성을 잃어 더 이상 수동적과정이 일어나지 않는다. 다른 환자에서 보조근육의 사용은 의학적 응급상황으로 급성 호흡 곤란을 의미한다.

호흡의 신경 조절(Neural Control of Breathing)

내인성 심박조율기를 갖고 있는 심장근육과 달리 호흡을 위해 사용되는 근육들은 뼈대 근육으로 이들 뼈대근육은 수축을 위해 신경자극이 요구된다. 호흡율과 리듬에 영향을 주는 다양한 인자들, 자동성을 위한 호흡중추 반응, 무의식 호흡은 뇌줄기의 한부분인 숨뇌와 다리뇌에 있다.

숨뇌는 호흡을 조절하는 두 개의 상호 연결된 중추를 포함하고 있다: **들숨중추**(inspiratory center)와 **날숨중추**(expiratory center)

들숨중추는 주요 중추이다. 이는 들숨을 조절하고, 간접적으로 날숨도 조절한다.
여기 그 작용방법이 있다.

1. 들숨중추는 갈비사이근육(갈비사이신경을 통해)과 가로막(가로막신경)을 통해 자극을 보낸다.
2. 들숨 근육 수축은 흡입을 일으킨다.
3. 신경 출력 후 갑자기 중단됨은, 들숨 근육의 이완을 일으킨다. 가슴우리의 탄력적인 반동은 날숨을 만들어낸다.

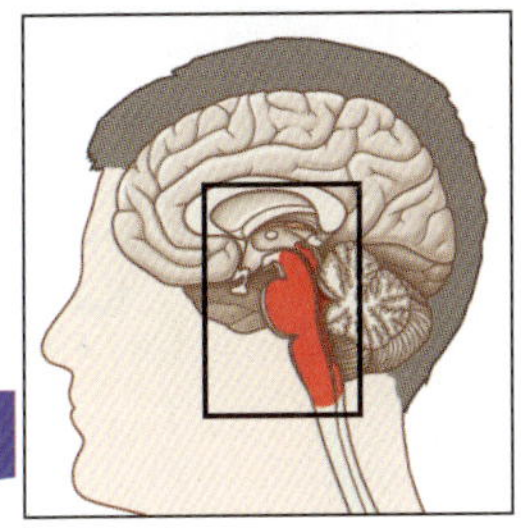

숨뇌는 주요한 호흡 중추로, 다리뇌는 두 개의 중추를 포함하며, 기본적인 호흡 리듬에 영향을 줄 수 있다:

- **지속성들숨중추**(apneustic center)는 들숨의 깊이와 지속을 증가하기 위해 들숨 중추를 자극한다.
- **호흡조정중추**(pneumotaxic center)는 들숨중추와 흡기 중추 모두 억제한다. 이것은 정상적인 호흡리듬에 기여하고, 허파에 과도한 흡입을 예방한다.

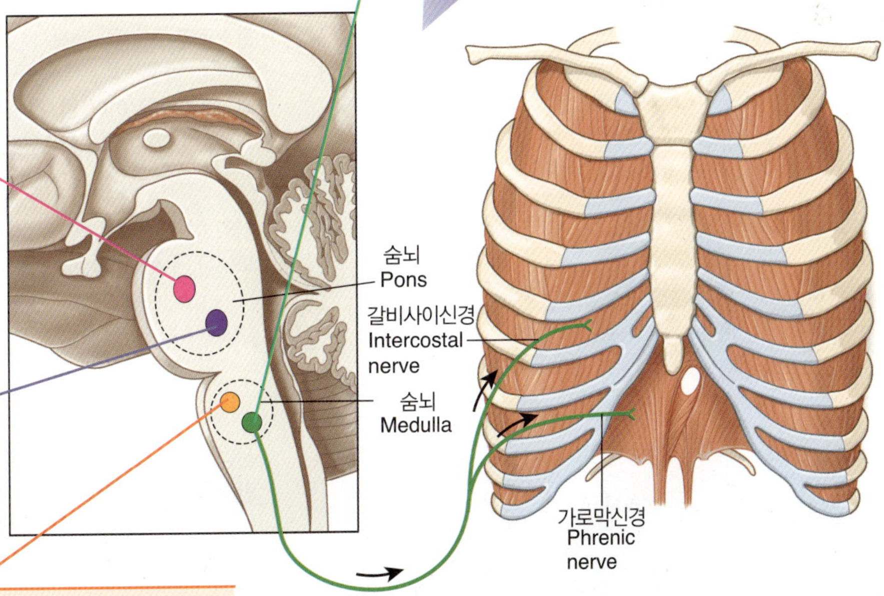

운동 동안 더욱 노력성 날숨이 필요하다. **날숨중추**는 배와 다른 보조 근육으로 자극을 보낸다.

일상에서의 신체(The body at work)

대뇌 겉질은 노래나 촛불을 불 때 또는 숨을 유지할 때 처럼 수의적인 호흡율과 리듬을 변화하는 것을 조절하다. 그러나 당신이 숨을 유지할 때 CO_2는 호흡을 통해 배출되지 않고, 혈액 속 CO_2 농도가 올라간다. CO_2는 강하게 호흡을 자극한다. CO_2가 특정 수준으로 높아질 때 호흡 중추는 수의적 작용을 억제하고, 호흡을 다시 재개한다.

호흡의 변화(Variations in Breathing)

신경입력에도 불구하고, 호흡패턴은 일정하게 유지하지 않는다. 통증, 감정(무서움, 화남, 걱정), 운동, 그리고 신체의 물리적 상태에서의 변화와 함께 호흡률과 리듬은 다양하다. 이러한 변화는 이러한 변화는 호흡중추가 인체의 많은 수의 감각 수용기로부터 입력을 받기 때문에, 이를 인지하고, 인체의 변화를 요구한다.

> **중요한 사실**(Fast fact)
>
> 이산화탄소는 산소가 아니며, 호흡의 주요 조절자이다. 이산화탄소는 혈액뇌장벽(blood-brain barrier)을 따라 쉽게 이동하기 때문이다.

호흡에 영향을 미치는 요소

요소	감각수용기	작용
산소 O_2	**말초 화학수용기** (목동맥과 대동맥소체에 위치함)	산소함량이 낮은 혈액은 말초화학수용기가 호흡률과 깊이를 증가시키기 위해 숨뇌에 충동을 보낸다. 이는 공기를 더 많이 가져오게 하고, 허파 속으로 산소를 공급한다.
수소이온 pH	**중추화학수용기** (뇌줄기에 위치함)	이산화탄소가 과도하면 pH를 높인다. 중추 화학수용기는 뇌척수액(cerebrospinal fluid; CSF)의 pH를 감지하고 혈액 속의 이산화탄소 수준을 조절한다. 이는 인체의 "불기"를 과도하게 하여 이산화탄소를 배출하게 하여 pH를 낮춘다.
신장 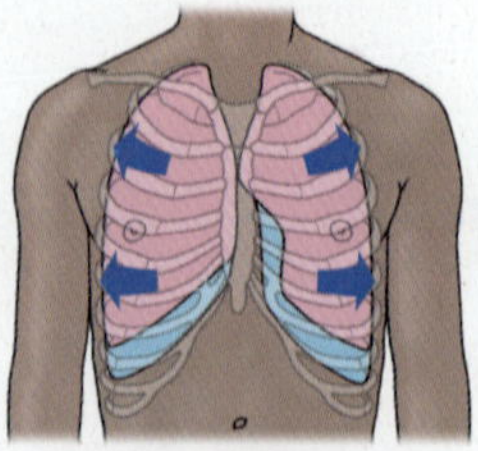	허파와 가슴벽의 수용기	들숨동안 허파를 팽창시킴으로써 수용기가 늘어나는 것을 감지하고, 호흡중추로 날숨을 위한 신호를 보내고 들숨을 억제한다. 헤링-브로이어 반사(Hering- Breuer reflex)라 불리는 이 기전은 허파가 과도한 팽창으로부터 손상되는 것을 보호한다.
통증과 감정 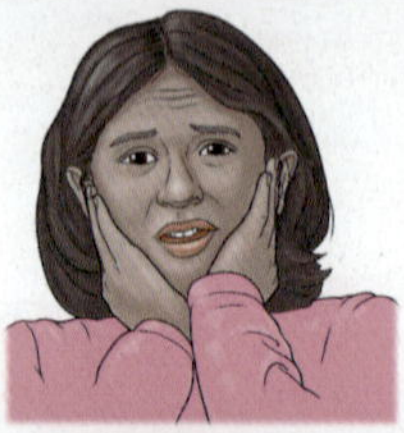	**시상하부 및 둘레계통**	뇌의 이 부위는 호흡에 영향을 주는 통증과 감정반응에 신호를 보낸다.(무서움, 화남, 걱정과 같은)
자극물(연기, 먼지, 꽃가루, 유독한 화학제품, 점액 등) 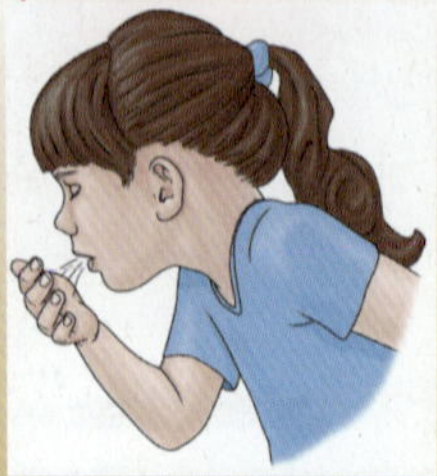	기도안의 신경세포	신경세포는 기침이나 재채기의 결과로 호흡근육이 수축되어 반응한다. 기침이나 재채기는 허파로 부터 빠른 속도로 추진력을 갖게하여 불쾌하게 여겨지는 물질을 제거하는데 도움이 된다.

압력과 공기 흐름(pressure and airflow)

공기는 혈류와 같은 압력경사의 이유로 허파의 안과 밖으로 이동한다. 호흡을 유도하는 압력은 **대기압**(atmospheric pressure)이다.: 우리 주변의 공기의 무게.

허파 내의 압력이 대기압보다 낮게 감소할 때, 공기는 압력이 더 높은 몸의 바깥에서 압력이 낮은 허파로 흐른다. 이것이 들숨(inspiration)이다. 허파 내 압력이 대기압보다 더 올라가면 공기흐름은 두 압력이 같아 질 때까지 허파 밖으로 나간다. 근육의 사용을 필요로 하는 능동적 과정인 들숨 동안, 정상적인 날숨은 건강한 허파의 반동으로 인한 결과로 수동적인 과정이다.

애니메이션(ANIMATION)

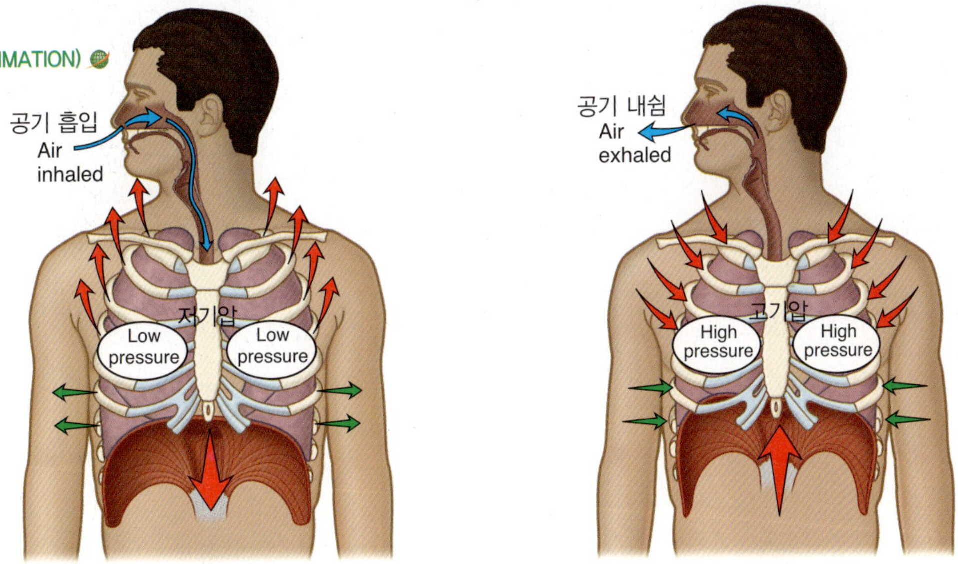

들숨
Inspiration

날숨
Expiration

- 갈비사이 근육 수축은 위와 바깥쪽으로 갈비뼈를 당긴다; 가로막을 수축하고 아래로 움직이게 한다. 이 모든 방향에서 가슴안을 확대한다.
- 허파 때문에 가슴막의 두 층 때문에 가슴 속을 따라 팽창한다.
  - 벽쪽가슴막은 갈비뼈에 단단히 부착되어 있고, 허파가슴막은 허파를 덮고 있다.
  - 각기 서로 접촉되어 있지 않으나, 두 가슴막 사이에 액체는 얇은 필름은 두장의 젖은 종이처럼 함께 달라붙어 있게 한다.
  - 더욱이 두 가슴막 사이의 잠복 공간은 대기압보다 약간 낮은 압력을 유지한다.(음압) 이것이 **가슴막강내압**(intrapleural pressure)이다. 갈비뼈가 확장하고, 벽쪽가슴막이 당겨질 때 가슴막강내압은 더 음압이 된다. 이것은 흡입과 같은 효과를 가지며, 허파가슴막과 벽쪽가슴막을 더욱 부착하게 만든다.
  - 허파가슴막은 벽쪽가슴막을 따라 허파를 당긴다.
- 허파가 팽창되었을때 허파 내 공기의 부피는 커져가는 공간을 통해 확산되어 간다. 이것은 기관지와 허파꽈리(**허파내압** intrapulmonic pressure) 내 압력을 떨어지게 한다.
- 허파내압이 대기압보다 낮게 떨어질 때, 공기는 압력 기울기에 의해 허파 속으로 흐른다.

- 가로막과 바깥갈비사이 근육의 이완은 가슴우리를 다시 원래 크기로 되돌리게 한다.
- 가슴우리의 원래 크기에 의해 허파는 압박받는다.
- 허파내압이 상승한다.
- 공기는 압력 기울기에 의해 허파 밖으로 흐른다.

쉽게 이해하기(That Makes Sense)

__보일의 법칙__(Boyle's Law)이라 불리는 물리학 법칙은 허파가 팽창할 때 허파내압이 떨어지는 이유를 설명한다. 보일의 법칙 상태는 "일정한 온도에서 기체의 주어진 양의 압력은 부피에 반비례합니다." 즉, 가스의 주어진 양은 더 큰 공간에서보다 작은 공간에서 더 많은 압력을 받을 것이다.

이를 설명하기 위해, 대형 비닐 봉지의 끝을 매는 상상을 해보라. 봉지 내 공기는 봉지를 약간 더 부풀게 하지만, 봉지는 만졌을 때 부드럽다. 봉지 속이 공기는 낮은 압력을 가지고 있다. 봉지 끝을 비트는 상상을 하면 봉지는 좀 더 작게 부피를 만든다. 봉지 내 공기 힘은 작은 공간일수록 강해지고 봉지는 만졌을 때 높은 압력으로 단단해 진다. 비트는 것을 계속한다면 봉지는 더 작게 만들어 질 것이고, 압력은 봉지를 터트릴 정도로 충분한 압력이 형성될 수 있게 된다.

기본 강좌 : 기흉

가슴벽에 구멍이 있다면, 대기로부터 공기가 가슴막 안으로 밀려 들어가고, 공기가 잠복된 공간 안에 정상적으로 가득 차게 된다. 그 결과 음압인 가슴막 안의 특성을 잃게 되고, 허파는 허탈을 가져오고 되튀게 된다. 이를 기흉(pneumothorax)이라고 한다. 공기는 또한 잠복공간으로 들어가 허파꽈리 파열질환이나 약하게 만든다. 이것은 허파가슴막 안 파열의 원인으로 가슴막 안 허파로부터 들어가는 공기는 다시 기흉의 결과를 가져온다.

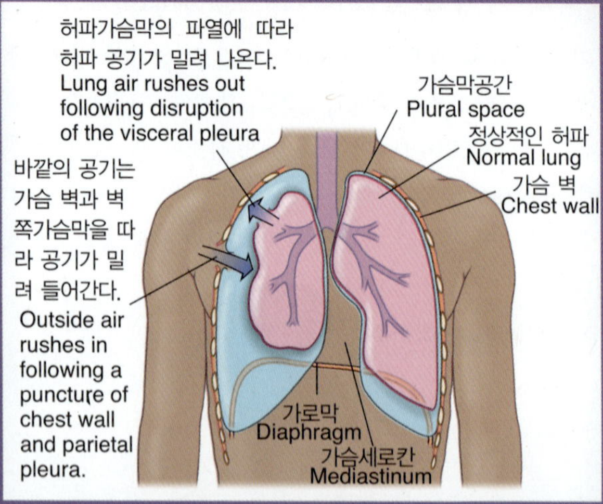

공기흐름에 영향을 미치는 요소(Factors Affecting Airflow)

효과적인 허파 환기는 여러 가지 요인이 관여한다. 특히 두 개의 중요한 요소는 허파꽈리표면장력(aveolar surface tension)과 허파탄성(pulmonary compliance) 이다.

허파탄성(pulmonary compliance)

허파탄성은 허파 조직의 탄력성과 연관된다. 환기는 허파와 가슴이 늘어나고, 되튀는 반동이 발생하지 않으면 발생할 수 없다. 일부 질병(결핵 또는 규폐증 등)은 흉터를 만들어, 허파를 딱딱하게 하거나 탄성을 떨어뜨린다. 허파의 팽창이 어렵고, 환기가 나빠진다.

허파꽈리 표면 장력(Alveolar Surface Tension)

각 허파꽈리의 내부 표면은 물의 얇은 막으로 덮여 있다. 물은 가스교환을 위해 필요하다. 그러나 물 분자는 또한 전기적으로 약한 자석처럼 서로에게 끌린다. 허파꽈리 안쪽에 물분자는 떠나 각기 다른 곳을 향해 이동하며 허파꽈리를 허탈하게 하는 힘을 만들 것이다. 허파꽈리가 붕괴된다면 가스교환은 발생하지 않을 것이다. 이러한 문제를 피하기 위해 허파꽈리 세포는 표면활성제(surfactant)를 분비하며, 지단백질(lipoprotein)은 물분자 사이의 전기적 인력을 방해한다. 이는 표면장력을 낮춰, 허파꽈리의 허탈을 방지한다.

기본 강좌 : 허파공기증

허파공기증(Emphysema)은 허파꽈리 주변의 허파 조직이 파괴되는 진행성 허파질환이다. 이곳에 지지받지 못한 허파 꽈리는 떠나게 되고, 그것들을 팽창하게 하고 결국 파열된다. 허파꽈리 벽은 큰 불규칙한 공간으로 융합되며, 가스 교환을 위한 유용한 공간은 점차 줄어들게 된다. 허파꽈리는 또한 이들의 탄력과 탄성 능력을 잃게 된다. 따라서 공기는 허파에 갇히게 됩니다. 시간이 지나, 고인 공기는 가슴의 직경을 더 크게 만들고, 가슴은 불룩한 모양으로 될 것이다.
허파공기증을 가진 사람을 종종 "불룩한 가슴(barrel-chested)"이라고 말한다. 허파공기증을 가진 사람은 날숨을 해야 한다.
이들은 호흡을 위해 정상적인 에너지 양보다 3-4배 더 소요된다.

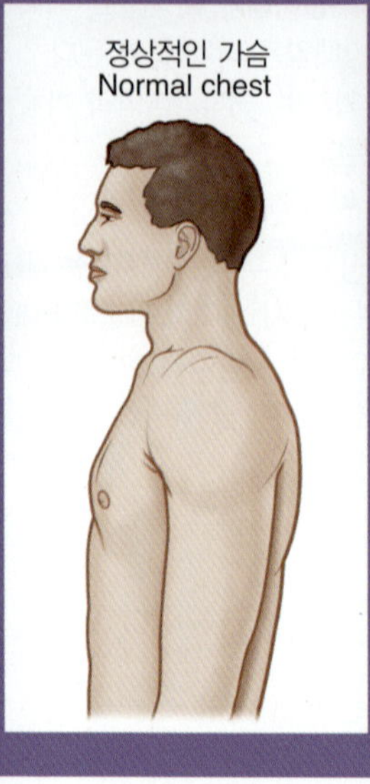

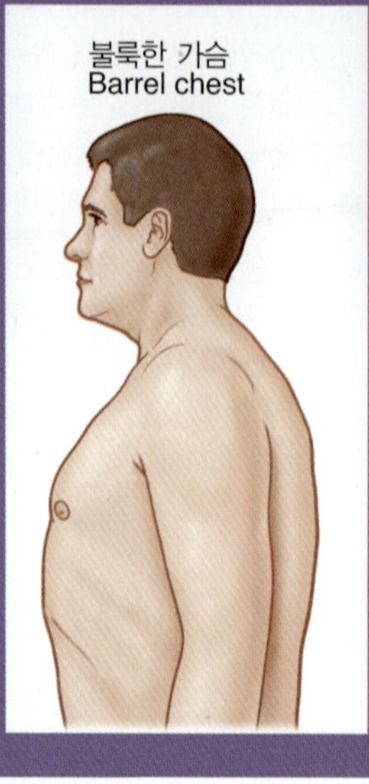

환기의 측(Measurements of ventilation)

허파 용량을 측정하는 것은 사람 허파의 건강에 대한 정보를 제공 할 수 있다. 이 정보는 일반적으로 사람이 **폐활량계**(spirometer)라는 장치를 통해 호흡 시 얻어진다. 호흡운동기록기에 의해 보여지는 수치는 전형적으로 정상적인 젊은 성인이다.)

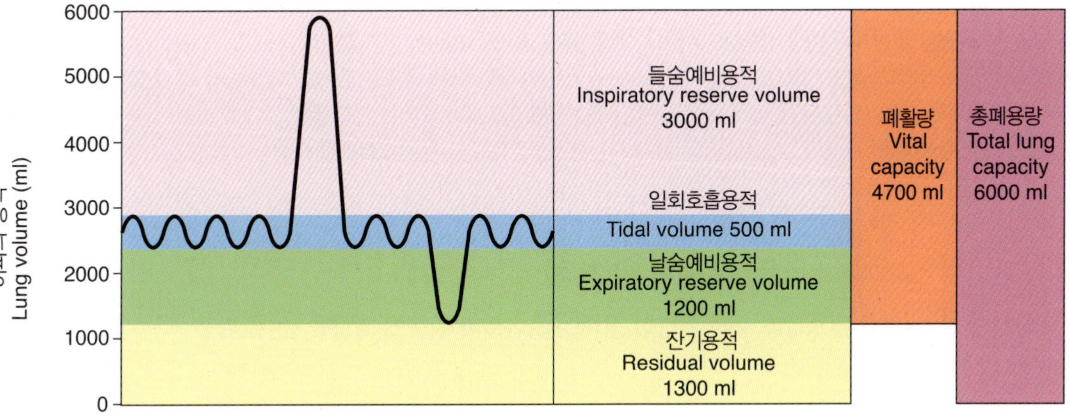

안정 호흡동안 들이쉬고 내쉬는 양으로 **일회호흡용적**(tidal volume)으로 알려져 있다.

말한 후의 정상적인 호흡은, 더 많은 공기를 들이마실 수 있다. 정상적인 들숨 후 최대로 노력하여 공기를 들이 마쉴 수 있는 양을 **들숨예비용적**(Inspiratory reserve volume) 이라 한다.

마찬가지로, 정상적인 날숨 후 그것은 더 많은 공기를 배출 할 수 있습니다. 정상 호식 후에 최대한의 노력을 사용하여 내쉴 수 있는 공기의 양을 **날숨예비용적**(expiratory reserve volume) 이라 한다.

심지어 노력성 날숨 후에도 약 1300 ml의 공기는 허파에 남아있다. 이를 **잔기용적**(residual volume)이라하며, 이 공기는 가스 교환이 호흡 중 지속적인 가스교환을 가능하게 한다.

가장 깊게 숨을 들이쉬고 내쉬는 최대의 공기량을 **폐활량**(vital capacity)이라 한다. (폐활량은 일회호흡용적과 함께 들숨예비용적과 날숨예비용적이 결합된 것이다.)

총폐용량(Total lung capacity)은 허파가 포함 할 수 있는 최대 공기의 양: 폐활량과 잔기용적을 합한 것.

매 호흡 시 전도경로에 약 150ml가 남아 있다. 공기가 허파꽈리에 도달하지 않기 때문에 이는 가스 교환에 참여 할 수 없다. 이러한 공기는 허파꽈리 대신에 공기경로에 위치하므로 **해부학적 죽은 공간**(anatomical dead space)이라고 한다. 해부학적 죽은 공간은 정상적으로 허파꽈리의 길을 용이하게 만듦으로써 일반적으로 발생한다.

생리학적 죽은 공간(Physiological dead space)은 모든 공기의 전도 경로(해부학적 죽은공간)와 다른 허파꽈리 내 공기를 포함하며, 이들은 관류가 잘 되지 않아 가스 교환에 효과적이지 못하다. 특정 질병은 허파 일부분의 관류가 잘 일어나지 못하게 하며 이러한 이유로 생리학적 죽은 공간이 증가하게 된다.

일상에서의 신체(The body at work)

사람의 폐활량은 그들의 신장, 자세 그리고 전체적 건강 등 여러 요인들에 의존한다. 일반적으로 키가 큰 사람은 큰 허파를 기지고 결과적으로 키가 작은 사람보다 큰 폐활량을 가진다. 또한, 폐활량은 서 있었을 때 증가하며, 구부린 자세나 엎드린 자세에서는 감소한다.

특정한 질병은 또한 폐활량에 영향을 끼친다. 예를 들어, 배와 가슴막 안을 침범한 과도한 액체는 허파 공간을 차지하여, 폐활량을 감소시킨다. 울혈심장기능상실(Congestive heart failure)은 허파로 혈액을 역류하게 하기 때문에 허파꽈리 공간에 혈액을 차게 만들어 폐활량을 감소시킨다. 반면에 운동프로그램과 요가는 폐활량의 증가를 돕는 것을 보여준다.

호흡 리듬 변화(Variations in Respiratory Rhythm)

운동을 포함한 불안, 다양한 질병상태 등의 다양한 상태는 호흡률과 리듬에 영향을 준다. 다음 표는 일반적인 호흡 상태의 이름이다.

일반적인 호흡 용어

용어	호흡의 형태
무호흡	일시적인 호흡 정지
체인-스토크스 호흡	점차적으로 증가되는 호흡률과 깊이가 점차적으로 증가됨에 따라 무호흡 기간이 현저한 호흡패턴; 간혹 말기 병이나 성인 뇌손상 시 보여진다.
호흡곤란	호흡이 어려워 노력해야함.
정상호흡	편안하고 조용한 호흡
과다호흡	이산화탄소의 혈액 속 농도가 낮은 결과 호흡율과 깊이가 증가된다; 종종 불안의 결과이다.
호흡저하	이산화탄소의 혈액 속 농도가 증가된 결과 호흡률과 깊이가 감소된다.
쿠스마울 호흡	당뇨성 케톤산증과 관련된 매우 깊고, 헐떡이는 호흡이다.
앉아숨쉬기	사람이 바닥에 엎드려 있을 때 노력성 호흡이 발생하지만, 앉거나 서 있을 때 개선된다. 왼심실부전의 전형적 증상
빠른 호흡	빠른 호흡

중요한 사실(Fast fact)

규칙적인 운동은 호흡근육의 발달이 증진되고, 폐활량의 증가를 이끈다.

가스 교환(Gas Exchange)

호흡의 목표는 기관과 인체 조직과 기관에 산소를 전달하고, 이산화탄소를 제거하는 것이다. 허파와 인체 조직 내 이 두 가스의 교환은 압력 차이에 의존한다. 우리가 호흡할 때 공기는 760 mmHg의 압력을 가지고 있으며, 이는 총대기압으로 알려져 있다. 대기압은 약 78% 질소, 21% 산소, 그리고 약 1% 기타 가스, 0.03%는 이산화탄소이다. 이러한 가스의 각각 하나는 총 대기압에 기여한다. 혼합된 가스에서 단일 가스의 기여를 **부분압력**(partial pressure)이라고 한다. 가스의 부분 압력은 PCO_2와 같은 가스를 위한 공식에 의해 글자 "P" 로 나타낸다.

쉽게 이해하기(That Makes Sense)

가스의 부분적인 압력은 혼합물 안의 가스 농도와 직접적으로 연결되어 있다. 예를 들어, 산소는 대기 공기의 약 21%를 구성한다. 산소의 부분적인 압력을 구하기 위해, 760(대기의 전체 압력)에 0.21(산소의 비율)을 곱한다. 156.9의 수의 결과는 우리가 호흡하는 공기 내 산소의 부분압력을 의미한다.

기본 강좌 : 하임리크 조작

하임리크 조작(Heimlich maneuver)은 질식되어 가는 사람에게 이물질을 제거하기 위한 효과적인 조작 방법이다. 이 조작은 기관 속의 물질을 제거하기위해 허파 내에 남아있는 잔기용적을 사용한다. 누군가 질식이 나타난다면 항상 "말 할 수 있겠어요?"라고 묻고, 기도가 폐쇄된 사람은 의식이 있더라도 말할 수 없다.(주의: 공기는 말하는 사람의 성대 사이에 공기가 통과한다). 기도가 실제 폐쇄되었을때 다음 단계를 따른다:

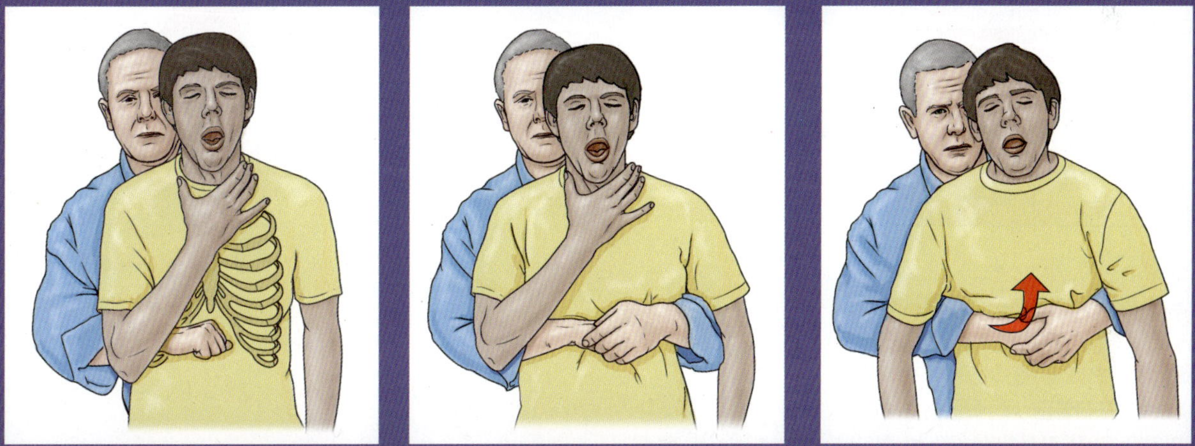

1. 질식한 사람의 뒤에서 무릎을 꿇거나 서 있는다. 한손으로 주먹을 만들고 당신의 팔로 그 사람의 허리를 감싼다. 배꼽 위와 가슴우리 아래에 당신의 주먹(엄지손가락은 안쪽으로) 가슴우리 아래의 사람의 배에 주먹(엄지 손가락 안쪽)을 위치시킨다.
2. 질식한 사람을 다른 팔로 감싸고, 당신의 다른 손은 주먹 위에 둔다.
3. 배에 당신의 주먹에 힘을 주기 위해 바깥 쪽 손을 사용한다. 사람의 허파 밖으로 공기를 강제로 빼내기 위해 빠르고 강한 움직임을 위아래로 만든다. 물체를 제거하기 위해 필요하다면 여러 번 조작을 반복한다.

가스 교환의 과정(Process of Gas Exchange)

산소와 이산화탄소의 부분 압력은 우리가 호흡 시 허파꽈리, 동맥혈액과 정맥 혈액사이에 매우 다르다. 이러한 압력의 변화는 인체에서 산소를 흡수하고 이산화탄소를 배출할 수 있게 한다. *기억해야 할 점은 기체 확산은 높은 압력 부위에서 낮은 압력부위로 압력이 같아질때 까지 일어난다.*

순환경로를 따라 혈액의 경로에서 산소와 이산화탄소의 부분 압력은 차이가 없다.

애니메이션(ANIMATION)

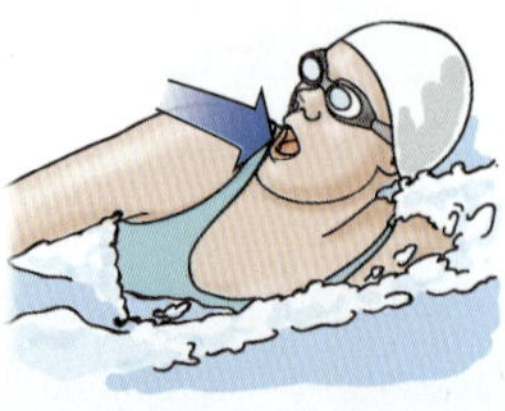

들숨 공기에서는 159 PO_2와 0.3 PCO_2를 갖는다.

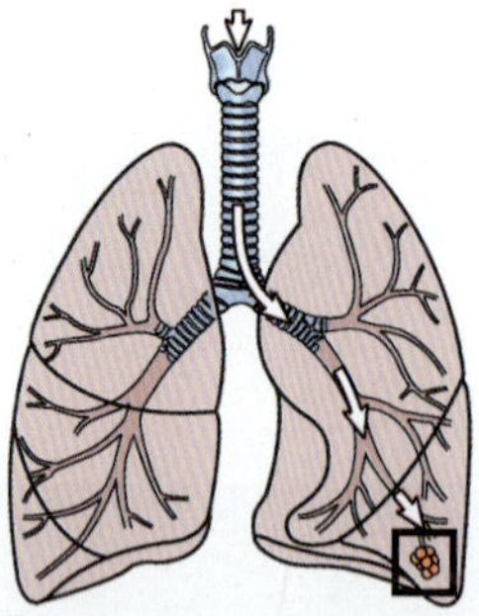

허파꽈리에 도달할 때 공기는 104 PO_2와 40 PCO_2을 갖는다.

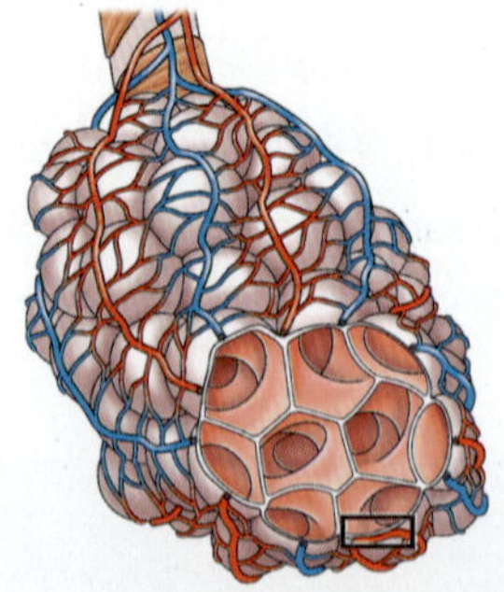

허파꽈리 얇은막의 맞은 편은 정맥혈을 포함하는 허파 모세혈관이다. 이 혈액은 40 PO_2와 46 PCO_2을 갖는다.

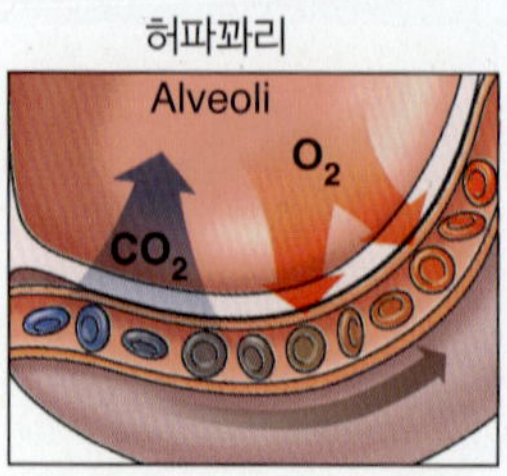

호흡막 한쪽 면의 산소와 이산화탄소의 부분 압력 차이는 모세혈관에서 허파꽈리로 CO_2를 이동하고, 허파꽈리에서 모세혈관으로 O_2를 이동시키기 때문이다.(즉, 모세혈관 내 *적혈구는 CO_2는 버리고 O_2만 가져간다.*) CO_2는 허파를 통해 나중에 내보낸다.

모세혈관의 혈액은 PO_2 95와 PCO_2 40을 갖는다.

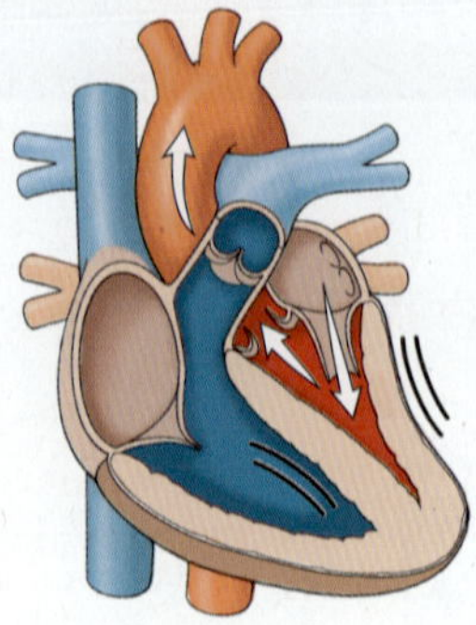

심장의 왼심실을 떠난 산소가 풍부한 혈액으로 이는 인체 조직으로 펌핑된다.

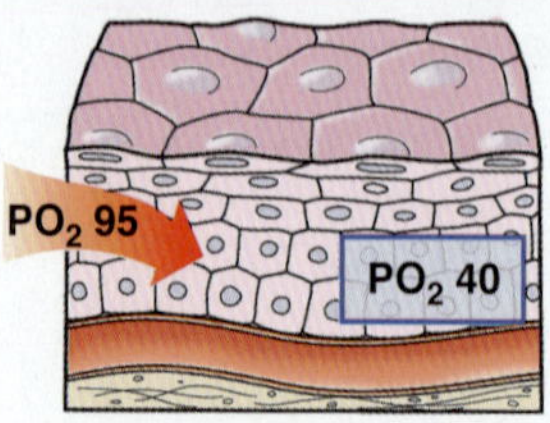

그 동안에 인체 조직 내 세포들은 에너지 생산을 위해 산소를 사용하고, 부산물로 PO_2를 생성한다. 세포 주변 조직은 PO_2 40과 PCO_2 46을 갖는다.

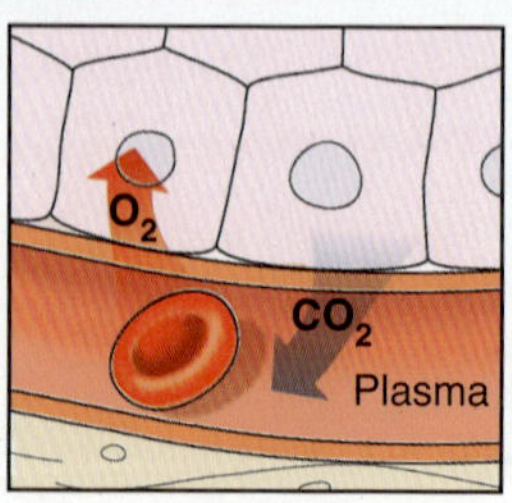

왼심실(PO_2 95)에 혈액이 조직에 도착하면(PO_2 40), 혈액 속 산소가 조직으로 확산되어 나간다.
동시에, 이산화탄소는 혈액(PCO_2 40)과 조직(PCO_2 40)으로부터 확산되어 나간다.

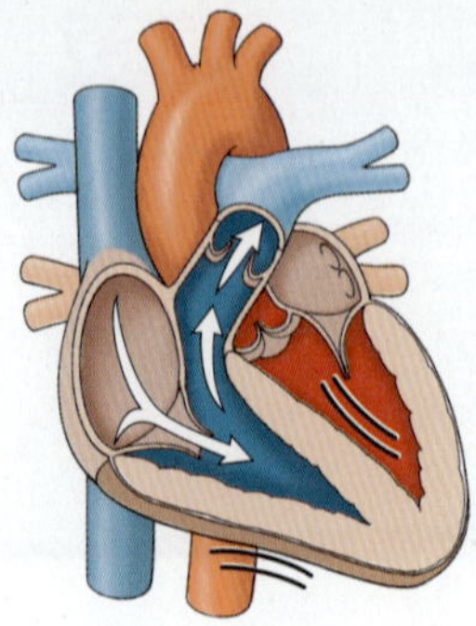

일단 조직으로 산소를 내보내고, 모세혈관 혈액이 CO_2를 흡수하면, PO_2는 40, PCO_2는 46을 갖는다.
온몸 모세혈관은 이렇게 조직에서 나온 산소가 부족한 혈액을 심장의 오른심실을 향해 운반하며 여기서 허파로 조직산소가 부족한 혈액은 허파로 펌핑하여 되돌려 보낼 것이다.

일상에서의 신체(The body at work)

적정 가스 교환(Optimal gas exchange)은 아래 표의 목록을 포함하여 여러 인자에 따라 다르다. 이러한 요소 중 어떤 하나라도 방해 시 산소 공급에 영향을 미칠 수 있다.

산소공급을 위해 필요한 요소들	잠재적 방해
허파꽈리 공기 내 산소와 허파 혈액에 들어오는 산소 사이의 압력 기울기	높은 고도에서 산소 부분압력은 들숨 시 바다높이 보다 낮다. 결과적으로, 허파꽈리 PO_2는 감소하여, 혈액으로 들어가는 산소가 줄어든다.
충분한 허파꽈리 표면적	허파공기증, 공기가슴증, 표면활성제 장애 등의 질환은 모두 허파의 기능적 면적이 감소한다.
충분한 호흡률	가스 확산이 일어나는 동안 허파꽈리는 들숨 공기를 통해 산소를 꾸준히 공급 받아야 한다. 허파꽈리는 산소를 흡기할 때 안정적 공급을 받아야한 한다. 호흡속도가 감소될 때 (예로, 마약 모르핀)혈액으로 들어가는 산소의 양을 줄인다.

혈액의 가스 운반 방법(How the Blood Transports Gases)

허파꽈리에서 조직으로 가스를 운반하고 되돌리는 과정은 가스 수송(gas transport)으로 알려져 있다.

산소운반(Transport of Oxygen)

인체에 들어온 산소는 단지 1.5%만 혈장에 용해된다. 여기에 98.5%의 산소가 남아있게 된다.

- 허파 속 산소는 헤모글로빈의 철부분에 약한 결합을 형성하여 **산소헤모글로빈**(oxyhemoglobin)을 만든다.
- 조직세포에서 순환계통을 통해 산소헤모글로빈은 이동한다.
- 일단, 동맥과 정맥 사이에 PH의 차이는 헤모글로빈과 산소사이의 결합을 깨는데 충분하다.
- 산소는 그 다음 조직으로 유리된다.

이산화탄소 운반(Transport of Carbon Dioxide)

이산화탄소는 3가지 방법으로 허파의 조직으로부터 운반 된다.

1. 10% 대해서는 혈장에서 용해된다.
2. 다른 20%는 헤모글로빈과 결합하여 **카르바미노헤모글로빈**(carbaminohemoglobin)을 형성한다.(헤모글로빈은 산소와 이산화탄소와 같은 시간에 운반될 수 있다. 왜냐하면 그들은 다른 사이트 헤모글로빈분자는 결합한다.)
3. 대부분의 70%는 중탄산염이온(HCO_3^-)을 운반한다. 왜냐하면 이산화탄소가 혈장에서 용해될 때 탄산형태로 혈장은 물과 함께 반작용 한다. 탄산은 중탄산염과 수소이온으로 용해된다.

중요한 사실(Fast fact)

헤모글로빈은 산소의 대한 것 보다 일산화탄소에 강한 친화력을 가진다. 이러한 이유로 일산화탄소에 노출이 되면 치명적일 수 있다. 한번 일산화탄소에 결합되면, 헤모글로빈은 산소를 운반할 수 없다.

핵심 용어 분석(Review of Key Terms)

허파꽈리(Alveolus) : 허파의 공기 주머니

기관지(Bronchi) : 기관에서 허파로 이어지는 두 개의 주요 가지로 공기의 통로로서 제공된다.

세기관지(Bronchioles) : 기관지가 더 작게 세분화된 것

후두덮개(Epiglottis) : 후두의 가장 위에 있는 연골, 식도로 음식이나 액체를 삼키는 동안 닫힌다.

성대문(Glottis) : 성대 사이가 열리는 곳

문(Hilum) : 주요 기관지와 허파의 혈관을 통과하는 허파의 안쪽면에 구멍.

가슴막안압(Intrapleural pressure) : 허파가슴막과 벽쪽가슴막사이의 압력으로 허파의 팽창을 보조한다.

후두(Larynx) : 기관 위쪽 끝부분에 있는 연골과 근육으로 구성된 구조: 기도 일부분과 성대의 근육 구조; 기도의 일부와 성대 기관

입천장(Palate) : 뼈의 구조는 입과 코안 구조를 분리

분압(Partial pressure) : 가스 혼합물의 전체압에 대해 기체 혼합물의 단일 가스의 기여도.

인두(Pharynx) : 입안과 코안 뒤의 근육성 관; 일반적으로 목구멍이라고 불림

가슴막(Pleura) : 허파와 가슴안이 장막으로 덮여짐

표면활성제(Surfactant) : 허파꽈리 세포에 분비되는 지단백질로 허파꽈리에 분포하는 액체로 표면장력을 감소하여, 허파꽈리의 팽창을 가능하게 함.

일회호흡량(Tidal volume) : 조용한 호흡 중에 들이쉬고 내쉬는 공기의 양

기관(achea) : 목과 위쪽 가슴을 통해 공기를 운반하는 호흡기의 한 부분

환기(Ventilati(Tron) : 허파로 들어가고 나가는 공기의 움직임

폐활량(Vital capacity) : 호흡 시 최대한 깊이 들이쉬고 내쉴 수 있는 공기의 양

학습한 정보 유지하기(Own the information)

이 장에서 학습한 정보를 기억하기 위해서는 학습한 내용을 반영할 수 있는 시간이 요구된다. 따라서, 하얀 종이에 학습하고 토론한 중요 주제를 회상하면서 써내려가 본다. 그리고, *DavisPlus* 웹사이트에 접속하고 17장의 학습목표를 체크하여 본다. 쓴 모든 내용이 이 장의 학습목표와 완전히 일치하는가? 그렇지 않으면, 이 장을 적절하게 다시 살펴 본다. 그리고, 학습 목표의 개념을 다시 써보거나 그려본다.

17장의 중요 주제 :

- 상부호흡기도(upper respiratory tract)의 구조
- 하부호흡기도(lower respiratory tract)의 구조
- 허파의 환기에 사용되는 근육의 구조와 기능
- 호흡의 신경성 조절
- 숨쉬기에 영향을 미치는 요인
- 허파의 공기의 안팎으로의 흐름이 어떻게 압력기울기에 영향을 미치는가?
- 어떻게 허파탄성과 허파꽈리 표면장력이 공기의 흐름에 영향을 미치는가?
- 환기의 측정
- 호흡주기의 다양성
- 순환경로를 따라 가스 교환의 과정
- 어떻게 혈액이 산소와 이산화탄소를 운반하는가?

학습점검(Test Your Knowledge)

1. 다음 중 코인두의 기능은?
   a. 먼지 여과
   b. 들이 쉬는 공기를 따뜻하고 습하게 한다.
   c. 오른쪽과 왼쪽의 귀관을 열림을 제공한다.
   d. 냄새 감각에 대한 후각수용기로 기능
2. 음식과 액체를 식도로 삼키는 동안 반응하는 구조는?
   a. 성대문
   b. 후두덮개
   c. 후두융기
   d. 선반
3. 기관주변에 고리연골이 하는 목적이 무엇인가?
   a. 흡입 중 기관으로부터 허탈을 보호하려고
   b. 식도를 기관과 단단히 부착한다.
   c. 외상으로부터 기관을 보호
   d. 그것들은 목적이 없다.
4. 음식이나 이물질을 흡입 시 호흡계통의 어느 부분이 가장 잘 막히는가?
   a. 인두
   b. 오른쪽 기관지
   c. 왼쪽 기관지
   d. 세기관지
5. 표면활성제의 목적은 무엇인가?
   a. 호흡막을 따라 산소의 확산을 촉진한다.
   b. 허파꽈리로 산소 운반
   c. 호흡경로로 들어가는 공기를 정화한다.
   d. 허탈로부터 허파꽈리를 보호한다.
6. 가슴 막 안에 있는 액은 무슨 목적인가?
   a. 허파가 팽창과 수축 할때 가슴막 표면의 마찰시 통증 없이 이들이 미끌릴 수 있도록 허용하기 위해
   b. 허파조직을 따뜻하고 습하게 함
   c. 허파조직으로 들어가는 세균을 막음
   d. 호흡막을 따라 산소 확산을 보조함
7. 허파의 환기를 위해 반응하는 중요한 근육은?
   a. 배근
   b. 바깥갈비사이근
   c. 가로막
   d. 속갈비사이근
8. 호흡을 일차조절자인 기체는?
   a. 산소
   b. 이산화탄소
   c. 질소
   d. 중탄산염
9. 허파의 압력이 대기압보다 낮을 때 어떤 일이 발생하는가?
   a. 허파 밖으로 공기흐름
   b. 허파 안으로 공기흐름
   c. 허파를 허탈하게 하여 공기가슴증을 형성
   d. 세기관지를 수축하여 호흡장애를 일으킴.
10. 산소를 혈중으로 전달하는 주요 방법은?
    a. 중탄산염의 형성
    b. 카르바미노헤모글로빈 형성
    c. 산소헤모글로빈 형성
    d. 혈장의 용해

17장 답

1. 정답 : c, 인두에 일부인 코인두는 오른쪽과 왼쪽 귀관의 구멍이 포함된다. 코안은 들이쉬는 공기로부터 먼지와 이물질을 여과하는 섬모를 포함한다. 코안의 점막은 들이쉬는 공기를 따뜻하고 습하게 한다; 후각신경(냄새 감각에 반응)의 가지는 코안위쪽을 관통하여 뇌로 간다.
2. 정답 : b, 성대문은 성대사이의 공간이다. 후두융기는 방패연골이라고 불린다. 기관을 형성하는연골 중 가장 큰 부분으로 삼키는데 관여하지 않는다. 코선반은 코안의 가쪽벽에 있는 뼈이다.
3. 정답 : a, 기관연골은 C모양을 한 (뒤 부위로 열림), 삼킬 때 식도는 팽창된다. 그러나 두 개의 구조는 서로에 접촉되어 있지 않는다. 연골의 주요 목적은 보호가 아니다.
4. 정답 : b, 오른쪽 기관지는 왼쪽보다 더 수직이고 약간 폭이 넓으며, 이는 발성(들숨)시 음식 입자와 작은물질에 의해 잘 막히게 하는 위치를 만든다.
5. 정답 : d, 표면활성제는 호흡을 하는 동안 공기가 안팎으로 이동하며 허탈로부터 퍼하꽈리를 유지하기위해 표면장력의 감소를 도와주는 물질(물분자 사이의 친화력). 그것은 산소의 확산을 용이하게 하지 않는다. 헤모글로빈은 혈류 내 산소의 주요전달자이다. 표면활성제는 호흡기도 내 공기의 정화 역할을 하지 않는다.
6. 정답 : a, 가슴막안의 액체는 가슴막 표면의 마찰시 두 면을 따라 허파의 팽창과 수축시 서로 통증 없이 미끌릴 수 있게 한다. 이는 또한 허파의 팽창을 보조하여, 압력 경사를 만든다. 다른 답은 옳지 않다.
7. 정답 : c, 호흡과정 시 속갈비사이근과 바깥갈비사이근육의 작용을 사용한다. 그러나 가로막은 허파 환기동안 주요 근육으로 작용한다. 배근육은 호흡의 주요 근육이 아니며 보조근육이다.
8. 정답 : b, 이산화탄소는 산소가 아닌 호흡의 주요조절인자이다. 질소는 대기의 주요 구성 요소이나, 호흡에는 관여하지 않는다. 이산화탄소는 중탄산염형태로 혈류를 통해 운반되나, 중탄산염은 호흡의 역할은 아니다.
9. 정답 : b, 공기 흐름은 높은 곳에서 낮은 압력으로 향한다. 따라서 허파를 빠져나가는 공기흐름은 허파의 압력이 대기압보다 높을 때이다. 가슴막 공간에 공기가 축적될 때 공기가슴증이 발생된다. 천식은 세기관지의 경련과 수축상태로 호흡곤란을 일으킨다.
10. 정답 : c, 단지 산소 1.5% 만 혈장에 용해되어 인체로 들어가고; 98.5%는 산소헤모글로빈의 형태로 순환 계통을 통해 이동한다.

모바일로 이 코드를 스캔하면 Davis*Plus*의 Podcast도서관이 접속됩니다. 또한 **http://davisplus.fadavis.com**에 접속하면 이 단원에 유용한 자료를 이용할 수 있습니다.

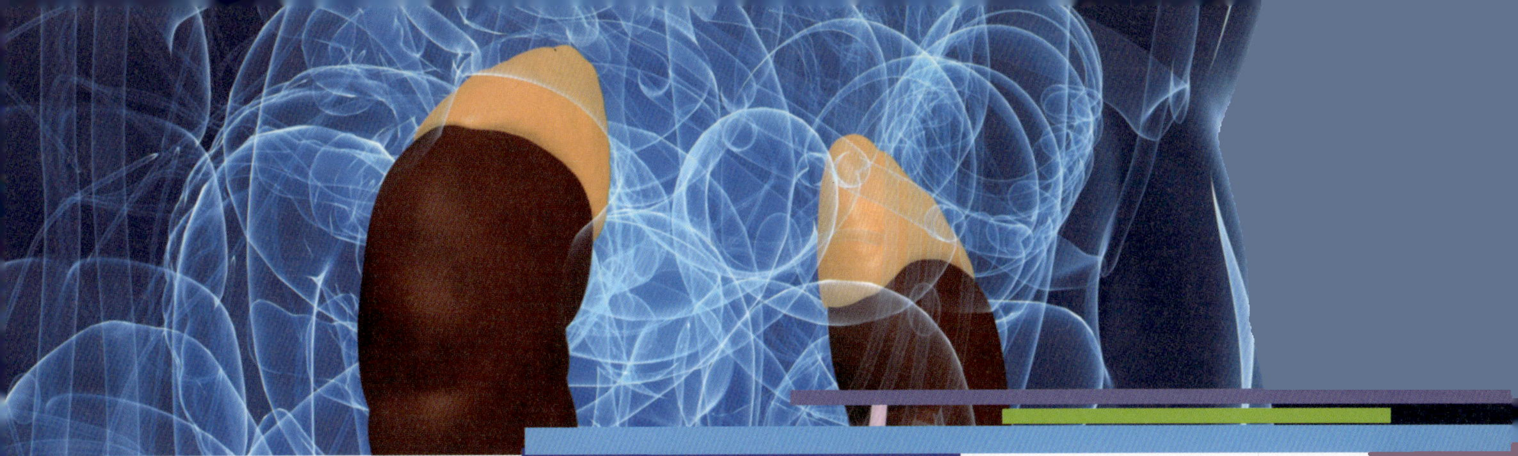

제 18 장

18 비뇨기계통 (Urinary System)

매 시간마다, 콩팥은 혈액으로부터 12 파인트(5.7리터)를 여과한다.

몸 전체에 있는 세포들은 지속적으로 다양한 대사과정을 수행한다. 이러한 과정을 통해 부산물로 노폐물이 생산된다. 이러한 독성물질이 있는 혈액을 깨끗하게 하는 것은 콩팥(비뇨기계통의 주요기관)의 기능이다. 콩팥을 통한 혈액 여과는 독을 제거하는 강력한 기관이며, 피에 함유된 물의 함량 조절, 나트륨과 칼륨의 농도를 조절, pH를 조절한다. 더 중요한 것은 이러한 콩팥은 또한 혈압을 조절하고, 적혈구를 생산한다.

비뇨기계통의 개요 (Overview of the Urinary System)

비뇨기계통의 구성은 콩팥(kidney), 요관(ureter), 방광(urinary bladder), 그리고 요도(urethra)이다.

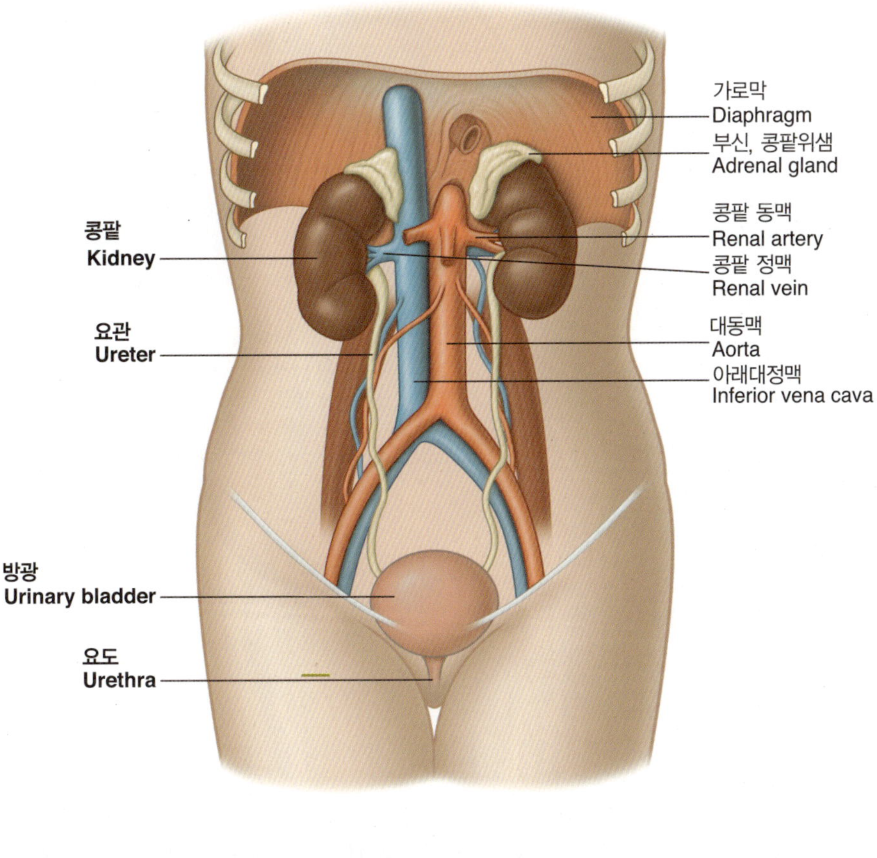

일상에서의 신체 (The body at work)

*몸에서 노폐물을 제거하는 과정을 **배설**(excretion)이라고 부른다. 4개의 기관 계통이 배설과정을 수행한다.*

- *호흡계통은 이산화탄소와 물을 배출한다.*
- *피부계통은 물, 전해질, 젖산, 그리고 땀을 통해 요소들을 배출한다.*
- *소화 계통은 물, 이산화탄소, 지질, 쓸개즙 색소, 그리고 다른 대사 노폐물을 배출한다.*
- *비뇨기계통은 대사노폐물, 약, 호르몬, 염(salt), 그리고 물을 배출한다.*

콩팥(The kidneys)

콩팥은 가까이 뒤쪽 배벽과 12번째 갈비뼈의 밑에 놓여있다. 그것들은 또한 배막 뒤, 이는 콩팥이 벽쪽배막 뒤에 있다는 것을 의미한다. 갈비뼈와 각 기관기관은 많은 지방으로 둘러 싸여 콩팥을 일부를 보호한다.

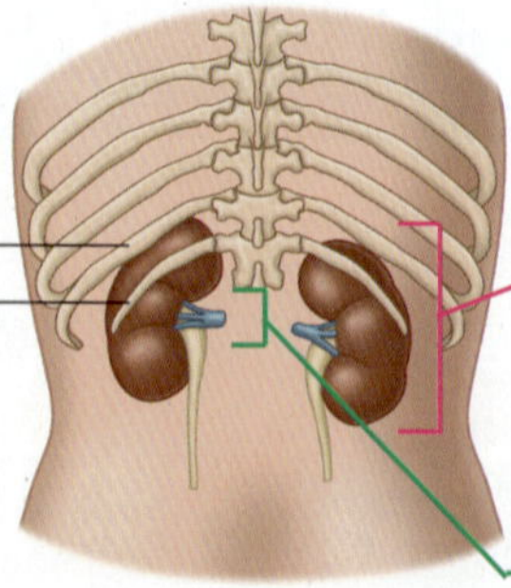

각 콩팥은 세로 4 인치 (10cm), 가로 약 2인치 (10cm), 두께 1 인치 (2.5cm)로 측정된다; 이들은 등뼈 T12에서 L3 높이에 위치하고 있다.

콩팥 안쪽에 오목하게 위치한 **문**(hilum)이라 불리는 틈을 통해 콩팥의 구조물들(혈관과 요관, 그리고 신경과 같은)이 들어가고 나온다.

중요한 사실(Fast fact)

오른 콩팥은 그 바로 위에 간이 위치하고 있기 때문에 왼쪽 콩팥 보다 낮게 위치한다.

각 콩팥 주위에 섬유성 피막이 감싸고 있다. 콩팥의 내부는 콩팥 겉질(오줌 생성 부위)와 콩팥 속질(오줌 수집 부위)의 2부위로 구성된다.

콩팥겉질(renal cortex)은 콩팥 바깥 영역을 형성한다.

콩팥속질(renal medulla)는 콩팥 안쪽 영역을 형성한다.

콩팥 기둥(renal column)은 콩팥 겉질에서 뻗어 나와, 안쪽에서 원뿔모양으로 부위가 나뉜다.

원뿔 모양의 부위를 **콩팥피라미드**(renal pyramid)라고 불린다. 겉질로 부터 오줌을 운반하는 관으로 구성된 각 피라미드의 바닥부는 겉질을 향해 있다. 피라미드 그 지점은 **콩팥유두**(renal papilla)라 불리고, 문에 가까이 있다.

콩팥 유두(renal papilla)가 **작은콩팥잔**(minor calyx)이라 불리는 컵에 뻗어 있다. 콩팥술잔은 유두에서 나온 오줌을 수집한다.

두 개 또는 세 개의 작은콩팥잔(minor calyx)이 **큰콩팥잔**(major calyx)을 형성한다.

주요 콩팥잔은 **콩팥깔대기**(renal pelvis)를 형성하기 위해 모이며, 이는 큰콩팥술잔에서 오는 오줌을 받는다. 콩팥깔때기는 관과 같은 구조로 오줌을 지속적으로 방광으로 향하게 한다.

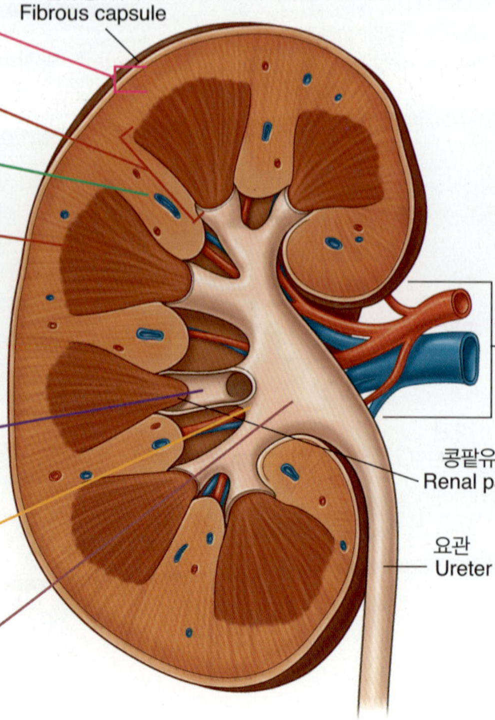

콩팥의 순환(Renal circulation)

콩팥 동맥 – **배대동맥**(abdominal aorta)에서 가지를 내어 콩팥으로 혈액을 가져간다.

콩팥에 들어가 콩팥 동맥은 점점 작은 동맥으로 나뉜다. 그 동맥은 콩팥은 콩팥 기둥을 통해 콩팥겉질까지 뻗어간다.

혈액은 실제 **콩팥정맥**(renal vein)을 통해 콩팥을 떠나, 아래대정맥으로 나간다.

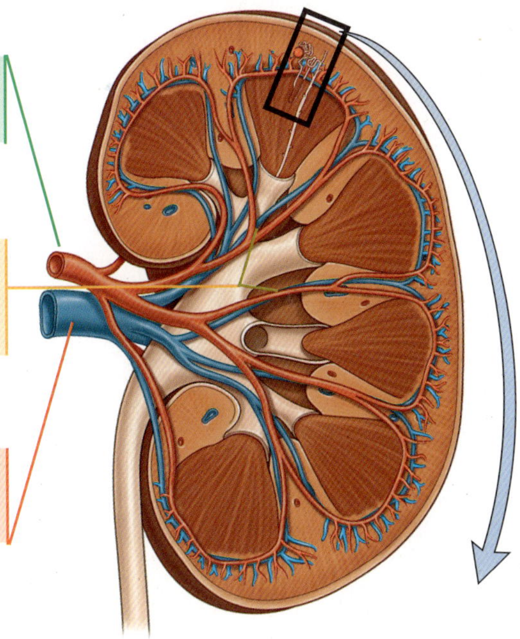

중요한 사실(Fast fact)

심장에서 나온 전체 혈액의 20% 이상이 매 분당 콩팥으로 향한다.

콩팥단위(Nephrons) –콩팥의 여과 단위– 콩팥의 바깥 영역에 있으며, 이들은 겉질과 속질 사이에 걸쳐 있다. 각 콩팥단위는 혈액이 잘 공급된다.

1 겉질 안에서, **들세동맥**(afferent arterioles)의 연속이 더 작은 세동맥이 되며, 각각의 들세동맥은 하나의 콩팥단위에 혈액을 공급한다.

2 각각의 들세동맥 가지는 모세혈관 덩어리를 형성하며 이를 **토리**(glomerulus)라 부른다. 토리는 보우먼 주머니에 의해 싸여 있으며 이 장 뒤에서 설명할 것이다.

3 **날세동맥**(efferent arteriole)을 통해 토리의 혈액이 빠져나간다.

4 날세동맥은 콩팥세뇨관 주위에 모세혈관 망을 형성하며 이를 **겉질세관주위모세혈관그물**(peritubular capillaries)이라 부른다. 이러한 모세혈관은 콩팥세뇨관에 의해 물과 용질을 재흡수한다.

5 겉질세관주위모세혈관그물로부터 나온 혈액은 점점 더 큰 정맥을 형성하며, 최종 콩팥 정맥으로 공급된다.

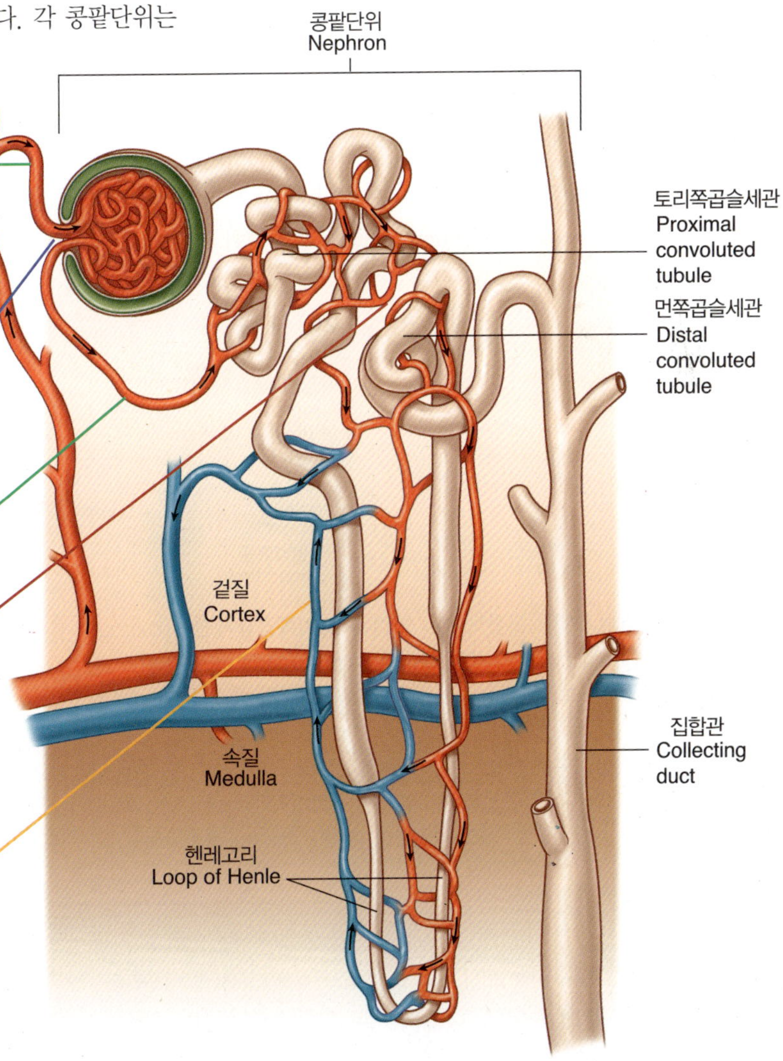

콩팥의 신경 분포(Renal Innervation)

혈관을 따라 신경은 콩팥 문에 들어간다. 이것은 주로 교감신경섬유로 들세동맥과 날세동맥을 자극하여 혈관의 직경을 조절한 다음 오줌 형성율을 조절한다. 또한, 혈압이 떨어진다면, 신경은 레닌(renin)의 유리를 자극하며, 이 효소는 혈압을 회복하기 위한 과정을 시작하게 한다.

콩팥단위(Nephron)

콩팥의 바깥 부위는 약 100만개 이상의 콩팥단위로 가득차있으며, 이는 콩팥의 아주 작은 기능적 단위이다. 이 작은 구조는 콩팥소체(혈장을 여과)와 콩팥세뇨관(오줌 형성)의 두 가지 구성 요소로 구성되어있다.

콩팥 소체(Renal Corpuscle)

콩팥단위의 시작으로 알려진 **콩팥 소체**(renal corpuscle)는 **토리**(glomrulus)와 **보우먼주머니**(Bowman's capsule)로 구성되어 있다.

보우먼주머니(Bowman's capsule)은 또한 토리피막(gomerular capsule)이라 불리며, 2층의 상피세포층으로 구성되어 있다. 이것은 조절이 가능한 막 안에 두 개의 막으로 구성되어 있으며, 토리가 열리고 닫히는 부분을 감싸고 있다(콩팥 소체의 구조를 이해하기 위해 팽창된 풍선에 주먹을 밀어넣는 것을 생각한다. 당신의 주먹은 토리와 같으며, 주먹 주위에 두 층이 감싸며 이를 보우먼주머니라 한다.)

토리는 액체를 여과하고, 이 액체는 보우먼주머니의 두 층 사이 공간에서 모은다. 이로부터 피막의 바깥쪽인 토리쪽콩팥세뇨관으로 흐른다.

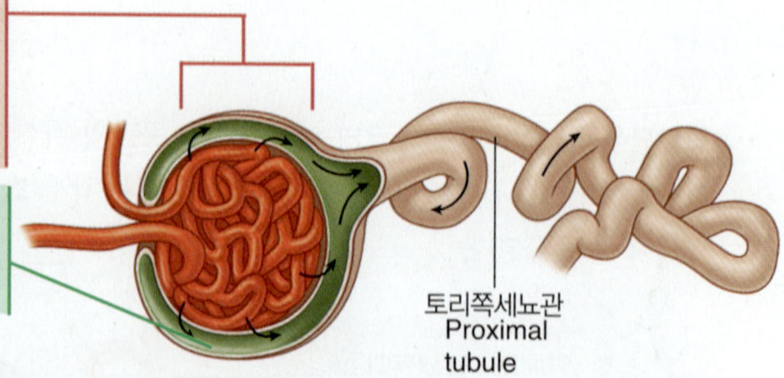

콩팥세뇨관(Renal Tubule)

먼저 토리를 나와 관과 같은 구조로 되어 연속되며, 모여있는 것은 **콩팥세뇨관**(renal tubule)이라 부른다. 콩팥세뇨관은 토리쪽곱슬세관(proximal convoluted tubule), 콩팥단위고리(nephron loop), 먼쪽곱슬세관(distal convoluted tubule), 집합관(collecting duct)의 4 부위로 나눌 수 있다. 콩팥세뇨관은 뻗어나가며 다음 그림에서 더 분명하게 다른 부분을 보여준다.

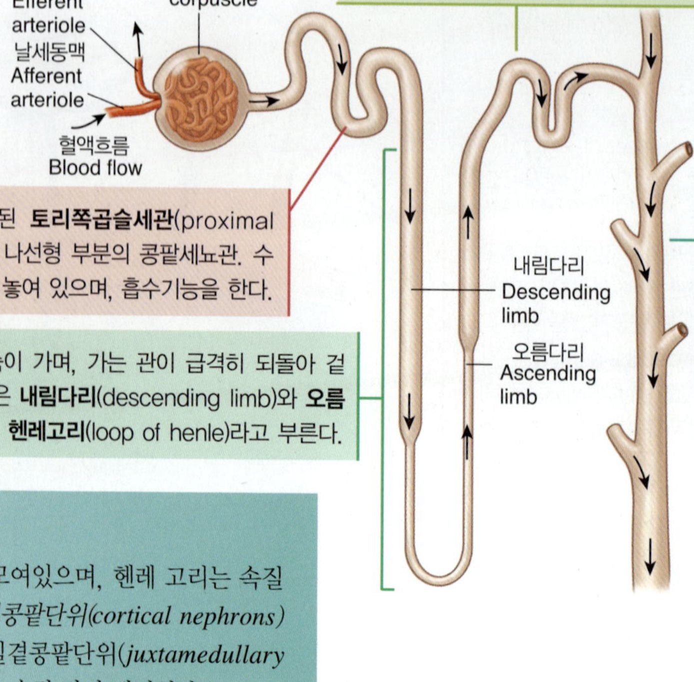

3 겉질로 돌아온 후, 오름다리는 다시 감겨 **먼쪽곱슬세관**(distal convoluted tubule)을 형성한다.

1 보우먼주머니에서 직접적으로 연결된 **토리쪽곱슬세관**(proximal convoluted tubule) : 구불구불하며, 나선형 부분의 콩팥세뇨관. 수천개의 미세융모는 토리쪽곱슬세관 안쪽에 놓여 있으며, 흡수기능을 한다.

2 콩팥세뇨관은 곧게 뻗어 속질로 깊숙이 가며, 가는 관이 급격히 되돌아 겉질로 되돌아 온다. 이 전체적인 분절은 **내림다리**(descending limb)와 **오름다리**(ascending limb)로 구성되어 있으며, **헨레고리**(loop of henle)라고 부른다.

4 **집합관**(collecting duct)은 여러개의 다른 콩팥단위의 먼쪽곱슬세관으로부터 배출된 액체를 받는다. 집합관은 콩팥피라미드를 지나며, 다른 집합관과 합해져 하나의 관을 형성한다. 집합관은 작은콩팥잔의 콩팥유두에 열려있다.

중요한 사실(Fast fact)

대부분의 콩팥단위는 콩팥겉질에 주로 모여있으며, 헨레 고리는 속질에 단지 약간만 들어가 있다. 이를 *겉질콩팥단위(cortical nephrons)*라 부른다. 약 15%의 콩팥단위는 속질겯콩팥단위(*juxtamedullary nephrons*)라 불리며, 매우 긴 헨레고리로 속질 깊이 뻗어있다.

오줌 형성 (Urine Formation)

콩팥단위에 의한 오줌의 생성은 3과정을 포함한다 : 토리여과(glomerular filtration), 세뇨관 재흡수(tubular reabsorption), 세뇨관재분비(tubular secretion)

토리 여과 (Glomerular Filtration)

혈장에서 오줌을 생성하는 첫 번째 단계는 토리 안에서 보우먼주머니의 공간으로 물과 작은 용질을 혈액으로부터 여과 하면서 발생한다. 토리의 여과는 다른 혈액 모세혈관 내 여과와 같은 이유로 발생한다: 압력 기울기의 존재

애니메이션(ANIMATION)

1 들세동맥을 통한 토리로 혈액 흐름은 날세동맥보다 더 크다. 따라서, 혈류가 더욱 빨리 떠날 수 있으며, 토리 모세혈관 내 압력을 더욱 높이는데 기여한다.

2 토리모세혈관 벽은 구멍들이 많이 있으며, 혈액의 물과 작은 용질((예, 전해질, 포도당, 아미노산, 비타민 질소노폐물 등)을 보우먼 주머니로 여과하게 한다. 그러나 혈액 세포와 대부분의 혈장 단백질은 구멍을 통과하기에는 너무 크다.

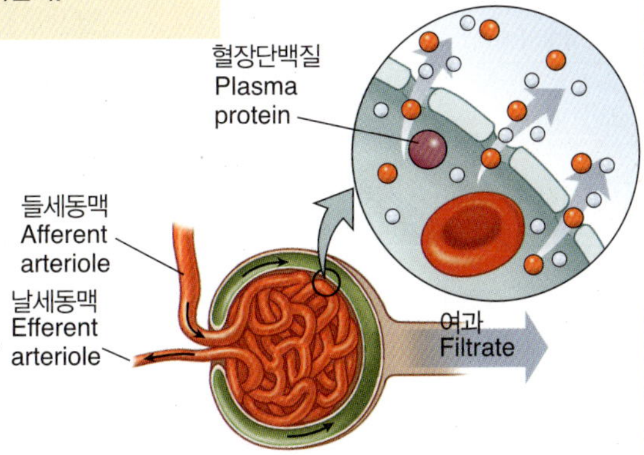

3 보우먼주머니에 여과된 액은 콩팥세뇨관으로 흐른다. 양쪽 콩팥에서 여과된 액체의 양을 **토리여과율**(glomerular filtration rate; GFR)이라하며, 인체 전체 혈액량보다 60배 이상인 매일 180 리터로 같다. 이 여과의 약 99%는 재흡수 되어, 단지 1~2리터가 오줌으로 배출된다.

중요한 사실(Fast fact)

혈액에 있는 칼슘, 철, 그리고 갑상샘 호르몬 대부분은 혈장 단백질에 머무르고 있으며, 이러한 용질은 토리 내 혈액을 여과되어 나가는 것을 예방한다.

일상에서의 신체(The body at work)

일부 콩팥 질환은 토리 모세혈관의 내피세포 손상으로 인해 혈장단백질이 오줌으로 빠져나가 오줌 속에 단백질이 존재하게 한다. 일반적인 이상 소견으로 이를 ***단백뇨*** *(proteinuria)라고 한다. 단백뇨는 아마도 격렬한 신체 운동 시 발생한다. 예로, 연구자들은 단백뇨는 아마도 운동 동안에 호르몬 유리로 인해 여과 막의 투과성을 일시적으로 바꾸기 때문인 것으로 생각한다.*

기본 강좌 : 고혈압과 콩팥손상

콩팥 손상(kidney damage)과 콩팥부전(kidney failure)의 일반적인 원인은 방치된 고혈압이다. 전신 고혈압은 일반적으로 높은 토리압력을 더욱 높인다. 그 결과, 토리모세혈관은 터지며, 흉터가 발생한다. 고혈압은 콩팥을 포함, 몸 전체에 혈관에 죽상동맥경화증(atherosclerosis)을 발생을 야기한다. 콩팥의 혈류 감소는 더욱 손상을 일으킨다.

토리여과율의 조절 (Regulation of the Glomerular Filtration Rate)

인체 내 체액 및 전해질의 균형을 유지하기 위해서, 토리여과는 혈압의 주기적 변화에도 불구하고 상당히 일정한 속도로 지속되어야 한다. 흐르는 비율이 너무 높을 경우 인체는 과도한 양의 물과 영양분을 배출로 잃게 되며, 너무 느린 경우 세뇨관은 독성을 재흡수 하므로 배출해야한다.

콩팥은 지속적인 토리여과율을 보장하고, 혈액의 흐름을 조절하기 위해 다양한 기전을 동원해야 한다. 예를 들어, 혈압상승은 들세동맥을 자극하여 수축하게 하여 토리로 들어가는 과도한 혈액을 예방한다.(반대도 마찬가지로, 혈압이 감소하면 들세동맥을 이완하게 한다.) 또한, 먼쪽곱슬세관에 특별한 세포는 콩팥세뇨관에 필요한 만큼 흐름을 적절하게 만들기 위해 흐름 속도와 여과의 구성을 관찰한다.

결과적으로 혈압을 유지하기 위한 주요한 기전은 일정한 토리여과율로 레닌-안지오텐신 **알도스테론 체계**(renin - angiotensin aldosterone system)이다. 이 계통에서 발생하는 과정의 연속은 아래에 설명되어 있다. (알도스테론에 대한 자세한 내용은 "비뇨계통에 영향을 주는 호르몬" 부분을 참조)

애니메이션(ANIMATION)

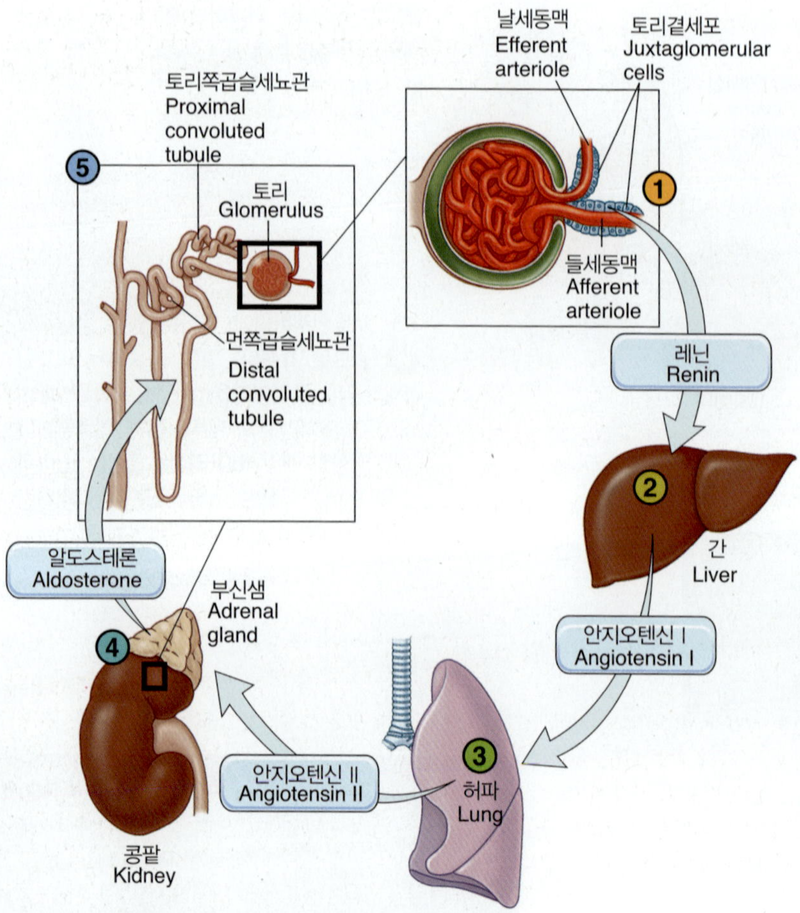

1. 혈압의 감소는 콩팥에 흐르는 혈류를 감소시킨다. 들세동맥 내 특별한 세포는 **토리곁세포**(juxtaglomerular cell)라 불리며 **레닌**(renin) 효소의 유리에 의해 반응한다.
2. 레닌은 불활성화 혈장단백질인 **안지오텐시노겐**(angiotensinogen, 간에서 생성)을 **안지오텐신** I(angiotensin I)으로 변환한다.
3. 안지오텐신 1은 순환하여 허파의 **안지오텐신전환효소**(angiotensin-converting enzyme; ACE)에 의해 **안지오텐신 II**(angiotensin II)로 변환한다.
4. 안지오텐신 II는 부신의 **알도스테론**(aldosterone) 분비를 자극한다.
5. 알도스테론은 먼쪽곱슬세뇨관에 나트륨을 유지함으로써 물의 유지를 증가한다. 혈액양이 증가하고 혈압이 오른다.

중요한 사실 (Fast fact)

순환 쇼크(circulatory shock) 동안, 교감 신경계통은 들세동맥을 수축하여 콩팥으로 가는 혈액을 심장과 뇌로 가도록 한다. 이러한 상황에서 토리여과율은 분당 몇 ml로 느려질 것이다.

세뇨관 재흡수와 재분비 (Tubular Reabsorption and Secretion)

토리를 떠나 여과된 후 콩팥세뇨관으로 들어간다. 여기 부가적인 화학 물질은 여과에서 제거되며, 기타 화학 물질이 더해져 (**세뇨관 분비**) 혈액로 되돌아갑니다(**세뇨관 재흡수**). 대부분의 물과 전해질, 영양분들은 능동수송과 수동수송에 의해 토리쪽곱슬세뇨관으로 재흡수된다.

애니메이션(ANIMATION)

1 토리쪽곱슬세뇨관의 능동수송에 의해 나트륨이 이동하며, 세뇨관주위 모세혈관의 혈류로 들어간다. 물은 나트륨을 따라 세뇨관으로부터 빠르게 확산되어 혈액으로 간다. 포도당, 아미노산, 염화물, 칼륨, 중탄산염이 이 세뇨관을 따라 나가 혈액으로 들어간다. 질소노폐물인 요소의 약 절반정도로 재흡수된다.

동시에 암모니아(NH_3), 요산, 약물(아스피린과 페니실린 같은) 등의 노폐물도 세뇨관에서 혈관으로 분비된다. 세뇨을 위해 돕는다. 세뇨관의 수소 이온의 분비는 몸의 pH 조절을 돕는다.

4 먼쪽곱슬세관과 집합관은 다양한 양의 물과 염기들을 재흡수한다. 콩팥단위의 이 부분에 특별한 세포는 세뇨관으로 칼륨 재흡수와 수소이온 분비를 통해 산-염기 균형을 조절하는 역할을 한다. 여러 다른 호르몬은 먼쪽곱슬세뇨관의 세포의 재흡수 조절을 돕는다.(이러한 호르몬은 다음 장인 "비뇨계통에 영향을 주는 호르몬"에서 설명되었다.)

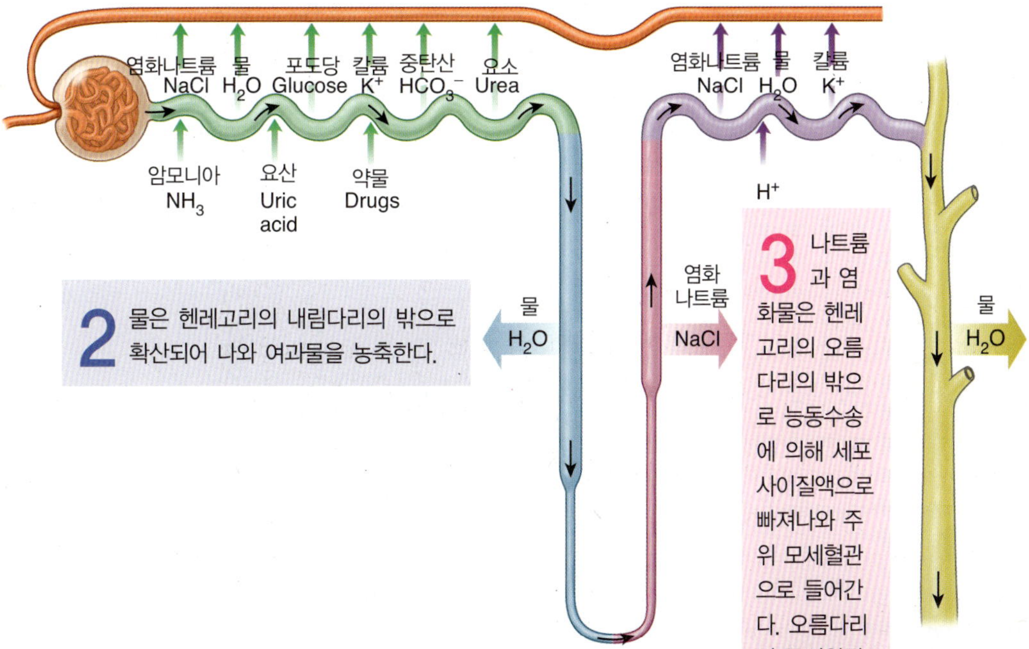

2 물은 헨레고리의 내림다리의 밖으로 확산되어 나와 여과물을 농축한다.

3 나트륨과 염화물은 헨레고리의 오름다리의 밖으로 능동수송에 의해 세포사이질액으로 빠져나와 주위 모세혈관으로 들어간다. 오름다리의 두꺼워진 벽은 세뇨관 밖으로 나간 나트륨으로부터 물이 나가는 것을 막을 수 있다.

5 집합관은 물을 재흡수하여 오줌을 농축시킨다.

일상에서의 신체 (The body at work)

평균 오줌 배출은 매일 720–2,400 ml 정도이다. 그러나 그 양은 물 섭취에 따라 달라진다. 많은 양의 물을 섭취하면 오줌 배출량은 증가한다. 반대로 물 섭취가 제한되면 높은 나트륨 섭취나 과도한 발한을 포함하여 오줌 배출량이 감소를 유도한다.(몸이 물을 유지하기 위해 일어난다.)

중요한 사실 (Fast fact)

포도당은 몸의 가장 중요한 영양소 중 하나이다, 따라서, 정상적인 세뇨관에서 모든 포도당을 재흡수하여 오줌속에 남아 있지 않도록 한다.

비뇨기계통에 영향을 미치는 호르몬(Hormones Affecting the Urinary System)

먼쪽곱슬세뇨관과 집합관의 여러 가지 다른 호르몬의 작용은 콩팥단위의 한 부분에서 물의 양, 소금, 심지어 칼슘을 재흡수하고 조절하는 것을 돕는다.

호르몬	작용	콩팥세뇨관의 영향	혈액량과 혈압에 미치는 영향
알도스테론 Aldosterone	혈중의 Na^+ 농도가 떨어지거나, K^+농도가 상승할 때, 부신겉질에서 알도스테론을 분비한다. 알도스테론은 "소금 유지 호르몬,"이라고도 불리며, 먼쪽곱슬세뇨관에서 더 많은 Na^+흡수와 K^+를 증진시킨다. 물과 Cl^-는 자연적으로 Na^+에 의해 움직이며, 이러한 결과로 인체는 NaCl와 물을 유지한다. 혈액량이 증가하고 혈압이 증가하게 된다.	NaCl과 H_2O 재흡수 K^+ 배출	↑ 혈액양 ↑ 혈압 BP
심방나트륨이뇨펩티드 Atrila natriuretic peptide(ANP)	혈압이 상승 할 때, 심장의 심방에서 ANP를 방출하고 따라서 알도스테론과 항이뇨호르몬의 분비를 억제한다. 그 결과, 먼쪽곱슬세뇨관에서는 더 많은 NaCl과 물을 배출하고, 그러므로 혈액 양과 혈압을 감소시킨다.	NaCl과 H_2O 배출	↓혈액양 ↓혈압
항이뇨호르몬 Antidiuretic hormone(ADH)	뇌하수체뒤엽(신경하수체)에 의해 분비되며, ADH는 먼쪽곱슬세뇨관 및 집합관의 세포에서 물의 투과성을 더욱 증가시킨다. 물은 세뇨관의 밖으로 흘러 모세혈관으로 가며, 이 결과 오줌량이 감소와 혈액량은 증가한다.	H_2O 배출	↑ 혈액양 ↑ 혈압 BP
부갑상샘 호르몬 Parathyroid hormone(PTH)	혈중의 칼슘 농도가 낮을때 부갑상샘에서 분비되며, PTH는 콩팥세뇨관에서 칼슘재흡수와 인산염 배출을 촉진한다(혈액에 인산염 수준을 유지한다면 혈액순환에 유지하기 보다 뼈에 보관되어야 한다.)	칼슘 재흡수 인산염 배출	혈액의 양 또는 압력에 영향 주지 않는다.

기본 강좌 : 이뇨제

이뇨제(diuretics)라고 불리는 약물들은 오줌의 양을 늘리기 위해 자주 투여 된다. 증가된 오줌의 양은 혈액량과 혈압의 감소를 유도하며, 이러한 이뇨제는 고혈압과 울혈성심부전의 치료에 유용하게 만든다.

많은 이뇨제는 나트륨의 세뇨관재흡수를 차단하며, 물의 재흡수를 차단한다. 카페인 같은 다른 약물은 들세동맥의 확장을 통해 토리여과율을 증가하여 이뇨(diuresis)를 촉진한다.

쉽게 이해하기(That Makes Sense)

***이뇨**(diuresis) 용어는 다량의 오줌이 흐름을 의미한다. 항이뇨(anti-diuretic)는 이뇨에 대항한다는 의미이다. 그러므로 항이뇨 호르몬(antidiuretic hormone, ADH)은 다량의 오줌의 흐름을 방지한다.*

오줌의 구성(Composition of urine)

오줌은 95%의 물과 5% 용해된 물질로 구성되어 있다. 용해된 물질은 요소, 요산, 암모니아, 및 크레아티닌과 같은 질소 노폐물과 나트륨, 칼륨, 황산염과 같은 다른 용질을 포함한다.

오줌의 구성 요소는 콩팥뿐만 아니라, 인체의 다른 기관의 건강상태에 대해 많은 것을 몸의 다른 장기의 건강 상태를 나타낸다. 의학적 검사에서 **오줌 검사**(오줌의 특성의 검사)가 가장 자주 처방되는 이유중 하나이다.

다음 표는 오줌의 정상적인 특징과 함께 일부 일반적인 비정상암시하는 것을 나타낸다. *주의 :* 포도당, 혈액, 자유혈색소, 알부민, 케톤과 쓸개즙 색소는 정상적으로 오줌에서 발견되지 않아야 한다. 이것들의 존재는 질병의 상태를 암시한다.

특징	정상소견	비정상 가능성
색깔 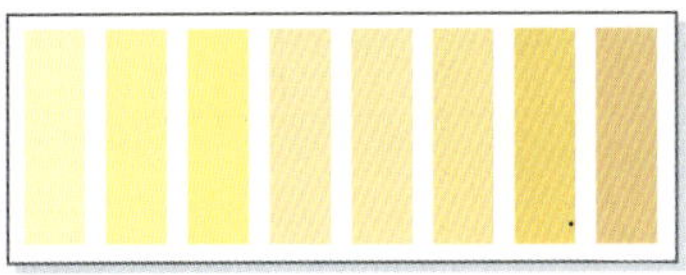	투명하고 옅은 노랑인 호박색	• 수분부족 결과 오줌색이 어두워진다. • 뿌연 오줌은 세균에 의한 감염을 나타낸다.
냄새	약간	• 오줌이 코를 자극하는 냄새(예 : 오래된 기저귀에서와 같은)는 일반적으로 여러 세균이 암모니아로 요소를 변환 • 달콤한, 과일(아세톤) 냄새는 주로 당뇨병에서 발생 • 썩은 냄새는 요로 감염을 나타낼 수 있습니다
비중 (액체 내 고체 물질의 양을 나타낸다) 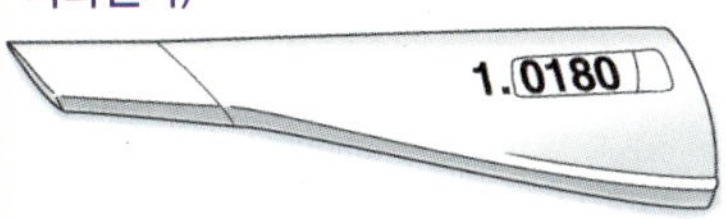	1.001–1.035	• 높은 비중은 탈수의 결과이다(고체양과 관련하여 낮은 물의 양을 반영)
pH 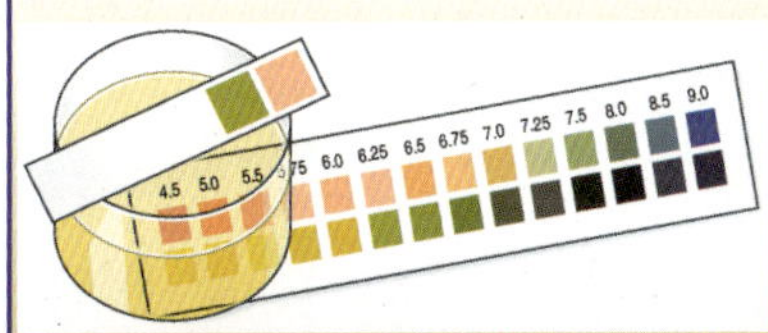	평균 6.0	• 높은 pH는 알칼리증을 반영 • 낮은 pH는 산증을 반영

중요한 사실(Fast fact)

오줌 내 크레아티닌 양과 혈액 내 크레아틴양과 비교하여 GFR을 반영, 결과적으로 콩팥 기능을 반영한다. 혈청내 높은 크레아틴은 낮은 GFR과 콩팥 기능이 떨어짐을 나타낸다.

중요한 사실(Fast fact)

오줌의 노란색은 **우로크롬**(urochrome) 색소의 결과이며, 이것은 낡은 적혈구의 헤모글로빈 분해 산물이다.

일상에서의 신체(The body at work)

*대부분의 성인은 하루에 1–2리터의 오줌을 생산한다. 하루 400ml 이하의 오줌량(**소변감소증**; oliguria)은 몸 안으로부터의 노폐물을 제거하기에 불충분하다.*

특히 당뇨병과 같은 일부 질환은 오줌량을 특별히 증가시킨다. 이 경우에는 포도당 높은 수준의 물이 재흡수를 방해하여, 더 많은 물이 콩팥을 통해 나가게 만들므로 오줌으로 몸밖으로 배출된다. 많은 양의 오줌을 생성하는 다른 질환으로 요붕증(Diabetes Insipidus)이다. 이 질환은 ADH의 분비 저하 결과이다. ADH가 충분히 분비 되지 않아 집합관에서 많은 양의 물을 재흡수 할수 없어 다량의 물이 몸밖의 소변으로 빠져나간다.

오줌의 저장과 배뇨(Storage and Elimination of urine)

비뇨기계통의 나머지 구조는 요관(ureters), 방광(urinary bladder), 요도(urethra)이다. 요관과 요도는 콩팥으로부터 수집된 오줌이 지나가는 통로로 배뇨할 때 까지 방광에 저장할 수 있다.

요관(ureters)

각각의 콩팥의 콩팥깔대기에서 연결된, 가는 근육성 관으로 **요관**(ureter)이라 불린다. 요관의 길이는 약 25 cm(9.8 인치)이며, 매우 좁은 직경을 가지고 있다. 꿈틀운동파형(Peristaltic wave)은 콩팥깔대기에서 방광으로 오줌을 적절하게 가도록 돕는다.

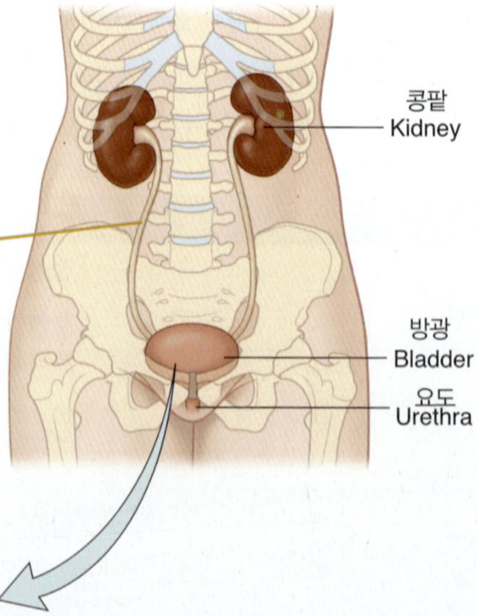

중요한 사실(Fast fact)

요관은 폭이 너무 좁기 때문에, 콩팥돌이 쉽게 박혀 오줌이 흐름을 방해한다.

방광(Urinary Bladder)

주름진 근육성 주머니로 방광은 두덩결합 뒤와 배막아래 위치한다. 여성은 앞에 자궁과 질 앞에 높여 있으며, 남성은 전립샘 위에 놓여있다.

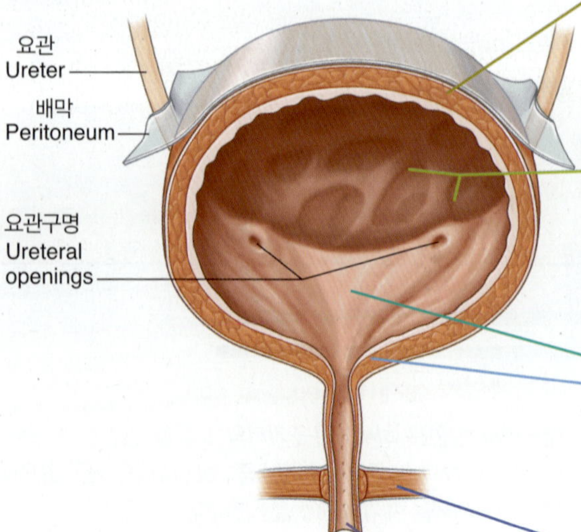

방광의 벽은 **방광배뇨근**(detrusor muscle)이라 불려며 3층의 민무늬 근으로 되어있다.

점액성 이행상피세포가 방광에 있다. 방광이 이완되어 있을 때 조직의 이 층은 **주름**(rugae)이라 불리는 융기를 형성한다. 방광에 오줌이 찰 때 주름이 평평해지며, 상피세포가 얇아지며, 방광이 확장한다.(이는 적절히 찼을 때 500ml에서 최고 약 800ml까지 보유할 수 있다)

광의 바닥에는 세 개의 구멍이 있다. 요관으로부터 2개(아래로 들어가 방광의 뒤로 지난다), 요도 1개. 이들은 삼각형 모양을 형성하며, 방광 바닥에 매끈한 부위를 형성하며 이를 **방광삼각**(trigone)이라 부른다. 감염은 일반적으로 방광의 이 부위를 공격한다.

요도는 방광을 떠난 지점부터이며, 민무늬근의 고리로 **안쪽요도조임근**(internal urinary sphincter)을 형성한다. 이 조임근은 불수의적으로 수축하여 방광에 오줌을 유지하게 한다.

바깥요도조임근(external urinary sphincter)이라 불리는 2번째 조임근은 요도가 골반바닥을 통과하는 곳에 위치한다. 이 조임근육은 뼈대근육으로 구성되어 있으므로 수의적인 조절이 가능한다.

요도(urethra)는 작은 관으로 방광으로부터 오줌을 운반한다. 요도는 몸의 바깥으로 연결되어 열리며, 이를 **바깥요도**(external urinary meatus)라 한다.

요도(Urethra)

요도의 구조는 남성과 여성이 서로 다르다.

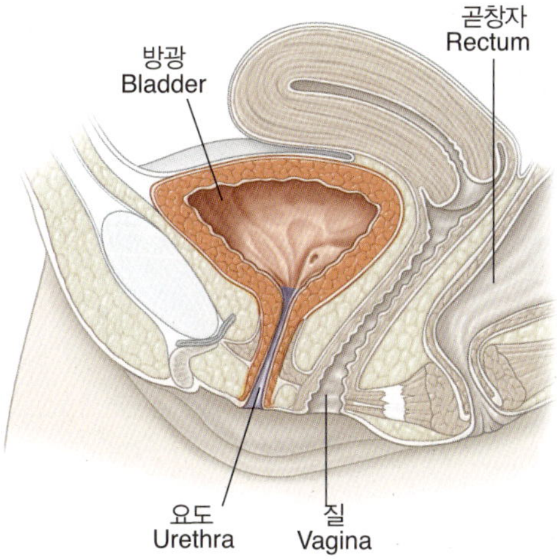

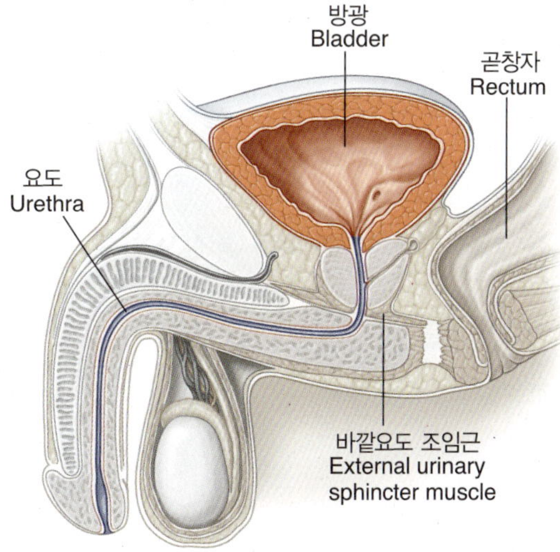

여성요도(Female Urethra)

여성에서는 요도는 3cm (1.2인치)길이로 질이 열리는 부위와 인접해 있다.

남성요도(Male urethra)

남성의 요도는 약 20 cm(7.9 인치)로 훨씬 길다. 방광으로부터 요도는 전랍샘의 중심을 지나며, 음경으로 들어가기 위해 구부러진 다음 인체 밖으로 나가 음경 끝에서 끝나며, 인체 밖에 존재한다. 남성에서 요도는 2가지 역할을 수행한다. 오줌을 배출 역할뿐 아니라 정액을 배출한다. (남성 생식계통에 대한 더 많은 정보는 22장. 생식계통 참조)

중요한 사실(Fast fact)

여성은 대장균(*Escherichia coli*; *아래소화경로에서 발견*)과 같은 세균이 요도가 짧아 쉽게 이동하며, 방광이 감염되기 쉽기 때문에 요로 감염이 특히 발생하기 쉽다.

기본 강좌 : 콩팥결석

콩팥돌(kidney stones, 또는 신결석 renal calculi)은 미네랄(칼슘, 인산염, 요산, 또는 단백질 같은)이 콩팥깔대기에 결정화 된 결과이다. 많은 경우에 이러한 결석은 요로를 통과하기에 작고 눈의 띄지 않고 인체밖으로 나간다. 일부 경우 돌이 콩팥깔대기를 막을 정도로 커진다. 이런 일이 발생하면 극심한 통증 결과 요관을 수축시키며, 돌을 제거하려고 시도한다. 돌이 남아 막고 있다면, 오줌은 콩팥으로 역류하여 물콩팥증(hydronephrosis)을 유도한다. 의사들이 이러한 콩팥결석을 치료하기 위한 기법을 쇄석술(lithotripsy)이라 한다. 이 기법은 초음파를 사용하여 요로를 통과할만큼 충분히 작게 돌을 깨는데 사용한다.

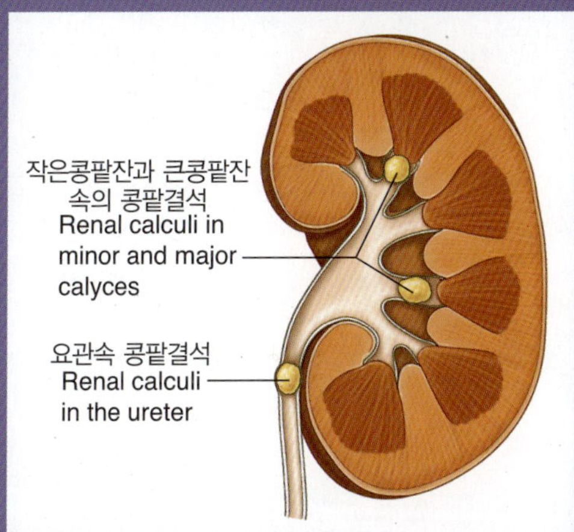

배뇨(Urination)

배뇨(micturition) 또는 **소변보기**(urination)라고 하며 방광의 바깥조임근육이 수의적으로 이완하고, 방광의 배뇨근 근육 수축 시 배뇨가 시작한다. 전체 과정은 중추 신경계통으로부터 입력을 필요로 하는 여러 단계를 포함한다.

애니메이션(ANIMATION)

1 방광이 오줌을 200ml이나 그 이상을 포함하는 경우, 방광 벽의 신장수용기가 척수의 엉치 부위에 자극을 전달한다.

2 척수는 운동자극을 방광벽에 보내 수축하게 하고, 안쪽조임근을 이완시킨다. 이때 배뇨가 발생하며, 뇌의 결정적인 자극을 제외하고, 불수의적으로 발생하게 될 것이다.

3 뇌는 방광의 뻗침수용기도 숨뇌의 배뇨중추로 정보를 보내고 있기 때문에 무효화 할 충동을 결정하기 위한 능력을 가지고 있다. 숨뇌는 소뇌와 같은 뇌의 다른 부분에서 오는 정보를 통합하고, 배뇨의 적절한 시간을 탐지한다.

4 배뇨를 위한 시간이 적절하지 않다면 뇌는 배뇨를 억제하기 위한 충동을 보내며, 바깥요도조임근의 수축을 유지한다. 배뇨할 시간이 적절하다면, 뇌는 방광벽의 수축과 바깥요도조임근의 이완을 위한 정보를 전달하므로써 이 시점에 수의적인 배뇨가 발생할 것이다.

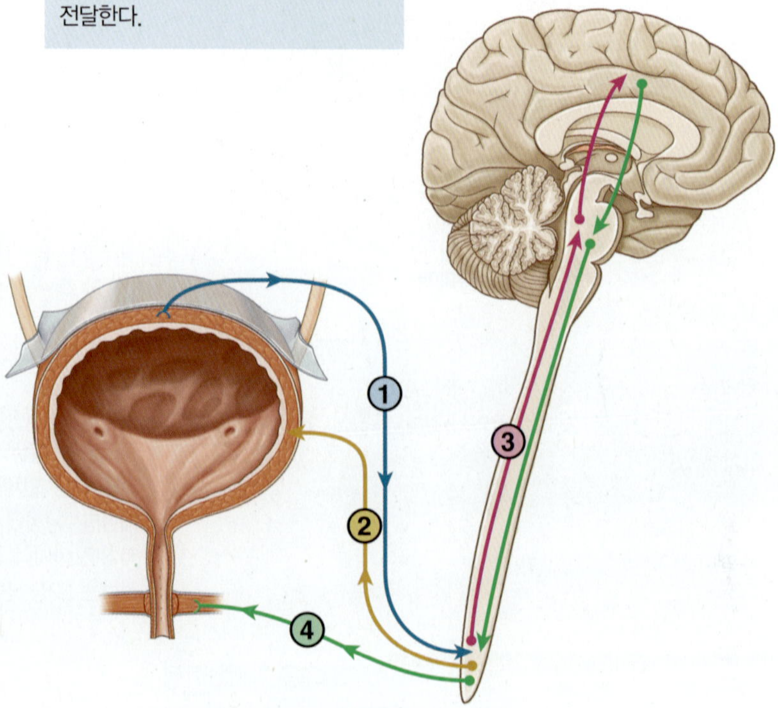

기본 강좌 : 콩팥부전과 투석

콩팥 부전(신부전 renal failure이라고도 함)은 많은 수의 콩팥단위가 질병이나 손상을 통해 파괴되었을 때 콩팥 기능의 능력을 손상된 경우를 말한다. 기능의 소실은 갑작스러운 급성콩팥부전이나 시간이 흘러 만성콩팥부전(chronic renal insufficiency)이 발생할 것이다.

급성콩팥부전은 콩팥 기능이 감염, 약물, 손상의 결과 기능이 멈추는 결과이다. 콩팥부전의 발생한 후 콩팥 기능을 정상으로 되돌리기 위해 치료한다.

대조적으로 만성콩팥부전은 수년에서 수십년 동안 진행된다. 일반적으로 질병(당뇨, 고혈압, 토리콩팥염, 자가면역질환 같은)시 점차적으로 콩팥단위가 파괴되며 발생한다. 결국 콩팥이 광범위하게 파괴 되어, 더 이상 혈장 내 노폐물을 더 이상 효과적으로 제거할 수 없게 되어 이 경우 손상은 비가역적이다. 혈액의 노폐물의 축적은 다양한 증상으로 진행되며, 콩팥이식이나 투석이 필요하게 된다.

투석의 두 가지 형태가 있다. 혈액투석(hemodialysis)과 배막투석(peritoneal dialysis). 혈액투석(hemodialysis)은 피가 환자의 노동맥에서 투석 기계(때로 인공콩팥이라고 함)로 펌핑된다. 기계내 투석액에 침전된 반투과성관의 연결을 통해 혈액이 흐른다. 이러한 과도한 물 뿐아니라, 요소, 칼륨 및 크레아티닌 같은 노폐물은 투석액을 지나 혈액바깥으로 보낸다.

배막 투석(peritoneal dialysis)은 배막이 반투과성 막의 역할을 한다. 이 절차에서는 투석액이 카테터를 통해 배안에 유입된다. 배안의 액체는 몇 분에서 수 시간동안 있으며, 이 시간 동안 노폐물을 투석물질과 혈액 밖으로 확산시켜 보낸다. 지정된 시간 내에 액체는 배출되고 비워진다.

핵심 용어 분석(Review of Key Terms)

알도스테론(Aldosterone) : 호르몬으로 먼쪽곱슬세관에서 나트륨을 유지하여 물을 보유하게 하며, 이 결과 혈압을 증가시킨다.

안지오텐신(Angiotensin) : 레닌에 의해 생성되는 혈장단백질로 부신으로부터 유리되어 알도스테론을 분비하게 한다.

항이뇨 호르몬(Antidiuretic hormone) : 호르몬으로 콩팥을 자극하여 배뇨를 억제하고, 물을 저장하게 함.

보우먼주머니(Bowman's capsule) : 두층의 상피세포는 개폐부위를 덮는 두층의 상피세포로 토리주머니라 불린다.

집합관(Collecting duct) : 여러 다른 콩팥단위의 먼쪽곱슬세관에서 유출된 액체를 받고 결과적으로 작은콩팥잔으로 배출한다.

배뇨 근(Detrusor muscle) : 방광의 벽

토리(Glomerulus) : 콩팥단위의 콩팥소체의 일부분인 모세혈관의 집합체

문(Hilum) : 콩팥의 안쪽면에 오목한 부분, 혈관, 요관, 신경이 콩팥을 들어가고 나온다

핸레고리(Loop of Henle) : 콩팥 세뇨관의 U 자형 부분

배뇨(Micturition) : 배뇨Urination

콩팥단위(Nephrons) : 콩팥의 여과 단위

세뇨관주위 모세혈관(Peritubular capillaries) : 콩팥세뇨관 주위의 모세혈관 망

콩팥소체(Renal corpuscles) : 콩팥단위의 주요 구성 요소 중 하나로 토리와 보우먼주머니로 구성되어 있으며, 혈장을 여과한다.

콩팥 겉질(Renal cortex) : 콩팥의 바깥 쪽 부분, 오줌 생산의 부분

콩팥 속질(renal medulla) : 콩팥의 안쪽부분으로 오줌을 모으는 부위

콩팥세뇨관(renal tubules) : 콩팥단위 내의 관과 같은 구조의 연속으로 여기에서 오줌이 형성됨

레닌(Renin) : 혈압감소로 나타나는 반응으로 콩팥에 의해 효소를 분비하며 이는 안지오텐시노겐을 안지오텐신 I으로 전환한다.

비중(Specific gravity) : 체에서 고체 물질의 양을 측정

세뇨관 재흡수(Tubular resorption) : 화학 물질에 의해 콩팥세뇨관에서 추가적인 여과로부터 혈액으로 되돌리는 과정이다.

세뇨관 분비(Tubular secretion) : 화학물질에 의해 콩팥세뇨관에서 추가적인 여과에 의해 일어난다.

요관(Ureters) : 각 콩팥의 콩팥깔대기에에서 방광으로 연결된 근육성 관

요도(Urethra) : 방광으로부터 몸 밖으로 오줌을 전달하는 작은 관

방광(Urinary bladder) : 오줌을 저장하는 근육성 주머니

학습한 정보 유지하기(Own the information)

이 장에서 학습한 정보를 기억하기 위해서는 학습한 내용을 반영할 수 있는 시간이 요구된다. 따라서, 하얀 종이에 학습하고 토론한 중요 주제를 회상하면서 써내려가 본다. 그리고, *DavisPlus* 웹사이트에 접속하고 18장의 학습 목표를 체크하여 본다. 쓴 모든 내용이 이 장의 학습목표와 완전히 일치하는가? 그렇지 않으면, 이 장을 적절하게 다시 살펴본다. 그리고, 학습 목표의 개념을 다시 써보거나 그려본다.

18장의 중요 주제 :

- 콩팥의 위치
- 콩팥의 내부 및 외부 구조
- 콩팥을 통한 혈액의 흐름
- 콩팥의 신경지배
- 콩팥단위의 구조와 기능
- 콩팥세뇨관의 구조와 기능
- 토리 여과의 과정
- 토리여과율의 조절
- 레닌-안지오텐신-알도스테론계통
- 콩팥세뇨관의 다른부위에 발생하는 세뇨관 재흡수와 분비
- 비뇨기계통에 영향을 미치는 호르몬
- 오줌의 구성
- 배뇨과정

학습점검(Test Your Knowledge)

1. 콩팥단위 내 모세혈관 집합체는?
   a. 콩팥소체
   b. 헨레고리
   c. 토리쪽곱슬세관
   d. 토리
2. 콩팥에서 혈관, 신경, 요관이 들어가고 나오는 위치는?
   a. 콩팥깔대기
   b. 문
   c. 술잔
   d. 콩팥피라미드
3. 오줌을 만드는 콩팥단위의 위치는?
   a. 콩팥소체
   b. 콩팥세뇨관
   c. 보우만주머니
   d. 들세동맥
4. 대부분 나트륨은 토리여과로부터 어디에서 재흡수 되는가?
   a. 토리쪽곱슬세관
   b. 먼쪽곱슬세관
   c. 집합관
   d. 토리
5. 오줌에서 절대 발견되서는 안되는 물질은?
   a. 나트륨
   b. 요소
   c. 포도당
   d. 칼륨
6. 알도스테론 호르몬은?
   a. 먼쪽곱슬세뇨관에서 더 많은 나트륨을 재흡수하여 물을 유지하게 만들어 혈압을 올린다.
   b. 먼쪽곱슬세관에서 더 많은 나트륨과 물을 배출하여 혈압을 낮춘다.
   c. 먼쪽과 집갑관에서 물의 투과성을 더욱 높인다.
   d. 콩팥세뇨관에서 더 많은 칼슘을 재흡수하게 하고 더 많은 인산염을 배출한다.
7. 많은 이뇨작용은 세뇨관에서 무엇의 재흡수를 차단하는가?
   a. 물
   b. 포도당
   c. 나트륨
   d. 칼륨
8. 여성에서 ______은 남자보다 짧고, 여성의 요로 감염 발생을 더 높이는데 기여한다.
   a. 요도조임근
   b. 헨레고리
   c. 요관
   d. 요도
9. 배뇨는 언제 발생한다.
   a. 물방광과 안쪽요도조임근 이완 시
   b. 방광과 바깥요도조임근 수축 시
   c. 방광수축과 바깥요도조임근 이완 시
   d. 방광이완과 바깥요도조임근 수축 시
10. 방광 바닥의 삼각형 모양의 매끈한 부위를 무엇이라 하는가?
    a. 주름
    b. 유두
    c. 겉질
    d. 삼각

18장 답

1. 정답 : d. 콩팥 소체는 토리와 보먼주머니로 구성되어 있다. 헨레고리는 토리쪽과 먼쪽곱슬세관사이의 콩팥세뇨관으로 허리핀처럼 구부러져있다. 토리쪽곱슬세관은 보우먼주머니로부터 콩팥세뇨관이 시작하는 구불구불한 부분이다.
2. 정답 : b. 콩팥깔대기는 큰콩팥술잔이 모여 형성되며, 콩팥 밖으로 오줌을 나가게 하는 경로이다. 술잔이 모여 유두를 만들어 오줌을 내보내며, 콩팥피라미드는 콩팥의 원뿔모양의 부위이다.
3. 정답 : b. 콩팥 소체는 혈장을 여과한다. 보우먼주머니는 콩팥 소체의 한 부분이다. 들세동맥은 콩팥단위에 혈액을 공급한다.
4. 정답 : a. 먼쪽곱슬세관과 집합관은 다양한 양의 물과 염분을 재흡수하는 관이다. 소체는 물과 적은 양의 용질을 혈액으로부터 보우먼주머니의 공간으로 여과하여 내보낸다.
5. 정답 : c. 다른 물질 모두 정상적으로 우줌에 함유되어 있다.
6. 정답 : a. 심방나트륨펩티드(ANP)는 먼쪽곱슬세관에서 더 많은 나트륨과 물을 배출하게 하여 혈압을 감소시킨다. 항이뇨호르몬(ADH)는 먼쪽과 집합관에서 더 많은 물의 투과성을 유발한다. 부갑상샘호르몬(PTH)는 콩팥세뇨관에서 더 많은 칼슘 재흡수와 더 많은 칼륨을 배출을 증진시킨다.
7. 정답 : c. 다른 답은 옳지 않다.
8. 정답 : d. 여성의 요도는 남성보다 매우 짧으며 인근 곧창자와 방광의 짧은 관으로 쉽게 이주할 수 있다. 다른 구조는 남성과 여성이 유사하다.
9. 정답 : c. 다른 답은 옳지 않다.
10. 정답 : d. 주름은 방광안쪽의 조직이 접힌 곳이다. 유두는 콩팥피라미드의 뭉툭한 부분이다. 겉질은 콩팥의 바깥부분이다.

모바일로 이 코드를 스캔하면 Davis*Plus*의 Podcast도서관이 접속됩니다. 또한 **http://davisplus.fadavis.com**에 접속하면 이 단원에 유용한 자료를 이용할 수 있습니다.

제 19 장

19 체액, 전해질 & 산-염기 균형 (Fluid, Electrolyte, & Acid-Base Balance)

인체의 약 2/3, 성인 체중의 약 50%-70%가 물로 구성되어 있다.

인체는 액체로 가득 차있다: 액체는 세포를 둘러싸고, 조직을 채우며, 물론 혈액과 림프의 주요 요소이다. 이 액체는 주로 물이며, 이는 또한 수 천개의 전해질과 같이 용해된 물질을 함유하며, 인체의 생화학 반응에 사용한다. 액체의 양, 전해질 농도나 pH가 정확한 범위를 벗어난다면, 생명을 위협하는 질병이 발생하게 될 것이다. 다른 말로, 항상성은 수분, 전해질, pH 균형에 의존한다.

수분 균형(Water Balance)

수분균형의 유지는 인체 내 액체의 전체 부피보다 더 많은 것을 포함한다. 액체가 다양한 액체 구획으로 어떻게 나뉘는지 또한 중요하다.

액체 구획(Fluid Compartment)

인체 수분의 대부분(약 65%)은 세포내에 남아 있다; 이는 **세포내액**(intracellular fluid; ICF)이라 불린다. 남아있는 35%의 인체 수분은 세포 바깥에 남아있다: 이는 **세포외액**(extracellular fluid; ECF)라 한다. 세포외액은 혈액의 혈장과 림프와 같이 혈관에 있는 액체 뿐 아니라, 조직 내 세포 사이의 액체를 포함하며, **세포 사이질액**(interstitial fluid)이라 한다. 뇌척수액, 관절 내 활액, 눈의 유리체와 안방수, 소화액과 같은 다양한 다른 세포외액은 **체강액**(transcellular fluid)이라 한다.

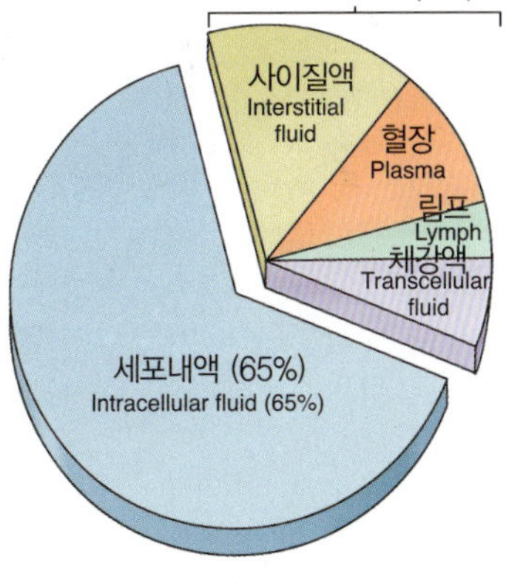

쉽게 이해하기(That Makes Sense)

다양한 인체 액체의 이름을 기억하기 위해, 이것을 명심한다: 접두어 intra-는 "안에(정맥내 액체와 같은)" 의미이며, 접두어 extra-의 의미는 "바깥(업무이외 활동)"을 의미한다.

그러므로, 접두어 inter-는 "사이".를 의미한다.(예를 들어, 중재의 단어 의미는 "두 부분 사이"를 나타내는 의미이다). 그러므로 사이질액은 세포 사이의 액체와 관련된다.

중요한 사실(Fast fact)

남성은 체중에 약 55%에서 60%가 수분이며, 여성은 체지방량의 증가 때문에 약간 평균보다 낮다.(지방 조직은 근육보다 수분을 적게 함유한다. 사실상 비만인은 체중의 단지 45%만이 물일 것이다.) 대조적으로 신생아 유아는 체중의 75% 이상이 수분이다.

일상에서의 신체(The body at work)

액체는 단일 구획 내에 고여 있지 않는다. 더욱이 ICF와 ECF는 각 구획 주변에 투과성 막을 통해 쉽게 액체가 지나며, 지속적으로 섞인다. 각 구역 내 용질의 농도(특별한 전해질)는 흐르는 방향과 양을 결정한다. 예를 들어:

- *조직의 전해질(삼투압농도) 농도가 상승한다면, 물이 세포 밖으로 이동하여 조직으로 움직인다.*

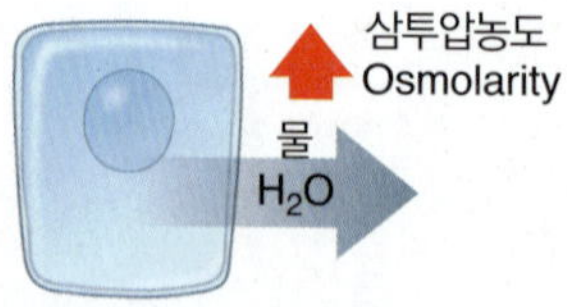

- *조직액의 삼투압농도가 감소되면, 조직 바깥에서 세포 내로 이동한다. 액체의 통과는 수초 내 발생하여 평형을 유지한다.(다양한 전해질과 이들 수분균형의 역할은 다음 장에서 논의된다.)*

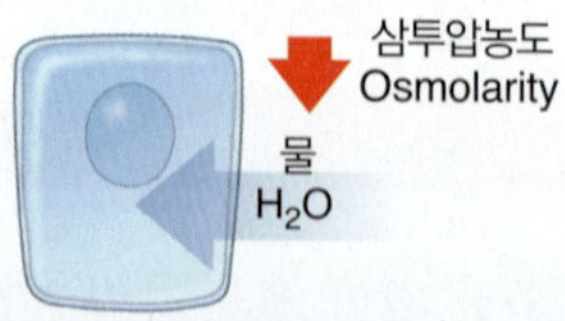

중요한 사실(Fast fact)

수분 소실은 신체적인 활동 뿐 아니라 환경 온도와 같이 많이 다양하다. 예를 들어, 춥고, 건조한 공기는 호흡 손실을 증가시키며, 덥고 습한 공기는 발한을 통해 소실한다. 또한 심한 신체적 운동은 땀을 통해 액체의 소실을 증가한다.

수분균형의 획득과 소실(Balancing Water Gain and Loss)

정상적으로, 인체에서 수분을 섭취하고 소실하는 양은 매일 같다. 특히, 성인이 하루에 얻고, 잃는 수분의 액체의 양은 약 2500ml이다. 대부분의 액체 섭취는 먹고 마실 때 발생한다; 그러나 세포는 대사성 반응의 부산물로서 물의 양을 양을 일정하게 생성한다.(이를 *대사성* 수분이라 한다.) 액체는 콩팥(소변), 창자(대변), 피부(확산뿐 아니라 땀), 허파(날숨)를 통해 소실된다.

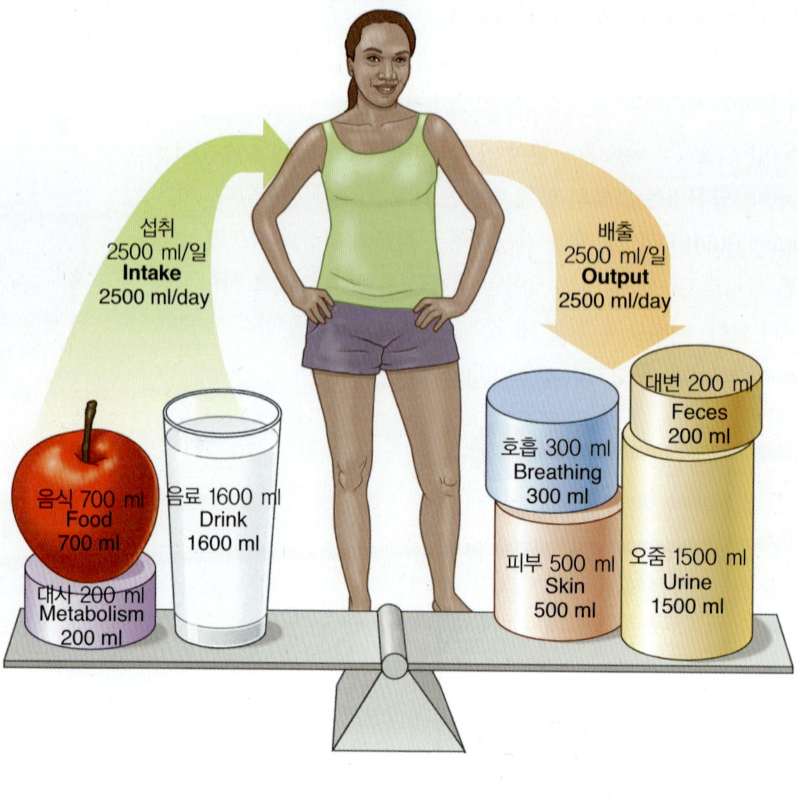

섭취와 배출의 조절(Regulation of Intake and Output)

인체 내 수분 의 전체 부피를 균형적으로 유지하기 위해 인체는 오줌 배출 뿐 아니라, 액체 섭취를 조절하는 기전을 사용한다.

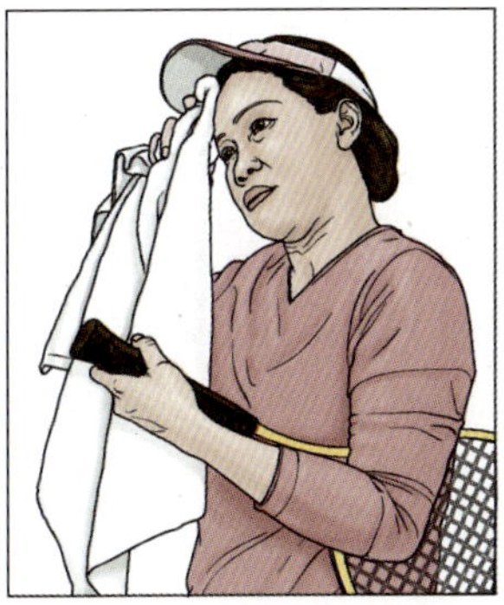

인체 전체 물의 부피를 감소시키는 과도한 발한을 포함한 다양한 요인들

↓

혈압감소, 나트륨 농도 상승과 삼투압 증가

수분 섭취 ↑ 기전

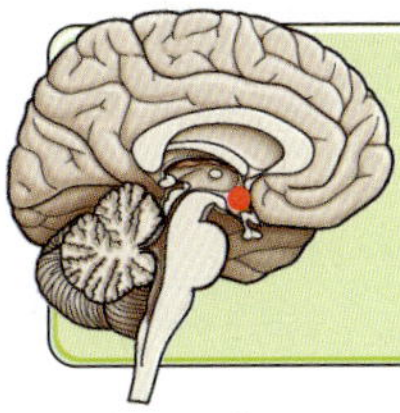

시상사부의 갈증 중추를 자극하는 신체적 변화

입을 건조하게 하는 침분비 감소와 갈증 감각

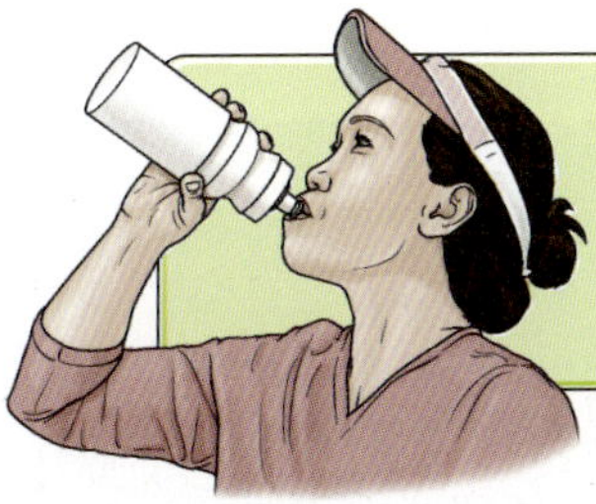

수분 섭취를 일으켜, 전체 체액량을 증가시킨다.

오줌 배출 ↓ 기전

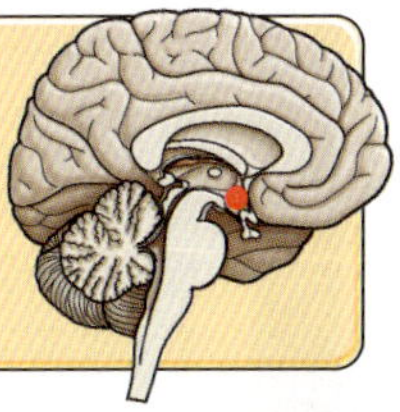

시상하부를 자극하여, 뇌하수체 뒤엽에서 항이뇨호르몬(antidiauretic hormone; ADH)의 분비를 자극하는 생리학적 변화

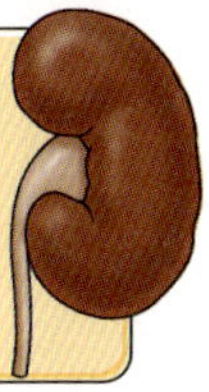

ADH는 콩팥의 집합관에서 수분 재흡수를 촉진하여, 오줌 생성을 감소시킨다.

물이 섭취될 때까지 수분 소실율을 느리게 한다.

중요한 사실(Fast fact)

노인들은 갈증의 감각이 감소되어, 이들은 탈수의 위험에 노출된다.

일상에서의 신체(The body at work)

혈액 부피와 압력이 매우 높거나, 혈액 삼투압이 너무 낮을 때 시상하부에서 ADH 유리를 억제한다. 이는 콩팥 세뇨관의 수분 재흡수를 적게 하고, 오줌 배출을 증가하여 전체적인 인체 수분을 감소한다.

수분균형의 장애(Disorders of Water Balance)

수분 불균형은 다음 중 어느 하나 이상이 있을 때 발생할 수 있다: 액체 부피, 액체 농도, 구역 사이의 액체 분포

체액 부족(Fluid Deficiency)

체액부족은 일정 시간에 섭취한 것 이상 과도한 양이 배출되었을 때 발생한다. 체액 부족의 두가지 형태는 다음과 같다: 체액 고갈(혈량저하증 hypovolemia) **탈수**(dehydration)

- **체액 고갈**(volume depletion)은 혈액의 소실이나, 설사로 인해 나트륨과 수분이 소실의 결과이다.
- **탈수**(dehydration)는 나트륨 보다 더 많은 수분이 제거된 결과이다. 뿐만 아니라, 액체 소실 뿐 아니라, ECF의 나트륨(삼투)의 농도가 상승한다. 삼투압의 증가는 나트륨의 농도 균형을 위한 노력으로 한쪽 구역에서 다른 쪽으로 액체의 이동을 증진시킨다. (이 페이지의 "생명 수업: 탈수"참조) 기본적으로 탈수는 소실된 물의 양보다 불충분한 수번 섭취로 인한 결과이다. 다른 원인은 당뇨병 환자와 이뇨제의 사용에 의해 야기된다.

체액 부족이 심각할 때 혈액량의 소실로 인해 순환허탈 (**저혈량쇼크** hypovolemic shock)을 일으킬 수 있다.

일상에서의 신체(The body at work)

*조직 내 액체인 사이질액(interstitial fluid)은 액체의 준비원으로 체액 소실의 초기 단계동안 체액부피를 유지하는데 도움을 준다. 조직의 액체 소실은 탄력성 또는 **피부긴장도**(turgor) 소실을 일으킨다. 탈수 상태를 평가하기 위한 일반적인 검사로 손등, 아래팔 또는 배 부위의 피부를 약간 집는 것을 포함한다. 탈수가 일어났을 때, 정상적으로 피부는 들어올려질 때 튕겨져 정상 모양으로 되돌아 갈 것이다. 탈수 동안 피부는 봉우리 모양을 유지하고 천천히 편평하게 된다. 들어올려진 피부가 해제된 이후에도 텐트 모양과 유사하게 지속되므로, 이러한 발견이 **텐팅**(tenting)이라 불리는 이유이다.*

중요한 사실(Fast fact)

유아는 성인들보다 탈수가 더 발생하기 쉽다. 이들은 미성숙한 콩팥을 가지고 있어, 효과적으로 오줌 농도를 조절할 수 없고, 이들은 높은 대사를 가지며, 독소 배출을 위해 더 많은 수분을 요구하며, 이들은 그 부피에 비해 상대적으로 넓은 표면적을 가지고 있어, 이들은 더 많은 수분을 증발로 소실할 수 있다는 것을 의미한다.

기본 강좌 : 탈수

탈수(Dehydration)은 모든 액체 구역에 영향을 준다. 매우 더운날 격렬한 운동을 하면, 땀을 통에 많은 양의 수분을 잃게 된다. 땀의 수분은 혈류로부터 온다. 혈류 밖으로 수분이 이동함으로써 혈액의 삼투압이 증가한다. 이를 보상하기 위해 조직에서 혈류로 액체를 이동시킨다. 조직의 수분 소실은 이 공간에 액체의 삼투압이 증가하게 된다. 불균형이 지속되면 액체는 세포에서 조직으로 이동하게 될 것이며, 이 결과 세포내 액이 고갈되게 된다. 결과적으로 탈수는 혈류, 조직, 세포에 영향을 준다.

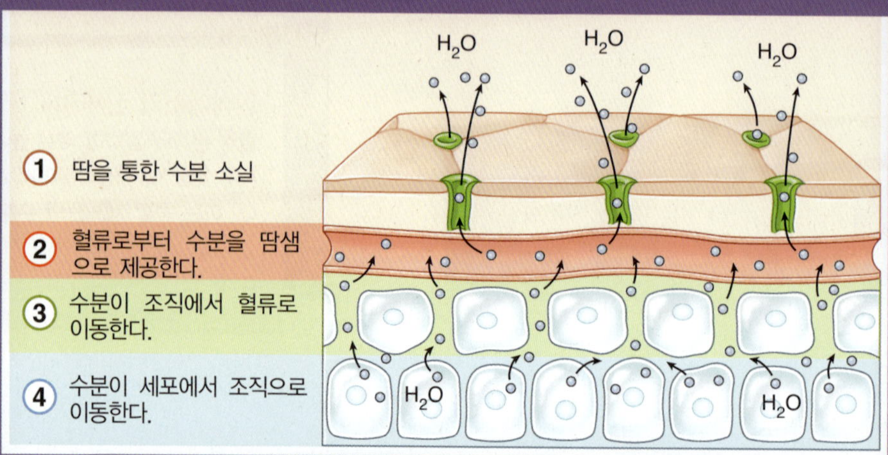

체액 과다(Fluid Excess)

콩팥은 과도한 양의 액체를 섭취하면 상대적으로 더 많은 오줌을 생성한다; 따라서 체액 과다는 일반적으로 체액 결핍보다 발생이 적다. 그러나 체액 과다가 발생했을 때, 생명에 위협을 줄 수 있다.

체액 과다의 주원인은 콩팥부전이다. 이 경우에 나트륨과 수분 모두, 남아 있고 ECF는 등장성으로 유지된다.) 체액 과다의 다른 형태는 **수분중독**(water intoxication)이라 한다. 수분 중독은 누군가 과도한 양의 수분을 섭취하거나 또는 누군가 물이나, 물과 나트륨의 심각한 소실(과도한 발한과 같은)을 대체할 때 발생한다. 이러한 것이 발생할 때 ECF 내 나트륨 양이 감소한다. 물이 세포 내로 이동하여 부종을 발생한다. 체액 과다는 허파 또는 뇌부종의 합병증을 가능하게 한다.

체액 누적(Fluid Accumulation)

수분 불균형의 다른 형태로 인체의 구역 내 액체의 누적을 포함한다. 예를 들어, **부종**(edema)은 사이질 공간에 액체가 누적되었을 때 발생하며, 조직에 부종을 일으킨다. 액체가 어떠한 인체내 조직이나 기관에 누적되었을 때, 이는 일반적으로 허파, 뇌, 부위 의존(다리와 같은)에 영향을 준다. 혈장과 사이질 구역사이에 액체 이동을 조절하는 여러 인자중 하나의 장애(전해질 불균형, 모세혈관 압의 증가, 혈장 단백질 농도 감소와 같은)는 부종을 야기 시킬 수 있다.

전해질 균형 (Electrolyte Balance)

전해질(Electrolytes)은 물질로 물에 용해되었을 때, 이온이라 불리는 전기적으로 전하를 띤 분자로 분해되는 물질을 말한다. 예를 들어, 염화나트륨(NaCl)은 양전위를 띤 양이온인 Na^+과, 음전위를 띠고 있는 음이온인 Cl^-로 분해된다. 전해질의 균형은 인체의 적절한 기능의 수행을 위해 중요하나: 전해질은 화학 반응을 만들며, 인체의 수분 함량의 분포에 영향을 주며, 세포의 전위를 결정한다.

인체의 주된 양이온은 나트륨(Na^+), 칼륨(K^+), 칼슘(Ca^+), 수소(H^+)이온이다. 주요한 음이온은 염소(Cl^-), 중탄산(HCO_3^-)과 인산(P_i)이다. 아래 표는 주요한 전해질의 혈장 내 농도와 불균형 시 사용되는 용어를 보여준다.(전해질의 목록에서, 인체는 인산의 넓은 범위를 견딜 수 있으며, 이 물질의 항상성을 만드는데, 나트륨, 칼륨, 칼슘, 염소만큼 중요하지 않다.)

중요한 사실(Fast fact)

비록 나트륨(Na^+), 칼륨(K^+), 칼슘(Ca^{2+}), 염소(Cl^-)는 실질적 이온이나 이들은 일반적으로 전해질로 관련되어 있다.

전해질 농도

전해질 농도	전해질	불균형의 정의: 결핍	불균형의 정의: 과다
나트륨 (Na^+)	136–146 mEq/l	저나트륨혈증	고나트륨혈증
칼륨(K^+)	3.6–5.0 mEq/l	저칼륨혈증	고칼륨혈증
칼슘(Ca^{2+})	4.5–5.8 mEq/l	저칼슘혈증	고칼슘혈증
염소(Cl^-)	96–106 mEq/l	저염소혈증	고염소혈증
인산(PO_4^{3-})	2.4–4.1 mEq/l	저인산혈증	고인산혈증

중요한 사실(Fast fact)

주의: 양이온(cation)은 양전위와 관련된 이온; 음이온(anions)은 음전위와 관련된 이온.

나트륨(Sodium)

나트륨은 세포외액의 주요 전해질로, 삼투압의 90%를 차지한다. 나트륨은 전체 인체 수분을 결정하지는 않지만, 액체 구획 사이에 인체 수분을 분배하는 방법에 영향을 준다. 그러므로, 나트륨은 탈분극에 주된 역할을 하며, 이것은 신경과 근육 기능 수행을 위해 중요하게 한다.

나트륨 농도는 알도스테론(aldosterone)과 ADH에 의해 주로 조절된다: 알도스테론은 나트륨 배출을 조절하고, ADH는 수분 배출을 조절하며, 이것들을 아래에 설명하였다.

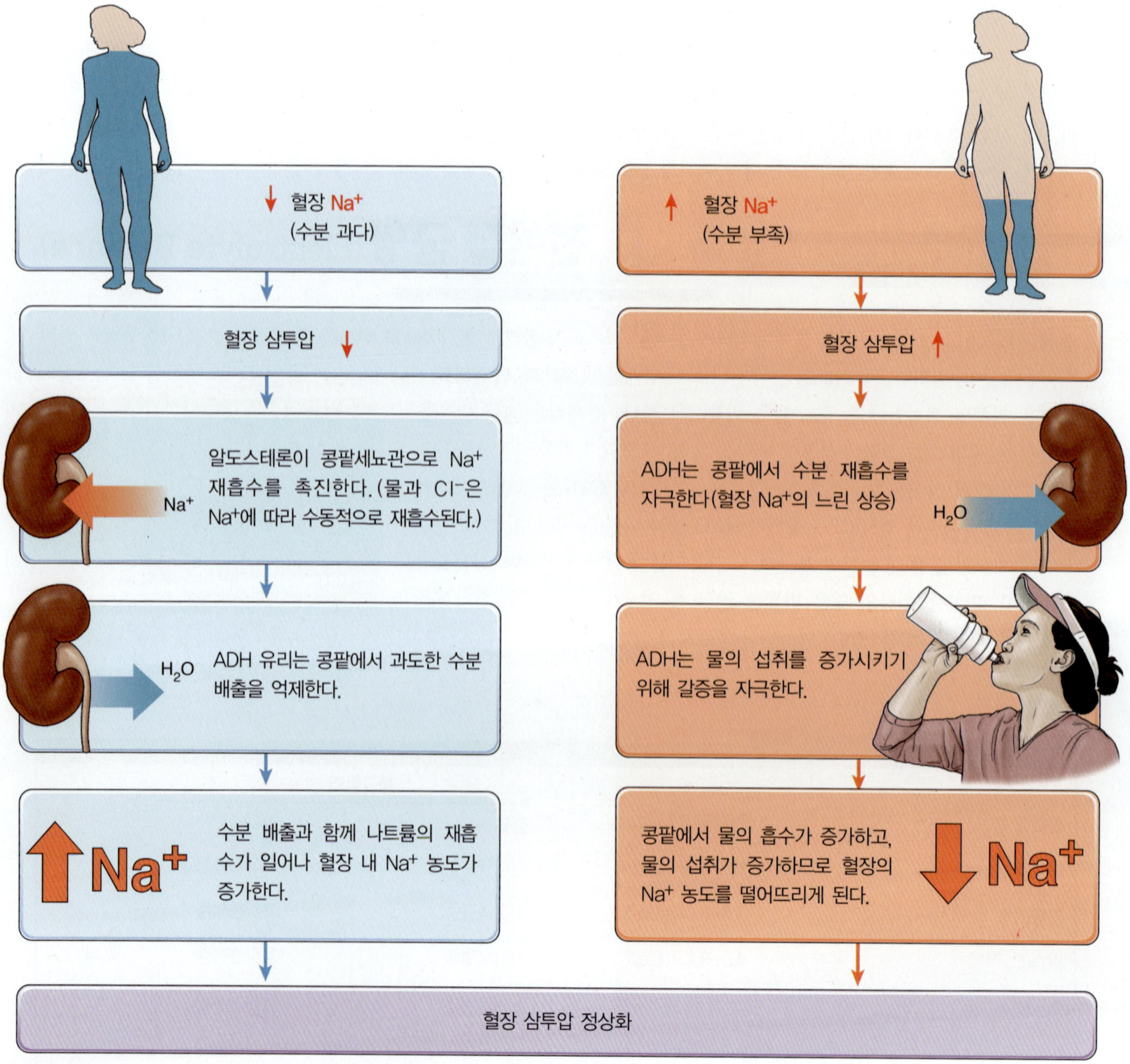

나트륨 불균형(Sodium Imbalance)

나트륨은 **세포바깥**(extracellular) 액의 주된 양이온으로, 불균형은 전체 체액, 구획 사이의 수분 장애, 신경과 근육 기능에 영향을 준다.

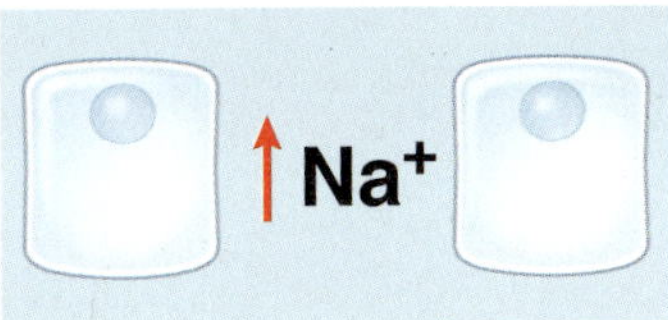

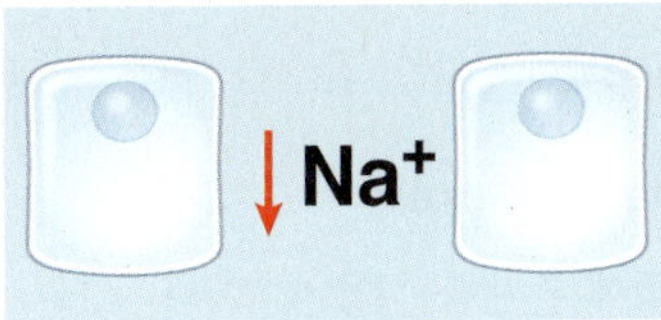

고나트륨혈증(Hypernatremia)

- **고나트륨혈증**(Hypernatremia)은 혈장 나트륨 농도가 146 mEq/l 이상일 때 연관된다.
- 이것은 일반적으로 수분 부족을 의미한다(수분 섭취 부족과 같은)
- 이뇨제 또는 설사로 인해서 체내 수분 부족이 발생할 수 있다.
- 고나트륨혈증은 보통 나트륨의 작은 상승에도 갈증을 자극하기 때문에 자가 조절된다.
- 만약 조절되지 않으면, 고나트륨혈증은 부종, 졸음증, 약화를 일으킬 수 있다.

저나트륨혈증(Hyponatremia)

- **저나트륨혈증**(Hyponatremia)은 혈장 나트륨 농도가 139 mEq/l 이하일 때 연관된다.
- 이는 일반적으로 땀을 통해 수분과 나트륨의 과도한 소실로 누군가가 너무나 많은 물을 마셨을 때처럼 인체의 수분이 과다한 결과이다.
- 저나트륨혈증은 보통 과도한 수분의 배출에 의해 조절된다.
- 조절되지 않으면, 저나트륨혈증은 세포 내로 수분을 이동시켜, 허파 또는 뇌 부종을 일으킬 수 있다.

칼륨(Potassium)

칼륨은 세포내 액의 주된 양이온으로 세포외 액의 주된 양이온인 나트륨과 같다. 칼륨은 나트륨과 협력하여 작동한다. 예를 들어, 칼륨은 적절한 신경과 근육 기능에 매우 중요하다(또한 나트륨 농도에 의존한다). 더욱이, 알도스테론은 나트륨 뿐 아니라 칼륨의 혈장 농도를 조절한다. 부신 겉질에서 알도스테론을 자극하여, 칼륨 농도를 상승시킨다; 알도스테론은 콩팥에서 과도한 양의 칼륨 배출과 나트륨의 재흡수를 일으킨다.

중요한 사실(Fast fact)

칼륨불균형은 어떠한 전해질 불균형 중 가장 위험하다: 매우 높은 농도는 의학적 응급처치를 고려해야한다.

칼륨 불균형(Potassium Imbalance)

칼륨은 세포내 액의 주요 전해질로 불균형은 갑자기 또는 장기간에 걸쳐 진행된다. 어느 쪽이든 불균형은 생명에 위협적인 심장 부정맥을 일으킬 수 있다.

고칼륨혈증(Hyperkalemia)

- **고칼륨혈증**(Hyperkalemia)은 혈장 칼륨 농도가 5.0 mEq/l 이상일 때 연관된다.
- 이는 갑작스러운 으깸손상(crush injury)이나 심각한 화상시에 일어날 수 있다.(손상된 세포에서 다량의 K^+이 혈류로 유리됨.)
- 이는 또한 점진적인 칼륨 보존성 이뇨제의 사용이나 콩팥 기능부전에서 일어날 수 있다.
- 고칼륨혈증은 신경과 근육세포의 자극과민을 만들며, 점진적으로 치명적인 심장부정맥을 일으킨다.

저칼륨혈증(Hypokalemia)

- **저칼륨혈증**(Hypokalemia)은 혈장 칼륨 농도가 3.5 mEq/l 이하일 때 연관된다.
- 이는 점진적인 칼륨 소모성 이뇨제의 장기적인 사용의 결과이다.
- 이는 아마도 만성 구토나 설사로 인한 결과이다.
- 저칼륨혈증(Hypokalemia)은 K^+을 세포 밖 혈장으로 이동시켜 세포의 흥분성을 감소키게 한다.
- 저칼륨혈증은 근육 약화, 반사 약화, 심장 부정맥을 일으킨다.

칼슘 (Calcium)

뼈를 강화하는 것 뿐 아니라, 칼슘은 근수축, 신경 전도, 혈액 응고에 주된 역할을 한다. 혈장 칼슘 농도는 부갑상선호르몬에 의해 조절하며, 창자에서 칼슘의 흡수와 뼈에서 유리가 일어나 영향을 준다.

칼슘 불균형 *(Calcium Imbalances)*

칼슘은 대부분 세포 밖에 존재하는 양이온이다.

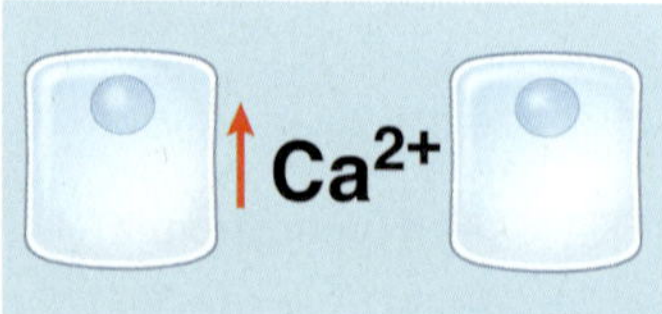

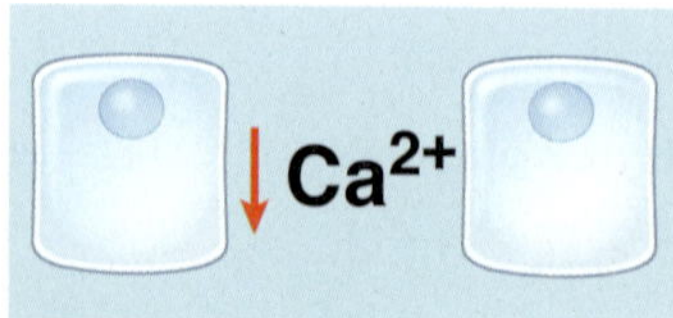

고칼슘혈증 (Hypercalcemia)

- **고칼슘혈증**(Hypercalcemia)은 혈장 농도가 5.8 mEq/l 이상일 때 연관된다.
- 갑상샘저하증(hypothyroidism), 알칼리증(alkalosis)의 결과이다.
- 고칼슘혈증(Hypercalcemia)은 신경과 근육의 탈분극을 억제하여, 근육 약화, 반사 억제, 심장 부정맥을 일으킨다.

저칼슘혈증 (Hypocalcemia)

- **저칼슘혈증**(Hypocalcemia)은 혈장 농도가 4.5 mEq/l 이하일 때 연관된다.
- 부갑상샘기능저하증(hypoparathyroidism), 갑상샘기능항진증(hyperthyroidism), 산증(acidosis), 설사(diarrhea)의 결과이다.
- 저칼슘혈증(Hypocalcemia)은 신경과 근육의 흥분을 증가하여, 근육 경련과 강축을 일으킨다.

염소와 인산염 (Chloride and Phosphate)

염소(Chloride)는 세포외액에 가장 풍부한 음이온으로 나트륨과 강하게 연관된다. 나트륨의 유지 또는 배출은 염소와 관련된다. 그러므로 염소 균형은 따라서 나트륨 균형이 발생한다. 염소는 위산 형성에 기여하며, 체액 균형과 pH 조절을 돕는다. 인산은 탄수화물 대사, 뼈형성, 산-염기 균형에 참여한다.

산-염기 균형 (Acid-Base Balance)

항상성에 영향을 주는 가장 중요한 인자들 중 하나는 인체의 산과 염기 사이의 균형이다. pH의 약간의 편차는 심각하고 치명적인 결과를 가져온다. 인체의 대사 반응에 사용되는 대부분의 효소는 pH에 매우 민감하며, 최소한의 변화에도 극적으로 대사 활동을 느리게 할 수 있다. 전해질의 활동과 호르몬 역시 pH의 변화에 심각하게 영향을 미칠 수 있다.

산과 염기 (Acid and Base)

용액의 pH는 수소이온(H^+)의 농도에 의해 결정된다.

- 산은 어떠한 화학물질에서 용액에 H^+을 유리한다.
  - 강산은 용액에서 자유롭게 용해되어 있으며, 이들 대부분 H^+ 이온을 유리하고, 결과적으로 용액의 pH를 현저하게 낮출 수 있다.
  - 약산은 용액에서 약간의 H^+ 이온을 유리하고, 결과적으로 pH에 영향을 주지 못한다.
- 염기는 어떠한 화학물질에서 용액에 H^+을 얻는다*(accepts)*.
  - 강염기는 H^+ 이온과 강하게 결합하려는 경향이 있으며, 용액 밖으로 H^+을 제거하여 pH를 상승시킨다.
  - 약염기는 H 이온과 일부 결합할 수 있으며, pH에 영향이 거의 없다.

일상에서의 신체 (The body at work)

혈액과 조직액의 pH 범위는 7.35–7.45이다. 이렇게 매우 좁은 범위의 pH 유지는 적은 범위가 아니다. 뿐만 아니라, 음식을 통해 체내에 산이 유입될 수 있으며, 인체 대사 과정에서 지속적으로 산을 생성한다. 예를 들어, 무산소성 대사는 젖산을 생성한다; 핵산의 이화작용은 인산을 생성하고, 지방의 이화작용은 지방산과 케톤을 생성한다.

중요한 사실 (Fast fact)

H^+ 이온 농도의 증가는 pH를 감소하게 하고 용액을 더 산성으로 되게 한다.

(산, 염기, pH의 복습을 위해 2장의 *생명의 화학*을 참조)

완충제(Buffers)

인체는 산과 염기의 균형을 유지하기 위해, **완충제**(buffers)라 하는 다양한 기전을 사용한다. 완충제는 약한 염기나 강산으로 변환하여, pH의 변화에 저항하는 기전이다. 이러한 완충제는 화학적 완충제(Chemical buffers)와 생리적 완충제(physiological buffers)로 분류한다.

화학적 완충제(Chemical Buffers)

화학적 완충제(Chemical buffers)는 H^+ 이온의 농도가 감소하거나 너무나 높을 때 H 이온을 제거하기 위해 용액으로부터 H^+ 결합을 위한 화학적 방법을 사용한다. 3가지 주요 화학적 완충계는 **중탄산 완충계**(bicarbonate buffer system), **인산 완충계**(phosphate buffer system), **단백질 완충계**(protein buffer system)이다.

각 계통은 한쌍의 화학물질을 사용한다; 약염기는 H^+과 결합하고, 약산은 H^+을 유리시킨다. 중탄산완충계통은 세포외액의 주요 완충계통으로 중탄산과 탄산을 사용한다. 이러한 반응은 아래 그림에 설명되었다. 이 반응에서 주시할 것은 *가역적(reversible)*이다: 오른쪽으로 가는 과정은 인체에서 H^+ 이온이 낮을 때 필요하고, 왼쪽으로 가는 과정은 pH가 상승할 때 필요하다.

이산화탄소가 물과 결합할 때, 탄산을 형성한다. → 탄산은 H^+이온과 중탄산으로 용해되어 pH를 낮춘다. → ↓ pH

$$CO_2 + H_2O \rightarrow H_2CO_3 \rightarrow H^+ + HCO_3^-$$

만약 더 많은 수소 이온이 이 계통에 더해지면, 일부 수소 이온은 탄산을 형성하기 위해 중탄산 이온과 반응한다. 용액에서 수소 이온을 제거하기 위해 중탄산과 결합하여, pH를 상승시킨다. → 탄산은 이산화탄소와 물로 용해된다. → ↑ pH

$$H^+ + HCO_3^- \rightarrow H_2CO_3 \rightarrow CO_2 + H_2O$$

이 계통에서 더 많은 수소 이온을 제거하게 될 때 더 많은 이산화탄소는 더 많은 탄산을 생성하기 위해 물과 결합하게 될 것이다. → 탄산이 용해되었을 때 더 많은 수소 이온과 중탄산 이온을 생성한다.

$$CO_2 + H_2O \rightarrow H_2CO_3 \rightarrow H^+ + HCO_3^-$$

중요한 사실(Fast fact)

콩팥과 적혈구에는 탄산탈수효소억제제(carbonic anhydrase)를 가지고 있으며, 중탄산완충계의 반응을 가속화시키며, 빠른 속도로 가능하게 한다.

생리적 완충제(Physiological Buffers)

생리적 완충제(Physiological Buffers)는 산, 염기, 또는 CO_2 배출을 변경하기 위해 호흡과 오줌 계통을 사용한다. 이는 pH를 안정화한다.

pH의 호흡성 조절(Respiratory Control of pH)

음식물의 대사는 지속적으로 부산물로 CO_2를 생산한다. CO_2가 증가되면 H^+ 이온의 농도가 증가한다.(중탄산 완충계의 공식: CO_2가 물과 반응한 결과 H^+이 생성.) 정상적으로 허파는 대사성 과정에서 생성되어진 H^+을 pH 균형을 유지하기 위해 같은 비율로 CO_2를 배출한다. CO_2가 혈류 내 축적되면, 호흡성 생리학적 완충계의 작동이 시작된다.

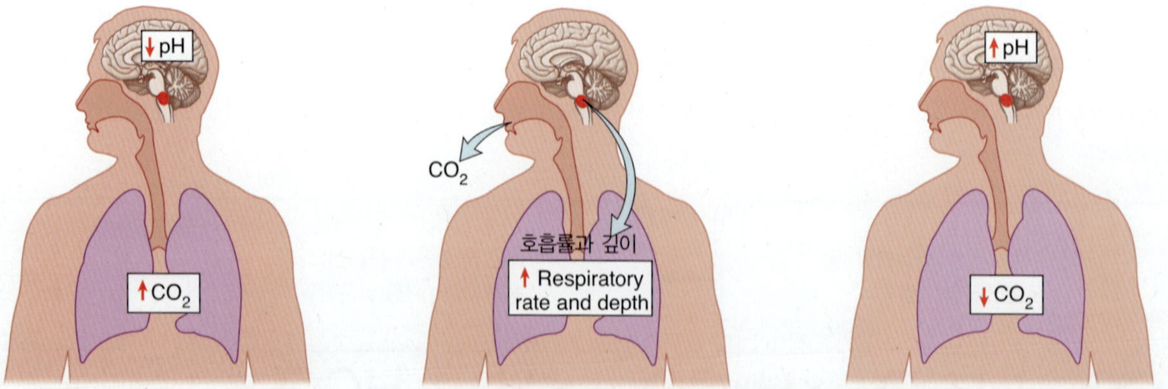

1. 뇌줄기 내의 중추 화학수용기에서 CO_2 축적의 결과 pH 감소를 감지한다.
2. 중추 화학수용기 신호는 호흡성 중추에서 호흡률과 깊이를 증가하여, 더 많은 CO_2를 배출하게 한다.
3. CO_2의 소실은 물과 결합하여 탄산을 형성하게 하고 H^+ 농도를 감소시키고, pH를 상승하게 한다.

반대 경우도 마찬가지이다. pH가 상승할 때 호흡률은 늦어지며, CO_2가 누적된다. H^+ 이온 농도는 증가하고 pH는 떨어진다.

일상에서의 신체(The body at work)

모든 완충계통은 같은 시간에 시작되지 않는다. 화학적 완충 반응이 먼저 시작하고, 그다음 호흥성 계통이며, 최종적으로 콩팥 계통이다.

- *혈장 pH가 정상보다 높거나 떨어지면, 화학적 완충제가 즉각적으로 반응한다. 화학적 완충계는 일부 이차적 물질을 정상 pH로 혈장을 회복한다.*
- *pH가 1분 내지 2분 이상 정상 범위를 벗어난다면, 호흡성 계통은 호흡률과 깊이를 변화한다. 이는 CO_2 양을 조절하며, 즉, H^+ 이온 농도를 바꾸어 pH의 안정화를 돕는다.*
- *화학적 완충제와 호흡 계통의 관여에도 불구하고, pH가 계속 정상 범위를 벗어난다면, 콩팥의 생리적 완충계통이 관여하게 된다. 콩팥 계통은 다른 계통들 보다 더 산 또는 염기를 중화할 수 있다; 그러나 시작될 때 까지 24시간 이상이 걸리며, 이러한 반응은 매우 느리다.*

중요한 사실(Fast fact)

pH가 6.85 이하이거나 8.0 이상으로 상승 시 사망한다.

pH의 콩팥 조절(Renal Control pH)

콩팥은 인체로부터 H^+이온을 방출해내는 유일한 완충계통이다. 동시에 이들은 또한 중탄산을 재흡수 하며, 세포외액의 주된 완충제이다. 이러한 콩팥 계통에서의 이중 효과는 모든 완충 계통에서 가장 강력하다. 다음 그림은 콩팥에서 어떻게 pH 조절을 돕는지 설명하고 있다.

애니메이션(ANIMATION)

1. 혈액을 떠난 이산화탄소는 토리먼쪽곱슬세관을 따라 세포 내로 들어간다.
2. 이 세포들은 CO_2와 물을 결합시켜 탄산(H_2CO_3)를 형성한다.
3. 탄산은 즉시 수소 이온과 중탄산이온으로 용해된다.
   - 수소 이온은 세포밖으로 관 속 액체로 확산되어 가며, 이들은 나트륨과 치환된다.
   - 치환된 나트륨은 토리먼쪽곱슬세관으로 확산되며, 이는 중탄산과 결합하여, 중탄산나트륨을 형성한다.
4. 중탄산나트륨은 혈액으로 재흡수 된다.
5. 최종 결과 H^+이온은 오줌(오줌을 산성으로 만든다)으로 배출되고, 중산탄나트륨은 혈액으로 재흡수 된다. 이러한 작용들은 혈장 pH 상승을 돕는다.

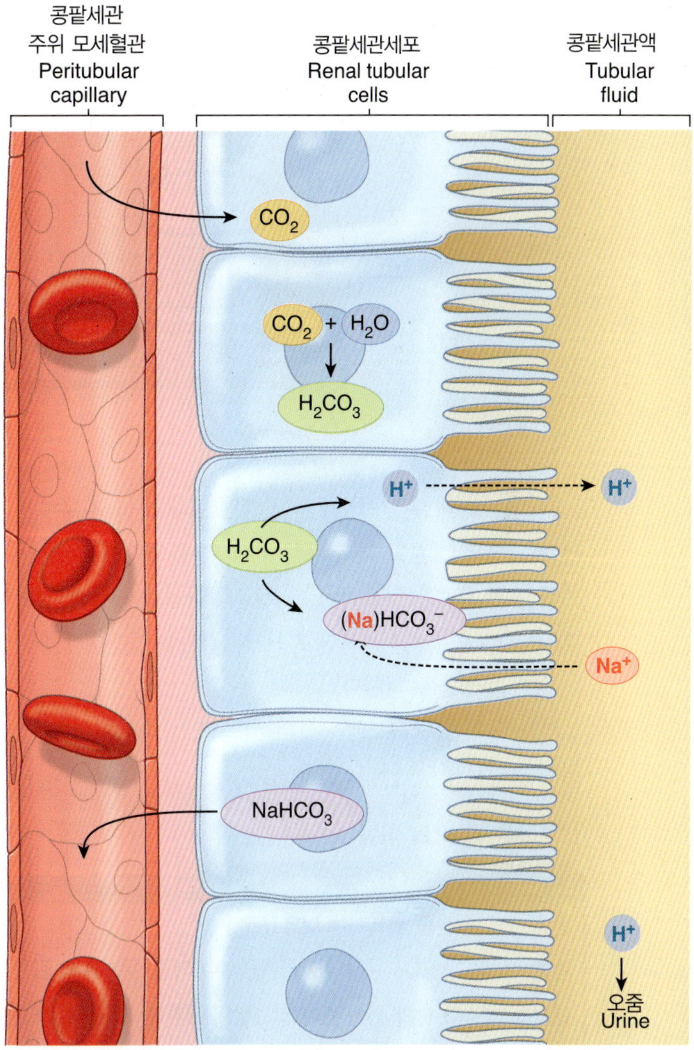

쉽게 이해하기(That Makes Sense)

산-염기 완충계를 이해하기 위한 핵심은 인체는 매우 좁은 pH 범위에서 작동이 가능한 점이다. 이러한 역행에서 대항하는 것은 인체 내 세포들이다. 세포는 지속적으로 대사 반응의 부산물로 CO_2를 형성하고 있다. 바꿔 말하면, CO_2는 H^+(산)을 생성하기 위해 물과 반응한다. 인체는 이러한 지속적인 산의 생성과 싸운다:

- *결합과 함께 산으로 위장(화학적 완충계의 방법)*
- *CO_2 배출(호흡계를 통해)*
- *H^+ 이온의 배출(콩팥계통을 통해)*

중요한 사실(Fast fact)

콩팥세관의 솔가장자리(brush border)는 탄산탈수효소를 함유하고 있으며, 이는 H_2CO_3를 CO_2와 H_2O로 분해를 촉진한다.

산-염기 불균형(Acid-Base Imbalance)

인체의 정상 pH 범위는 7.35-7.45를 유지하며, 이것은 중탄산이온과 탄산의 정확한 비율에 따라 달라진다.

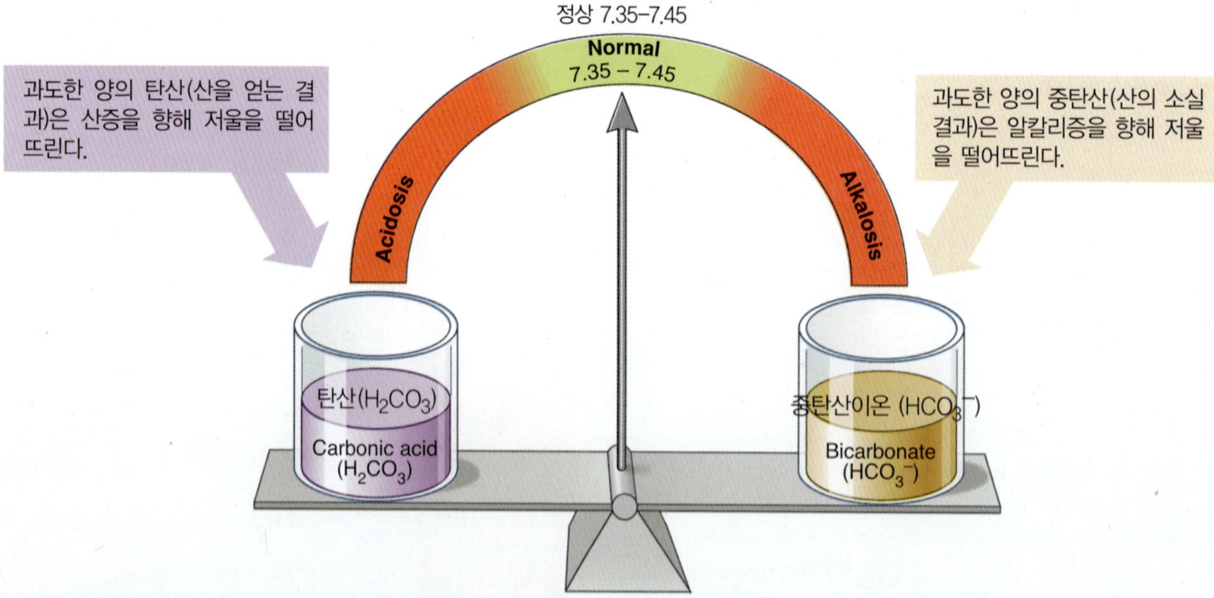

산 농도의 변화를 일으키는 방해 요인에 따라 불균형을 **호흡성**(respiratory) 또는 **대사성**(metabolic)으로 분류한다. 호흡성 불균형은 CO_2의 부족(기억: CO_2와 물의 결합은 탄산을 형성하며, 재빨리 분해되어 H^+을 생성한다. 그래서 CO_2의 과도한 양은 산증을 일으키며, 부족은 알칼리증을 일으킨다.) 반면에 대사성 불균형은 중탄산의 부족이나 과도할 경우 발생한다.(주의: 중탄산은 완충제로 H^+의 결합을 돕는다.) 중탄산의 결핍은 산을 발생시키고, 중탄산염의 사용도 산을 발생시킬 수 있다는 점을 유의한다.

어느 쪽이든, 최종 결과 산의 획득 또는 소실이며, 이것은 pH에 영향을 준다. 다음 표는 산의 획득과 소실에 의한 주요 원인중 일부를 설명하고 있다.

산의 획득과 소실 이유

반응	산을 획득하는 이유(산증)	산 소실 이유(알칼리증)
호흡성	• CO_2 유지(허파공기증이나 폐렴, 무호흡과 같은 저환기)	• CO_2 소실(과환기)
대사성	• 산의 생성 증가(당뇨병의 케톤체나 무산소 대사의 젖산과 같은)	• 위액소실(구토나 흡인과 같은)
	• 산제의 섭취(아스피린)	• 중탄산의 과도한 섭취(제산제)
	• 콩팥의 H^+이온 배출 불능	
	• 중탄산의 소실(만성 설사나 설사제 과다사용)	

일상에서의 신체(The body at work)

산-염기 불균형은 혈액의 칼륨 농도에 직접적으로 영향을 준다. 이전에 설명하였으며, 칼륨 불균형은 생명에 위협적인 심장 부정맥을 일으킬 수 있다.

산증 → 고칼륨혈증

산증은 혈장에 과도한 양의 H^+을 포함한다. 신체는 산-염기 균형을 유지하기 위해 H^+을 혈장과 세포 내로 이동시킨다. 세포 내 양이온의 획득은 세포의 극성을 변화시킨다. 그래서 극성을 회복하기 위해 H^+이 세포 내로 움직임에 따라 K^+을 세포 밖으로 이동시킨다. 혈장 내로 K^+의 이동 결과 고칼륨혈증을 야기한다.

알칼리증 → 저칼륨혈증

단지 반대로 알칼리증에서 발생한다. 혈장에 낮은 양의 H+을 포함하기 때문에, H^+을 혈장과 세포 밖으로 이동시킨다; 동시에 K^+을 혈장 밖에서 세포 내로 이동시킨다. 혈장 밖으로 K^+의 이동결과 저칼륨혈증을 야기한다.

산-염기 불균형을 위한 보상(Compensation for Acid-Base Imbalance)

일반적으로 인체는 호흡성 pH 불균형을 보상하기 위해 콩팥과 대사성 pH 불균형을 보상하기 위해 호흡성 계통을 사용한다.

호흡성 보상(Respiratory Compensation)

혈장 내 CO_2 농도는 환기률을 변화시키므로 pH가 바뀐다. 분명한 것은 호흡성 장애를 야기하기 때문에 산-염기 불균형을 보상할 수 없으나, 대사성으로 야기되는 불균형에서 호흡계통은 pH를 높이거나 낮추는 가장 빠른 방법이다.

- 대사성 산증으로 pH가 너무 낮으면, 호흡중추에서 호흡률을 증가시킨다. 이러한 증가된 호흡률은 CO_2를 "뿜어냄"을 통해 pH를 높인다.

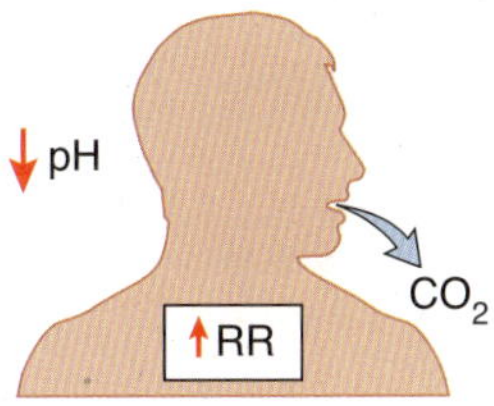

- 대사성 알칼리증은 pH가 매우 높다. 느린 호흡은 CO_2를 누적하여 pH를 낮춘다.

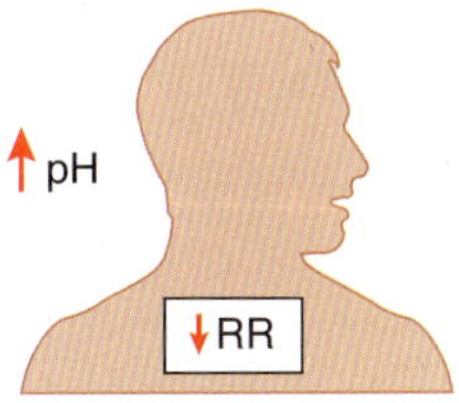

콩팥 보상(Renal Compensation)

콩팥은 pH의 가장 효과적인 조절자이며, 이것들은 수 시간 또는 몇 일씩 산-염기 불균형에 반응한다. 콩팥은 H^+ 이온 배출률을 조정하므로 pH를 변경한다.

- 산증 반응에서 콩팥은 H+를 제거하고, 더 많은 중탄산을 재흡수한다.

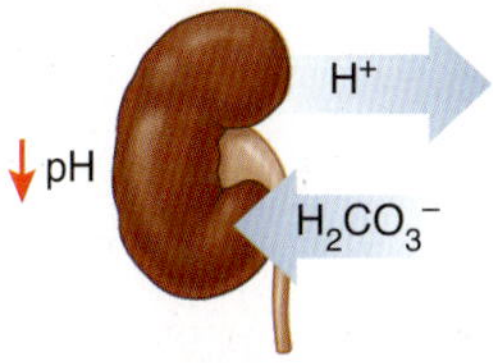

- 알칼리 반응에서 콩팥은 H^+를 보존하고, 더 많은 중탄산을 배출한다.

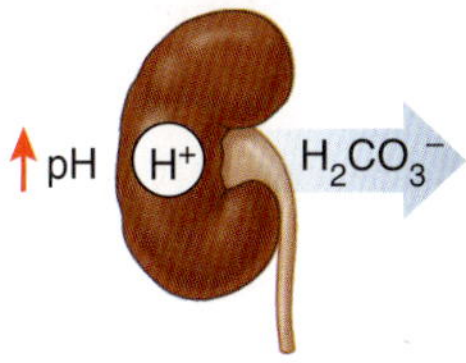

일상에서의 신체(The body at work)

높은 H^+ 이온 농도는 중추신경계통을 침체하게 하는데 이는 산증이 지남력장애(disorientation), 착란(confusion), 혼수(coma)와 같은 증상을 유도하기 때문이다. 반면에 알칼리증은 신경계통을 흥분하게 만들며, 강축(tetany)과 경련(convulsion)과 같은 증상의 결과이다.

중요한 사실(Fast fact)

호흡성 보상은 강력하며, 그것은 젖산이나 케톤체와 같은 고정된 산을 제거하지 못한다. 이러한 상태에서 균형을 회복하기 위해, 콩팥 보상은 필수적이다.

핵심 용어 분석(Review of Key Terms)

산증(Acidosis) : 산의 누적 때문에 혈액의 pH가 감소; 호흡이나 대사 장애 결과이다.

알칼리증(Alkalosis) : 산의 소실 때문에 혈액의 pH가 증가; 호흡이나 대사 장애 결과이다.

음이온(Anion) : 음전위를 가진 이온

완충액(Buffers) : 산과 염기 균형을 유지하기 위한 인체의 작동 기전

양이온(Cation) : 양전위를 가진 이온

탈수(Dehydration) : 나트륨보다 물이 더 소실된 결과 액체의 결핍

부종(Edema) : 사이질 공간에 액체의 누적

전해질(Electrolytes) : 물질이 분해되어 전기적으로 전하를 띤 물질로 물에 용해되었을 때 이온이라 한다.

세포외액(Extracellular fluids) : 세포 바깥에 있는 체액

고칼슘혈증(Hypercalcemia) : 혈액 내 칼슘의 과도한 농도

고칼륨혈증(Hyperkalemia) : 혈액 내 칼륨의 과도한 농도

고나트륨혈증(Hypernatremia) : 혈액 내 나트륨의 과도한 농도

저칼슘혈증(Hypocalcemia) : 비정상적으로 낮은 혈액의 칼슘

저칼륨혈증(Hyporkalemia) : 비정상적으로 낮은 혈액의 칼륨

저나트륨혈증(Hyponatremia) : 비정상적으로 낮은 혈액의 나트륨

혈액량부족증(Hypovolemia) : 혈액량의 감소

사이질액(Interstitial fluid) : 조직 내 세포 사이에 있는 액체; 세포외액의 구성

세포내액(Inracellular fluid) : 세포 내 있는 체액

체강액(Transcellular fluid) : 뇌척수액, 관절 내 활액, 눈의 유리체와 안방수, 소화액을 포함한 다양한 세포외액

피부긴장도(Turgor) : 피부의 탄력성

학습한 정보 유지하기(Own the information)

이 장에서 학습한 정보를 기억하기 위해서는 학습한 내용을 반영할 수 있는 시간이 요구된다. 따라서, 하얀 종이에 학습하고 토론한 중요 주제를 회상하면서 써내려가 본다. 그리고, *DavisPlus* 웹사이트에 접속하고 19장의 학습목표를 체크하여 본다. 쓴 모든 내용이 이 장의 학습목표와 완전히 일치하는가? 그렇지 않으면, 이 장을 적절하게 다시 살펴 본다. 그리고, 학습 목표의 개념을 다시 써보거나 그려본다.

19장의 중요 주제 :

- 체액의 구획과 구획 사이의 액체의 움직임
- 수분 균형 획득과 소실
- 섭취와 배출 조절 기전
- 수분 균형 장애
- 인체의 주요 음이온과 양이온
- 인체의 나트륨 균형을 위한 기전
- 나트륨, 칼륨, 칼슘, 염소의 불균형과 문제
- 산-염기 균형
- 화학적 완충제가 pH 안정화를 제공하는 법
- 생리적 완충제가 pH 안정화를 돕는 법
- 각 완충계가 반응하는 동안의 기간
- 산-염기 불균형의 형태
- 산-염기 불균형에 호흡과 콩팥의 보상

학습점검(Test Your Knowledge)

1. 인체 수분의 대부분의 체류는 :
   a. 세포 안쪽
   b. 세포 바깥쪽
   c. 조직 세포 사이
   d. 혈장 내
2. 인체 구획 사이를 흐르며, 수분의 양과 방향을 결정하는 인자는 :
   a. 한 구획 내 액체 부피
   b. 용질의 농도
   c. 액체의 pH
   d. 액체 내 수소 이온 농도
3. 항이뇨호르몬은이 분비되는 반응은 :
   a. 혈압의 상성
   b. 체액 증가
   c. 혈청 나트륨 감소와 삼투질 농도
   d. 혈청 나트륨 농도 증가와 삼투질 증가
4. 탈수된 사람에서 당신이 발견할 만한 것은:
   a. 부종
   b. 피부긴장도 증가
   c. 텐팅
   d. 뇌부종
5. 세포외액의 주요 양이온은 무엇입니까?
   a. 칼륨
   b. 나트륨
   c. 염소
   d. 칼슘
6. 혈액 내 과도한 농도의 칼륨은 무엇을 야기 하는가?
   a. 근육약화
   b. 강축
   c. 조직으로부터 혈류로 액체의 이동
   d. 잠재적으로 치명적인 심장 부정맥
7. 인체 pH가 정상 이상으로 증가하였을 때 가장 먼저 일어나는 반응은?
   a. 호흡률 증가
   b. 콩팥에서 H^+ 이온 분비
   c. 수소이온은
   d. 수소가 중탄산 형성을 위해 탄산과 결합한다.
8. 혈액 내 나트륨 이온 결핍을 무엇이라 하는가?
   a. 저나트륨혈증
   b. 고나트륨혈증
   c. 저칼륨혈증
   d. 고칼륨혈증
9. 저환기 시 CO_2의 보존은 무엇을 야기하는가?
   a. 호흡성 알칼리증
   b. 호흡성 산증
   c. 대사성 산증
   d. 대사성 알칼리증
10. 산증의 결과 전해질 장애는?
    a. 고나트륨혈증
    b. 저트륨혈증
    c. 고칼륨혈증
    d. 저칼륨혈증

19장 답

1. 정답 : a. 인체 수분의 약 35%는 세포 바깥에 남아 있으며, 혈관 내 액체 뿐 아니라 조직 세포 사이의 액체를 포함한다.
2. 정답 : b. 인체 구역 사이에 액체 이동에 영향을 주는 다른 요인은 없다.
3. 정답 : d. ADH는 혈압 감소와 체액감소 반응에 분비된다.
4. 정답 : c. 부종은 인체 구역내 액체의 누적을 포함한다. 피부 긴장도는 탈수 시 감소하며, 텐팅을 일으킨다. 뇌부종은 탈수로 인한 결과가 아니다.
5. 정답 : b. 칼륨은 세포내액의 주된 양이온이다. 염소는 세포외액에 가장 풍부한 음이온이며, 나트륨과 강하게 연관되어 있다. 칼슘은 세포의 가장 바깥에 존재하지만 이는 주된 세포외 양이온이 아니다.
6. 정답 : d. 저칼륨혈증으로부터 근육약화가 일어난다. 강축은 저칼슘혈증의 결과이다. 고나트륨혈증(탈수와 같은)의 결과 혈류 내로 조직의 액체가 이동한다.
7. 정답 : c. 호흡률 증가와 콩팥에서 H^+ 이온 배출은 pH를 낮추는 것을 돕지만, 인체의 첫 번째 반응은 아니다. 수소는 탄산과 결합하지 않습니다.
8. 정답 : a. 고나트륨혈증은 혈액 내 나트륨 농도가 증가해서이다. 저칼륨혈증은 칼륨 농도의 감소때문이며, 고칼륨혈증은 칼륨의 농도가 증가해서 이다.
9. 정답 : b. 호흡성 알칼리증은 과환기의 결과이다. 대사성 불균형은 중탄산의 결핍이나, 과다로 인한 결과이며, 호흡성 기능장애는 아니다.
10. 정답 : c. 산증은 혈액 내 나트륨 농도에 영향받지 않으며, 산증의 결과 저나트륨이나 고나트륨혈증은 아니다. 저칼륨혈증은 알칼리증의 결과이며, 세포 밖으로 수소이온의 움직임 균형을 위해 세포로 칼륨이 이동하여 나타난다.

모바일로 이 코드를 스캔하면 Davis*Plus*의 Podcast도서관이 접속됩니다. 또한 **http://davisplus.fadavis.com**에 접속하면 이 단원에 유용한 자료를 이용할 수 있습니다.

제 20 장

20 소화계통 (Digestive System)

창자는 두 번째 뇌라고 불린다. 이는 척수보다 더 많은 신경세포를 포함할 뿐 아니라, 뇌와 유사하게 신경 전달 물질과 호르몬을 분비한다.

소화계통은 세포가 흡수하고 에너지로 사용할 수 있는 화학 물질로 변환하는 중요한 작업을 수행한다. 몸 전체에 전달할 수 있도록 그 구성 요소를 흡수하고 이후의 가장 간단한 구성 요소로 음식을 분해한다. 음식을 에너지로 변환하는 것은 12개의 기관이 요구되며, 광범위한 효소의 배열과 수 천개의 화학적 반응이 필요하다.

소화계통의 개요 (Overview of the Digestive system)

소화계통은 **소화기관**(또한 소화관이라고 함)과 **부속기관**으로 구성되어 있다. 소화기관은 기본적으로 하나의 관으로, 입에서 항문까지 뻗어있는 관의 구조이다; 이는 아래 그림에서 보여지는 것처럼 여러 개의 구별된 부분이 포함되어 있다. 부속기관은 분리된 기관으로, 소화를 돕는다.

소화기관(digestive tract)이 포함:

- 입
- 인두
- 식도
- 위
- 큰창자
- 작은창자
- 곧창자
- 항문

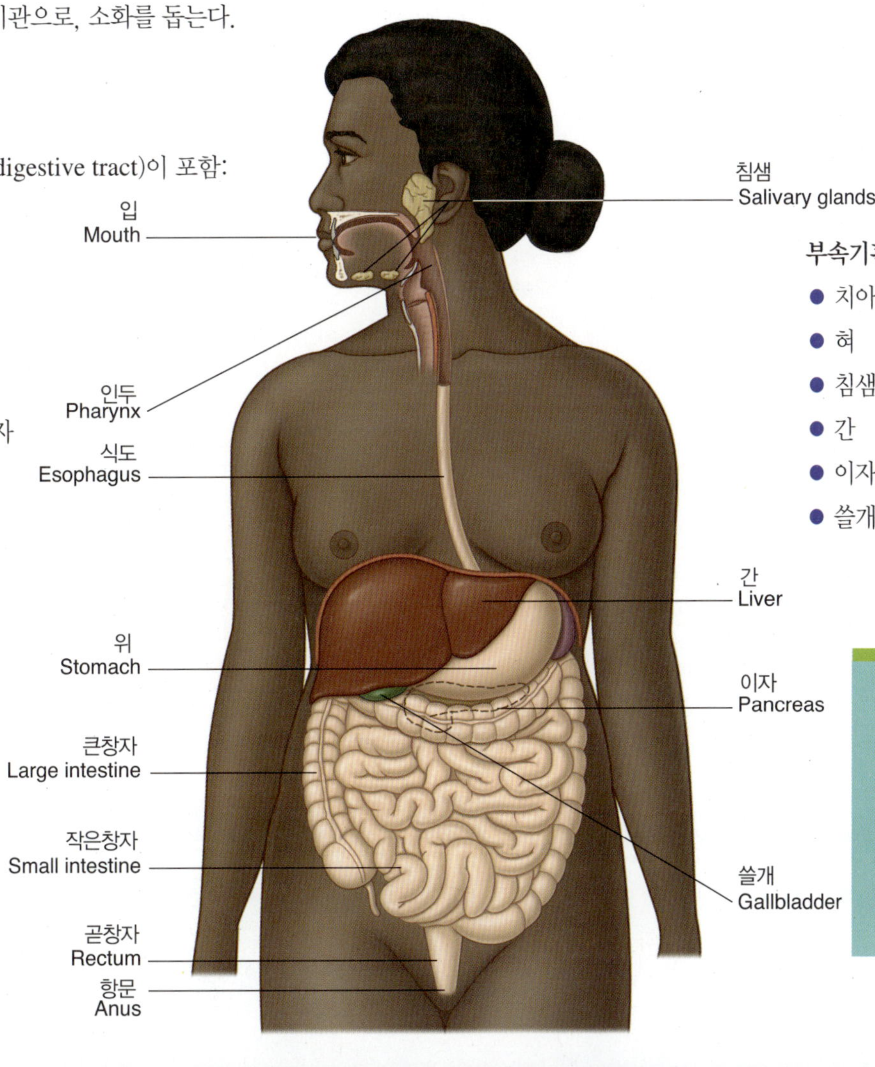

부속기관(accessory organs)을 포함:

- 치아
- 혀
- 침샘
- 간
- 이자
- 쓸개

중요한 사실(Fast fact)

소화기관의 질병을 진단하고 치료하며, 소화기관을 연구하는 것을 **위장병학**(gastroenterology)이라 한다.

일상에서의 신체(The body at work)

소화(Digestion)는 음식을 물리적 및 화학적으로 부수어 세포가 사용할 수 있는 형태로 바꾸는 것이다. 이 과정은 기계적 소화(Mechanical digestion)와 화학적 소화(chemical digestion)로 구별된다.

- **기계적 소화**(Mechanical digestion): 소화의 첫 단계이다. 이는 물리적으로 음식물을 입 속에서 씹는 것을 시작으로 위와 작은창자 내 수축과 교반이 지속적으로 되며, 작은 조각으로 나누는 것을 포함한다.
- **화학적 소화**(Chemical digestion): 소화의 두 번째 단계로 침샘, 위, 이자, 작은창자에서 생성된 소화효소로 음식물을 영양가 음식을 영양소로 분해(예 : 포도당, 아미노산, 그리고 지방산 등)하여 세포가 사용할 수 있게 한다.

일단 영양소는 음식으로부터 분해되고, 그것들은 몸 전체 혈류로 통과하기 전에 소화기관의 상피 세포로 이동한다. 소화 또는 흡수 되지 않은 음식물은 노폐물(대변)이 되어 몸에서 제거된다.

중요한 사실(Fast fact)

소화경로의 음식물은 몸 밖으로부터 온다는 것을 고려한다.

소화기관의 조직층(Tissue Layers of the Digestive Tract)

소화 기관의 벽은 점막, 점막밑층, 근육층, 그리고 장막의 4층으로 구성되어 있다.

점막(mucosa)– 가장 안쪽으로 3층으로 구성되어 있다. 안쪽의 상피층, 성진 결합조직 층, 민무늬근육의 얇은 층

점막밑층(submucosa)은 결합 조직으로 된 두꺼운 층이다. 이는 샘, 혈관, 림프관 신경을 포함한다.

근육층(muscularis)은 두 층의 민무늬근으로 구성되어 있다. 바깥층이 세로로 주행하는 동안 안쪽 층은 관을 둘러싸고 있다. 이 층은 규칙적으로 수축과 이완을 하며 소화기관을 통해 음식물을 나아가게 한다.

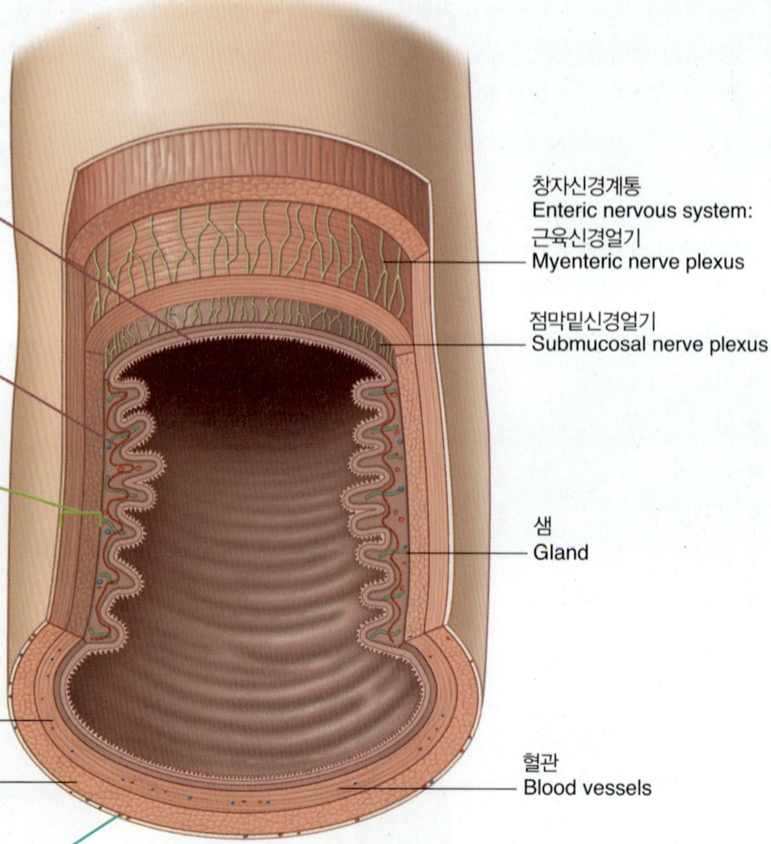

장막(serosa)–가장 바깥쪽의 층–배막 내에서 소화 기관 부분을 덮고 있다(식도와 곧창자의 바깥을 덮는 것을 *바깥막(adventitia)*이라 한다.).

중요한 사실(Fast fact)

장막은 실제 배막의 창자층이다. 당신이 기억하는 바와 같이, 배막의 창자층은 배골반안의 기관을 덮는다; 배막의 벽쪽층은 안의 벽에 부착되어 있다.

일상에서의 신체(The body at work)

***창자신경계통**(enteric nervous system; ENS)이라 불리는 신경 네트워크는 소화계통을 지배한다. 창자신경계통은 100,000,000개의 신경세포로 구성되어 있는 자율신경계통의 한 부분으로 소화기관의 운동, 분비, 혈류를 조절한다. ENS의 한 부분(점막밑신경얼기)은 점막밑에 박혀 있다; 다른 부분은(근육층신경얼기) 두 층의 근육 사이에 위치한다.*

창자신경계통은 보통 중추신경계(CNS)와 연락한다. 그러나 두 계통 사이의 연결이 분리되어 있는데도 불구하고 연락하여, ENS는 기능을 지속할 것이다. 이는 놀라운 일로, 자가 함유한 신경계통은 감각신경세포를 포함하여, 소화기관 내 기계적 및 화학적 상태를 감지하고, 운동신경세포는 창자의 움직임과 교반을 조절하며, 다른 신경세포들은 효소의 분비를 조절한다. 또한 뇌의 별아교세포와 유사한 지지세포를 포함하고, 마지막으로, 중추신경계(CNS)에서 발견 된 것과 대부분 동일한 30개 이상의 신경전달물질(neurotransmitter)을 사용한다.

중요한 사실(Fast fact)

위와 간 같은 기관은 양쪽의 창자간막(또는 장막)에 의해 둘러싸여 있고, 배안(**배안 내** intraperitomial)에 위치한다. 샘창자 같은 기관과 이자 대부분은 뒤쪽배벽에 놓여있다; 이것들은 오직 앞면만 창자간막에 덮여 있고, 배안 바깥(**배막 뒤** retroperitoneal)이다.

배막(Peritoneum)

소화 시 위와 창자의 격렬한 수축 때문에, 그것들은 움직임을 자유롭게 하기 위해 필요하다. 동시에 이것들은 충분이 정착될 필요가 있으며, 창자는 비틀리거나 몸이 위치변경 시 꼬이지 않아야 한다. 내장쪽배막의 층은 **창자간막**(mesenteries)라 하며, 복부벽에 느슨하게 고정되어 있는 동안 배안 내 소화 기관을 메달아 둔다. 창자간막은 또한 소화기관에 공급되는 혈관, 신경, 림프관, 림프절을 포함한다.(비록 이 그림에서 보여지는 창자는 각기 다른 부분과 분리되어 있으며, 사실상 이것들은 매우 밀접하게 수치는 서로 분리 된 장내를 보여주지만, 실제로는, 그것들은 밀접하게 꽉 차여있다)

위의 큰굽이로부터 뻗어있으며, 앞치마처럼 작은창자에 위에 걸쳐 있는 창자간막의 일부분을 **큰그물막**(greater omentum)이라 한다. 그물막을 통해 지방이 흩어져 침착되어 있고, 이는 약하게 나타난다. 마찰을 막는 도움 외에 그물막은 감염을 최소화 하는 것도 돕는다. 위나 창자에 염증이 발달된 부위가 있는 경우, 그물막은 배의 다른 부분에 감염이 퍼져나가는 것으로부터 유지 시킨다.

중요한 사실(Fast fact)

배안은 빈 공간을 함유하고 있기 때문에 여기에 질병이나 외상으로부터 액체가 찰 수 있다. 배안 내에 액체의 축적을 **복수**(ascites)라고 한다.

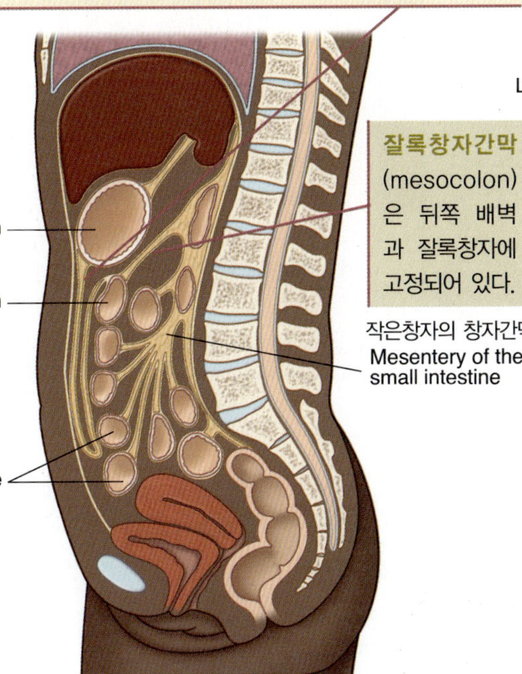

작은그물막은 위의 작은굽이에서 간으로 뻗어있다.

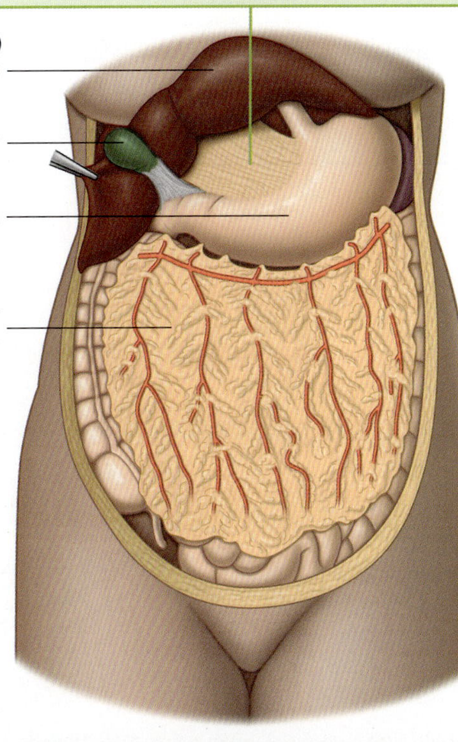

입(Mouth)

입(mouth)은 또한 **경구**(oral) 또는 **입안**(buccal cavity)이라 불린다. 입은 입술에 의해 둘러싸여 있으며, 각 면은 뺨에 의해 경계를 이루고 있다. 입천장(palate)은 입의 지붕을 형성하고, 혀과 근육은 바닥을 형성한다. 입은 소과기관의 통로이다; 소화가 시작되는 곳이다.

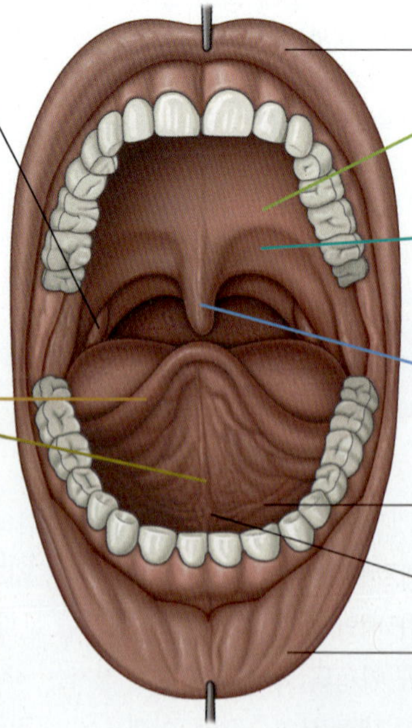

혀(tongue)는 뼈대근육으로 점막에 의해 덮여 있다. 씹는 동안 입에 음식을 저장하고, 이것은 돌출된 맛봉오리(taste bud)를 포함하며 혀유두(lingual papillae)라 불린다.(맛봉오리에 대한 더 많은 정보는 11장, 감각기관 참조)

점막의 주름은 **혀주름띠**(lingual frenulum)라 불리며, 입의 바닥에 혀를 고정하고 있다. 수많은 표피 혈관이 입의 바닥에 밀집되어 있으며, 이것은 용해성 약물(예: 니트로글리세린 등)이 순환에 빠르게 흡수하게 하기 위한 적합한 부위를 만든다.

단단입천장(hard palate)은 위턱뼈와 입천장뼈에 의해 형성되며, 코 안으로부터 입을 분리한다.

물렁입천장(soft palate)은 대부분 뼈대근육으로 구성되어 입과 코인두 사이에 활을 형성한다.

원뿔 모양의 돌기는 **목젖**(uvula)이라 하며, 물렁입천장으로 부터 아래로 향해 달려있다.

침샘(Salivary Glands)

침샘에서 분비되는 **침**(saliva)은 맑은 액체로 대부분 물이며, 점액과 세균을 죽이는 효소, 항균 화합물, 전해질을 포함하여 2개의 소화효소로 구성되어 있다. 아래 그림에 보여지는 주요 침샘 이외에, 입에는 입술 안쪽과 뺨의 안쪽에, 혀 안에 작은 침샘을 포함하고 있습니다.

귀밑샘(parotid gland)은 귀의 앞쪽 피부 아래에 놓여 있다. 이 관은 둘째큰어금니 근처 부위에 침을 배출한다. 유행성이하선염바이러스(mumps virus)는 귀밑샘의 염증과 종창을 일으킨다.

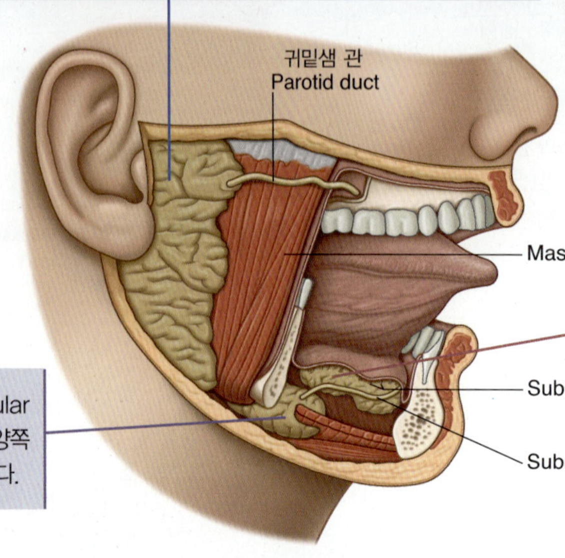

혀밑샘(sublingual gland)은 입의 바닥에 있는 여러 관을 통해 배출된다.

턱밑샘(submandibular gland)은 혀주름띠 양쪽의 입 안에서 비워진다.

일상에서의 신체(The body at work)

*침은 입을 촉촉하게 하고, 마찰을 방지하고, 치아를 보호한다. 또한 맛에 중요한 역할을 담당하고 있다. 이것은 주요 역할 중 하나이지만, 음식을 축축하게 하고, 음식물 **덩어리**(bolus)로 불리는 하나의 덩어리 형태로 만들어, 쉽게 삼킬 수 있게 한다. 침안에 효소를 포함하여 소화과정을 시작한다: **아밀라아제**는 녹말을 분해하며, **리파아제**는 지방의 소화를 시작한다.*

침샘은 매일 약 1L의 침을 분비한다. 입안 음식의 압력과 맛은 침의 분비를 자극한다. 음식을 보거나 냄새 맡거나 심지어 음식을 생각할때도 침 분비를 자극한다. 반면에 두려움과 같은 교감신경계통의 자극은 침의 분비를 억제하기 때문에 입을 건조하게 느끼게 만든다.

치아(Teeth)

소화는 음식이 입에 들어갈 때 시작되고 씹는다. 이 과정을 **씹기**(mastication)라 한다. 삼키기 충분할 만큼 작은 조작으로 음식물을 자른 후 씹기는 침과 함께 적셔지게 된다. 성인의 입에는 음식을 잘게 자를 수 있는 32개의 영구 치아가 포함되어 있다.

앞니(incisors)는 끌과 같고, 음식을 자르기 위한 예리한 모서리가 있다.

뾰족한 **송곳니**(canine) 치아는 음식을 자르도록 고안되어 있다.

작은어금니(Premolars)와 **큰어금니**(molars)는 갈고 분쇄를 위한 크고 편평한 면을 갖는다.

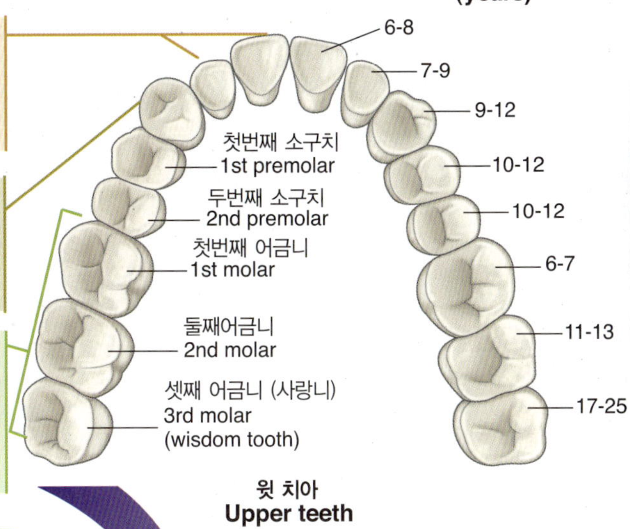

일상에서의 신체
(The body at work)

*치아는 잇몸 아래에서 발생된 후에 6개월에 나기 시작한다. 이렇게 초기의 20개 치아를 **젖니**(deciduous teeth) 또는 유치(baby teeth)라고 불리며, 2년 6개월 정도까지 예측된 순서대로 나온다. 그다음 6–13세 사이에 젖니가 빠지며, 32개의 영구치로 대체된다. 페이지의 그림은 위쪽 치아가 이돋이(eruption) 한 나이를 보여준다. 대략 같은 시기에 아래턱에 대응하는 치아도 이가 돋으며, 일부 치아는 위턱 치아보다 약간 늦거나 빨리 돋는다.*

중요한 사실(Fast fact)

치아가 손상된 경우 상아질(dentin)과 시멘트질(cementum)은 재생할 수 있으나 사기질(enamel)은 재생이 안된다.

치아머리(crown)는 **잇몸 위**(gingiva)의 치아 부분이다.

치아목(neck)은 치아뿌리와 치아머리가 만나는 잇몸 선의 부위이다.

치아뿌리(root)는 턱뼈의 확(socket)에 끼워져 있다.

중요한 사실(Fast fact)

사기질(Enamel)은 인체에서 가장 단단한 물질이다.

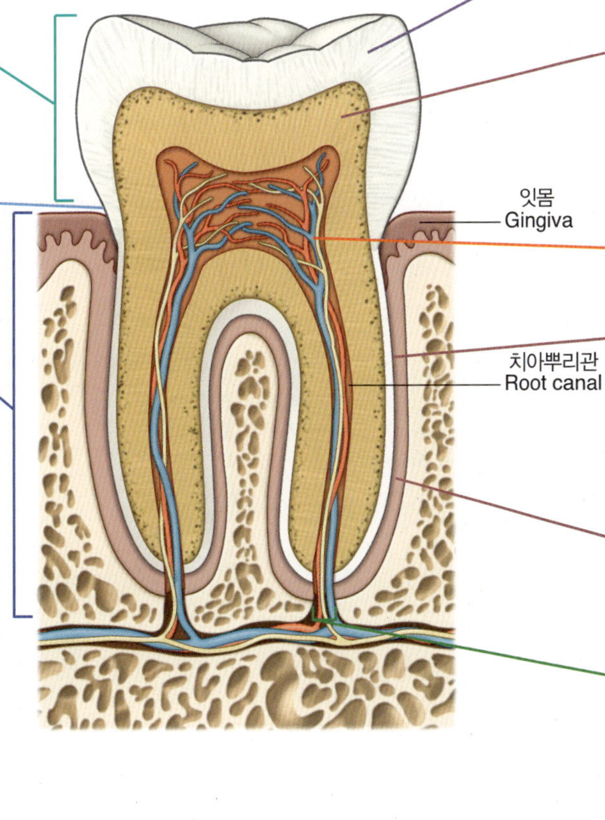

사기질(enamel)이라는 단단한 조직은 치아머리를 덮고 있다.

치아 전체 단단한 노란색 조직으로 구성되어 있으며 이를 **상아질**(dentin)이라 한다.

치아속질공간(pulp cavity)는 결합조직, 신경이 모여 있으며, **속질**(pulp)이라 한다. 속질은 각 치아뿌리의 치아뿌리관에 차 있다.

치아주위인대(periodontal ligament)는 확(socket)에 있는 섬유로 인대를 침투시켜 치아를 확에 뿌리와 함께 고정한다.

결합조직이라 불리는 이라는 **시멘트질**(cementum)은 뿌리에 있는 상아질을 덮고 있다.

신경과 혈관은 치아뿌리관의 끝에서 구멍을 통해 치아로 들어간다.

인두 (Pharynx)

음식이 입안을 떠난 후, 이것은 인두를 향해 이동한다(인두에 대한 자세한 내용은 17장, *호흡계통을 참조*). 공기는 인두의 3 부분(코인두, 입인두, 후두인두)을 통해 움직이지만, 음식은 단지 마지막 두 부분을 통해 이동한다.

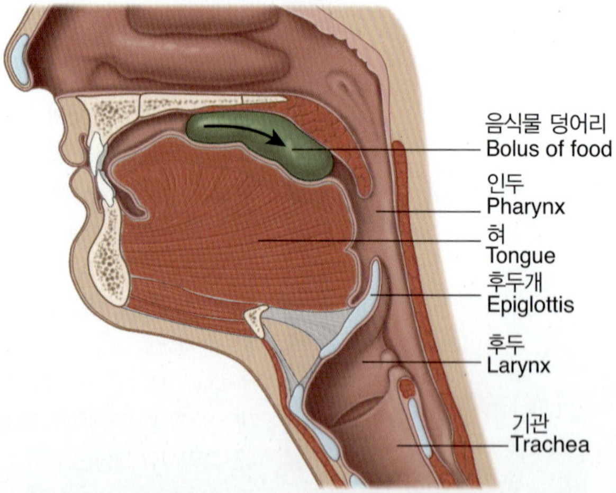

1 입안의 음식은 치아에 의해 분쇄되고 타액에 의해 촉촉하게 만들어지며, 혀는 입안의 뒤로 음식물 덩어리를 밀어낸다.

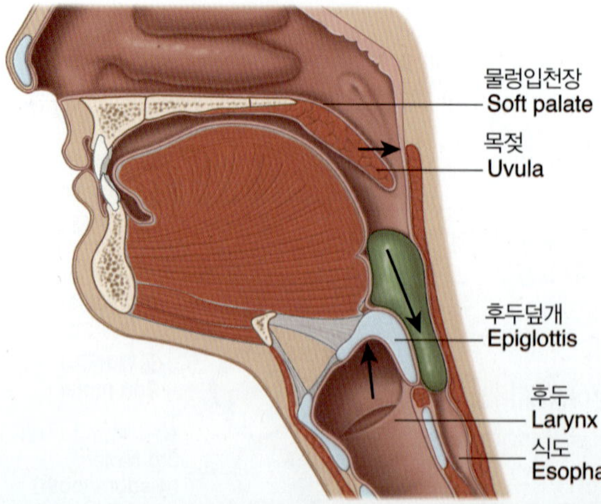

2 이 지점에서 물렁입천장을 들어올리며(코인두를 닫음) 후두가 올라가(후두덮개가 기관 위를 닫음) 음식물이 입인두와 후두인두를 통해 식도 쪽으로 가게 한다.

식도 (Esophagus)

인두와 위를 연결하는 기관이 **식도**(esophagus)이며, 근육성 관으로 길이는 약 10인치(25cm)이다.

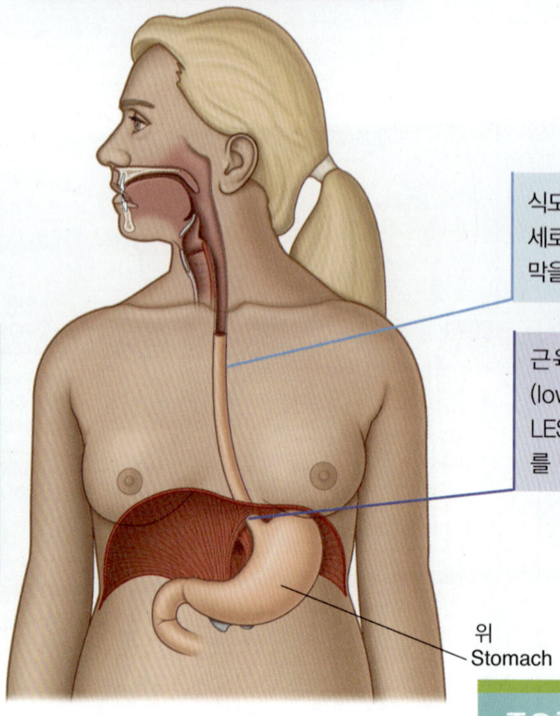

식도는 기관지 뒤에 위치하며, 가슴세로칸(mediastinum)을 통해 가로막을 관통하여, 위로 들어간다.

근육 조임근인 **아래식도조임근**(lower esophageal sphincter; LES)은 위에서 식도로 위산의 역류를 방지한다.

중요한 사실 (Fast fact)

삼키기(Swallowing)에는 입안의 22개 근육, 인두, 식도의 협력이 요구되며, 이것은 숨뇌와 다리뇌로부터 오는 신경 자극에 의해 조절된다.

식도의 벽의 샘은 점액을 분비하고, 이것들이 식도를 지날 때 마찰을 방지하게 한다. 식도로 음식물 덩어리가 지나갈 때 꿈틀거리는 것과 같은 근육수축(**꿈틀운동** peristalsis)이 위를 향해 음식물을 나아가게 한다.

중요한 사실 (Fast fact)

"가슴쓰림(Heartburn)." 또는 소화불량(indigestion)은 위의 내용물이 식도를 통해 토해 낼 때 나타나며, 타는 듯한 감각이다.

위(Stomach)

가로막 바로 위에 있는 소화관이 뻗어 위를 형성하며, 근육성 주머니로 주요 기능은 음식물을 저장한다. 위는 또한 소화를 위해(창자에서 대부분 발생) 음식물을 저장한다. 특히 위의 근육 수축은 위액과 혼합하여 음식을 작은 입자로 나누고 섞는다. 이러한 결과는 반유동성액체로 **미즙**(chyme)이라 불린다. 미즙은 위를 떠나 **날문조임근**(pyloric sphincter)을 통해 샘창자로 들어간다.

위의 정상적인 굽이는 두 개의 해부학적 표시를 만든다: **작은굽이**(위의 위쪽 면을 따라)와 **큰굽이**(아래면을 따라). 위는 아래 그림에 보여지는 것과 같이 4개의 구역으로 나뉘어 있습니다.

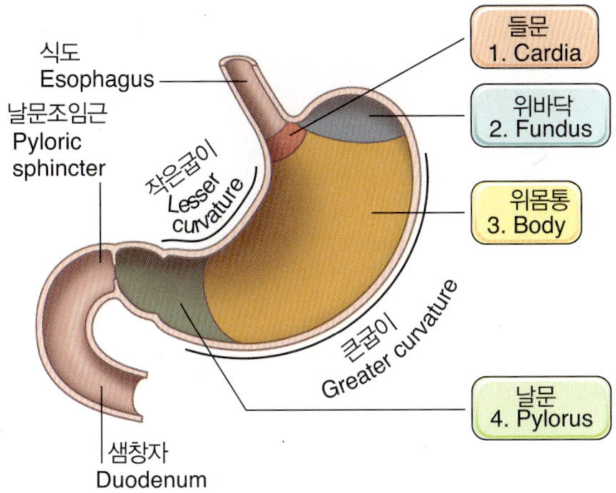

일상에서의 신체(The body at work)

위의 효소가 부분적으로 단백질뿐만 아니라 소량의 녹말과 지방과 같은 소화 과정의 대부분을 소화하고, 영양분의 흡수는 창자에서 이루어진다. 알코올(Alcohol)은 대부분 작은창자에 의해 흡수된다. 그러나, 알코올이 흡수되는 속도는(알코올의 효과를 느리게 하기 위해 알코올 섭취 전에 음식을 먹는 이유) 위 내용물을 창자로 얼마나 빨리 비우느냐에 따라 달라진다.

위는 소화 기관의 안정 시 같은 층(점막, 점막밑, 근육층, 장막)을 포함한다. 그러나 위의 근육층은 세로근육층, 돌림근육층, 빗근육층을 더 가지고 있다.

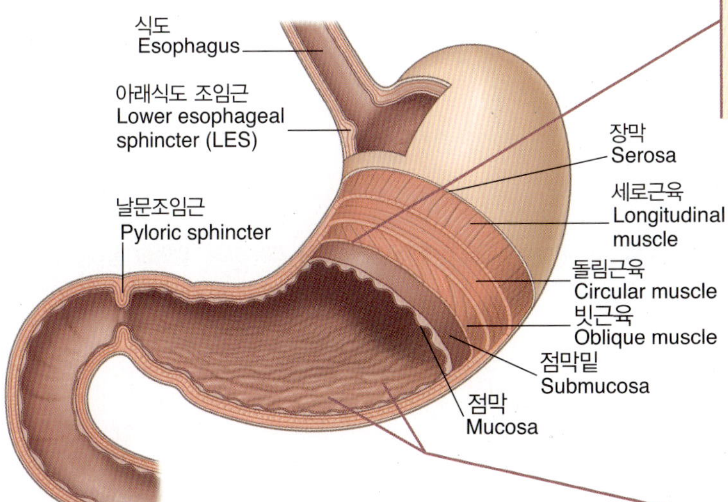

위벽의 근육인 부가적인 빗근육은 십자가 형태의 패턴을 가지고 있다. 이것은 음식의 그 처리 과정에 위에서 격렬한 교반 수축을 가능하게 한다.

위가 비어있는 경우, 점막과 점막밑은 주름져 있으며, 이를 **위주름**(rugae)이라 한다. 위에 음식물이 차있으면, 주름이 편평해 지고, 위는 확장된다. 설명: 어른의 텅빈 위는 약 50 ml의 용적을 가지고 있으나, 식후의 1~1.5 L까지 팽창된다.

위 점막에는 **위오목**(gastric pits)라는 함몰된 곳이 있다. 여러 개의 다른 샘(**위샘** gastric gland)이 각 위오목의 바닥부분에 열려 있다. 이러한 샘은 다양한 **위액**의 구성 요소를 분비한다.

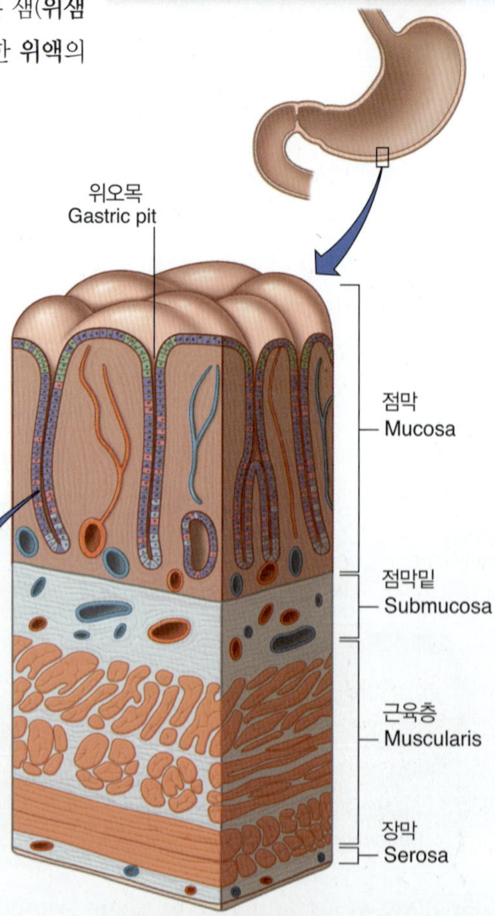

중요한 사실(Fast fact)

위샘(Gastric gland)는 매일 3L의 위액을 생산하고 있다.

점액세포(Mucous cell)는 위에 분포하며 점액을 분비하여, 위를 보호하고, 자가 소화로부터 위를 방지한다.

벽세포(Parietal cell)는 염산(hydrochloric acid)과 내인성 인자(intrinsic factor)(비타민 B12 흡수를 위해 필수적 요소)를 분비한다. 염산은 삼킨 음식에 있는 세균을 죽일 수 있다.

으뜸세포(Chief cell)는 펩시노겐(pepsinogen)과 같은 소화 효소를 분비한다.

내분비세포(Enteroendocrine cell)는 그렐린(ghrelin) 호르몬(시상하부를 자극하여 식욕을 증가)과 *가스트린(gastrin)*(소화 기능에 영향)을 분비한다.

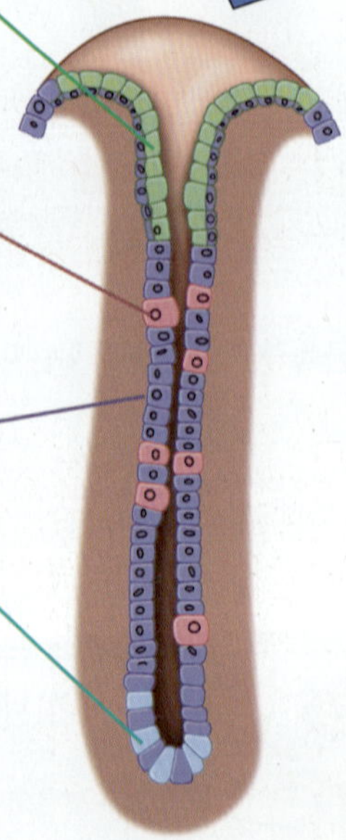

중요한 사실(Fast fact)

유동성 식사는 위를 비우는데 4시간 이하가 걸리며, 지방이 높은 식사의 경우 위를 비우는데 6시간 이상이 걸릴 수 있다.

일상에서의 신체(The body at work)

삼키기(Swallowing) 신호는 휴식하는 위에 음식물이 들어가게 한다. 음식물이 들어가면, 위는 작동하며, 위액과 음식물을 혼합하여, 샘창자로 음식물을 보냅니다.

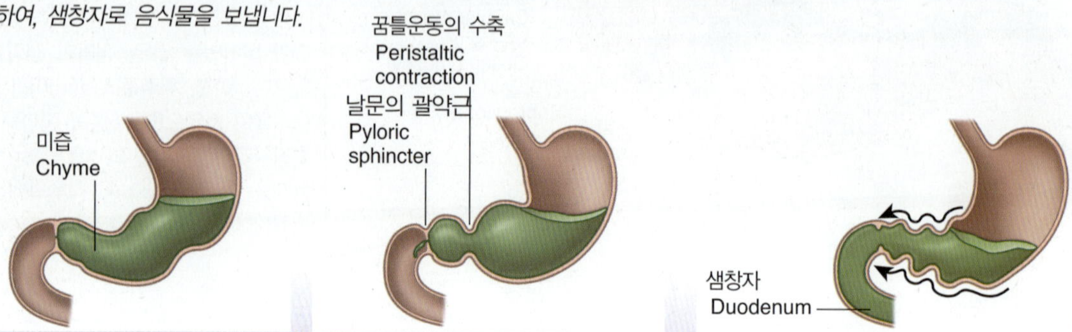

1 위바닥의 수축이 시작되고, 날문부를 향해 이동한다. 부드럽게 시작하며, 파도처럼 꿈틀 수축이 점점 더 강하게 되며, 음식물과 위액을 혼합하여, 미즙의 형태로 만든다.

2 미즙은 날문조임근을 향해 이동하며, 율동적 수축에 의해 앞으로 나아가며, 약 30 ml 씩 샘창자로 분출된다.

3 위는 지속적으로 교반하고 그 내용물을 섞으며, 미즙을 샘창자로 점차적으로 내보낸다. 이것은 위가 비워질때 까지 지속되며, 일반적 식사 시 약 4시간이 소요된다.

일상에서의 신체(The body at work)

위 분비의 자극은 세 단계로 발생한다. 각 단계(뇌상, 위상, 장상)는 인체의 다른 부분(각각 뇌, 위, 작은창자)에 의해 활성화된다.

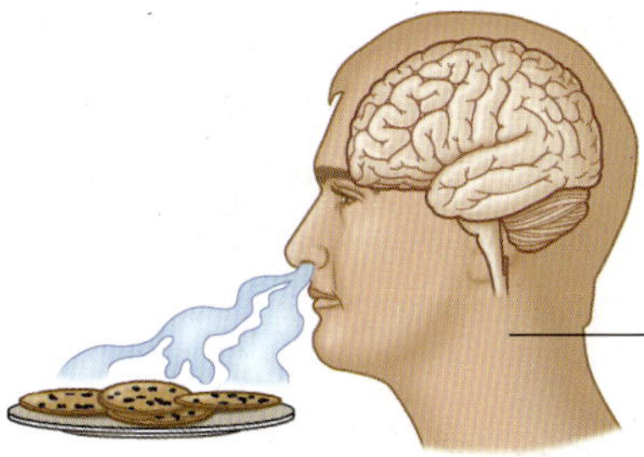

1. *냄새 맡는 것 뿐 아니라, 단순히 음식을 보는 것도 신경 자극이 발생되며 이것은 뇌줄기(brainstem)와 관련 있다. 위에서 가스트린(gastrin)과 같은 위액을 분비한다. 가스트린은 위 분비를 더욱 자극한다. 이 기간은 위액분비를 뇌에서 조절하기 때문에* ***뇌상****(cephalic phase)이라 부른다.*

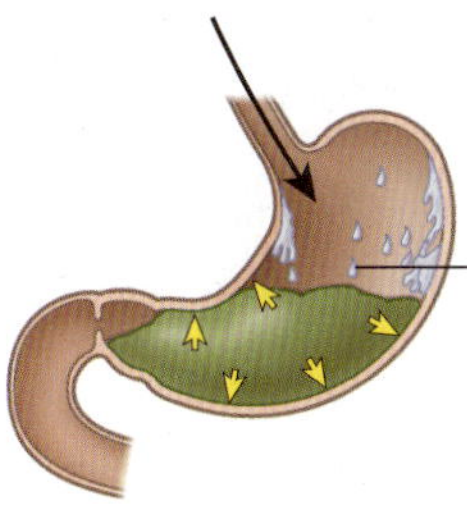

2. *다음 단계* ***위상****(gastric phase)으로 이것은 음식이 위에 들어가면 시작된다. 위에 음식물이 들어가 확장하면 신경반사를 촉진하여 위액과 가스트린의 분비를 증가시킨다.*

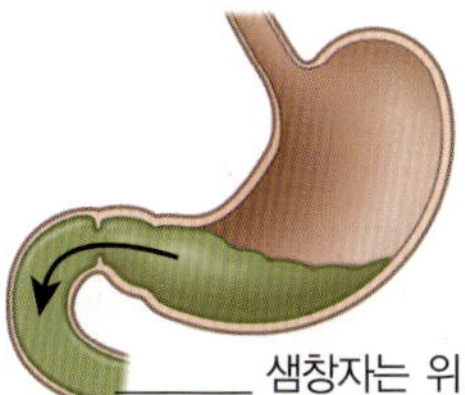

3. *미즙이 샘창자로 이동하며,* ***장상****(intestinal phase)이 시작된다. 이 시점에서 샘창자는 신경 자극이 시작되고, 호르몬을 분비하고, 동시에 가스트린 분비를 억제한다.*

기본 강좌 : 위궤양

분화구 같은 욕창 또는 궤양으로 위나 샘창자에 있으며, *소화성 궤양(peptic ulcer)*라고 한다. 식사 또는 밤에 위의 위쪽이나 중간부위에 타는 듯한 통증이나 속쓰림의 전형적인 증상과 가슴쓰림이나 메스꺼움이 포함된다. 치료되지 않은 궤양은 기관벽을 EK라 부식되며 점차적으로 치명적인 출혈을 일으킨다.

궤양의 단순 원인은 없으나 산에 내성있는 세균인 *헬리코박터 파일로리(Helicobacter pylori; H.pylori)*가 종종 관련된다. 위와 샘창자의 점막에 침입한 세균은 만성 염증을 일으키고 종종 위궤양으로 발달한다. 소화성 궤양의 다른 일반적인 원인은 비스테로이드성 항염제(nonsteroidal anti-inflammatory drugs; NSAIDs) 사용이다. 이 약은 위와 샘창자에 있는 점액 생성을 방해함으로 인해 화학적 손상을 일으킨다. 궤양은 *H. pylori*에 의해 유도되며 보통 항생제 치료 시 성공적이다.

일상에서의 신체(The body at work)

구토(Vomiting)는 다양한 자극에 의해 발생할 수 있다: 위의 과도한 팽창, 화학적 자극(알코올 또는 독소 등) 심지어 통증이나 공포 등. 이러한 형태의 자극이 발생 시 숨뇌(medulla oblongata)의 구토중추(emetic center)는 두 가지 자극을 받는다: 하나는 위식도조임근을 열고, 하나는 식도와 위몸통을 이완한다. 이런 일이 벌어지면, 배 근육이 강하게 수축하여 위와 입 밖으로 강제로 미즙을 뱉어 낸다.

간, 쓸개, 이자(Liver, Gallbladder, and Pancreas)

간, 쓸개, 이자는 소화계통의 부속기관이지만, 소화 과정에 중요한 역할을 수행한다. 각각 이 기관은 위와 작은창자의 소화 기관에 연결되어 소화액이나 효소를 분비한다.

간(Liver)

인체의 가장 큰 샘으로, 가로막 아래 위쪽 오른배 부위에 위치한다. 위쪽 이 기관은 각각 위와 작은 장의 소화 기관에 연결되어 있고 소화 유체 또는 효소를 숨긴다. 그 크기보다 훨씬 더 인상적인 기능 : 간은 포도당의 저장과 유리, 비타민과 미네랄을 처리, 독소 여과, 오래된 혈액 세포를 재활용을 포함하여 250개 이상의 작업을 수행한다. 이 장에서는 소화 내 간의 역할에 초점을 맞추고 있다.(21장. *영양 & 대사*에서 간 기능에 대해 더 논의되었다.).

간은 4개의 소엽을 가지고 있다. 두 개의 엽(**오른간엽**과 **왼간엽**)은 앞면에서 보인다.

중요한 사실(Fast fact)

Hepatic-은 간과 관련된 용어이다.

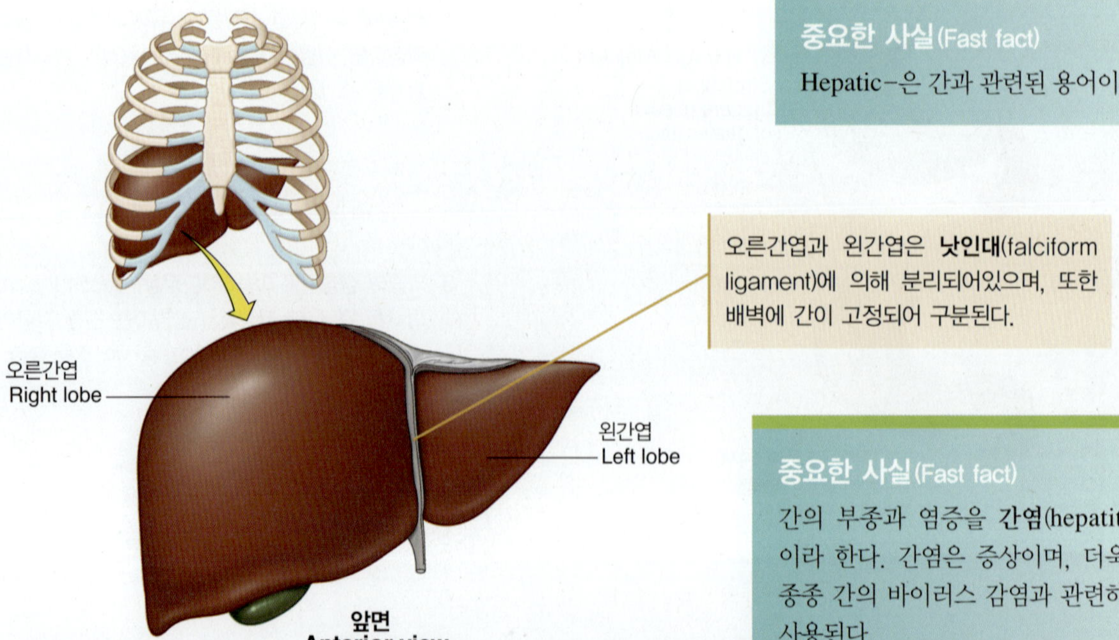

앞면
Anterior view

중요한 사실(Fast fact)

간의 부종과 염증을 **간염**(hepatitis)이라 한다. 간염은 증상이며, 더욱이 종종 간의 바이러스 감염과 관련하여 사용된다.

두 개의 부가적인 엽은 **꼬리엽**(caudate lobe) (아래대정맥 근처)과 **네모엽**(quadrate lobe) (쓸개에 나란히)으로 뒤쪽에서 보인다.

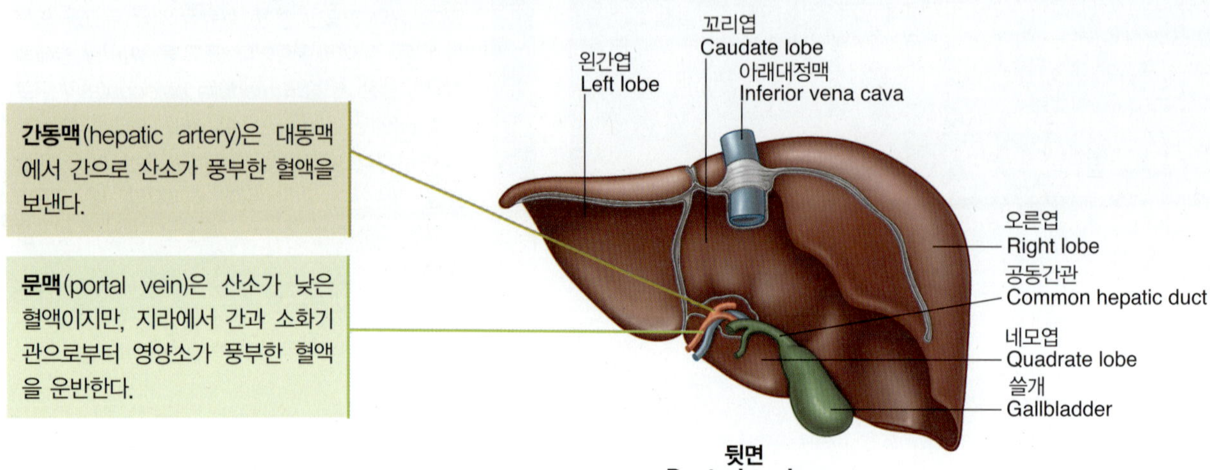

뒷면
Posterior view

간 소엽(Liver lobules)

간의 안쪽에 작고, 육면체 원통형인 **간 소엽**(hepatic lobule)으로 차있다. 이는 간의 기능적 단위이다.

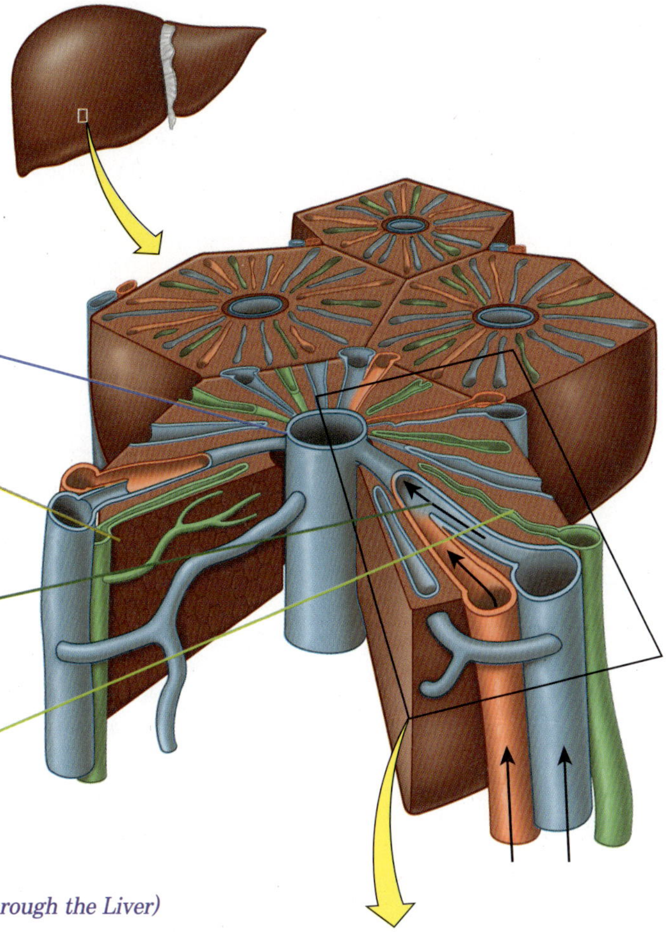

간을 통한 혈액의 흐름(Blood Flow Through the Liver)

간 소엽은 복강동맥줄기(celiac trunk)로부터 산소가 풍부한 혈액을 받을 뿐 아니라, 창자로부터 영양소가 풍부한 정맥 혈액을 받는다.

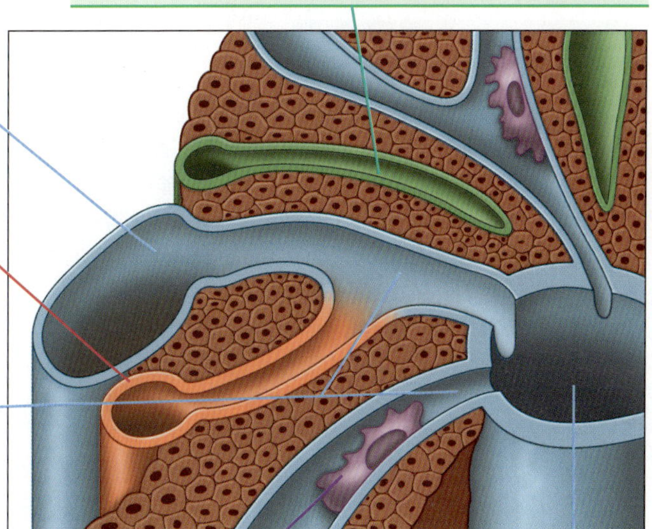

쓸개 (Gallbladder)

간 아래에 부착된 주머니로 쓸개는 쓸개즙을 농축하고 저장한다. 쓸개는 약 3-4인치(7-10 cm) 길이로 30-50 ml 쓸개즙을 저장한다.

쓸개즙은 여러 관을 통해 쓸개에 도달한다. 이것은 **오른쪽과 왼쪽 간관**(Right and left hepatic duct)에 의해 간을 나간다. 이 두관은 다시 **온간관**(common hepatic duct)이 된다. 간으로부터 쓸개즙은 먼저 **온담관**에 차고, **쓸개주머니관**(cystic duct)을 통해 쓸개로 들어간다.

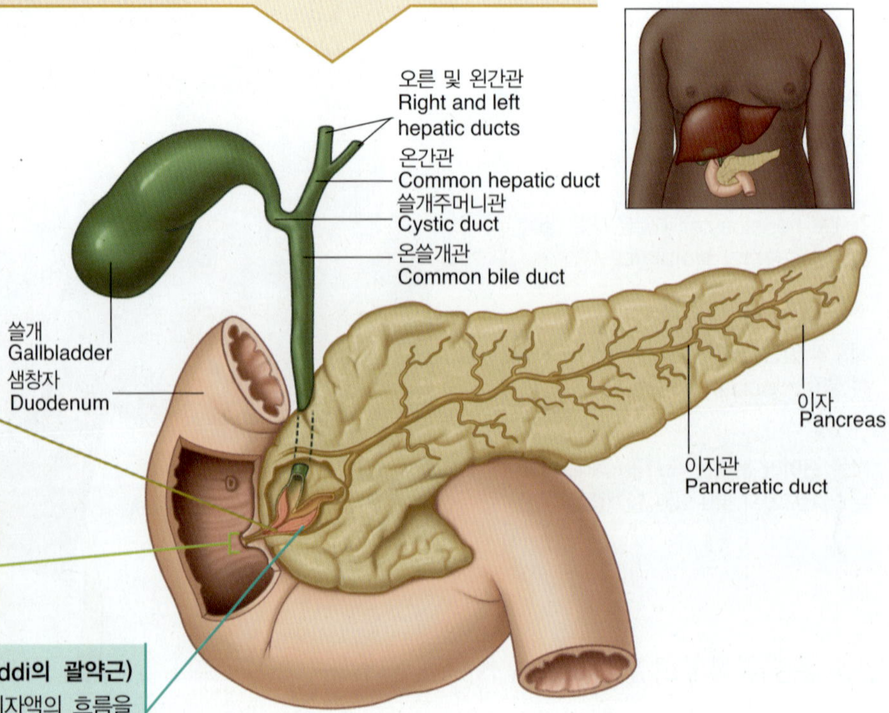

쓸개관은 **온쓸개이자관팽대**(hepatopancreatic ampulla) (Vater 팽대) 형성을 하며, 이자관과 결합한다.

팽대는 샘창자로 들어가 올라와 있는 부분을 **큰샘창자유두**(major duodenal papilla)라고 한다.

조임근은 **온쓸개이자관 조임근(Oddi의 괄약근)**이라 불리며, 샘창자의 쓸개즙과 이자액의 흐름을 조절한다.

일상에서의 신체 (The body at work)

*매일 간은 **쓸개즙**(bile)을 1 리터까지 분비한다: 황녹색의 액체는 미네랄, 콜레스테롤, 인지질, 쓸개즙 염, 쓸개즙 색소, 콜레스테롤을 포함한다. 주요 쓸개즙 색소가 **빌리루빈**(bilirubin)이고, 헤모글로빈의 파괴 결과이다. 그러나 쓸개즙의 대부분 중요한 구성요소는 **쓸개즙염**(bile salt)이다.*

콜레스테롤로부터 간에서 형성되며, 쓸개즙은 작은창자에서 지방의 소화와 흡수를 돕는다. 분비 된 후에 쓸개즙 염의 80%는 작은창자의 끝부분(돌창자)에서 재흡수된다. 쓸개즙은 간으로 되돌아가서 간세포에서 흡수된 후 다시 쓸개즙을 분비한다. 쓸개즙의 20%는 재흡수 되지 않고, 대변으로 배출된다. 사실, 쓸개즙은 대변에 반응하여, 갈색으로 만든다. 쓸개즙이 분비되지 않거나 쓸개즙의 흐름이 막히게 되면, 대변 색은 회색이 된다.

기본 강좌 : 쓸개돌

단단한 덩어리는 쓸개돌(gallstone)이라 불리며, 종종 쓸개즙 내 과도한 콜레스테롤 때문에 쓸개 안쪽에 형성될 수 있다. 쓸개돌은 아마도 증상이나 징후가 없다. 그러나 쓸개돌이 관에 막히면, 극심한 통증이 발생하게 될 것이다. 쓸개돌이 샘창자 내 쓸개의 흐름을 막는다면, 쓸개즙은 간으로 되돌아 갈 수 없을 것이고 혈류에 흡수되어 이 결과 황달(jaundice)(피부, 점액, 막, 흰자위막의 노란색으로 변화)을 일으키게 된다. 쓸개돌 증상의 치료는 쓸개를 제거하는 수술이나, 쓸개돌을 용해하기 위한 약물치료를 포함한다.

이자(Pancreas)

이자는 위 뒤쪽에 놓여 았다; 이자 머리는 샘창자 굽이에 위치하며, 그 꼬리는 지라 아래와 왼쪽 콩팥 위에 놓여 있다.

이자는 내분비샘이고 외분비샘이다. 이자섬의 중심부에 내분비 기능을 가지고 있으며, 인슐린과 글루카곤을 분비한다(이자의 내분비 기능에 대한 더 많은 정보는 12장. *내분비계통* 참조).

그러나 이자의 대부분은 외분비 조직으로 이루어져 있다. 이자는 매일 이자액(필수 소화효소이며 알칼리성 액)은 작은창자로 1.5 L가 분비된다.

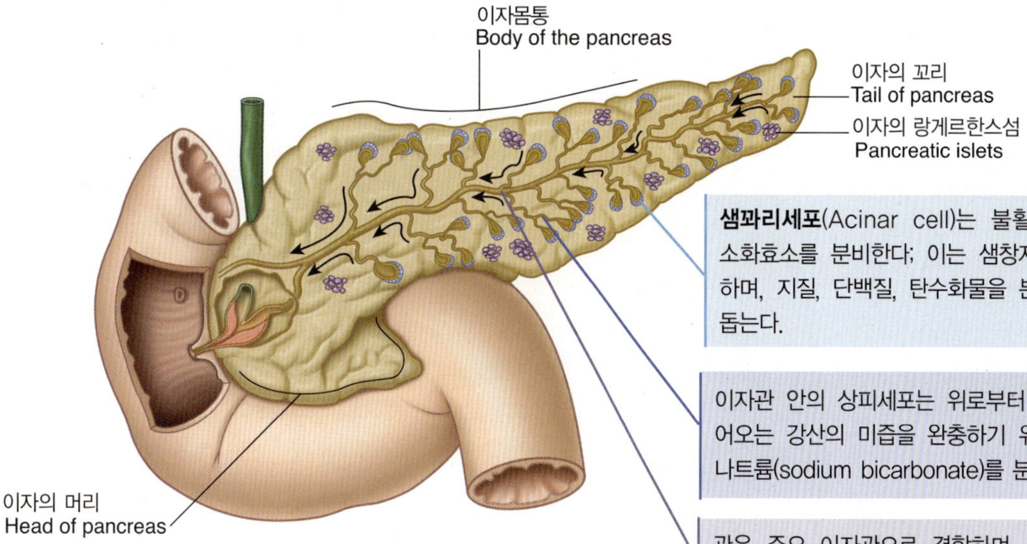

샘꽈리세포(Acinar cell)는 불활성화 형태의 소화효소를 분비한다; 이는 샘창자에서 활성화하며, 지질, 단백질, 탄수화물을 분해하는 것을 돕는다.

이자관 안의 상피세포는 위로부터 샘창자로 들어오는 강산의 미즙을 완충하기 위한 중탄산염 나트륨(sodium bicarbonate)를 분비한다.

관은 주요 이자관으로 결합하며, 온쓸개이자관 팽대의 쓸개관과 합류한다.

일상에서의 신체(The body at work)

미주 신경과 콜레시스토키닌, 가스트린, 세크레틴 호르몬은 쓸개즙과 이자액의 분비를 자극한다.

- ***콜레시스토키닌**(Cholecystokinin; CCK) : 샘창자에 도착한 미즙은 샘창자의 CCK 호르몬 분비를 자극한다. CCK는 쓸개 수축을 일으켜, 강력하게 쓸개관으로 쓸개즙을 내보내게 하고, 이자 효소를 분비하게 한다. 동시에 이것은 온쓸개관이자 조임근을 이완하여 쓸개즙과 이자액을 샘창자로 들어가게 한다.*
- ***가스트린**(Gastrin) : 이 호르몬은 위와 샘창자에 쓸개 수축과 이자액 분비를 하게 한다. 그러나 이것은 CCK가 하는 강력한 효과보다 훨씬 약하다.*
- ***세크레틴**(Secretin) : 미즙 안의 산은 또한 샘창자의 세크레틴 유리를 시작하게 한다. 세크레틴은 쓸개와 이자관에 중탄산염을 분비하고, 샘창자로 들어가는 위산을 중화하도록 돕는다.*

작은창자(Small intestine)

대부분의 화학적 소화와 대부분의 영양분 흡수는 작은창자 안에서 발생한다. 위 아래 배안의 대부분을 채우고, 창자간막에 의해 위치를 잡고 있고, 작은창자는 샘창자(duodenum), 빈창자(jejunum), 돌창자(ilium)의 3부분으로 구성되어 있다;

샘창자(duodenum)는 작은창자의 처음 10인치(25cm) 이다. 샘창자 이름은 라틴어로 "12"이며, 샘창자는 손가락 약 12개 폭의 길이이다. 이는 날문판막에서 시작하고, 창자 끝은 갑자기 아랫방향으로 돌아가 있다. 샘창자는 위에서부터 미즙 뿐 아니라, 이자액과 쓸개즙을 받는다. 여기에서 위산을 중화하고 이자 효소가 화학적 소화를 시작하는 장소이다. 더 많은 소화과정은 샘창자 보다 창자의 다른 부분에서 발생한다.

빈창자(jejunum)는 작은창자의 다음 8피트(2.4미터)를 구성한다. 많이 크고, 인접한 공간의 주름들과 미세한 수백만개의 작은 돌기들은 빈창자에 거대한 표면적을 주며 이는 영양분 흡수를 위한 최적의 장소를 만든다. 빈창자의 벽은 두껍고, 혈액 공급이 풍부한 근육은 창자의 이 부분을 붉은 색을 띄게 한다.

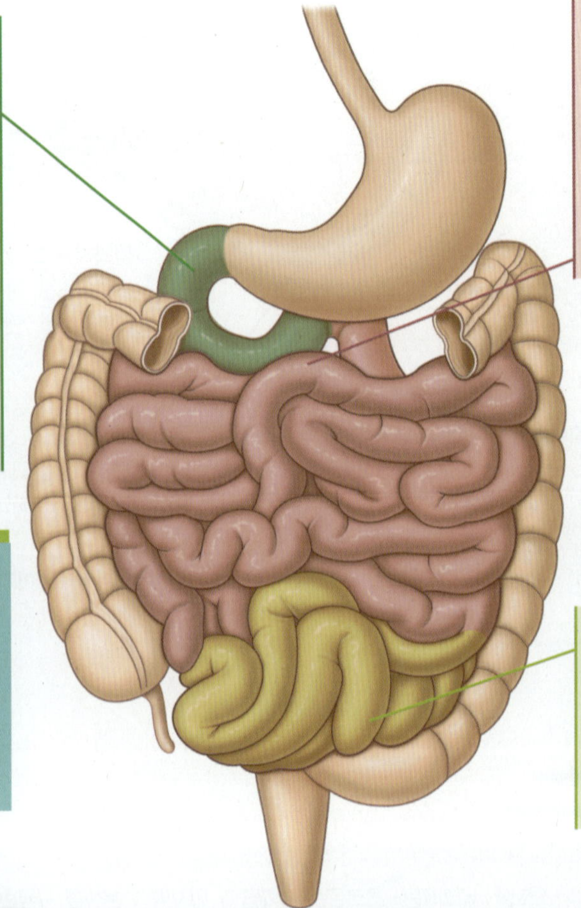

돌창자(ileum)는 창자의 마지막 12피트(3.6미터)이다. 돌창자 벽은 얇고, 빈창자 보다 혈액 공급이 적다. 림프절의 무리를 **파이어 반**(Peyer's patches)이라고 하며, 돌창자 전체에 흩어져 있다.

중요한 사실(Fast fact)

창자에서 *작은(small)*의 용어는 직경이지, 길이와 관련된 것이 아니다. 작은창자는 길이 약 20피트로 큰창자 약 5피트 보다 훨씬 길다. 그러나 직경은 더 작다.

일상에서의 신체(The body at work)

작은창자의 수축은 음식 입자를 잘게 자르는 것을 돕고, 소화액과 음식을 혼합하여, 창자점막의 수축으로 소화된 음식물의 흡수를 촉진한다. 수축(Contraction)은 또한 큰창자를 향해 나머지 음식을 나아가게 한다. 창자 수축의 두 형태는 분절(segmentation)과 꿈틀(peristalsis)이다.

***분절운동**(Segmentation)은 작은창자를 따라 간격을 두고 발생하는 고리와 같은 수축이다. 첫 번째 수축했던 지역이 이완할 때 다른 곳에 새로운 수축이 발생한다. 이것은 창자의 내용물을 앞뒤로 움직이게 하여 음식물 입자를 나누고, 소화액과 함께 혼합하게 한다.*

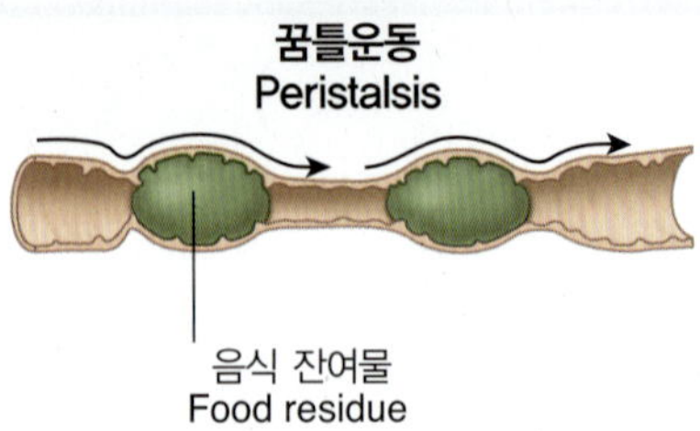

***꿈틀운동**(Peristalsis)은 대부분 영양소가 흡수되고, 소화되지 않은 나머지 잔여물이 있을 때 시작된다. 수축의 이러한 형태는 연속적이고 파도와 같이 파형을 일으키며, GI경로를 따라 소화된 음식물이 이동시킨다.*

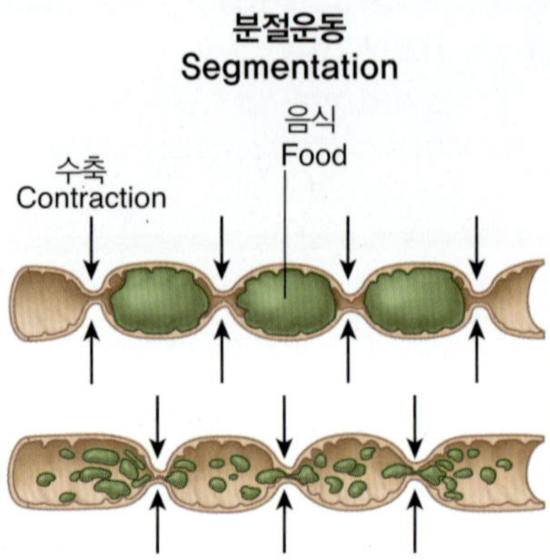

창자의 장의 안쪽에는 여러 돌기들을 갖고 이는 표면적을 증가시키고, 영양물의 흡수를 강화한다.

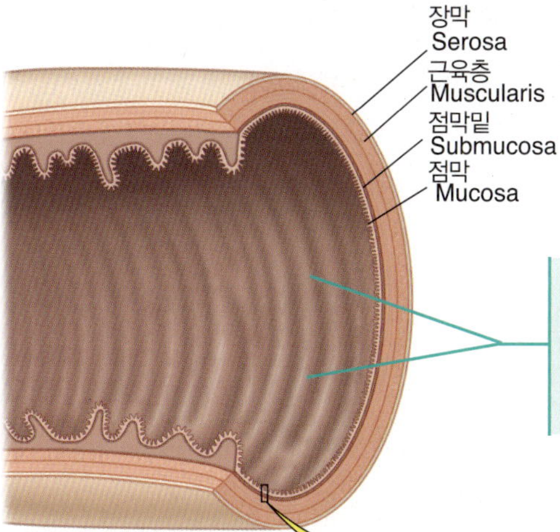

창자에 안쪽에는 **돌림주름**(circular fold)을 갖고 있으며, 이것은 미즙의 진행을 느리게 하여 점막과 접촉을 증가시킨다. 돌림주름의 윗부분에 돌출된 것은 **융모**(villi)(**단일 융모**; Villus)라 한다.

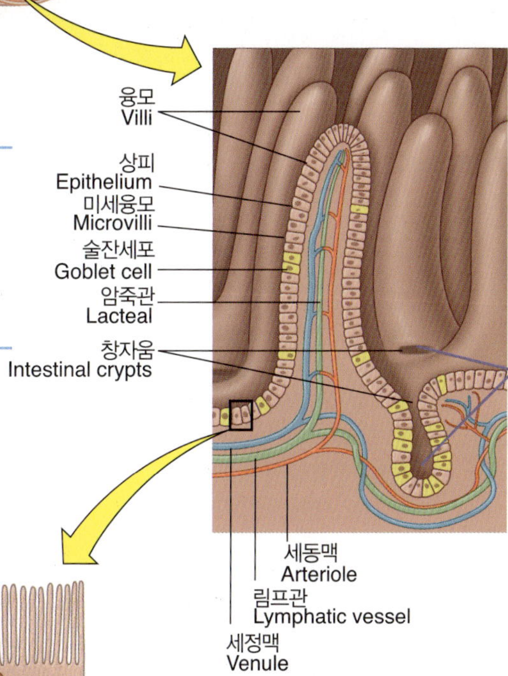

융모는 점액을 분비하는 술잔세포 뿐 아니라, 흡수하기 위한 상피세포로 덮여 있다. 각 융모의 중심에는 세동맥, 세정맥, 림프관이 있으며, **암죽관**(lacteal)이라 한다.

융모의 바닥에 구멍을 가지고 있으며, **창자움**(intestinal crypts)이라 하며, 술잔세포를 함유하고, 점액을 분비하여 음식물이 지나가는 것을 돕는다. 그것들은 또한 빠른 세포 성장을 위한 장소를 제공하며, 새로운 세포를 생성하여 탈락된 융모를 대체한다.

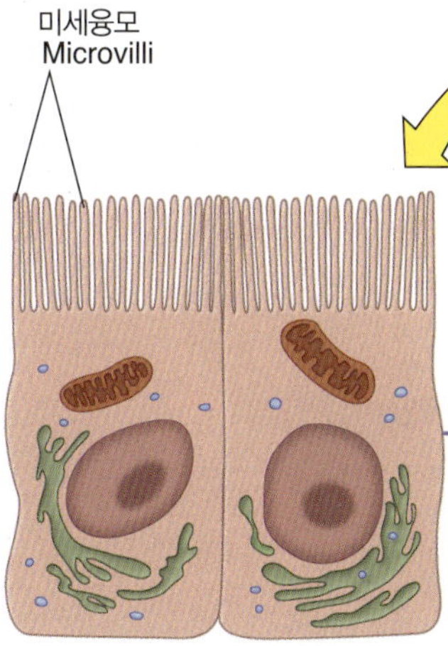

융모를 덮고 있는 상피세포는 초미립의 미세융모의 솔가장자리(brush border)를 가지고 있다. 더욱이 흡수 면적을 더욱 증가하고 미세융모는 소화 효소를 생산한다.

중요한 사실(Fast fact)

주름(fold), 융모(villi), 미세융모(microvilli)는 작은창자 표면적을 500배 이상 증가시킨다.

일상에서의 신체(The body at work)

대부분 영양소는 모세혈관의 혈류를 통해 지나며, 간으로 이동한다. 그러나 대부분 지방은 암죽관에 의해 흡수된다.

화학적 소화와 흡수(Chemical digestion and absorption)

일단 기계적으로 잘게 나눠진 음식은 화학적 소화에 의해 조절된다. 화학적 소화는 소화 효소를 사용하여, 작은 음식 분자로 변환하여, 혈류로 흡수 될 수 있게 한다. 남은 음식물이 작은창자를 떠날 때까지 대부분 영양분이 흡수된다. 소화와 흡수 과정은 영양소의 분류 사이에 다양하고, 주요 분류는 탄수화물, 단백질, 지방이다.

탄수화물(Carbohydrates)

탄수화물은 당류라고 불리는 단당류(saccharide)로 구성되어 있다:

- **다당류**(Polysaccharide)는 많은 단당류 군이 서로 연결되어 만들며 이것은 녹말과 글리코겐을 포함한다.
- **이당류**(Disaccharide)는 두 개 군이 함께 연결되어 있고, 이는 들어 있다; 이것은 자당(sucrose), 젖당(lactose), 맥아당(maltose)을 포함하고 있다.
- **단당류**(Monosaccharide)는 오직 한 단당류 군을 포함하며, 포도당(glucose), 과당(fructose), 갈락토오스(galactose)를 포함한다.)

대부분의 식품은 다당류를 포함하며, 이것은 작은 입자로 분해해야 한다(단당류(monosaccharide)와 이당류(disaccharide). 이렇게 하기 위해 소화계통은 효소를 사용한다.

중요한 사실(Fast fact)

셀룰로오스(Cellulose)는 식품에서 발견되는 소화되지 않는 탄수화물이다. 셀룰로오스는 인체 영양소로 공급되지 않으나, 이것은 식이 섬유로 중요하다. 셀룰로스에 대한 자세한 설명은 21장 *영양 대사*에 설명될 것이다.)

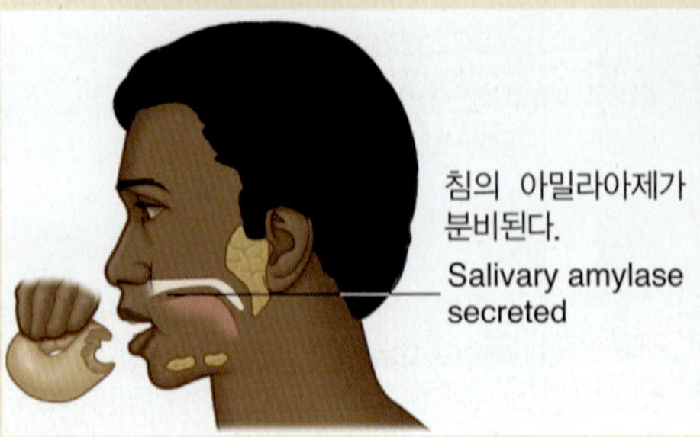

이 과정은 입안에서 시작되며, 침샘이 **아밀라아제**(amylase) 효소를 분비할 때 시작된다. 침의 아밀라아제는 다당류를 이당류로 가수분해하기 위해 작용한다.

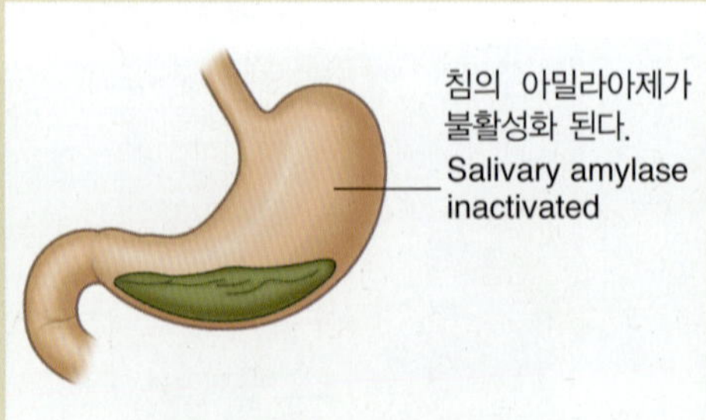

음식을 삼키면, 위산의 낮은 pH는 침의 아밀라아제를 불활성화 하게 한다. 그러나 이 지점에서 녹말의 약 50%가 이미 소화되어 있다.

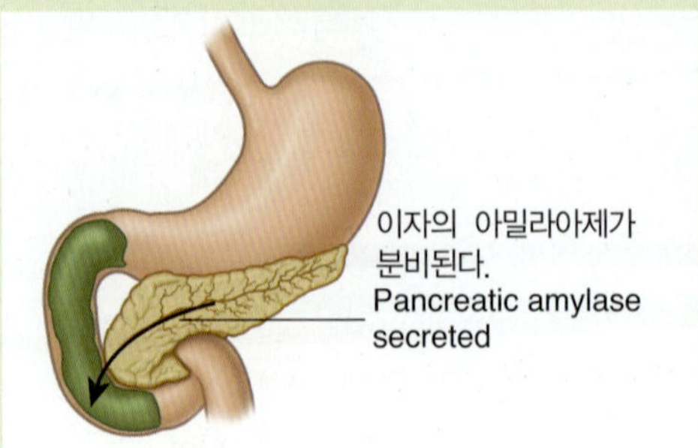

작은창자에 음식이 도달할 때, 그 결과 미즙은 **이자의 아밀라아제**와 혼합되어 녹말 소화과정을 다시 진행시킨다.

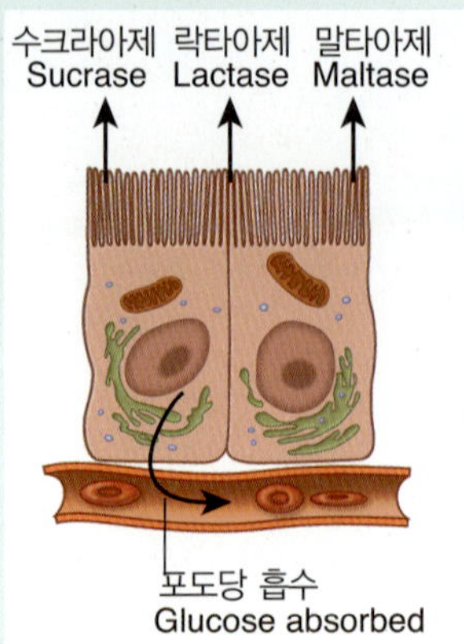

탄수화물 소화의 마지막 단계는 융모 단계에서 일어난다. 융모를 덮고 있는 상피 세포의 막은 효소 수크라아제, 락타아제, 그리고 말타아제가 포함되어 있다. 미즙이 상피 세포의 솔가장자리를 향하여 갈 때 효소는 이당류와 결합한다.(이것은 **접촉성 소화**(contact digestion)라 불린다. 소화 과정의 마지막 단계는 포도당 생성과정으로 즉시 흡수된다.

단백질 (Proteins)

단백질(Protein)은 아미노산이 펩티드 결합에 의해 꼬인 사슬과 주름을 형성하고 있는 복잡한 분자이다. 인체 전에 펩티드 결합을 끊어야지만 아미노산으로 흡수할 수 있다. 이렇게 하기 위해, 그것은 **단백분해효소**(proteases)라는 효소를 사용해야 한다. 단백분해 효소는 침에는 없고, 위 창자 안에서 작용한다.

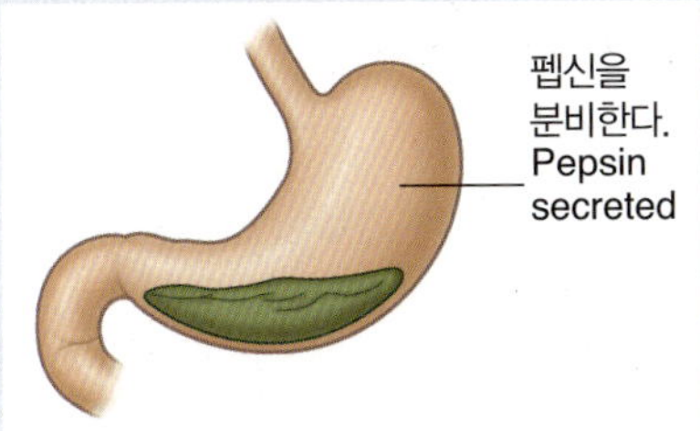

위 속의 **펩신**(pepsin) 효소는 특정 아미노산 사이의 펩티드 결합을 가수분해한다.

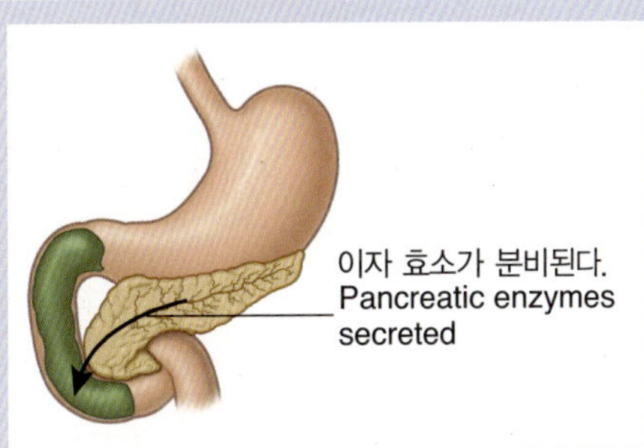

미즙이 샘창자에 들어가자마자 펩신은 불활성화된다. 그 시점에, 이자 효소인 **트립신**(trypsin)과 **키모트립신**(chymotrypsin)은 펩티드결합을 끊는 작용을 한다.

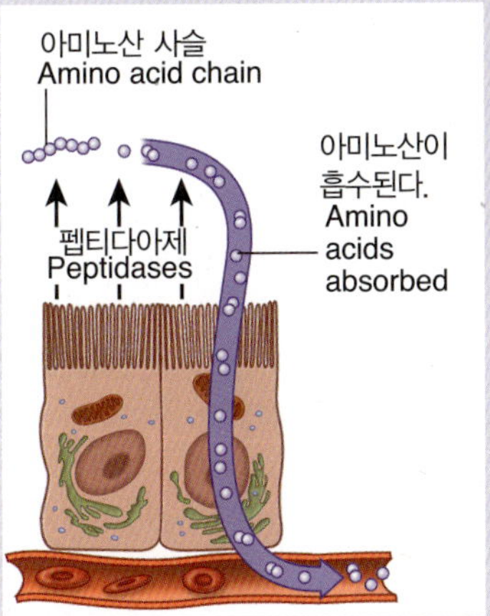

마지막으로, 솔가장자리의 효소를 **펩티다아제**(Peptidases)라 하며, 남아있는 사슬을 끊어, 단일 아미노산으로 만들며, 이후 혈류로 흡수한다.

중요한 사실 (Fast fact)

아미노산의 각기 배열은 약간 다른 펩티드 결합을 가지며, 스스로 다양한 결합으로 배열되어 있다. 결과적으로, 인체는 프로테아제가 단백질을 소화하자마자 광대한 배열을 한다.

지방 (Fats)

지방은 물에 용해되지 않기 때문에 뭉친 덩어리로 샘창자로 들어간다. 소화를 촉진하기 위해 지방은 먼저 작은 입자로 끊어져야하고 이 과정을 **유화**(emulsification)라 한다. 이 과정이 발생하지 않으면, 단지 지방 입자면이 소화효소에 노출되어, 지방 소화를 매우 느리게 만든다.

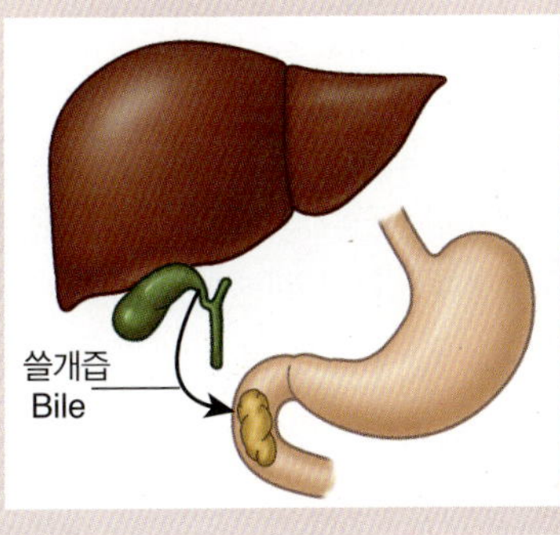

지방 입자가 샘창자에 들어갔을 때 쓸개즙 내 두 물질(레시틴과 쓸개즙염)이 지방을 작은 입자로 나눈다.

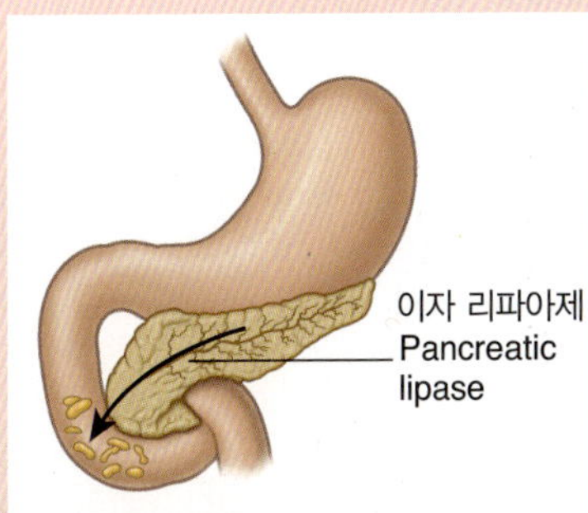

일단 지방은 유화되며, 이자의 **리파아제**(lipase, 주요 지방 소화 효소)가 지방을 소화시키기 시작한다. 이 과정 속에서 지방은 글리세롤 혼합물, 짧은 지방산 사슬, 긴 지방산 사슬, 단순글리세라이드로 나눠진다.

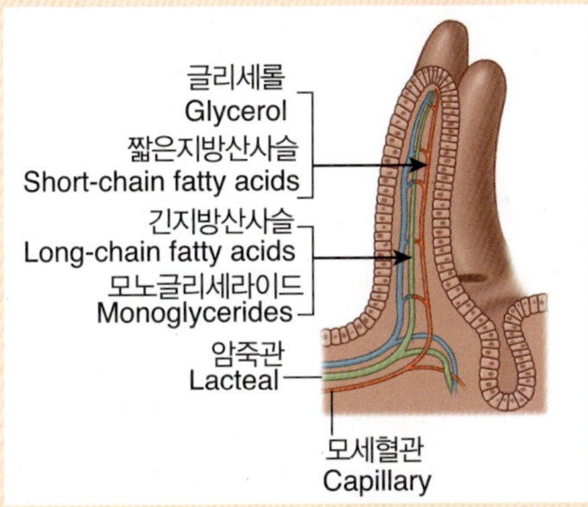

글리세롤과 짧은지방산사슬은 융모 안의 혈류로 흡수된다. 긴지방산사슬과 모노글리세라이드는 모세혈관에 흡수되기 너무 커서, 융모벽에 흡수된다. 거기에 이것들은 중성지방(triglyceride)으로 변화되고, 최종적으로 융모의 암죽관으로 들어간다. 림프계통으로 운반된 후에 중성지방은 왼쪽빗장밑정맥의 혈류로 들어간다.

큰창자(Large intestine)

한번 처리된 음식물은 그 영양분을 흡수하고, 남겨진 잔여물은 작은창자에서 큰창자로 이미 떠날준비가 되어있다. 사실상, 약 500 ml의 소화되지 않은 음식물 잔여물과 탈락된 상피세포, 미네랄, 염분과 세균이 매일 큰창자로 들어간다. 큰창자는 통과하기 전에 다량의 물을 흡수하고, 잔여물로부터 노폐물(**대변** feces)이 되어 몸 밖으로 나간다.

다음 그림은 잘록창자를 보여주며, 막창자(cecum)로 시작하고, 남은 음식물은 막창자로 들어가며, 항문관으로 끝나며 노폐물이 나간다. 이 모든 경로를 따라 있는 주머니 형태를 **잘록창자팽대**(haustra)라 하며, 근육층의 민무늬근육의 긴장도가 증가한 결과이다.

애니메이션(ANIMATION)

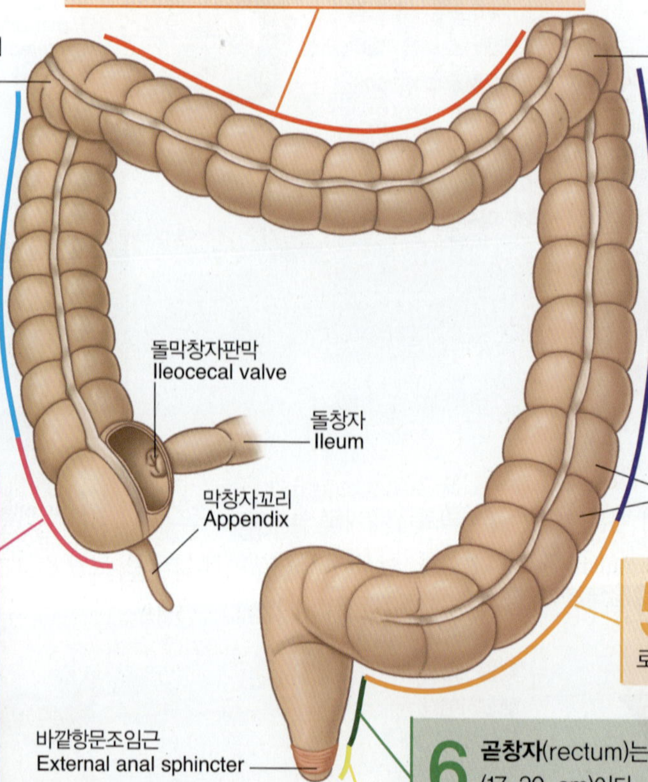

1 큰창자는 **막창자**(cecum)라 불리는 막힌 주머니에서 시작된다. 막창자의 아래 끝에 부착된 관 모양의 기관은 **막창자꼬리**(appendix)라고 한다. 막창자꼬리는 림프 조직 덩어리를 가지고 있으며, 면역세포의 원인을 제공합니다. 돌창자가 큰창자와 만나는 지점에 **돌막창자판막**(ileocecal valve)가 있으며 이것은 작은창자의 물질이 오로지 한 방향으로만 향해 이동할수 있게 도와준다.

2 **오름잘록창자**(ascending colon)는 간을 향해 뻗어있습니다. 잘록창자는 급격히 굽어져 **오른잘록창자(간)굽이**(right colic (hepatic) flexure)를 만든다.

3 **가로잘록창자**(transverse colon)는 간, 위, 지라 아래를 지나간다. 잘록창자는 **왼잘록창자(지라)굽이**(left colic (splenic) flexure)를 만듭니다.

4 **내림잘록창자**(descending colon)는 배안의 왼쪽을 따라 아래로 향해 있다.

5 **구불잘록창자**(sigmoid colon)은 S자 모양으로 곧창자로 이어진다.

6 **곧창자**(rectum)는 창자의 마지막 17–18인치(17–20 cm)이다. 곧창자의 점막은 세포주름을 형성하며, 이를 항문관(anal column)이라 한다.

7 곧창자의 마지막 1 인치(2.5 cm)는 **항문관**(anal canal)을 만들며, **항문**(anus)을 통해 밖으로 열려있다. 항문은 **속항문조임근**(불수의적 민무늬근)과 **바깥조임근**(수의적 뼈대근육)의 두 개의 조임근으로 구성되어 있다.

중요한 사실(Fast fact)

막창자꼬리염(Appendicitis)은 막창자꼬리의 염증으로 내부에 감염성 물질로 막혀 있을 때 발생하며, 수술로 막창자꼬리를 제거(**막창자꼬리절제술**)하며, 가장 흔한 응급수술 중 하나이다.

일상에서의 신체(The body at work)

*큰창자에는 700종 이상의 세균이 모여 있으며, 이러한 **세균 무리**(bacterial flora)는 또한 정상 무리(normal flora)라 불리며, 인체의 건강을 위한 다양한 유익한 기능을 수행한다. 예를 들어, 일부 세균은 셀룰로오스를 소화하고 다른 물질로 하며 우리는 소화 효소를 가지고 있지 않다. 다른 세균은 특히 비타민 K와 비타민 B같은 특정한 양의 비타민을 생산한다.*

*세균작용의 생산물중 하나는 창자의 가스 또는 **방귀**(flatus)이다. 비록 방귀는 부분적으로 삼켜진 공기결과이고, 소화되지 않은 다당류의 세균 발효로부터 나온 결과이다. 방귀는 주로 질소와 이산화탄소로 구성되어 있으며, 수소, 메탄, 황화수소를 함유한다. 잘록창자를 통과하는 소화되지 않은 영양분의 양이 많을 때 통증성 경련은 세균의 작용으로 창자 속 가스 양이 증가되어 발생한다.*

일상에서의 신체(The body at work)

창자 수축은 잘록창자에서 곧창자를 향해 분변을 움직인다.

- ***팽기 수축**(Haustral contractions): 팽기에 잔류물이 차였을 때 이는 팽창하게 되어, 팽기 수축을 자극한다. 잔류물을 혼합하는 것 외에 수축은 다음 팽기로 잔류물을 밀어낸다. 팽기수축은 일반적으로 매 30분 마다 발생한다.*
- *강한 꿈틀거리는 수축을 **집단운동**(mass movement)라 하며, 잘록창자를 따라 시간당 수인치 씩 다량의 물질을 이동시킨다. 특히 이러한 움직임은 위샘창자에 음식물이 찼을 때 시작된다.*

*곧창자로의 분변의 집단움직임은 배변반사(defecation reflex)를 자극한다. 곧창자는 수축하고, 속항문조임근과 바깥항문조임근이 이완한다. 바깥항문조임근이 이완했을 때(수의적인 조절로 불수의적으로 분변이 나가는 것을 막는다) 분변은 인체 밖으로 나갈 수 있다(**배변** defecation).*

주요 소화 효소

기관	효소	소화된 물질
침샘	아밀라아제	녹말
위	펩신	단백질
이자	프로테아제(트립신, 키모트립신)	• 단백질
	• 리파아제	• 지방
	• 아밀라아제	• 녹말
창자	• 펩티다아제 • 수크라아제 • 락타아제 • 말타아제	• 펩티드 • 자당 (설탕 수수) • 젖당 • (맥아당 (맥아 설탕))

중요한 사실(Fast fact)

치질(Hemorrhoids)은 항문관의 정맥이 붓고, 부풀어 오른 것이다.

기본 강좌 : 노화에 따른 변화

소화계통의 효율성은 나이가 들수록 감소한다. 시간이 지나, 소화기관의 근육성 벽이 약해지고, 창자 꿈틀운동이 느려지며, 이 결과 변비와 치질의 결과로 나타난다. 식도에서 꿈틀운동도 느려져 더욱 삼키기 어렵게 만든다. 들문조임근의 조임근은 식도에서 위로 음식물의 흐름을 조절하나 이 또한 약해져 식도 역류와 "가슴쓰림(heartburn)"을 일으킨다. 치아 소실은 일반적으로 먹기 어렵게 만든다. 냄새와 맛의 감각도 감소하며, 이러한 요인은 왜 노인들이 식욕이 저하되는지 이해하기 쉽게 만든다.

노화는 또한 영양소의 흡수를 방해한다. 특히, 위의 위산과 다른 소화효소의 생산감소와 비타민 B_{12}의 흡수를 저하를 유도한다. 간의 효율성 또한 감소하여, 노인들의 약물 대사 능력은 느려지며, 약물 과다 복용 시 이들은 매우 큰 위험에 처해지게 된다.

핵심 용어 분석(Review of Key Terms)

아밀라아제(Amylase) : 침에 들어 있는 효소로 녹말을 분해한다.

막창자꼬리(Appendix) : 막창자의 아래쪽 끝에 부착된 관모양의 기관; 면역세포 원인을 제공한다.

쓸개즙(Bile) : 간에 의해 분비되는 황녹색의 액체로 소화를 돕는다.

막창자(Cecum) : 큰창자의 시작 부분로 제공하며, 막힌 주머니

으뜸세포(Chief cells) : 위 점막의 세포로 소화효소 분비

미즙(Chyme) : 음식물 입장와 소화액이 섞여 반유동성 액체를 만든다.

상아질(Dentin) : 치아의 대부분을 형성하며, 단단한, 노란색의 조직

샘창자(Duodenum) : 작은창자의 처음 10인치; 대부분의 소화 과정을 수행하는 작은창자의 부분

창자신경얼기(Enteric nervous system) : 소화계통을 지배하는 신경얼기

창자내분비세포(Enteroendocrine cells) : 그렐린 호르몬을 분비하는 위점막 속의 세포

식도(Esophagus) : 인두와 위를 연결하는 근육성 관

쓸개(Gallbladder) : 간에 부착된 주머니로, 쓸개즙을 저장하고, 수축함.

위오목(Gastric pits) : 위 점막 내에 들어간 곳으로 샘을 구성하고, 위액의 구성요소를 분비한다.

잇몸(Gingiva) : 치아의 목을 둘러싼 조직, 잇몸

단단입천장(Hard palate) : 코안에서 입을 분리하는 뼈 구조

팽기(Haustra) : 큰창자의 길이를 따라 있는 주머니,

작은창자(Ileum) : 작은창자의 마지막 세 번째 부분

빈창자(Jejunum) : 작은창자의 두번째 부분, 모든 위치에서 많은 영양소들을 흡수한다.

암죽관(Lacteal) : 작은창자의 융모 안에 있는 림프 혈관

리파아제(Lipase) : 지방 소화 효소

씹기(Mastication) : 씹는 과정으로 음식의 소화가 시작됨.

창자간막(Mesentery) : 배안 내 소화 기관을 연결해 주는 결합조직의 얇은 막

귀밑샘(Parotid gland) : 귀 앞쪽 피부 가까운 아래 위치하고 있는 침샘.

꿈틀운동(Peristalsis) : 소화관을 따라 음식물을 앞으로 추진하는 파도 같은 근육 수축

프로테아제(Proteases) : 위와 작은창자에서 펩티드결합을 끊는 작용을 하는 효소

위주름(Rugae) : 위의 점막밑과 점막의 주름

침샘(Salivary glands) : 입안 속의 샘으로 침을 분비

분절(Segmentation) : 고리와 같은 수축을 포함하여 작은창자의 수축 형태

물렁입천장(Soft palate) : 입과 비인두 사이에 활의 형태를 하는 뼈대근육으로 대부분 구성되어 있는 구조.

학습한 정보 유지하기(Own the information)

이 장에서 학습한 정보를 기억하기 위해서는 학습한 내용을 반영할 수 있는 시간이 요구된다. 따라서, 하얀 종이에 학습하고 토론한 중요 주제를 회상하면서 써내려가 본다. 그리고, *DavisPlus* 웹사이트에 접속하고 20장의 학습 목표를 체크하여 본다. 쓴 모든 내용이 이 장의 학습목표와 완전히 일치하는가? 그렇지 않으면, 이 장을 적절하게 다시 살펴 본다. 그리고, 학습 목표의 개념을 다시 써보거나 그려본다.

20장의 중요 주제 :

- 기계적 소화와 화학적 소화
- 소화 기관의 조직층
- 창자신경계통의 역할
- 배막 및 창자간막의 구조와 기능
- 입, 치아, 인두, 그리고 식도의 해부학
- 침의 구성 및 기능
- 위의 구조와 기능
- 위오목의 해부 및 생리
- 위 분비의 세 단계
- 간, 쓸개, 이자의 구조와 기능
- 작은창자의 구조와 기능
- 탄수화물, 단백질, 그리고 지방의 화학적 소화와 흡수
- 큰창자의 구조와 기능

학습점검(Test Your Knowledge)

1. 소화 단계 어디에서 음식물을 나누고 흡수할 수 있는가?
   a. 기계적 소화
   b. 흡수
   c. 화학적 소화
   d. 섭취
2. 소화관의 층으로 음식물을 앞쪽으로 추진하기위해 이완하는 것은?
   a. 점막
   b. 근육
   c. 점막밑
   d. 장막
3. 창자간막이 아닌 것은?
   a. 큰그물망
   b. 작은그물망
   c. 잘록창자간막
   d. 빈창자
4. 입 안의 어떤 효소가 녹말의 분해를 시작하기 위해 작용하는가?
   a. 아밀라아제
   b. 펩신
   c. 트립신
   d. 수크라아제
5. 인두와 위를 연결하는 근육성 관은?
   a. 샘창자
   b. 돌창자
   c. 구불잘록창자
   d. 식도
6. 중성지방은 어떻게 혈류로 들어가는가?
   a. 창자의 솔가장자리를 지난 후 직접 혈류로 들어간다.
   b. 암죽관으로 들어가, 림프계통을 통해 혈류로 들어간다.
   c. 융모벽으로 흡수되어, 이후 혈류로 들어간다.
   d. 중성지방은 혈류로 들어가지 않는다.
7. 주름의 목적은 무엇인가?
   a. 위액 분비
   b. 작은창자의 음식찌꺼기를 몰아낸다.
   c. 위를 팽창하게 한다.
   d. 작은 입자로 음식을 나누는 것을 돕는다.
8. 위즙 분비를 시작하게 하는, 시작 계기에 해당하는 것은?
   a. 음식의 냄새
   b. 음식물이 차여, 위를 신장
   c. 샘창자로 미즙의 움직임
   d. 위 속의 수축
9. 이자 세포가 분비하는 소화 효소는?
   a. 샘꽈리세포
   b. 이자섬(랑게르한스섬)
   c. 도관세포
   d. 쿠퍼세포
10. 대부분의 영양분이 흡수되는 곳:
    a. 위
    b. 작은창자
    c. 큰창자
    d. 입
11. 대부분의 지방 소화 되는 곳은?
    a. 입
    b. 위
    c. 샘창자
    d. 큰창자

20장 답

1. 정답 : c. 기계적인 소화는 음식물을 작은 조작으로 깨는 것을 포함하지만, 그 조각이 세포에 흡수될 만큼 충분히 작지는 않는다. 흡수는 세포가 영양분을 흡수하는 단계이다. 섭취는 음식물의 소비 과정이다.
2. 정답 : b. 점막은 가장 안쪽의 층이다. 점막밑은 땀샘, 혈관, 림프관, 신경을 포함하는 결합 조직의 층입니다. 장막은 가장 바깥 층으로 배안 내에 소화관을 덮고 있다.
3. 정답 : d. 빈창자는 작은창자의 일부이다.
   다른 모든 것은 창자간막이다.
4. 정답 : a. 펩신은 위 안에서 단백질을 소화의 역할을 한다. 트립신은 샘창자에서 단백질을 분해하는 이자 효소이다. 수크라아제는 작은창자에서 자당을 소화하는 역할을 한다.
5. 정답 : d. 샘창자는 작은창자의 처음 10 인치이다. 돌창자는 작은창자의 마지막 부분이며, 세 번째이다. 구불잘록창자는 큰창자에서 곧창자로 이어지는 S자형 모양의 부분이다.
6. 정답 : b. 솔가장자리는 작은창자에서 탄수화물을 포도당으로, 단백질을 아미노산으로 분해하는 효소를 분비하는 상피 세포가 나열된 곳이다. 솔가장자리는 지방의 소화와 흡수에는 관여하지 않는다. 긴 사슬 지방산과 하나의 글리세라이드는 융모의 지방 벽에 흡수되어 이들은 중성지방으로 변화된다. 중성지방은 림프계통을 통해 이동한 후 혈류로 들어간다.
7. 정답 : c. 다른 답은 모두 잘못되었다.
8. 정답 : a. 음식이 위에 차면, 위는 늘어나고, 위액과 가스트린의 분비는 증가되나, 이는 초기 시작은 아니다. 미즙이 샘창자로 움직임이는 소화의 창자단계에서 시작하고, 위액 분비는 억제된다. 위액과 가스트린의 분비를 증가와 함께 채우고 있지만, 초기 계기 아니므로 위의 스트레칭. 샘창자에 미즙의 운동은 소화의 장 단계를 시작하고, 위의 분비가 억제되어 있다. 위의 수축은 위액과 음식물 입자를 혼합하지만, 이들은 위액의 분비를 자극하지는 않는다.
9. 정답 : a. 랑게르한스섬은 인슐린 분비. 이자 내 도관세포는 중탄산염, 쿠퍼세포는 간 소엽 속의 대식세포이다.
10. 정답 : b. 다른 답은 모두 잘못되었다.
11. 정답 : c. 다른 답은 모두 잘못되었다.

모바일로 이 코드를 스캔하면 Davis*Plus*의 Podcast도서관이 접속됩니다. 또한 **http://davisplus.fadavis.com**에 접속하면 이 단원에 유용한 자료를 이용할 수 있습니다.

제 21 장 21

영양과 대사 (Nutrition & Metabolism)

성인의 에너지 소비의 약 2/3가 단순히 정상 인체 기능을 유지하기 위해 사용된다.

인체는 심지어 쉬는 시간에도 엄청난 양의 에너지를 소비한다. 방에서 걸을 때나, 책을 집어들 때도 에너지를 요구하지만, 심장이 뛰고, 신경자극을 전도하고, 호흡동안 허파가 움직일 때도 에너지는 요구된다. 사실상 인체는 살아가기 위해 물질 공급이 지속적으로 필요하다.

인체의 연료 공급원은 식품으로, 앞 장에서 논의되었다. 소화계통에서 분해된 음식물이 혈류를 통해 흡수되어, 사용할 수 있는 식품 구성요소(**영양소**; nutrients)의 하나이다. 그러나 이것은 단지 시작에 불과하며, 영양소는 세포로 들어가 나아가 화학반응을 하는데 이를 **대사**(metabolism)라 한다. 이는 처리(process) 또는 대사를 통해 영양소들은 에너지로 전환되거나 인체가 사용하고 저장할 수 있다.

아래 그림에서 보여지는 것과 같이 일부 인체 계통은 다른데 보다 더 큰 에너지 공급을 요구한다.

다양한 기관에 의해 소비되는 에너지의 비율
Percentage of energy expended by various organs

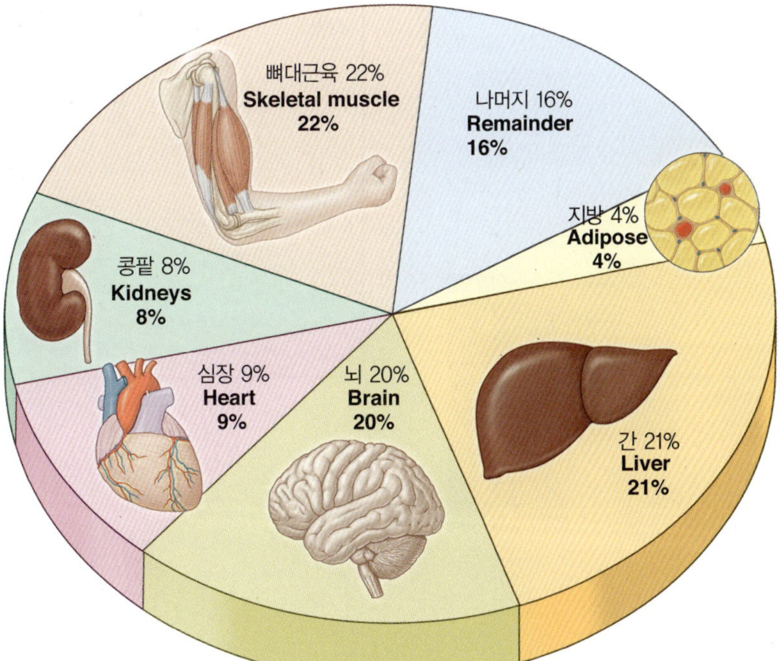

에너지의 단위(Units of Energy)

에너지 소비는 인체로부터 열의 발산에 의해 측정된다. 영양에서, 자주 사용되는 열의 단위는 **칼로리**(calorie)이다. 열의 양(에너지 energy)은 물 1g의 온도를 1 ℃ 올리는데 필요한 열의 양이다. 1,000 칼로리는 칼로리(Calorie, C) 또는 킬로칼로리(kilocalorie)라 한다. 즉, 칼로리는 연료로 인체에서 사용하는 *에너지(energy)*이다.

사람들은 탄수화물, 단백질, 그리고 지방의 소비를 통해 식이칼로리를 구한다. 식품의 칼로리 수는 식품 함유되어진 잠재적 에너지의 측정이다. 모든 식품군이 동일한 칼로리를 공급하지 않는다. 예를 들어, 탄수화물과 단백질 모두 g당 4칼로리(4 Calories/gram)이며, 지방은 1 g당 9 칼로리(9 Calories/gram)를 생산한다. 최적의 영양을 위해 에너지는 탄수화물, 단백질, 지방 뿐 아니라, 비타민과 다른 영양소가 균형적으로 공급되어야 한다.

일상에서의 신체(The body at work)

인체가 휴식 시 필요한 에너지의 양(심장 박동할 때, 허파가 호흡할 때, 콩팥이 기능할 때 요구되는 것과 같음)을 ***기초대사율****(basal metabolic rate; BMR)이라 한다. 성인의 BMR은 남자는 하루에 약 2,000 칼로리이고 여자는 약간 적다. 대사를 증가시키는 요인은 불안, 열, 식사(섭취된 음식이 인체에서 처리되는 동안 대사율이 증가), 갑상선 호르몬이 포함된다. 많은 요인들은 개인이 필요한 칼로리 수에 영향을 미친다(이 페이지에서 "대사율에 영향을 미치는 주요 요소"를 참조).*

칼로리에 영향을 주는 다음 인자는 신체활동이 필요하다. 신체활동은 양치질에서 조깅까지 모두 포함된다. 신체 활동 기간 동안 소비되는 칼로리의 수는 사람의 체중뿐만 아니라, 활동의 강도에 따라 다르다.

체중을 유지하기 위해 섭취한 칼로리와 같은 양을 내보내야 한다. 신체에서 소비되는 것 보다 더 많은 칼로리를 섭취한다면, 체중이 늘어나게 될 것이다. 그 반대 역시 사실이다. 신체에서 소비되는 것보다 더 적은 칼로리를 섭취한다면, 체중감소를 초래할 것이다.

중요한 사실(Fast fact)

지방 1 파운드 얻기 위해 3,500 칼로리의 초과가 요구된다.

기초 대사량에 영향을 미치는 주요 요인

신체 크기와 구성

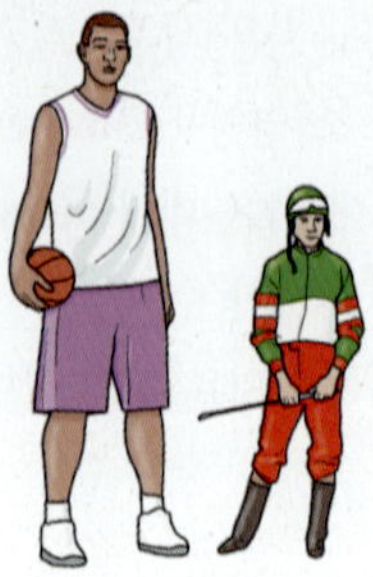

더 크거나 더 많은 근육을 가진 사람들이 더 많은 칼로리를 태운다.

성별

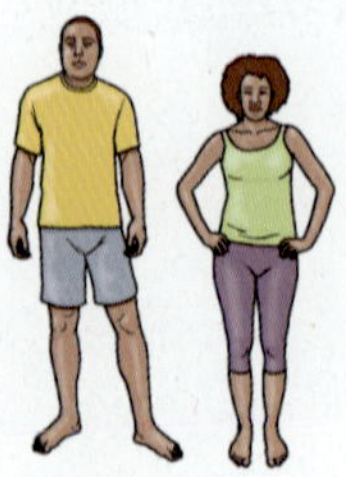

남성은 같은 나이와 체중을 가진 여자보다 지방이 적고 근육이 많다. 결과적으로 그들은 칼로리를 더 많이 태운다.

나이

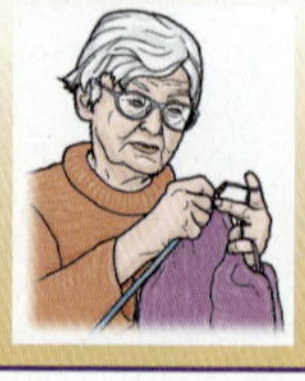

노화에 따라 근육량 감소로 대사율이 늦어진다.

중요한 사실(Fast fact)

알코올과 높은 당을 함유하는 일부 음식들은 "영양가없는 칼로리(empty calories)"라 불린다. 이러한 형태의 식품은 열량은 높으나 상대적으로 영양소는 적게 갖고 있기 때문이다.

배고픔과 포만감(Hunger and Satiety)

시상하부는 배고픔과 포만감(식사 후 만족감) 모두를 위한 조절 중추를 포함한다. 최근 연구에서 이러한 중추에 여러 호르몬이 깊이 관여함을 확인했다. 다음 그림은 식욕에 영향을 미치는 5가지 주요 호르몬을 보여준다: 그렐린(ghrelin) 호르몬은 다른 4 호르몬이 억제하는 동안, 식욕을 자극한다.

지방 조직에서 분비되는 **렙틴**(leptin)은 신체가 체지방에 충분히 에너지 저장을 갖고 있는 신호를 뇌로 보낸다. 그러므로 렙틴은 식욕을 억제한다. 렙틴 수준이 높음에도 불구하고, 과체중과 비만인 사람들은 식욕에 저항을 갖게 만들며, 렙틴의 영향을 억제한다.

그렐린(ghrelin)은 위가 비어 있을 때 위의 벽세포에 분비되며, 배고픈 감각을 생성한다. 그렐린은 식후 약 3시간 동안 감소한다.

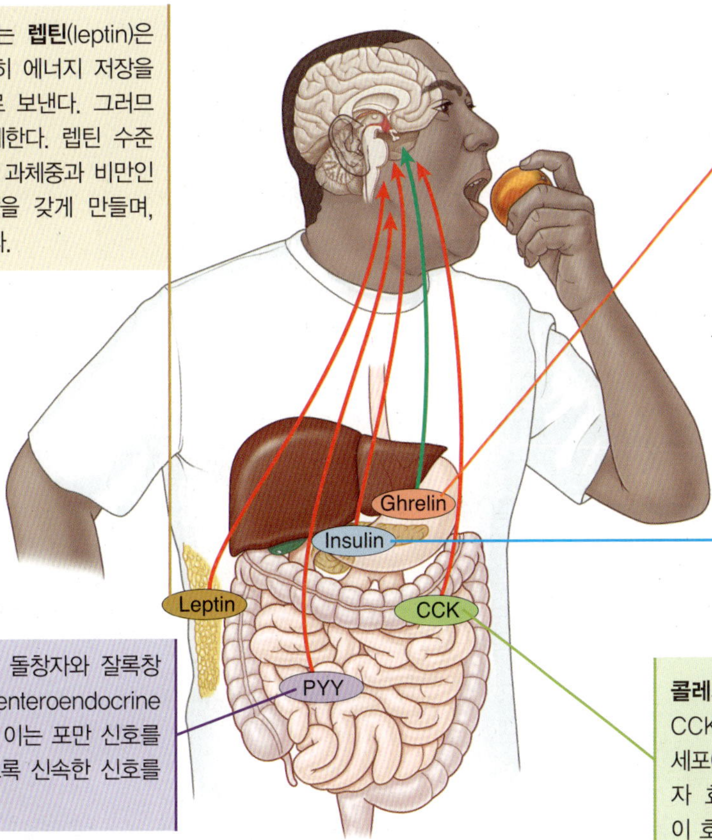

인슐린(Insulin) 수준은 식후 빠르게 증가하여, 포도당 농도의 상승을 억제한다. 분비된 인슐린의 양은 인체 지방양에 따라 다양하다. 렙틴과 같이 인슐린은 뇌로 체지방량을 각성하게 하므로, 식욕을 억제한다.

Peptide YY (PYY) – 돌창자와 잘록창자 내 창자내분비세포(enteroendocrine cell)에 의해 분비되며, 이는 포만 신호를 보내 먹는 것을 멈추도록 신속한 신호를 보낸다.

콜레시스토키닌(Cholecystokinin; CCK)은 샘창자와 빈창자에 있는 세포에 의해 분비되며, 쓸개즙과 이자 효소의 분비에 의해 자극되며, 이 호르몬 또한 식욕을 억제한다.

중요한 사실(Fast fact)

그렐린 수준은 위주름수술(gastric bypass surgery) 시 현저하게 감소된다. 이것은 수술 후에 체중감소에 기여하는 중요한 인자 중에 하나일 것이다.

영양소 (Nutrients)

영양소는 탄수화물, 지질, 단백질, 물뿐만 아니라 비타민과 미네랄이 포함되어 있으며, 인체의 성장, 재생, 유지 시 사용된다. 때문에 인체는 탄수화물, 지질, 단백질 및 물 상당히 많은 양을 필요로 하기 때문에, 이것들은 **다량영양소**(macronutrients)라고 한다. 반면에 인체에 비타민, 미네랄 처럼 단지 소량만 필요한 것을 **미량영양소**(micronutrients)라고 한다.

몸은 영양분을 포함한 대부분의 비타민, 미네랄, 8종의 아미노산, 일부 지방산을 포함한 영양분의 대부분을 식이를 통해 얻어야한다. 그것들이 식이에 필수적이기 때문에 **필수영양소**(essential nutrients)라고 한다. 그러나 일부 영양소는 몸은 합성 수 있으며, 이것들이 식이를 통해 필수적이지 않기 때문에 이러한 영양소를 **비필수영양소**(nonessential nutrients)라 한다.

(영양과 대사의 기본 개념은 2장의 *생명의 화학*에서 설명되었다. 그것은 이 장을 진행하기 전에 다음 주제를 검토하는 것이 도움이 될 수 있다.)

탄수화물 (Carbohydrates)

탄수화물은 몸의 주요 에너지원이다. 탄수화물이 포함된 음식(대부분 식물)을 섭취하여 탄수화물을 얻는다. 식물에서 탄수화물은 광합성의 결과이다.: 이 과정은 식물이 햇볕으로부터 에너지를 사용하여, 이산화탄소를 받아들이고 산소를 유리시키는 과정이다. 본질적으로 식물의 탄수화물은 저장된 에너지를 나타낸다. 탄수화물 소비에 의해 인체는 에너지를 이용한다.

식이 탄수화물은 3가지 형태로 발생한다: 단당류(monosaccharides), 이당류(disaccharides), 다당류(polysaccharides)

단당류 (Monosaccharides)

- **단순당**(simple sugars)으로 알려져 있다.
- 단맛
- 분해없이 작은창자를 통해 흡수된다.
- 예로, 포도당, 과당(과일 당), 갈락토스가 포함된다.

이당류 (Disaccharides)

- 이것 또한 단순당 (simple sugars)으로 불린다.
- 소화 과정동안 단당류로 분해된다.
- 예를 들어, 자당(설탕), 젖당(우유 당), 맥아당 (보리 같은 발아되는 곡물에서 발견되는 당)을 포함한다.

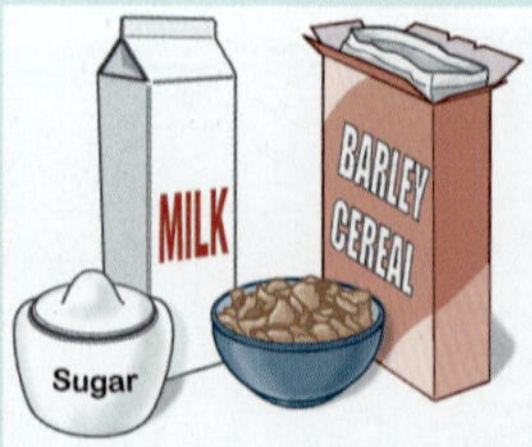

다당류 (Polysaccharides)

- **복합탄수화물**(complex carbohydrates)로 알려져 있다.
- 녹말로 구성되어 있으며, 야채, 곡물, 감자, 쌀에 있는 녹말, 콩에서 발견된다.
- 중요한 다당류인 셀룰로스를 포함한다 (이 페이지에서 "인체의 작용"을 참조).

인체가 지속적으로 연료를 위해 탄수화물을 태우기 때문에, 그것들은 식사의 대부분의 비율을 형성해야 한다. 특히, 평균적으로 성인은 탄수화물에서부터 자신의 열량의 40%-50%를 얻어야 한다. 매우 활동적인 사람들은 탄수화물에서 60%까지 얻어야 할 필요가 있다.

탄수화물의 대부분은 복합탄수화물로 섭취해야 한다. 이러한 식품은 탄수화물에 부가적인 다른 생명에 필요한 영양소를 함유하기 때문이다. 또한 신체는 복합탄수화물을 단순당보다 더 천천히 흡수하므로 혈당수준이 급격히 올려 건강하지 않게 하는 것을 예방한다.

일상에서의 신체 (The body at work)

인체는 셀룰로오스를 소화할 수 없기 때문에, 이 영양소로 고려되어지지 않는다. 그럼에도 불구하고, 셀룰로오스는 식이섬유의 형태로 식이에 중요하게 기여한다. 식물 조직의 중요한 구성요소로 셀룰로스는 창자의 물을 흡수하여 팽창한다. 이것은 잘록창자를 늘리고, 꿈틀운동을 증가하게 하여, 대량으로 더해진다. 차례로, 이는 인체 밖으로 더 빨리 배출되게 한다.

지질(Lipids)

지질, 또는 지방은 과잉 에너지의 저장소 역할을 한다. 특히 과도한 탄수화물은 지방으로 변환된다. 그 다음, 음식 섭취량이 감소하는 동안, 저장된 지방은 에너지를 방출하기 위하여 분해되고 이용되어 질 수 있다.

지방은 에너지를 저장하는데 이상적인 물질: 탄수화물 보다 치밀할 뿐 아니라, 이것은 에너지 밀도가 높다. 탄수화물의 1g당 4칼로리와 비교할 때 지방은 1g 당 9칼로리를 포함하고 있다. 지방은 몸 속에서 다른 중요한 역할을 한다. 예로:

- **지방은 특정 비타민의 흡수를 가능하게 한다.** 비타민 A, D, E, K는 지용성이며, 그들은 작은창자에서 흡수되는 식이지방에 의존하는 것을 의미한다.
- **지방은 세포 구조에 기여한다.** 식이 지방은 세포막과 미엘린(myelin)의 주요 구성 요소이며, 다른 지질 (인지질과 콜레스테롤과 같은)로 변환할 수 있다. 콜레스테롤은 스테로이드 호르몬, 쓸개즙염, 비타민 D의 전구체로서 작용한다.
- **지방은 인체를 절연하고 몸을 보호한다.** 열을 보존하기 위해 몸을 절연뿐만 아니라, 지방은 손상에 보호하기 위해 정교하게 창자 기관 주위를 둘러싸고 있다.

중요한 사실(Fast fact)

포화 지방의 과도한 섭취는 동맥 경화, 심장 질환, 당뇨병, 심지어는 유방과 잘록창자암에 관련된다.

제 2장에서 논의 된 바와 같이, 지방은 탄소 사슬의 구조에 따라 포화 또는 불포화로 나눌 수 있다.

포화지방(Saturated fats)

- 동물에서 주로 유래된다.
- 실온에서 고체로 되는 경향이 있다.
- 고기, 노른자 및 유제품에서 발견된다.
- 식물성 쇼트닝과 마가린과 같은 등 경화 오일(실온에서 고체로 만들기 위해 처리되는 오일)에 함유된다.

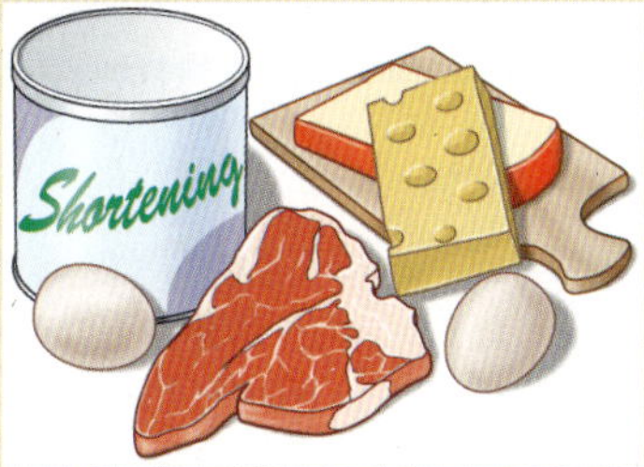

불포화 지방(Unsaturated fats)

- 견과류, 씨앗, 식물성기름에서 발견된다.
- 실온에서 액체로 되는 경향이 있다

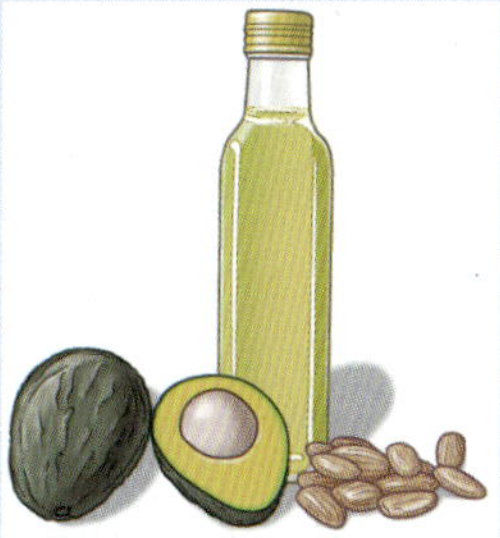

이상적으로, 지방은 성인의 일일 섭취량의 30%를 넘지 않도록 해야하며, 포화지방 20% 이상이넘지 않도록 구성해야한다. 예를 들어, 하루에 2000칼로리 식단을 기반으로, 지방 섭취는 400–700 칼로리, 또는 44–78g로 제한해야 한다. 실제 포화지방은 10%이하여야 한다.

일반적으로 상업적으로 구워진 상품 및 스낵 식품에서 흔하게 발견되는 포화지방의 특정 형태는 트랜스지방(trans fat)이다. 트랜스지방은 더 고체형태로 만들기 위한 식품 처리 동안 액체의 식물성쇼트닝에 수소가 더해진 결과이다. 트랜스지방은 심장 마비와 뇌졸중 위험을 증가시켜, 미국 심장 협회는 트랜스지방 섭취를 일일 섭취 열량의 1%를 넘지 않도록 제한하는 것을 권장한다.

몸은 필요한 지방산의 대부분을 합성 할 수 있다. 그러나 몇 가지(세포막의 필수 부분인 리놀렌산과 같은)는 합성 할 수 없다. 이를 **필수지방산**(essential fatty acids)이라 하며, 이 지방은 음식을 통해 얻어야 한다. 이것들은 식물성기름, 통곡물, 야채와 같은 식품에서 발견된다.

중요한 사실(Fast fact)

가공식품은 일반적으로 포화지방을 포함하기 때문에 불쾌한 냄새가 나는 것을 제한하려고 상온에서 고체 상태로 유지하는 경향이 있다.

단백질(Protein)

단백질은 인체 내 광범위한 기능을 충족한다. 예를 들어, 단백질은 모든 세포막의 주요 구성 요소이다. 또한, 그것들은 많은 뼈의 구조, 연골, 힘줄, 인대, 피부, 머리카락, 그리고 손톱을 구성한다. 항체, 호르몬, 헤모글로빈 뿐만 아니라 2,000가지의 여러 가지 효소 또한 단백질로 구성되어 있다. 사실은, 인체 질량의 약 12%-15%는 단백질로 구성되어 있다.

인체는 100,000 가지 이상의 서로 다른 단백질이 포함되어 있다. 각각의 이러한 단백질은 20개의 아미노산의 다양한 조합으로 구성되어 있다.(이 페이지에서 "인체의 작용"을 참조).

소화의 과정 동안 단백질들은 각각의 아미노산으로 분해된다. 흡수할 때, 인체는 특정 목적을 위한 새로운 단백질 만들기 위해 아미노산을 다시 결합한다. 인체는 여분의 아미노산을 저장할 수 없다. 결과적으로, 인체에서 새로운 단백질을 만들기 전에 단순 아미노산으로 나눠져야 한다. 그것들을 이용가능하게 만들며, 동시에 모든 필수아미노산을 제공하는 식품은 **완전단백질**(complete proteins)이라 한다. 하나 이상의 필수 아미노산이 부족한 식품은 **불완전단백질**(incomplete proteins)이라고 한다.

완전 단백질(Complete proteins)

- 주로 동물성이다.
- 고기, 생선, 계란, 유제품을 포함한다.

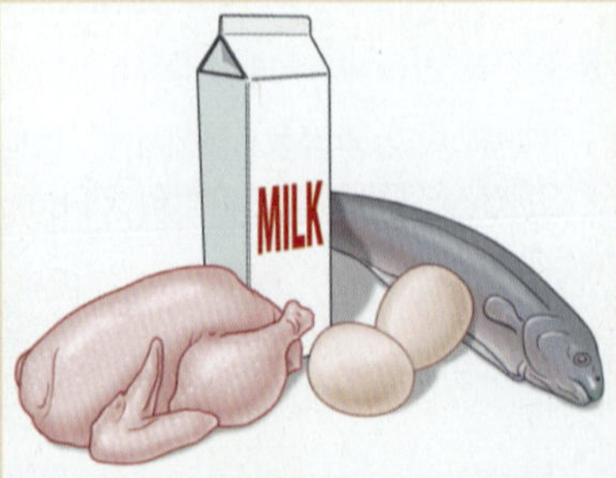

불완전 단백질(Inomplete proteins)

- 식물성이다.
- 견과류, 곡물, 그리고 콩류를 포함한다.

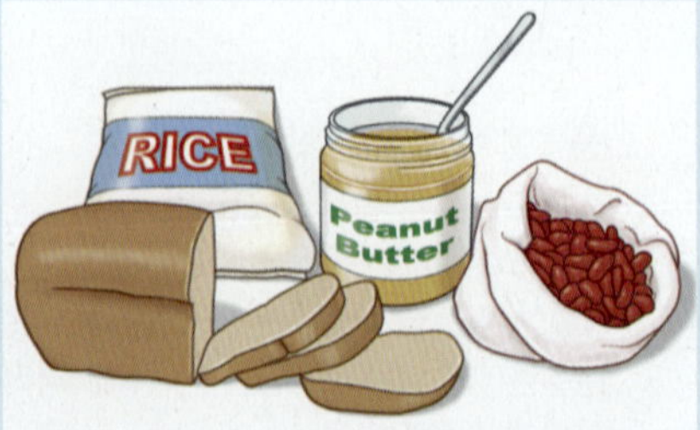

일상에서의 신체(The body at work)

인체는 20개의 아미노산 중 11개는 합성할 수 있다. 그것들은 ***비필수아미노산****이라고 불리기 때문에 음식을 통해 섭취될 필요가 없다. (이 아미노산들이 인체에 필수적인 것을 명심한다). 나머지 9개의 아미노산은 음식을 통해 얻어야하기 때문에* ***필수 아미노산****이라고 한다. 다음 표는 신체의 20개의 아미노산의 이름을 나열하였다.*

중요한 사실(Fast fact)

하나의 아미노산이 부족한 음식과 아미노산을 포함하고 있는 다른 음식과의 결합을 통해 식물 자원에서 모든 필수 아미노산을 얻는 것이 가능하다. 예를 들어, 콩은 아미노산인 리신이 결핍되었으나, 쌀에 리신이 풍부하므로 혼합하면, 완전단백질을 형성한다.

인간의 몸에 20개의 아미노산

필수 아미노산	비필수 아미노산
아이소류신	알라닌
류신	아르기닌
리신	아스파라긴
메티오닌	아스파트 산
페닐알라닌	시스테인
트레오닌	글루탐산
트립토판	글루타민
발린	글리신
히스티딘	프롤린
	세린
	티로신

참고 : 많은 비필수아미노산은 질병과 스트레스를 받을 때 필수적이다.

비타민 (Vitamins)

탄수화물, 지질 및 단백질 외에, 몸은 비타민이라 불리는 소량의 유기화합물이 필요하다. 비타민은 대부분 보조효소에 포함되어 대사 과정에서 지지 효소인 분자이다. 비타민 D (태양에 피부가 노출에 되며 형성 될 수 있는)가 아닌 다른 비타민은 몸에서 만들 수 없다. 따라 비타민은 반드시 규칙적인 식품을 통해 얻어야 한다.

비타민은 수용성 비타민과 지용성 비타민으로 분류한다. **수용성 비타민**(water-soluble vitamins)은 그것들이 체액에 용해 후 작은 창자 내 물과 함께 흡수되고 콩팥에 의해 배설된다. 수용성 비타민은 몸에 저장되지 않기 때문에, 독성위험(비타민 과다증)이 약하다(그러나, 독성은 비타민 C와 같은 수용성비타민을 대량용량으로 투여 시 발생할 수 있다)

지용성비타민(Fat-soluble vitamins)은 섭취된 지방과 함께 흡수되며, 이들은 필요하기 전까지는 인체의 간과 지방조직에 저장되어 있다. 따라서 비타민과다섭취는 독성이 발생할 수 있다. 비타민 A, D, E 그리고 K는 지용성 비타민이다. 다음 표는 섭취 원천, 그들의 기능, 그리고 결핍 증상과 함께 주요 비타민을 설명합니다.

주요비타민

비타민	섭취 원천	기능	결핍증상
수용성비타민			
아스코르브산 (C)	감귤류, 녹색 야채	콜라겐의 합성, 항산화, 적혈구 형성, 상처 치유, 철 흡수를 도움	괴혈병; 피부, 뼈, 혈관의 퇴행
티아민 (B_1)	붉은 고기, 계란, 콩류	탄수화물 대사, 혈액 형성, 순환, 중추신경계통 유지	Beriberi(신경계 장애), 부종
리보플라빈 (B_2)	육류, 계란, 전체 곡물, 콩류	에너지 대사, 세포 호흡, 상피, 눈 및 점막 조직 유지	건조, 비늘피부, 각막 불투명, 각막염
니아신 (B_3)	육류, 생선, 콩류, 곡물	순환, 콜레스테롤 수준 감소, 성장, 중추신경계통를 자극, 탄수화물, 단백질, 지방 대사	피부염, 치매, 설사
피리독신 (B_6)	붉은 고기, 생선, 녹색 야채, 통곡물	아미노산 보조 및 불포화 지방산의 대사를 도움, 항체 형성, DNA와 RNA 합성	피부염, 빈혈, 근육약화
엽산 (B_9)	야채, 간	DNA의 합성, 지질 및 아미노산의 대사 세포의 성장과 생식 적혈구 형성	빈혈
시아노코발라민 (B_{12})	붉은 고기, 달걀, 우유	적혈구 형성과 성숙, 신경 세포 유지	악성 빈혈
비오틴	생달걀 노른자, 간, 땅콩, 토마토	세포의 성장, 지방산의 생산과 지방과 아미노산 대사에 필요	피부염, 탈모, 신경 증상
지용성 비타민			
비타민 A (레티놀)	생선 기름, 달걀, 녹황색 야채	성장, 야간시력, 상피 조직의 유지	야간 시력 상실, 피부건조
비타민 D (칼시페롤)	생선 오일, 계란. 우유, 간	칼슘과 인 흡수와 대사, 뼈와 치아의 발달, 정상혈액 응고	구루병(어린이), 골연화증 (성인)
비타민 E (토코페롤)	생선 오일, 계란, 우유, 종자유(예 : 옥수수와 콩기름 등)	항산화, 정상근육기능, 태아발달, 심장근육 관류	생식기 장애
비타민 K	양배추, 시금치와 토마토 같은 야채	정상혈액 응고를 위해 필수적	혈액응고장애, 출혈

중요한 사실 (Fast fact)

비타민은 원래 발견된 순서에 따라 문자로 이름 붙여졌다. 그러나 비타민 C인 아스코르빈산과 같이 화학적으로 파생한 이름도 있다.

미네랄(Minerals)

인체는 미네랄(minerals)이라는 다양한 무기 물질이 필요하다. 미네랄은 신경전도, 뇌 기능, 심장수축, 그리고 적혈구 형성 등 수 많은 생명 기능을 위해 필요하다. 미네랄의 좋은 성분은 야채, 우유, 계란, 생선, 어패류, 일부 육류 등에 있다. 대부분의 시리얼, 곡물에는 소량의 미네랄이 들어있다.(미네랄은 곡물 처리과정 시 일반적으로 첨가된다.)

주요 & 미량 미네랄

미네랄	섭취 원천	기능	결핍증상
주요 미네랄			
칼슘	우유 및 기타 유제품, 야채, 콩류, 정어리	뼈와 치아의 형성, 혈액 응고, 근육경련, 근육 수축과 이완, 신경 기능	마비와 따끔거림, 근육경련, 부정맥
인	육류, 생선, 가금류, 달걀, 우유, 곡물	뼈와 치아의 형성, 세포 성장 및 재생, 산 염기 균형을 보조	뼈 퇴행
마그네슘	육류, 해산물, 견과류, 콩류, 곡물	근육이완과 충동전도, 단백질합성	신경장애, 심장부정맥
나트륨	테이블 소금, 고기, 해산물, 우유	액체균형, 신경과 근육 기능, 세포 투과성	약화
칼륨	감자, 멜론, 감귤류의 과일, 바나나, 고기, 대부분의 과일과 야채	신경과 근육 기능, 산 염기 균형, 심장 리듬	근육약화, 신경장애
미량 미네랄			
철	간, 육류, 달걀노른자, 견과류, 콩류	헤모글로빈 생산	빈혈, 피로
요오드	해산물, 요오드화 소금	갑상선 호르몬 생산, 신체적, 정신적 발달	갑상샘종, 갑상샘저하증
셀레늄	곡물, 육류, 생선, 유제품	항산화, 면역기전	빈혈
아연	육류, 해산물, 통곡물	상처 치유, 영양 대사, 탄수화물 소화	성장지연, 거친 피부, 식욕부진
구리	콩류, 곡물, 견과류, 내장육	많은 효소의 구성 요소	피로, 빈혈
불소	불소가 함유된 마시는 물, 해산물, 해초	뼈와 치아의 형성	충치
망간	야채, 콩류, 곡물	뼈의 형성, 일부 효소의 활성화	상처 치유 지연, 현기증, 생리 장애

중요한 사실(Fast fact)

신체의 질량의 약 4 %는 미네랄로 구성되어 있다.
이 중, 3/4는 칼슘과 인으로 뼈와 치아에서 발견된다.

대사(Metabolism)

일단 세포 내부의 영양분이 대사를 통해 에너지로 변환되며, 인체는 즉시 사용하거나, 나중에 사용하기 위해 저장할 수 있다. 대사는 두 과정을 포함한다.

- **이화작용**(Catabolism) : 탄수화물과 지질의 대사에 사용된다, 이 과정은 복합한 물질을 단순한 물질로 분해하거나 에너지를 만드는 과정
- **동화작용**(Anabolism) : 단백질 대사에 사용되는 이 과정은 단순한 물질을 가지고 복잡한 물질을 형성하는 과정이다.

> **중요한 사실**(Fast fact)
>
> 산소 없이 발생 과정은 **무산소성 과정**(anaerobic processes), 산소를 요구하는 과정을 **유산소성**(aerobic)이라 한다.

탄수화물 대사(Carbohydrate Metabolism)

모든 섭취 탄수화물은 포도당으로 변환되며, 대부분은 즉시 에너지로 태워진다. 인체기 즉시 에너지로 포도당이 필요하지 않는 경우는, 글리코겐으로 저장하거나 지질로 전환한다.

포도당 이화작용의 주요 목표는 세포가 에너지를 위해 사용하는 아데노신삼인산(adenosine triphosphate; ATP)를 생성하는 것이다. 이 중요한 작업은 해당작용, 무산소 발효, 그리고 유산소성 호흡의 세 가지 단계에서 발생한다.

해당작용(Glycolysis)

산소 없는 장소에서, 해당작용은 하나의 포도당을 두 개의 피루빈산 분자로 나눈다. 해당작용은 이용 가능한 에너지의 하나만 유리한다; 더욱이 반응은 휴식 시 에너지 유리를 위해 필요하다. 이 반응은 산소 이용에 따라 의존적으로 발생한다. 강렬한 운동 시 산소 공급과 많은 에너지가 요구될때 처럼 산소를 이용할 수 없을 때, **무산소성 발효**가 발생한다. 그러나 대부분 ATP는 미토콘드리아에서 발생하며 산소를 요구한다. 그래서 산소가 이용 가능한 **유산소 호흡** 시 이 경로를 선택한다.

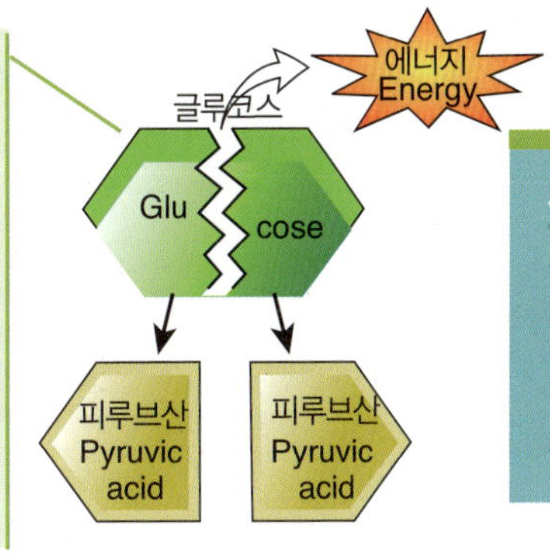

> **중요한 사실**(Fast fact)
>
> 해당작용은 산소를 요구하지 않기 때문에 이것은 산소가 없을 때에도 세포에 에너지와 함께 공급될 수 있다(비록 제한된 에너지).

무산소성 발효(Anaerobic Fermentation)

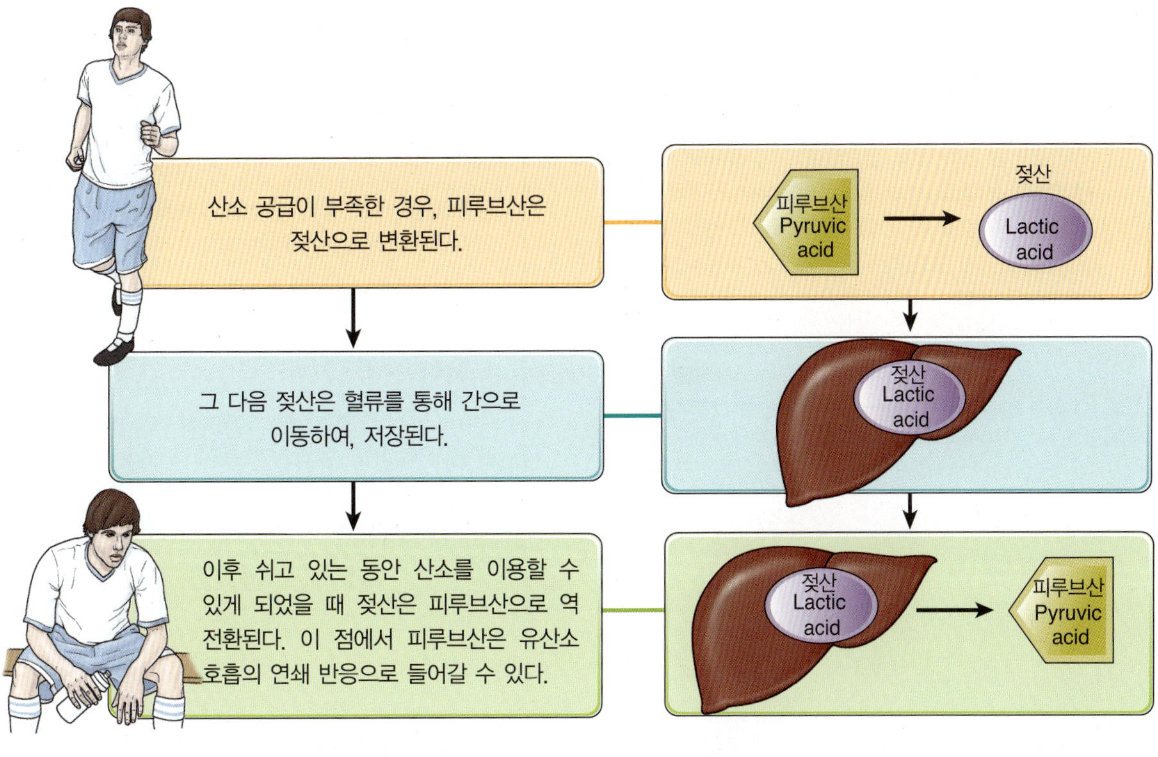

유산소성 호흡(Aerobic Respiration)

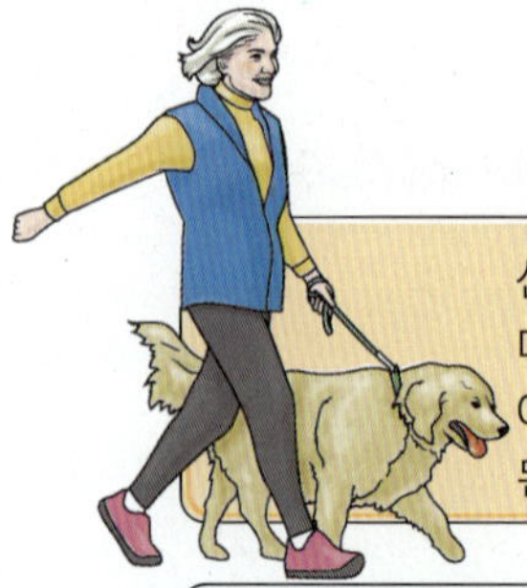

산소가 이용가능할 때 피루브산은 미토콘드리아로 들어가고 이것은 아세틸CoA(acetyl CoA)로 변환된다.

이것은 **시트르산 회로**(citric acid cycle)로 알려진 연쇄 반응을 시작한다.

이것은 **전자-전달계**(electron-transport chain)이라 하는 다른 연쇄반응을 따른다.

이러한 모든 반응의 최종 결과는 포도당을 이산화탄소, 물, 가장 중요한 다량의 ATP로 완전히 분해한다.

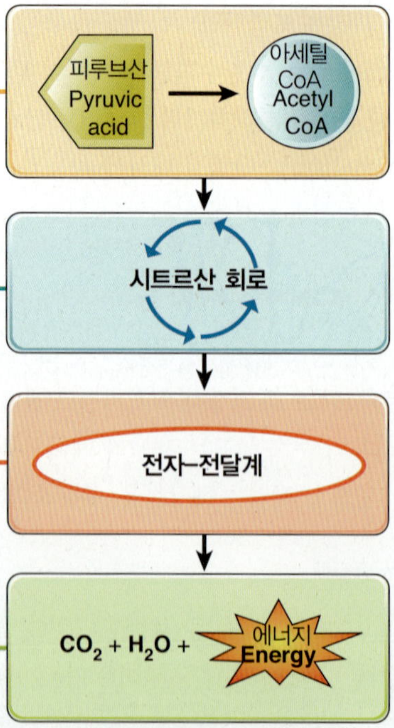

일상에서의 신체(The body at work)

대부분의 세포가 연료로 포도당의 지속적인 공급에 의존하기 때문에, 인체는 여러 가지 기전을 사용하여 혈액 내 포도당 농도를 일정하게 유지한다. 이들 기전은 글리코겐합성(glycogenesis), 글리코겐분해(glycogenolysis), 그리고 포도당신생합성(gluconeogenesis)을 포함한다.

- ***글리코겐합성**(Glycogenesis): 혈액 내 포도당의 양이 인체의 필요량보다 더 많을때, 호르몬 자극에 의해 포도당을 글리코겐으로 전환하여 간에 저장한다.*
- ***글리코겐 분해**(Glycogenolysis): 식사 사이와 같이 혈당 농도가 감소 시, 간에 저장된 글리코겐을 포도당으로 분해한다. 포도당은 인체 세포가 사용하기 위해 혈류로 확산된다.*
- ***포도당신생합성**(Gluconeogenesis): 인체는 또한 비탄수화물인 지방과 아미노산으로부터 포도당을 만들 수 있는 능력을 갖고 있다. 이것은 간에서 발생된다.*

중요한 사실(Fast fact)

대부분의 인체 세포는 탄수화물과 지방 모두를 에너지 공급원으로 사용하지만, 신경세포와 적혈구 같은 일부 세포들은 에너지를 탄수화물에만 의존한다.

쉽게 이해하기(That Makes Sense)

글리코겐과 포도당의 형성과 분해에 관련된 용어를 기억하기 위해, 다음 사항에 유의

- *Genesis 의미는 "만들다."*
- *Lysis 의미는 "분해하다."*
- *Neo-의미는 "새로운."*

따라서 글리코겐합성(glycogenesis)은 "글리코겐의 생성"을 의미한다. 글리코겐 분해(Glyconeogenesis)는 "새로운 글리코겐의 생성"을 의미한다. 포도당신생합성(Glycogenolysis)은 "글리코겐의 분해"를 의미한다.

지질 대사(Lipid Metabolism)

지방은 신체의 저장 에너지의 대부분을 차지한다. 지방은 탄수화물의 분해보다 두 배 이상의 많은 에너지를 생산하고 있다.

에너지가 필요한 경우, 지방 조직에 저장된 지방 분자를 글리세롤과 지방산 세 분자로 분해한다.

글리세롤은 해당작용 경로로 들어가고 소량의 에너지를 만들어낸다.

반면에 지방산은 많은 에너지를 만들어낸다. 먼저 지방산은 아세틸CoA를 형성하며 분해된다.

아세틸CoA는 시트릭산 회로를 통해 처리되고, 전자전달계를 통해 많은 양의 에너지를 만들어낸다.

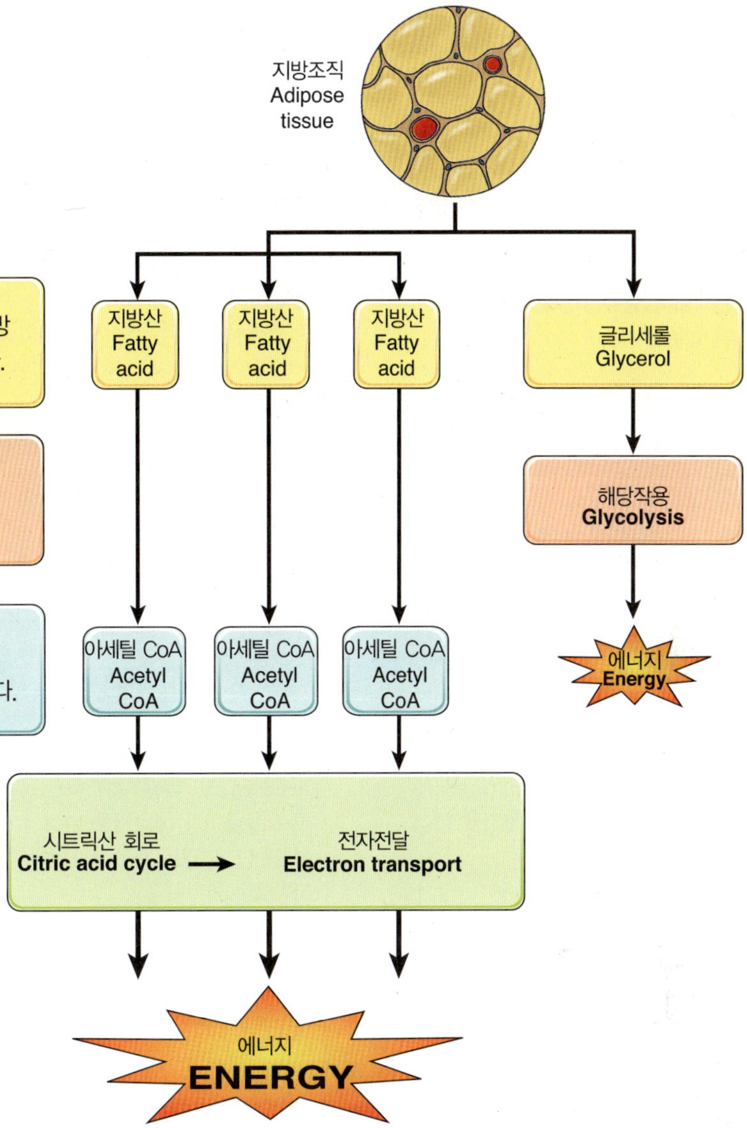

일상에서의 신체(The body at work)

몸이 빠르게 지방을 대사 할 때, 과도한 수의 아세틸CoA가 형성된다.(몸이 빠르게 지방을 대사하는 특별한 예는 당뇨병이다. 인슐린이 부족한 상황에는 세포로 강제로 포도당을 들어가게 하는 것을 유지하여, 에너지를 위해 지방을 태운다.) 간은 ***케톤체*** *형성을 위해 단위의 일부를 그룹화 하여 많은 양의 아세틸CoA를 다룬다.*

중요한 사실(Fast fact)

지질 이화작용은 탄수화물 이화작용과 같은 경로이나 지방 1g은 9칼로리의 에너지를 생산하나, 탄수화물은 같은 양에 약 4칼로리만 생산한다.

단백질대사(Protein Metabolism)

탄수화물과 지방은 주로 에너지를 공급하는 데 사용된다. 반면, 단백질은 주로 조직을 만드는데 사용된다. 단백질 동화작용은 신체의 성장과 유지에 중요한 역할을 수행한다. 새로운 단백질은 조직 재생, 낡은 세포(적혈구를 포함) 대체, 효소 생성, 근육 성장, 항체 합성 등의 많은 다른 일들에 사용된다.

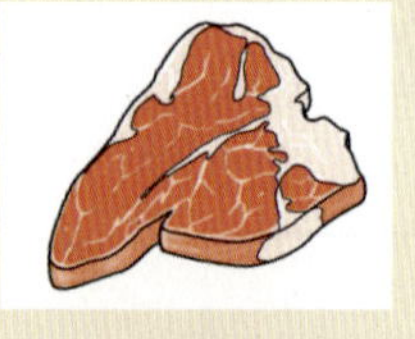

단백질이 함유된 식품을 섭취할 때...

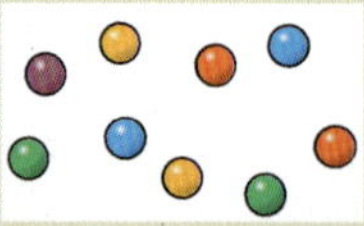

단백질이 아미노산의 풀을 만들려면 각각의 아미노산으로 분해해야 한다.

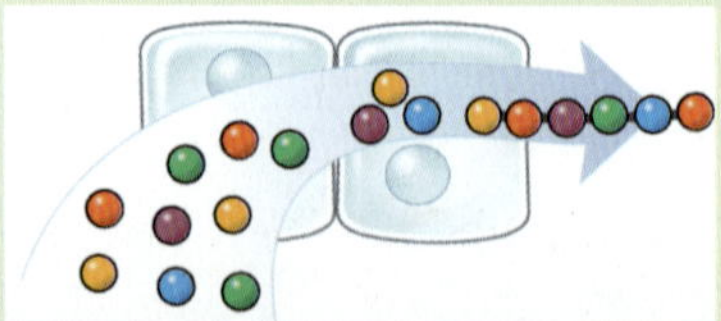

세포 내 리보솜은 아미노산 풀로부터 아미노산을 가져와 새로운 단백질 형성을 위해 재결합시킨다.

단백질도 이화 될 수 있다: 포도당과 지방으로 전환하거나 연료로 직접 사용된다. 그러나, 그러기 전에, 아미노산은 간에서 변경되야 한다.

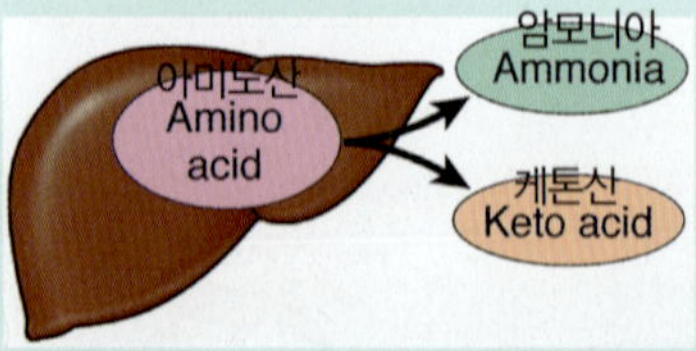

간은 아미노 그룹(NH_2)에서 아미노산을 분리(탈아미노화 deamination)하여 암모니아와 케토산 분자를 형성한다.

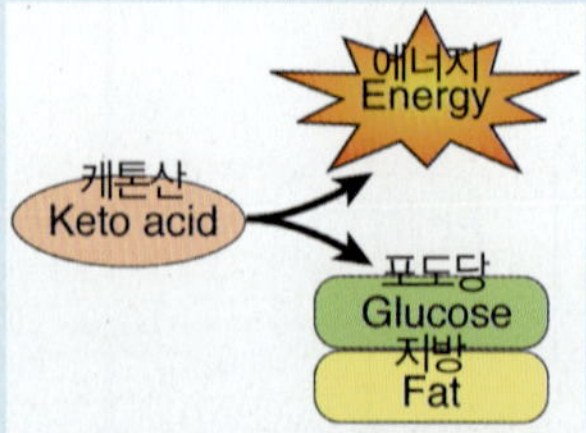

케토산은 그 다음 시트릭산 회로로 들어가 에너지를 위해 산화된다. 이것은 포도당 또는 지방으로 변환된다.

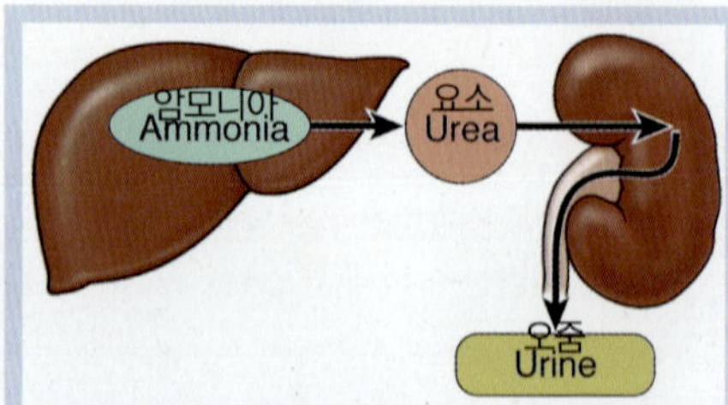

간에서 변환된 암모니아는 세포 독성이 있으며, 요소로 질소 노폐물을 생성하며, 이는 콩팥을 통해 오줌으로 배설된다.

일상에서의 신체(The body at work)

인체가 아미노산이나 단백질을 저장할 수 없기 때문에 단백질 회전율은 지속적으로 발생해야 한다. 건강한 성인에서 현저하게 단백질 양이 생성된다. 단백질의 동화작용의 비율과 이화작용의 비율이 같은 상태가 ***단백질 균형****(protein balance)이라 한다.*

단백질의 이화작용은 질소 노폐물을 생산한다. 그러므로 인체의 단백질 균형은 질소균형이다. 이것은 단백질의 형성에 소비되는 질소의 양 식품에 함유된 질소의 양이 같아야하며, 오줌, 대변, 땀을 통해 생성된 노폐물은 배설된다.

더 많은 단백질들이 새로 생성될 때 보다 이화작용 시(기아 또는 소모성 질병 동안) 단백질 식품으로 섭취하는 질소량보다 오줌 속 질소량이 초과된다. 이러한 경우 인체는 ***음성질소 균형****(negative nitrogen balance)의 상태이다.*

반면에 많은 양의 질소가 식품을 통해 섭취되었다면 오줌으로 나가는 질소량보다 크므로 인체는 ***양성질소균형상태****(positive nitrogen balance)라 한다. 이 상태는 단백질 동화작용이 단백질 이화작용을 앞서가는 시기로 성장기, 임신, 소모성 질병으로부터 회복하는 동안 등 조직의 많은 양이 합성될 때 발생한다.*

중요한 사실(Fast fact)

암모니아는 독성이 있어 질병이 있는 간이 질소 생성물 제거에 실패 할 경우, 혼수상태나 사망에 이르게 될 것이다.

체온조절(Thermoregulation)

항상성의 주요 요인은 좁은 범위 내 체온의 유지이다. 이 경우, 열 생산은 열 소실과 균형을 이뤄야 한다. 이는 **체온조절**(thermoregulation)로 알려져 있다.

정상 체온은 고정되어 있지 않다. 체온은 하루의 주기를 통해 약 0.8° F(1° C)정도 변화하며, 이른 아침에 가장 낮고, 늦은 오후에는 가장 높다. 체온은 신체의 부분마다 다르다. 특히, 몸의 깊은 부위(예, 뇌, 가슴, 배안의 기관 등)는 99.7° F(37.2° C ~ 37.6° C) 범위이며, 피부와 입과 같은 몸의 표면의 온도는 97.9°F(36.6°C – 37°C) 범위이다. 심부온도로 알려진 신체의 깊은 곳의 온도는 곧창자에 체온계를 넣어 알 수 있다. 표면 근처의 온도는 **바깥층온도**(shell temperature)로 알려져 있으며, 입에 체온계를 넣어 알 수 있다.

열 생산과 소실(Heat production and Loss)

인체의 열의 대부분은 세포에서 발생하는 화학 반응의 부산물로 인한 결과이다. 근육, 뇌, 간, 내분비샘의 세포가 인체가 안정 시 열의 가장 큰 부분을 제공한다. 몸이 휴식 할 때, 뼈대근육은 열의 20%~30%를 제공하는 반면, 이 비율은 격렬한 운동 기간 동안 유의하게 증가한다.

열 생산의 균형을 맞추기 위해 몸에 의해 열을 잃는다: 복사, 전도 및 증발

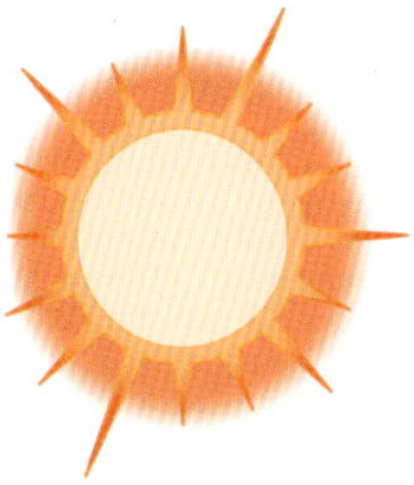

복사(Radiation)은 전자기열 파가 공기를 통해 열이 전달되는 것을 포함한다. 복사에 의한 열을 얻는 예는 밝은 햇볕 아래 서있을 때이다. 인체가 일반적으로 우리 주변 공기보다 따뜻하기 때문에 우리는 복사를 통해 열을 소실하는 경향이 있다.

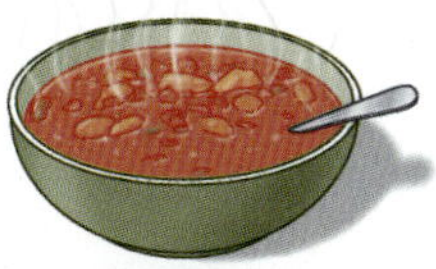

전도(Conduction)는 우리의 옷과 같이 서로 접촉하는 두 물질 사이의 열 전달을 포함한다. 누군가가 앉았었던 직후 의자가 따뜻한 이유는 의자로 인체의 열이 나감으로 인해 전도되었기 때문이다. 실제 예는 뜨거운 수프 한 그릇에 놓여 있는 수저는 잠시 후 수저가 전도 과정을 통해 뜨겁게 될것이다. 전도성 열 손실은 **대류**(convection)에 의해 가속 될 수 있고, 이는 따뜻한 물질의 실질적인 움직임에 의해 열이 전달된다. 예를 들어, 수증기가 올라가는 뜨거운 커피를 마시자마자 인체의 열이 올라간다. 뜨거운 공기가 상승함에 따라, 차가운 공기로 대체된다.

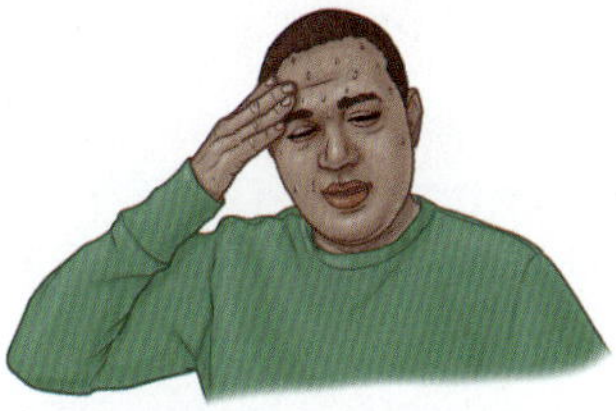

증발(Evaporation)은 열이 액체를 기체로 변화하는 것이 요구된다. 발한 시 효율적으로 인체를 시원하게 할 수 있는 이유이다. 땀은 피부를 습하게 하기 때문에 증발이 발생하며, 열은 인체로부터 뺏게 한다.

체온의 조절(Regulation of Body Temperature)

여러 음성피드백기전은 인체의 온도를 조절한다.

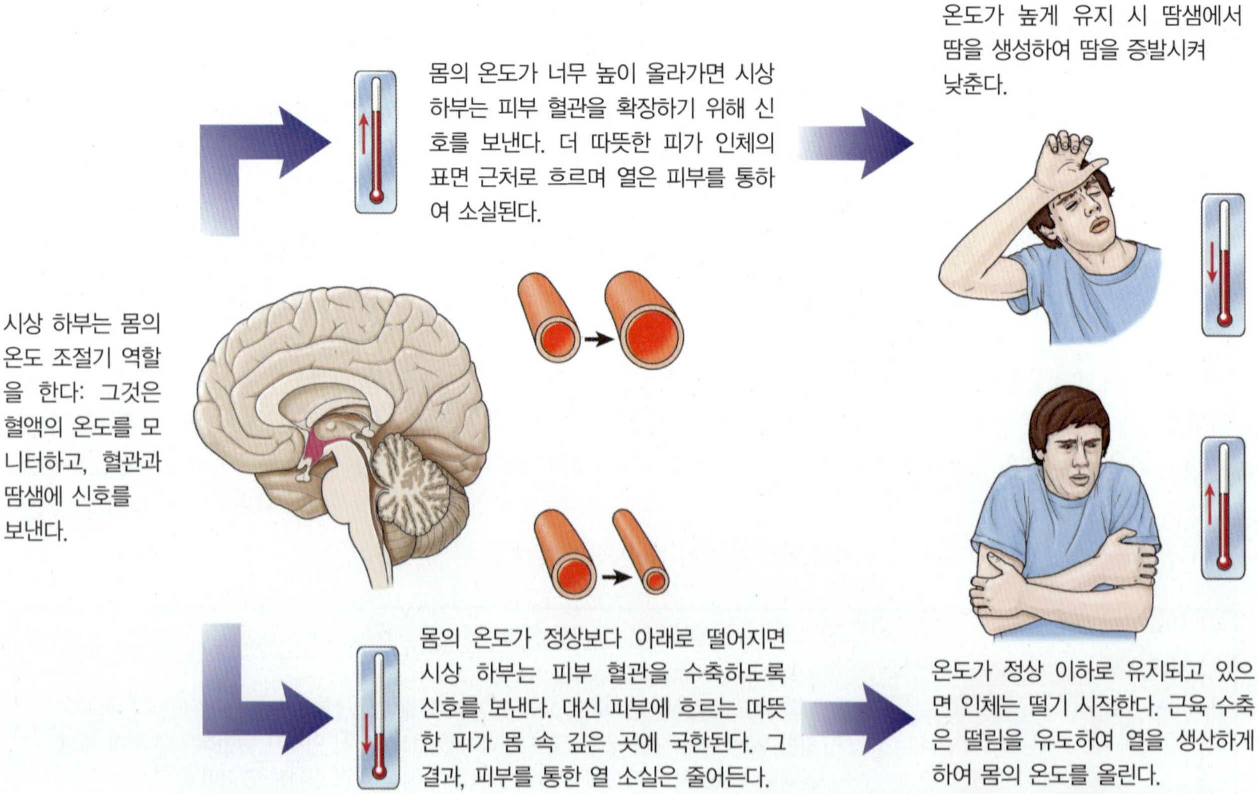

일상에서의 신체(The body at work)

신생아 유아는 떨 수 있는 능력이 없기 때문에 몸은 열을 생산하기 위해 ***비오한열생산****(nonshivering thermogenesis)이라 불리는 기전을 사용한다. 신생아 체질량의 약 5%가 지방조직의 형태인 갈색지방으로 구성되어 있다. 신생아의 체온이 너무 낮게 떨어지면 인체 내 갈색지방을 분해하여 상당한 열을 발생시킨다.*

중요한 사실(Fast fact)

근육 질량과 표면 혈관의 수는 모두 나이와 함께 감소되며, 노인들이 효율적인 체온조절을 감소하게 만든다. 추운날씨 동안 저체온증으로 발달하고, 더운 날씨 동안 열 관련 장애의 위험이 크다.

기본 강좌 : 열 관련 질환

극단적 인 열에 노출되면, 열경련, 열탈진, 열사병을 포함한 여러 질병이 생성될 수 있다.

- 열경련(Heat cramps)은 보통 격렬한 운동을 따라 땀을 통해 전해질의 과도한 소실로부터 오는 통증성 근육 경련이다.
- 열탈진(Heat exhaustion)는 충분한 물이 공급되지 않고, 높은 온도에 장시간 노출 시 발생할 수 있다. 증상은 현기증, 두통, 근육 경련, 메스꺼움 또는 구토하고, 졸도 등이 있다. 탈진하는 경향의 사람들은 뜨거운 환경에서의 작업이나 운동, 고혈압을 가진 사람, 노인들을 포함한다.
- 열사병(Heat stroke)은 몸의 온도가 104 ˚F (40 ˚ C) 이상에 도달 할 때 발생하는 생명을 위협하는 상태이다. 높은 환경 온도 또는 격렬한 신체 활동에 의해 발생, 열사병은 뇌 손상, 장기 기능장애 또는 사망을 피하기 위해 즉각적인 치료가 필요하다. 증상은 고온, 건조, 홍조된 피부, 두통, 빠른 심장박동, 근육경련 또는 약화, 발작, 환각, 또는 무의식이 발생할 수 있다.
- 저체온증(Hypothermia) 몸의 온도가 95 ˚ F(35 ˚ C) 아래로 떨어지면 저체온증이 발생한다. 일반적으로 추운 날씨나, 차가운 물에 담글 때 나타나며, 떨림, 협동부족, 불분명한 발음, 혼란, 졸음을 포함한 증상이 나타난다. 저체온증과 관련된 사고의 혼란은 보통 사람을 인식시키고 그 상태를 유지하게 한다. 만약 체온이 90 ˚ F(32.2 ˚ C) 이하로 떨어지면 보통 사망한다.

핵심 용어 분석(Review of Key Terms)

유산소(Aerobic) : 산소를 요구하는 과정

무산소(Anaerobic) : 산소없이 발생하는 과정

기초대사율(Basal metabolic rate) : 안정 시 인체가 필요하는 에너지의 양

칼로리(Calorie) : 물 1g을 1 ℃올리는데 필요한 열의 양

탄수화물(Carbohydrates) : 식품에서 공급되는 모든 필수 아미노산

필수지방산(Essential fatty acid) : 지방은 섭취를 통해 얻어져야 한다.

필수영양소(Essential nutrient) : 인체에서 합성할 수 없기 때문에 섭취가 필수적이다.

그렐린(Ghrelin) : 위에 있는 세포에 의해 분비되는 호르몬으로 식욕을 자극한다.

해당작용(Glycolysis) : 에너지를 위해 탄수화물을 분해

불완전 단백질(Incomplete protein) : 하나 또는 그 이상 필수 아미노산이 부족한 식품

지질(Lipids) : 지방은 과도한 에너지를 저장소로서 작용.

대사(Metabolism) : 세포 내에서 발생하는 화학적 과정으로 영양소를 에너지나 인체에서 사용 하거나, 저장할 수 있는 물질로 변환한다.

미네랄(Mineral) : 수많은 생명 기능을 위해 필요한 무기원소나 화합물이다.

비필수아미노산(Nonessential amino acids) : 인체에서 합성 할 수 있는 아미노산으로 에너지를 위한 비필수적이다.

영양소(Nutrients) : 이용하기 좋은 식품 구성요소로 인체에 에너지를 위해 필수적인 화학물

비타민(Vitamins) : 생명 영양소로 대사를 위해 필요하며, 대부분 식품을 통해 얻는다.

학습한 정보 유지하기(Own the information)

이 장에서 학습한 정보를 기억하기 위해서는 학습한 내용을 반영할 수 있는 시간이 요구된다. 따라서, 하얀 종이에 학습하고 토론한 중요 주제를 회상하면서 써내려가 본다. 그리고, *DavisPlus* 웹사이트에 접속하고 21장의 학습목표를 체크하여 본다. 쓴 모든 내용이 이 장의 학습목표와 완전히 일치하는가? 그렇지 않으면, 이 장을 적절하게 다시 살펴 본다. 그리고, 학습 목표의 개념을 다시 써보거나 그려본다.

21장의 중요 주제 :

- 에너지의 단위
- 배고픔과 포만감
- 영양소
- 탄수화물, 지질 및 단백질의 대사
- 체온조절

학습점검(Test Your Knowledge)

1. 기초대사율에 영향을 주지 않는 것은?
   a. 나이
   b. 성별
   c. 체중
   d. 인종

2. 식욕을 자극하는 호르몬은?
   a. 그렐린
   b. 렙틴
   c. 펩타이드 YY
   d. 콜레키스토키닌

3. 인체에서 차지하는 공간은 작으나, 가장 큰 에너지를 저장할 수 있는 것은?
   a. 비타민
   b. 단백질
   c. 지방
   d. 포도당

4. 비필수아미노산은?
   a. 대사과정에 필수적이지 않다.
   b. 몸에서 합성된다.
   c. 새로운 단백질 합성에 필수적이지 않다.
   d. 대부분 식품에서 이용할 수 없다.

5. 다음 중 소화성 다당류는?
   a. 녹말
   b. 포도당
   c. 셀룰로오스
   d. 말토오스

6. 불완전단백질은:
   a. 완전히 분해할 수 없다.
   b. 필수아미노산이 하나 또는 그 이상 부족할 경우
   c. 동물로부터 주로 제공받는다.
   d. 인체에서 합성되므로, 섭취가 필수적이지 않다.

7. 단백질 대사의 결과 주요 질소 노폐물은?
   a. 이산화탄소
   b. 케톤산
   c. 불소
   d. 요소

8. 수용성 비타민에 대한 설명이 맞은 것은?
   a. 매우 저지방 식이를 한 결과 결핍이 발생한다.
   b. 비타민 A, D, E, K를 포함한다.
   c. 이것들은 콩팥에 의해 오줌으로 배출되며 매일 교체해야 한다.
   d. 그것들은 인체의 지방조직과 간에 저장된다.

9. 차가운 땅에 앉아서 열을 잃은 것은?
   a. 대류
   b. 복사
   c. 전도
   d. 증발

10. 모든 탄수화물을 섭취 시 첫 번째 변환되는 것은?
   a. 포도당
   b. 녹말
   c. 단백질
   d. 지방

21장 답

1. 정답 : d. 나이, 성별, 체중 모두 사람의 기초대사율에 영향을 준다.
2. 정답 : a. 나열된 다른 모든 호르몬은 식욕을 억제한다.
3. 정답 : c. 다른 답변은 모두 잘못되었다.
4. 정답 : b. 비필수아미노산은 대사과정에 필수적이다 그러나, 이것들은 인체에서 합성되기 때문에 이것들은 섭취가 필요하지 않다. 비필수아미노산은 새로운 단백질 합성에 필수적이다.
5. 정답 : a. 포도당은 단당류이다. 셀룰로오스는 다당류이나 이것은 인체에서 소화되지 않는다. 말토오스는 이당류이다.
6. 정답 : b. 불완전단백질은 완전단백질과 같이 각각의 아미노산으로 나눠진다. 완전단백질은 식물에서 주로 발견된다. 불완전단백질은 인체에서 제조됨에도 불구하고, 식품을 통해 얻어진다.
7. 정답 : d. 단백질 대사에서 이산화탄소가 나오나, 질소 노폐물은 아니다. 케톤산(암모니아와 함께)은 단백질 이화작용동안 아미노산 군에서 아미노산으로 나눠진다. 불소는 식이에서 발견되는 미네랄이다.
8. 정답 : c. 다른 모든 것은 지용성 비타민과 관련
9. 정답 : c. 대류는 인체에서 열이 상승하는 것처럼, 따뜻한 물질에서 실제 움직이는 열의 전달 방법이다. 복사를 통해 열소실이 발생하며 우리 주위의 공기로 온기를 잃는다. 증발은 물의 증발을 포함하며, 이를 통해 열을 운반한다.
10. 정답 : a. 녹말 복합 탄수화물이며, 식품을 통해 얻고, 탄수화물은 단백질로 변환되지 않는다. 과도한 탄수화물은 몸에 지방으로 저장된다.

모바일로 이 코드를 스캔하면 Davis*Plus*의 Podcast도서관이 접속됩니다. 또한 **http://davisplus.fadavis.com**에 접속하면 이 단원에 유용한 자료를 이용할 수 있습니다.

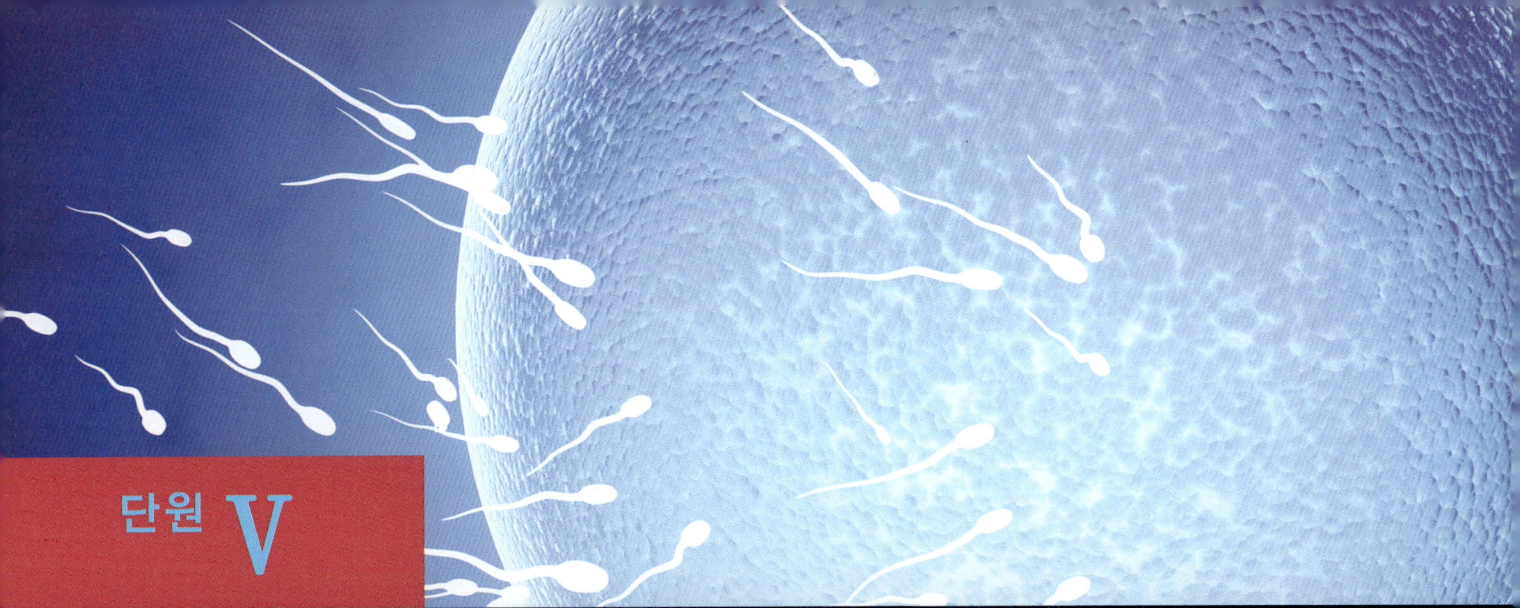

단원 V

연속성
(CONTINUITY)

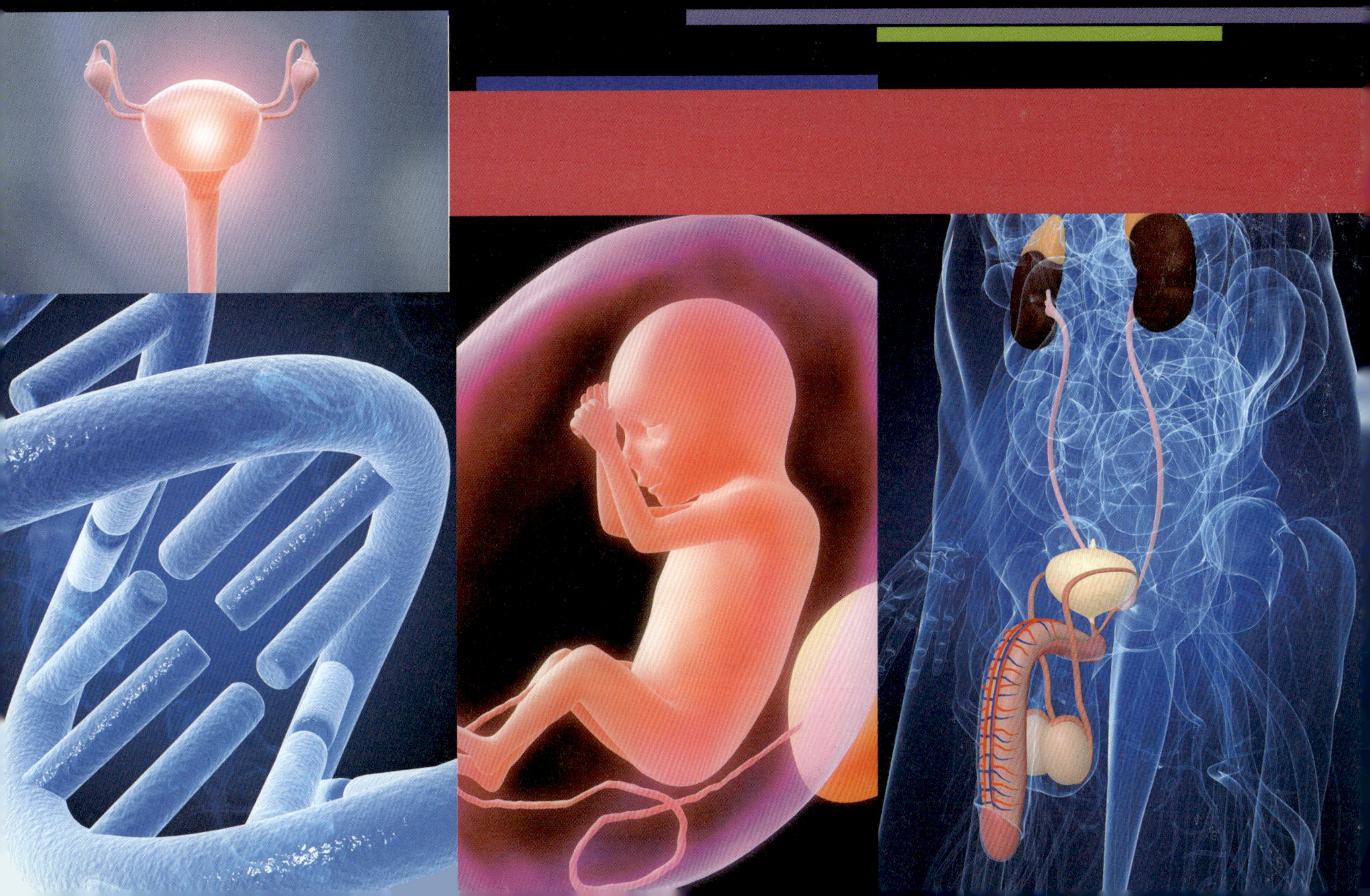

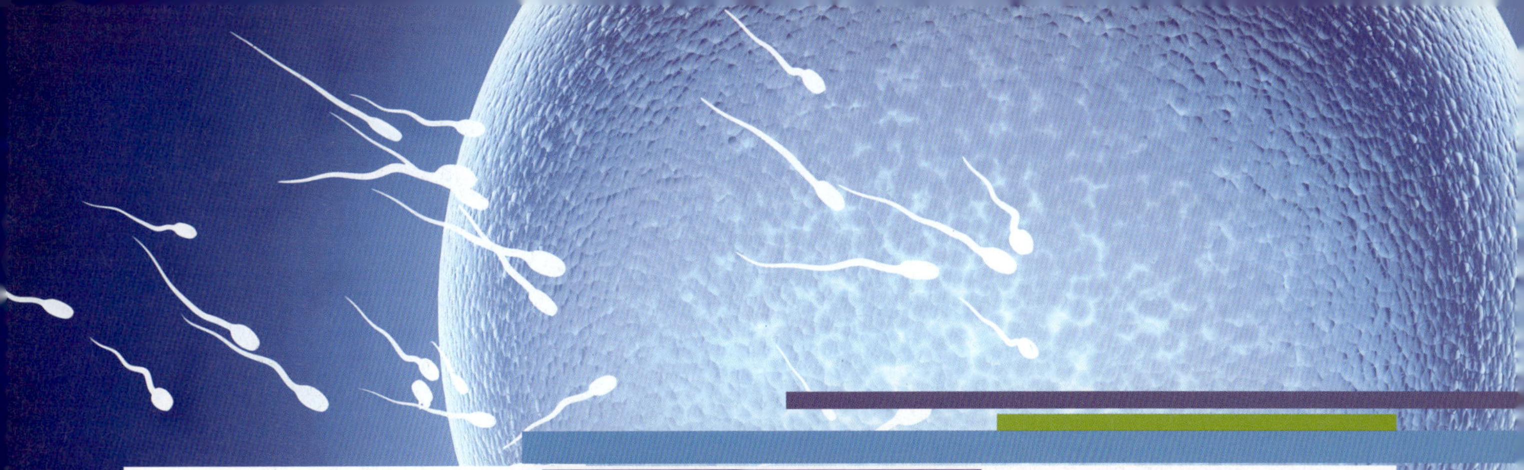

제 22 장

22 생식계통 (Reproductive System)

생식계통은 사춘기 때까지 완전한 기능이 되지 않는 유일한 인체 계통이다.

분명히, 모든 종의 생존은 생식 능력에 달려 있다. 일부 유기체는 간단히 두 개로 나뉘어 복제한다. 그러나, 사람은 조금 더 복잡하다. 일부 유기체의 무성생식과 반대로 사람 생식은 성을 가지며, 이는 생식을 위해 남자와 여자가 요구되는 것을 의미한다. 이러한 과정은 유전자를 가지고 자손의 형성을 위해 남자와 여자의 생식세포가 함께 융합해야하며, 이는 각각의 부모에 의해 기여된다. 즉, 각각의 자손은 그 또는 그녀의 부모로부터 유전학적으로 다르다.

구조적으로, 남성과 여성의 생식계통은 각기 서로 다르다. 그럼에도 불구하고 두 계통은 생식세포의 발생에서 출생의 범위에서 특별한 과정의 연속으로 디자인되었다.

생식계통의 개요 (Overview of the Reproductive System)

생식계통은 일차 및 이차 기관으로 구성되어 있다. 기본적으로 일차생식 기관은 생식세포 생성과 보관이며, 이차 생식기관은 생식세포가 만날 때 까지 통로를 제공한다.

일차 생식 기관(primary sex organs)

- 일차생식기관은 생식샘(gonads)이라 불리며, 이들은 다음을 포함한다.
  - 남성의 고환
  - 여성의 난소
- 생식샘은 생식세포(gametes)를 생산하며 이것은 다음을 포함한다.
  - 남성의 정자
  - 여성의 난자

이차 생식기관(Secondary sex organs)

- 이차생식기관은 생식을 위해 필요한 모든 다른 기관을 포함한다.
- 남성에서 관, 샘, 음경을 포함하며, 이 구조 모두 정자를 저장하며, 운반한다.
- 여성에서 이차 생식기관은 수정란의 영양을 위한 환경을 제공할 뿐 아니라, 난자와 정자의 위치를 제공하는데 관여한다.

중요한 사실(Fast fact)

모든 인간의 본성 중에 성욕과 양육이 가장 강력한 본능이다.

남성생식계통(Male Reproductive System)

남성생식계통은 생산된 정자를 저장하고, 여성의 생식 기관으로 성숙된 정자를 안내하여 수정이 발생되게 한다.

고환(Testes)

음경과 음낭(음경 뒤에 매달린 조직 주머니)은 남성생식계통의 바깥 부분이다. 음낭 안쪽에 두 개의 고환이 있으며, 이것은 정자 발생과 남성호르몬인 테스토스테론(testosterone)을 분비한다.

각기 복부에서 연장된 고환은 결합조직과 근육의 연장선으로 **정삭**(spermatic cord)이라 불린다; 이는 정관(vas deferens), 혈관과 림프관, 신경이 포함된다.

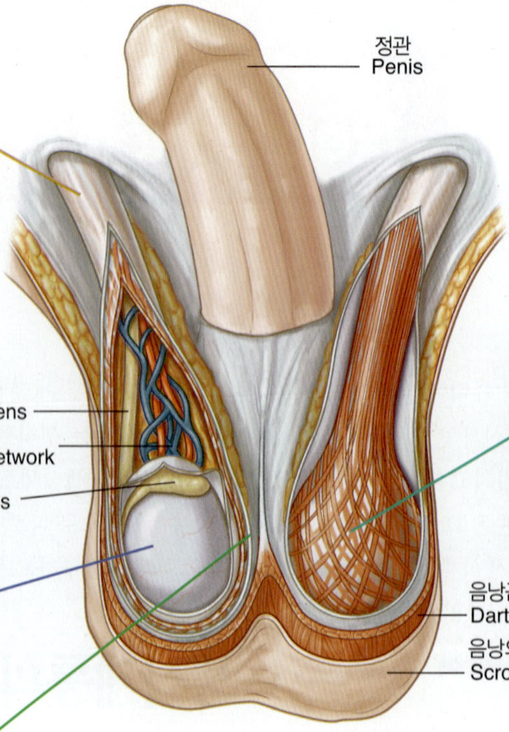

고환올림근 주위를 정삭이 감싸고 있다. 추운 날씨에는 고환올림근이 수축하여 따뜻하게 하기 위해 신체 가까이 당겨진다. 이 페이지의 "인체의 작용"을 참조

두 개의 작은 타원형 모양의 조직 주머니를 **음낭**이라고 한다.

음낭사이막(median septum)은 음낭을 나누어, 고환을 분리한다. 이것은 한쪽 고환에서 다른쪽 고환으로 어떤 감염이 퍼지는 것을 예방한다.

기본 강좌 : 잠복 고환

자궁 내 고환은 콩팥 근처에서 발달이 시작된다. 그다음 태아 발달의 과정을 통해 고환은 음낭으로 하강한다. 그러나 일부 남자 아이들은 출생 시 잠복고환을 가지며, 이러한 상태를 *잠복고환증(cryptorchidism)*이라 한다. 만약 고환이 1년 동안 하강하지 않으면, 외과적 수술에 의해 음낭으로 고환을 내리는 수술을 해야하며, 전형적으로 이뤄진다. 또한 일부의 경우 테스토스테론의 주사를 통해 수정될 수 있다. 만약 치료를 하지 않는다면, 이는 불임으로 이어질 것이며, 또는 고환암이 발생할 수 있을 것이다.

일상에서의 신체(The body at work)

*고환이 몸 밖에 있는 중요한 이유는 신체 내부의 온도가 정자가 발달하기에 너무 따뜻하다. 음낭 안의 온도는 신체 내부의 온도보다 5°F[3°C]가 낮다. 음낭 내 근육은 고환이 정자 생산을 위한 이상적인 온도를 유지한다. 예를 들어, 온도가 올라가면, 고환올림근이 이완하여 고환을 신체로부터 멀리 떨어져 있게 하여 너무 따뜻하게 되는 것을 피하게 한다. 날씨가 추우면 고환올림근은 수축하여 따뜻하게 하기 위해 인체에 가까이 고환을 당긴다. 음낭 내 민무늬 근육 섬유의 층(**음낭근막**) 또한 수축하며, 추울 때 고환을 인체 쪽으로 당겨질 때 음낭을 주름지게 한다.*

고환 내부(Inside the Testes)

고환 밑은 섬유성 피막으로 덮여있고, 고환은 거대한 길이의 관과 정관을 고환은 거대한 길이의 관을 함유하고 이는 **정관**(spermatic ducts)으로 연결된다.

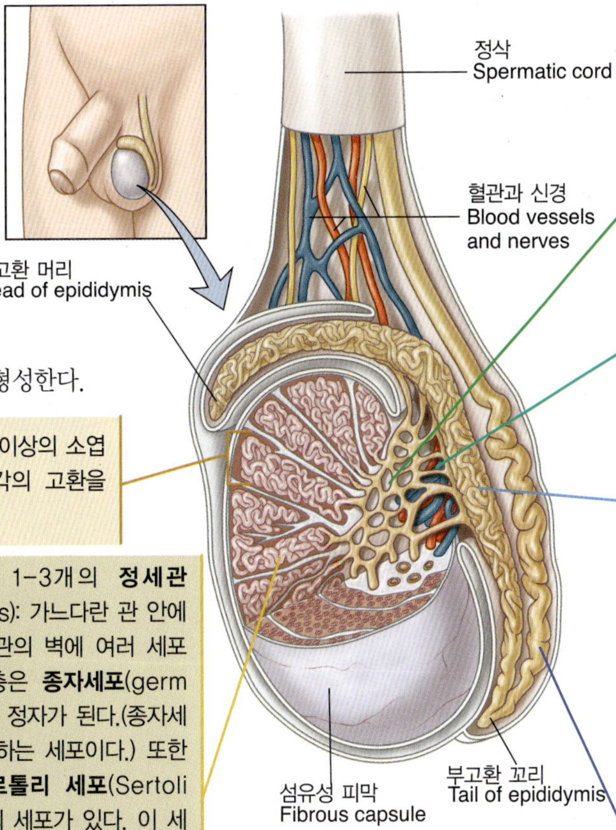

정세관(Tubules)

그 관은 계속 정자를 형성한다.

섬유성 조직은 200개 이상의 소엽(lobules)으로 된 각각의 고환을 분리한다.

각 소엽내 감겨진 1–3개의 **정세관**(seminiferous tubules): 가느다란 관 안에서 정자를 생성한다. 관의 벽에 여러 세포층이 있고, 각각의 층은 **종자세포**(germ cell)을 함유하며, 이는 정자가 된다.(종자세포는 생식세포를 제공하는 세포이다.) 또한 관의 각 벽에는 **세르톨리 세포**(Sertoli cells)라 하는 원통형의 세포가 있다. 이 세포는 영양분을 제공하여, 정자 발달을 촉진, 노폐물 제거, 인히빈(inhibin) 호르몬을 분비하며, 정자의 성숙과 방출하는 역할을 한다. 정세관 사이에 놓여있는 **사이질세포**(interstitial cells) 무리는 일명 **라이디히세포**(Leydig cells)라 하며, 테스토스테론을 형성한다.

정관(Spermatic ducts)

정자는 정관을 통해 특별한 경로를 따라 가며, 지속적으로 성숙한다.

1 그물망의 혈관은 **고환그물**(rete testis)라 불리며, 정세관으로부터 떨어져 있다; 이 혈관은 부분적으로 정자 성숙을 위한 장소를 제공한다.

2 **고환날세관**(Efferent ductules)은 미성숙 정자의 부분적인 성숙을 하게 한다.

3 정자는 **부고환**(epididymis)으로 통과하고, 부고환은 고환의 뒤쪽면에 부착된다.(참고로 부고환은 고환밖에 있으나, 여전히 음낭 내부에 있다.) 정자는 부고환의 머리에서 고리로 이동하여 가는 동안 성숙한다. 이것들은 부고환의 꼬리에 저장되어 있으면서, 수정을 위해 40일에서 60일 동안 남아있는다. 이후 사정하지 않으면, 노화된 정자는 분해되고, 부고환에 의해 재흡수 된다.

4 부고환의 꼬리를 떠난 정자는 **정관**(vas deferens)을 지난다.

5 정관은 정삭까지 이동하고, 샅굴과 골반안을 따라 이동한다. 이러한 고리는 방광 뒤벽을 따라 아래로 내려와 요관까지 이어진다.

6 정관이 아래를 향해 구부려질때, 이는 넓어져 팽대부가 되며, 이는 **사정관**(ejaculatory duct) 형성을 위해 **정낭**(seminal vesicle)과 끝부분이 합류된다.(여기에 각 고환에 1개씩 2개의 사정관이 있다는 것을 기억한다.) 사정관(ejaculatory duct)은 전립샘을 통해 지나고, 요도에서 없어진다.

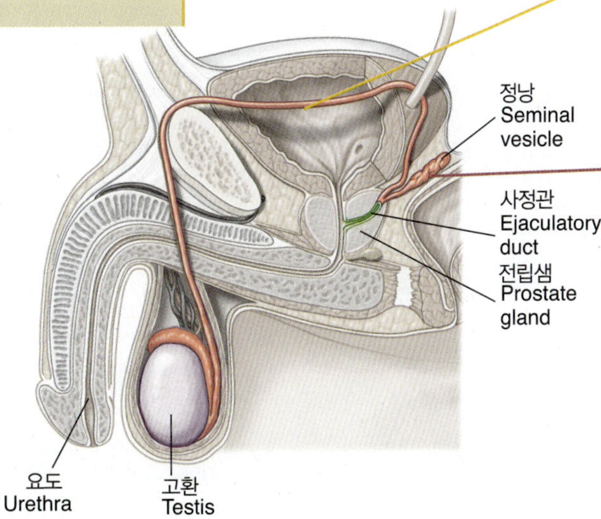

중요한 사실(Fast fact)

요도는 비뇨계통(오줌운반)과 생식계통(정액운반)에 모두 해당된다. 그러나, 이는 동시에 둘 모두 운반할 수는 없다.

부속샘(Accessory Glands)

남성생식기계는 3개의 부속기관을 포함한다.: 정낭(seminal vesicles), 전립샘(prostate gland), 망울요도샘(bulbourethral gland)

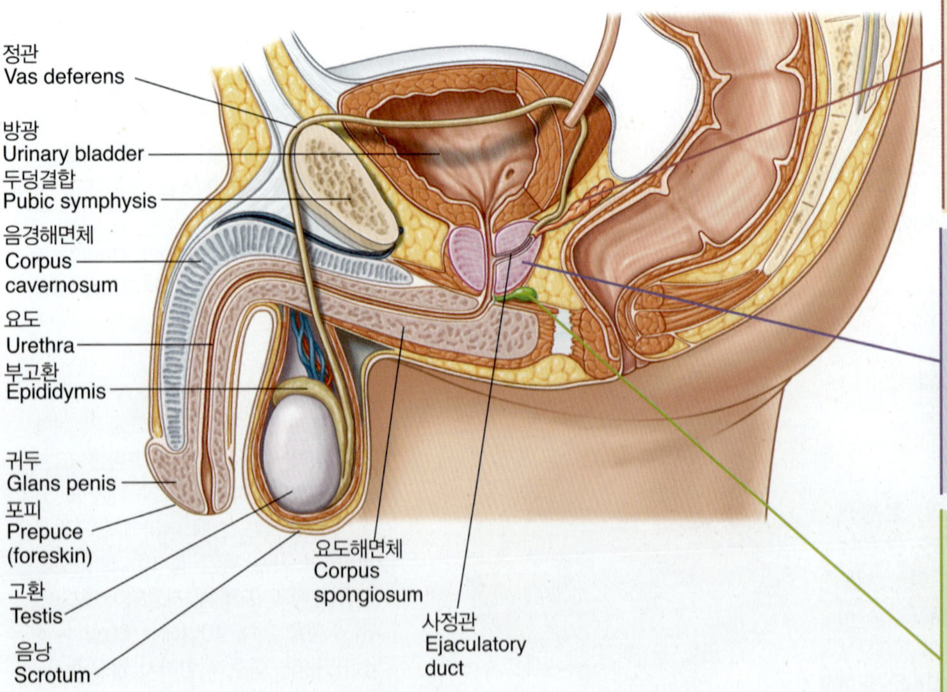

한쌍의 **정낭**(seminal vesicle)은 방광의 바닥에 위치하며(정관에 하나씩), 탁한 노란액체를 사정관에 분비한다. 이 액체는 정액의 약 60%를 구성하며(정액 운동성을 위한 에너지 원), 다른 물질 뿐만 아니라 과당을 함유하고, 정자의 운동성을 확보한다.

전립샘(prostate gland)은 방광의 아래에 놓여있고, 이는 요도와 사정관을 모두 둘러싸고 있다. 이는 묽은 우유빛의 액체를 요도로 분비하고, 정액에 부피를 늘리며(이는 정액의 약 30%를 구성한다), 액체는 정자의 움직임을 향상시킨다.

두 개의 완두콩 모양의 **망울요도샘**(bulbourethral glands or **Cowper's glands**)은 성적 흥분을 일으키는 동안 요도의 음경부분에 맑은 액체를 분비한다. 성교를 위한 마찰을 윤활제 역할과 이는 정자를 해칠 수 있는 요도 내 남아있는 오줌의 산성을 중화한다.

기본 강좌 : 전립샘 장애

전립샘은 젊은 남자의 경우 대략 호두 크기 정도이다. 그러나 약 45세 경 샘이 천천히 커지게 된다. 정상 노화 시 비암성 비대가 일어나며, ***양성 전립샘 비대***(*benign prostatic hyperplasia; BPH*)라 한다. 전립샘 비대로 이는 요도를 조이게 하며, 소변의 흐름을 방해한다. 증상으로는 소변보기의 어려움, 소변 흐름을 느리게 하고, 특히 밤에 잦은 배뇨를 포함한다.

반면에 전립샘암은 전립샘 내 악성 종양의 성장을 포함한다. 종양의 이러한 형태는 이것들이 샘의 바깥에서 발달하는 경향이 있기 때문에 보통 느리게 성장하고, 소변의 흐름을 방해하지 않는다. 그 결과로 이것들은 종종 모르고 가게 되며, 실제 종양은 전립샘 이외 조직 주변 뿐 아니라 허파와 다른 기관으로 전이된다.

전립샘암은 미국 남성에게 가장 흔한 암으로 암 사망원인(허파암 이후)의 2위이다. 이것은 디지털과 산성인산가수분해효소(전립샘 효소)에 의해 진단되어진다. 전립샘 암은 조기발견과 치료시에 높은 생존율을 가질 수 있으나, 전림샘 이외로 암이 퍼지게 된다면 생존율은 크게 감소한다.

음경(Penis)

생식계통에서 음경은 여성의 질에 정자를 넣기 위한 목적이다.

음경의 몸통은 **줄기**(shaft)로 불리워진다.

약간 불룩한 머리는 **음경귀두**(glans penis)라 불린다.

음경에 연속적인 귀두는 느슨한 피부로 덮여 띠를 형성하고, 이를 음경꺼풀주름띠(prepuce) 또는 음경꺼풀(foreskin)이라 한다.(음경꺼풀은 꺼풀절제술에 의해 제거한다.) 음경꺼풀주름띠 내 피부기름샘과 음경꺼풀은 왁스물질을 분비하며 이것은 **귀두지**(smegma)라 한다.

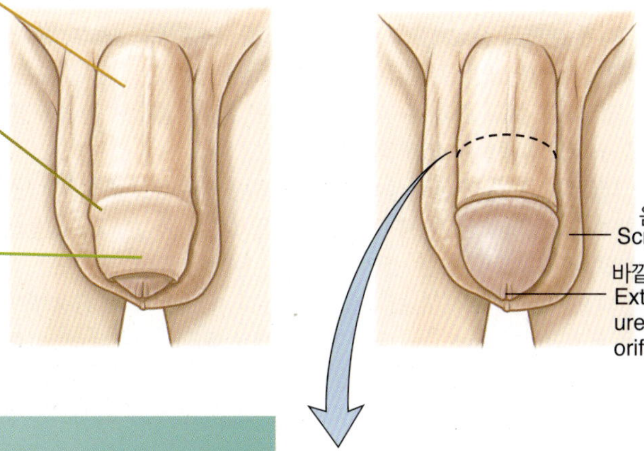

중요한 사실(Fast fact)

일차성징은 직접적인 생식(남성의 음경과 여성의 자궁과 같은)을 포함한 기관과 관련된다. 이차성징은 특징과 연관되며, 이것은 각 성은 구별되지만, 생식에 직접 관여하지는 않는다.(남성의 수염과 여성의 유방과 같은)

음경 내부(Interior of the penis)

음경의 몸통에는 3개의 원통형의 발기 조직이 차있다. 성적 흥분 동안 이 조직은 혈액으로 충만하게 하며, 음경확대와 발기를 일으킨다.

두 개의 큰 원통형의 조직을 **음경해면체**(corpus cavernosa)라 한다.

작은 원통형의 조직을 **요도해면체**(corpus spongiosum)이라 하며, 요도 주변을 감싸고 있다.

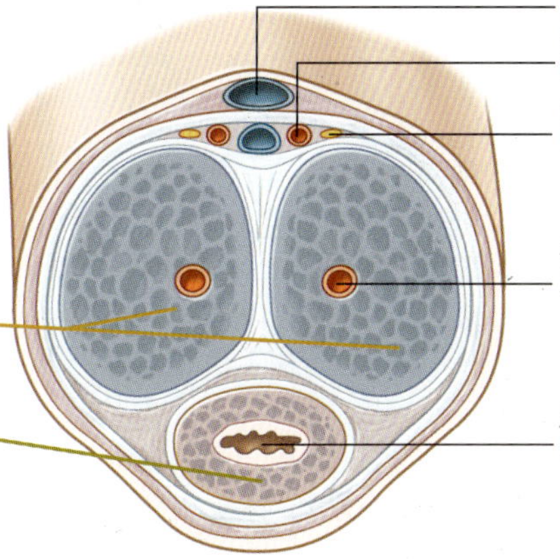

일상에서의 신체(The body at work)

남성 태아발달의 초기 3개월 동안, 고환은 많은 양의 테스토스테론을 분비한다. 테스토스테론 수준은 지속적으로 초기 몇 주 동안 상승하지만, 생후 4에서 6개월까지 겨우 감지될 정도로 현저하게 감소된다. 테스토스테론의 낮은 농도는 약 13세까지 어린이 동안 지속되며, 사춘기를 시작되면 이 기간에 어린이의 신체는 어른의 생식 능력으로 바뀌 지기 시작한다.

*사춘기의 시작은 시상사부에서 **생식샘자극호르몬분비호르몬**(gonadotropin-releasing hormone; GnRH)에 의해 현저해진다. 이는 두 개의 생식샘자극호르몬(gonadotropin)인 **난포자극호르몬**(follicle-stimulating hormone; FSH)과 **황체형성호르몬**(luteinizing hormone; LH)의 분비를 유발한다. 이러한 호르몬은 고환을 성장을 촉진하며, 이것은 사춘기의 첫 징후이다. 황체형성호르몬은 또한 사이질세포자극호르몬(nterstitial cell-stimulating hormone; iCSH)이라 불리며, 남성에서 테스토스테론의 분비를 시작하기 위한 사이질세포를 촉진한다. 난포자극호르몬(FSH)은 주로 정자발생세포에 테스토스테론에 반응하고, 정자 생성을 시작한다.*

테스토스테론의 생산 증가 또한 다음과 같은 이차 성징의 발달을 자극한다.:

- *두덩뼈, 겨드랑이와 수염*
- *어둡고 두꺼운 피부*
- *기름샘과 땀샘의 활동을 증가하고, 몸에서 냄새를 유도한다.*
- *성장이 증가됨에 따라 근육량이 증가*
- *후두가 커지기 때문에 목소리가 낮아짐.*

정자(Sperm)

정자 생성을 위한 남성의 생식계통의 능력은 사춘기에 시작하고, 일생동안 지속된다.

일상에서의 신체(The body at work)

*생식은 분명히 생식세포의 꾸준한 공급을 요구한다. 대부분의 세포가 유사분열과정 동안 복제되며(이는 3장에서 논의되었다.), 생식세포의 발달은 **감수분열**(meiosis)라 불리는 과정을 포함한다.*

기억하는 것과 같이 유사분열의 과정은 2개의 딸세포 사이에 염색체가 같은 양이 나뉘며, 두 세포가 유전적으로 동일하다: 각기 부모와 동일한 46개 염색체가 있다.

*대조적으로 종자 세포(생식세포로 발달)는 **감수분열**을 통해 나뉜다. 이러한 과정에서 46개 염색체가 공급된 모세포가 분할하여, 각기 23개 염색체를 갖는 2개의 딸세포를 형성한다.(이 방법은 23개 염색체를 가진 정자가 23개 염색체를 갖는 난자와 결합 시 그 결과 세포는 46개 염색체가 된다.) 더욱이 딸세포는 유전적으로 유일하다. 이것은 분리되기 전에 모세포 내 상동염색체는 유전정보 교환을 위해 함께 온다. 이것은 우리 염색체가 우리 후손에게 전달되는 것을 확신하며, 유일하다: 이것들은 우리의 염색체나 우리 부모의 염색체와 동일하지는 않다. 최종적으로, 유사분열동안 두 개의 딸세포가 감수분열하여 4개가 생성된다. 즉, 남성에 각 생식세포는 4개의 정자를 생산한다.*

정자발생(Spermatogenesis)

정자형성을 **정자발생**(spermatogenesis)이라하며, 남성이 사춘기에 도달했을때 시작하고 보통 일생을 통해 지속된다.

중요한 사실(Fast fact)

수천 개의 정자가 매 초마다 생성되며, 성숙까지 2달이상이 걸린다.

애니메이션(ANIMATION)

1. 정자는 **정조세포**(spermatogonia)에서 시작되며, 일차 생식세포는 46개 염색체를 갖고 있으며, 정세관의 벽에 위치한다.
2. 유사분열에 의해 정조세포는 두 개의 딸세포로 나뉘며, 각기 46개 염색체를 가진다.
3. 이러한 세포는 약간 큰 세포로 **일차정모세포**(primary spermatocytes)로 불리며, 정세관의 속공간을 향해 이동한다.
4. 감수분열을 통해 일차정모세포는 유전적으로 동일한 23개의 염색체를 갖는 **이차정모세포**(secondary spermatocyte)로 된다.
5. 각각의 이차정모세포는 2개의 정자세포(spermatids) 형성을 위해 다시 나뉜다.
6. 머리와 꼬리 형성을 위한 정자세포 분화와 실제 각기 23개 염색체를 지닌 **성숙한 정자**(spermatozoa; sperm)으로 변화한다.

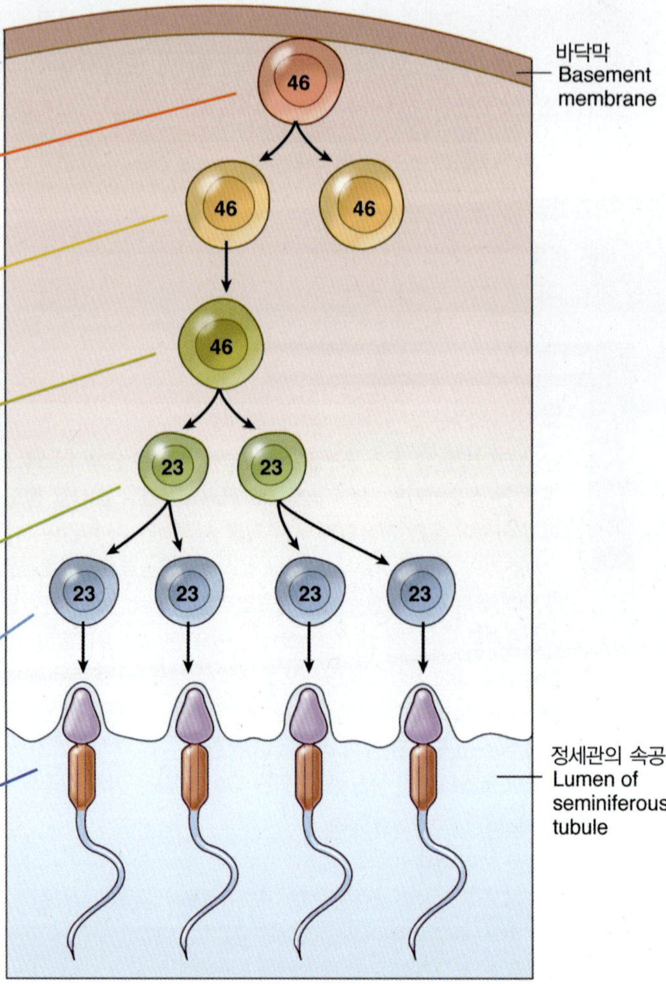

정자(Spermatozoa)

성숙한 정자는 머리와 중간부분, 그리고 길고 채찍과 같은 꼬리로 구성되어 있다.

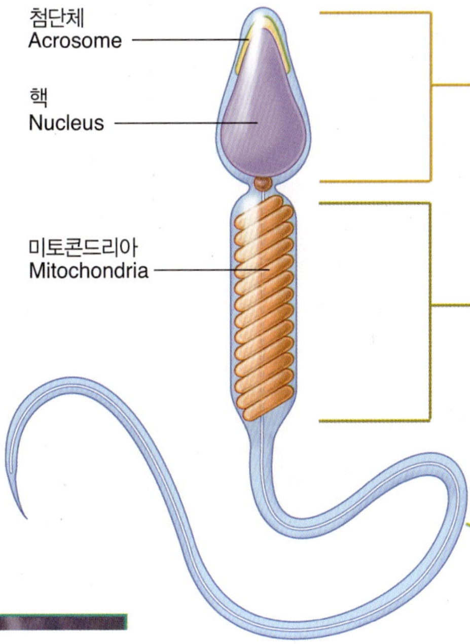

머리(head)는 유전물질로 구성된 핵을 가지고 있다. 정자 머리 끝은 캡은 **첨단체**(acrosome)라 불린다. 첨단체는 효소를 함유하며, 정자가 수정 동안에 난자를 통과하도록 돕는다

중간부분(middle piece)은 많은 수의 미토콘드리아를 포함하며, 정자에게 여성 생식경로로 이동하는데 필요한 에너지를 공급한다.

꼬리(tail)는 하나의 편모이며, 두드리며, 채찍과 같은 움직임으로 앞으로 정자를 나아가게 한다.

일상에서의 신체(The body at work)

사춘기 이후 테스토스테론은 남성의 일생을 통해 계속 분비된다. 테스토스테론은 정자형성을 조절하고 남성성욕을 지지한다. 혈중 테스토스테론의 농도는 음성피드백 고리를 통해 조절된다.

- *높은 농도의 테스토스테론은 시상하부의 GnRH의 분비를 억제한다. 이것은 뇌하수체 앞엽의 LH 분비를 감소시켜, 테스토스테론 생성을 감소하게 한다.*
- *낮은 농도의 테스토스테론은 뇌하수체 앞엽의 LH 분비를 증가시켜, 사이질 세포의 테스토스테론 생성을 감소하게 한다.*

정액(Semen)

오르가즘을 동반하여 사정동안 방출된 **정액**(Semem)은 정자와 부속샘의 분비액을 포함하는 뿌연 액체이다. 정액의 약 65%는 정낭에서 오며 약 30%는 전립샘에서, 약 5%는 망울요도샘에서 온다. 각 사정된 2–5 ml의 정액에는 4천에서 1억개 사이의 정자를 포함한다.

정액의 주요 두 가지 특징은 끈적임과 알칼리성을 포함한다. 사정 직후 정액은 끈적이고 젤과 같이 된다. 이러한 특징은 즉시 배출되는 대신 질과 자궁경부 벽을 끈적이게 하여 수정을 촉진한다. 알칼리성의 정액은 산성인 질을 중화한다; 이것은 정자가 산성환경에서 정지되기 때문에 중요하다.

기본 강좌 : 남성 불임

미국에서 2백만 이상의 부부가 불임으로 고통받는다. 이중 약 절반이 남성불임 때문이다. 남성불임의 가장 흔한 형태가 정자 수 감소이며, 다른 요인은 정자의 크기, 모양, 움직임이 남성 불임에 영향을 준다. 세계보건기구(World Health Organization)에서 "정상"정자 견본의 많은 특징을 제공하였다. 예를 들어, 사정된 정자의 전체 부피는 최소 2 ml이어야 하고, 최소 2천만개 정자가 포함되어야 한다.

사정된 전체 정자의 :

- 최소 75%는 살아있어야 한다(이는 정상일때 25%까지 죽는다).
- 최소 30%는 정상 모양을 가지고 있어야 한다.
- 최소 25%는 빠른 전진 운동으로 헤엄쳐야 한다.
- 만약 느리다면, 최소 50%는 앞으로 나아가야 한다.

정자 수가 2천 만개 이하일 때 불임이라고 한다.

남성의 성적 반응(Male Sexual Response)

남성의 성적반응은 4단계로 나눌 수 있다: 흥분기, 고조기, 극치감, 소실기

흥분기(Excitement)

- 시각적, 정신적, 또는 육체적인 자극은 성적 흥분의 원인이다.
- 부교감신경은 음경내 세동맥을 이완하여, 혈액을 충만하게 한다.
- 음경 내 조직이 혈액으로 충혈되며, 음경은 커지고, 단단해지고, 발기되어 여성생식경로로 들어가게 할 수 있다.

고조기(Plateau)

- 정액과 오줌이 섞이는 것을 예방하기 위해 요도 조임근이 수축한다.
- 심장박동, 혈압, 그리고 호흡이 높은 상태로 유지된다.

극치감(Orgasm)

- 이 짧고 강렬한 반응은 정액의 **사정**을 포함한다.
- 사정은 두 단계에 의해 일어난다: **배출** 및 **압박만출**
- 배출 시 교감신경계는 정관의 꿈틀운동을 자극하여 정관에서 요도로 정자를 배출한다; 이는 또한 전립샘과 정낭으로부터 액체를 유리하는 것을 자극한다.
- 요도 내 정액은 몸신경과 교감신경반사를 활성화하여, 그 결과 정액을 압박 방출 시킨다.

소실기(Resolution)

- 극치감 직후 교감신경 신호는 음경 내 세동맥의 수축을 야기하여, 혈액의 흐름을 감소시킨다.
- 발기조직 사이의 근육은, 발기조직의 혈액을 내보내기 위해 쥐어짜듯 수축한다.
- 음경이 이완된다.

여성의 생식 기관(Female reproduction system)

여성의 생식기관에서는 더 많은 생식세포들을 생산한다. 이러한 생식세포들은 운반, 영양제공, 아기를 출산하는 것을 담당한다.

남성과는 달리, 여성의 생식기관계통은 배안에 위치하고 있다. 여성의 일차 생식기관(생식샘)은 난소(ovaries)이다. 난소는 여성 생식세포인 난자를 생산합니다. 나팔관, 자궁, 질을 포함한 부속 기관은 인체 바깥쪽에 있는 난소 근처에서부터 연장되어 있다.

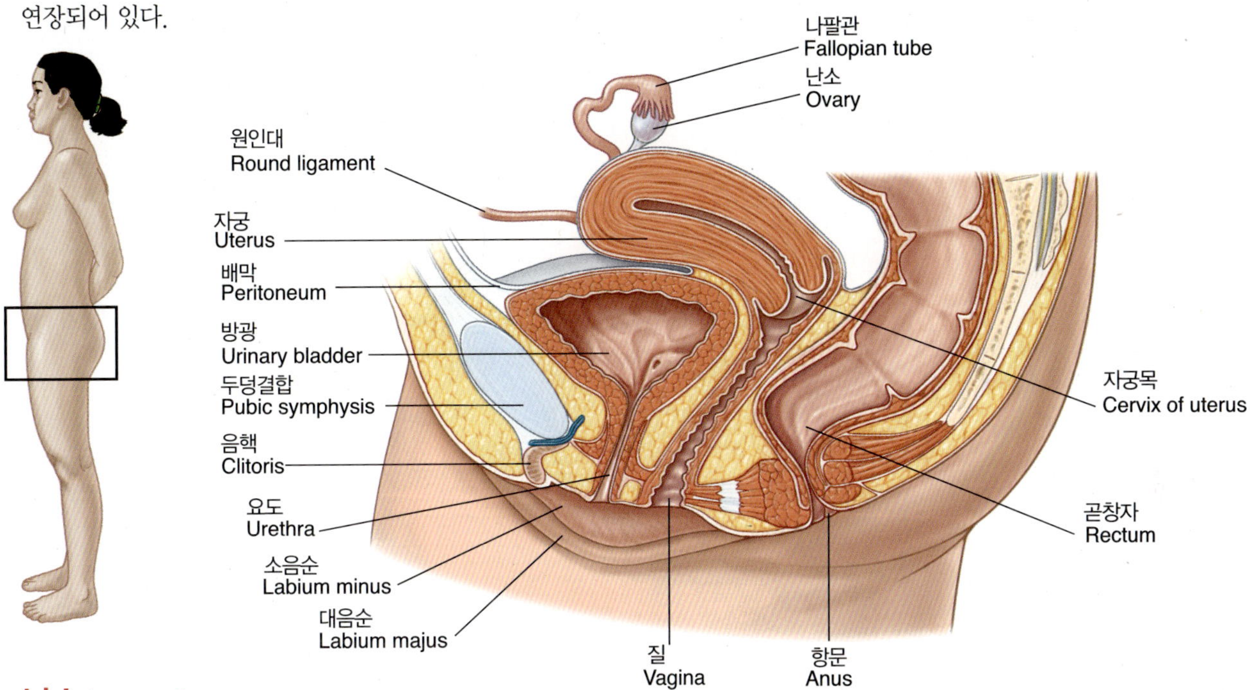

난소(Ovaries)

두 개의 난소는 자궁의 양쪽에 위치하며, 아몬드 모양과 크기를 닮았으며, 이것은 양쪽에서 난자와 성호르몬을 생산한다. 배막 안에 난소의 위치를 잡아주는 한 겹의 넓은 인대(broad ligament)라 불리는 인대와 난소 인대(ovarian ligament)를 포함한 여러 인대가 있다.

각각의 난소는 수천 개의 **난포**(ovarian follicle)를 포함하며, 이것은 미성숙한 난자(immature egg)나 **난모세포**(oocyte)를 **난포세포**(follicular cells) 주변을 이루고 있다. 난포는 태아기 동안에 발달되며, 이것은 유사분열과 사춘기가 될 때까지 1차 감수분열기를 거치게 된다. 월경주기 동안 FSH 호르몬은 감수분열을 재개하기 위해 여러 난포를 자극한다. 난포를 발달시킴으로써 난소의 표면을 향해 이들은 이동한다.(이 발달 단계는 오른쪽 그림에 나타내었다.) 보통 하나의 난포가 완전히 성숙하고 이것이 난소 표면에 도달한다. 거기에 액체로 가득찬 수포형태를 성숙난포(**그라피안난포** graafian follicle)라고 한다. 난포를 분출하고, 안에 함유하고 있던 난자를 유리시킨다.(이 과정을 **배란**(ovulation)이라고 하며, 이 장의 뒷부분에 더 자세하게 설명된다.)

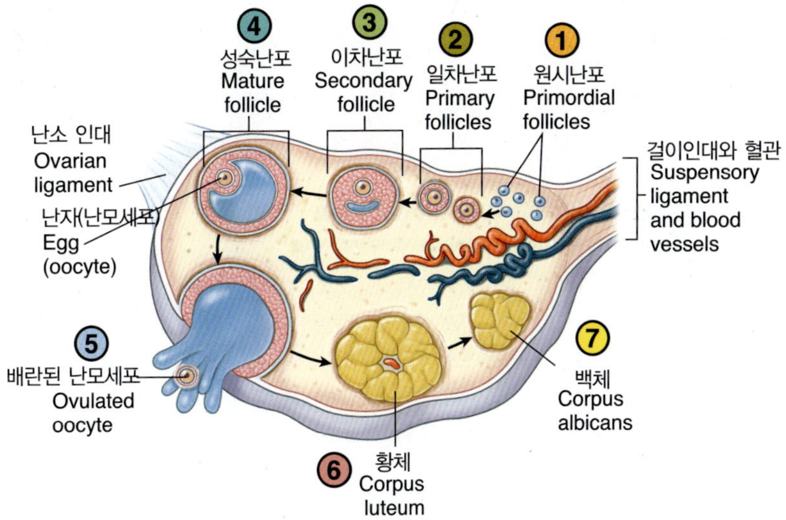

내부 생식기(Internal Genitalia)

여성생식계통은 내부 및 외부 생식기가 포함되어 있다. 내부 생식기는 나팔관, 자궁, 그리고 질이 포함되어 있다. 나팔관은 난소에 부착되어 있지 않기 때문에, 여성 생식기관은 기본적으로 감염이 배막 내에 생식 기관에서 확산 할 수 있는 "개방" 시스템입니다.

나팔관(Fallopian tubes)

나팔관(fallopian tubes)은(또한 자궁 관이라고도 함), 장기에 대한 4인치(10cm)이며, 난소에서 자궁으로 연장되어 있다.

자궁(Uterus)

근육성 구역을 **자궁**(uterus)이라 불리며, 배아 성장을 위한 장소와 영양분을 제공한다. 자궁은 방광과 곧창자사이에 위치하고 있으며, 넓은 인대에 의해 자리잡고 있다. 일반적으로 자궁은 방광의 위를 향해 앞으로 굽어져 있다.

좁은 **잘룩부**(isthmus)는 나팔관의 일부분으로 자궁에 가장 가까이에 있다.

관의 중간 부분은 **팽대부**(ampulla)라 불리며, 난자가 수정되는 일반적인 장소이다. 관의 내부에는 섬모가 있다. 이들은 교반움직임과 함께 관의 꿈틀수축(peristaltic contractions)이 일어나 이들이 자궁을 향해 난자를 이동시킨다.

나팔관 끝부분의 깔대기 모양은 **자궁관깔대기**(infundibulum)이라고 한다. 나팔관은 난소에 직접 연결되어 있지 않다. 대신에 손가락과 같은 돌출로 난소를 향해 부채모양을 **자궁관술**(fimbriae)이라 한다.

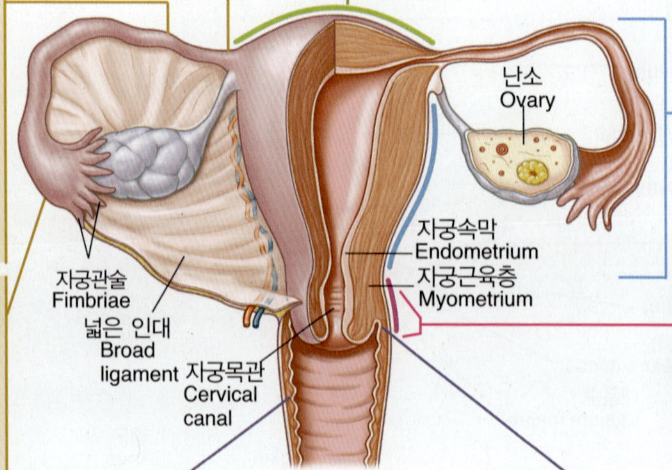

자궁의 굽어진 윗부분을 **자궁바닥**(fundus)라 한다. 자궁 위쪽의 두 모서리는 나팔관과 연결되었다.

자궁의 중심부분을 자궁**몸통**(body)이라 한다.

아래 끝부분은 자궁경부(cervix)이다. 경부를 통한 경로는 **자궁목관**(cervical canal)이라 하며, 이는 질과 자궁을 연결한다. 자궁목관의 샘은 배란동안 두터운 점액을 분비하며, 이 점액은 정자가 이동하는 동안에는 얇아진다

질(Vagina)

약 3인치(8cm) 길이의 근육성 관인 **질**(vagina)은 음경과 정자를 받아들이며, 월경혈을 배출하는 길이며, 출산 시 산도로 이용된다. 질의 민무늬근육성 관은 출산 동안에 매우 크게 팽창 할 수 있다.

질의 아래 끝부분은 가장자리(**질점막주름** vaginal rugae)로 성교중 음경을 자극하는 것을 돕고, 출산 동안 팽창을 허락한다.

점막의 주름은 부분적으로 **처녀막**(hymen)이라 불리는 막이 질로 들어가는 입구를 덮고 있다. 처음 성교 동안 처녀막의 파열로 종종 출혈이 일어난다. 그러나 대부분의 경우에 탐폰사용, 격렬한 운동, 의학적 검진을 포함하여 처음 성교 전에 처녀막의 파열이 일어날 수 있다.

질은 약간 목부위로 연장되어 있으며, 이것은 주머니 모양을 만들며, **질천장**(fornices)이라 한다.

일상에서의 신체(The body at work)

자궁의 벽은 두 가지 중요한 역할을 한다: 태아수용과 성장을 위한 영양공급과 함께 출산 시 신체로부터 태아를 내보낸다. 자궁벽은 3개의 층으로 이루어져 있으며 이것들은 다음과 같은 일을 돕는다:

- *바깥 층을* ***자궁바깥막****(perimetrium)이며 장막이다.*
- *두꺼운 중간층은* ***자궁근육층****(myometrium)이라 불리며, 민무늬근육으로 구성되어 있으며, 자궁으로부터 태아가 출산하는 동안에 수축한다.*
- *가장 안쪽 층은* ***자궁속막****(endometrium)이며, 배아가 부착하는 곳이다. 자궁속막 위쪽 2/3는* ***기능층****(stratum functionalis)으로 매달 수정란을 받을 것을 예상하여 두꺼워 진다. 수정이 발생하지 않으면 이 층은 탈락되어지며, 이 결과 월경(menstruation)이 일어난다. 아래 층은* ***바닥층****(stratum basalis)으로 자궁속막과 자궁근육층에 부착되어 진다. 이것은 탈락되지 않으며, 매달 기능 위주의 층의 재생을 돕는다.*

바깥생식기(External Genitalia)

외부생식기는 불두덩(mons pubis), 대음순(labis majora), 소음순(labis minora), 음핵(clitoris), 부속샘을 포함하며, 이것을 **외음**(vulva)이라 한다.

불두덩(mons pubis)은 두덩결합 위에 음모로 덮여 있는 지방조직의 융기이다.

대음순(labis majora)은 큰 피부주름이며, 지방조직으로 대음순의 바깥쪽에 음모가 나있으며, 안쪽에는 털이 거의 없다.

소음순(labis minora)은 대음순의 안쪽에 있는 두 개의 얇은 층으로 음모가 없는 피부 주름이다.

음순의 안쪽 지역을 **질어귀**(vestibule)라 부른다. 이는 요도와 질구멍을 포함한다.

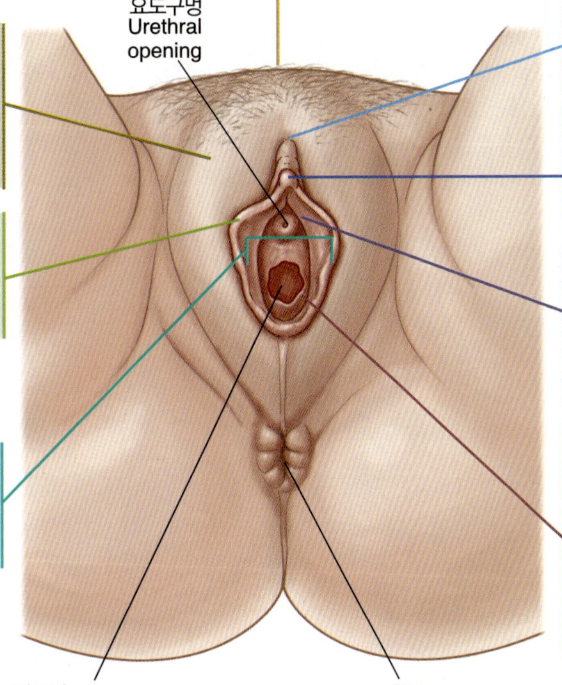

조직 덮개를 형성하기 위해 만나는 소음순을 **음핵꺼풀**(prepuce)이라 한다.

음핵(clitoris) 발기 조직의 작은 융기로 음경과 유사하다. 이 역할은 절대적 감각으로, 성적자극의 원인이다.

한쌍의 점액샘은 **작은질어귀샘**(lesser vestibular glands 또는 **Skene's glands**)라 불리며, 요도근처의 질어귀에서 열리며, 윤활제 역할을 한다.

완두콩 크기의 두 개의 샘을 **큰질어귀샘**(greater vestibular glands 또는 **Barholin's gland**)이라 하며, 질 구멍의 양쪽에 위치한다; 이것들의 분비액은 외음부를 습하게 유지하고, 성교시 윤활제 역할을 한다.

유방(Breasts)

사춘기(에스트로겐과 프로게스테론에 의한 자극의 결과로)동안 발달하며, **유방**(breast)은 큰가슴근육 위에 놓여 있다.

각 유방은 15-20개의 **젖샘엽**(lobules)으로 나뉘며, 섬유성 조직과 지방조직으로 분리되어 있다.

각 소엽은 작은 집합체를 형성하며, 주머니 모양과 같은 **샘꽈리**(acini)는 수유 동안 젖을 분비한다. 샘꽈리는 작은 관으로 배출되며, 이들은 젖꼭지를 향해 더 큰 관을 형성하기 위해 합쳐진다.

각 관들은 각 젖샘엽에서 하나의 **젖샘관**(lactiferous duct)으로 형성하기 위해 합해진다. 젖꼭지에 도달하기 전에 관은 약간 큰 관으로 되며, **젖샘관팽대**(lactiferous sinuse)를 형성한다.

각관의 끝은 젖꼭지 표면의 작은 구멍에서 끝난다.

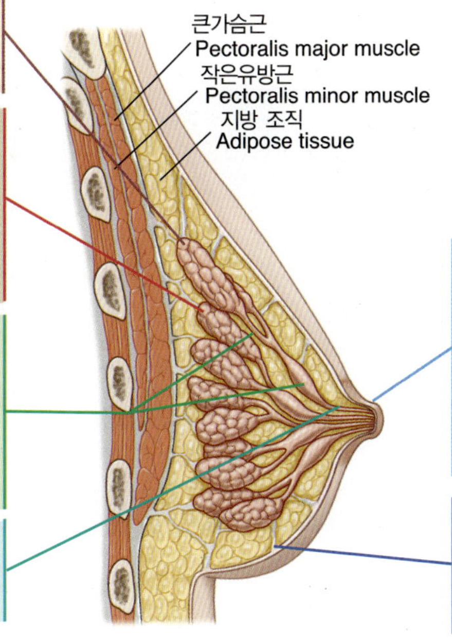

중요한 사실(Fast fact)

지방 조직의 양은 젖샘의 크기가 아닌 유방 크기를 결정한다; 그러므로, 유방 크기는 유즙생성량과 관련이 없다.

젖꼭지 주변을 둘러싼 색소가 침착된 부분을 **젖꽃판**(areola)라 부른다. 수많은 기름샘(작은 혹처럼 보인다)과 표면에 점이 있다. 이러한 샘으로부터 피지는 젖꽃판의 윤활제 역할을 하며, 수유동안 건조함과 균열을 방지하는 것을 돕는다.

걸이인대(Suspensory ligaments)는 유방을 지지하고, 유방이 큰가슴근육에 부착되어 있게 한다.

일상에서의 신체(The body at work)

남성과 마찬가지로 여성의 사춘기는 생식샘자극호르몬분비호르몬 gonadotropin-releasing hormone(GnRH)의 농도가 높아지며 시작된다. GnRH는 뇌하수체 앞엽에서 난포자극호르몬(follicle-stimulating hormone; FSH)과 황체형성호르몬(luteinizing hormone; LH)의 분비를 자극한다. 난포자극호르몬은 난소의 난포 발달을 자극하며, 그 결과 난포는 에스트로겐(estrogens)과 프로게스테론(progesterone)을 분비한다. 에스트로겐은 사춘기 동안 유방의 발달, 엉덩이, 넓다리 피부 아래 지방침착과 골반 확대와 같은 여성의 신체적 변화를 생성하기 위해 반응한다.

*사춘기는 남성이 대략 13세이며, 여성이 9 또는 10세로 남성 보다 더 일찍 시작하는 경향이 있다. 여자에서 사춘기의 첫 징후는 유방의 발달이다. 이는 두덩부와 겨드랑이의 음모 성장을 한다. 배란이 다른 해에 시작하지 않는 다는 것은 아니지만, 결국에 약 12세 또는 13세에 첫월경(**초경** menarche)에 도달한다. 다시 말해, 월경이 수정을 의미하는 것은 아니다.*

중요한 사실(Fast fact)

1860년, 대부분 경우 16세에 월경을 시작했고; 오늘날 평균 연령은 12세 또는 13세에 한다.

여성의 생식주기(Female reproductive Cycle)

사춘기에 시작하여 폐경까지 여성의 생식계통은 매달 주기적이며, 이는 매달 임신의 가능성을 준비한다. 이러한 변화를 생식주기(reproductive cycle)라 하며, 이는 상호작용하는 두 개의 주기로 구성되어 있다.: **난소주기**(ovarian cycle)은 난소의 변화에 중점적이며, **월경주기**(menstrual cycle)는 자궁의 변화에 초점이 맞춰진다.

호르몬 분비의 다양한 편화에 의해 조절되어 지며, 생식 주기는 평균 28일의 주기를 가지고 있다; 그러나, 주기의 길이는 개인에 따라 평균 20-45일이다. 두 주기는 모두 주가 마다 분비되는 호르몬에 의해 조절되어 진다: 난소주기는 호르몬의 FSH와 LH에 의해 조절되어지며, 월경주기는 에스트로겐과 프로게스테론에 의해 영향받는다.

중요한 사실(Fast fact)

성숙된 난자로 되가는 과정을 **난자 형성**(oogenesis)이라고 한다.

기본 강좌 : 유방암

유방암(Breast cancer)은 여성 8명 중 1명꼴로, 암 관련 사망의 주요 원인 중 하나이다. 중 한 명에 영향을 주며 암 관련 사망의 주요 원인 중 하나이다. 대부분 유방암은 관에서 시작하며 거기에서부터 림프계통을 따라 다른 기관으로 퍼져나갈 수 있다. 유방암의 증상은 유방이나 겨드랑이에 몽우리를 포함한 발적(redness), 패임(dimpling) 또는 유방 피부의 주름(puckering); 또는 젖꼭지의 배농을 포함한다.

유방암 여성의 약 20%-30%는 질병의 가족력을 가지고 있다. 과학자들은 최근 *BRCA1*과 *BRCA2* 유전자에 결함을 발견하였고, 이는 유방암으로 발달하기 위한 위험을 증가시킨다. 많은 유방암은 에스트로겐에 의해 자극되어 지기 때문에 여성은 12세 이전에 월경을 시작하는 여성뿐 아니라 55세 이후에 폐경하는 경우에 유방암의 발달 위험을 증가시키게 된다. 여자 어린이의 경우는 유방암 환자가 아예 없지만, 만 30세 이후에 위험이 증가하게 된다. 다른 위험 요인은 노화, 과도한 알콜 남용, 방사선 노출이 포함된다.

난소주기(The ovarian cycle)

출생 시 여성의 난소는 2백만의 난자 또는 난모 세포가 포함되어 있다. 각 난모세포(난포세포 주변에 있다)는 감수분열의 초기 단계에 도달하며, 발달 전에 불완전하다. 이러한 대부분의 난모세포를 **일차난포**(primary follicle)로 아동기 동안 퇴화한다. 사춘기에 도달하면, 단지 40만개의 난모세포가 남아있다.(대부분의 여성은 일생동안 500번 이하의 배란을 한다는 것을 고려할 때 난모세포 공급은 충분하다.)

난소주기는 표 아래 설명된 것처럼, 난소에서 난자 배출을 준비함으로써 월경 첫날에 시작된다.

> **중요한 사실**(Fast fact)
> 에스트로겐(난소 난포에서)은 난포기 동안 우세하고, 프로게스테론(황체로부터)은 황체기 동안 우세하다.

난소주기의 단계

애니메이션(ANIMATION)

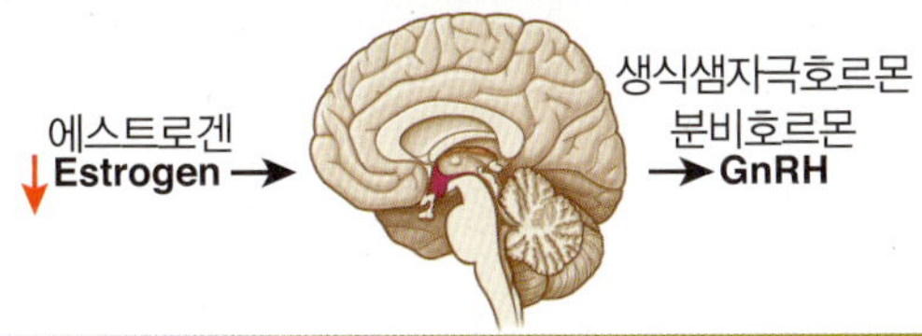	월경의 마지막 날	에스트로겐과 프로게스테론의 낮은 농도는 시상하부의 GnRH의 유리를 자극한다.
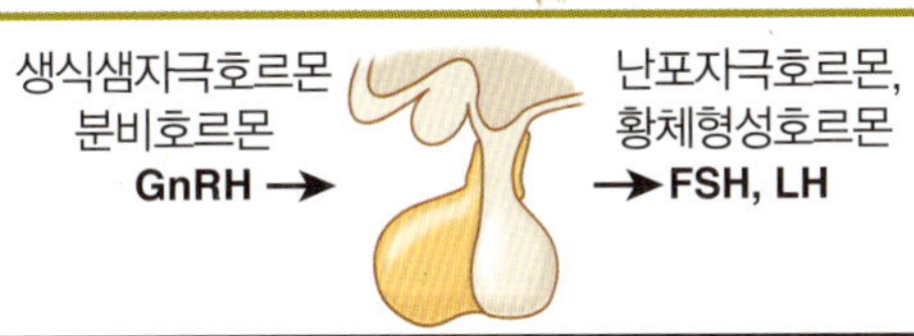		GnRH는 뇌하수체 앞엽의 FSH와 LH 유리를 자극한다.
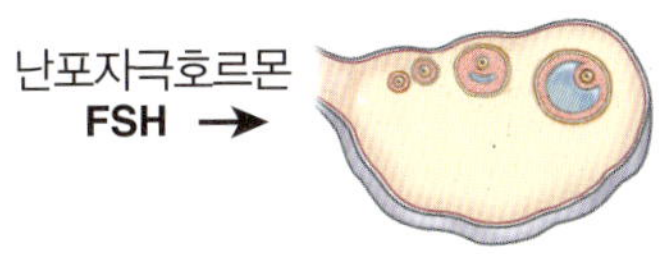	난포기	FSH는 난소 내 여러 개의 난포를 자극하며, 발달을 하게하며, 이러한 시기를 **난포기**(follicular phase)라 한다. 그러나, 단지 하나의 난포만 성숙하게 될 것이다. 난포가 발달함에 따라 이것은 에스트로겐(월경 주기내 자궁속막을 두터워지게 자극한다.)뿐 아니라, 소량의 프로게스테론 분비를 자극한다.
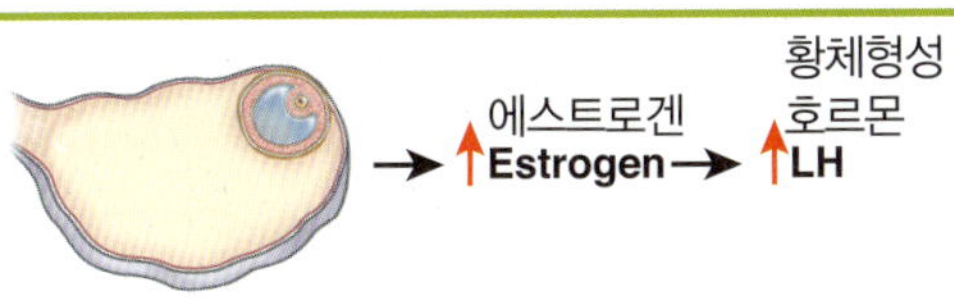		난포가 성숙하면 이는 난소의 표면으로 이동한다. 성숙한 난포는 성숙난포(**그라피안난포**; graafian follicle)라 한다. 주기의 중간 지점에 에스트로겐의 농도가 최고가 될 때, LH의 급격한 증가를 유발한다.
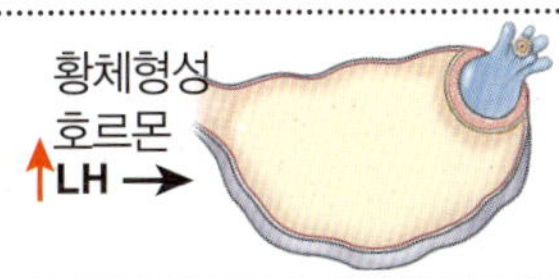	배란	LH의 급격한 증가는 난포의 파열을 일으켜, 난자를 배출하게 하며, 이러한 과정을 배란(ovulation)이라 한다. 자궁관의 자궁관술은 배란된 난자를 잡기 위해, 난소의 윗부분을 따라 쓸어내린다.
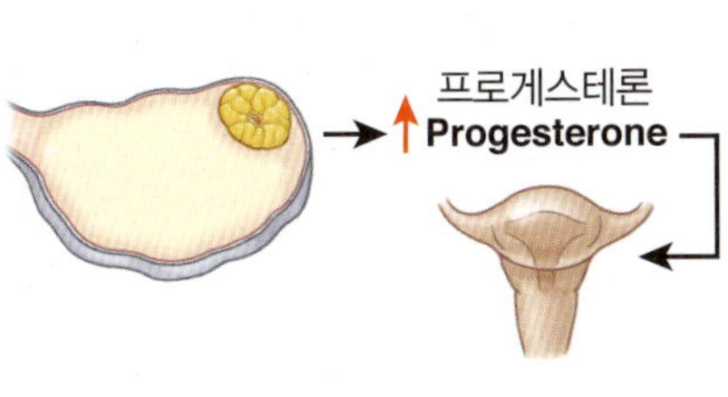	황체기	한편, 난포의 나머지는 난소에 남아 있으며, **황체**(corpus luteum)를 형성하고, 이는 **황체기**(luteal phase)의 시작을 나타낸다. 황체는 많은 양의 프로게스테론과 소량의 에스트로겐을 분비한다. 프로게스테론은 자궁속막을 지속적으로 두텁게 만들며, 더욱 혈관성으로 되며, 임신을 준비한다. 고농도의 프로게스테론과 에스트로겐은 뇌하수체에서 FSH와 LH의 생성을 억제하며, 더 이상의 난포 발달을 억제한다.
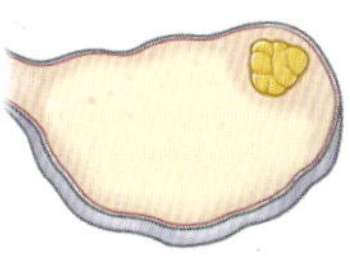		수정이 발생하지 않았다면, 황체는 불활성화된 흉터 조직으로 퇴화되는데 이를 **백체**(corpus albicans)이라 한다.
에스트로겐 ↓Estrogen 프로게스테론 ↓Progesterone	월경	에스트로겐과 프로게스테론 농도는 급격한 하락은 자궁속막을 탈락하게 하며, 그 결과 월경(menstruation)이 일어난다. 난소에서 호르몬 감소로 뇌하수체에서 더 이상 억제하지 않는다; FSH 농도가 올라가기 시작하고 새로운 주기가 시작된다.

월경주기 *(The Menstrual Cycle)*

에스트로겐과 프로게스테론 호르몬은 난소에서 분비하며, 이는 월경주기를 조절한다. 이 주기는 자궁속막(난소주기 대부분을 통해 발생한다.)의 탈락과 방출에 의해 증식하게 된다. 월경주기(menstrual cycle)는 4개의 기로 나누어져 있다: 월경기(menstrual phase), 증식기(proliferative phase), 분비기(secretory phase), 월경전기(premenstrual phase).

월경주기의 단계

단계	일	활동	
월경	1–5	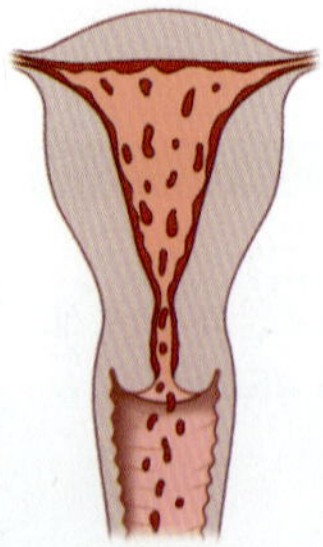	눈에 띄는 질 출혈 첫째 날은 생리주기의 첫 날이다. 자궁속막은 월경이 3–5일간 지속적으로 발생하며, 기능층(stratum functionalis)의 출혈이 발생한다.
증식	6–14	↑ 에스트로겐 → 혈관의 성장 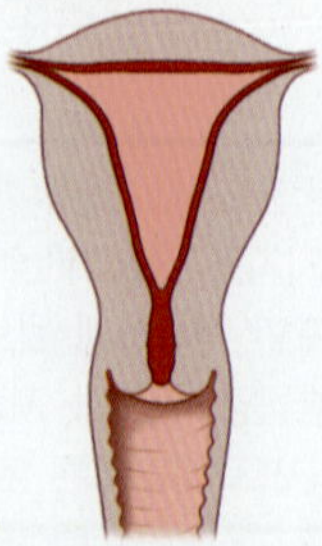	월경이 끝나갈 때(주기의 약 5일) 자궁에는 단지 바닥층(stratum basalis)만이 남아 있게 된다. 약 6일째 에스트로겐(난소에서 분비된다.) 농도가 상승하며 혈관성장뿐 아니라 바닥층의 재생을 자극한다. 이 단계 동안 자궁속막이 2–3 ㎜ 두꺼워 진다.
		배란	
분비	15–26	↑ 프로게스테론 → ↑자궁속막의 두꺼워짐 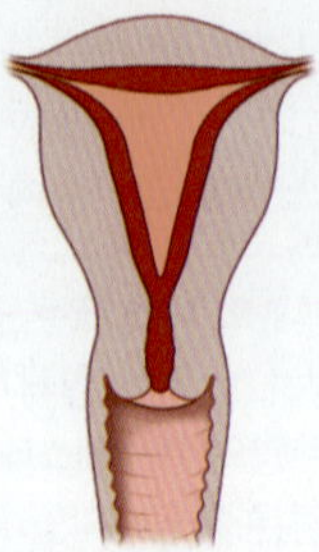	배란 후(약 14일), 황체로부터 프로게스테론의 증가하여, 이때 액체 누적과 분비 결과, 기능층이 더 두꺼워 지게 된다. 이 기간 동안 영양분이 충분하게 난자가 수정되기 적당한 약 5–6 ㎜로 두꺼워지며, 자궁속막은 발달하게 된다.
월경전	26–28	↓ 프로게스테론 → 자궁속막의 허혈 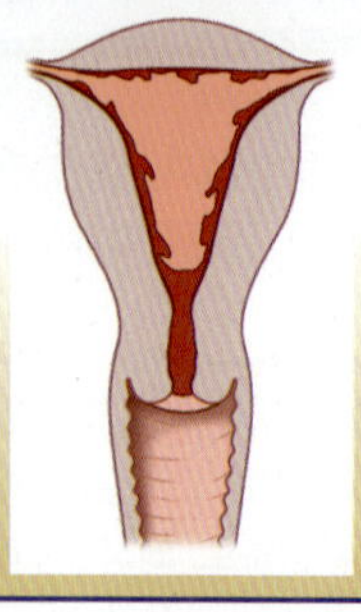	수정이 발생되지 않으면, 황체는 위축되고, 프로게스테론 수준은 급격히 감소된다. 자궁속막의 영양성 혈관이 경련이 일어나며, 간헐적으로 혈액이 흐른다. 자궁속막은 허혈이 되며, 괴사가 되고, 이로 인해 자궁벽이 탈락된다. 이는 월경 시 출혈을 형성한다.

난소주기와 월경주기 사이에 상호관계(interrelationship between the ovarian cycle and the menstrual cycle)

이전에 설명한 바와 같이, 난소주기와 월경주기는 두 개가 동시에 발생하는 활동으로 서로 상호연관이 있다. 두 주기의 활동성을 아래 표에 나타내어, 호르몬 농도 변화를 연계하여 공부한다.

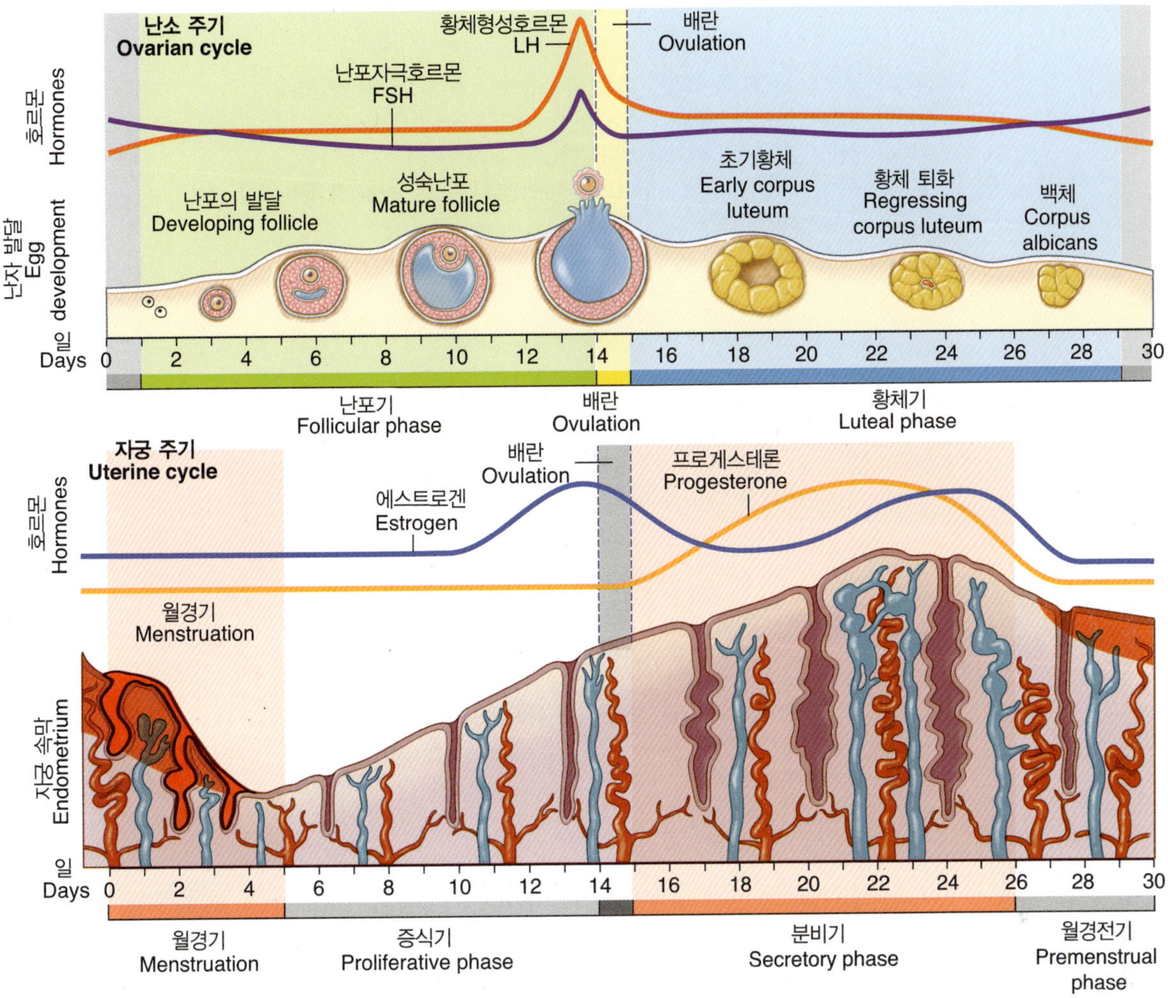

기본 강좌 : 폐경

월경은 사춘기에서 40세 또는 50세까지 이르러 중단될 때까지 계속된다. 이것을 폐경(menopause)이라 하며, 일생에서 이 단계는 에스트로겐과 프로게스테론의 수준의 감소(난소에 남아있는 난포가 생식샘에 의한 반응이 감소됨)와 연관된다. 호르몬 수준의 감소 결과 자궁, 질, 유방이 위축된다. 질건조는 성교시 불편함을 주며, 질 감염이 더 흔해진다. 폐경기의 다양한 증상은 기분 변화와 홍조(hot flashes)를 포함한 증상이 일반적이다.

여성 성적 반응(Female Sexual response)

여성은 남성과 같이 4개의 단계로 나눌 수 있다: 흥분기, 고조기, 극치감, 소실기

흥분기(Excitement)

- 성기로 혈액의 흐름이 증가되면 대음순과 소음순이 혈액과 함께 팽창한다.
- 음핵이 부풀어 오르고, 커진다.
- 유방이 부풀고, 젖꼭지가 발기되고 딱딱해진다.
- 질 벽은 혈류 증가로 보라색이 되며, 큰질어귀샘에서 질로 윤활제를 분비한다. 자궁은 더 발기하며, 일어난다.

↓

고조기(Plateau)

- 질의 바깥 1/3이 팽창한다.
- 음핵은 매우 민감하게 되며, 포피아래로 되돌아간다.

↓

극치감(Orgasm)

- 일련의 맥동과 함께 질의 바깥 1/3 근육이 빠르게 수축한다.
- 자궁내 근육도 수축한다.
- 피부는 빨개지거나 상기된다.

↓

소실기(Resolution)

- 음핵과 젖꼭지가 부드러워진다.
- 질과 음색이 정상 크기와 색깔로 돌아온다.
- 자궁은 앞을 향해 일반적인 위치로 내려온다.

피임의 방법 (Methods of Birth Control)

임신을 방지하기 위해 사용되는 방법을 **피임**(contraception) 또는 산아제한(birth control)이라 한다. 다음 표는 피임의 가장 일반적인 방법 중 몇 개를 요약했으며, 가장 효과적인 방법의 순으로 시작해서 최소한의 효과를 갖는 순으로 끝난다.

방법	특성
외과적 불임법	
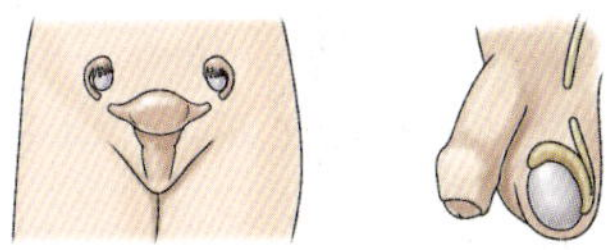	• 나팔관 또는 정관을 자르거나 묶어 난자 또는 정자의 통로를 차단하는 불임 방법이다.
착상 방지	
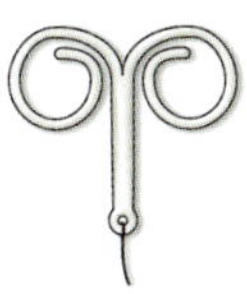	• 자궁내장치(intrauterine device; IUD)는 장궁내에 삽입하는 플라스틱 기구로 수정란의 착상과 수정을 예방한다. 자궁내장치에는 2가지 형태가 있다: 하나는 구리선이며, 하나는 프로제스틴 호르몬을 포함한다. 두 형태 모두 자궁 내 염증을 일으키며, 정자가 난자에 도달하는 기능을 방해한다. 프로제스틴 IUD는 또한 자궁목부의 점액을 두텁게 하여, 정자를 차단한다.
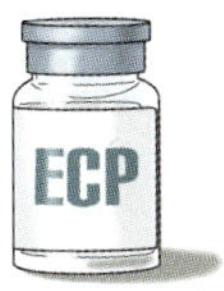	• 응급피임약(Emergency contraceptive pills; ECPs), 또는 "경구피임약(morning after pills)"은 고농도의 에스트로겐과 프로게스테론을 제공한다; 성교 후 72시간 이내 복용해야하며, ECP는 배란을 억제하거나 수정을 억제하여 임신을 예방한다.
호르몬 피임법	
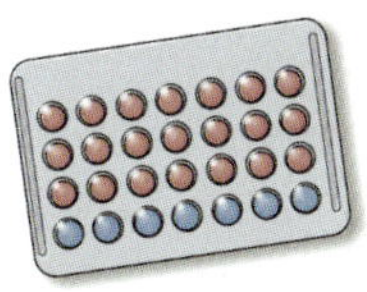	• 경구피임약은 에스트로겐과 프로게스테론으로 구성되며, 이는 FSH의 분비를 억제하고 그 결과 난포 발달과 배란을 방지한다.
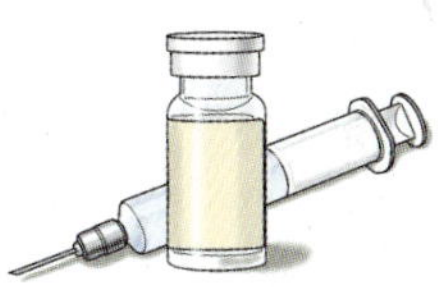	• 데포-프로베라(Depo-provera)는 합성 프로게스테론으로 배란을 중단하기 위해 1년에 2-4번 주사한다.
차단 피임법	
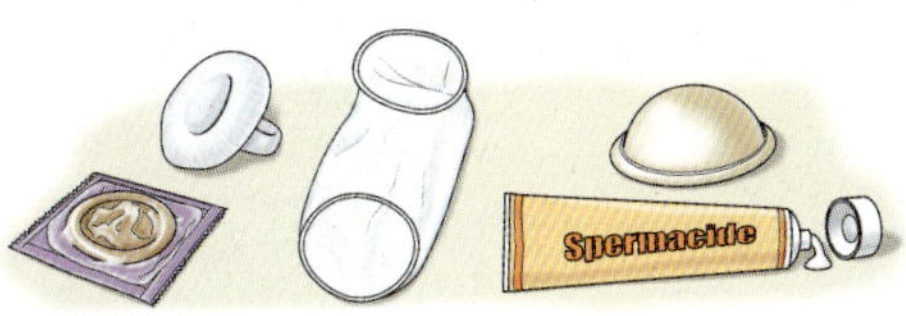	• 질로 들어가거나 지나는 정자를 차단하는 피임의 형태이다. • 남성과 여성 콘돔은 단지 질병의 전파를 예방하는 피임법이다. • 폼, 크림, 젤리와 같은 화학적 살정제의 사용은 장벽 방법의 효율성을 크게 향상시킨다.
행동 피임법	
월경주기법 Rhythm method 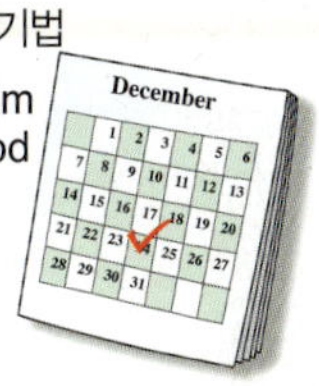	• 주기 조절법은 수정이 가능한 기간 동안 성교를 자제하는 방법으로 배란 전 최소 7일에서부터 배란 후 최소 2일까지이다. 배란의 기간을 예측하기 어렵기 때문에 이 방법은 25%의 실패율을 가지고 있다. • 회피(질외사정 coitus interruptus)는 남성이 사정하기 전에 성기를 빼내야한다. 이 방법은 사정 전의 액체에 존재하는 일부 정자뿐 아니라 조절의 실패 때문에, 이 피임방법은 높은 실패율을 가진다.

핵심 용어 분석(Review of Key Terms)

팽대부(Ampulla) : 난관의 중간 부분

자궁 경부(Cervix) : 자궁의 아래 끝부분

백체(Corpus albicans) : 황체가 퇴화할 때 불활성 흉터 조직

황체(Corpus luteum) : 배란 후 난포의 잔유물로 프로게스테론과 소량의 에스트로겐이 분비된다.

자궁속막(Endometrium) : 자궁내 혈관성 점막; 수정란이 도달할 때를 예상하여 각 주기에 두터워 진다.

부고환(Epididymis) : 고환의 한쪽면에 구부러진 관으로 정자가 성숙한다.

에스트로겐(Estrogen) : 난소에서 호르몬이 분비되며, 자극에 반응하여 여성의 이차성징이 발달한다; 이는 또한 배란을 자극하는 역할을 한다.

나팔관(Fallopian tubes) : 관은 자궁에서 난소근처까지 뻗어있다.

생식세포(Gametes) : 생식세포는 남성의 정자와 여자는 난자를 포함한다.

생식샘(Gonad) : 일차생식기관; 남성의 고환과 여성의 난소를 포함한다.

난포(Graafian follicle) : 난소의 성숙 난포

깔대기(Infundibulum) : 깔대기 모양으로 난관의 끝 부분.

잘룩부(Isthmus) : 자궁근처의 나팔관 일부

감수분열(Meiosis) : 세포(난자 또는 정자)를 생성하는 세포 분열과정으로 염색체의 수가 반으로 나뉜다.

폐경기(Menopause) : 월경의 영구적 중단을 나타내는 기간

월경(Menstruation) : 자궁 속막의 주기적인 탈피기

자궁근층(Myometrium) : 자궁의 민무늬 근육층; 출산 동안 수축한다.

난모 세포(Oocyte) : 미성숙한 난자

난자형성(Oogenesis) : 성숙한 난자가 형성되는 과정

난소난포(Ovarian follicle) : 난자와 난포 주위의 세포

자궁 바깥막(Perimetrium) : 자궁벽 바깥의 장액층

전립샘(Prostste gland) : 남성의 방광 목부와 요도를 둘러싸는 샘, 정액의 일부인 알칼리성 액체를 형성한다.

음낭(Scrotum) : 고환 주변 조직의 주머니

정액(Semen) : 사정동안 정자가 함유된 흰색의 액체

정액을 만드는(Seminiferous tubuies) : 정자가 생성되는 고환 속의 미세한 관

정자발생(Spermatogenesis) : 정자형성은 고환의 정세관에서 이루어진다.

고환(Testes) : 정자를 생산하고 남성 호르몬 테스토스테론을 생산하는 남성 기관

테스토스테론(Testosterone) : 일차남성 호르몬; 고환에서 분비한다.

자궁(Uterus) : 태아와 배아 성장 시 양육하는 집으로 근육성 공간

수정관(Vas deferens) : 부고환에서 전립샘 요도로 정자를 운반하는 관

학습한 정보 유지하기(Own the information)

이 장에서 학습한 정보를 기억하기 위해서는 학습한 내용을 반영할 수 있는 시간이 요구된다. 따라서, 하얀 종이에 학습하고 토론한 중요 주제를 회상하면서 써내려가 본다. 그리고, *DavisPlus* 웹사이트에 접속하고 22장의 학습 목표를 체크하여 본다. 쓴 모든 내용이 이 장의 학습목표와 완전히 일치하는가? 그렇지 않으면, 이 장을 적절하게 다시 살펴 본다. 그리고, 학습 목표의 개념을 다시 써보거나 그려본다.

22장의 중요 주제 :

- 일차와 이차 생식기관
- 고환의 구조와 기능
- 부속샘 분비의 구조와 기능
- 음경의 구조와 기능
- 남성 사춘기의 과정
- 정자의 형성
- 정액의 구성 요소
- 남성의 성적 반응
- 난소, 나팔관, 자궁, 그리고 질의 구조와 기능
- 여성 바깥생식기
- 여성의 유방의 구조
- 여성 사춘기의 과정
- 여성의 생식주기
- 여성 성적 반응

학습점검(Test Your Knowledge)

1. 남성과 여성의 사춘기의 시작 시 분비되는 첫 번째 호르몬은 다음과 같다:
   a. 테스토스테론
   b. 난포-자극 호르몬
   c. 생식샘자극호르몬분비호르몬
   d. 프로게스테론
2. 생식세포는 :
   a. 일차생식기관
   b. 생식세포
   c. 미성숙 정자
   d. 미숙한 난자
3. 사정까지 정자는 어디에 저장되어지는가?
   a. 수정관
   b. 정세관
   c. 정낭
   d. 부고환
4. 테스토스테론은 어디에 생성되는가?
   a. 정세관
   b. 사이질세포
   c. 부고환
   d. 버팀(세르톨리)
5. 정액의 액체의 대부분 어느 기관에서 제공되는가?
   a. 망울요도샘
   b. 음경
   c. 정낭
   d. 전립샘
6. 배란을 유발하는 호르몬은?
   a. 난포자극호르몬
   b. 황체형성 호르몬
   c. 에스트로겐
   d. 프로게스테론
7. 난자는 자궁 벽의 어느 층에 부착되는가?
   a. 자궁 바깥막
   b. 자궁 속막
   c. 자궁근층
   d. 안뜰
8. 월경을 시작 시키는 두 개의 호르몬은?
   a. 난포자극호르몬과 황체형성 호르몬
   b. 에스트로겐과 프로게스테론
   c. 생식샘자극호르몬분비호르몬과 난포자극호르몬
   d. 에스트로겐과 테스토스테론
9. 난소주기의 후반기동안 프로게스테론을 분비하는 구조물은?
   a. 백체
   b. 난소난포
   c. 샘꽈리
   d. 황체
10. 임신을 방지하는 피임약은?
    a. 수정란의 착상을 방지
    b. 정자를 죽이기 위해 질을 산성으로 변화
    c. 난포 발달과 배란을 방해
    d. 난관을 통한 난자의 지나는 경로 차단

22장 답

1. 정답 : c. 테스토스테론은 남성 이차성징의 발달을 자극한다. 그러나, 테스토스테론은 생식샘자극호르몬분비호르몬의 분비 결과 고환의 발달을 시작 한 후에만 분비된다. 생식샘자극호르몬분비호르몬(GnRH)는 난포자극호르몬(FSH)과 고환 성장을 자극하여 테스토스테론을 분비하게 한다. 프로게스테론은 난소 난포에 의해 분비되며, 생식샘자극호르몬분비호르몬은 여포자극호르몬과 황체호르몬의 분비 자극이후에 발생한다.
2. 정답 : b. 일차생식기관은 생식샘이라 불리며, 생식세포를 생산한다. 미성숙 정자는 정조세포 또는 정모세포라 한다. 미성숙 난자는 일차난포라 불린다.
3. 정답 : d. 정관은 부고환에서 사정관으로 정자를 운반한다. 정세관은 정자를 생성하는 가느다란 관이다. 정낭은 사정관에 액체를 분비하며, 정액 생성을 돕는다.
4. 정답 : b. 정세관은 정자를 생산하는 관이다. 부고환은 정자가 사정될 때까지 성숙과 유지를 위한 장소이다. 버팀(세르톨리) 세포는 정자에게 영양분을 공급한다; 그것들은 또한 인히빈 호르몬을 분비하며, 이는 정자의 유리와 성숙의 역할을 하게 한다.
5. 정답 : c. 망울요도샘은 정액의 5%를 제공하며, 전립샘은 30%(정낭에서 65%를 공급한다)를 공급한다. 음경은 정액을 공급하지 않는다.
6. 정답 : b. 난포자극호르몬은 난포의 발달을 촉진한다. 에스트로겐 농도가 최고일때 LH가 유리된다. 프로게스테론은 혈관성 속막을 유지하기 위하여 황체에서 분비된다.
7. 정답 : b. 자궁 바깥막은 자궁의 바깥쪽 장막이다. 근층은 근육층으로 태아분만 동안 수축한다. 안뜰은 요도와 질이 열리는 부분을 구성한다.
8. 정답 : b. 다른 호르몬들은 쌍으로 월경에 영향을 주지 않는다. 테스토스테론은 주된 남성호르몬이다.
9. 정답 : d. 백체는 황체에 의해 남겨진 불활성 흉터 조직이다. 난포는 배란 전에 발달된다. 샘꽈리는 여성 유방 내 주머니 같은 구조로 젖을 분비한다.
10. 정답 : c. IUD(자궁내장치)는 수정란의 착상을 방지한다. 피임약은 정자를 주기는 목적으로 질의 산도 변화에 작용하지 않는다. 외과적 피임은 난관을 통해 난자의 이동을 차단한다.

모바일로 이 코드를 스캔하면 Davis*Plus*의 Podcast도서관이 접속됩니다. 또한 **http://davisplus.fadavis.com**에 접속하면 이 단원에 유용한 자료를 이용할 수 있습니다.

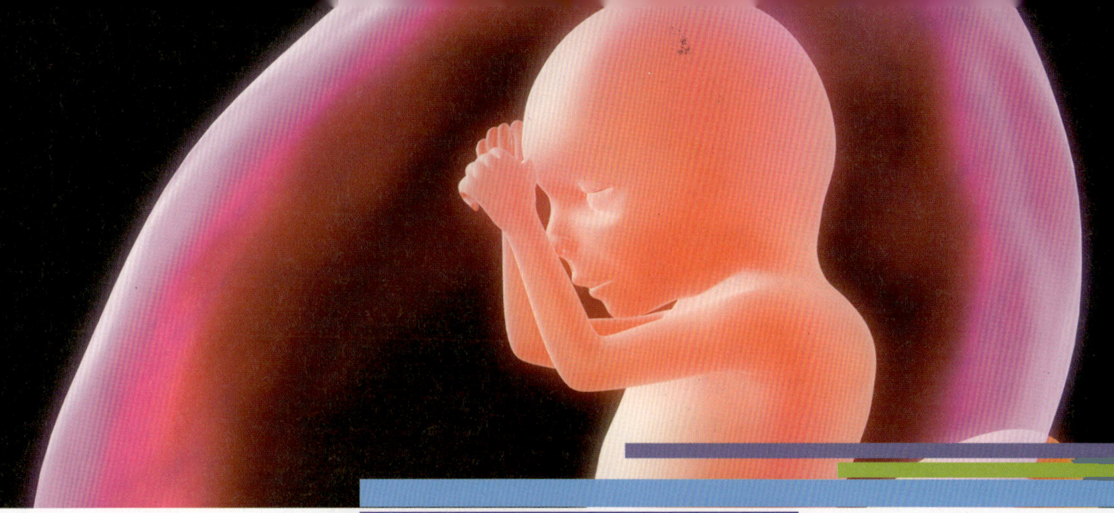

제 23 장

23 임신 및 인체 발달 (Pregnancy & Human Development)

인체는 하나의 세포로 시작하여 100조개의 세포와 수천 개의 기관으로 이루어져 있다.

새로운 삶이 시작되기 위해 난자와 정자는 서로 합해져야 한다. 수정된 순간 수정된 난자는 여러 변화를 시작하며, 놀랍게도, 하나의 세포가 완전한 사람으로 발달하게 된다. 고려할 점: 하나의 세포가 100조개의 세포로 되고, 그 세포는 피부와 신경조직을 포함하여 콩팥, 뇌, 심장과 같은 다양한 기관으로 변화하게 된다. 실제 하나의 세포가 단지 당신의 신체적 뿐 아니라, 지적능력에도 관련된다. 인체 발달에서부터 출생 때 까지 과정은 인간의 삶의 가장 매혹적이고 기적적일 것이다.

수정 (Fertilization)

정자는 사정했을 때 여성의 생식기관에 들어가며, 대략 질에 1억 개의 정자를 방출합니다. 일단, 정자는 자궁관을 따라 앞으로 나아가며, 난자와 수정하기 위한 임무를 수행하기 위해 앞으로 나아간다. 그러나 수정할 수 있도록 가는 것은 수천 개 뿐이다. 질의 산성은 많은 정자를 파괴하며, 자궁목부의 점액을 통해 이것들은 실패하거나 최종 자궁의 백혈구에 의해 파괴된다.

일부 수백 개의 정자가 이러한 위험을 지나 수정을 할 수 있게 된다. 그렇다 해도, 사정된지 몇 분 이내에 난자에 도달할 수 있음에도 불구하고 수정은 즉시 발생하지 않는다.

정자는 여성생식경로에 최고 6일까지 살아남을 수 있다. 반면에, 난자는 단지 24시간 생존가능 하다. 자궁에 난자가 도달하는데 72시간이 소요되기 때문에 수정은 전형적으로 자궁관의 끝 $^{1}/_{3}$ 지점에서 발생한다.

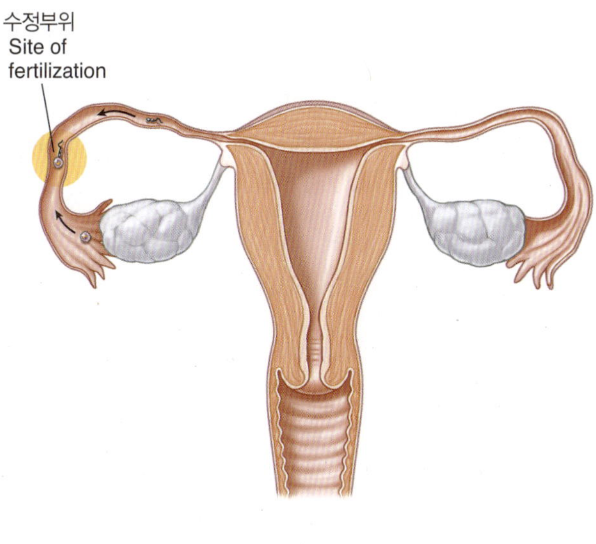

중요한 사실(Fast fact)

여자는 배란 후 14시간 전에서 1일째 까지 가장 수정되기 좋은 기간이다.

정확히 하나의 정자만 난자와 수정되며, 다른 정자들은 난자의 세포층과 당단백질(**투명층** zona pellucida)을 따라 수정을 돕는다. 이러한 과정을 아래 그림에 설명하였다. 명심할 것은, 이는 수정의 "시간경과"로 보여진다; 많은 정자들은 수정을 돕고, 단지 하나의 정자만 난자로 들어간다.

1 수백만 개의 정자가 난자로 헤엄쳐가고, 정자 머리의 첨단체는 효소를 분비하고, 투명층과 난자세포를 뚫는다.

2 여러 정자의 여러 노력 때문에 하나의 정자가 투명층의 경로를 뚫고 들어가는 것이 가능하다. 이러한 일이 발생하자마자 난자는 변화하게 되며, 그 경계는 다른 정자가 들어가지 못한다.

3 정자의 핵은 난자 안으로 들어가고, 꼬리는 퇴화되어 떨어져 나간다. 정자의 핵(23개 염색체)은 난자(23개 염색체) 핵과 합쳐져, 46개 염색체의 단일 세포를 만들어낸다. 수정된 난자는 지금부터 **접합자**(zygote)라 한다.

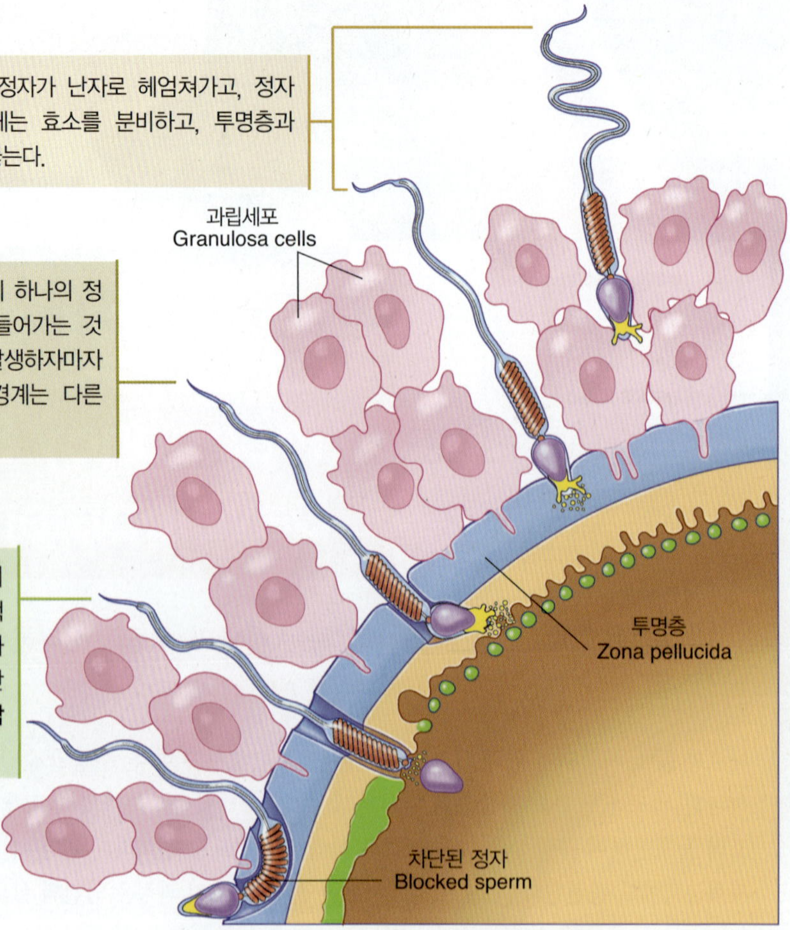

일상에서의 신체 (The body at work)

__임신__(pregnancy 또는 Gestation)은 출생까지의 범위로, 약 266일 정도 지속된다.(전형적으로 임신은 마지막 생리의 첫 날부터 측정하며, 출생 때 까지 약 40주 또는 280일의 시간이다.)

- *임신기간을 세분기로 나누며, 이것을 **3분기**(trimester)이라 한다.*
- *제 **1분기**(first trimester)은 임신 초기 12주를 의미한다.(이 기간 동안에 배아 발달에서 가장 독소, 스트레스, 약물과 영양 결핍에 영향받기가 쉽다.*
- *제 **2분기**(second trimester)은 13주에서 24주까지 범위이다.(대부분 기관들은 이 기간 동안에 발달된다)*
- *제 **3분기**(third trimester)은 25주에서 출생때 까지이다. 대부분의 유아는 약 35주 이후에 살아갈수 있다.*

기본 강좌 : 시험관내수정

특히 여성의 자궁관의 손상이나, 차단에 의해 불임을 겪고 있는 부부는 임신을 위한 노력으로 시험관내수정(in vitro fertilization; IVF)을 선택해야 할지 모른다. 이러한 절차를 수행하기 위해 의사가 질을 통해 바늘을 삽입하여, 여성의 난소에서 난자를 채취한다. 동시에, 남자는 정액샘플을 제공한다. 활동적인 정자를 실험실 접시에서 채취된 난자와 결합시킨다. 온도가 조절된 환경에서 약 18시간 후에 난자를 검사한다. 수정이 되었다면, 난자는 배양기에서 2일 또는 3일간 유지하고, 이들을 8세포기 또는 16세포기까지 성장시킨다. 이쯤에서 의사는 여성의 자궁으로 발달된 배아를 여성의 질과 자궁목부를 통해 카테터를 삽입하는 방법으로 옮겨준다. 만약 착상이 되면, 임신테스트에서 양성이고 임신이 진행된다.

1981년(IVF가 처음 사용되었을 때) 이래 250,000명 이상의 아이들이 이러한 절차에 의해 출생되었다. 이는 높은 실패율을 가진다. 심지어 가장 성공적인 불임클리닉에서 정상적인 출산은 IVF의 단지 약 30%에서 발생한다.

출생전 발달 단계(Stage of prenatal Development)

난자와 정자의 결합은 발달 기간을 시작하며, 아이의 출생과 함께 끝난다. 출생 전에 이러한 성장 기간을 **출생전**(prenatal) 기간이라 한다. 이러한 기간 동안 태아는 발달의 세가지 주요 단계를 경험하게 된다.

- **배아전기**(preembryonic stage)는 수정되기 시작해서 16일간 지속된다.
- **배아기**(embryonic stage)는 16일 이후에 시작하고, 8주 까지 지속된다.
- **태아기**(fetal stage)는 8주에서 시작하고 출생때까지 지속된다.

배아전기(preembryonic stage)

수정된 후 바로, 수정된 세포는 유사분열에 의해 동일한 두 개의 딸세포 생성을 위해 나뉜다. 이러한 과정을 **분할**(cleavage)라 불린다. 유사분열은 계속되며, 각 분열은 세포 수의 두배씩 나뉘며, 자궁에 도달하기 까지 계속 된다. 아래 그림은 배란을 시작으로하여 수정란이 착상이 일어나는 일련의 과정을 순서대로 나타내었다.

애니메이션(ANIMATION)

1 배아전기는 46개 염색체를 지닌 접합자의 형성으로 수정이 되었을 때 시작한다.

2 24-36시간 내에 접합자는 유사분열에 의해 두 개의 딸세포를 형성하며, 이를 **분할세포**(blastomeres)라 한다.

3 유사분혈이나 분할은 각 분열과 함께 세포가 두배로 계속된다. 최종, 오디배와 같은 16개의 세포다달를 형성하는데 이것을 **오디배**(morula)라 한다. 수정된지 3-4일 후에 오디배는 2일 또는 3일 동안 떠다니며, 자궁강 안으로 들어간다.

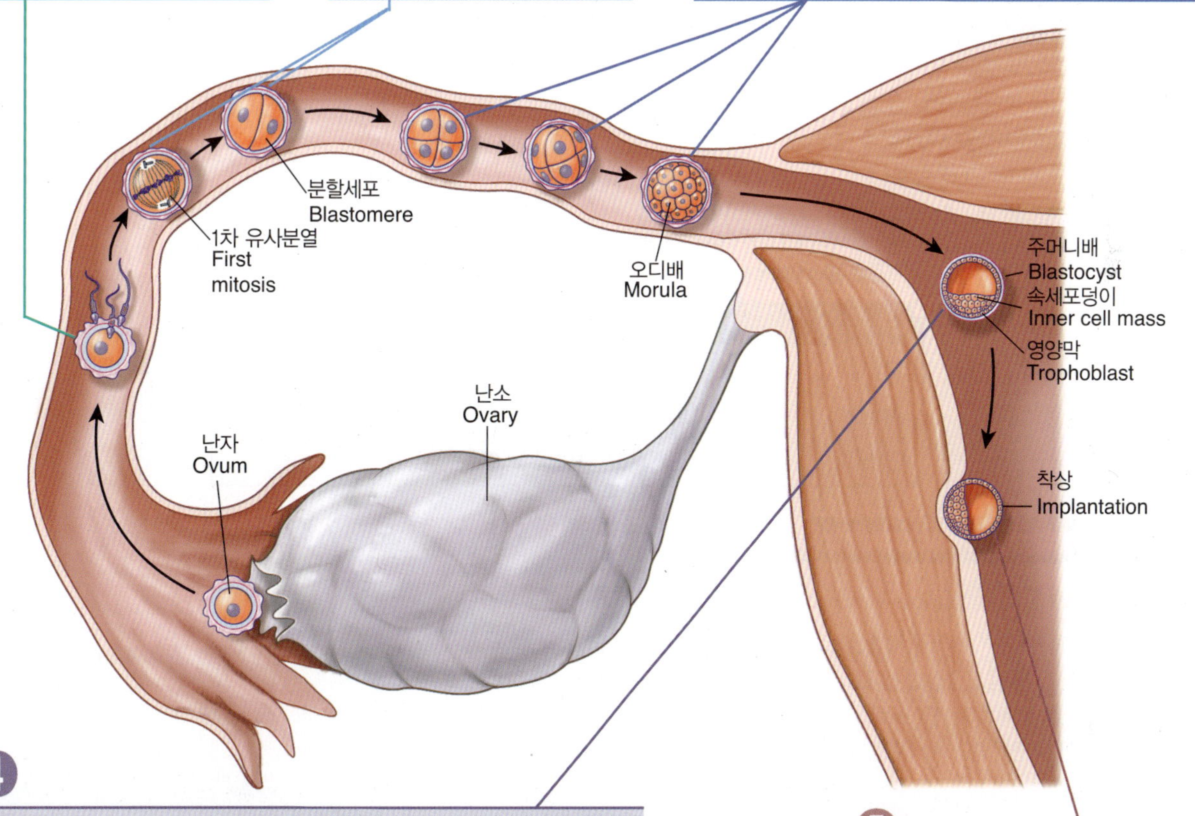

4 세포다발은 지속적으로 나뉘며, 빈 공간을 형성한다; 세포 집단을 지금부터 **주머니배**(blastocyst)라 한다. 주머니배는 세포 바깥층(**영양막** trophoblast)과 속세포덩이(inner cell mass)로 구성되어 있다. 영양막은 지속적으로 태반을 형성하며, 속세포덩이는 배아가 된다.

5 배란 후 약 6일에 주머니배는 자궁 속막에 부착한다. 이 과정을 **착상**(implantation)이라 한다.

착상(implantation)

착상과정은 약 일주일 정도이며, 만약에 임신이 안되었다면, 다음 생리기간이 완전하게 시작된다. 주머니배가 자궁속막에 부착함에 따라 이는 배아가 되가는 방향으로 움직이며, 빠르게 변화를 계속한다.

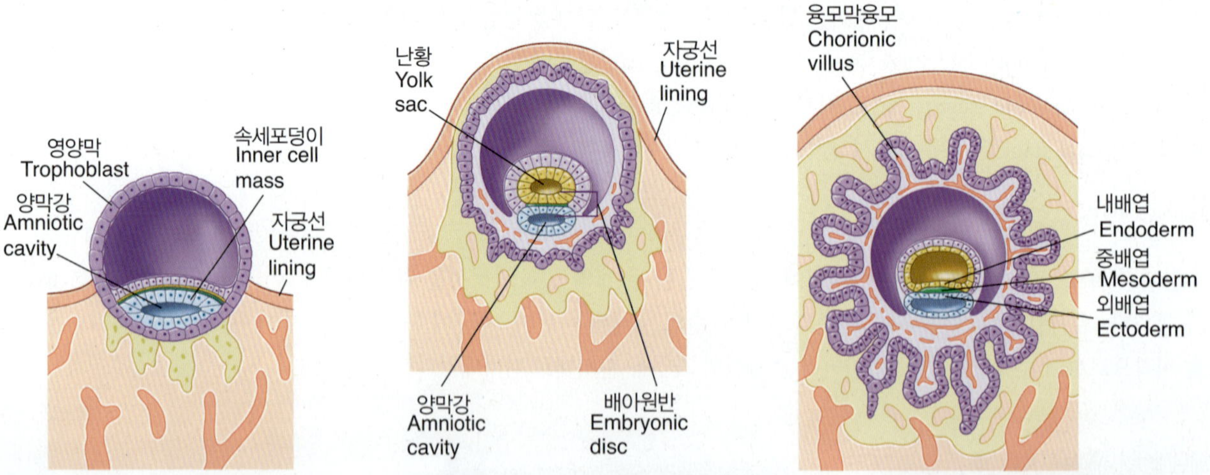

주머니배가 자궁속막에 부착할 때, 자궁속막의 안쪽에 영양막세포는 세포의 두 층을 형성하며 나뉜다. 바깥층에서는 효소를 분비하며, 자궁속막 내 공간을 서서히 파고 든다. 바깥세포의 자궁속막의 관통함에 따라, 속세포덩이가 영양막으로부터 분리되고, 좁은 공간을 형성하는데 이 것을 **양막강**(amniotic cavity)이라 한다.

속세포덩이는 **배아원반**(embryonic disc) 형성을 위해 편평해진다. 일부 세포는 배아원반의 안쪽부분으로 들어가 다양하게 다른 강을 형성하며, 이것을 **난황**(Yolk sac)이라 한다. 한편 영양막의 윗부분을 덮고 있는 자궁속막이 빠르게 성장하며, 이는 완전하게 묻히게 된다.

배아원반은 3개의 층으로 나뉘며 이것을 배아층(germ layers)이라하고, 인체이 모든 조직과 기관을 생성한다. 3개의 배아 층은 **외배엽**(Ectoderm), **중배엽**(Mesoderm), **내배**(Endoderm)이다.

배아층(Germ layers): 각 배아층은 특별한 기관으로 형성되며, 이 과정을 **기관형성**(organogenesis)이라 한다.

외배엽	표피, 신경계통, 뇌하수체, 시각 수정체, 침샘으로 발달한다.
중배엽	뼈, 근육, 연골, 혈액, 콩팥으로 발달한다.
중배엽	뼈, 근육, 연골, 혈액, 콩팥으로 발달한다.

일상에서의 신체(The body at work)

영양막은 임신 초기의 지속을 결정하는데 중요한 역할을 한다. 이러한 세포는 ***사람융모성성선자극호르몬****(human chorionic gonadotropin, HCG)을 분비하며, 이 호르몬은 황체에서 에스트로겐과 프로게스테론의 분비를 촉진한다. 즉, 프로게스테론은 속막의 성장을 자극하고 월경을 방지한다.*

임신 초기 두달동안 임산부의 혈중 농도가 상승한다. 그때까지, 태반에서는 많은 양의 에스트로겐과 프로게스테론을 분비하며, 황체의 역할을 효과적으로 하게하고, HCG 농도를 감소시킨다.

중요한 사실(Fast fact)

임산부의 혈액이나 오줌에서 HCG의 감지는 임신 테스트를 위한 근거를 형성한다. 사실상 HCG는 수정된지 8-10 일내에 감지될 것이다.

배아기(embryonic stage)

하나의 배아층은 불과 16일 후에 개념이 형성되며, 배아단계가 시작하고, 개념이 형성되는데 지금부터 이를 **배아**(embryo)라고 부른다. 다음 6주 동안 두가지 주요 과정이 발생한다; 배아층은 기관과 기관계통, 여러개의 부속기관으로 분화를 시작하며, 발달중인 배아를 돕기 위해 발생한다. 부속기관은 태반과 탯줄 뿐 아니라, 4개의 배아바깥막인 양막(amnion), 융모막(chorion), 요막(allantois), 난황(yolk sac)을 포함한다.

배아바깥막(Extraembryonic Membrane)

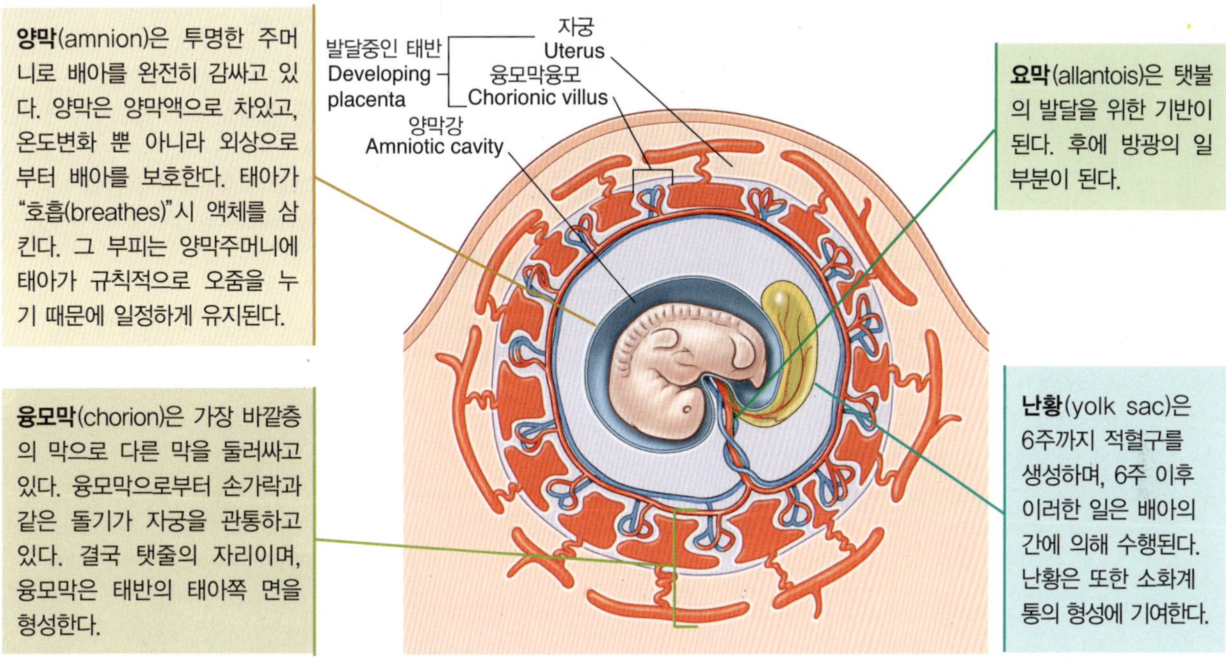

태반과 탯줄(Placenta and Umbilical Cord)

배아 개념 약 11일 후에 배아는 팬케익 모양의 기관인 원반 모양을 발달시키며, 이를 **태반**(placenta)라 부른다. 태반은 두가지 역할을 수행한다: 임신 유지에 필수적인 호르몬 분비와 태아에게 산소와 영양분을 공급.(다음 페이지의 "인체의 작용" 참조.)

태반은 실제 착상동안 형성되기 시작하며, 영양막 층의 특별화된 세포로 자궁속막으로 뻗어있다. 그림과 같이 태반은 초기에 융모막융모 형성을 나무 뿌리 처럼 자궁속막으로 뻗어 있다.

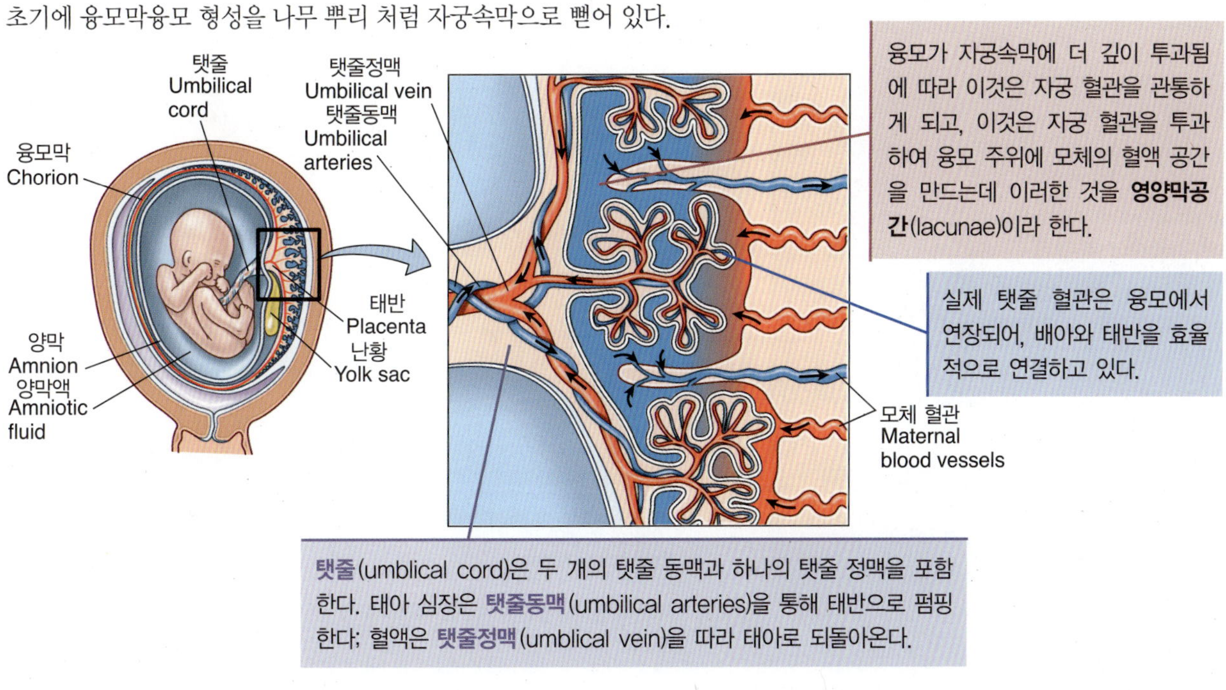

일상에서의 신체 (The body at work)

21주가 시작하면서 태반은 태아의 유일한 영양원이 된다. 모체 혈액이 공급되면서 태아 발달을 위한 영양분을 제공하며, 모체와 태아 혈액이 정확히 혼합되지는 않는다. 대신에 융모막융모는 태아 혈액으로 가득차며, 모체 혈액에 의해 둘러싸여진다. 태반 세포의 얇은 층은 두 개의 혈관 계통으로 분리된다.

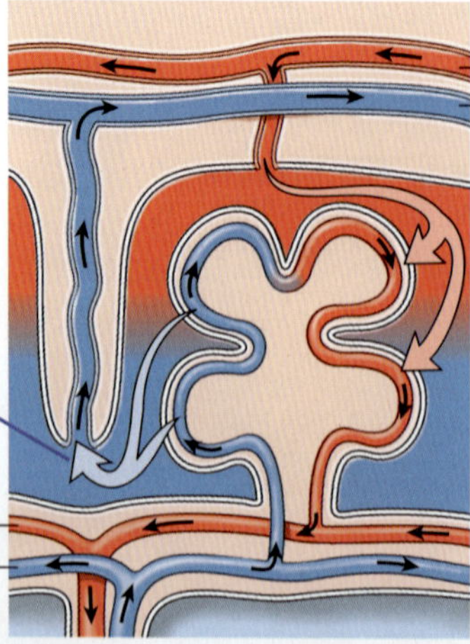

태아의 노폐물은 탯줄동맥 내 태아 혈액에서 모체 혈액으로 이동한다. 모체 정맥은 노폐물 처리를 위해 멀리 운반한다.

산소, 영양분, 일부 항체가 모체 혈액을 지나며, 이것은 태반의 탯줄 정맥에서 태아 혈액의 융모막 융모 주위의 융모막공간에 모여지게 된다.

불행하게도, 니코틴, 알콜, 대부분의 약물과 같은 일부 독소는 태반을 따라 이동할 수 있다. 이것들이 이동하게 될 때, 이것은 배아발달에 파괴적인 영향을 미치게 된다.

태반은 또한 내분비 기능을 가지고 있어 임신의 지속에 필수적인 호르몬을 분비하게 된다.

중요한 사실(Fast fact)

흡인과 양수 샘플 검사, 또는 융모막융모의 조직 샘플 검사는 태아 발달에 관한 중요한 유전정보를 나타낸다.

기본 강좌 : 쌍생아

대부분의 쌍생아는 두 개의 난자가 배란되고, 각각의 정자가 수정된 결과이다. 이러한 쌍생아를 이란성(dizygotic) 또는 이란성 쌍생아(fraternal twins)라 하며, 이들은 동일한 유전정보를 가지고 있지 않는다. 이들 성별은 같거나 다르다. 이들이 다른 난자와 다른 정자의 융합으로 형성되기 때문에 이들은 각각 따로 태어난 형제자매 보다 더 비슷하지 않다. 각 쌍생아는 자궁벽의 다른 부분에 착상하고 각각의 태반을 발달시킨다.

때로 쌍생아는 수정된 난자가 두 개로 나뉘며 나타난다. 이러한 경우 쌍생아는 동일한 성과 같은 유전정보를 갖는다; 이들을 일란성(monozygotic) 또는 일란성 쌍생아(identical twins)라 한다. 일란성 쌍생아는 거의 항상 같은 태반을 공유하며, 이들은 분리된 양막주머니에서 발달하게 된다.

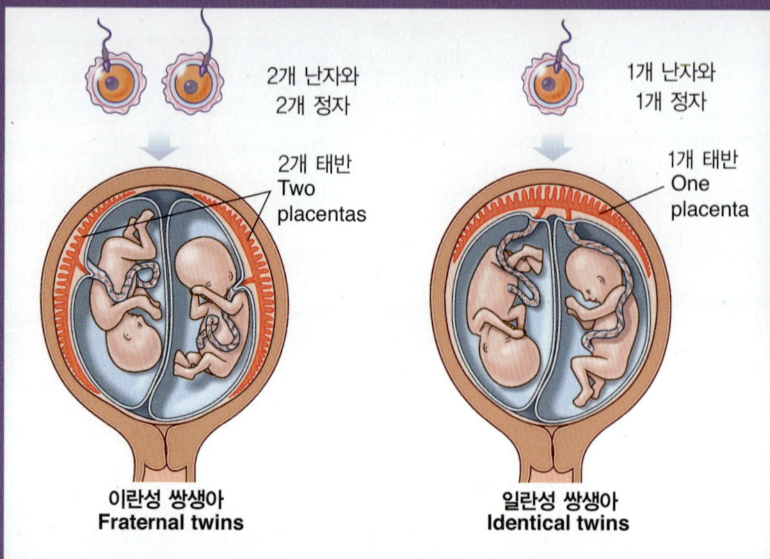

태아기(fetal stage)

태아기는 출생전 발달의 마지막 단계로서 출생까지 9주의 기간을 포함한다. 이것은 배아기 동안에 성장하고 성숙되어진 기관을 주로 성장하는 단계이다.

태아는 태반을 통해 산소와 영양분을 공급받고 생성된 노폐물을 제거하기 때문에 태아는 신생아와는 순환계통이 현저하게 다르다. 태아에서 허파도 간도 아닌 다량의 혈액을 요구하게 된다: 허파는 기능을 못하고, 간은 아직 미성숙하다. 그러므로 태아의 순환계통은 혈액을 흐르게 하기 위한 대부분의 경우 이러한 기관들을 경유하며, 이것은 3개의 회로를 포함한다;

- **정맥관**(Ductus venosus)은 간 주위에 혈액을 보낸다.
- **타원구멍**(Foramen ovale)은 두 개의 심방 사이에 열려 있으며, 혈액을 오른쪽 심방에서 왼쪽심방으로 직접 혈액을 보낸다.
- **동맥관**(ductus arteriosus)은 오른쪽 심실에서 허파동맥으로부터 허파를 경유하여 혈액을 보낸다.

애니메이션(ANIMATION)

1. 산소가 풍부한 혈액이 탯줄의 정맥을 따라 태아로 들어간다.

2. 대부분의 혈액은 아래대정맥으로 **정맥관**(ductus venosus)을 통해 흐르며, 간을 경유한다. 탯줄정맥으로부터 태반 혈액은 심장으로 흐르는 아래대정맥으로부터 태아 혈액과 합해진다.

3. 오른쪽 심방으로 흐르는 혈액; 혈액의 대부분은 **타원구멍**(Foramen ovale)을 통해 왼쪽 심방으로 직접 흘러 허파를 경유한다.

4. 혈액은 허파동맥에서 오른쪽 심실로 흐르는 타원구멍을 통해 흐르지 않는다. 거기에서 혈액은 **동맥관**과 아래대동맥을 통해 흐르고 다시 허파를 경유한다.

5. 산소가 제거되고, 노폐물로 가득찬 혈액은 두 개의 탯줄동맥을 따라 태반을 통해 흐른다. 태반은 혈액을 정화하고, 이산화탄소와 생성된 노폐물을 제거하며, 다시 산소와 재결합시킨 후, 탯줄 정맥을 통해 태아로 되돌려 보낸다.

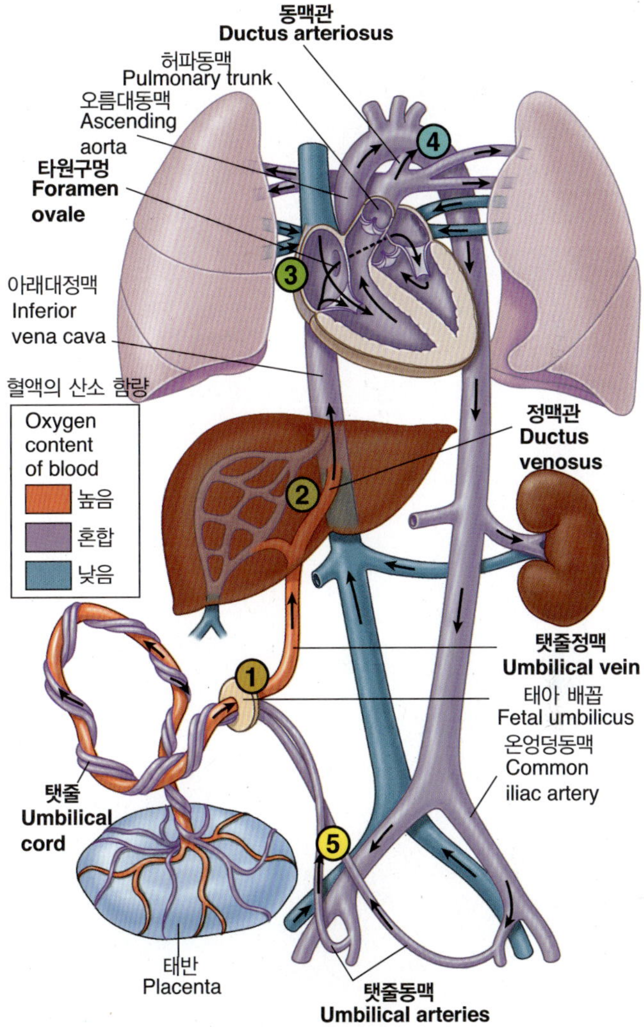

쉽게 이해하기(That Makes Sense)

당신이 태아의 세계에 중심으로써 태반을 생각했을 때 다음은 더 의미 있다:

- *탯줄동맥(Umbilical arteries)은 태아로부터 산소가 적고, 노폐물이 가득한 혈액을 태반으로 운반한다.*
- *탯줄정맥(Umbilical vein)은 산소가 풍부한 혈액을 태반에서 태아를 향해 운반한다.*

그러나 태아의 혈액 대부분은 산소가 풍부한 혈액과 산소가 부족한 혈액이 혼합되어 있다.

일상에서의 신체(The body at work)

신생아의 처음 호흡과 함께 태아순환이 변화한다. 허파는 즉시 태아에게 산소를 공급하고 이들은 더큰 혈액의 공급이 요구된다. 이러한 요구를 충족하기 위해 동맥관이 닫히며 혈액은 더 이상 허파를 우회하지 않는다. 그 다음 허파를 통해 순환후에 왼쪽 심방으로 혈액이 흐를 때 새로운 혈액이 도달하며 왼쪽 심방의 압력이 증가하게 된다. 이러한 증가된 압력은 난원구멍의 판을 거꾸로 밀어내게 되고, 구멍이 닫힌다. 결국 정맥관은 간의 인대가 된다.

태아 발달(Fetal Development)

초기 3개월의 기간 동안에 외형상의 배아 변화는 매우 빠르게 변화하며, 이는 태아로 발달하게 된다. 6개월이 지나는 동안 성숙한 배아단계가 성숙하는 동안 기관이 형성되고, 기능을 수행하게 된다. 태아는 또한 지속적으로 성장하고, 저장을 축적하게 된다.

4주

- 뇌, 척수, 심장이 발달하기 시작한다.
- 위창자 관이 형성되기 시작한다.
- 약 22일경 심장이 뛰기 시작한다.
- 작은 씨는 팔과 다리가 되어 보이게 될 것이다.
- 길이: 0.25 인치(0.6 cm)

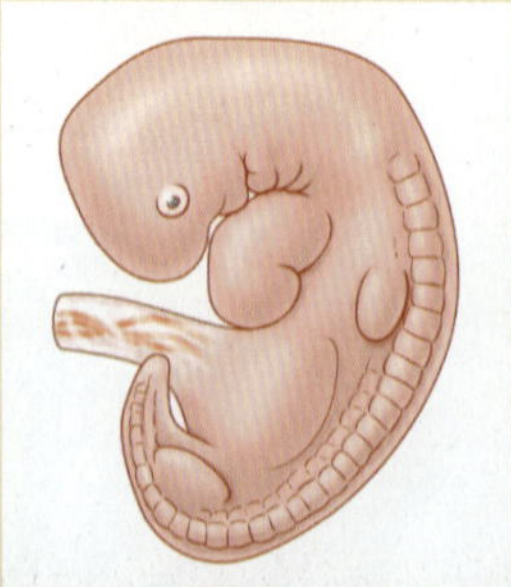

8주

- 배아는 지금 태아가 된다.
- 눈, 귀, 코, 입술, 혀, 그리고 치아의 모양이 형성된다.
- 머리는 거의 신체 만큼 큽니다.
- 뇌파가 감지된다.
- 팔과 다리가 구분이 된다.
- 혈액세포와 주요 혈관이 형성된다.
- 뼈의 석회화가 시작된다.
- 생식기는 존재하지만 성별이 구별되지 않는다.
- 길이: 1, 2 인치(3cm)

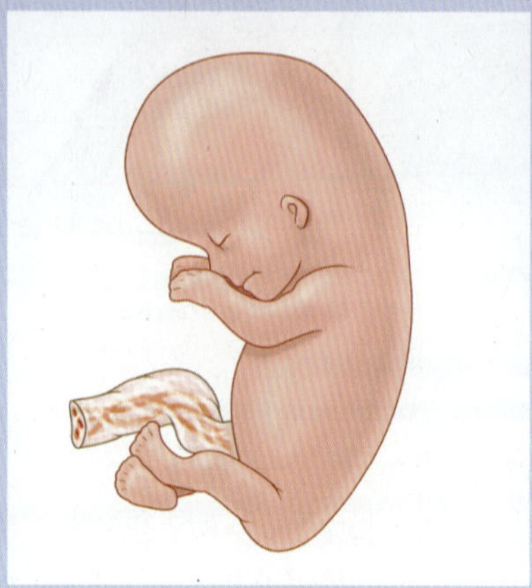

12주

- 얼굴이 형성된다.
- 팔은 더 길어지고 가늘어 진다.
- 성이 구분된다.
- 간에서 담즙이 생성된다.
- 태아는 양수를 삼키고 오줌을 생산한다.
- 눈은 더 발달될 것이나, 눈꺼풀은 융합되어 닫혀있다.
- 길이: 3.54 인치(9cm)

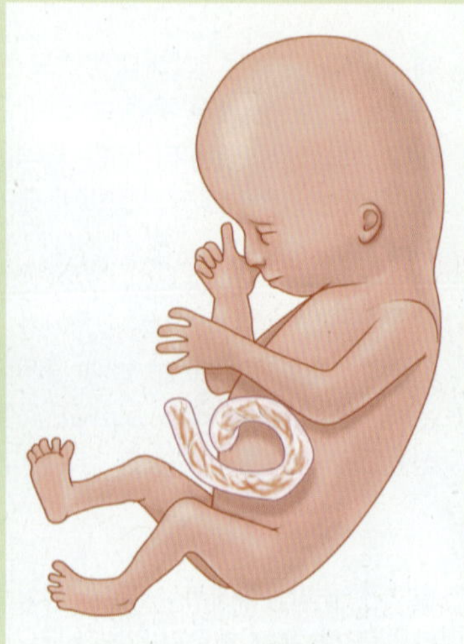

16 주

- 몸은 머리에 비례해 커진다.
- 두피에 머리카락을 갖게 된다.
- 입술은 빠는 움직임을 시작한다.
- 뼈대가 보인다.
- 심박동을 청진기로 들을 수 있다.
- 콩팥이 잘 형성된다.
- 길이: 5.5 인치(14cm)

중요한 사실(Fast fact)

임신 14주와 22주 사이에 임산부의 혈액에서 알파태아단백(alpha-fetoprotein; AFP)에 대한 검사를 하고 있다. AFP는 태아의 난황주머니에서 생성되는 단백질이며, 후에 태아의 간에서 생성된다. 고농도의 AFP는 태아 발달 내 신경관의 결함과 같은 특정 이상을 제시한다. 저농도는 염다운증후군과 같은 염색체 이상을 제시한다.

20주

- 미세한 털을 **배냇솜털**(lanugo)라고 불리며, 인체를 덮고 있고, 이는 하얀 치즈와 같은 물질로 덮여 있으며, 이러한 물질을 **태아기름막**(vernix caseosa)라 한다; 이 물질 모두 양수로부터 태아의 피부를 보호한다.
- 태아 움직임(**태동** quickening)을 느낄 수 있다.
- 손과 발에 손톱과 발톱이 나타난다.
- 길이: 8 인치(20cm)

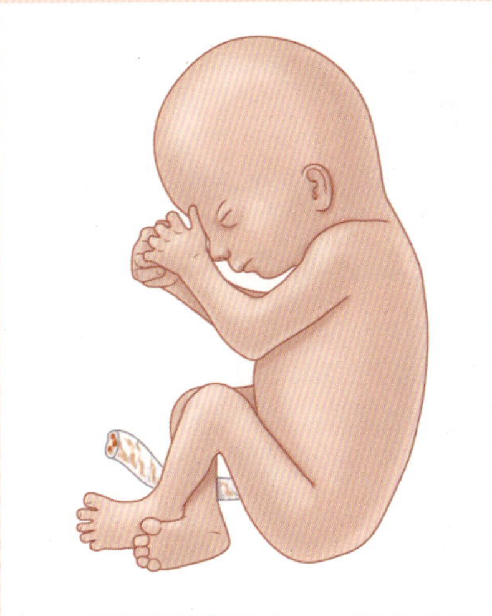

24주

- 태아는 **놀람반사**(startle reflex)를 한다.
- 허파는 **계면활성제**를 생성하며, 지질과 단백질이 혼합되어 있어, 허파꽈리의 표면장력을 줄일수 있다.
- 피부는 주름지고, 반투명하다.
- 태아의 체중이 빠르게 증가한다.
- 길이: 11.8 인치(30cm)

기본 강좌 : 호흡 곤란 증후군

7개월 전에 태아가 출산되면, 허파 표면장력이 부족하기 때문에, 이들은 출산 후에 전형적으로 호흡곤란증후군(respiratory distress syndrome; RDS)으로 발달한다. 계면활성제는 날숨동안에 허파꽈리가 서로 들러붙지 못 하게도록 유지하는데 도움이 된다. 계면활성제가 없이 허파꽈리는 신생아가 날숨동안 서로 허파꽈리를 허탈(collapse)하게 한다. 그 결과 신생아들은 매번 호흡이 어렵고, 날숨시 허파꽈리를 재팽창하기 위해 상당한 에너지를 사용해야 할 것이다.

이러한 상태는 보통 양압의 공기를 제공하여 기계적 환기로 치료를 해줘야한다; 이는 숨쉬는 동안 허파꽈리를 팽창하게 하는 것을 돕는다. 그럼에도 불구하고 RDS는 신생아 사망의 가낭 흔한 원인이다. .

28주

- 눈을 뜨고 감는다.
- 호흡계통은 아직 미성숙하지만 28주 경에는 가스교환이 가능하다.
- 고환이 음낭으로 내려가기 시작한다.
- 뇌가 빠르게 발달한다.
- 길이: 14.8 인치(37.6cm)

32주

- 신체지방량이 빠르게 증가한다.
- 율동적인 호흡 운동을 시작하지만, 허파는 아직 미성숙하다.
- 뼈는 완전히 형성되었으며 이것들은 아직 물렁하다.
- 길이: 16.7 인치(42cm)

36주

- 더 많은 피하지방이 생긴다.
- 배냇솜털은 대부분 사라지지만, 위팔과 어깨에는 아직 남아있다.
- 길이: 18.5 인치(47cm)

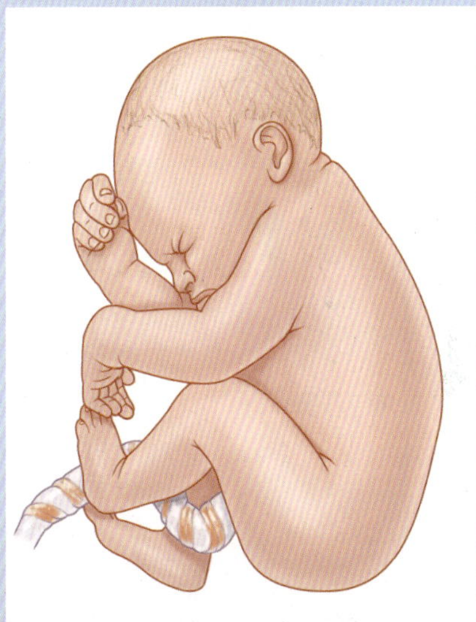

38주

- 태아는 완전히 만삭으로 생각된다.
- 평균 만삭의 영아는 평균 대략 20인치(51㎝)의 키와, 7에서 $7^{1}/2$ lbs(3.2–3.4kg)의 무게로 측정된다.

중요한 사실(Fast fact)

신생아 체중이 5.5lbs(2.5kg) 미만일 때, **미숙아**(premature)라 한다. 이는 살수는 있으나 호흡, 소화, 간기능, 체온조절 등의 문제가 있다.

임신 중 신체적 변화(Physical changes during Pregnancy)

임신은 여성의 신체계통 거의 모든 영향을 주며, 태아발달을 위한 영양분을 전달한다. 아래 표는 임신 중 여성이 겪게 되는 주된 변화를 나타내었다.

인체 계통	변화
소화계통 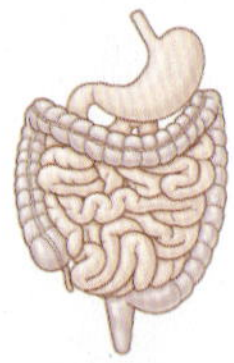	• 구역질과 구토 (입덧)는 일반적으로 임신 초기 세 달 동안 발생하며 원인은 잘 알려져있지 않다. • 변비는 종종 창자 운동성 감소의 결과. • 속쓰림은 자궁의 압력에 의해 위가 위쪽으로 향하기 때문이며, 임신 후기에 자주 발생한다. • 기초대사율이 임신의 후반기쯤 15%가 증가하며, 임산부의 식욕이 증가한다.
순환계통 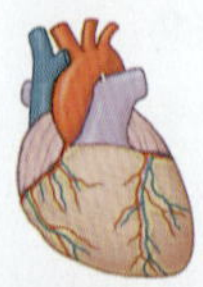	• 어머니의 혈액 양이 30% 50% 증가한다. • 심박출력은 자궁의 혈액 공급을 더 요구하므로, 27주 까지 30% 40% 증가; 동시에, 심장 박동도 증가한다. • 임신 후기에 골반의 혈관에 자궁이 영향을 미치며, 이것은 정맥환류, 치질, 정맥류, 부종과 연관된다.
호흡계통 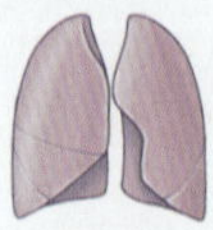	• 환기는 태아 발달에 의해 산소의 요구량이 증가됨에 따라 약 50% 증가한다. • 임신후반부에 커진 자궁이 가로막을 압박하므로, 호흡이 종종 짧아진다. • 에스트로겐 농도 증가는 코 점막의 부종으로 인해 코안 폐색을 야기한다.
비뇨계통 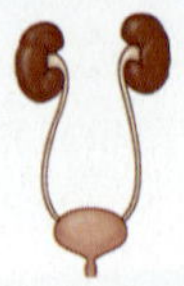	• 알도스테론의 증가는 콩팥에 의해 물과, 염분의 정체를 증진한다. • 사구체여과율은 태아 노폐물이 증가함에 따라, 처리량이 증가하게 되고, 이것은 소변배출량을 약간 상승시킨다. • 임신 후기에 커진 자궁이 방광을 누르며, 방광의 용적을 감소한다; 이것은 소변 횟수를 증가하게 된다.
피부계통 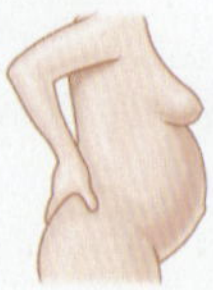	• 배부의 피부는 자궁이 팽창하며, 성장하고, 늘어난다. 이것은 종종 스트레치 마커나, 줄무늬를 유도한다. • 유방이 젖 생성을 위한 준비로 커지며, 유방을 수용하기 위해 유방 위의 피부 또한 성장한다.
자궁 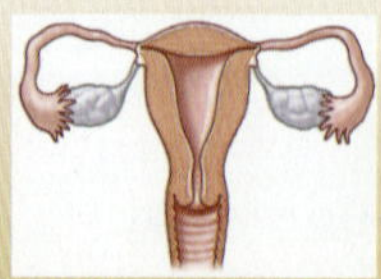	• 임신 동안에 자궁은 극적으로 커지게 된다. 임신 초기 16주동안 이것은 처음 크기에서 골반강의 수준까지 성장한다. 임신이 지속되면, 자궁의 팽창은 칼돌기 수준까지 도달하고, 배 안의 대부분을 차지한다. • 비임신의 자궁의 무게가 0.1 lbs(50g)에서, 자궁은 약 20 lbs(1 kg)까지 증가한다.

중요한 사실(Fast fact)

임신의 마지막 3개월 동안에도 임산부는 정상체중을 유지해야 하며, 단지 하루 300kcal만 더 부가적인 에너지가 요구되기 때문에, 이들은 24 lbs(11kg)만 체중이 증가되는 것을 추천한다.

출산(Childbirth)

임신 말에 임산부의 자궁과 배근육(**출산수축** labor contractions이라 함.)부의 근육의 강력한 수축으로 임산부의 몸에서 태아를 꺼낸다. 여러 가지 요인의 결과 출산이 시작된다. 이것은 다음을 포함한다:

- **프로게스테론**(progesterone)의 감소: 프로게스테론은 자궁 수축을 억제한다. 임신 6개월 이후에 프로게스테론의 농도가 감소한다. 한편 에스트로겐의 농도는 자궁 수축을 자극하고, 이러한 상승은 지속된다. 프로게스테론 농도 감소와 함께 에스트로겐 농도 상승은 자궁의 과민성을 유도한다.
- **옥시토신**(oxytocin; OT)의 유리: 임신 말기를 향해 뇌하수체 뒤엽에서 더 많은 옥시토신을 유리하며, 이러한 호르몬은 자궁 수축을 자극한다. 동시에 자궁은 옥시토신에 대한 민감도가 증가하며, 출산 시작 전에 최고조에 이른다. 게다가, 옥시토신은 태아막에서 프로스타글란딘(prostaglandins) 유리를 하게하며, 다른 물질은 자궁 수축을 자극한다.
- **자궁의 신장**(Uterine stretching): 신장된 민무늬근육의 수축력이 증가된다.

중요한 사실(Fast fact)
출산의 과정을 **분만**(parturition)이라 한다.

분만의 단계(Stages of Labor)

분만은 확장(dilation), 배출(expulsion), 태반(placental)의 3가지 단계로 발생한다.

단계 1: 자궁목의 확장(Dilation of the cervix)

출산의 첫단계로 가장 긴 단계이다. 이는 처음 출산하는 여성(**초산녀** primipara)는 6–18시간 지속된다; 이는 대개 이전에 출한경험이 있는 여성(**다산녀** multipara)의 경우 점점 짧아진다.

이 단계의 주요 특징은:

- **자궁목소실**(Cervical effacement): 자궁목의 벽이 얇아지는 과정
- **자궁목팽창**(Cervical dilation): 자궁목이 넓어지며, 태아가 지나가게 한다.

태아막은 보통 확장 동안 파열되고, 양수가 유리 된다; 이것은 종종 양수 파열과 관련된다.

자궁목이 완전히 확장되었을 때 대략 4인치(10 ㎝)이며, 출산의 두 번째 단계가 시작된다.

중요한 사실(Fast fact)
임신 말기에 자궁은 정상적으로 약하고 불규칙한 **브랙스톤-힉스 수축**(Braxton-Kicks contractions)이 나타난다. 이는 거짓진통(false labor)으로 알려져 있다.

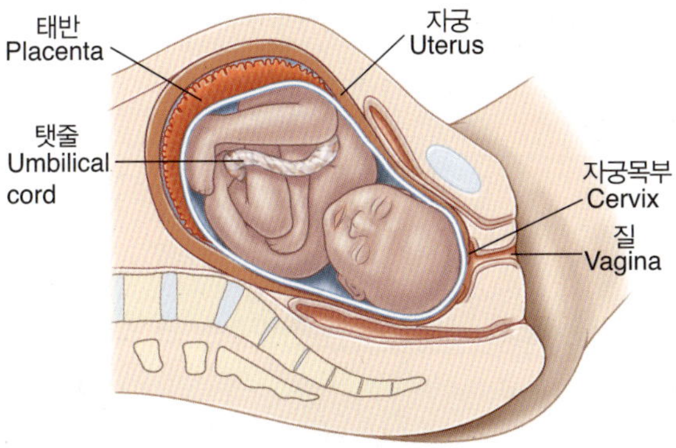

확장의 시작
Beginning of dilation

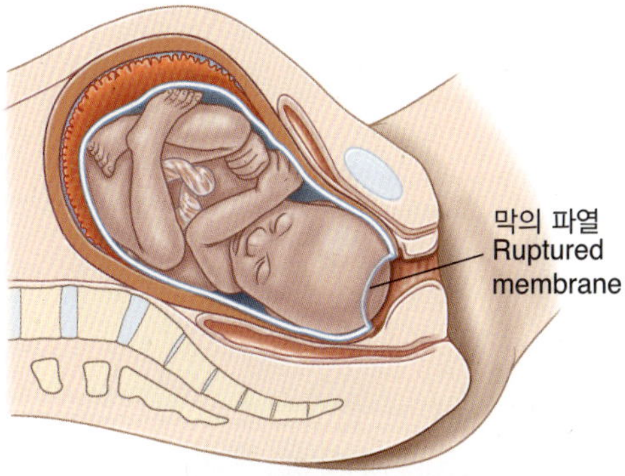

완전히 소실되고, 확장되었다; 막은 파열되다.
Fully effaced and dilated;
membranes have ruptured

단계 2: 아기 배출(Expulsion of the Baby)

출산의 2단계는 자궁목부가 완전히 확장되기 시작하고, 초산녀의 경우 아이가 태어날 때 30–60분정도 지속되나, 다산녀의 경우 훨씬 짧게 끝난다.

정상적으로 아이의 머리가 가장 먼저 나온다.(머리의 꼭대기 부분이 가장 먼저 나타나며 이를 **머리출현**(crowning)이라 한다.) 머리통과를 촉진하기 위해, 질과 항문사이의 질구멍을 더 크게 하기 위해 종종 외과적 절개를 한다. 이를 **외음절개술**(episiotomy)이라 한다.

머리가 나타나자마자 아이의 입과 코의 점액을 깨끗하게 하여 호흡을 시작할 수 있게 한다. 탯줄을 고정하고, 자르며 3단계가 시작한다.

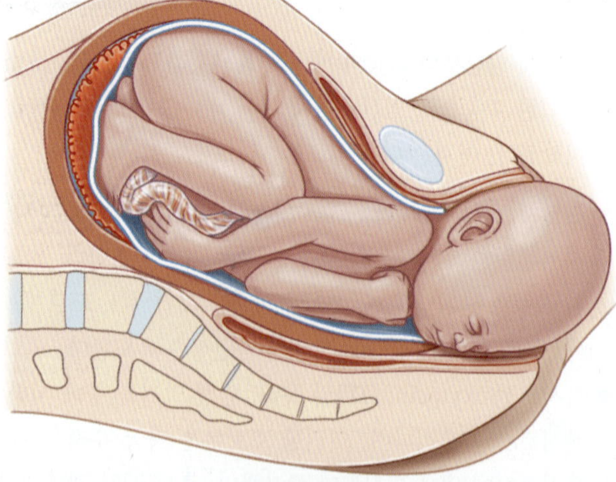

태아의 배출
Expulsion of the fetus

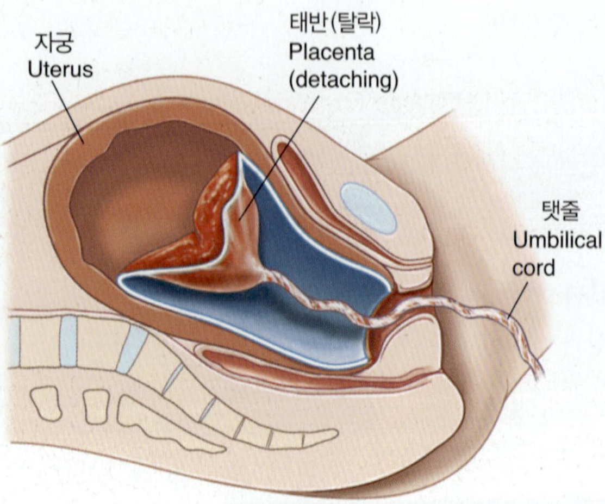

태반의 배출
Expulsion of the placenta

단계 4: 태반 제거(Delivery of the Placenta)

마지막 단계로 **후산**(afterbirth)은 태반, 양막, 다른 태아막의 제거를 포함한다. 출산 이후 자궁은 지속적으로 수축이 일어난다. 이러한 수축은 자궁벽에서 태반을 분리하기 위해 일어나며, 이때 이들은 지속적으로 나타나, 신체로부터 태아막을 제거한다. 이러한 수축은 출혈이 일어나고 있는 혈관이 막히도록 돕는다.

중요한 사실(Fast fact)

때로는 아이가 자궁 내에서 머리를 아래로 하는 것을 실패하고, 엉덩이라 먼저 출산되는 경우를 **역출산**(breech birth)이라 한다.

젖(Lactation)

출산 후, 젖샘에서 생성되고 분비되는 우유(**젖분비** lactation라고 함)는 신생아에게 영양을 공급한다. neonate에 영양분을 공급한다. 이러한 젖샘의 준비 과정은 우유를 생성하고 분비하는 과정뿐 아니라 다양한 호르몬의 활동에 의존한다. 특히, 젖샘의 발달은 에스트로겐과 프로게스테론에 의존적이며, 젖 생성과 분비는 프로락틴과 옥시토신에 의해 조절된다.

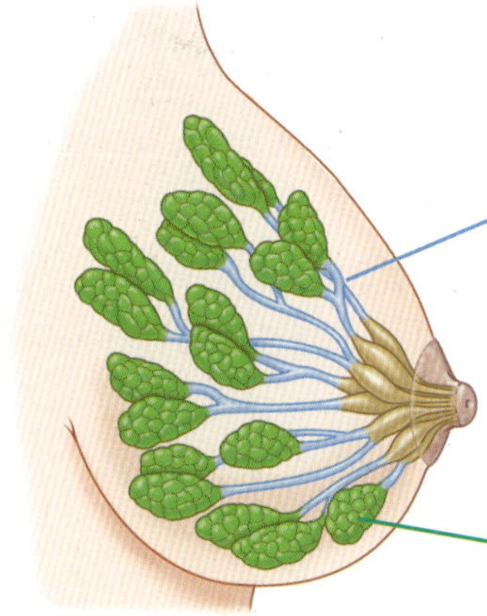

임신 중에 고농도의 **에스트로겐**(estrogen)은 젖샘의 젖샘관의 성장을 자극한다.

고농도의 **프로게스테론**(progesterone)은 젖샘관의 끝에 있는 젖샘꽈리의 발달을 자극한다.

젖의 생성은 프로락틴(prolactin) 호르몬에 자극하며, 젖꼭지를 통해 젖을 분비하는 것은 옥시토신(oxytocin) 호르몬에 발생한다.

1. 신생아에 의한 젖빠는 자극은 뇌하수체 앞엽과 뒤엽에서 신경전달을 받는다.

2. 뇌하수체 앞엽에서는 젖생성 호르몬인 프로락틴을 분비한다.(신생아에게 영양분을 공급하는 매 시간 임산부의 프로락틴 농도는 급격히 증가하며, 이러한 상승은 다음 젖먹이를 위한 젖을 생성한다.)
   뇌하수체앞엽(Anterior pituitary) → **프로락틴**(Prolactin) → **젖생성**(Milk production)

3. 뇌하수체 뒤엽에서는 **옥시토신**을 분비한다. 옥시토신은 유방 내 소엽의 수축을 일으켜, 관을 따라 젖이 밀려나오게 한다.(이는 **젖분비 반사**로 알려져 있다.)
   뇌하수체뒤엽(Posterior pituitary) → **옥시토신**(Oxytocin) → **젖분비**(Milk secretion)

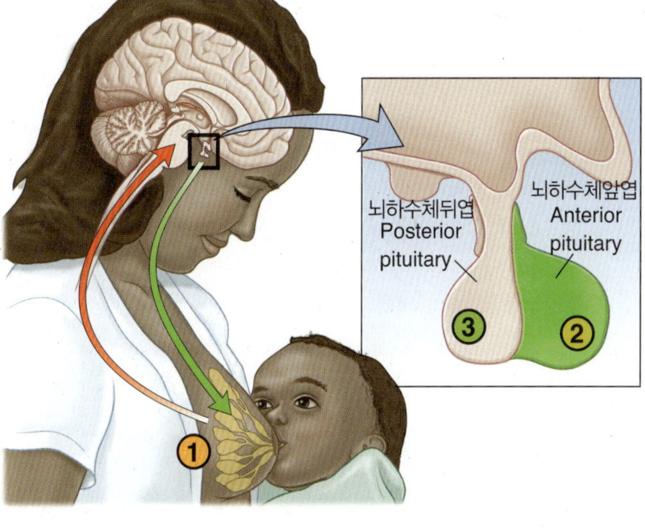

일상에서의 신체(The body at work)

임신 중 고농도의 에스트로겐은 프로락틴의 분비를 억제하여, 젖 생성을 유지한다. 태반이 배출되자 마자 에스트로겐 농도는 급속히 감소하며, 뇌하수체 앞엽에서 프로락틴 분비가 일어나, 젖 생성이 시작된다. 그러나 출산 후 신체와 젖 분비에 2-3일의 지연이 발생한다. 유방은 맑은 노란색의 ***초유****(colostrum)를 분비한다. 초유는 단백질과 면역글로불린이 풍부하며, 신생아에게 수동면역을 제공한다.*

젖의 성분은 매일 변화하며, 심지어, 수유 동안에도 변화한다. 젖은 수유(초기젖 foremilk)가 시작될 때 맑고, 푸르며, 지방은 적고, 탄수화물이 높은 젖이 분비되기 시작한다. 수유의 말기에 갈수록 점점 진하고, 희어지며, 지방이 많아지는 우유가 분비되기 시작한다.

세계보건기구(World Health Organization)는 여성들이 처음 여섯 달 동안 모유 수유 하는 것이 좋다고 권장한다. 많은 연구에서 모유 수유 시 영아돌연사증후군(sudden infant death syndrome; SIDS), 감염, 천식, 습진, 충치 문제와 비만의 위험을 낮추며, 모유는 또한, 산후 출혈의 감소를 돕고, 자궁을 임신전 크기로 되돌리는 것을 증진한다.

신생아(The Neonate)

출생 즉시 신생아의 신체는 임산부 몸밖으로 나오며, 적응하기 위해 수많은 변화를 겪는다. 이러한 변화는 대부분의 신체 계통에 영향을 미친다.

- **심혈관**(Cardiovascular): 타원구멍이 단락되기 때문에 심장 내 압력의 변화가 있으며, 허파동맥과 대동맥의 압력변화는 동맥관의 허탈을 유도한다.(타원구멍은 생후 1년 동안 영구적으로 막히게 되며, 동맥관은 약 3개월째 영구적으로 닫힌다.)
- **호흡**(Respiratory): 대부분의 신생아들은 자발적으로 호흡하기 시작하며, 첫 호흡은 허탈된 허파꽈리를 부풀게 해야하므로 노력이 요구된다.
- **면역계통**(Immune system): 출생 시 신생아들은 약한 면역 계통을 가지고 있으며, 이들은 감염의 위험에 노출되어 있다.
- **체온조절**(Thermoregulation): 신생아들은 성인보다 그들의 크기에 비례하여, 표면적이 더 크기 때문에 저체온증에 빠지기 쉽다.
- **체액 평형**(Fluid balance): 신생아들은 미성숙한 콩팥으로 꽤 높은 체액 흡수가 일어나기 때문에 소변이 적절히 농축되지 않는다.

기본 강좌 : 아프가 점수

출생 후 초기 몇 분은 신생아의 삶에 중요합니다. 이점을 염두하고, 점수화한 시스템을 아프가점수(Apgar scale)라 하며, 이 기간 동안의 신상아의 상태를 평가하기 위해 개발되었다. 출생 후 1분과 5분에 신생아는 심장박동수, 호흡의 노력, 피부색, 근육긴장도, 반사를 평가한다. 각 기준은 0점, 1점 또는 2점이며, 0점은 불량(poor)이고 2점은 우수(excellent)로 점수화 한다. 5개 항목에 모두를 더하여 전체 아프가 점수를 매긴다. 3점과 그 이하는 매우 낮고, 4점에서 6점은 약간 낮고, 7점에서 10점은 정상이다. 1분에 낮은 아프가점수는 신생아에게 의학적 주의가 필요함을 나타낸다. 5분에서 낮은 점수는 신생아가 장기간 손상으로 고생할 것을 나타낸다.

중요한 사실(Fast fact)

대부분의 발달 변화는 신생아 기간 및 18개월 사이에 발생한다.

일상에서의 신체 (The body at work)

인체 발달은 일생을 통해 지속된다. 신생아기(일생의 첫 4주 포함)부터 발달 단계는 다음과 같다.

- *유아기(Infancy)는 생후 1년까지 지속된다.*
- *아동기(Childhood)는 생후 2년부터 사춘기까지 지속된다.*
- *청소년기(Adolescence)는 사춘기에서부터 약 19세까지 지속된다.*
- *성인기(Adulthood)*

대부분의 신체 시스템은 성인기 초기 동안 발달과 효율성이 최고조에 이른다. 이후 점진적이지만, 감소가 확실히 발생한다. 이렇게 퇴행하는 과정을 ***노화****(senescence)라고 한다. 노화의 과정은 모든 기관계통에 영향을 주며, 잔기용적의 감소의 경험과, 손상된 조직의 재생 능력 감소, 질병에 영향받기 쉬워진다.*

중요한 사실(Fast fact)

출생 시 발달이 완전하지 않다는 것을 명심한다: 간과 콩팥의 기능이 완전하지 않는다. 많은 관절들이 아직 뼈되기가 되지 않았고, 신경계통의 말이집형성도 사춘기까지 완전하지 않다.

핵심 용어 분석(Review of Key Terms)

양막(Amnion) : 배아를 싸고 있는 투명한 주머니; 양수로 차있다.

주머니배(Blastocyst) : 자궁속막에 착상된 세포 집단(배자전기 발달 말기에 형성)

융모막(Chorion) : 태아막의 가장 바깥 막이며, 발달하여 자궁을 관통한다(융모막 융모 chorionic villi).

첫젖(Colostrum) : 출산 초기 몇일만 분비되는 단백질과 면역글로불린이 풍부한 엷은 노란액체

동맥관(Ductus arteriosus) : 태아발달 동안 존재하는 내림대동맥과 허파동맥 사이에 존재하는 혈관의 통로길

정맥관(Ductus venosus) : 태아의 간을 지나는 혈관의 통로

외배엽(Ectoderm) : 배아 발달 시 바깥 배아층

자궁목소실(Effacement) : 출산 초기 단계동안 자궁목 벽이 진행성으로 얇아짐.

배아(Embryo) : 발달단계에서 임신 후 16일에서 시작 8주까지 지속된다.

내배엽(Endoderm) : 3개의 배아층 중에 가장 안쪽층으로 배아로 발달한다.

수정(Fertilization) : 정자와 난자의 융합이며, 이는 인체 발달의 시작이다.

태아(Fetus) : 발달단계에서 8주에서 시작하고 출산 때까지 지속된다.

타원구멍(Foramen ovale) : 태아발달 동안 왼쪽과 오른쪽 심방 사이에 열림; 출생 직후 닫힘

임신(Gestation) : 임신에서 출산 시까지 시간의 길이

사람융모 생식샘자극호르몬(Human chorionic gonadotropin)(HCG) : 임신초기 동안 분비되는 호르몬으로 황체에서 급격히 에스트로겐과 프로게스테론을 분비하게 한다; 대부분 임신테스트에 이용되는 형태.

젖분비(Lactation) : 젖샘에서 젖을 분비하는 과정

중배엽(Mesoderm) : 배아 발달 시 중간배아층

오디배(Morula) : 난자 분할의 결과 16개 세포집단

다산부(Multipara) : 출산 경험이 많은 여성

태반(Placenta) : 팬케이크 모양의 부속기관으로 태아에게 산소와 영양분을 공급하고, 임신 유지에 필요한 호르몬을 분비한다.

초산부(Primipara) : 처음 출산하는 여성

영양막(Trophoblast) : 주머니배 발달 시 가장 바깥층

탯줄(Umbilical cord) : 탯줄은 두 개의 동맥과 한 개의 정맥을 함유하며, 태아발달을 위해 태반에 부착되어 있다.

투명대(Zona pellucida) : 난자 주변에 겔과 같은 막

접합자(Zygote) : 수정된 난자

학습한 정보 유지하기(Own the information)

이 장에서 학습한 정보를 기억하기 위해서는 학습한 내용을 반영할 수 있는 시간이 요구된다. 따라서, 하얀 종이에 학습하고 토론한 중요 주제를 회상하면서 써내려가 본다. 그리고, *DavisPlus* 웹사이트에 접속하고 23장의 학습 목표를 체크하여 본다. 쓴 모든 내용이 이 장의 학습목표와 완전히 일치하는가? 그렇지 않으면, 이 장을 적절하게 다시 살펴 본다. 그리고, 학습 목표의 개념을 다시 써보거나 그려본다.

23장의 중요 주제 :

- 수정의 과정
- 태아의 개발 단계
- 착상
- 배아층의 발달
- 배아바깥막의 발달
- 수정과정에서 탯줄, 태반의 발달과 기능
- 태아 순환
- 태아발달 이정표
- 임신 중의 신체적 변화
- 출산
- 젖 분비
- 신생아의 신체적 변화

학습점검(Test Your Knowledge)

1. 수정란이 자궁에 착상하는 단계는?
   - a. 배아
   - b. 접합자
   - c. 오디배
   - d. 주머니배
2. 정자는 여성생식경로 내에서 얼마나 오래동안 유지할 수 있는가?
   - a. 72시간 동안
   - b. 6일 동안
   - c. 24시간
   - d. 14시간
3. 배아원반의 중요성은 무엇인가?
   - a. 3개의 배아층을 제공한다.
   - b. 양막공간으로 발달한다. 양수공간안의 개발
   - c. 태반으로 발달한다.
   - d. 난황주머니로 발달한다.
4. 태반의 기능으로 맞지 않은 것은?
   - a. 호르몬 분비
   - b. 태아에게 산소 공급
   - c. 태아에게 영양분 공급
   - d. 적혈구 생산
5. 임신 초기 두달 동안, 에스트로겐과 프로게스테론의 공급원은 무엇인가?
   - a. 태반
   - b. 융모막
   - c. 요막
   - d. 황체
6. 임신 기간 동안에 독소, 스트레스, 약물, 영양 결핍으로 태아 발달에 가장 취약한 단계는?
   - a. 임신 1개월
   - b. 임신 2개월
   - c. 임신 3개월
   - d. 임신 기간 내내
7. 타원구멍의 기능은 무엇인가?
   - a. 오른쪽에서 왼쪽 심방으로 혈액을 우회한다.
   - b. 탯줄정맥에서 아래대정맥으로 혈액을 우회한다.
   - c. 허파동맥에서 내림대동맥으로 혈액을 우회한다.
   - d. 배꼽 동맥에서 탯줄정맥으로 혈액을 우회한다.
8. 수정의 일반적인 발생은;
   - a. 자궁
   - b. 질
   - c. 자궁목부
   - d. 나팔관
9. 어느 시점에서 태아라는 개념이 생성되는가?
   - a. 배아층이 형성되면
   - b. 수정의 순간에
   - c. 기관이 형성된 후
   - d. 심장에서 심박동이 시작될 때
10. 젖샘에서 젖 생성을 위한 반응시 분비되는 호르몬은?
    - a. 에스트로겐
    - b. 옥시토신
    - c. 프로락틴
    - d. 프로게스테론

23장 답

1. 정답 : d. 수정된 난자는 8주까지 배아로 알려져 있으며, 접합자는 수정되었을 때, 오디배는 처음 자궁강으로 들어갈 때이다.
2. 정답 : b. 난자는 24시간 생존하며, 자궁의 난자에게 도달하기까지 72시간 생존한다.
3. 정답 : a. 속세포덩이는 양막강배아세포층 형성을 위해 영양막으로부터 분리되어있다. 태반은 자궁속막으로 영양막층 내 분화된 세포들이 있을 때 착상동안 형성되기 시작한다. 배아원반의 안쪽 부분은 난황주머니를 형성하지만, 3개의 배아층은 인체 모든 기관과 조직을 생성한다.
4. 정답 : d. 난황주머니는 6주까지 적혈구를 생성하며, 이후 배아의 간에서 담당한다.
5. 정답 : d. 태반은 임신 초기 2달 이후에 태반은 에스트로겐과 프로게스테론을 분비하기 시작한다. 융모막과 요막은 에스트로겐과 프로게스테론의 분비에 역할을 하지 않는다.
6. 정답 : a. 임산부는 임신 시 임신 1개월동안 태아발달에 영향받기 쉽기 때문에 위험요인을 피해야 한다.
7. 정답 : a. 정맥관은 탯줄정맥에서 아래대정맥으로 간을 경유하여 혈액을 우회한다. 동맥관은 허파동맥에서 내림대동맥으로 허파를 경유하여 혈액을 우회한다. 거기에는 탯줄동맥에서 탯줄정맥으로 우회는 없다. 오른쪽에서 왼쪽 심방으로 혈액을 우회한다.
8. 정답 : d. 다른 답은 맞지 않다.
9. 정답 : c. 배아의 개념 형성은 배아층이 형성될때로 알려져 있다; 이는 수정되는 순간 접합자로 알려져 있다. 심장은 22일째부터 뛰기 시작한다; 9주까지 태아로서의 개념 생성은 알려져 있지 않으며, 이는 기관이 형성된 이후(배아단계에서 발생)부터 이다.
10. 정답 : c. 에스트로겐은 젖샘을 통해 관의 성장을 자극한다. 옥시토신은 젖 분비 반응을 한다. 프로게스테론은 관의 끝에서 샘의 발달을 자극한다.

모바일로 이 코드를 스캔하면 Davis*Plus*의 Podcast도서관이 접속됩니다. 또한 **http://davisplus.fadavis.com**에 접속하면 이 단원에 유용한 자료를 이용할 수 있습니다.

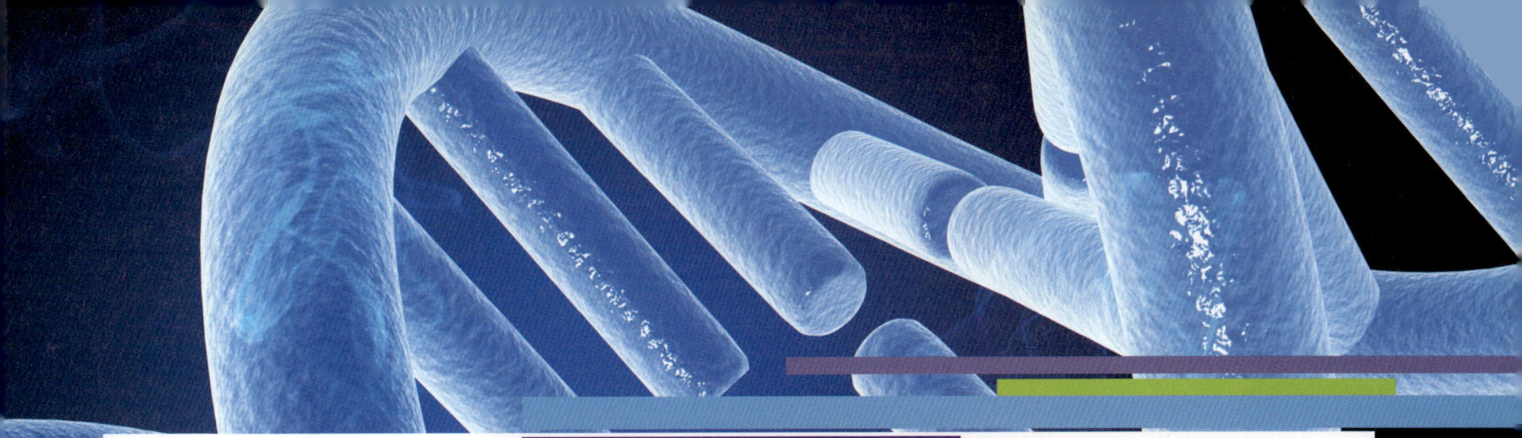

제 24 장

24 유전 (Heredity)

오직 네 가지 다른 소재의 구성에도 불구하고, DNA는 사람을 만드는데 필요한 모든 정보가 포함되어 있다.

거의 모든 인간의 세포 내에 포함 된 것은 사람의 유전자 청사진의 완전한 복사본이다. 이 청사진은 신체적 외모보다 더 많은 것을 결정한다: 이는 또한 심장병과 암과 같은 특정 질병의 발병에 대한 추세 뿐 아니라, 운동능력과 같은 주된 생리학적 형질을 결정한다. 사람의 유전적 구성은 난자와 정자가 융합되어 새로운 사람을 만들기 시작할 때, 양쪽 부모의 형질이 혼합되며, 수정되어질 때 결정된다. 생물학적 부모로부터 형질이 아이들에게 전달되는 과정을 **유전**(heredity)이라고 하며, 이러한 유전 또는 상속의 연구를 **유전학**(genetics)이라 한다.

사람의 유전 정보는 DNA 가닥을 따라 유전자로 운반된다. 다음으로 DNA(유전자와 함께)는 염색체를 함유하고 있다.

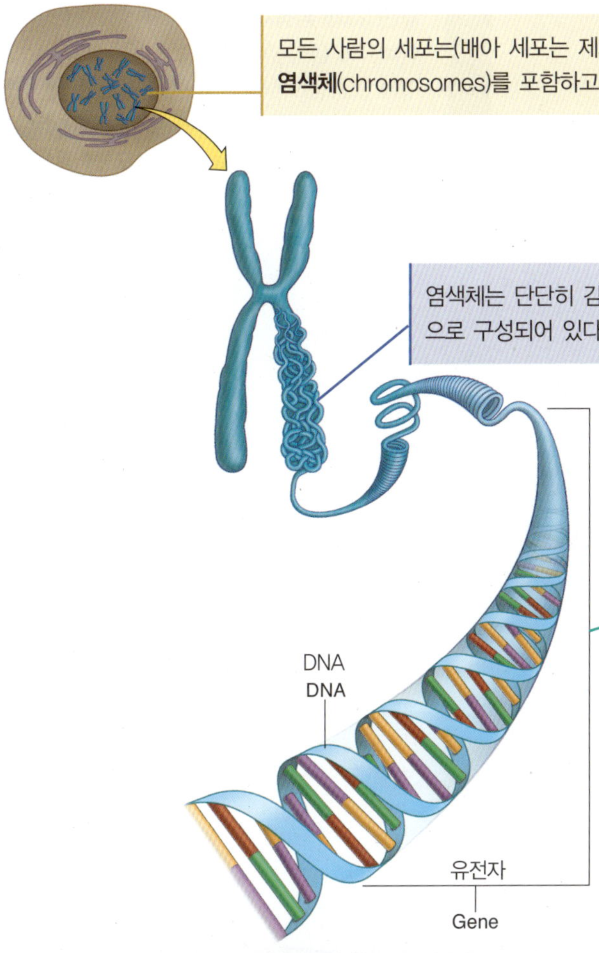

모든 사람의 세포는(배아 세포는 제외) *23*쌍의 **염색체**(chromosomes)를 포함하고 있다.

염색체는 단단히 감긴 **DNA**의 긴 가닥으로 구성되어 있다.

DNA의 분절은 **유전자**(genes)라 불리며, 이것은 각 개인의 유전 형질을 함유하고 있다. 유전자는 몇 백 DNA 염기에서 200만개 이상에 이르기까지 크기가 다양하다.

중요한 사실(Fast fact)

만약 감기지 않았다면, 하나의 세포 내 함유된 DNA 길이는 6 피트(182.88 cm)로 측정된다.

중요한 사실(Fast fact)

각 세포는 25,000에서 35,000개의 유전자가 포함되어 있다.

염색체(Chromosomes)

세포의 핵 내에 23쌍의 염색체가 포함되어 있으며, 22개는 유사하게 보이는(**상동** homologous) 염색체와 일치한다. 다음 표(**핵형** karyotype)에 크기와 구조 순서대로 배열하여, 모든 염색체를 나타내었다.

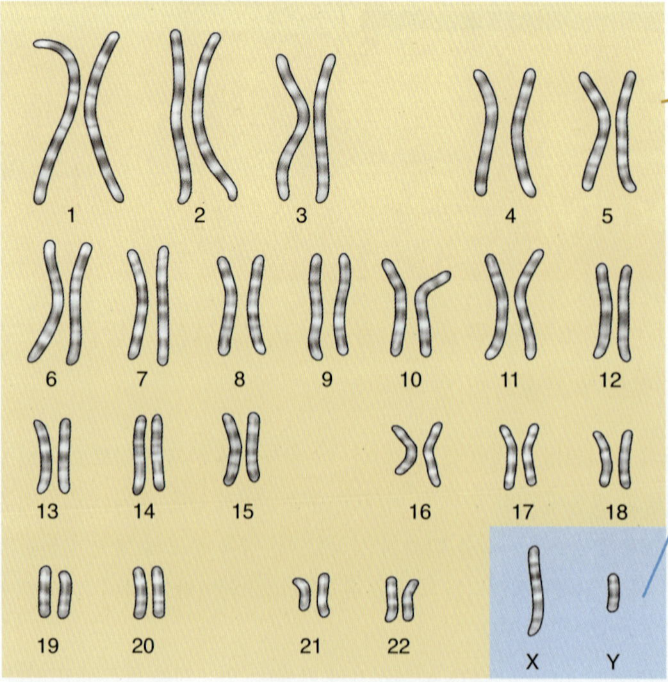

염색체의 각 쌍은 아버지로부터 물려받은 염색체와 어머니로부터 물려받은 염색체로 구성되어 있다. (이 페이지에서 "인체의 작용"을 참조) 이러한 염색체를 **상염색체**(autosomes)라 한다.

염색체의 마지막 쌍은 **성염색체**(sex chromosomes)로 알려져 있다. 여성의 두 염색체는 상대적으로 크고, X로 지정되어 있다. 남성의 성염색체는 X 염색체이며, X 염색체와 하나는 좀더 작은 염색체로 Y로 지정되어 있다.

일상에서의 신체(The body at work)

모생식세포(난자와 정자)는 유일한 세포로 하나는 23개 염색체를 포함하고 있다. 수정 시 아버지의 염색체(정자에 포함됨)는 어머니(난자에 포함됨)로부터 유사한 염색체와 정렬되어, 각각 23쌍의 염색체 또는 46개 염색체를 형성한다. 따라서 인체 내 세포 뿐 아니라 수정된 난자는 부모의 유전 정보를 포함하고 있다.

일상에서의 신체 (The body at work)

남성에서 생성된 생식세포는 X 또는 Y 염색체를 포함하나, 여성에서 생성된 생식세포는 X 염색체만 포함한다. X 염색체를 가진 정자와 난자가 수정할 때 그 자손은 여성(두 개의 X 염색체)이다. Y 염색체를 가진 정자와 난자가 수정할 때 그 자손은 남성(X 염색체 하나와 Y 염색체 하나)이다.

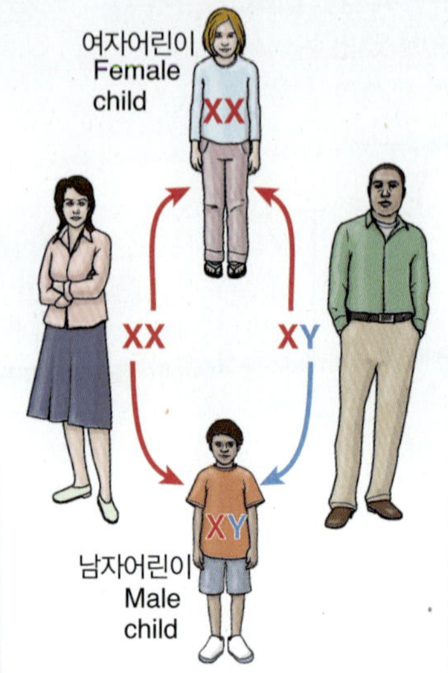

유전자(Genes)

각 염색체는 수 백에서 수천개의 유전자가 어디나 포함되어 있다.

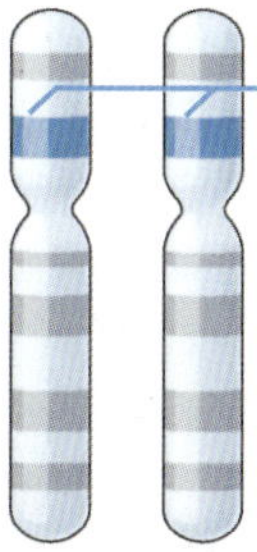

염색체에서 특정 유전자의 위치를 **유전자자리**(locus)라고 한다. 각 유전자의 유전자 자리는 한사람에서 다른 사람으로 다르지 않다.(난자에 의해 제공되어진 유전자가 정자에 의해 제공되어진 유사한 유전자와 함께 정렬을 한다.)

상동 염색체
Homologous chromosomes

상동 염색체가 동일한 유전자자리에 같은 유전자를 가지고 있으나 이들은 유전자를 교차하여 운반할 수 있을 것이다(**맞섬유전자,** allele라 함). 맞섬유전자는 다양한 형질을 생성한다(갈색눈 대 파란눈 또는 곱슬머리 대 생머리). 개인은 두 개의 맞섬유전자가 같거나 두 개의 맞섬유전자가 다르다.

한사람이 동일한 두 개의 대립 유전자가 있다면, 그 사람의 형질을 **동형접합**(homozygous)이라 한다.

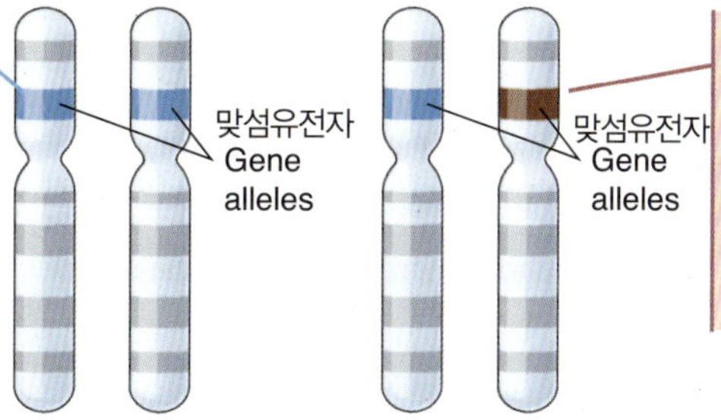

동형접합
Homozygous

이형접합
Heterozygous

맞섬유전자가 다르면 그 사람은 **이형접합**(heterozygous)이라 한다. 이형접합된 사람은 그 형질이 맞섬유전자의 우성 또는 열성에 따라 달라진다(유전자 발현 gene expression).

우성 맞섬유전자(dominate allele)는 **열성**(recessive) 맞섬유전자의 영향을 약하게 한다. 한 쌍의 염색체에 우성맞섬유전자가 두개 또는 한 개가 있다면, 우성맞섬유전자의 형질이 자손에서 나타난다. 열성맞섬유전자가 발현되려면 두 염색체가 같은 맞섬유전자여야 한다.

예를 들어, 갈색눈(우성 dominant)의 맞섬유전자와 파란 눈(열성 recessive)을 고려한다.

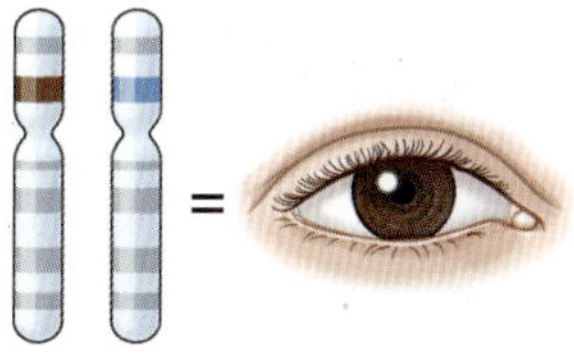

- 갈색 눈 맞섬유전자와 파란눈의 맞섬유전자가 쌍을 이루면, 그 자손(이형접합 형질이 있는 사람)은 갈색 눈을 갖게 된다.

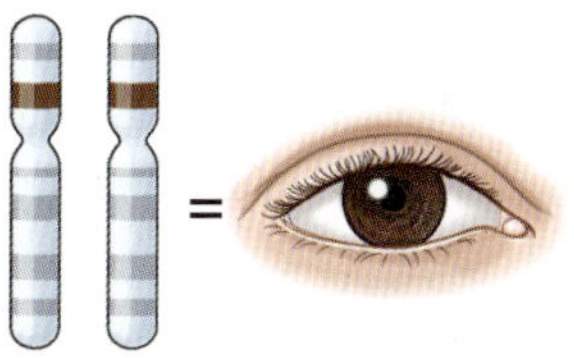

- 갈색 눈 맞섬유전자와 함께, 자손은 (상동접합 형질이 있는 사람) 갈색 눈을 갖는다.

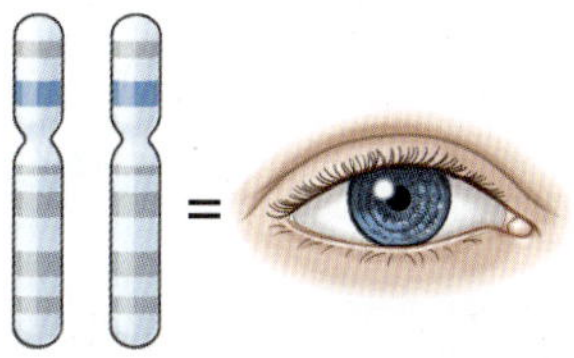

- 파란 눈을 가진 맞섬유전자는 파란 눈의 또 다른 맞섬유전자와 쌍을 이루면, 그 자손은(상동접합 형질이 있는 사람) 파란 눈을 갖는다.

중요한 사실(Fast fact)
한 사람(23쌍의 염색체가 운반됨)에 대한 유전정보의 완전한 세트를 **게놈**(genome)이라고 한다.

일부 맞섬유전자는 동일하게 우성이다(**공동우성** codominant). 이 경우 두 맞섬유전자가 표현된다. 공동우성의 한 예로 AB 혈액형이다.

일상에서의 신체(The body at work)

일반적인 사실은 갈색 눈의 유전자가 녹색 눈보다 우성이며, 녹색 눈과 갈색 눈 유전자 모두 파란눈 보다 우성이며 눈 색깔의 표현은 그리 간단하지는 않다. 눈의 색은 홍채(iris)안의 멜라닌이 있기 때문이다. 노란색 맬라닌과 검정색 멜라닌의 다양한 결합은 녹색과 녹갈색과 같은 갈색과 파란색 사이 범위의 눈 색깔의 명암을 생성한다. 많은 다른 유전자들이 멜라닌 생성에 참여한다. 이들 유전자 중 하나에 돌연변이가 있다면, 자손의 눈 색깔에 영향을 줄 것이다. 따라서, 파란 눈의 부모에서 태어난 아이의 눈이 녹색이나 갈색 눈을 갖게 하는 것이 가능한 이유이다. 예를 들어, 파란눈의 사람이 돌연변이 때문에 "갈색눈 유전자(brown-eye gene)"를 가지고 있다면, 이러한 유전자는 여성의 "파란눈 유전자(blue-eye gene)"가 우세하여 그 자손은 갈색눈을 갖게 될 것이다.

이러한 현상은 둘 또는 그 이상의 유전자가 단일 형질 표현에 국소적으로 작용하는 현상으로 ***다유전자 유전****(polygenic inheritance)이라 한다. 다유전자 유전의 다른 예로, 피부색은 암, 심장병, 천식과 일부 기분장애와 같은 특정질환이다.*

중요한 사실(Fast fact)

유전자 정보는 유전자의 유전자자리에 저장되며, 심지어 형질이 발현되지 않더라도, 사람의 **유전자형**(genotype)에 기여한다. **유전자형**(genotype)의 외형적 표현을 **표현형**(phenotype)이라 한다.

반성 유전(Sex-Linked Inheritance)

일부 형질을 반성형질(sex-linked traits)이라 불리며, 이는 성염색체에 의해 운반된다. 이러한 형질 거의 대부분, 열성이며, X 염색체가 Y 염색체 보다 더 많은 유전 정보를 가지고 있기 때문에 X 염색체에 의해 주로 운반된다. 반성형질의 일반적인 예는 빨간-녹색 결핍(색맹 color blindness)이다.

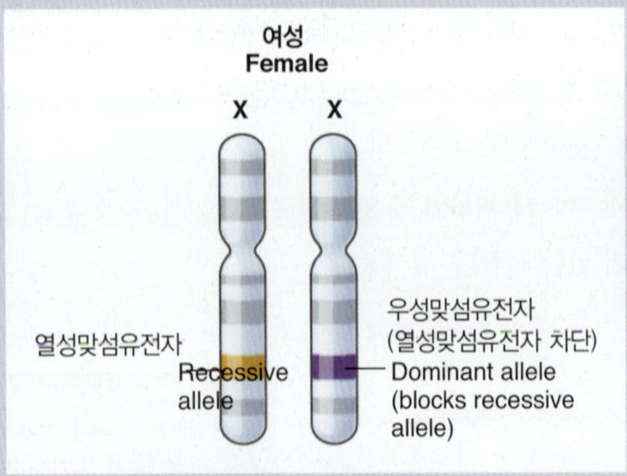

한 여성이 이러한 조건에 맞섬유전자가 유전되었다면, 그녀의 다른 X 염색체는 열성맞섬유전자를 압도하게 될 것이다. 결과적으로 그녀는 형질을 옮기지만, 어떤 다른 증상도 나타나지 않는다.

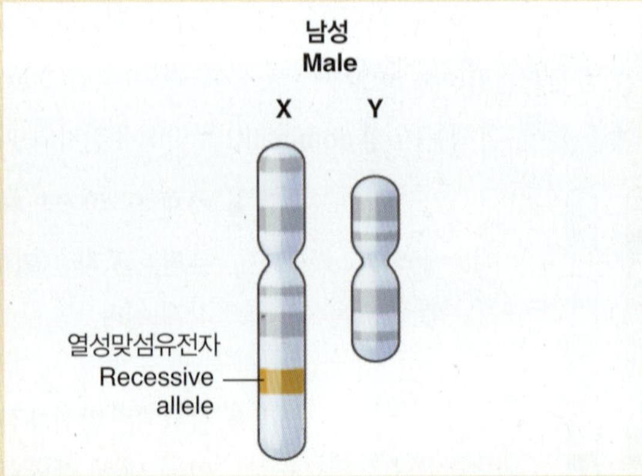

남성은 단지 하나의 X 염색체를 가지고 있으며, 그는 X 염색체 열성 형질을 압도할만한 맞섬유전자를 가지고 있지 않다. 결과적으로 그는 색맹(color-blind)이다.

중요한 사실(Fast fact)

X 염색체는 대부분 성별을 결정과는 상관없는 수백 개의 유전자를 운반한다.

유전질환(Genetic Disorders)

대부분의 경우 DNA 복제가 원활하게 일어나지만 문제가 발생할 수도 있다. 단일 유전자 내에 돌연변이로부터 오류범위는 전체 염색체나 염색체 세트에서 더해지거나 빼진다.

단일유전자질환(Single-Gene Disorders)

유전 물질의 영구적 변화는 **돌연변이**(mutation)로 알려져 있다. 돌연변이가 자발적인 발생과 함께, 그것들은 또한 방사선 노출, 특정 화학물질, 또는 바이러스에 의해 발생할 수 있다. 다양한 장애들은 결함이 있는 유전자의 유전으로 인한다. 가벼운 것에서 치명적으로 심각한 범위의 이러한 일부 질환은 출생 하자마자 나타나게 되며, 다른 것들은 수 년 동안 나타나지 않는다. 일부 돌연변이의 결과로 나타나는 이러한 질환은 낫적혈구병(sickle cell disease), 중증복합형 면역결핍증후군(severe combined immunodeficiency syndrome; SCID), 페닐케톤뇨증(phenylketonuria; PKU), 헌팅톤병(Huntington's disease), 낭성섬유증(cystic fibrosis)을 포함한다. 일부질환(헌팅톤병 같은)은 유전자 결함이 우세하며, 다른 질환(낭성섬유증 같은)은 열성이다.

상염색체우성유전(Autosomal Dominant Inheritance)

결함이 있는 맞섬유전자가 우성일 때, 이는 정상적인 기능을 하는 유전자를 무시하며, 질병을 나타나게 된다. 다음 그림은 질병이 발생하는 방법을 보여준다. 각 어린이가, 부모로부터 유전자 하나씩을 복제하여 받고, 그 또는 그녀는 장애로 발달할 수 있는 결함이 있는 유전자의 50%를 가지고 있다.

상염색체열성유전(Autosomal Recessive Inheritance)

상염색체열성 질환은 자손이 질병이 나타나기 전에 결함이 있는 유전자 두 개가 복제되어 유전되어야 한다. 아이는 맞섬유전자의 복제본 하나가 유전되며, 이들이 질병의 운반체가 된다. 이것은 그들이 그들 어린이에게 질환을 전달할 수 있음을 의미하지만, 그들은 개인적으로 질환으로 발달하지 않는다. 아이가 양쪽 부모로부터 질환으로 발달될 결함이 있는 맞섬유전자를 상속받을 기회는 25%를 갖는다.

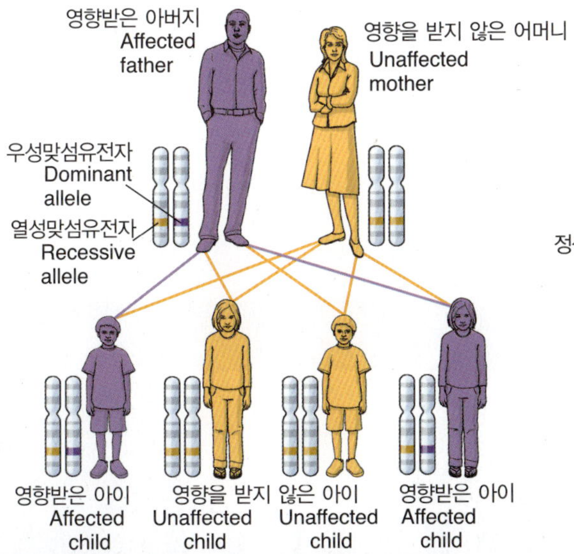

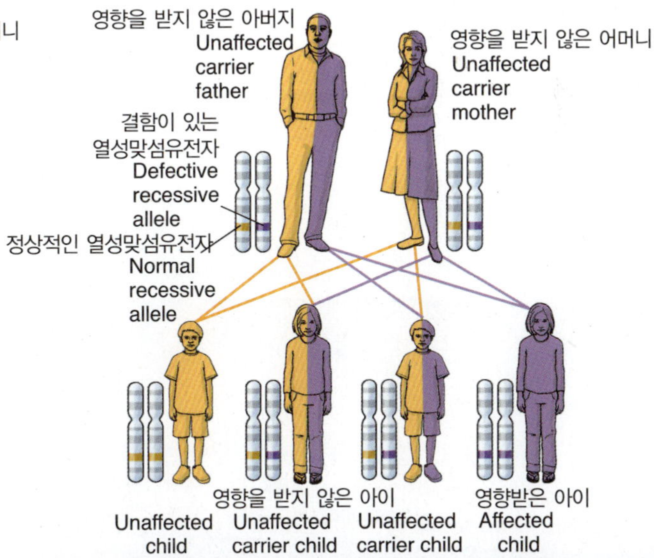

기본 강좌 : 낭성섬유증

7번 염색체에 유전자 결합이 일반적이며, 심각한 유전성 질환으로, 낭성섬유증(cystic fibrosis)이라 한다. 결함이 있는 유전자는 낭성섬유증이라는 흔하고 심각한 상속 질병이 발생한다. 이 유전자에 의해 생성된 단백질은 정상적으로는 세포 안과 밖으로 나트륨의 전달을 조절한다. 그러나, 돌연변이가 일어나면, 전달에 장애가 있다; 이는 외분비세포에서 지나친 양의 두껍고, 끈적한 점액을 분비하게 한다. 과도한 점액은 허파와 작은창자 내에 특정 문제를 일으킬 수 있으며, 감염, 폐색과 음식 소화의 어려움과 같은 문제를 야기한다. 낭성섬유증 환자들은 평균수명이 감소된다. 이는 열성질환이기 때문에 아이는 각 부모로부터 질병에 우세한 결함 유전자를 받아야만 한다.

염색체 이상(Chromosome Abnormalities)

이 질환은 염색체의 많은 분절이나, 심지어 염색체 전체에 결함, 중복 또는 다른 문제가 있다. 가장 흔한 질환은 감수분열 동안 상동염색체의 분리가 실패할 때 일어난다. 이를 **비분리**(nondisjunction)라고 한다.

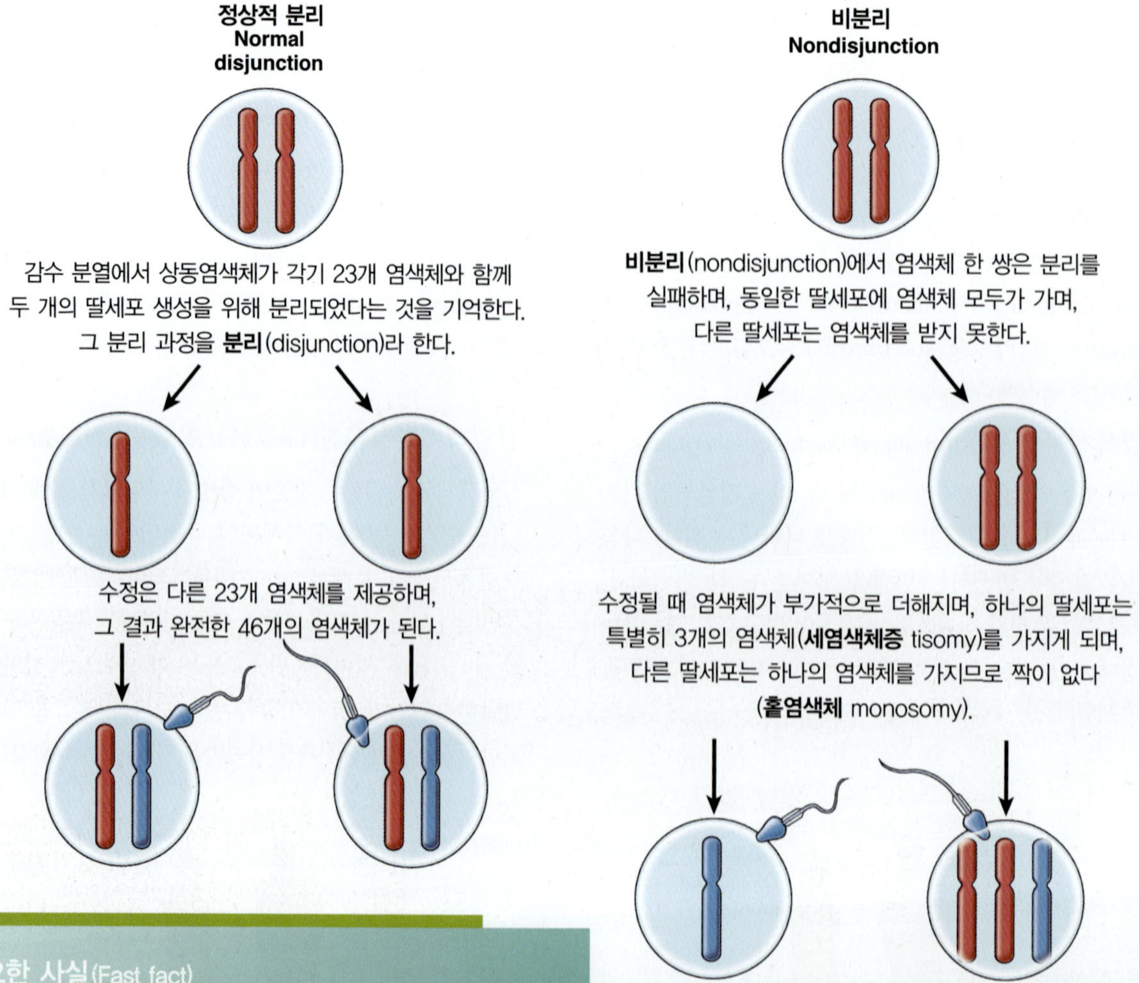

중요한 사실(Fast fact)

융모막융모 샘플, 양수, 탯줄 혈액 샘플링과 같은 여러 검사는 발달중인 태아에서 21번 염색체의 존재를 확인할 수 있다.

기본 강좌 : 다운증후군

대부분의 임신의 유산에서 염색체 소실이나 부가적인 것을 포함한다. 대부분의 존속 세염색체증은 다운증후군(Down syndrome)이 가장 일반적이며, 이는 둥근 얼굴, 편평한 코, 눈 주위에 "동양(oriental)" 주름, 큰 혀, 짧은 손가락을 포함한 구별되는 신체적 특징을 가진다. 대부분은 심각한 정신 지체를 가지며, 심장과 콩팥의 비정상으로 인해 고통받는다.

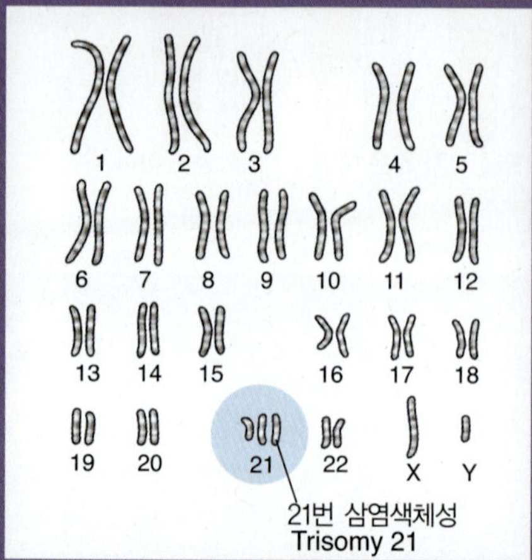

성염색체의 비분리(Nondisjunction of Sex Chromosomes)

비분리는 상염색체뿐 아니라 성염색체에도 영향 줄 수 있다. 전형적인 성염색체의 비분리의 영향은 상염색체의 비분리처럼 심각하지 않다. 사실상 Y 염색체가 추가된 남자아이나 X 염색체가 추가된 여자아이는 일반적으로 증상이 없다. 그러나 남자아이에게 X 염색체가 추가되어 유전되거나, 여자아이에게 X 염색체가 결손될 경우 증상이 분명하게 된다.

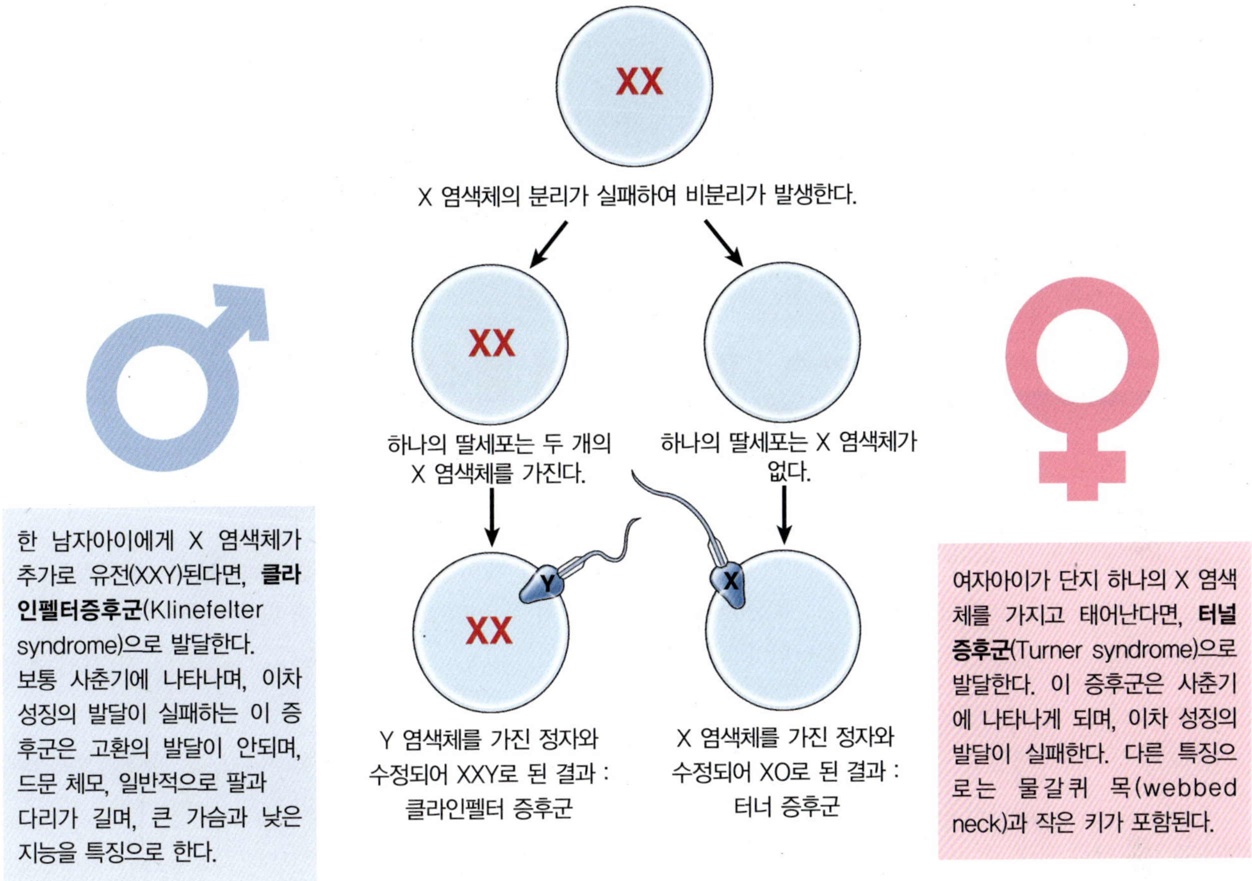

다인성 질환(Multifactorial Disorders)

많은 일반적인 질환은 **다인성질환**(multifactorial inheritance)으로 분류된다. 이러한 의미는 환경적 인자들이 유전자 돌연변이에 강한 영향을 가지며, 질병의 진행을 결정하거나, 모든 질병으로 발달할 수 있음을 의미한다.

예를 들어, 심장질환은 가족 에서 발생되는 경향이 있고, 이는 유전과 연관된다. 물론, 환경 요인 (예 :식이 요법, 운동, 그리고 흡연 여부)도 심장 질환의 발병과 진행에 영향을 줄 수 있다. 다른 다인성 질환의 예는 갑상선기능저하증(hypothyroidism), 당뇨(diabetes), 암(cancer)를 포함한다.

중요한 사실(Fast fact)

정자 중 최소 10%, 난자 중 25%가 추가, 누락, 또는 손상된 염색체를 가지고 있다: 그러나, 추가 또는 누락된 염색체를 지닌 접합자는 일반적으로 몇일 이상 생존하지 못한다.

기본 강좌 : 인간게놈프로젝트

1990년부터 시작하여, 2003년에 끝났으며, 과학자 팀이 모든 유전자의 위치와 정확성, 전체적인 DNA 순서를 결정하기 위한 인간 게놈을 연구하였다. 많은 훌륭한 연구 결과 중 하나는 모든 사람은 99.99 %의 유전적 동질성이 있다. 그럼에도 불구하고, 단지 0.1 % 차이로, 3백만 이상의 염기쌍으로 개인 사이에 차이가 있다.

그러나 아마도 이 프로젝트 결과의 가장 흥미로운 결과는 의학에 대한 의미이다. 누군가의 유전적 서열을 아는 것은 의사가 그 환자의 질병이 발달되어 치료하는 대신에 질병에 대한 위험을 예측하는데 도움을 줄 수 있다. 다른 혜택은 개인의 유전적 구성에 따라 정확한 조정 치료와 질병의 조기 발견한다는 것을 포함한다. 새로운 치료법 역시, 건강한 유전자를 결합이 있는 특정 유전자와 대체하는 시도를 도입하고 있다. 이것은 암, 알츠하이머 병(Alzheimer's disease), 파킨슨 병(Parkinson's disease), 혈우병(hemophilia), 당뇨병, 심지어는 높은 콜레스테롤 수치 등을 포함한 다양한 질병과 상태의 더욱 효과적인 치료를 가능하게 한다.

중요한 사실(Fast fact)

인간 게놈의 DNA 서열을 책으로 만든다면, 이것은 각각 1000 페이지를 가지며, 200권을 가득차게 할 것이다.

핵심 용어 분석(Review of Key Terms)

맞섬유전자(Allele) : 유전자의 대체 형태

상염색체(Autosomes) : 반성 염색체

운반체(Carrier) : 그 열성 대립형질과 함께 정상적인 유전자를 운반

염색체(Chromosome) : 세포 핵 내 DNA의 긴 가닥에서 발견

유전자(Genes) : 각 사람의 유전 형질을 포함한 DNA의 분절

유전학(Genetics) : 유전 또는 상속의 연구

게놈(Genome) : 한 사람에 대한 유전 정보의 완전한 세트

유전형(Genotype) : 이러한 형질이 표현되지 않더라도, 유전자의 유전자 자리에 유전정보를 저장

유전(Heredity) : 생물학적 부모에서 아이로 형질의 전달

이형접합(Heterozygous) : 주어진 유전자 자리에 다른 맞섬유전자를 가짐

상동(Homologous) : 두 개의 유사한 염색체가 서로 쌍을 이루며, 유사한 구조

동형접합(Homozygous) : 주어진 유전자 자리에 유사한 맞섬유전자를 가짐

핵형(Karyotype) : 크기와 구조에 의해 모든 염색체의 배열을 도표에 보여줌.

유전자자리(Locus) : 염색체에서 특정 유전자의 위치

돌연변이(Mutation) : 유전 물질의 영구적 변화

비접합(Nondisjunction) : 감수 분열 동안 염색체 분리에 실패하는 경우

표현형(Phenotype) : 유전자형의 외부 발현과 감지

다유전자유전(Polygenic in heritance) : 두 개 또는 그 이상의 유전자 자리에 하나의 형질 발현이 기여하는 현상

성염색체(Sex chromosomes) : 성별을 결정하는 문자 X와 Y가 지정된 염색체

학습한 정보 유지하기(Own the information)

이 장에서 학습한 정보를 기억하기 위해서는 학습한 내용을 반영할 수 있는 시간이 요구된다. 따라서, 하얀 종이에 학습하고 토론한 중요 주제를 회상하면서 써내려가 본다. 그리고, *DavisPlus* 웹사이트에 접속하고 24장의 학습목표를 체크하여 본다. 쓴 모든 내용이 이 장의 학습목표와 완전히 일치하는가? 그렇지 않으면, 이 장을 적절하게 다시 살펴 본다. 그리고, 학습 목표의 개념을 다시 써보거나 그려본다.

24장의 중요 주제 :

- 유전(heredity)과 유전학(genetics)의 차이점
- 염색체와 인간의 핵형
- 유전자
- 대립 유전자와 형질의 표현
- 반성유전
- 단일유전자 질환
- 상염색체 우성 및 상염색체 열성 유전
- 염색체 이상
- 다인성 질환

학습점검(Test Your Knowledge)

1. 염색체의 구성:
   a. 핵산의 쌍
   b. 단단히 감긴 DNA의 긴 가닥
   c. 단일 유전자
   d. 상염색체
2. 남자 자손의 유전정보는 :
   a. 아버지와 어머니 모두에서 유전
   b. 아버지로부터 유전
   c. 아버지로부터 유전
   d. 어느 쪽 부모에서 유일하게
3. 여성 자손 결과는 :
   a. X 염색체를 지닌 정자와 난자의 수정
   b. Y 염색체를 지닌 정자와 난자의 수정
   c. Y 염색체를 지닌 난자와 X 염색체를 지닌 난자와 수정
   d. 두 개 X 염색체를 지닌 정자와 난자의 수정
4. 유전자의 다른 형태 :
   a. 유전자자리
   b. 게놈
   c. 맞섬유전자
   d. 핵형
5. 대립 유전자에 대한 다음 설명 중 올바른 것은?
   a. 우성맞섬유전자는 열성형질을 상쇄시키고, 그 형질이 억제된다.
   b. 열성맞섬유전자는 해당 맞섬유전자가 없는 경우에만 발현된다.
   c. 만약 어떤 사람이 두 개의 맞섬유전자를 가지고 있고, 같은 경우 이를 이형접합자라 한다.
   d. 개인은 아마도 두 개의 맞섬유전자를 가지고 있고, 이는 같거나 두 개가 다르다.
6. 반성유전에 대한 다음 설명 중 올바른 것은?
   a. 반성형질 거의 모두 X 염색체를 운반하며, 이는 열성이다.
   b. 반성형질 거의 모두 X 염색체를 운반하며, 이는 우성이다.
   c. 반성형질 거의 모두 Y 염색체를 운반하며, 이는 열성이다.
   d. 반성형질 거의 모두 Y 염색체를 운반하며, 이는 우성이다.
7. 일반적인 염색체 이상 대부분의 결과는 :
   a. 상동염색체가 반복적으로 분리된다
   b. 감수분열 동안 상동염색체 분리가 실패할 때
   c. 하나의 난자가 한 개 이상의 정자와 수정될 때
   d. 돌연변이 발생

24장 답

1. 정답 : b. 핵산은 DNA를 구성한다. 염색체는 수 천 개의 유전자를 함유하고 있다. 상염색체는 성염색체 이외의 다른 염색체이다.
2. 정답 : a. 자손은 각 부모로부터 유일하며, 그의 염색체는 그의 부모로부터 절반씩 유전된다.
3. 정답 : b. 남자 아이는 Y 염색체를 가진 정자와 난자가 수정된 결과이다. 난자는 X 염색체만 가지고 있다. 두 개의 X 염색체를 가진 정자는 비정상으로 간주한다.
4. 정답 : c. 유전자자리는 염색체의 특정 유전자에 위치한다. 게놈은 한 사람의 완전한 유전 정보이다. 핵형은 크기와 구조에 의해 모든 염색체의 배열을 보여주는 도표이다.
5. 정답 : d. 우성 맞섬유전자는 열성 맞섬유전자를 상쇄하고 표현된다. 열성 맞섬유전자는 동종맞섬유전자가 열성일 때 발현된다. 한 사람은 두 개의 맞섬유전자를 가지고 있으며, 그것이 같을 때 형질의 동형접합이라고 한다.
6. 정답 : a. 모든 다른 답은 맞지 않다.
7. 정답 : b. 모든 다른 답은 맞지 않다.

모바일로 이 코드를 스캔하면 Davis*Plus*의 Podcast도서관이 접속됩니다. 또한 **http://davisplus.fadavis.com**에 접속하면 이 단원에 유용한 자료를 이용할 수 있습니다.

찾아보기(Index)

해부학과 생리학의 이해(Understanding Anatomy & Physiology)

Gale Sloan Thompson

당신의 학습 스타일은?

당신은 학습을 할 때 보는 것, 듣는 것, 또는 신체적으로 무언가을 할 때 가장 좋은 학습이 되는가? 모든 사람은 3가지 모든 방법을 새로운 것을 학습할 때 사용하게 된다. 이러한 것 중 어느 하나를 선호하거나 할 수 도 있다.

당신의 선호하는 학습스타일을 확인하게 되면, 학습하는 방법을 약간 수정하여 적용하면 좀 더 쉬운 학습이 되며, 걱정이 없어지고, 많이 학습함에 따라 시험에서 높은 성적을 얻을 것이다.

시각적 학습자는 보는 것을 기억함

보다(SEE)

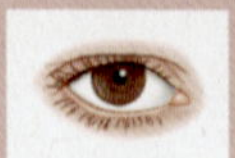

일반적인 시각적 학습자는

- 학습에 관하여 읽을 때 가장 좋은 학습
- 새로운 과제를 학습할 때 시연하는 것을 보거나 사진을 보는 것을 좋아함
- 복습할 때 쓰는 것을 좋아함
- 기억 회상할 때 스펠링을 확인하거나 보는 것을 좋아함
- 시각적으로 기억을 회상할 때 눈을 감음
- 쓰기를 선호함
- 조용한 환경에서 학습을 좋아함
- 차트와 그래프를 좋아하고 이해함
- "이 상황을 어떻게 보니?" 라고 자주 말함

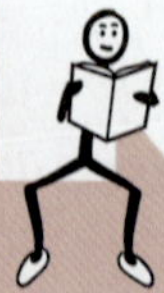

당신이 시각적 학습자라면:

- **교재**를 사용하게 되면 좋으며 생생한 사진과 컬러풀한 교재 상자를 사용한다. 시각적인 이미지를 단어로 변환하는 것을 연습한다.
- **학습 지침**을 사용하고 색칠하는 연습, 퍼즐과 중요한 것 표기하는 활동을 사용한다.
- "**신체 언어**"의 명칭 연습을 한다
- 생리학적 과정의 **애니메이션**을 복습한다.
- "**학습 집단**"에 제시된 질문을 복습하고, 모든 답을 다할수 있는지 검토한다.
- 생리학적 과정을 단계적으로 그리거나 쓴다.
- 색깔별로 주제나 개념을 그룹핑하고 중요한 부분을 서로 다른 색을 이용하여 표기한다.

용어 또는 중요한 개념을 플래쉬카드로 만든다.

해부학과 생리학의 이해의 학습 도구

당신이 좋아하는 학습스타일은 *해부학과 생리학*을 쉽게 해준다. 이러한 특성을 발견한다면 학습을 극대화 할 수 있다.
다양한 도구를 사용하여 도전할 수 있다.

- ***해부학과 생리학의 이해 학습 지침서:*** 학습 지침서는 다양한 색, 그림, 중요한 것과 쓰는 활동을 포함하고 있다.
- **애니메이션:** 생리학적 과정을 실제 컴퓨터로 옮겨놓은 것이다; 각각의 에니메이션은 설명과 함께 당신이 보는 것을 이해하게 해준다(학습자용 CD와 Davis*Plus* 웹사이트)
- **신체 언어:** 컴퓨터 기반 명칭을 매칭하는 연습은 다양한 해부학적 특성을 학습하게 도와준다.(학습자 용 CD와 Davis*Plus* 웹사이트)
- **단원 요약:** 청각적 복습은 어떠한 학생이든 복습을 할 때 도움이 될 뿐만 아니라, 청각적 학습자에게 도움이 된다. (Davis*Plus* 웹사이트)
- **학습 집단:** 청각적 자극은 실제 학습 집단을 만들고, 재미있고 정보를 줄 수 있도록 구성하고 있다 (Davis*Plus* 웹사이트)
- **매칭:** 컴퓨터 기반의 매칭 연습은 중요한 개념을 복습하는데 도움을 준다(학습자 용 CD와 Davis*Plus* 웹사이트)
- **자가 점검:** 컴퓨터 기반의 객관식 퀴즈는 시험을 준비하는 모든 학생에게 도움이 된다(학습자 용 CD와 Davis*Plus* 웹사이트).

해부학과 생리학의 이해(Understanding Anatomy & Physiology)

Gale Sloan Thompson

청각적 학습자는 듣은 것을 기억함

듣다(HEAR)

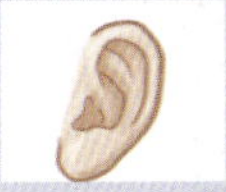

일반적인 청각적 학습자는

- 학습에 관하여 설명할 때 가장 좋은 학습
- 큰소리로 반복해서 소리내는 것이 가장 좋은 학습
- 기억 회상할 때 스펠링을 소리내는 것이 가장 좋은 학습
- 쓰여진 것을 읽는 것을 선호함
- 오랜시간동안 조용히 학습하는 것을 힘들어 함
- 설명을 "듣는것"으로 기억함
- 읽는 것 보다느 듣는 것을 선호함
- 누군가가 설명하기 전까지 그래프나 그림을 이해하기 어려움
- "내가 무슨 말을 했는지 들었어?" 라고 자주 말함

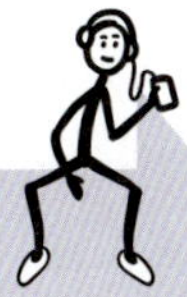

당신이 청각적 학습자라면:

- 팟케스트를 통하여 "**단원 요약**"을 듣고 각 단원의 중요한 부분을 복습한다.
- 팟케스트를 통하여 "**학습 집단**"을 듣는다
- DavisPlus 웹사이트에서 가능한 **노래**를 듣는다.
- 생리학적 과정의 **애니메이션**을 보고, 설명을 듣는다.
- 학습 집단을 구성하고 웹사이트에서 사용 가능한 학습 집단의 질문을 사용한다.
- 단원을 큰 소리로 읽는다
- 강의를 녹음하고 후에 듣는다.
- 중요한 용어를 플래쉬카드로 만들고 복습할 때 큰소리로 읽는ㄷ다.
- 당신이 기록한 것을 다른 사람에게 말한다. 당신이 기록한 것을 녹음하고 다른 사람에게 들려준다.

운동감각적 학습자는 행하는 것을 기억함

하다(DO)

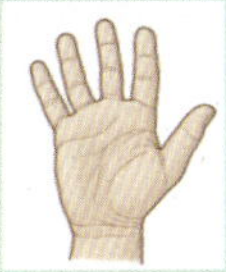

일반적인 운동감각적 학습자는

- 손으로 만지거나 주제와 관련되어 무엇인가를 행할 때 가장 좋은 학습
- 시연하는데 옆에서 같이 수행을 한다면 가장 좋은 학습
- 쓰기에는 바쁘지만 나중에 사용하지는 않음
- 단어의 스펠링을 기억할 때 손가락을 사용하여 따라가기를 함.
- 학습할 때 놀거나 지루해 함.
- 학습할 때 껌을 씹거나 과자를 먹음
- 한곳에서 오랫동안 있거나 가만히 있는 것을 어려워 함
- 실생활 또는 실제 시연을 보여주는 강사를 좋아함.
- "이 상황을 어떻게 느꼈어?" 라고 자주 말함

당신이 운동감각적 학습자라면

- **학습 집단**을 사용하여 색칠하기, 그리고, 중요한 것 표기하기와 쓰기를 사용한다.
- 움직임이 요구되는 컴퓨터 기반의 "**신체 언어**" "**매칭하기**" 그리고 "**자가 점검**" 활동을 사용한다.
- "**학습 집단**"의 질문을 사용하여 답을 쓴다.
- 핵심 용어를 쓰고 또 쓴다.
- 근육과 관절을 학습할 때 자신의 신체를 움직인다.
- 노트, 책과 플래쉬 카드를 복습하는 동안 앞과 뒤로 걷기를 한다.
- 생리학적 과정을 쓰고, 각 단계를 서로 다른 카드에 위치하게 한다; 카드를 정상적인 순서에 맞게 배열하게 한다.